AF472919

TRAITÉ CLINIQUE

DES

MALADIES DES FEMMES

PAR

Le Dr LAWSON TAIT

PROFESSEUR DE GYNÉCOLOGIE AU COLLÈGE ROYAL DE BIRMINGHAM
CHIRURGIEN DE L'HOPITAL DES FEMMES DE BIRMINGHAM ET DU MIDLAND
ANCIEN PRÉSIDENT DE LA SOCIÉTÉ DE GYNÉCOLOGIE BRITANNIQUE
MEMBRE HONORAIRE DE LA SOCIÉTÉ AMÉRICAINE DE GYNÉCOLOGIE

TRADUIT DE L'ANGLAIS AVEC L'AUTORISATION DE L'AUTEUR

PAR

Le Dr Albert BÉTRIX

ANCIEN ASSISTANT DE LA CLINIQUE OBSTÉTRICALE ET GYNÉCOLOGIQUE DE L'UNIVERSITÉ DE GENÈVE
MEMBRE CORRESPONDANT DE LA SOCIÉTÉ OBSTÉTRICALE ET GYNÉCOLOGIQUE DE PARIS

AVEC 70 FIGURES

PARIS
G. STEINHEIL, ÉDITEUR
2, rue Casimir-Delavigne, 2

1891

TRAITÉ CLINIQUE

DES

MALADIES DES FEMMES

TRAITÉ CLINIQUE

DES

MALADIES DES FEMMES

PAR

Le Dr LAWSON TAIT

PROFESSEUR DE GYNÉCOLOGIE AU COLLÈGE ROYAL DE BIRMINGHAM
CHIRURGIEN DE L'HOPITAL DES FEMMES DE BIRMINGHAM ET DU MIDLAND
ANCIEN PRÉSIDENT DE LA SOCIÉTÉ DE GYNÉCOLOGIE BRITANNIQUE
MEMBRE HONORAIRE DE LA SOCIÉTÉ AMÉRICAINE DE GYNÉCOLOGIE, ETC.

TRADUIT DE L'ANGLAIS AVEC L'AUTORISATION DE L'AUTEUR

PAR

Le Dr Albert **BÉTRIX**

ANCIEN ASSISTANT DE LA CLINIQUE OBSTÉTRICALE ET GYNÉCOLOGIQUE DE L'UNIVERSITÉ DE GENÈVE
MEMBRE CORRESPONDANT DE LA SOCIÉTÉ OBSTÉTRICALE ET GYNÉCOLOGIQUE DE PARIS

AVEC 70 FIGURES

PARIS

G. STEINHEIL, ÉDITEUR

2, rue Casimir-Delavigne, 2

1891

PRÉFACE

Dans la préface de mon premier ouvrage, daté de 1877, je demandais qu'on voulût bien accueillir sans parti pris toutes les tentatives nouvelles se proposant d'étendre nos connaissances sur le sujet spécial des Maladies des femmes.

Ma demande ne fut guère écoutée et mes efforts personnels reçurent un accueil qui, je l'avoue, me causa une vive surprise. D'un côté, chez certains auteurs, — et ce ne furent pas les moins bruyants, — je ne rencontrai que railleries, interprétations fausses ou exagérées. Je me suis immédiatement décidé à ne pas tenir compte d'une opposition de cette nature.

D'autre part un certain nombre de médecins jeunes et consciencieux vinrent à moi, jugèrent par eux-mêmes et purent rapidement se convaincre que j'avais ouvert un nouveau champ de recherches. Plus d'un, qui n'avait d'abord accueilli le mot d'*École de Gynécologie de Birmingham* qu'avec un sourire moqueur, en est venu à ne parler de cette école qu'avec respect, à en adopter les méthodes et à devenir de ses adeptes les plus fervents.

Au point de vue historique, il est fort curieux de rapprocher des critiques soulevées par mon ouvrage à son apparition le témoignage de M. Greig Smith relativement à l'influence que ma publication a exercée depuis dix ans. Le traité de chirurgie abdominale de cet auteur tranche définitivement le débat. Ce fait devait être rappelé ici tant pour expliquer mainte page de ce volume que pour justifier les sentiments de profonde gratitude que j'éprouve pour les membres du corps médical américain qui m'ont soutenu si énergiquement dans l'œuvre entreprise. J'ai aussi une dette de reconnaissance à acquitter envers plusieurs de mes confrères du continent, Italiens, Français, Danois et quelques Allemands pour l'appui qu'ils m'ont prêté, et la loyauté avec laquelle ils ont reconnu l'importance des résultats que j'ai obtenus.

Depuis quelque dix ans la gynécologie et la chirurgie abdominale ont fait des progrès considérables. L'antique école du spéculum, de la sonde utérine, du porte-caustique et du pessaire a dû céder la place à des méthodes plus éclectiques et plus hardies. Ce résultat est dû aux admirables succès obtenus par la chirurgie abdomidale. En 1877, Spencer Wells abandonnait la méthode d'ovariotomie pratiquée depuis un demi-siècle et qui donnait une mortalité de une malade sur quatre. Aujourd'hui on est arrivé à ne plus guère dépasser le chiffre de 3 0/0. Ce seul fait a donné à la chirurgie abdominale un tel essor, il facilite tellement l'intervention opératoire dans une multitude de cas que les plus enthousiastes eux-mêmes n'ont pas apprécié toute l'importance qu'il présentait.

Le temps n'est plus où le traitement des affections pelviennes, si fréquentes chez la femme, si rares chez l'homme, était l'apanage exclusif des accoucheurs. La Gynécologie et l'Obstétrique ont désormais leurs voies bien séparées et de cette division du travail sont résultés des progrès immenses pour chacune des deux sciences.

Dans le présent volume, j'ai suivi le même plan que dans mon premier ouvrage. J'ai eu pour objectif de présenter sous une forme aussi succincte que possible *les résultats de mon ex-*

périence personnelle. Si l'on veut bien reconnaître quelque valeur à ce travail, elle proviendra uniquement de ce que j'ai pu dire de mes propres travaux. Je ne me soucie nullement de me tailler un succès dans les ouvrages des autres.

Qu'on accepte ou non mes opinions, aucun gynécologue de bonne foi ne pourra du moins, je pense, prétendre que mon œuvre n'est pas encore aujourd'hui d'importance suffisante pour me permettre de formuler mes idées sur les questions que j'ai traitées.

Birmingham, 16 *avril* 1889.

INTRODUCTION

Anatomie des organes abdominaux et pelviens.

Je me sentirais fort peu disposé à entretenir mes lecteurs de l'anatomie du bassin, si je ne m'étais aperçu que la description des rapports des organes abdominaux et pelviens,

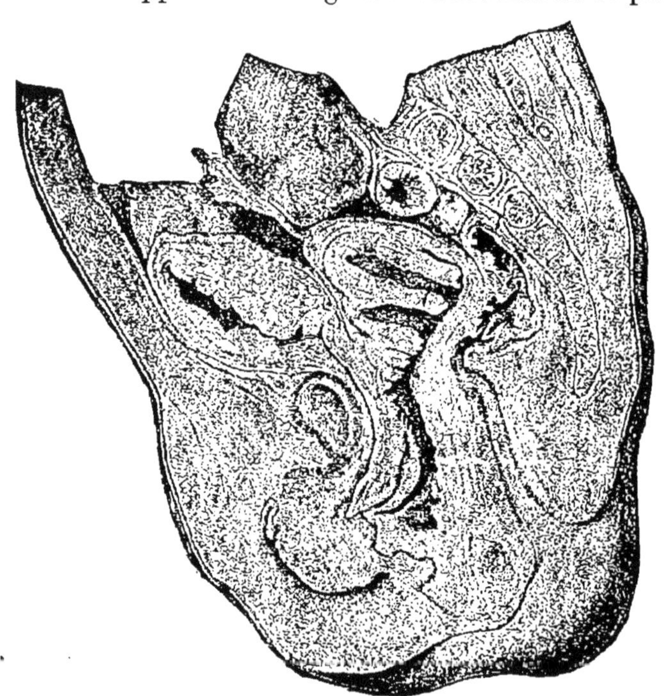

FIG. 1. — Coupe médiane du bassin congelé d'un enfant nouveau-né. Il est à noter que le vagin est relativement très large et que la portion cervicale comprend tout à fait la moitié de l'organe. La matrice occupe sa position normale (infantile) en antéversion bien marquée.
Coupe faite par le Prof. *Cunningham*, F. R. S., et dessinée pour moi par M. R. *Mannix*, de Dublin.

telle qu'elle existe dans les traités usuels d'anatomie descriptive, laisse beaucoup à désirer. Les méthodes usitées dans les salles de dissection sont excellentes pour enseigner à l'étudiant comment il doit se servir de ses doigts? et pour le familiariser avec l'aspect que présentent les divers tissus anatomiques, mais elles sont d'un très mauvais secours dès qu'il s'agit de donner une idée exacte des rapports que les différents tissus ou les divers organes affectent entre eux sur le vivant. La seule méthode pour obtenir une idée claire et nette de la situation et de la position respectives des organes abdominaux et pelviens est l'étude des coupes pratiquées sur un cadavre préalablement durci par la congélation.

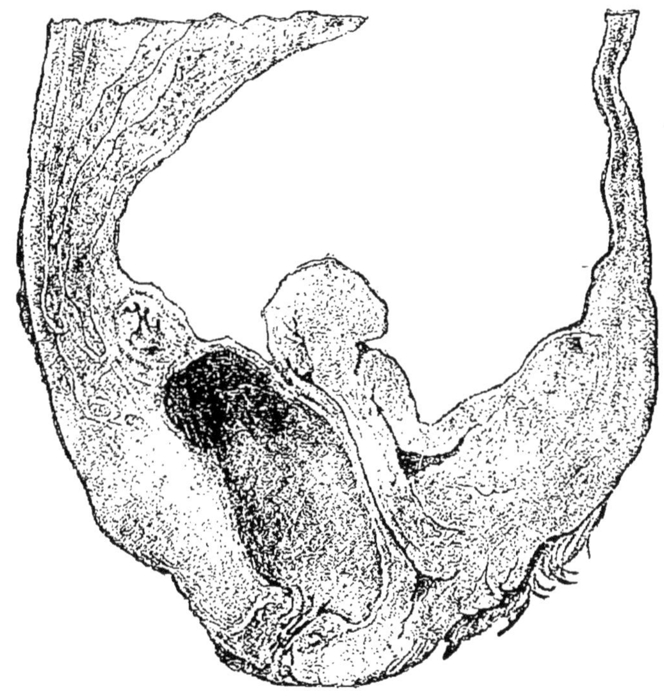

FIG. 2. — Coupe exécutée sur la ligne médiane du bassin congelé d'une femme adulte. Les anses intestinales ont été enlevées du bassin, en laissant les autres viscères dans leur position exacte. La femme était âgée de 40 ans. L'utérus antéfléchi est incliné un peu à droite, par conséquent il n'a pas été sectionné dans le plan médian de l'organe.

Si les médecins, qui écrivent des articles théoriques sur les rapports de l'utérus, sur ses flexions et ses versions, voulaient un peu étudier ces coupes, ils se persuaderaient bientôt que la position de l'utérus varie énormément suivant l'état de réplétion ou de vacuité du rectum et de la vessie, et selon les différents stades de son développement. (Voyez Fig. 1.)

Il n'y a que peu d'années que je me suis rendu un compte exact des rapports du péritoine quand le vagin est vide et le rectum distendu. Je dois cette connaissance à la communication d'une coupe, que me montra mon ami le professeur *Cunningham*, de Dublin ; j'ai eu depuis lors mainte occasion de vérifier leur parfaite exactitude.

Il m'a paru nécessaire de rectifier un grand nombre d'erreurs relatives aux viscères abdominaux et pelviens, erreurs qui avaient leur point de départ dans l'ancien enseignement classique des salles de dissection.

Comme les affections spéciales des organes sexuels de la femme trouvent au point de vue pathologique un parallèle instructif dans les affections des organes masculins, j'ai pensé qu'il serait utile de donner ici le tableau de la correspondance des organes dans les deux sexes, dressé par le Dr *Morrison Watson* (1).

Canaux de Wolff.

TYPE MASCULIN.		TYPE FÉMININ.
Canal de l'épididyme.	*Partie supérieure.*	Organe de Rosenmüller.
Canal déférent et vésicules séminales.	*Partie inférieure.*	Canaux de Gaertner pendant la conception et la grossesse.

Canaux de Muller.

Hydatide de Morgagni.	1. *Extrémité supérieure.*	Extrémité frangée de la trompe de Fallope.
Prolongement tubulaire de la vésicule prostatique.	2. *Partie moyenne.*	Trompe de Fallope.
Utricule prostatique.	3. *Extrémité inférieure.*	Vagin et utérus.

(1) *Journal of Anatomy and Physiology*, octobre 1879.

Sinus uro-génital.

Urèthre profond et prostate.	1. *Partie supérieure du pédicule urinaire.*	Urèthre.
Urèthre antérieur et portion membraneuse.	2. *Partie inférieure.*	Vestibule.
Glandes de Cowper.	3. *Blastème.*	Glandes de Bartholin.
Racine et corps du pénis.	4. *Corps caverneux.*	Racine et corps du clitoris.
Gland du pénis et corps spongieux de l'urèthre.	5. *Corps spongieux.*	Gland du clitoris et bulbe du vagin.
Scrotum et raphé.	6. *Replis génitaux.*	Grandes lèvres.

L'étude et la pratique des maladies des femmes devaient forcément devenir une *spécialité,* dès que les progrès de la médecine ont été assez importants pour faire admettre dans notre profession la *division du travail.* L'introduction de ce grand principe a exercé une influence considérable sur les progrès de notre art ; et, quoique les médecins de la vieille école aient depuis longtemps l'habitude de se moquer des spécialités et des spécialistes, ceux-ci sont aussi utiles et aussi indispensables en chirurgie que dans tout autre branche de la science humaine.

La grande fonction de l'existence féminine, la parturition, a, depuis de longues années, été réservée aux soins de spécialistes, accoucheurs ou sages-femmes. Les rapports entre eux des organes génitaux de la femme, l'influence que la pathologie de ces organes exerce sur l'état général ont nécessité l'établissement d'une autre classe de spécialistes, les *gynécologues* ; et pendant ces dernières années un progrès énorme a été réalisé dans cette branche de la médecine, progrès qui doit être considéré comme le résultat direct de cette nouvelle extension du grand principe de la division du travail.

De toutes les branches des études humaines la médecine est certainement la plus intéressante, car elle est la plus mystérieuse et celle qui résiste le plus obstinément aux efforts que nous faisons pour la comprendre. Après avoir étudié à fond la physiologie d'une fleur, d'une écrevisse, d'un pigeon, d'un chien et en dernier lieu de l'homme lui-même, nous sommes au total fort peu avancés lorsque nous nous trouvons en face d'un état pathologique. Il est vrai que nos connaissances de l'organisme à l'état sain aideront grandement nos efforts pour imaginer ce qui doit survenir pendant l'état morbide; mais, lorsque nous essayons d'utiliser les données physiologiques pour le traitement de la maladie, nous aboutissons bien plus souvent à un échec qu'à un succès.

A l'état physiologique, les conditions d'existence de l'homme et de la femme sont en effet, à quelques exceptions près, identiquement les mêmes. En laissant de côté les différences qui distinguent la croissance des follicules de l'ovaire et la transformation épithéliale dans le testicule, en ne tenant pas compte des fonctions toutes spéciales de la conception et de la parturition, les indications fournies par les traités de physiologie sont en effet identiques pour l'un et pour l'autre sexe. Et pourtant combien sont différents les faits que nous constatons dès que se produit l'état morbide. Il existe à peine une maladie qui ne montre des différences manifestes, selon qu'elle atteint l'un ou l'autre sexe; les femmes sont affectées d'une quantité de maladies spéciales, tandis qu'il en existe à peine qui soient spéciales à l'homme.

Olivier Wendell Holmes, qui n'était pas gynécologue, mais anatomiste convaincu, quoique poëte et philosophe, décrit ainsi l'histoire lamentable des misères féminines.

« Elle était ce que l'on appelle en bon anglais surmenée (overworked) et il est toujours fort triste de voir une femme surmenée, beaucoup plus triste que de voir un homme surmené, car dans ces conditions la femme est exposée à de beaucoup plus grandes souffrances que l'homme. Elle avait toutes les variétés imaginables de douleurs de tête — tantôt il lui semblait que Jahel lui enfonçait dans les tempes le clou qui tua Sisara — tantôt qu'elle devait faire son ouvrage avec seulement la moitié de son cerveau, tandis que l'autre moitié vibrait et battait comme si elle allait être réduite en mille pièces — tantôt elle se sentait serrée à la hauteur des sourcils comme si les rubans de son bonnet eussent été des cercles de fer — puis survenaient des névralgies continuelles et des douleurs de reins, des accès terribles de désespoir au cours desquels elle pensait qu'elle n'était rien ou moins que rien. Tous ces phénomènes paroxystiques, que les hommes qualifient avec tant de dédain de *crises hystériques*, constituaient autant d'épreuves provenant de sa nature fine et mobile, épreuves que la femme est toujours appelée à supporter dès qu'elle est placée dans des conditions qui développent ou exagèrent ses tendances au nervosisme ».

Pendant la plus grande partie de mon existence, je me suis occupé de l'étude et de la pratique des maladies spéciales au sexe féminin, et je me félicite vivement d'avoir le bonheur d'appartenir à l'autre sexe. Un sage français a exprimé cette opinion en disant : « La femme est une malade ».

Depuis le berceau jusqu'à l'établissement de la puberté, la femme semble être sur le pied d'égalité avec l'homme, mais, après cette époque jusqu'à la fin de la période de la vie active, son existence n'est plus qu'une longue souffrance. La grande fonction de la femme, la parturition, débute dans les douleurs et à sa suite surviennent des malaises et des ennuis sans fin. Il semble bien cependant que ce soit le lot des seules femmes civilisées, et le résultat de notre grande civilisation. Pourquoi ? nous n'en savons rien et nous ne pouvons pas même le deviner. Prenons par exemple le cas d'une négresse à demi sauvage, travaillant dans son champ de cannes à sucre. Si les douleurs du travail la surprennent à ce moment, elle continuera son ouvrage jusqu'à ce que son enfant soit à moitié né, puis elle se retirera dans quelque endroit écarté; seule et sans aide elle achèvera son accouchement pour retourner à son travail une heure ou deux après.

Une pareille manière de procéder équivaudrait à une condamnation à mort pour une femme vivant dans les conditions si complexes de la civilisation moderne; les bienfaits de celle-ci semblent apporter avec eux des inconvénients correspondants.

I

Maladies des organes génitaux externes.

Les femmes, aussi bien que les hommes, éprouvent toujours une crainte particulière des maladies spéciales, et cela autant pour des raisons sociales qu'à cause de la maladie en elle-même. Une femme souffrant de quelque affection pelvienne, voire même d'une simple irrégularité de menstruation, se préoccupe toujours de dissimuler son indisposition, ou tout au moins de cacher quelle en est la nature, en partant de l'idée que, dans toutes ces affections, la femme a toujours quelque chose à se reprocher. La plupart feront même tout leur possible pour cacher le simple fait de leur menstruation ; elles danseront toute la nuit, lorsque en réalité elles peuvent à peine se traîner, plutôt que de laisser voir ou d'admettre elles-mêmes qu'elles ne sont pas dans leur état normal. De cette façon elles réussissent à se rendre véritablement invalides et à transformer de légères indispositions en des désordres sérieux.

Les maladies cutanées qui affectent les organes génitaux de la femme, sont une source considérable d'ennuis. Chez les femmes non mariées, elles produisent souvent une détresse morale intolérable, car elles craignent que la découverte accidentelle de cette affection par des amies ou par leur entourage puisse faire naître des soupçons d'immoralité ; chez les femmes mariées, j'ai plus d'une fois constaté que la présence d'un inoffensif pityriasis versicolor sur le mont de Vénus faisait naître l'idée insupportable de l'infidélité du mari.

PITYRIASIS VERSICOLOR.

Cette affection est fort désagréable, mais tout à fait anodine, et sauf pour le changement de coloration qu'elle occasionne, elle pourrait très bien être abandonnée à elle-même. On la rencontre tout spécialement chez les phtisiques et sa cure radicale sur ce terrain est souvent impossible. Chez des filles parfaitement saines et ayant grand soin de leur personne, elle gagne souvent le pubis et les plis de l'aine, se montrant en été pour disparaître avec les premiers froids. Dans quelques cas elle reste limitée à ces parties, mais généralement elle envahit les épaules et le dos. La peau devient brune, rougeâtre, le ton brun prédominant lorsque l'affection est devenue chronique et qu'elle a été négligée. Les taches sont légèrement plus élevées que le niveau de la peau saine, surtout sur les bords. Elle est distribuée généralement en plaques, mais des régions entières de la peau peuvent être envahies et dans les cas invétérés sa distribution est symétrique. Lorsque l'on gratte ces taches, on voit que l'épithélium se laisse plus facilement détacher que si la peau était saine. En traitant les débris, obtenus par le grattage, à la solution de potasse et en les plaçant ensuite sous le microscope avec un grossissement de $\times$ 250, la présence des *conidies racémeuses* caractéristiques du *microsporon furfur* rendront le diagnostic absolument certain.

Beaucoup d'auteurs regardent ce champignon comme la cause de la maladie, je suis assez disposé à mettre la chose en doute et principalement pour la raison que le pityriasis n'est assurément pas contagieux. J'ai vu dans la clientèle privée un grand nombre de cas de cette affection cutanée, s'étant développée sur les parties génitales d'hommes ou de femmes mariés, et, en prenant des renseignements exacts, je n'ai jamais constaté qu'elle se fût communiquée au conjoint, qui n'en était pas atteint. En plus, chez ceux qui en souffrent habituellement, la maladie prend une forme subaiguë, elle apparaît alors par ci par là, dans les plis de l'aine. A ces moments, on ne peut trouver ni dans l'écoulement, ni dans l'épithélium désorganisé, qui se détache en si grande masse, le champignon et ses spores en quantité, qui devraient certainement exister, s'ils étaient la cause et non (comme je le crois) la conséquence de la maladie. Nous oublions trop souvent que certains parasites végétaux ne croissent que sur des arbres morts. De même, à propos de ces affections, nous sommes trop disposés à mettre la charrue devant les bœufs et à prendre le résultat de la décomposition pour la cause de la maladie.

La présence de cette éruption ne donne habituellement pas lieu à de grands désagréments, à moins que pendant les fortes chaleurs elle n'envahisse les plis de l'aine, et, si la malade est soucieuse de sa propreté, l'affection peut exister sans même être soupçonnée. Le traitement consistera en bains fréquents, avec l'emploi libéral du savon et en l'application, après friction de la peau avec un linge rude, de la lotion suivante :

Hyposulfite de soude	30,0
Eau distillée	500,0

Faites dissoudre.

C'est une prescription du Dr *Tilbury Fox*, et elle est certainement très efficace, en éloignant au moins pour quelque temps la maladie. Elle fut prescrite dans le but de détruire le parasite et d'enlever ainsi la cause de l'affection ; mais bien d'autres et de beaucoup plus puissants parasiticides, comme le bichlorure de mercure, ont été employés sans influencer le moins du monde cette maladie. L'emploi de l'hyposulfite de soude, au contraire, est suivi presque invariablement d'une amélioration temporaire, mais, malgré les plus persistantes applications, on obtient rarement une guérison définitive. C'est en somme une affection rebelle à toute médication, elle ne cause pas de grands désagréments, mais elle aboutit rarement à une guérison permanente et complète. Ceci est surtout le cas, lorsqu'elle siège sur les parties génitales.

ALOPÉCIE

Le système pileux des parties génitales peut être affecté des mêmes troubles, qui peuvent amener sa destruction sur les autres parties du corps. Ils sont de deux espèces, dont la première, *l'alopecia areata* des vieux auteurs, enlève les poils sous forme de plaques. Quelques autorités ont prétendu que cette forme d'alopécie était due à la présence d'un parasite fongoïde, le *microsporon Audouini,* mais cette origine a été contestée par d'autres auteurs, tout aussi compétents que les premiers. D'ailleurs la question de savoir si quelques-unes de ces affections cutanées sont dues aux parasites que l'on rencontre, reste encore pendante et elle est loin d'être élucidée.

Dans le cas présent, je pense encore que le parasite est une coïncidence, et que sa présence est due avant tout aux matières désorganisées, qui constituent un excellent milieu de culture pour ses spores. La distribution particulière des plaques, les douleurs névralgiques violentes qui accompagnent et souvent précèdent leur apparition, tout ceci rend fort probable que l'affection est plutôt sous la dépendance de quelque névrose. Je n'ai jamais vu cette forme de calvitie s'attaquer uniquement aux parties génitales.

La seconde affection qui peut occasionner la chute des poils, est due essentiellement à quelque défaut de nutrition du bulbe pileux, car elle les enlève lentement et uniformément en les rendant de plus en plus clairsemés. Je l'ai vu affecter toute la surface du corps et enlever chaque poil chez des femmes tout à fait jeunes. Je l'ai observée aussi se limitant à certaines régions, comme le crâne et les parties génitales et laissant intacts les poils des régions axillaires. Cette affection peut dé buter après le premier accouchement, ainsi que l'observation du cas suivant en donne un exemple frappant.

F. J. mariée à l'âge de 20 ans. J'ai connu cette dame depuis son enfance, et je ne puis me représenter une jeune femme d'une plus belle santé, sa superbe chevelure n'était pas un des moindres attraits de sa grande beauté. Elle eut son premier enfant à l'âge de vingt-deux ans, et elle fut assistée à cette occasion par un médecin, qui me donna l'observation de son accouchement; il ne présenta d'ailleurs aucun incident digne de remarques. Elle alla parfaitement bien jusqu'au treizième jour, époque où elle eut un petit frisson et de la fièvre, suivie de desquamation. Il ne pouvait exister le plus léger soupçon de scarlatine, car elle n'eut aucun autre symptôme que cet état fébrile et la desquamation consécutive. Celle-ci continua pendant plusieurs semaines, sa peau se détacha sous forme de plaques. On observa alors que les cheveux et les poils tombaient en grande quantité, de sorte que 6 semaines après son accouchement elle avait perdu sa belle chevelure, ses sourcils et ses cils, et qu'à leur place était apparu un léger duvet jaunâtre. Trois mois après les poils des régions axillaire et pubienne avaient de même disparu, et actuellement, à l'âge de 32 ans, elle est encore exactement dans le même état. Toutes les parties du corps, autrefois pileuses, sont recouvertes de leur léger duvet jaune. Une quantité de médicaments ont été essayés, mais on n'en a obtenu aucun effet.

Je puis encore me rappeler trois ou quatre autres cas, qui tous ressemblent plus ou moins à celui-ci.

Dans notre première variété d'alopécie, la guérison survient généralement, et le système pileux peut être reconstitué; tandis que pour cette seconde forme je n'ai jamais entendu parler d'un seul cas à terminaison favorable. Je ne connais aucun traitement qui ait réussi, quoique les parasiticides, comme le bichlorure de mercure, soient recommandés par différents dermatologistes.

Il existe une autre variété d'alopécie, au moins une affection cutanée, classée sous ce nom, et à laquelle a été donné le nom d'alopécie syphilitique. Pour ma part, je crois que c'est une erreur de la ranger sous cette dénomination. Elle consiste purement en une *atrophie syphilitique* du bulbe pileux, le poil devient mince, court, cassant et il prend la même apparence, que lorsque le cheveu tombe à la suite d'une fièvre typhoïde grave. D'ailleurs cette *alopécie syphilitique* se rencontre souvent dans des cas où d'autres symptômes de syphilis font défaut. Le meilleur de tous les traitements est de raser complètement toutes les parties affectées et de répéter cette opération à intervalles de quelques jours. Il est toujours difficile de décider les malades à cette nécessité, car la dernière chose qu'une femme admettra, c'est de se voir privée de sa chevelure : plus d'une de ces dernières a été irrévocablement perdue après une fièvre typhoïde ordinaire, ou telle autre maladie de longue durée, par le refus de la malade de sacrifier temporairement le peu de cheveux qui lui avaient été laissés par la maladie. Lorsque dans ces circonstances la tête n'a pas été rasée, la chevelure revient rarement aux conditions normales, tandis que si l'on agit de suite et que cette intervention est répétée pendant un mois ou six semaines, la chevelure repousse aussi belle et souvent plus belle qu'elle n'était auparavant.

LICHEN SIMPLE.

Cette affection consiste en une éruption ponctuée, répartie d'une manière diffuse sur tout le corps. Il n'est pas rare que le gynécologue soit consulté pour une éruption d'une espèce anormale affectant les parties génitales, mais qu'un examen minutieux fait bientôt reconnaître pour un lichen modifié. L'hypérémie des follicules étant une des principales manifestations de cette affection, elle prend de suite un caractère très tenace, et elle devient très difficile à guérir. Au début elle attire peu l'attention et elle ne donne lieu qu'à un léger malaise, mais, à mesure que celui-ci augmente, son caractère primitif se modifie d'autant.

La présence d'une éruption quelconque sur les parties génitales de la femme devient sûrement et toujours la source d'une irritation considérable, qui provoque constamment le grattage. Les abrasions qui en résultent, transforment les papules en pustules, de sorte que ce qui à l'origine était un simple lichen, peut plus tard se présenter sous la forme d'un acné ou même de furoncles. Par conséquent on devra, dans tous les cas d'éruption sur les parties génitales, examiner avec le plus grand soin toute la surface cutanée, avant d'exprimer une opinion définitive et d'instituer un traitement.

Cette démangeaison est un symptôme très pénible et celui pour lequel les malades viennent généralement réclamer notre assistance. Pour son amélioration rien n'est plus important que d'obtenir la sécheresse des parties, et ainsi l'usage souvent répété de poudre de toilette est souvent seul suffisant pour calmer l'irritation ; l'addition de morphine ou d'acétate de plomb peut aussi rendre de grands services. Si cela ne réussit pas, on peut prescrire le lavage des parties à l'éponge avec une solution phéniquée aussi concentrée qu'elle peut être supportée et en en augmentant graduellement la concentration, lavage qui sera suivi d'application de poudre ; ce traitement réussira presque toujours. Les solutions de cocaïne peuvent aussi être employées avec succès. Quant au traitement de l'état général, de fortes doses d'acétate de potasse, de colchique et d'arsenic sont les médicaments les plus actifs, car on doit toujours se rappeler que l'apparition d'un lichen constitue la manifestation de quelque état diathésique anormal.

LICHEN SYPHILITIQUE.

On peut le rencontrer, ainsi que toutes les éruptions syphilitiques, sur les parties génitales, mais comme il n'est pas exclusivement limité à cette région, nous ne nous y arrêterons pas davantage.

ECZÉMA.

C'est probablement la forme d'affection cutanée que l'on rencontre le plus fréquemment sur les parties génitales de la femme, soit qu'elle y reste localisée, soit qu'elle existe en même temps sur d'autres parties du corps. On y rencontre ses deux variétés, *l'eczéma simple* et *l'eczéma rubrum*, mais après quelque temps on ne peut distinguer les deux formes vu les altérations produites par le grattage. Je suis convaincu qu'aucune maladie à laquelle le corps humain est sujet, et qui ne met pas la vie en danger, n'est plus insupportable et ne rend l'existence plus intolérable, que l'eczéma chronique des parties génitales.

Je l'ai rarement rencontré chez des femmes avant la fleur de l'âge, mais on l'observe le plus fréquemment chez celles qui ont atteint la ménopause.

Lorsqu'il se rencontre sur le mont de Vénus, il s'y est généralement propagé depuis la vulve, et dans ces cas on le trouvera aussi dans les plis de l'aine et sur les cuisses. Son siège le plus fréquent est la face interne des lèvres.

On a rarement l'occasion de l'observer dès son début, quand les vésicules existent encore ; car lorsque la malade après de longues souffrances, vient chercher notre secours, tous les organes sont rouges, durs, tuméfiés, très douloureux et exsudant une grande quantité de liquide séro-purulent. Les souffrances sont toujours augmentées par la chaleur du lit, à un point tel, que j'ai connu une malade, qui préférait dormir sur une chaise les parties génitales exposées au grand air ; c'était en effet la seule position dans laquelle elle pouvait obtenir le sommeil. Je reviendrai plus au long sur cette affection, lorsque je parlerai des grandes lèvres, et il en sera de même des autres maladies cutanées, à l'exception des deux formes parasitaires suivantes.

GALE.

J'ai vu un exemple remarquable des ravages que peut faire *l'acarus scabiei* sur le pubis, les cuisses et la partie inférieure de l'abdomen ; il avait été transporté sur ces régions par les mains de la malade. Dans ce cas les traitements appliqués dans différents établissements avaient tous été sans résultat, probablement parce que les mains n'avaient pas été examinées avec soin, et que la véritable cause de la maladie n'avait pas été reconnue. Une bonne friction de pommade soufrée fut suivie d'une amélioration immédiate.

PEDICULI PUBIS.

La présence de ce parasite est rarement constatée en dehors de la pratique hospitalière ; et en général il est suffisamment bien connu parmi la classe sociale qu'il infecte, pour ne pas être rencontré souvent, même dans les hôpitaux. Néanmoins on aura bien l'occasion d'observer de temps en temps des femmes encore jeunes se présentant avec une large surface de papules et de pustules sur les parties, principalement sur le pubis, la peau couverte d'égratignures, tout cela dû à la présence de quelques *pediculi*. Les souffrances causées par ces parasites sont souvent intenses.

L'âge des malades est dans ces cas une indication importante, car quoique l'on puisse les rencontrer chez des femmes âgées malpropres, ils sont beaucoup plus communs chez les jeunes. Ainsi une éruption sur les parties génitales d'une jeune femme doit de suite faire soupçonner la présence de ces poux, et grâce à leur gros volume et à leur coloration foncée on les trouvera toujours facilement. D'ailleurs un ou deux peuvent suffire pour occasionner une éruption très intense. Le remède populaire contre ces hôtes est l'onguent mercuriel, mais ce qui est encore préférable c'est la solution phéniquée à cinq pour cent, à laquelle aucun parasite ne peut résister. Ceci est tellement vrai, que j'ai établi comme règle générale de commencer le traitement de toutes les éruptions des parties génitales de la femme par son emploi pendant une ou deux semaines ; car il n'existe presque aucune espèce d'éruption qui ne puisse avoir une origine parasitaire, et surtout être due à la présence de *pediculi* ; les lésions causées par ces derniers sont quelquefois si identiques avec l'aspect d'un eczéma chronique, que les plus expérimentés pourront s'y tromper.

Parfois, chez des vieilles femmes d'habitudes malpropres, on pourra rencontrer une éruption papuleuse anormale sur tout le tronc accompagnée de démangeaisons intenses sur les parties génitales, qui est due à la présence de pous de corps. Elle pourra être guérie rapidement par un lavage à la solution phéniquée déjà indiquée.

ULCÉRATIONS ET INFLAMMATIONS DU MONT DE VÉNUS.

Le mont de Vénus peut être intéressé dans toutes les poussées inflammatoires qui débutent sur les parois abdominales ou sur la vulve. Je l'ai vu intéressé dans la période érythémateuse d'une gonorrhée exceptionnellement grave ; et je l'ai vu aussi devenir le siège d'érysipèles très sérieux, un entr'autres ayant envahi tout l'abdomen et étant survenu à la suite d'une lésion traumatique de la crête iliaque.

Il peut aussi devenir le siège d'une induration chronique dans les cas d'ectopie de la vessie, induration provenant du contact constant des parties avec l'urine déversée. Dans les cas où les organes génitaux externes sont atteints d'un processus inflammatoire, il existe toujours dans cette région un œdème plus considérable que partout ailleurs, à l'exception peut-être des paupières. Dans un cas, que je vis en consultation avec mon ami, M. *H. P. Evans*, de West Bromwich, en février 1875, je trouvai que la région pubienne et la peau environnante étaient devenues le siège d'une inflammation chronique, et qu'ils recouvraient un abcès diffus ; ce dernier s'était ouvert dans la vessie, et il avait aussi donné lieu à une fistule dans la région ombilicale ; je pratiquai une contre-ouverture au niveau du mont de Vénus et je passai un drain depuis l'orifice ombilical. Cette intervention eut pour résultat la fermeture de la fistule vésicale, mais celle de l'ombilic persiste encore.

J'ai vu aussi la région sus-pubienne devenir le siège d'une ulcération charbonneuse bien nette.

On y observe parfois des accidents syphilitiques, j'en ai rencontré deux fois dans ma pratique hospitalière, et dans les deux cas le virus syphilitique avait probablement été inoculé sur des éraillures précédentes, dues au grattage. Ce siège de l'infection est plus fréquent chez l'homme, mais on devra se rappeler qu'il peut aussi exister chez la femme. Les ulcérations secondaires spécifiques, sous la forme de gommes suppurées, sont fréquentes dans cette région ; et dans un cas j'ai vu une pareille production occuper toute la cavité de la dépression ombilicale, tandis que la peau recouvrant la vulve, les cuisses et le mont de Vénus, était littéralement couverte de néoformations semblables. On rencontre encore ici une autre forme d'accident syphilitique, c'est l'hypertrophie indurée tertiaire, dont je décrirai un cas remarquable en parlant des affections des grandes lèvres. Cette production peut atteindre un volume important et devenir dans ce cas une véritable tumeur.

TUMEURS DU MONT DE VÉNUS.

A côté de l'œdème déjà mentionné et de l'induration dont nous venons de parler, le mont de Vénus peut encore devenir le siège d'autres tumeurs. La plus commune est la simple hypertrophie adipeuse, qui accompagne l'obésité abdominale généralisée. Elle peut parfois atteindre de telles proportions, qu'elle devient la source de bien des désagréments pour la malade ; car la tumeur graisseuse pendante empêche la sécrétion cutanée dans les plis de la peau ainsi formés et elle donne lieu à des excoriations très rebelles et douloureuses. Dans ces cas, on doit recommander une grande propreté et l'usage fréquent de la poudre de toilette.

J'ai aussi vu enlever de cette région un lipôme encapsulé de volume considérable ; dans ma jeunesse j'ai eu l'occasion d'observer des hématomes, provenant de traitement brutal exercé par des maris sur leurs femmes. De tels traumatismes sont aujourd'hui heureusement plus rares dans notre pays qu'il y a trente ans.

Le mont de Vénus peut aussi être envahi par l'extension d'un cancer épithélial d'origine vulvaire, car dans un cas je l'ai vu arriver jusqu'à cette région.

MALFORMATIONS CONGÉNITALES.

Elles consistent presque exclusivement en arrêts de développement dans les cas de fissures des régions pubienne et hypogastrique. On les rencontre généralement accompagnées d'autres malformations plus importantes, comme l'ectopie vésicale ou l'existence de cloaques, etc. Dans ces conditions il existe une insuffisance de développement des pubis, la synchondrose ne s'est pas formée, et un simple ligament élastique occupe la place de ce qui devait être une arcade osseuse. Les grandes et les petites lèvres sont séparées, et elles n'ont pas de commissure antérieure. Le vagin est généralement fermé, l'utérus et les ovaires sont absents ou simplement représentés par des organes rudimentaires. Heureusement que fort peu d'enfants, atteints de ces difformités, arrivent à leur maturité, quoique néanmoins quelques-uns d'entre eux aient à supporter leurs misères jusqu'à un âge avancé.

Un cas très curieux me fut envoyé il y a quelques années par le Dr *Boldero*, de Penkridge.

Une femme d'intelligence obtuse avait été violée par un paysan et elle était devenue enceinte. En examinant les parties, le Dr *Boldero*, qui avait été appelé pour son accouchement, fut fort embarrassé pour comprendre comment la grossesse avait été possible, car l'orifice vulvaire était si étroit, qu'il admettait à peine un crayon. Le Dr *Boldero* fut encore plus embarrassé lorsqu'il s'agit de déterminer les rapports des parties, ce qui n'est pas étonnant, car il se trouva plus tard qu'il existait une présentation de la face, se frayant un chemin à travers les tissus mous, qui constituaient l'arcade pubienne. Les deux pubis se terminaient en pointes, séparés par un espace d'environ 3 pouces ; les tissus, sous l'effort des contractions utérines, cédèrent en avant au lieu de le faire en arrière, la vessie fut déchirée en deux et il se produisit plus tard une eschare volumineuse. La déchirure en avant s'était presque étendue jusque dans la cavité péritonéale. Après la guérison, il résulta de tout cela un prolapsus de presque tous les organes pelviens à travers cette ouverture ; les deux uretères étant visibles dans la vessie rupturée et en inversion.

II

Maladies de la vulve.

A. — MALADIES DES GRANDES LÈVRES

Aphthes. — Il s'agit d'une éruption rare, bien distincte, consistant en plaques aphtheuses, situées sur la muqueuse vaginale. Je n'ai jamais rencontré la forme aiguë chez les malades adultes, mais je la vis une fois chez une jeune fille, âgée de 6 ans, où l'aspect de l'éruption était identique à celui que l'on constate dans la bouche des enfants. La forme chronique de cette affection n'est pas du tout rare et elle est la source d'une grande irritation. Dans ces cas la vulve est rougeâtre et, si l'on examine la surface interne des lèvres, on constatera des points secs, surélevés au-dessus de la surface muqueuse. Leur coloration blanchâtre est due à l'altération de l'épithélium, qui peut être détaché sans ulcérer la surface ; parmi ces cellules on trouvera les spores et les cellules longues d'un parasite végétal. La solution d'hyposulfite de soude employée en lotion est un remède infaillible.

Eczéma. — J'ai déjà parlé de cette affection cutanée comme pouvant intéresser le mont de Vénus ; mais, dans ces cas, il s'agit toujours d'une extension ayant eu les grandes lèvres comme point de départ. Dans les quelques cas où j'ai pu observer cette forme dès son début, je l'ai toujours trouvée à la face interne des lèvres. La sécrétion est alors augmentée et il en résulte nécessairement des démangeaisons. Lorsque l'on écarte les grandes lèvres et que l'on examine leur surface interne, on la trouvera recouverte de petites vésicules et d'ulcérations, tandis que l'on ne constatera aucune éruption sur d'autres régions des parties génitales. Mais si l'on observe les cas arrivés déjà à une période plus avancée, on trouvera la surface muqueuse des lèvres plutôt sèche, l'épithélium blanc, épaissi et comme bouilli, surtout à la commissure antérieure où l'affection se présente toujours avec une intensité particulière. Les lèvres sont alors rouges, dures, tuméfiées et fissurées; l'affection peut s'étendre en arrière, autour de l'anus, dans les plis de l'aine et par-dessus le mont de Vénus jusque sur l'abdomen. Des fissures anales très douloureuses existent généralement et augmentent les souffrances de ces malades; les surfaces muqueuse et cutanée présentent toutes deux l'apparence des mains des lavandières, altérées et ridées par le contact continuel de l'eau. Cette affection est due à l'inflammation chronique des papilles du derme, et elle a un caractère très rebelle. Le désespoir auquel elle réduit les malades, n'a que je sache, d'analogue dans aucune autre maladie. J'ai entendu parler d'une dame qui, n'ayant obtenu aucune amélioration du grand nombre de praticiens de toute espèce, qu'elle avait consultés, chercha et trouva finalement dans le suicide sa seule et dernière ressource.

Cette affection se rencontre beaucoup plus fréquemment chez les femmes arrivées aux environs de la période de ménopause, qu'avant ou après celle-ci, et sa cause la plus commune est certainement le diabète.

I. — Le premier cas de cette espèce qui attira mon attention est celui d'une dame de North Stafford, âgée de 49 ans, qui vint me consulter le 9 avril 1873. Elle souffrait depuis 3 ans d'une grande détresse, due à un eczéma de la totalité des parties génitales, s'étendant en plus sur les cuisses et sur la paroi abdominale jusque dans le voisinage de l'ombilic. Elle était très forte, haletante, la face rouge pourprée, l'humeur extrêmement querelleuse et découragée. Elle ne pouvait dormir dans son lit et ses tortures, provenant de démangeaisons incessantes, étaient, comme elle le disait elle-même, indescriptibles. Sa menstruation avait cessé à l'âge de 48 ans. J'ai rarement vu un plus mauvais cas que celui-ci et l'examen des parties répondait bien à la description de ses misères. Elle avait eu plusieurs enfants, le vagin était très large et une leucorrhée abondante s'en écoulait. Les grandes et les petites lèvres étaient tuméfiées et œdématiées, et entr'elles se trouvaient des dépôts de couleur grise rougeâtre, qui, d'après ce qu'elle me dit, se reproduisaient aussi vite qu'ils étaient enlevés. Elle avait déjà été soignée par un grand nombre de praticiens de toute espèce et elle avait à peu près abandonné tout espoir de guérison ou même d'amélioration. Curieux de connaître de quoi étaient composées ces croûtes grisâtres, j'en détachai un fragment, que j'écrasai sur la lamelle du microscope dans une goutte de glycérine et quelle ne fut pas ma surprise en trouvant qu'elles étaient presque exclusivement composées de *torula cerevisiæ*. Ceci me conduisit de suite à la conclusion, que son urine devait être sucrée, et en effet, après en avoir retiré quelque peu de la vessie, je pus me convaincre qu'elle l'était abondamment. Cette dame était atteinte d'un diabète avancé. Je trouvai que la quantité d'urine n'était pas très considérable, car elle n'en rendait jamais plus de 1900 grammes dans les vingt-quatre heures. Je ne fis pas une analyse quantitative de l'urine, donc je ne puis dire quelle quantité de sucre elle éliminait dans la journée, mais, d'après les résultats fournis par les réactions chimiques ordinaires, cette quantité devait être très grande. Les symptômes ordinaires de diabète, la soif excessive et l'appétit vorace, n'étaient pas très marqués, et l'apparence de la malade était bien loin d'être celle que nous observons dans les cas de diabète ordinaire chez les gens jeunes. J'arrivai à la conclusion, que dans ce cas l'affection cutanée était dûe à la fermentation de l'urine sucrée et à la présence consécutive du *torula cerevisiæ*. Le fait était, que cette dame étant obèse, ne pouvait se tenir très propre et qu'il en était résulté une vaginite et une inflammation chronique de la surface cutanée. Je regardai donc ces deux affections comme dues surtout à l'irritation mécanique causée par la fermentation. Me souvenant que les brasseurs arrêtent la fermentation par l'emploi de l'hyposulfite de chaux, je conseillai à ma malade l'usage de grands lavages avec une solution d'hyposulfite de soude, environ 25 grammes par litre. Elle en reconnut bientôt les avantages; mais c'était seulement par des lotions et des injections très fréquentes, qu'elle obtenait quelque amélioration. Le traitement interne ne consista qu'en fortes doses d'opium. Elle prit 6 centigrammes d'opium trois fois par jour et 18 centigrammes le soir avant de se coucher. A la suite de ce traitement elle obtint une très notable amélioration de ses souffrances locales et la quantité de sucre dans l'urine diminua; au mois de juillet celle-ci n'en contenait plus que des traces. Je réduisis alors les doses d'opium de moitié pendant la journée et à 12 centigrammes pour le soir et j'eus la satisfaction de voir l'amélioration se continuer, de sorte qu'en septembre l'état de ma malade étant très satisfaisant, je me contentai de prescrire 6 centigrammes d'opium, à prendre en une seule dose le soir. Le seul trouble local qui persistât était la vaginite chronique. Pour le traitement de celle-ci j'irrigai et frottai le vagin avec une solution forte d'acide phénique deux ou trois fois, à intervalles d'un mois, je prescrivis l'application d'oléate de zinc et j'obtins ainsi une guérison complète. J'ai eu l'occasion de revoir depuis lors deux ou trois fois cette malade, et j'ai eu la satisfaction de reconnaître, que jusqu'en 1883 elle était en parfaite santé et qu'elle n'avait eu aucune récidive de son ancienne affection.

II. — Au mois de novembre 1875, une dame âgée de 45 ans, de Leamington, vint réclamer mes soins. Elle avait été mariée pendant 12 ans sans avoir eu d'enfants. Elle souffrait depuis environ deux ans d'eczéma vulvaire et en l'examinant je trouvai un petit débris de croûte blanchâtre, comme dans le cas précédent. Les deux états étaient très analogues. L'urine était chargée de sucre, il existait une vaginite chronique, et l'eczéma intéressait le mont de Vénus, les grandes et les petites lèvres. Jusqu'alors elle avait surtout été traitée par l'application de poudres dessicatives. Je lui ordonnai le même traitement que dans l'observation précédente et j'obtins l'amélioration immédiate des symptômes. Je la vis de temps en temps jusqu'en 1881, époque où sa menstruation cessa. Pendant tout ce temps elle avait continué à prendre de l'opium, quoiqu'elle ne trouvât jamais nécessaire de prendre la dose entière ; tant qu'elle employait ses lotions d'hyposulfite de soude, son état local restait parfaitement convenable, mais dès qu'elle interrompait, même pendant 48 heures, ses misères recommençaient immédiatement. Pendant l'année 1882 je la revis trois fois, en avril, juillet et novembre, et je trouvai que la quantité de sucre urinaire avait diminué, de sorte qu'au commencement de 1883 il avait à peu près disparu, et la malade resta parfaitement bien.

III. — Mme A., âgée de 40 ans, habitant Birmingham, vint me voir pour la première fois le 10 avril 1877, dans des conditions à peu près pareilles à celles décrites dans les deux cas précédents. A l'analyse je trouvai que son urine contenait une grande quantité de sucre. Le traitement à l'opium fut commencé de suite, en même temps que les lavages à l'hyposulfite de soude, et une amélioration sensible fut obtenue rapidement. Sa menstruation cessa brusquement en juillet 1879 et au commencement de 1880 le sucre avait entièrement disparu de son urine, et elle se portait bien. Je revis cette dame en septembre 1884 pour une autre cause, et j'appris qu'il n'était survenu aucune récidive de son ancien état diabétique.

IV. — Mme N., âgée de 44 ans, me fut envoyée de Nottingham dans les conditions des plus pitoyables, d'eczéma vulvaire. Je la vis pour la première fois le 17 juillet 1879. Sa menstruation était régulière et abondante, son urine était chargée de sucre, elle avait un embonpoint tout à fait anormal et dans les plis de ses cuisses la chair était à vif. Un écoulement purulent semblait provenir de toutes les parties atteintes d'eczéma. Les lotions à l'hyposulfite de soude me parurent n'avoir que peu ou point d'effet dans ce cas, et les doses d'opium au moment du coucher durent être augmentées jusqu'à 30 centigrammes pour produire un soulagement complet. J'essayai des lavages au bichlorure de mercure, à l'acide sulfureux, au borax et à l'acide phénique, aucun ne réussit, et même un ou deux de ces essais ne firent qu'aggraver l'état de la malade. J'essayai alors une série de pommades, mais j'échouai encore complètement jusqu'à ce que je fusse arrivé à un onguent composé de 0,8 de sulfure de potassium pour 30 grammes de véhicule, ce qui, associé au traitement opiacé, l'améliora rapidement et lui rendit la vie plus supportable. Une ou au plus deux applications de cette pommade dans les 24 heures étaient suffisantes pour supprimer ses douleurs, et ce n'est que pendant la saison très chaude qu'elle était obligée pendant la journée de se faire des lavages à l'eau de son et une application de l'onguent ; tandis que pendant 9 mois de l'année elle trouvait qu'un seul lavage et une seule application étaient bien suffisants. Elle emploie aussi une préparation soluble, contenant de l'hyposulfite de chaux en application dans le vagin et de temps en temps elle fait de grands lavages avec la même solution. Pendant l'année actuelle la menstruation de cette malade est devenue irrégulière, et je ne doute pas qu'elle approche de la ménopause ; son urine est encore très chargée de sucre et ses souffrances, dès qu'elle se néglige, reviennent rapidement à leur ancien degré d'intensité et d'acuité.

V. — Le 17 février 1880, je vis une dame de Stratford-sur-Avon, âgée de 47 ans, dont la menstruation avait cessé depuis environ 6 mois, et qui précédemment pendant 3 années avait souffert d'eczéma vulvaire. Son urine contenait une grande quantité de sucre. Je lui recommandai l'emploi de la pommade au sulfure de potassium et l'opium à doses de 3 centigrammes dans la journée et de 12 centigrammes le soir. Le 2 avril je revis cette malade et à mon grand étonnement je la trouvai parfaitement bien. L'urine ne contenait plus trace de sucre et elle est restée telle depuis lors.

VI. — E. R., de Oldbury, vint réclamer mes soins en mai 1883 étant alors âgée de 49 ans; 6 mois auparavant elle avait eu ses dernières règles et bientôt après était apparu un eczéma vulvaire bien caractéristique, accompagné des souffrances habituelles. A sa première visite chez moi, en mai 1883, je trouvai une très grande quantité de sucre dans son urine et je lui prescrivis de suite le traitement opiacé et les lotions d'hyposulfite de soude. Le 17 janvier 1884, la quantité de sucre était encore très considérable et le traitement fut continué avec une amélioration et un soulagement notables. En octobre 1885, l'opium fut remplacé par la codéine, mais les lavages d'hyposulfite de soude furent continués. Cette substitution n'eut aucun avantage et en somme la malade ne se sentait pas aussi complètement soulagée par la codéine que par l'opium. Le 5 novembre, le traitement opiacé étant rétabli, une solution de 1 0/0 d'acide phénique fut substituée à la solution d'hyposulfite de soude, mais elle ne convint pas du tout. Le 7 janvier 1886, je prescrivis la pommade au foie de soufre en même temps que l'opium et le 4 février la malade se trouva être dans d'excellentes conditions quoique l'urine fût encore très riche en sucre et qu'elle eût encore un poids spécifique de 1042.

Je pourrais ajouter à ces cas un nombre considérable de malades vues à ma polyclinique d'hôpital, mais dont les observations n'ont pas été recueillies aussi régulièrement et aussi exactement ; mais elles aboutissent toutes à la même conclusion, savoir que nous pouvons guérir complètement l'eczéma vulvaire dû à la fermentation de l'urine sucrée chez les diabétiques, par les mêmes moyens que les brasseurs emploient pour arrêter la fermentation dans leurs cuves. Pour la commodité des malades les pommades contenant les médicaments nécessaires sont plus recommandables que les lotions, car l'action du lavage ne dure que quelques minutes tandis que le corps gras restera en place pendant des heures. Au lieu des onguents j'ai employé différentes préparations de toute sorte, comme les poudres dessiccatives, etc., mais dans aucun cas je n'ai obtenu des résultats aussi satisfaisants qu'avec la pommade au vieux foie de soufre, associée au traitement opiacé ; j'ai aussi essayé la morphine et la codéine et différentes autres préparations narcotiques, mais aucune ne m'a satisfait sauf l'opium brut, administré sous forme de pilules. Naturellement au début il n'agit que comme calmant, mais plus tard l'opium exerce certainement une influence curative sur l'affection en diminuant la production du sucre.

Ces expériences cliniques me revinrent à l'esprit à propos d'un article de *Lécorché*, paru dans les *Annales de gynécologie* de 1885 ; elles furent ensuite publiées dans le *Practitioner* de juin 1886, et depuis lors j'ai eu encore souvent l'occasion de vérifier ma conclusion, qu'une grande proportion des cas d'eczéma vulvaire sont dus à cette curieuse affection.

Le mémoire de *Lécorché* est extrêmement intéressant, en le considérant à mon point de pratique, car il me semble qu'avec nos observations nous pouvons faire l'histoire à peu près complète de ce diabète à la ménopause. Il voit ces cas en médecin, pour qui les points spéciaux sont des questions secondaires, tandis que je vois les malades principalement au sujet de leur affection spéciale, que je découvre être due au caractère diabétique de leur urine. Je ne m'intéresse que fort peu au diabète comme maladie, mais néanmoins je puis confirmer sur maintes particularités les observations de *Lécorché* et je puis même quelque peu les développer. Il est un fait très singulier, c'est que je n'ai rencontré que trois de ces cas d'eczéma vulvaire, dus à la glycosurie, chez des femmes n'ayant pas encore atteint la ménopause, et M. *Lécorché* nous dit aussi que, sur 114 cas de cette maladie qu'il a observés, soixante dix de ces femmes avaient cessé d'être réglées ; par conséquent il se déclare partisan de l'idée, qui d'ailleurs a déjà été souvent avancée, c'est que la période menstruelle de la vie semble bien créer pour la femme une certaine immunité contre cette affection particulière.

D'après ce que j'ai vu, je puis étendre les observations faites par M. *Lécorché*, dans ce sens qu'il semble exister une forme spéciale de glycosurie chez les femmes arrivées à la ménopause, glycosurie qui a une marche bien définie pendant quelques années et qui se termine par la guérison spontanée ; j'ai trouvé que cette affection est tout particulièrement fréquente chez les Juives, et en somme peu de femmes, appartenant à cette race, semblent échapper à cette glycosurie au moment de la ménopause.

Dans certains cas la substance sucrée existant dans l'urine ne semble pas être du véritable glycose, mais quelque matière analogue, car elle ne donne pas de suite et exactement les résultats obtenus ordinairement par le réactif cupro-potassique. Je pourrais mentionner différentes anomalies constatées pendant ces recherches, si j'avais le temps et les connaissances nécessaires pour rendre celles-ci intelligibles et intéressantes. Je suis certain qu'ici s'ouvrirait un vaste champ fertile en recherches nouvelles pour un jeune pathologiste entreprenant. Qu'il me soit permis de donner un seul exemple. Le Dr *Laird-Cox*, de Bishop's Castle, m'amena un jour une malade, âgée de 40 ans, affectée d'un eczéma caractéristique. Il me dit qu'il soupçonnait un cas d'origine diabétique, comme ceux que j'avais publiés, mais qu'il n'avait pas trouvé de sucre. J'appris alors qu'il avait employé la solution de *Fehling* en la faisant bouillir seule et en ajoutant à ce moment l'urine froide. Je retirai un peu d'urine de la vessie de notre malade, je répétai son procédé, et je n'obtins aucun résultat. Mais, en la présence du Dr *Laird-Cox*, j'ajoutai une petite quantité du réactif froid à une grande quantité d'urine froide, je chauffai graduellement jusqu'à ébullition et en quelques minutes j'obtins la preuve bien nette de la présence d'une substance sucrée. La présence du sucre est aussi très intermittente dans ces cas, car il peut être constaté un jour et être absent le lendemain. Cette affection ne semble pas être curable par les médicaments, car tous les cas m'ont fait l'impression que leur terminaison avait été naturelle ; je puis ainsi me rappeler différentes malades chez lesquelles la marche de l'eczéma vulvaire était précisément celle que j'ai décrite et que je puis à présent facilement reconnaître. Dans ces dernières observations, aucune espèce de médicaments, l'opium n'ayant pas été employé, ne semble avoir eu la moindre influence sur la marche de l'affection, et deux de ces malades ont guéri sans savoir comment et pourquoi la guérison est survenue. Je me suis renseigné avec beaucoup de soins sur ces deux cas, et j'ai trouvé qu'ils ressemblaient tellement à ceux du diabète de la ménopause avec eczéma vulvaire que je n'ai pas l'ombre d'un doute qu'ils appartiennent au même groupe.

Leur guérison se produisait identiquement de la même manière que chez les malades où je fis le diagnostic complet et que je traitai à l'opium. D'où je conclus que ce diabète de la ménopause chez les femmes est une maladie, qui, comme d'autres affections à cette même période de la vie, peut persister plus ou moins longtemps, mais qu'elle peut très bien disparaître sans aucune espèce de traitement. Il est probable que l'opium prescrit abrège la durée de la maladie, je suis très porté à le croire. En tous cas il rend de grands services en diminuant les souffrances de ces pauvres malades.

Je connais trop peu le diabète en tant que maladie générale pour pouvoir dire si l'opium a une action curative particulière sur cette affection, mais, dans tous les cas où je l'ai prescrit et où l'usage en a été continué pendant un temps suffisamment prolongé, la guérison a eu lieu. En conséquence, lorsque je rencontre à présent un cas de ce genre dans ma clientèle, je porte un pronostic favorable, à moins qu'il ne s'agisse d'une femme encore jeune. J'ai actuellement, soit dans ma clientèle privée, soit dans ma pratique hospitalière, quelques unes de ces malades en traitement, et je leur ai assuré qu'au bout d'un temps plus ou moins long, elles arriveront à une guérison complète, promesse qui, actuellement, demande encore à être confirmée par l'expérience future.

Avant de pouvoir établir des conclusions définitives, il existerait encore différents points obscurs, qui devraient être éclaircis et qui exigeraient des recherches soignées et minutieuses de la part de personnes possédant en chimie organique des connaissances que je ne possède pas moi-même. Je dois me contenter de leur fournir seulement quelques indications.

M. *Lécorché* attire l'attention sur la fréquence, chez les diabétiques, des eczémas apparaissant sur d'autres parties du corps, en dehors de la vulve, et par conséquent il est d'avis que l'irritation mécanique, produite par l'urine altérée, est insuffisante pour expliquer tous ces troubles. Il est possible que cela soit exact, car il est assez naturel qu'il se produise dans un état dyscrasique comme celui que l'on rencontre chez les diabétiques, des eczémas et d'autres affections similaires. Je n'ai pas d'expérience personnelle sur ces sortes de cas, car les malades ne viennent jamais me consulter que pour des eczémas vulvaires, et, par conséquent, je ne vois que les cas où cette affection est limitée à cette région. Dans chacun de ces exemples, il ne peut exister le plus léger doute que l'explication par irritation mécanique peut être regardée comme complète et satisfaisante,

Suivant *Lécorché* la quantité de sucre contenu dans l'urine n'est pas toujours en proportion de la gravité de l'inflammation vulvaire, et sur ce point je ne puis donner aucune opinion, car je n'ai jamais poursuivi l'étude exacte d'un de ces cas et je puis seulement donner une idée approximative de la quantité de glycose contenue dans l'urine, telle qu'elle est fournie par les réactifs de *Trommer* et de *Fehling*. Mais, dans les cas que j'ai observés, on ne peut pas dire que l'affection vulvaire diminuait à mesure que le sucre devenait moins abondant dans l'urine.

En résumé, les conclusions auxquelles je suis arrivé à propos de cette affection sont les suivantes : dans la grande majorité des cas d'eczéma vulvaire, survenant à la ménopause, cette affection cutanée est due à la présence du sucre dans l'urine. Je n'ai rencontré que fort peu de cas de cette espèce pour lesquels, ayant fait l'analyse de l'urine, je n'aie pas trouvé de sucre. La maladie semble débuter au moment ou aux environs de la ménopause, elle persiste plus ou moins longtemps, pendant quelques années, puis, selon toute probabilité, elle aboutit à une guérison naturelle. Les souffrances des malades seront considérablement diminuées, la durée de la maladie pourra être abrégée par la prescription libérale de l'opium à fortes doses, tandis que les accidents locaux seront atténués par l'application de pommades contenant des substances qui arrêteront le processus de fermentation de l'urine sucrée. La préparation qui m'a le mieux réussi pour arriver à ce but est le foie de soufre. Les malades qui sont affectées d'eczéma diabétique ont le plus souvent un embonpoint prononcé.

A côté des cas faisant partie du groupe que nous venons de décrire, il en existe d'autres dus à une cause locale ou à une dyscrasie générale. L'endométrite et la vaginite chroniques peuvent ainsi donner à la vulve les apparences d'un eczéma, et la guérison des lésions internes est alors rapidement suivie de l'amélioration de l'état vulvaire. Dans un autre cas de ma pratique où l'affection cutanée était probablement l'expression de quelque état dyscrasique, tel que la goutte chronique, elle fut complètement guérie par l'application d'un séton au-dessus de l'aine, mais, lorsque ce dernier fut enlevé, la maladie reprit de plus belle; la malade préférait d'ailleurs la présence du séton à la misère de l'eczéma.

L'affection connue sous le nom de *prurigo sénile* ne me semble exister que dans les livres, car tous les cas que j'ai observés, et qui répondaient à la description de cette entité, pouvaient s'expliquer par une meilleure interprétation pathologique que celle indiquée sous ce nom.

Herpès. — La seule manifestation herpétique, que j'aie rencontrée sur les organes génitaux, est le *zona ordinaire* ou *herpes zoster*. J'ai observé plus d'une fois cette éruption, s'étalant le long de la crête iliaque et se terminant par une espèce d'efflorescence sur la grande lèvre du même côté. Les femmes semblent être plus souvent atteintes de zona que les hommes; la douleur sur le trajet du nerf peut être très aiguë, et persister pendant des semaines, même après disparition de l'éruption. Une injection de morphine supprime de suite cette douleur et, dans quelques exemples, d'une manière définitive. L'application locale de pommades contenant de l'opium pourra aussi rendre des services. Cette affection est en somme un exanthème et elle est accompagnée de symptômes fébriles, qui peuvent parfois devenir inquiétants. Les manifestations cutanées sont dues à quelque condition anormale du tronc nerveux produisant l'inflammation des papilles du derme; les rameaux nerveux affectés sont bien probablement les nerfs constricteurs des vaisseaux sanguins.

Acné. — C'est une affection très commune et excessivement pénible des parties génitales externes; comme l'inévitable démangeaison provoque un grattage intense, il est souvent très difficile de reconnaître si l'on a à faire à un lichen, à un acné, ou même à des furoncles. On rencontre généralement l'acné vrai chez des femmes maladives, qui souffrent depuis des années d'un écoulement leucorrhéique abondant; il fait son apparition surtout au moment de la ménopause. Ces malades souffrent souvent de troubles gastriques ou hépatiques, ou bien elles sont adonnées à l'intempérance et négligent le soins de propreté. Les pustules sont habituellement petites, sauf à la commissure des lèvres, où elles apparaissent sous forme de gros furoncles très douloureux. L'éruption acnéique s'étend fréquemment jusque sur la paroi abdominale. Le traitement doit consister avant tout à éloigner la cause de l'écoulement et en l'emploi de remèdes aussi bien hygiéniques que thérapeutiques, qui devront agir sur l'état général. La meilleure application locale est la *solution de Vleminx*, dont voici la formule.

Soufre.	500 gr.
Chaux vive	1k

A faire bouillir dans 4 litres 1/2 d'eau, jusqu'à réduction de moitié et filtrer.

Ou bien la *lotion de Kemperfelt*.

Soufre.	0,80
Camphre	0,6
Gomme arabique	1,2

Mélangez et triturez ensemble et ajoutez graduellement :

Eau de chaux	*aa.* 60 gr.
» de roses.	

A appliquer avec une plume au moment du coucher ; on l'enlève en frottant doucement le matin, sans employer de savon ou de lavage dans l'intervalle.

J'ai trouvé aussi que la vieille formule suivante, du Yorkshire, pouvait rendre des services contre cette pénible affection.

Cire vierge	45,0
Moelle de bœuf	60,0
Blanc de baleine.	30,0
Baume de tolu.	8,0
Racine d'orcanette	4,0

Mélanger ces ingrédients, les laisser fondre lentement, puis bouillir pendant quelques minutes ; passer ensuite à travers une mousseline et y ajouter 30,0 d'huile d'amandes.

Furoncles. — Cette éruption peut, ainsi que nous venons de le voir, être rencontrée comme un développement de l'acné, elle peut aussi se présenter sous la forme de grosses pustules sur les grandes lèvres. J'ai trouvé très souvent que leur origine était l'infection, par un écoulement septique, d'un follicule d'où le poil avait été arraché. En général le système pileux des parties génitales mâles ou femelles est une source fertile d'accidents qui a été mal mis en évidence jusqu'ici. J'ai vu un chancre provenant de l'inoculation par le virus syphilitique d'une blessure du gland, causée par un poil. Il y a quelques années un cas très intéressant de cette espèce m'a été communiqué par un praticien de grande expérience, qui avait vécu plusieurs années dans les colonies. Il m'écrivit ce qui suit :

« Je me souviens d'avoir observé dans ma pratique un chancre phagédénique, qui avait certainement comme point de départ une éraillure causée par un poil. L'homme avait eu des rapports avec une australienne, et il me raconta que pendant l'intromission le système pileux de cette femme était si long et si crépu qu'il en résulta une éraillure sur le gland. Je vis cette coupure et c'est elle qui fut la cause de l'accident qui aboutit à la destruction du pénis et mit la vie du malade en danger ».

Chez une femme qui souffre d'un écoulement chronique purulent, les poils de la vulve sont souvent agglutinés ensemble, quelques-uns sont arrachés et les follicules, inoculés par le liquide septique, deviennent de véritables petits abcès infectieux. J'ai plusieurs fois guéri des furoncles récidivants en ordonnant de couper les poils courts ; et j'ai l'intime conviction que les maladies vénériennes pourraient être entièrement abolies si on prêtait une attention beaucoup plus scrupuleuse à la toilette des parties génitales.

Verrues. — Ces productions sont parfois congénitales et dans ce cas elles prennent plutôt le caractère de môles ; elles sont fortement pigmentées et recouvertes d'un léger duvet. Lorsqu'elles sont acquises, elles n'apparaissent pas avant l'âge de la puberté, et, à moins qu'elles ne soient très peu nombreuses et tout à fait isolées, elles seront toujours considérées comme un indice de manque de propreté ou comme une infection vénérienne. Néanmoins celle-ci n'est pas nécessairement de nature syphilitique, car ces tumeurs diffèrent absolument des condylomes qui proviennent d'infection purulente par un écoulement syphilitique. Ces verrues sont parfois la conséquence d'une gonorrhée aiguë ; mais en règle générale elles semblent être dues à l'écoulement vaginal dans la forme chronique de cette affection. Je crois que cet accident, lorsqu'il se rencontre chez les filles publiques, peut devenir pour l'homme la source d'une blennorrhagie d'un caractère tout particulièrement virulent ; de sorte que la présence de ces verrues chez les prostituées doit toujours réclamer un traitement spécialement énergique. Le traitement le plus actif est l'emploi de poudres dessiccatives, par exemple une partie de calomel pour 10 parties d'amidon.

On a voulu diviser ces verrues en deux variétés, selon qu'elles sont de consistance dure ou molle, mais ces différences sont principalement dues à la position occupée par la tumeur et suivant que celle-ci est exposée constamment ou seulement occasionnellement à l'humidité. Elles sont formées d'une base de tissu connectif contenant des vaisseaux et des nerfs, et recouverte d'un épithélium très épaissi. Ce sont des papilles du derme hypertrophiées, fait qui explique leur apparition fréquente chez les femmes jeunes, et leur rareté chez les personnes plus âgées.

Abandonnées à elles-mêmes, elles ont une grande tendance à se fendre, puis il se forme à leur base des fissures douloureuses, et elles donnent lieu à un écoulement septique, par lequel elles semblent se propager aux parties voisines. Leur distribution s'étend rapidement et elle peut devenir si compacte qu'il n'est plus possible de reconnaître les tissus qu'elles recouvrent. Elles deviennent ainsi la cause de graves désordres. Le traitement le plus rapide, le plus sûr, le plus satisfaisant est leur ablation aux ciseaux ou au thermo-cautère.

Plaques muqueuses. — Cette manifestation syphilitique a été décrite sous des noms différents, condylômes, etc.

D'après mes propres observations je suis arrivé à la conclusion, que ces plaques sont essentiellement de même nature que les verrues, avec cette différence que, plus passagères, elles ne possèdent pas la base de tissu connectif qui caractérise ces dernières. Elles sont dues à une affection purulente de nature spécifique et elles consistent essentiellement dans l'hypertrophie inflammatoire des papilles du derme. Ce ne sont pas des accidents primaires, mais je suis sûr qu'elles peuvent devenir l'origine d'une infection primaire chez l'autre sexe. Ainsi une femme, dont les accidents primaires sont passés depuis des mois, pourra infecter de nouvelles victimes à la suite d'une nouvelle poussée de ces plaques. En l'examinant on trouvera qu'elle a un écoulement vaginal chronique, chargé de leucocytes, qui souille les poils de ses grandes lèvres et devient la cause immédiate de l'éruption (1).

Pendant le coït les leucocytes des plaques infectent les muqueuses qui arrivent en contact avec elles, accident qui pourra toujours être évité par les habitudes de propreté. En effet on rencontre bien rarement ces plaques muqueuses chez les personnes qui ont grand soin de leur toilette. Une enquête minutieuse, dans les cas où l'histoire de l'infection pouvait être obtenue, m'a convaincu que la grande majorité des hommes, ayant acquis la syphilis, ont été infectés par ces accidents mous, tandis qu'au contraire ils transmettent la maladie par des accidents indurés. Les expériences de ceux qui ont beaucoup traité la syphilis démontrent que le simple contact du virus avec un corps gras le rend absolument inactif. Il en résulte par conséquent, que l'application judicieuse d'un cérat simple sur les parties génitales et des soins minutieux de propreté sont suffisants pour rendre impossible toute infection syphilitique. Il existe une forme *sèche* et une forme *humide* de ces plaques muqueuses et cette différence dépend surtout de la position qu'elles occupent. Généralement elles font leur première apparition sur la face interne des grandes lèvres, lorsque l'écoulement y a produit quelque légère éraillure. Le premier stade est la formation d'une pustule, qui devient bientôt une petite ulcération cupuliforme, dont les bords sont proéminents. Le tout est légèrement plus élevé que les parties voisines, fait dû à l'infiltration des tissus sous-jacents par les leucocytes, qui s'é-

(1) Les résultats des recherches modernes tendent à démontrer que certaines maladies exanthématiques bien définies, comme la syphilis, sont dues à l'existence de micro-organismes de différents noms et espèces. Quoique la démonstration de ce fait soit un véritable progrès scientifique, il ne nous a pas encore révélé d'une manière plus précise les causes de ces infections, il ne nous a pas beaucoup aidé non plus pour leur traitement. Il a eu, pour le moment, un effet des plus nuisibles, c'est de pousser les gens pressés et peu réfléchis à mal interpréter les faits et de produire la *folie bacillaire*.

chappent de la surface ulcérée sous forme d'écoulement purulent. Lorsqu'une surface muqueuse arrive en contact avec eux, les leucocytes l'envahissent et l'infectent rapidement ; répandus ainsi dans toutes les directions par l'écoulement, ils inoculent bientôt, chez une femme malpropre, non seulement la vulve, mais l'anus, les plis de l'aine, et, comme je l'ai déjà vu dans certains cas, l'ombilic même.

Ces tubercules sont mous et saignent facilement au moindre contact. Leur surface est toujours couverte d'un écoulement purulent, à moins qu'il soient flétris ou qu'ils siègent dans une position où ils se dessèchent rapidement. Sur une coupe, on voit qu'ils consistent en une hyperthrophie de la surface muqueuse par invasion des leucocytes. Leur guérison s'obtient très aisément et très rapidement ; l'emploi régulier d'une injection vaginale astringente et l'application fréquente d'une poudre contenant 30 0/0 de calomel les fera disparaître en une semaine ; mais, aussi longtemps que la malade restera en période secondaire de son affection constitutionnelle, ils feront de nouvelles apparitions, dès que la malade négligera ses soins de toilette, et surtout si elle n'est pas soumise à un traitement spécifique prolongé. Ce dernier doit naturellement consister en iodure de potassium ou en préparations mercurielles, selon que le praticien aura observé que tel traitement réussit le mieux dans sa propre localité. J'ai trouvé en effet que les manifestations syphilitiques varient selon les différentes villes, et à ces variations doivent évidemment répondre des traitements différents. J'ai aussi la conviction qu'une femme malpropre, en puissance de syphilis constitutionnelle, peut devenir à tout moment une source d'infection par une nouvelle poussée de ces plaques muqueuses.

Rupia. — On peut rencontrer occasionnellement les larges croûtes et les ulcérations sous-jacentes de cette affection syphilitique secondaire sur les lèvres, mais seulement lorsqu'elles existent déjà sur d'autres parties de la surface cutanée.

Xanthelasma. — J'ai vu un cas, où les taches jaunes particulières de cette affection dermique étaient distribuées symétriquement sur tout le corps. Les deux paupières supérieures, les paumes des deux mains, les plantes des deux pieds, de larges traînées sur chaque côté du thorax et de l'abdomen, et les deux grandes lèvres étaient intéressées. Tout le reste de la peau était fortement pigmenté. La malade ne se plaignait ni de douleurs, ni de symptômes spéciaux, mais elle perdit graduellement ses forces et mourut de marasme. Je n'eus pas l'occasion de faire l'autopsie. Un autre cas, tout aussi accentué, guérit complètement, mais la guérison réclama près de 10 années.

Nævus. — J'ai rencontré un ou deux cas de petits nævi sur les grandes lèvres d'enfants. Ils réclament l'excision dans le but de satisfaire les anxiétés maternelles sans cela ils pourraient très bien être abandonnés à eux-mêmes. Le mieux est de les enlever par la ligature ou par le thermo-cautère.

Lupus. — Cette affection cutanée peut se trouver sur les grandes lèvres et sur le mont de Vénus. Je ne l'ai vu qu'une seule fois dans ma pratique hospitalière, mais, dans ma clientèle privée, je l'ai rencontrée à mainte reprise. Toutes ces malades étaient des femmes jeunes, aucune n'avait dépassé la trentaine. Elle débute sous la forme d'un simple bouton, à marche très lente, qui semble finalement s'exfolier et expulse de son orifice cratériforme une substance molle, jaunâtre, ressemblant à du mastic. Puis il se forme une croûte, sous laquelle l'affection progresse, quelquefois dans la direction et sous la forme d'une ligne courbe et serpigineuse, mais plus fréquemment par augmentation générale excentrique. Après une marche très lente, comprenant une ou deux années, l'ulcération peut guérir et elle laisse une cicatrice déprimée et brillante. Je n'ai trouvé aucun traitement qui pût arrêter sa marche progressive, et l'application de caustiques, recommandée par quelques dermatologistes, m'a donné des résultats tout particulièrement peu satisfaisants. La malade doit être soumise à un traitement tonique, à l'huile de foie de morue et à l'arsenic et envoyée dans un climat plus chaud, si l'affection devient invétérée. Cette affection appartient sans aucun doute à cette classe de manifestations dues à quelque processus local infectant, auquel nous avons donné le nom de tuberculose. Mais il est clair que sous ce titre on a réuni ensemble des maladies qui n'ont pas d'autre point commun que le mystère qui entoure leur pathologie.

Cette ulcération est aussi très remarquable par sa tendance à revenir à intervalles plus ou moins longs, après avoir disparu ; et aucune malade, en ayant été affectée une fois, n'est assurée contre la récidive. Cette particularité a conduit quelques autorités à lui attribuer une origine syphilitique, mais, dans aucun des cas que j'ai observés, je n'ai pu trouver un argument qui plaide en faveur de cette interprétation.

Je n'ai jamais vu de lupus produire ces destructions étendues qui sont décrites par les dermatologistes, lorsqu'il attaque la face, et, dans tous les cas où je l'ai rencontré sur les parties génitales, je ne l'ai pas trouvé sur d'autres parties du corps. J'ai vu aussi un cas indiscutable de lupus du vagin. Il avait une apparence toute particulière, pas facile à décrire. Ce qui suit est un extrait de l'observation recueillie à l'hôpital sur ce cas. Bientôt après un accouchement, qui eut lieu sept ans auparavant, la malade commença à souffrir du vagin ; et, lorsque son enfant n'était âgé que de 4 mois, son lait disparut brusquement (il n'avait d'ailleurs jamais été très abondant) ; pendant cette période sa santé s'altéra et elle maigrit beaucoup. Après un certain temps elle devint de nouveau enceinte, et de suite son état général s'améliora, les ulcérations vaginales guérirent et ceci se répéta trois fois. Elle avait été dans différents hôpitaux, mais elle n'avait trouvé aucun traitement qui lui procurât quelque amélioration. Tant que l'affection vaginale existait, elle se trouvait toujours faible et maigrissait beaucoup. A l'examen je trouvai qu'il existait de petits tubercules siégeant sur des cicatrices déprimées, luisantes, d'anciennes ulcérations de la muqueuse. Le sulcères serpigineux existants ne formaient pas des masses pareilles, mais ils couraient dans une direction oblique en lignes curieuses, entamant la muqueuse, soulevant un des bords de l'ulcération sous forme de lambeaux, et se continuant sous celle-ci. Trois ou quatre de ces lambeaux étaient parallèles et formaient comme une série de franges, les bords de l'ulcération étaient rouges et indurés, et l'écoulement était un pus clair aqueux. J'ordonnai l'huile de morue et l'arsenic, j'appliquai localement le nitrate d'argent. Sa santé s'améliora, je suppose aussi par le fait qu'elle devint enceinte, et plus tard je perdis de vue cette malade.

Noma. — C'est une affection qui se rencontre uniquement chez les enfants des classes misérablement logées et mal nourries. Elle est rare et elle siège le plus souvent à la face, mais quelquefois on la rencontre sur les parties génitales externes des jeunes filles. Elle survient toujours dans le cours ou comme conséquence des maladies exanthématiques, rougeole, fièvres scarlatineuse ou typhoïde. Elle débute par une petite vésicule jaune rougeâtre, qui s'étend rapidement dans les tissus mous, avec une base indurée. Le tout prend bientôt un aspect gangréneux, la peau environnante s'œdématie, les symptômes généraux deviennent sérieux. Très peu de ces enfants guérissent. Je ne l'ai rencontré qu'une seule fois sur les parties génitales et l'enfant mourut. Le seul traitement indiqué consiste en l'administration libérale de nourriture facilement digestive et tonique, et en l'application locale de quelque lotion désinfectante, comme une solution de chlorate de potasse.

Inflammations et ulcérations. — Ce que j'ai à dire à propos de ces affections des grandes lèvres peut se rapporter aussi aux autres parties des organes génitaux.

Il n'existe aucun doute que la muqueuse génitale chez les femmes peut, aussi bien que les autres surfaces muqueuses, être atteinte d'une simple inflammation catarrhale ; et quoique dans quatre-vingt-dix-neuf pour cent des cas le praticien attribuera avec droit la *vulvite aiguë* à une origine infectieuse, il pourra très bien se faire que pour le centième il commette une erreur grave en lui assignant cette cause. On peut souvent observer que des malades affectées d'un écoulement chronique, le voient augmenter lorsqu'elles souffrent d'un catarrhe généralisé, et j'ai vu de ces cas où la simple *vaginite catarrhale* était si intense, que, si la chose n'eût pas été impossible d'après les circonstances, j'eusse envisagé cette affection comme ayant une origine gonorrhéique.

Il existe néanmoins un caractère distinctif que je n'ai jamais rencontré, lorsque cette maladie était d'origine catarrhale, c'est l'*œdème de la vulve.*

Je ne veux pas dire que la vaginite par infection ne puisse exister sans œdème, mais je regarde la présence de celui-ci comme un signe presque pathognomonique de sa nature infectieuse. Dans les cas d'origine simplement catarrhale, il n'existe pas beaucoup de douleur, le symptôme principal étant la chaleur et la démangeaison des parties, accompagné d'un écoulement jaunâtre. Lorsque l'on écarte les grandes lèvres, on trouvera les surfaces muqueuses injectées et bouffies, et l'hymen s'il existe, d'une coloration pourprée ; l'écoulement sera purulent, tenace et pas très abondant. Cette affection se rencontre le plus souvent chez les jeunes filles encore vierges et elle sera rapidement guérie par une faible lotion astringente à l'alun ou au sulfate de zinc. Si, ainsi qu'on le voit souvent, elle devient chronique, elle constitue une affection très rebelle et invétérée.

La *vulvite* d'origine infectieuse a un caractère bien différent, quoique l'on ne doive pas oublier qu'il existe des cas intermédiaires où il est impossible de se prononcer sur la cause de la maladie. En règle générale on ne doit jamais émettre une opinion sur l'origine de la vaginite, car trop souvent les femmes accusent injustement leurs maris. Au moment de l'inflammation gonorrhéique, surtout s'il s'agit d'une première attaque, la douleur et la sensation de brûlure au moment de la miction sont très accentuées, et la présence d'œdème, accompagné d'un écoulement abondant, purulent et non visqueux, lèvera à peu près tous les doutes. Un accès subit de douleurs avec écoulement est aussi très suspect.

Si l'on écarte les grandes lèvres, on trouvera les surfaces muqueuses tuméfiées, d'une coloration rouge jaunâtre et baignées dans le pus. Je puis exprimer ici ma conviction, qui se trouve être d'accord avec les opinions des auteurs compétents qui ont écrit récemment sur ce sujet, que, tandis qu'un homme peut contracter une gonorrhée du type le plus sévère avec une femme qui n'est pas et n'a jamais été sujette à cette affection spécifique, aucune femme ne pourra prendre une gonorrhée qu'à la suite de rapports avec un homme qui en est atteint. Les cas les plus graves que j'ai eu à soigner, étaient de très jeunes filles, qui avaient été infectées dès leur première cohabitation ; et j'ai constaté que plusieurs d'entre elles avaient été les victimes de cette brutale superstition, qu'un homme peut se débarrasser de sa maladie en la transférant à une vierge. Pour le traitement de la période aiguë, aucune médication n'est aussi active que l'application continuelle de fomentations chaudes d'acétate de plomb et d'opium, les mêmes médicaments étant introduits dans le vagin sous forme de pessaires solubles.

Parfois l'affection est si intense que les bords des grandes lèvres s'ulcèrent, et dans ce cas ils devront être séparés par des bandes de toile huilée. Lorsque la période suraiguë est passée, les applications les plus utiles sont des pessaires composés de beurre de cacao et contenant du tannin et de l'acétate de plomb. Après cela, l'emploi prolongé d'injections avec une solution de 4 0/0 de permanganate de potasse complètera la guérison. On doit insister dans chaque cas sur la nécessité absolue d'une guérison complète, non seulement dans l'intérêt particulier de la malade, mais aussi dans l'intérêt de ceux qui peuvent venir en contact avec elle. Pendant la période aiguë de la vaginite, spécialement lorsqu'elle est de nature infectieuse, les injections vaginales doivent être interdites, dans la crainte de provoquer une endométrite et même une péri-oophorite (1).

On peut aussi rencontrer cette inflammation aiguë dans le cours de quelques maladies exanthématiques. Je l'ai vu survenir pendant la *scarlatine* et tout spécialement pendant la *variole*. Je vis une fois, en consultation, une enfant âgée de 10 ans, atteinte dans le cours d'une scarlatine, d'une vaginite aiguë presque aussi intense que si elle avait eu une origine gonorrhéique, et pendant la variole il n'est pas rare de trouver la muqueuse vaginale enflammée et couverte des pustules caractéristiques de cette affection. Dans la *diphtérie* également les mêmes surfaces peuvent être atteintes et on pourra détacher les fausses membranes grisâtres des parois vaginales aussi bien que des amygdales. Mais, comme on ne la trouve jamais localisée uniquement à ces parties, nous ne la discuterons pas davantage.

L'inflammation chronique des muqueuses vulvaire et vaginale est très souvent le résultat d'une guérison incomplète de la période aiguë. On peut dire que chez les femmes publiques l'état chronique est aussi dangereux que la forme aiguë. Pour ma part, je crois qu'elle peut être aussi la conséquence de grande négligence dans les soins de propreté et ceci sans période aiguë préalable. D'ailleurs, quelle qu'en soit l'étiologie, l'aspect des parties et le traitement seront les mêmes. La face interne des grandes lèvres sera modérément tuméfiée, les

(1) Voir à ce sujet les inflammations de l'ovaire et de la trompe de Fallope.

petites lèvres seront rouges et un peu sensibles. Si on introduit un spéculum lentement et en usant de beaucoup de ménagement, on trouvera que la muqueuse vaginale est baignée par un écoulement abondant, crêmeux, purulent, et que toute sa surface, habituellement polie et lisse, est recouverte de papilles rondes proéminentes, saignant au moindre toucher. Par conséquent, lorsque l'on peut éviter son emploi, le spéculum ne doit pas être introduit. Cet état de choses peut exister depuis des années sans avoir réclamé une attention spéciale. J'ai eu à soigner différents cas de vaginite chez des femmes absolument chastes, et voici leur histoire étiologique telle que je me la représente. De suite après leur mariage est survenue la récidive d'une ancienne gonorrhée du mari, qui naturellement a été communiquée à la femme. La malade néglige généralement la période aiguë en supposant que les souffrances éprouvées à ce moment font simplement partie des expériences matrimoniales inévitables. Plus tard une longue période de stérilité, ou les complications plus sérieuses de l'inflammation chronique des annexes utérins, la décident à réclamer nos soins et l'état réel des choses nous est révélé. Dans les rares cas heureux où l'affection ne s'est pas encore propagée à l'utérus, il est facile d'y porter remède.

On devra frotter toute la surface malade avec un mélange de parties égales de glycérine et d'acide phénique ; cette application sera suivie de l'emploi de simples pessaires astringents à l'acétate de plomb ou au sulfate de zinc, traitement qui conduira promptement à la guérison. Dans quelques cas cette vaginite chronique est une cause de stérilité ; mais, si le reste de l'appareil génital n'a pas éprouvé de lésions plus graves, dont nous aurons à parler plus tard, la guérison de cette seule affection lèvera tous les obstacles à la fécondation. Nous traiterons dans un autre chapitre des cas où l'affection a envahi la muqueuse utérine.

Vaginite infantile. — Il existe chez les jeunes filles une forme spéciale d'inflammation chronique des muqueuses génitales, qui mérite d'attirer tout spécialement notre attention, non seulement par son caractère tout particulièrement rebelle, mais encore pour les erreurs déplorables auxquelles elle peut donner lieu. Cette vaginite est généralement classée parmi les affections strumeuses de l'enfance, quoique je ne comprenne pas comment il peut en être ainsi, car je n'ai jamais pu observer une relation quelconque entre elle et les symptômes ordinaires d'une dyscrasie strumeuse. Il est certain qu'elle peut être parfois consécutive à la vaginite aiguë, d'origine catarrhale ou spécifique, Je n'ai jamais vu, autant que je puis me rappeler, un seul cas de vulvo-vaginite *aiguë* d'origine catarrhale chez une enfant ; et je suis heureux de pouvoir dire que j'en ai vu fort peu d'origine spécifique. Ces derniers étaient dus naturellement à la brutalité d'individus auxquels on devrait refuser le nom d'hommes, mais je crois que les attentats de cette nature sont dans notre pays beaucoup plus rares qu'on ne le suppose. J'ai été appelé différentes fois à pratiquer l'examen médico-légal d'enfants qui assuraient avoir été assaillis par des hommes, mais sur lesquels on ne pouvait constater la plus légère atteinte à l'appui de leurs assertions. Je n'ai jamais compris comment ils étaient capables de donner les détails que j'ai entendus, et qui d'ailleurs étaient absolument incompatibles avec les faits.

A cette occasion je me permets de rappeler à mes confrères, que dans ces constatations aucune mesure de soins et de pré cautions ne doit être négligée. A quelques semaines de distance, j'eus à noter les observations suivantes :

Une enfant, âgée de 10 ans, accusait son propre père d'avoir eu à différentes reprises des rapports avec elle ; l'accusation était soutenue par quelques femmes, qui, comme il le fut prouvé plus tard, cherchaient à nuire à cet individu. La petite fille témoignait devant les juges aevc tant de précision, qu'il ne semblait pouvoir exister aucun doute sur la réalité de l'attentat. Le docteur qui examina l'enfant, homme d'expérience considérable, avait de grands doutes sur la possibilité de l'histoire, et il réclama des magistrats un examen des parties génitales fait par moi-même. Sans connaitre les détails du cas, je répondis par une négation absolue à la question qui me fut posée ; c'est-à-dire, était-il possible qu'un homme eût eu des rapports avec cette enfant. Les parties génitales étaient parfaitement intactes et sans aucun dérangement. L'accusation fut écartée.

Il m'est arrivé une fois d'assister dans une cour d'assises aux débats de la cause suivante. Un individu était accusé d'avoir commis un attentat sur une jeune enfant. Deux témoins médicaux furent appelés, l'un par l'accusation, l'autre par la défense. Le premier jura qu'il existait toutes les apparences de la défloration, le second jura également que la jeune fille était intacte, et malheureusement le juge était tout porté à croire le premier. Il ordonna un examen par un tiers, qui démontra que l'enfant n'avait jamais été l'objet d'une tentative de viol.

Je ne cite nullement ces cas dans le but de donner à mes lecteurs l'impression que toutes ces accusations sont des tromperies, mais pour leur indiquer qu'il faut prendre grand soin de juger chaque cas d'après ses caractères physiques et d'après ceux-là seulement, et que dans le doute il est toujours nécessaire de recourir à l'appréciation d'un expert.

Au moment où j'écris ces pages, tout le pays est très excité à propos du fait suivant : une jeune fille de 11 ans a été trouvée noyée et il a été avancé, bien malheureusement, par un médecin praticien, qu'auparavant elle avait été violée. Rien n'est plus horrible qu'une pareille histoire, mais ici elle était absolument dénuée de fondements. La police se renseigna avec une grande habileté et une grande patience, et elle découvrit que cette pauvre enfant était et avait été pendant longtemps une jeune prostituée, qui recevait 10 ou 12 garçons à tour de rôle, et que sa mort était purement accidentelle. Les pièces me furent soumises, je constatai qu'il ne pouvait pas exister l'ombre d'un doute, et que le médecin avait fait par inattention une erreur déplorable. La grande difficulté fut alors de cacher au public la vérité sur ce qui concernait cette pauvre enfant. Les autorités arrangèrent cela très habilement et la vérité ne fut jamais connue que d'elles et de moi (et naturellement aussi du docteur qui avait été la cause de toute cette agitation).

La vulvo-vaginite chronique infantile n'a habituellement pas de période aiguë. Elle est généralement découverte lorsque l'enfant se plaint de douleurs à la miction, lorsqu'on la trouve se manipulant les parties, ou bien elle est révélée par des taches sur son linge. De suite surgit à l'esprit des parents l'idée terrible que leur enfant a été outragée, et c'est un soupçon qui n'est pas facile à écarter. En les surveillant attentivement on trouvera que plusieurs de ces enfants s'adonnent à la masturbation, mais je suis incapable de dire si cette habitude doit être considérée comme la cause ou comme la conséquence de la maladie. Dans quelques cas, je pense qu'elle en est la cause.

En examinant l'enfant, on verra que l'inflammation siège presque uniquement sur les grandes et sur les petites lèvres, puis sur la face antérieure de l'hymen. Le vagin est rarement intéressé. Je crois que, dans un grand nombre des cas, elle est due entièrement à un manque de propreté, à l'accumulation des produits de sécrétion des parties et à leur décomposition consécutive. Dans quelques-uns, elle doit son origine à la présence d'ascarides dans le rectum, et dans un cas j'ai trouvé qu'elle était causée par un fil de laine, qui semblait avoir été arraché d'un tapis. J'ai vu également chez une jeune fille de six ans un écoulement chronique de la vulve, provenant d'une collection d'épingles, de bouts de fil, de débris de toute sorte, qui, d'après ce qu'elle assurait, avaient été introduits par ses camarades, mais que certainement elle avait poussé là avec ses propres doigts.

Mais elle semble bien dépendre parfois d'un mauvais état général, car elle résiste alors à tous les traitements, sauf à un séjour dans un climat plus favorable. Ce sont peut-être ces cas qui ont été qualifiés de strumeux. Habituellement cette affection cède bientôt à des soins réguliers de toilette et à l'emploi d'une pommade à l'*iodure* ou à *l'acétate de plomb*. A moins qu'il n'existe des traces de violence bien manifestes, nous ne devons jamais accorder aucune créance aux craintes maternelles, qui font toujours supposer que l'enfant a été outragée. Dans des circonstances pareilles le fait devra être établi par des preuves extra médicales.

D'après ce que j'ai dit précédemment, il résulte très clairement que, d'après ma propre expérience, un véritable outrage sur une enfant est une chose très rare. Je crains qu'il n'arrive que trop fréquemment que des libertés indécentes soient prises avec des petites filles, et je suis sûr qu'il existe suffisamment de preuves pour convaincre chacun que des tentatives ont souvent été faites pour les outrager. Mais, dans les nombreux cas où des d'enfants me furent amenées, il ne m'a pas été possible, dans un seul exemple, de m'assurer de la réalité du fait, quoique dans trois ou quatre de ces cas il eût existé les plus graves soupçons.

Il est évident que l'on ne rencontre pas sur le sujet ainsi outragé les mêmes traces de violence que l'on rencontre sur des femmes adultes, car l'enfant ne peut lutter; mais tout effort pour tenter l'intromission dans les tissus délicats des parties génitales d'une petite fille laissera de tels signes de violence, que l'on ne peut s'y tromper si l'examen est fait même 8 ou 10 jours après l'attentat. La fourchette a une structure excessivement délicate et sera facilement déchirée, de sorte que la moindre tentative de viol devra laisser des preuves bien évidentes. L'accusation d'un tel attentat est si horrible, et, lorsqu'elle est faite contre un innocent, elle aboutit à des conséquences si déplorables, même lorsqu'il est acquitté, que l'on ne saurait prendre trop de soins et de précautions afin d'éviter une pareille catastrophe. D'autre part on ne saurait chercher trop de preuves pour faire condamner et punir les brutes qui commettent de pareils crimes. La manière de procéder qui donnerait les résultats les plus satisfaisants, serait de confier l'examen de la jeune fille à deux praticiens compétents au moins, l'un spécialiste pour les maladies de l'enfance, l'autre pour les maladies des femmes. La loi criminelle anglaise est beaucoup trop libérale en permettant que les preuves de l'innocence ou de la culpabilité d'un individu soient simplement basées sur l'opinion du premier praticien venu, qui peut être requis de faire l'examen des parties.

Il serait aussi raisonnable de croire qu'un homme qui porte une bague en diamant soit capable d'estimer en général la valeur des pierres précieuses parce qu'il regarde de temps à autre son propre brillant, que d'attendre qu'un simple praticien, qui examine l'orifice vulvaire d'un enfant ou d'une femme peut être une fois tous les 15 ou 20 mois, puisse se prononnoncer et donner un témoignage satisfaisant et irréfutable sur la question de la défloration soit d'une petite fille, soit d'une femme adulte.

Dans certaines circonstances, il est assez naturel de la part de la mère de supposer que son enfant a été violentée, mais il doit être de règle de faire tout notre possible pour dissiper cette crainte et ne pas augmenter les soupçons, comme je l'ai vu faire trop souvent dans mes expertises de médecine légale. Car s'il existe des femmes assez viles pour vendre leurs enfants, il en existe d'autres qui saisissent le moindre concours de circonstances pour se faire un revenu de la possibilité d'un viol.

Chancres indurés. — L'ulcération spécifique primaire, suivie du cycle de manifestations que nous réunissons sous le terme de *syphilis constitutionnelle*, se présente sous un aspect tout à fait différent selon qu'elle siège sur la surface cutanée des parties génitales ou sur la muqueuse. L'occasion de voir ces accidents primaires chez la femme est loin d'être fréquente, car, lorsqu'ils siègent intérieurement, ils passent le plus souvent inaperçus et, lorsqu'ils sont extérieurs, ils sont envisagés comme de simples boutons et sont rarement portés à la connaissance du chirurgien.

J'ai eu, il y a quelques mois, l'occasion d'observer un cas, qui me confirma dans la conviction que certains soupçons que j'avais eus, concernant la syphilis chez la femme, étaient exacts; les détails en sont si intéressants que je désire les rapporter ici tout au long.

Un gentleman avait envoyé sa maîtresse me consulter à propos d'une petite ulcération très rebelle, qui existait depuis quelques semaines parmi les poils de la limite supérieure du mont de Vénus. Je la reconnus de suite pour un chancre, car elle avait exactement l'apparence indolente cupuliforme, avec une base indurée et un écoulement clair séreux, qui caractérise le chancre situé chez l'homme sur le prépuce. Elle m'avoua qu'elle avait suspecté son caractère, et elle me donna sur son origine une singulière explication qu'il n'est pas nécessaire de répéter ici. Il suffit de dire qu'il ne provenait pas de son protecteur, lequel n'avait jamais souffert d'aucune affection vénérienne.

L'ulcération fit une rapide guérison après l'application d'une pommade au nitrate acide de mercure et par l'usage interne de l'iodure de potassium. Je n'entendis plus parler du couple pendant environ trois mois. A ce moment le jeune homme vint me voir avec un chancre de nature non douteuse, qu'il m'assura avoir acquis de sa maîtresse, car il n'avait pas vu d'autre femme depuis près de trois ans.

Après l'épisode du chancre, dont il ne connaissait pas le caractère, il avait été absent pendant 8 semaines, et au premier renouvellement de leur intimité ils s'étaient livrés à de grands excès, dont le premier résultat fut, quelques jours après, une forte poussée de plaques muqueuses à la surface des lèvres ; 3 ou 4 semaines après apparition de son chancre. Il s'ensuivit des récriminations mutuelles, chacun accusant l'autre d'infidélité.

La jeune femme vint chez moi pour le traitement de son affection et elle m'assura qu'aucune nouvelle contagion n'avait été possible et que ce nouvel accident devait provenir certainement de son amant. L'examen le plus minutieux confirmait son dire. L'ancienne ulcération sur le pubis était absolument cicatrisée et il n'existait pas autre chose que les plaques muqueuses.

J'avais toutes raisons de croire que les deux personnes m'accordaient une confiance absolue, quoique ces histoires sexuelles soient en général très peu dignes de foi ; les faits survenus dans ce cas particulier semblent s'être passés ainsi : la femme avait acquis sa syphilis d'une cause extérieure, et, au moment des excès dont j'ai parlé, elle allait probablement subir l'éruption de quelque manifestation secondaire. Le traumatisme causé aux lèvres par le coït violent, et répété plusieurs fois, détermina la sortie des plaques muqueuses à cet endroit et la sécrétion de celles-ci, inoculée par quelque éraillure sur le pénis, y produisit un chancre. Je ne vois pas la possibilité d'une autre explication. Cette interprétation seule permet d'expliquer la grande disproportion qu'il existe entre la découverte si rare des accidents primitifs chez la femme et la fréquence si générale de l'affection chez l'homme et chez la femme. Si nous acceptons comme possible le fait que ces plaques peuvent devenir la source de l'infection, le nombre des femmes chez lesquelles nous les rencontrons expliquera facilement le nombre des hommes qui sont infectés. Lorsque l'accident primitif siège sur la muqueuse, il se présentera sous la forme d'une ulcération profondément excavée, munie de bords à pic, quelque peu concaves et d'une induration bien nette. Le fond de l'excavation est de coloration pourpre grisâtre, et il est recouvert d'un écoulement clair. Je l'ai vue très fréquemment dans le voisinage du clitoris, mais on peut la rencontrer sur toute la surface muqueuse, y compris les lèvres du col utérin. Je n'ai jamais vu aucune manifestation que je puisse soupçonner d'être le début d'un chancre situé sur la muqueuse, de sorte que je ne puis donner aucune description de cette première période. Plus tard, à un stade avancé, j'ai trouvé qu'il guérissait très rapidement et qu'il exigeait moins de soins que lorsqu'il est situé sur la surface cutanée. Autant que j'ai pu m'en rendre compte, il a une durée très courte, et il reçoit rarement d'autre traitement que celui que le chirurgien lui applique. J'ai eu l'occasion de faire l'examen microscopique d'un fragment d'un de ces chancres muqueux, j'ai trouvé qu'il correspondait à la description de *Rindfleisch* et qu'il consistait en une infiltration de tous les tissus par de petites cellules rondes, qui me parurent être des leucocytes.

A côté de cet accident, sans aucun doute primaire, nous rencontrons parfois, surtout sur la face interne des grandes lèvres, de petites ulcérations, rondes, cupuliformes, souvent très nombreuses, qui sans aucun doute sont de nature syphilitique, et sont certainement secondaires, en ce sens qu'elles font suite à un accident primaire. Parfois leurs bases sont un peu indurées, fait qui me fait supposer qu'elles peuvent être des inoculations secondaires de l'accident primitif. Néanmoins elles peuvent être aussi franchement secondaires, en ce sens qu'elles ne font leur apparition qu'à un certain intervalle après la guérison de la manifestation primaire. Elles sont souvent les avant-coureurs des véritables plaques muqueuses. J'ai la conviction qu'elles sont très virulentes et peuvent infecter l'homme en lui transmettant un accident primaire. Leur traitement doit consister en l'application de pommade au nitrate acide de mercure et en une médication générale appropriée, dont la meilleure me semble être le biiodure de mercure.

Le soi-disant *ulcère rongeant* ne me semble pas différer beaucoup de l'épithélioma, sauf par le fait qu'il n'a pas grande tendance à se propager aux ganglions avoisinants. J'ai eu l'occasion d'enlever une ulcération indurée, siégeant sur la face interne de la lèvre; elle existait depuis près de 10 ans, et n'avait encore atteint que le volume d'un florin; je l'envisageai comme un ulcère rongeant, car ses éléments étaient de nature fibreuse avec seulement quelques cellules allongées, et il n'y avait aucune apparence de la prolifération épithéliale et des réseaux, qui caractérisent le véritable cancroïde. Je ne sais s'il existe quelques caractères cliniques qui puissent aider à différencier ces deux affections et, quant à ce qui concerne leurs conséquences et leur traitement, elles sont assez semblables. L'extirpation au bistouri ou à l'écraseur est toujours préférable aux caustiques et on ne doit jamais se prononcer contre la récidive avec trop d'assurance.

Épithélioma. — Il se développe malheureusement assez fréquemment sur les organes génitaux de la femme et on peut le rencontrer sur chaque partie des surfaces cutanée et muqueuse. Conformément aux descriptions usuelles, il débute par la formation d'un ou deux nodules, du volume d'une tête d'épingle, de surface brillante et de coloration légèrement rosée. Il peut aussi se développer aux dépens de quelque néoplasme déjà existant, une verrue par exemple. Ces nodules se réunissent et forment bientôt une tumeur indurée, quelque peu douloureuse, adhérente au tissu sous-jacent. Sur une surface cutanée, l'épithélium superficiel est soulevé, mais il n'est pas détaché sauf par le grattage ou les frictions.

A la suite de la dessiccation du liquide secrété par l'ulcération, il se forme bientôt une espèce de croûte; si cette dernière est enlevée, elle ne semble pas avoir grande tendance à se reproduire et l'ulcération reste généralement à nu. Sur une muqueuse il ne peut se former de première croûte provenant de l'épiderme soulevé, car ici l'ulcération résulte directement d'une perte de substance de la surface épithéliale. Les bords de ces ulcérations sont élevés et indurés sur une ligne particulièrement abrupte, qui ne peut être oubliée une fois qu'elle a été reconnue. Les bords de l'ulcération ont une tendance à surplomber le fond, et la surface avivée peut présenter un aspect absolument différent, selon les traitements qui ont été appliqués ; mais en toutes circonstances on la trouvera indurée comme les bords, quoique d'une façon moins marquée, lorsque toute l'épaisseur de la peau a été détruite et que les tissus sous-jacents ont été envahis.

Si l'on s'abstient de toute intervention et si la surface est protégée par un pansement non irritant, l'ulcération présentera l'aspect d'une plaie de bonne nature, recouverte de granulations rougeâtres, comme si elle tendait à la guérison. C'est parfois si bien le cas, que j'ai vu commettre de graves erreurs de diagnostic par des chirurgiens expérimentés, qui ont renvoyé des épithéliomas manifestes avec l'assurance que la guérison suivrait rapidement le nouveau traitement institué. Après une intervention quelconque la surface ulcérée deviendra sèche, d'une coloration pourpre, et elle saignera au moindre attouchement. La marche de l'affection sur les parties génitales externes est habituellement lente, au moins jusqu'à ce qu'elle se soit propagée aux ganglions inguinaux ou pelviens. Je l'ai rencontrée sur le mont de Vénus, sur les lèvres et sur les parois vaginales. Son siège de prédilection est le col utérin, et après lui, par ordre de fréquence, vient la région clitoridienne.

Abandonnée à elle-même, l'ulcération s'étend graduellement au delà des surfaces cutanée ou muqueuse, elle atteint les tissus situés plus profondément, et par des hémorrhagies et des pertes continuelles elle épuise finalement la malade. La terminaison fatale arrive par envahissement des lymphatiques avoisinants, qui prennent tout à fait le caractère de tumeurs encéphaloïdes.

La question de la conduite à tenir vis-à-vis des tumeurs malignes est, d'après mon opinion, une de celles qui exigent encore des études plus approfondies avant de pouvoir se prononcer définitivement. Mais je pense qu'il ne peut exister aucun doute sur l'avantage d'extirper les ulcérations épithéliomateuses dès leur début, lorsque l'on peut enlever en même temps une bande de tissu sain. Si l'on opère de cette manière, l'affection peut ne pas récidiver, même lorsque l'examen microscopique démontre, autant que cela est possible, que les éléments de la tumeur étaient franchement de nature cancéreuse. Mais on ne doit jamais se prononcer avec trop d'assurance pour la non récidive, car, dans un cas où j'enlevai un épithélioma de petit volume et plutôt chronique de la lèvre droite, la mort survint dans l'espace d'une année, par suite de l'envahissement des ganglions pelviens.

Comme conclusion générale je dois avouer que je deviens de moins en moins disposé à toucher à ces tumeurs.

La structure de ces néoplasmes consiste premièrement en un développement anormal des éléments épithéliaux de la peau, et dans une moindre étendue de son réseau fibreux. Les cellules présentent alors çà et là un arrangement nodulaire particulier, que l'on a désigné sous le nom de *réseau*. Je crois qu'il est assez probable que les mailles de ces réseaux sont autant de centres endogènes pour les cellules. Ces dernières ne présentent pas l'apparence de l'épithélium adulte, et, à mesure que la tumeur fait des progrès, la ressemblance diminue de plus en plus, jusqu'à ce que, examinées à une période avancée de la croissance de la tumeur, ces cellules présentent, comme caractère distinctif, le manque absolu de ressemblance avec toute espèce de cellule, ce qui en somme est la meilleure description de la cellule cancéreuse. Il me semble encore que la malignité de la tumeur augmente à mesure que les éléments perdent de plus en plus leur ressemblance avec l'épithélium adulte. *Syme* avait l'habitude de nous enseigner que ce que nous ne pouvions pas guérir était du cancer, et ce que nous guérissions n'en était pas, et actuellement nous ne sommes pas plus avancés, soit pour la pathologie, soit pour le traitement.

On a divisé les épithéliomas en variétés *superficielles* et *profondes*, mais, d'après ce que j'ai pu voir, ce sont plutôt deux états différents du même processus. Si un cas marche lentement et que nous le voyions à sa période de début, nous pouvons le prendre pour un épithélioma superficiel. Mais s'il progresse rapidement ou si nous ne le voyons qu'à une période avancée, nous pouvons le ranger dans la variété de tumeur profonde. Il est certain que la forme superficielle devient toujours profonde, lorsqu'elle est abandonnée à elle-même.

L'épithélioma siégeant sur les muqueuses présente quelques caractères importants différents de celui qui s'est développé sur la surface cutanée. Ainsi il ne forme pas de croûte ; on ne constate jamais une tendance à la guérison et sa marche est beaucoup plus rapide. L'écoulement qui en provient est beaucoup plus abondant et les hémorrhagies beaucoup plus intenses. Il envahit plus rapidement les ganglions avoisinants et il constitue en somme une affection beaucoup plus redoutable. Le seul traitement possible est l'extirpation précoce et complète ; encore les résultats restent-ils fort douteux.

Abcès. — Les abcès des lèvres peuvent être aigus ou chroniques. Dans le premier cas ils sont habituellement le résultat d'un traumatisme ou d'une infection, telle que la gonorrhée. Ils donnent lieu à de graves désordres et à de violentes douleurs et, comme les abcès de la face, ils présentent cette particularité qu'ils contiennent un pus d'une odeur extrêmement fétide. Je ne connais pas la cause de ce fait, que je n'ai vu mentionné par aucun auteur ; mais je n'ai jamais rencontré cette fétidité particulière aux abcès de la face et des organes génitaux de la femme dans le pus, provenant d'une autre région. Ces abcès aigus doivent être ouverts dès que la fluctuation est manifeste, et on fera appliquer des cataplasmes jusqu'à ce que le processus inflammatoire ait disparu.

On a prétendu que les *abcès chroniques des lèvres* provenaient généralement de l'oblitération des orifices des culs-de-sac muqueux ou de ceux des glandes vulvo-vaginales. Ceci peut se présenter certainement dans quelques exemples, mais il existe une forme particulière d'abcès chroniques du corps de la lèvre, qui a un caractère kystique bien déterminé et qui semble devoir son origine à une oblitération veineuse. Il a une tendance particulière à la récidive, et, s'il n'est pas incisé largement, il persistera un trajet fistuleux, qui ne se referme jamais d'une manière définitive, avant que la membrane, qui le tapisse, ait été excisée. Ces abcès ont une marche très lente et ils occasionnent beaucoup de désagréments et de douleurs. A la palpation ils donnent la sensation de tumeurs grosses comme des noisettes dans l'épaisseur de la lèvre et, à l'incision, il s'écoule une petite quantité de pus glaireux, qui ne possède pas, comme celui de l'abcès aigu, cette odeur infecte particulière.

La *glande de Bartholin* peut devenir le point de départ d'un abcès pendant la gonorrhée aiguë, ou par obstruction des orifices de ses canaux excréteurs. Elle peut aussi être affectée d'une inflammation chronique et présenter alors une augmentation de volume qui rend les rapports sexuels fort douloureux ; dans ce cas elle doit être extirpée.

Œdème. — Dans tous les cas d'*œdème généralisé*, la vulve est un des points sur lesquels il se manifeste tout d'abord ; il devient une source de vifs désagréments. Il sera parfois nécessaire d'y faire des mouchetures avec une lancette pour évacuer la sérosité. Il est plus prudent d'employer une lancette qu'une aiguille, car les ouvertures doivent être larges, et il est toujours bon d'avertir la malade de l'éventualité de la nécrose, qui accompagne souvent cette opération ; mais le soulagement obtenu par ce procédé est souvent si grand qu'il compense pleinement tous les risques de l'intervention.

Nous avons déjà parlé de l'œdème qui accompagne l'inflammation aiguë et nous n'y reviendrons pas. L'*hypertrophie simple* des lèvres est quelquefois une telle source d'ennuis et d'obstacles aux rapports sexuels, qu'elle exige une intervention opératoire. On la rencontre souvent chez des jeunes femmes qui manipulent beaucoup leurs parties génitales et chez des femmes qui ont eu beaucoup d'enfants. Pendant les chaleurs, les lèvres hypertrophiées s'irritent, leurs faces extérieures et la surface interne des cuisses s'ulcèrent et elles réclament l'usage continuel de poudre de toilette.

Les petites lèvres sont parfois si volumineuses congénitalement, qu'elles arrivent à constituer une véritable difformité. J'ai dû plusieurs fois les enlever chez des jeunes filles afin de remédier à la masturbation, comme on a pratiqué la circoncision dans le même but chez des garçons.

La *sclérose simple* des lèvres est probablement le premier stade de deux affections, dont je parlerai immédiatement, *l'éléphantiasis* et *l'hypertrophie syphilitique.* J'ai eu à soigner une malade, chez laquelle je pus suivre une sclérose de la lèvre gauche pendant près de quatre ans, mais elle resta exactement au même point que lorsque je la vis pour la première fois. Les tissus n'étaient pas hypertrophiés, la lèvre n'était pas immobilisée, quoique sa presque totalité fût devenue aussi dure que du cartilage. Le développement de l'affection était assez obscur, et elle semblait durer depuis environ 18 années.

Je n'ai vu qu'un seul cas *d'éléphantiasis*; il m'avait été envoyé par mon ami, le Dr *Campbell*, de Stourbridge. Les lèvres étaient énormément et symétriquement hypertrophiées; elles durent être enlevées à l'écraseur afin de pouvoir accoucher la malade. Les tumeurs étaient tout à fait molles et nodulaires; elles étaient simplement formées par une hypertrophie des tissus cutanés et sous-cutanés, tout particulièrement des nodules adipeux et des trabécules fibreuses. Les surfaces guérirent rapidement, et actuellement, après quatre ans, il n'existe aucune trace de récidive.

J'ai enlevé dernièrement un énorme *adénome* de la lèvre gauche, qui me fut envoyé par le Dr *Donovan*, d'Erdington. La tumeur ressemblait au premier abord à une grosse hernie inguinale ; et c'est seulement après la dissection minutieuse du pédicule, que nous fûmes tout à fait assurés qu'elle ne contenait aucun organe abdominal. Les tissus étaient très vasculaires, et l'opération fut assez sérieuse et difficile.

L'accident syphilitique tertiaire, auquel j'ai fait plus haut allusion, est une affection qui ne me semble pas très bien connue, et dont je n'ai encore vu nulle part une description détaillée. Par conséquent, il me semble assez indiqué de donner, pour la première fois, les détails d'un cas qui fut soigné pendant plusieurs années dans mon service d'hôpital, et dont j'ai pu relever l'observation complète.

Mme M..., âgée de 35 ans, lorsqu'elle vint réclamer mes soins en 1871, avait contracté la syphilis par l'intermédiaire de son mari cinq ans auparavant. Les seuls symptômes secondaires dont elle eût souffert étaient un léger mal de gorge et quelques poussées de roséole. Avant son infection elle avait eu sept enfants, et deux ans après elle en eut un autre, tout à fait sain. Bientôt après la naissance de ce dernier enfant elle aperçut quelques nodules durs, se développant sur les grandes lèvres. Ils étaient absolument indolores et ne lui occasionnaient à ce moment que fort peu de malaise. Ils augmentèrent rapidement de volume, bientôt toute la vulve fut intéressée et les rapports sexuels devinrent impossibles. Elle s'adressa à différents hôpitaux, mais on lui répondit toujours que son affection était de nature cancéreuse et par conséquent incurable.

Lorsque je la vis pour la première fois, sa situation était terrible. Elle ne pouvait rester que debout ou couchée, la position assise était impossible. Depuis le milieu de l'espace compris entre le pubis et l'ombilic, en bas par dessus les plis de l'aine, sur une étendue de 7 à 8 centimètres sur les cuisses, sur toute la vulve, le périnée et autour sur une grande partie des deux fesses, la peau était considérablement épaissie, tout à fait dure, et occupée par de grosses nodosités irrégulières. Le tout était absolument adhérent aux tissus sous-jacents. Ces nodosités atteignaient le volume de grosses tumeurs sur le mont de Vénus et sur les lèvres ; sur les fesses, elles étaient traversées par cinq ou six trajets fistuleux, d'où s'écoulait constamment un pus épais.

Il était tout à fait impossible de découvrir le siège exact de l'anus et le doigt ne pouvait être introduit dans le vagin. L'existence était devenue pour cette pauvre femme absolument intolérable.

Ayant reconnu auparavant quelques tumeurs, présentant tout à fait les mêmes caractères, quoique de volume beaucoup moins considérable, comme étant sans aucun doute de nature syphilitique, et les ayant vu disparaître entièrement par le traitement spécifique, je donnai quelque espérance à cette pauvre femme sur la possibilité de sa guérison. Je lui fis prendre trois fois par jour la dose de 0,90 d'iodure de potassium, et je lui prescrivis une solution phéniquée pour des lavages fréquents.

Ce traitement fut continué pendant quelques mois sans le plus léger changement. Elle fut alors traitée à la *solution de Donovan*, qui contient du protoiodure de mercure et de l'arsenic, et, avant qu'elle l'eût prise pendant deux mois, on pouvait déjà observer un effet merveilleux ; de sorte qu'en mars 1872, les tumeurs avaient diminué d'un tiers de leur volume primitif ; la malade pouvait marcher et prendre de l'exercice car l'amélioration la plus considérable s'était produite sur les fesses, où toutes les fistules sauf une étaient complètement guéries.

En juillet, cette dernière se ferma aussi et les selles se firent régulièrement, quoique l'examen seul ne révélât pas du tout la situation de l'anus. Dans ce mois de juillet le protoiodure fut remplacé par le bichlorure de mercure, dont elle prit un centigramme trois fois par jour pendant les 12 mois suivants.

Le 1er octobre les lèvres avaient tellement diminué de volume que le doigt pouvait être introduit dans le vagin, et on pouvait alors s'assurer que ce canal, ainsi que l'utérus, étaient absolument sains.

En janvier 1873, toute l'induration avait disparu sauf de la région anale ; le reste des organes environnants étant redevenu absolument normal. En octobre elle discontinua le traitement, car elle était alors enceinte de cinq mois.

En février 1874, elle accoucha d'un énorme enfant, qui dut être extrait par éviscération, soit à cause de son volume, soit à cause d'un rétrécissement pelvien de la mère. Bien malheureusement, elle mourut d'infection quatorze ou quinze jours après l'accouchement.

A l'autopsie on put enlever un petit noyau d'induration dans le voisinage du périnée. L'examen microscopique nous montra qu'il était surtout composé de cellules coudées allongées, transformées imparfaitement en fibres, avec des lacunes où étaient logées des cellules libres à grands noyaux. L'hypertrophie semblait être limitée à la couche papillaire du derme.

Ce cas nous fournit la preuve absolue que ces tumeurs remarquables étaient des syphilomes. Leur position et leur évolution, leur disparition sous l'influence du traitement spécifique, aussi bien que les résultats peu satisfaisants de l'examen microscopique me conduisent à croire qu'une telle affection n'est qu'une forme chronique de plaque muqueuse.

Avant ce cas j'en avais déjà vu d'autres et depuis lors j'ai eu encore l'occasion de renouveler connaissance avec cette singulière affection ; dans chaque exemple la guérison a été obtenue par le mercure, tandis que l'iodure de potassium échoua absolument. Si c'était ici la place, je pourrais, d'après ce que j'ai observé dans ma pratique, fournir des preuves évidentes que la syphilis se présente sous des manifestations cliniques bien différentes, et que les résultats thérapeutiques sont également très différents selon les localités et les pays. Ainsi, dans un grand nombre de cas de syphilis, s'élevant à plusieurs centaines, que j'ai pu observer à Birmingham, je n'ai vu que trois ou quatre éruptions sous forme de *rupia*, et dans tous ces cas la maladie avait été contractée ailleurs, dans des ports de mer.

Chez nous, les accidents primaires et secondaires sont rarement aussi accentués que ceux surtout que j'ai vus à Edimbourg, tandis que le nombre des indurations syphilomateuses de la langue et de la vulve, est très considérable. Contre ces dernières, le seul médicament qui doit être prescrit, c'est le mercure ; l'iodure de potassium est absolument inutile. Par contre, d'après ce que j'avais vu auparavant, à Edimbourg et ailleurs, les accidents secondaires étaient généralement plus graves, tandis que les symptômes tertiaires inquiétants, comme ces tumeurs gommeuses, me restèrent absolument inconnus ; l'iodure de potassium restait le médicament de choix et le mercure était très en défaveur. Ces variations de l'affection selon les différentes localités est un sujet de grande importance, et il est tout à fait digne d'être étudié avec beaucoup plus de soin qu'il ne l'a été jusqu'à présent.

L'*hématome* et le *thrombus* des lèvres sont le plus souvent dépendants de l'état de grossesse, mais ils peuvent néanmoins être observés comme le résultat de traumatisme chez des femmes qui ne sont pas enceintes. J'ai été consulté une fois par un mari, arrivant chez moi le lendemain de son mariage, très alarmé de ce que sa maladresse avait occasionné une forte effusion sanguine dans les tissus sous-cutanés des lèvres de son épouse. Une série de cas plus terribles sont ceux que nous sommes appelés à examiner comme médecins légistes, lorsque un certain nombre d'individus a eu successivement des rapports violents avec une même femme ; ou bien encore lorsqu'un homme a frappé ou piétiné les parties d'une femme, soit parce qu'elle n'acceptait pas ses offres, soit après avoir pu satisfaire sa passion. Dans quelques cas il s'est produit une hémorrhagie mortelle.

La cause la plus fréquente du thrombus est la *grossesse*, condition qui produit l'hypérémie par stase de tous les organes pelviens et des membres inférieurs. Il est bien connu qu'un des signes de l'état de gravidité est la coloration violacée de la vulve et du vagin, due à l'augmentation de volume des ramuscules veineux. Pendant les derniers mois surtout, et tout spécialement chez les femmes qui ont eu un grand nombre d'enfants, les veines sont beaucoup plus distendues qu'à l'état normal: un effort accidentel suffira alors pour occasionner leur rupture et une effusion sanguine dans les tissus du voisinage.

Je l'ai vue se produire même à la suite d'un effort peu considérable, celui de soulever un seau d'eau; elle peut se présenter aussi pendant le coït et elle est très fréquente au moment du travail.

Pendant les grandes douleurs expulsives qui doivent terminer l'accouchement, ces veines peuvent céder et causer des thrombus, qui sont parfois si volumineux qu'ils mettent obstacle à la sortie de l'enfant. Dans ce cas, on doit inciser la lèvre et enlever le caillot, mais on ne doit intervenir dans aucune autre circonstance. Dans quelques cas malheureux ces tumeurs sanguines peuvent donner lieu à des abcès fétides, accompagnés de nécrose étendue et se terminant par la mort. Lorsque l'on a quelques indices qui font supposer cette éventualité, on doit inciser largement et évacuer les débris, car ce sera le seul moyen d'éviter une terminaison aussi malheureuse.

Une autre cause de thrombus vaginal est celle que j'ai vu se produire une ou deux fois à la suite de l'application d'instruments par des personnes inexpérimentées. Je n'oublierai jamais avoir été appelé pour voir une femme, sur laquelle un praticien avait fait des tentatives injustifiables pour terminer l'accouchement au moyen du forceps, et pendant lesquelles l'instrument avait dérapé au moins une vingtaine de fois. La vulve n'était plus qu'une masse informe de déchirures et de lacérations, les tissus n'étaient plus reconnaissables et le tout était infiltré de caillots sanguins. Dans l'espace de quelques jours tout l'ensemble des parties molles se gangréna et la malade succomba.

L'augmentation du volume des veines des lèvres peut parfois devenir si considérable chez les multipares, qu'elle constitue un embarras sérieux et permanent. On peut d'ailleurs rencontrer aussi ces varices chez des femmes qui n'ont jamais eu d'enfants; dans quelques cas assez rares elles paraissent être congénitales.

Il y a environ trois ans je fus consulté par une jeune femme, qui avait été mariée pendant cinq ou six ans et chez laquelle le coït était rendu impossible par d'énormes varices des deux lèvres d'origine congénitale mais qui avaient considérablement augmenté depuis la puberté. En effet, l'hymen était encore intact. Deux tentatives avaient été faites pour les enlever au bistouri, mais l'hémorrhagie avait été si terrible, que l'opération n'avait pas été achevée.

Comme la malade était absolument décidée à courir quelques risques pour se débarrasser de cette difformité, j'en entrepris l'opération, en l'avertissant toutefois que le résultat pourrait bien en être fatal. Je transfixai la base de chacune des lèvres au moyen d'une aiguille, et je passai par dessous une forte ligature élastique, étranglant complètement chacune des deux masses. Dans l'espace d'une semaine le fil s'était frayé un passage sans aucun accident à travers les tissus ; le seul inconvénient fut la grande douleur causée par les ligatures, qui nécessita l'administration continuelle des opiacés. Actuellement cette dame est tout à fait saine et elle a un enfant vivant. Cette augmentation de volume était due à de larges sinus veineux avec des parois très épaissies. J'ai eu depuis encore deux autres cas de tumeurs semblables, unilatérales, et je les ai enlevées toutes les deux avec plein succès par la ligature élastique.

Les *petites tumeurs kystiques* des lèvres sont très fréquentes ; on en rencontre trois variétés selon leur contenu ; la plus commune est celle qui provient de l'oblitération de l'orifice d'une des nombreuses glandes muqueuses ; elle renferme dans ce cas un liquide clair, glaireux. Elles sont situées très superficiellement au-dessous de la surface muqueuse, et seront traitées par simple évacuation.

La seconde variété, moins fréquente, est située dans le corps même de la grande lèvre, elle est plus volumineuse, et son contenu peut être épais, gluant, clair ou muco-purulent, ou même sébacé. Afin de prévenir la formation d'une fistule, qui persisterait après l'incision, il est préférable de l'extirper totalement par dissection.

La troisième variété, la moins fréquente, est celle qui contient un liquide sanguinolent, et qui provient probablement de la fermeture d'une veine par adhérence de ses parois internes. Ces kystes sanguins peuvent toujours être guéris par simple ponction, et, d'après ma propre expérience, l'opération peut se faire sans aucun risque.

La hernie inguinale est assez fréquente pour avoir été observée par tout gynécologue ayant quelque expérience. Le passage du contenu abdominal s'effectue par un trajet fœtal non oblitéré, le *canal de Nück*, et le sac peut contenir soit de l'épiploon, soit de l'intestin, soit un ovaire. Mais ce canal reste rarement perméable et c'est ce qui explique, je pense, la plus grande fréquence de la variété crurale chez la femme. Ainsi, pour trente ou quarante cas de hernie, il s'en trouvera au plus une seule située dans la lèvre. On a publié des observations où celles-ci ont été incisées par des chirurgiens croyant avoir à faire à des tumeurs kystiques. On a aussi relaté des cas où les ovaires, et même l'utérus gravide se sont rencontrés dans ces hernies inguinales. Le diagnostic de ces prolapsus n'est pas difficile, si l'on prend soin d'examiner les conditions exactes des tissus situés entre la tumeur et la paroi abdominale; dans le cas d'une hernie, on constatera toujours un collet qui conduit à l'orifice inguinal et qui lèvera tous les doutes sur la nature de l'affection. Si la hernie peut être réduite, on arrivera à une cure radicale par les opérations qui ont été conseillées par *Wood* ou *Wutzer*.

J'ai enlevé deux fois des kystes de l'ovaire, qui s'étaient engagés dans les sacs herniaires.

Des lipômes, soit encapsulés, soit résultant d'une hypertrophie des lobules adipeux de la lèvre, peuvent aussi être rencontrés ici; et, si l'intervention devient nécessaire, ils peuvent être enlevés par le bistouri (1).

Simpson a mentionné de petits névromes vrais, situés au dessous de la muqueuse vulvaire, tout à fait semblables aux névromes que l'on rencontre ailleurs, mais je n'ai encore rien observé de pareil. Il recommande leur extirpation. Il n'en donne pas une description très nette, mais je présume qu'ils correspondent à la tumeur sous-cutanée et douloureuse de *Wood*.

La forme la plus commune de tumeur maligne de la vulve est l'épithéliome, mais j'ai rencontré aussi l'encéphaloïde, affection qui ne laisse naturellement aucun espoir de guérison.

(1) J'ai vu un cas où les lèvres étaient énormément augmentées par hypertrophie graisseuse, la malade pesant près de 400 livres.

Malformations. — Vices de conformation. — On nous apporte parfois des enfants avec des malformations congénitales, et dont il est assez difficile de déterminer exactement le sexe; de plus il en existe d'autres, qui sont attribués par les parents à tel ou tel sexe, sans avoir pris l'avis d'une personne compétente. Il se produit parfois ainsi des erreurs regretta-

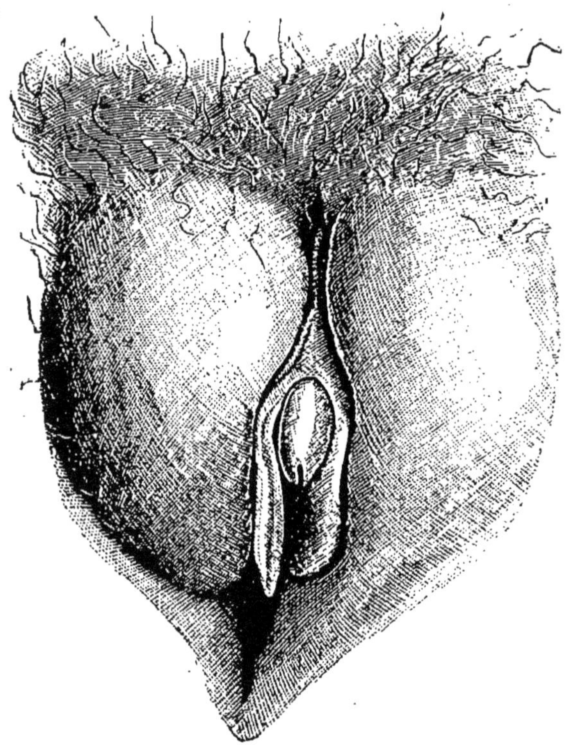

Fig. 3. — Hypospade mâle après la puberté, chez un individu ayant été élevé comme fille. (*Annals of gynecology*).

bles, qui doivent être rectifiées à une époque plus tardive de l'existence. Il existe de nombreux cas historiques d'hommes qui ont été mariés comme femmes, ou de femmes qui ont occupé des positions masculines pendant plus ou moins longtemps. Je connais un individu mâle, appartenant à une famille aisée, qui fut baptisé comme fille et qui est encore, à un âge avancé, regardé comme appartenant à l'autre sexe et habillé en conséquence.

Ces cas de malformations sont toujours très affligeants pour les parents et ils deviennent plus tard un grand souci pour les malades. Au point de vue clinique, les vices de conformation peuvent être divisés en *deux classes* : l'une comprenant les cas où un arrêt de développement des organes *masculins* donne à

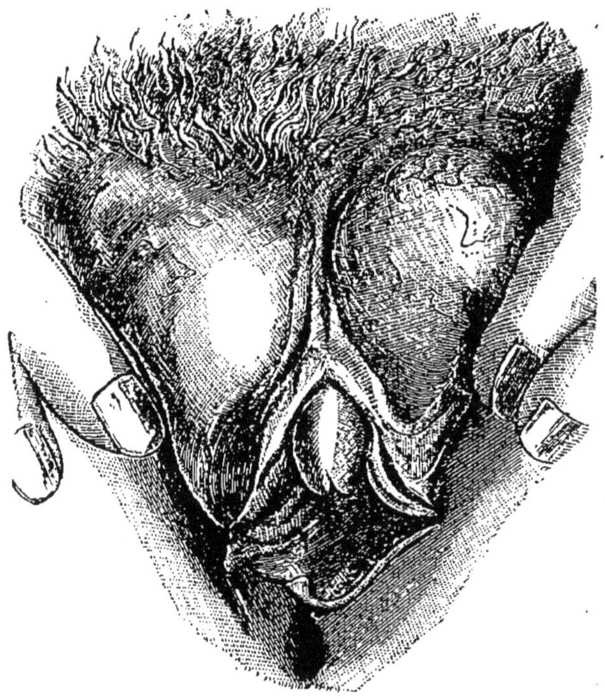

Fig. 4. — Hypospade mâle après la puberté, ayant été considéré comme une fille. (*Annals of gynecology*).

l'enfant l'apparence du sexe féminin, et la seconde renfermant les cas où un développement exagéré des organes *féminins* les fait ressembler à ceux d'un individu mâle. La première est de beaucoup la plus fréquente ; et, dans tous les cas douteux, il doit être de règle générale d'admettre que l'enfant est masculin, à moins de preuves manifestes du contraire ; de cette manière on pourra éviter des erreurs absolument lamentables.

Avant d'arriver au mariage, l'homme a toujours l'occasion d'apprendre, d'après l'éducation que tous les jeunes gens reçoivent après la puberté, s'il possède oui ou non les capacités génésiques ; et, si ce n'est pas le cas, il ne risquera pas le mariage. La plupart des femmes au contraire entrent dans la vie commune avec des notions très vagues sur ce qui les attend, fait très regrettable auquel peut être attribué le plus grand nombre de leurs affections spéciales. Par conséquent, si un mâle malformé a été élevé dans sa jeunesse comme une femme, il peut entrer, et dans de nombreux exemples il est entré, dans l'état matrimonial sans avoir connaissance de son infortune.

Le vestibule chez la femme est l'homologue de la portion membraneuse et en partie celui de la portion prostatique de l'urèthre chez l'homme, et dans quelques exemples le canal uro-génital mâle présente de telles modifications de forme qu'il ne peut être distingué de celui de la femme. Les orifices d'entrée des conduits de *Wolff* et de *Cowper* dans le sinus uro-génital de l'homme, et ceux des conduits de *Müller* et de *Bartholin* chez la femme indiquent le segment correspondant du canal dans les deux sexes.

Chez la femme le vestibule mesure seulement un pouce de profondeur, tandis que le vagin en mesure cinq ou six. Certains mammifères ont le conduit uro-génital proportionnellement beaucoup plus long que la femme ; ainsi celui de la vache et de la girafe est très allongé ; chez les makis, il mesure environ un tiers de la longueur totale du vagin, tandis que chez les singes platyrrhiniens sa longueur est égale à celle du vagin. Chez les singes d'un ordre plus élevé ou catarrhiniens, le canal uro-génital est toujours plus court que le vagin, il se rapproche ainsi des proportions de ces organes chez la femme.

Certains cas *d'ectopie vésicale*, vice de conformation qui se rencontre beaucoup plus fréquemment chez les enfants du sexe masculin, ont été présentés comme une des formes de faux hermaphrodisme qui rend difficile la détermination du sexe. Mais dans ces cas l'arrêt de développement est si considérable qu'il écarte complètement la possibilité du mariage. Nous pouvons aussi éliminer les cas, où le pénis est devenu adhérent au scrotum, ou est recouvert par les téguments ; car ils deviendront manifestes d'eux-mêmes au moment de la puberté et il ne se produira pas d'autre inconvénient qu'une simple erreur d'inscription.

Les véritables difficultés surviennent dans les cas où la difformité est due à un arrêt de développement déterminant la fermeture incomplète du raphé génital. Ces vices de conformation sont en somme un retour au type que l'en rencontre dans certaines classes d'animaux et où il existe un cloaque ou un réservoir commun à l'appareil génito-urinaire et au canal intestinal.

Les deux replis génitaux se développent aux dépens des parois du cloaque à une époque très précoce de la vie embryonnaire, s'unissant plus ou moins parfaitement, et les résultats varieront suivant les degrés de cette imperfection. Ainsi, lorsque la première paire de ces plis ne se réunit pas, on constate la formation d'un cloaque, tel qu'il existe chez l'oiseau. Si les seconds plis restent séparés dans la partie antérieure à leur portion pelvienne, on obtiendra la séparation des conduits urinaire et génital, comme on le voit chez la femme, où la vulve seule constitue la partie commune aux deux appareils.

Les différences sexuelles, au moins autant qu'elles se rapportent aux parties génitales externes, datent de ce moment ; les organes masculins, chez lesquels le conduit génito-urinaire est constitué par un tube commun, partent du bassin, étant formé par l'union de la partie antérieure des replis. Il est évident que d'autres changements se produisent dans les parties constituant le corps de *Wolff*, où les mêmes tissus se transformeront soit en ovaires, soit en testicules.

Si nous rencontrons des testicules dans l'abdomen, tandis que les replis génitaux ne se réunissent pas en avant de leur portion pelvienne, nous obtiendrons le type du *faux hermaphrodisme*, dont nous allons nous occuper. Lorsqu'un cas de cette espèce se présente à nous, la première chose qui nous frappe est un sillon médian, limité par deux éminences latérales, représentant absolument l'orifice vulvaire entre les deux grandes lèvres. A la commissure antérieure on voit un *pénis atrophié*, qui peut parfaitement être pris pour un *clitoris hypertrophié*. Mais, si l'on examine les organes avec soin, on ne trouvera aucune difficulté à déterminer que cette fissure est l'urèthre ouvert et étalé, que ce que nous prenions à première vue pour le clitoris n'est autre chose que le gland d'un pénis en hypospadias, sur la face inférieure duquel on peut voir la muqueuse de l'urèthre ouvert et l'orifice du méat urinaire, qui nous fournit la preuve bien évidente du sexe du sujet.

S'il existe un second canal (génital) le sexe n'est pas douteux; ou bien si l'on trouve des testicules sur les côtés du sillon, il n'existera pas davantage d'hésitation. Dans un cas que je vis dernièrement dans le pays de Galles, la présence d'un second conduit (génital), placé derrière le canal urinaire, indiquait clairement le sexe de la malade. Mais il existait un clitoris qui avait une grande ressemblance avec un pénis minuscule, et ceci avait décidé la majorité de ceux qui avaient vu l'enfant à se prononcer pour le sexe masculin.

Il y a quelques années je fus appelé, en compagnie de mon ami, *M. Langley Browne*, à donner mon opinion sur le sexe de deux enfants, envoyés dans ce but de Turquie. Ils étaient âgés l'un de 19 mois, l'autre de 3 ans, et ils avaient tous deux été baptisés et élevés comme des filles. Néanmoins ils étaient tous deux des mâles et l'aîné avait même déjà donné des preuves de son activité fonctionnelle. Ces enfants ont depuis lors indiqué clairement leur véritable sexe.

Mais dans beaucoup de ces cas les testicules ne sont ou bien pas encore descendus, ou bien ils le sont seulement incomplètement, et ils devront toujours être recherchés avec le plus grand soin dans le canal inguinal. S'ils ne peuvent être découverts, et si l'on trouve un orifice urinaire sans pouvoir reconnaître un canal génital distinct, on doit néanmoins supposer que l'enfant appartient au sexe masculin. Mais à ce propos on doit toujours se souvenir qu'il peut exister une réunion parfaite des petites lèvres (que nous décrirons plus tard sous le nom d'*atrésie cellulaire*), qui peut cacher l'entrée du canal génital. J'ai été très souvent appelé à donner mon opinion sur le sexe d'enfants, chez lesquels cette atrésie cellulaire des nymphes constituait toute la difficulté. Lorsque cette condition existe, on trouve toujours derrière l'orifice urinaire un espace, qui est caractéristique de son existence, et un examen à la sonde décidera de suite la question sans qu'il soit nécessaire de faire quelque lésion.

Si malgré cela on ne peut découvrir aucun orifice génital, on doit considérer l'enfant comme un mâle, car de cette manière il aura dans tous les cas moins de désagréments. En effet, lorsqu'un individu appartenant ainsi à demi au sexe masculin, se trouve élevé parmi les filles, il peut être exposé à des ennuis sans fin, comme le prouve l'histoire de Madeleine Mugnoz, la nonne d'Ubeda, qui fut condamnée à mort pour cause de rapt.

Je fus consulté sur le cas d'un prisonnier, qui était enfermé dans le département des hommes et qui pendant 37 ans avait passé pour un homme ; je découvris un petit canal génital, mais tout à fait distinct derrière l'orifice urinaire, ce qui indiquait suffisamment que cette personne était du sexe féminin. J'en fis prendre une photographie : les contours de la figure, la largeur du bassin, l'étroitesse du thorax, les cuisses tournées en dedans, confirmèrent absolument mon opinion. Elle n'avait jamais constaté aucune apparence de menstruation, et elle n'avait jamais eu aucune attraction pour l'autre sexe, — faits probablement dus à l'état infantile de ses organes internes, aussi marqué que pour les organes externes. Nous ne lui cachâmes pas le résultat de nos recherches, mais elle nous pria de ne pas révéler son secret, et elle finit son temps comme prisonnier du sexe masculin. Elle était forte et robuste, de sorte que cela n'avait d'ailleurs aucun inconvénient.

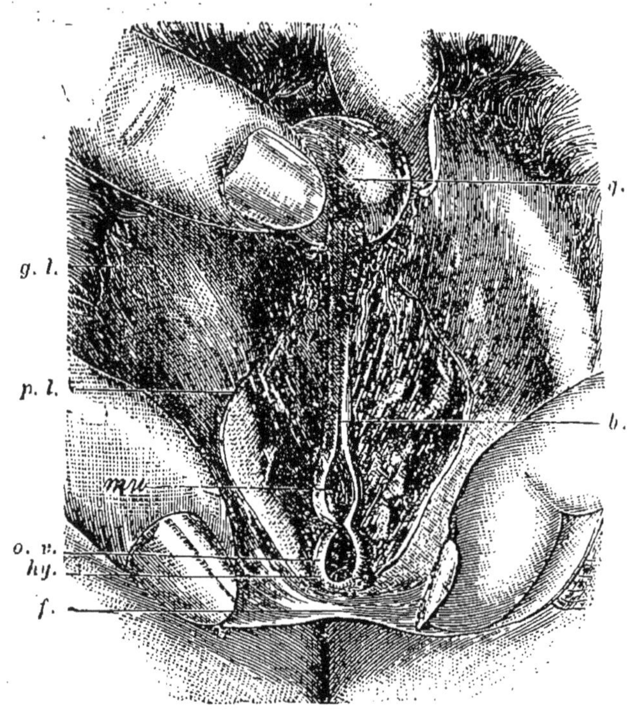

Fig. 5.— Organes génitaux d'un homme âgé de 27 ans qui avait toujours vécu et avait toujours été habillé comme une femme.

g. Gland. g. l. Grandes lèvres. p. l. Petites lèvres. m. u. Méat urinaire. o. v. Orifice de la vulve. hy. Hymen. f. Fourchette. b. Frein.

Dans la station debout, les organes que représente la figure 5 ressemblaient à ceux d'un homme, et les testicules, avec un peu de liquide péritonéal du côté droit, étaient descendus dans les lèvres, ou plutôt dans les deux parties du scrotum divisé. Lorsqu'il était couché les testicules se retiraient et les organes ressemblaient à ceux d'une femme. Le pénis avait deux pouces de long, le prépuce était divisé, et le gland était tenu en érection par un frein, ainsi que le représente la figure.

Cette personne avait des désirs sexuels pour le sexe féminin, et elle avait fréquemment essayé et pratiqué une copulation imparfaite, avec éjaculation ; le sperme contenait des spermatozoïdes. Il n'avait jamais existé ni menstruation, ni molimen hémorrhagique. — (*Pozzi.*)

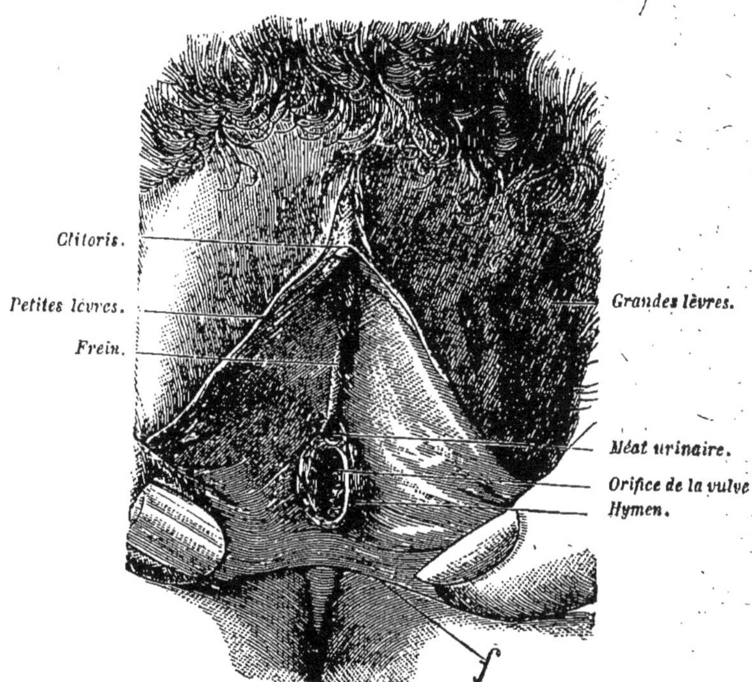

Fig. 6. — Parties génitales d'une fille n'ayant ni vagin, ni utérus, ni ovaires.

La figure 6 provient d'une jeune femme âgée de 19 ans, admise à Lourcine pour y être traitée de la gonorrhée et de la syphilis. Quoiqu'elle eût un hymen parfait, il n'existait aucun vagin, et, autant que l'examen rectal pouvait permettre de le constater, pas d'ovaires. La menstruation n'avait jamais existé, non plus qu'aucune fluxion périodique ; cependant à l'âge de douze ans les seins s'étaient développés et l'organisme avait subi tous les changements habituels au moment de la puberté. Un peu plus tard elle avait pris des habitudes d'onanisme.

Les vices de conformation des parties génitales externes chez la femme sont beaucoup moins compliqués, beaucoup plus rares et conduisent beaucoup moins à des causes d'erreur que ceux que nous venons de décrire chez l'homme. Deux variétés de malformation, parmi celles qui ont été décrites, ont seules de l'importance, celle qui consiste en un développement anormal du clitoris et celle qui a pour cause l'allongement hypertrophique et le prolapsus du col utérin.

Je possède actuellement la préparation d'un enfant nouveau-né, chez lequel le col sort de la vulve d'environ un centimètre; on peut très bien comprendre qu'un tel prolapsus puisse être pris pour un pénis par un observateur inattentif et pressé. Même dans le cas de Marguerite Malann, décrit dans les *Philosophical Transactions de* 1886, où il est relaté que le col avait 7 pouces de long, nous ne pouvons accepter l'erreur que comme due à la naïveté des observateurs (1).

J'ai eu plusieurs fois l'occasion de rencontrer le *développement anormal du clitoris* et chez une jeune enfant il avait certainement une ressemblance frappante, à un examen superficiel, avec le pénis d'un jeune garçon ; mais en écartant les lèvres on constatait de suite l'orifice du canal génital, situé directement derrière celui de l'urèthre.

S'il existait une adhérence cellulaire des petites lèvres en même temps qu'une augmentation de volume du clitoris, combinaison qui n'est pas impossible, mais qui, jusqu'à présent, n'a pas été décrite, une erreur serait à la rigueur possible.

(1) Je reproduis ce qui suit d'après les *Transactions de la Société Royale*. Vol. III, p. 356. « Le pénis était bien conformé, sauf qu'il n'avait pas de prépuce et qu'il n'existait aucune apparence de testicules. Le sang menstruel s'écoule aussi de son orifice. Après avoir consulté Monsieur le vicaire général, nous la fîmes habiller en homme.

Nous pouvons à peine accepter le cas relaté par *Arnaud* dans sa *Dissertation sur les hermaphrodites* (p. 265) comme un exemple de cette variété, car ici tous les doutes furent levés dès que survint la première menstruation. Même dans le cas où cette combinaison serait réalisée, une légère incision avec le bistouri éloignerait toute chance d'erreur sur le sexe de l'enfant.

Les *déformations acquises* résultent uniquement de lésions traumatiques ou de rétractions cicatricielles à la suite d'ulcérations étendues ou de gangrène. Les cas de cette espèce sont très rares, car je n'en ai jamais rencontré un seul; leur traitement ne diffère pas de celui réclamé par les vices de conformation d'origine congénitale.

B. — Maladies des petites lèvres.

Les petites lèvres peuvent devenir le siège de différentes affections, qui leur sont communes avec les grandes lèvres et sur lesquelles nous ne reviendrons pas. Elles peuvent présenter de plus certains vices de conformation, certaines lésions traumatiques et certains états morbides, sans que les grandes lèvres soient intéressées.

Le premier de ces vices est cette malformation très intéressante et peu connue, à laquelle j'ai déjà fait allusion et qui est décrite sous le nom d'*atrésie cellulaire*. Cette dénomination n'est pas très heureuse, car elle ne donne nullement la notion exacte de cette anomalie congénitale. Elle a été employée pour la première fois par *Bokai*, et *Steiner* lui a repris sa description (1); ces deux auteurs sont, autant que je sache, les seuls qui fassent allusion à cette intéressante malformation. Elle ne peut pourtant être très rare, car j'en ai observé au moins une vingtaine de cas soit à l'hôpital, soit en ville. Comme l'on peut s'y attendre il s'agissait d'enfants, sauf dans

(1) *Compendium der Kinderkrankheiten*, 1874.

un seul cas; l'anxiété maternelle découvre en effet de très bonne heure les malformations qui siègent sur les parties génitales de leurs enfants. Dans le cas qui faisait exception, il s'agissait d'une jeune fille de 11 à 12 ans et, sauf le fait qu'ici l'union des lèvres était devenue beaucoup plus solide que chez les enfants, les autres conditions restaient absolument identiques.

Lorsque les grandes lèvres sont séparées, il semble que la peau passe directement de l'une sur l'autre en formant comme une continuation du périnée, et en oblitérant le vestibule vaginal, comme chez le pigeon de Guinée.

A la commissure antérieure, on aperçoit simplement une petite ouverture, correspondant au méat urinaire; mais si l'on cherche soigneusement à l'aide d'une sonde directement en arrière de cet orifice on trouvera un petit pertuis, conduisant dans le vagin, par un brusque mouvement de sonde de haut en bas on pourra facilement détruire l'adhérence et rétablir les rapports normaux des parties.

Je crois qu'il n'est pas douteux que cette forme d'atrésie est une malformation, due à une réunion partielle des replis génitaux antérieurs, réunion qui chez l'homme aboutit à la formation d'un canal commun à l'appareil génito-urinaire; s'il se rencontrait un cas où cette réunion se serait accentuée en avant, jusqu'à produire un sillon urinaire sur la face inférieure d'un clitoris hypertrophié, nous obtiendrions un retour exact au type des organes féminins du loris gracilis, petit singe qui se rencontre dans l'île de Ceylan, et qui, fait assez curieux, ne possède pas de queue.

Bokai et *Steiner* prétendent avoir vu des cas, où l'atrésie était *incomplète*, et je présume qu'ils entendent sous cette dénomination les cas où elle ne s'étendait pas en avant jusqu'au méat urinaire. Pour ma part je n'ai jamais vu que des atrésies *complètes*. Cette réunion des petites lèvres est naturellement de nature cellulaire, comme toutes les autres adhérences ; je pense que cette intéressante malformation pourrait être qualifiée d'un nom plus caractéristique ; le plus approprié me semble être celui de *chilosyncleisis congénitale*.

Chez la femme, lors des premiers rapports sexuels, l'hymen et les petites lèvres se rompent généralement, et, si l'organe masculin est d'un volume disproportionné, les lésions peuvent devenir très sérieuses. Chaque gynécologue a eu l'occasion d'entendre de plusieurs de ses malades l'histoire des souffrances qu'elles endurèrent pendant les six ou huit premiers mois de leur existence matrimoniale, misères dues en grande partie à la coutume absurde de la lune de miel. La rupture des petites lèvres ne se produira pas toujours, car les lésions peuvent être limitées à la fosse naviculaire, mais je l'ai vu devenir le centre de fissures s'irradiant sur tout le vestibule. Dans ces cas l'hémorrhagie peut devenir inquiétante, et comme les rapports se renouvèlent à de très fréquents intervalles pendant les premiers mois, les fissures n'ont pas le temps d'arriver à une guérison complète. Il en résulte des crevasses très douloureuses, qui rendent les rapports si pénibles que parfois les femmes refusent avec juste raison de s'y soumettre plus longtemps. Ces souffrances peuvent être absolument évitées, ou au moins grandement atténuées et abrégées par l'onction de la vulve avec un simple cérat. Par ce moyen j'ai réussi plus d'une fois à supprimer des souffrances si sérieuses, qu'elles étaient sur le point d'aboutir à la rupture du ménage.

Si les fissures vulvaires sont profondes et irrégulières, elles devront être incisées, comme nous le pratiquons pour les fissures anales, et naturellement les rapports sexuels devront être suspendus jusqu'après leur complète guérison. Ce serait un véritable bienfait pour les jeunes femmes, qui sont à la veille de leur mariage, de recevoir de leurs mères quelques bons conseils, basés sur leur propre expérience ; la fausse pudeur, enracinée dans nos coutumes anglaises, se paie plus tard par beaucoup de souffrances pour le sexe féminin.

Les lésions, ayant pour cause les premiers rapports sexuels, sont parfois très sérieuses. M. *Hammond-Smith*, de Stourbridge, m'envoya il y a quelques années une jeune femme avec une large fistule recto-vaginale, résultat de la maladroite brutalité du mari pendant la nuit de noces.

Lorsque je parlerai de la menstruation et des troubles menstruels, j'aurai encore l'occasion de revenir sur ce sujet ; mais qu'il me soit permis de dire ici selon moi, que, la mère qui abandonne sa fille à son mari, sans lui donner aucune notion de ce qui doit lui arriver, se rend coupable d'une négligence impardonnable.

Les *fissures de la fosse naviculaire* sont souvent consécutives aux ruptures périnéales, qui surviennent lors des premiers accouchements, et elles sont parfois si douloureuses, qu'elles empêchent tout rapprochement sexuel. De plus, elles sont une source continuelle de souffrances pendant la marche et surtout au moment de la miction. Même lorsque la déchirure du périnée est complètement guérie, la fissure peut rester douloureuse pendant des mois et rendre tout coït impossible. Dans ces cas le meilleur traitement est l'incision, suivie de la cautérisation de toute la surface au crayon de nitrate d'argent. On laissera ensuite les parties en repos absolu pendant quelques semaines.

Les petites lèvres peuvent aussi être le siège d'une *atrophie* particulière, qui survient généralement au moment ou après la ménopause. C'est une affection très ennuyeuse et une des plus rebelles que j'aie rencontré. Elle est très souvent, si ce n'est toujours, associée aux caroncules vasculaires du méat urinaire, dont j'aurai encore à parler plus tard. *Simpson* et d'autres auteurs ont fait allusion à cette affection ; mais je n'en ai vu encore aucune description qui réunisse tous les faits que l'on peut observer à cette occasion. D'après ma propre expérience elle est toujours limitée à la muqueuse de la face interne des petites lèvres, et je ne l'ai jamais rencontrée sur les grandes lèvres ou sur le vagin, plus haut que le vestibule. Elle est très souvent cause de suppression totale des rapports sexuels, et dans la grande majorité des cas c'est elle qui constitue uniquement le prétendu *vaginisme*, terme qui sert simplement à masquer l'ignorance et l'insouciance des auteurs. On constatera presque toujours que ces malades auront atteint ou dépassé la quarantaine, qu'elles ont un écoulement légèrement jaunâtre, une sensation de cuisson au moment de la miction, et qu'elles souffrent horriblement à chaque tentative de coït.

Ce dernier symptôme est presque toujours le premier en date; et, lorsqu'une de ces malades viendra réclamer nos soins, nous trouverons que les rapports sexuels sont interrompus depuis plusieurs mois, sinon depuis plusieurs années. Les souffrances sont grandes et je crois qu'une grande partie des cas d'ivrognerie, trop fréquente parmi les femmes arrivées à cette époque de leur existence, est due à cette affection.

Si on peut examiner la malade dès le début, on constatera sur la muqueuse vulvaire, après avoir écarté les lèvres, deux ou trois taches rougeâtres, dont la teinte varie du rouge brique au rouge pourpre intense. Elles sont extrêmement sensibles au toucher; en les observant avec soin dans un cas chronique, on voit qu'elles sont légèrement élevées au-dessus de la muqueuse normale.

Si l'on a l'occasion de les suivre pendant quelque temps, on trouvera que ces taches sont temporaires et qu'elles se propagent lentement. La coloration rougeâtre peut disparaître entièrement après une durée de quelques mois, puis apparaître ailleurs, s'étendre en traînées serpigineuses, et s'effacer aux anciennes places à mesure qu'elle en envahit de nouvelles. La marche de l'affection est donc très lente et c'est ce qui explique sa nature rebelle à tout traitement, car elle ne se termine généralement qu'après avoir intéressé successivement toute la surface muqueuse des petites lèvres.

L'entrée du vagin se rétracte lentement, de sorte qu'elle peut être si réduite, qu'elle permettra à peine l'introduction du doigt, même si la malade a eu plusieurs enfants. Je soigne actuellement une veuve, qui est absolument dans ces conditions ; l'affection a débuté il y a environ 6 ans.

J'ai eu l'occasion d'exciser dans un de ces cas un petit fragment de muqueuse, sur lequel se trouvait une de ces taches dues à cette altération vasculaire, et je trouvai alors l'explication pathologique de cette mystérieuse affection. Je plaçai le fragment excisé dans mon microtome à congélation, et je traitai les coupes ainsi obtenues par l'hématoxyline, le lactate d'argent, le chlorure d'or et le carmin. Je trouvai qu'à l'endroit où siégeait la tache tous les tissus avaient disparu, sauf quelques fibres, les parois des capillaires et l'épithélium superficiel, sous lequel le réseau des capillaires avec leurs parois amincies et dilatées se trouvait presque sans protection, toute trace des tissus glandulaires ayant disparu. L'imprégnation au chlorure d'or montrait en plus que les fibres nerveuses se trouvant parmi les capillaires étaient de même sans protection. Ces constatations microscopiques suffisent pleinement à expliquer les trois caractères cliniques distinctifs de cette affection, la grande douleur, la vascularisation tout à fait anormale de ces taches, leur tendance à saigner, et enfin la contraction de toute la surface pendant la période terminale. C'est, en somme, une *atrophie progressive* de toute la muqueuse, les derniers tissus atteints étant les capillaires et les fibrilles nerveuses. Lorsque cette atrophie a terminé son évolution, la douleur cesse, la rougeur disparaît et il n'en reste pas d'autre témoignage qu'un orifice vaginal si étroit, qu'il devient fort difficile de croire les malades lorsqu'elles nous racontent qu'elles ont eu plusieurs enfants. J'ai vu dernièrement un cas très exceptionnel de cette affection chez une fille âgée de 17 ans.

J'ai été assez heureux pour pouvoir observer dans quelques

cas, entr'autres dans celui qui m'a fourni la préparation que j'ai décrite, tout le cours de la maladie, presque depuis le début jusqu'à la guérison complète, et j'ai pu suivre ainsi tous les états que je viens de décrire. Ces occasions sont très rares car les malades souffrent tellement, elles voient si peu d'espoir d'amélioration, que généralement elles passent d'un gynécologue à l'autre, jusqu'à ce que le processus atrophique arrive à sa période terminale.

On peut obtenir un soulagement sérieux, mais temporaire, par l'application *d'acide phénique concentré* sur les taches rouges. Il constitue un anesthésique local puissant, et il calme toujours la sensibilité pour quelque temps. L'application, entre les lèvres au moment du coucher, d'un tampon de coton imbibé d'une solution saturée *d'acétate neutre de plomb* dans la glycérine, procure aussi quelque soulagement pendant la nuit. Le nouveau médicament à la mode, *la cocaïne*, me semblait au premier abord devoir offrir de brillantes perspectives de succès pour ces cas invétérés, mais une courte expérience a abouti à une désillusion complète. Pendant 10 ou 12 applications il donne des résultats merveilleux, plus tard il ne fait qu'augmenter les souffrances.

La destruction de toute la muqueuse recouvrant le vestibule par le *thermo cautère* est un remède héroïque, mais très efficace. On devra toujours avertir la malade que son affection durera des années, qu'elle aboutira à une guérison absolue et que le traitement appliqué de temps en temps par le chirurgien, lui procurera quelque soulagement. Ce soulagement tant désiré ne dure qu'un certain temps; c'est en effet le malheur des gynécologues que les affections qu'ils traitent sont si tenaces, que les malades se découragent et qu'elles accordent rarement assez de temps à chaque praticien pour obtenir un résultat sérieux.

Le professeur *Breisky*, de Prague, a sous le nom de

Kraurosis vulvæ (1) apporté la confirmation absolue de mes observations originales (1875). Il dit ce qui suit. « Il a eu l'occasion d'observer douze cas caractérisés par les particularités suivantes : Absence apparente des petites lèvres, les téguments passant du mont de Vénus au méat urinaire par dessous le clitoris sans former de replis de la muqueuse. On observe parfois une bande cicatricielle sur la ligne médiane du vestibule.

Le *clitoris* est tantôt tout à fait caché par les téguments, tantôt il est situé au-dessous d'une petite dépression ronde. En écartant les grandes lèvres on voit que la muqueuse au-dessous de l'urèthre est étirée et forme comme un pli transversal. La conséquence de cette atrophie est une « sténose vestibulaire », et les tissus deviennent friables et rigides. Par conséquent on verra dans ces cas se produire après l'accouchement des déchirures étendues, et même à la suite du coït il pourra survenir des fissures douloureuses. Aux points où l'atrophie est la plus marquée, les tissus sont blanchâtres et secs, parfois recouverts d'un épiderme épais, tandis que les parties voisines sont brillantes, sèches et de coloration grise rougeâtre. Le nombre des *glandes sébacées* est considérablement diminué.

Breisky a fait dans un cas l'examen microscopique. Les tissus affectés avaient une apparence cicatricielle, les fibres connectives étaient réunies en faisceaux parallèles, au lieu d'avoir leur apparence ondulée habituelle. Les papilles étaient très inégales, la plupart petites ; le réseau de Malpighi remarquablement mince. On ne put découvrir aucune glande sébacée, et il restait seulement quelques vestiges des glandes sudoripares.

Quant à l'*étiologie* de cette affection, l'auteur nous dit seulement que dans 4 cas elle fut précédée d'un prurit intense ; trois de ces malades souffraient de gonorrhée ; la syphilis

(1) *Centralblatt für Gynækologie*, 6 juin 1885.

n'a été rencontrée dans aucun cas; aucune des malades n'était affectée d'eczéma ni d'aucun autre exanthème; il était impossible d'attribuer à des accouchements difficiles, ou à des accidents puerpéraux, l'établissement de cette curieuse atrophie. Le sucre n'existait dans l'urine d'aucune de ces malades. L'auteur lui donne par conséquent le nom de *Kraurosis vulvæ*. On ne connaît rien quant à sa marche et sa terminaison.

Tous les traitements essayés ont été inefficaces.

C. — Maladies de l'hymen.

A mon avis l'atrésie ou plutôt *l'imperforation* de l'hymen est toujours congénitale, et elle est due à l'accollement par leurs bords des deux bourgeons papillaires décrits par *Dohrn* et qui forment l'hymen dès la 19e semaine de la vie embryonnaire. Le seul fait que cette membrane se développe si tardivement contredit l'opinion de *Simpson*, qui croyait que l'atrésie de l'hymen était l'analogue de la fermeture du périnée chez l'homme; les tissus sont d'ailleurs bien différents. Le vice de conformation dont nous nous occupons est analogue à cette *occlusion du vagin* que l'on rencontre chez certains rongeurs; chez eux le vagin est perméable pendant la période du rut et la parturition, mais il se referme immédiatement après.

Cette imperforation de l'hymen n'est pas très fréquente et généralement on ne la découvre que quelques mois après la puberté par l'apparition d'une tumeur formée par la rétention du sang menstruel. Il peut se faire néanmoins que cette malformation soit découverte beaucoup plus tôt par la mère, qui nous amène alors son jeune enfant pour lui faire subir un traitement approprié. Il consiste en une incision cruciale, suivie de l'introduction d'une sonde empêchant le rapprochement et la réunion des bords de l'incision. Dans les cas où cette malformation est devenue la cause de rétention du sang menstruel, on doit pratiquer une large incision afin de faciliter l'écoulement du liquide épais et poisseux; la cavité devra être irriguée avec une solution phéniquée chaude à 5 0/0.

L'hymen peut être anormalement résistant et devenir ainsi un véritable obstacle à l'accomplissement du coït. Dans ce cas il devra être incisé et on recommandera l'emploi d'un corps gras afin de faciliter l'intromission du pénis. Le spécialiste aura de temps à autre l'occasion d'examiner des femmes, mariées depuis des mois et même des années, et chez lesquelles l'hymen n'a jamais été rompu. J'ai observé une fois cette persistance sept ans après le mariage et elle était due (*incredibile dictu*) à l'ignorance sexuelle totale du mari. De tels exemples proviennent fréquemment de la terreur nerveuse de la jeune mariée et de son refus de se soumettre aux exigences du mari ; d'autres fois ils ont pour cause l'impuissance du mari.

Ainsi que nous l'avons déjà dit en parlant des petites lèvres, la rupture de l'hymen peut aussi donner lieu à des fissures très douloureuses qui exigeront le même traitement. Mais le résultat le plus fréquent de sa déchirure, est la formation de caroncules myrtiformes restant douloureuses ; elles ne sont d'ailleurs pas autre chose que les lambeaux provenant de la rupture. Leurs surfaces peuvent rester à vif, et, à chaque nouvelle tentative de coït, elles saignent et donnent lieu à des souffrances terribles. L'emploi d'une *solution astringente,* l'application de *nitrate d'argent* peuvent parfois suffire à améliorer la situation, mais d'autres fois on devra pratiquer l'excision aux ciseaux de ces caroncules douloureuses. Dans tous ces cas on ne saurait trop insister sur l'application du cérat avant chaque nouvelle tentative de rapprochement sexuel.

En parlant de la *vulvite,* j'ai déjà mentionné la soi-disant inflammation strumeuse de l'hymen, je n'y reviendrai pas.

Il est certain que la grossesse peut survenir sans qu'il y ait eu nécessairement rupture de l'hymen, aussi devons-nous être très prudents en exprimant notre opinion sur les cas de défloration. La présence d'un hymen intact, l'absence de toute déchirure des petites lèvres ou de la commissure, peuvent être considérées comme une preuve absolue que l'*intromission complète* n'a pas eu lieu.

Lorsque le doigt peut pénétrer dans le vagin à travers un hymen relâché, l'indication reste négative ; mais lorsqu'il existe des fissures s'irradiant sur les petites lèvres, sur l'hymen ou sur la commissure, il y a lieu de soupçonner que l'intromission a été effectuée ou au moins essayée.

L'hymen peut être absent congénitalement, ou il peut avoir été détruit pendant l'enfance par une vaginite strumeuse, faits dont on doit se rappeler lors d'un examen médico-légal. La loi actuelle sur le viol laisse beaucoup à désirer ; elle pourrait être facilement modifiée en accordant une protection plus sérieuse à la femme, tout en offrant des garanties à l'homme accusé injustement. J'ai eu l'occasion d'acquérir une grande expérience dans les causes criminelles de cette nature et je suis de plus en plus convaincu qu'il est urgent de modifier la loi.

Lorsqu'une femme adulte bien portante accuse un homme de l'avoir violée, il est à présumer que l'accusation est fausse, à moins que la victime ait été soumise à l'action de substances narcotiques. Je suis absolument convaincu qu'un homme ne peut abuser d'une femme sans son consentement ; il pourra évidemment l'assaillir, mais il ne pourra pratiquer l'intromission et cet acte constitue seul d'après la loi l'offense capitale. Mais il est évident que la tentative seule pourra, en raison de la lutte, avoir souvent des conséquences plus graves que l'accomplissement même de l'acte du viol, et à cet égard la femme n'est pas suffisamment protégée. D'autre part la femme peut, après une courte lutte, consentir à l'outrage, puis porter ensuite une accusation pour viol, soit dans le but d'extorquer de l'argent, soit pour mettre à couvert sa réputation, si la chose arrive à la connaissance de tierces personnes. Dans les cas où la femme prétend avoir résisté aux attaques, si elle peut montrer des traces de la lutte, l'homme doit être examiné minutieusement et, si l'on trouve qu'il est coupable, il doit être puni aussi sévèrement que s'il avait pu arriver à ses fins.

Si l'attentat a été commis par deux ou plusieurs individus, on ne devra faire entre les coupables aucune différence et infliger à tous des peines égales. Pour les attentats envers les enfants, lorsque les preuves sont bien établies, la pénalité ne sera, il me semble, jamais trop sévère.

La loi anglaise est tout particulièrement fautive dans ces cas, et elle l'est encore à d'autres points de vue ; elle admet en effet le témoignage d'un seul expert médical pour établir la culpabilité. J'ai eu à intervenir dans plusieurs affaires où le résultat de cette procédure a été déplorable. Le fameux cas de Birmington, près de Chesterfield, en est un exemple frappant.

Un individu absolument innocent avait été condamné par le seul fait qu'un praticien ignorant ou prévenu avait juré que les caleçons d'une femme avaient été déchirés pendant une lutte, tandis qu'il était manifeste qu'ils étaient simplement usés. La contre-expertise ne fut pas demandée et ce fut seulement après des démarches de plusieurs mois que nous pûmes faire relaxer le condamné contre lequel il n'y avait d'autre élément de condamnation que le rapport du premier expert. J'ai un profond respect pour mes collègues, et une vénération absolue pour la profession que j'exerce, mais un pouvoir aussi absolu ne devrait pas selon moi être placé entre les mains du premier praticien venu.

D. — Maladies du clitoris.

Le volume du clitoris peut être très variable ; chez quelques femmes il est simplement représenté par une légère éminence située dans la commissure antérieure, tandis que chez d'autres il est véritablement érectile et représente un pénis en miniature. Il est hors de doute, que c'est principalement dans cet organe que siègent les nerfs périphériques qui produisent l'éréthisme sexuel. Il n'est pas très rare de rencontrer des femmes chez lesquelles ce dernier fait complètement défaut, même à un âge encore avancé ; on note parfois alors l'atrophie de l'organe, et on pourra être sollicité d'essayer un traitement. Comme il existe très souvent dans ces cas des complications d'ordre moral, les difficultés sont grandes; d'autre part les malades sont généralement peu disposées à se résigner à leur sort.

La question de l'appétit sexuel chez la femme, de sa conservation et de sa suppression, a été traitée avec un développement très exagéré dans les écrits du Dr *John Williams* ; elle a été remise sur le tapis par le jugement rendu l'année dernière à Liverpool, à propos de l'opération de l'enlèvement des annexes de l'utérus dans différentes maladies, jugement dont j'aurai encore à parler plus tard. Au cours de ce procès différents témoins, le Dr *Grimsdale*, de Liverpool, avec les Drs *John Wallace* et *Bennett* de la même ville, firent une déposition qui causa une vive émotion dans le monde médical, et exerça sur le public une influence des plus fâcheuses — déposition absolument injustifiable et regrettable sous tous les rapports. Ces témoins prétendirent que chez la femme l'appétit sexuel était aboli par l'enlèvement des annexes de l'utérus. Or je montrerai que cette assertion est inexacte ; serait-elle justifiée, je n'en qualifierais pas moins de brute le mari qui refuserait à sa femme le soulagement de ses souffrances et la laisserait exposée aux risques d'un pyosalpinx ou d'un fibrome hémorrhagique, sous prétexte que l'opération lui enlèverait les moyens de répondre à ses appétits.

En règle générale les femmes n'ont pas l'appétit génésique très développé ; lorsqu'elles sont d'une nature ardente ce n'est pas une opération chirurgicale quelconque qui pourra changer leur tempérament.

J'ai eu plus d'une fois l'occasion d'écouter les plaintes que m'adressaient certains maris sur les exigences de leurs épouses ; l'exemple de cette espèce le plus remarquable que j'aie rencontré est celui d'une dame, qui avait eu la vie la plus chaste jusqu'à l'âge de 37 ans. Je lui enlevai un énorme fibrome utérin avec les deux ovaires, les deux trompes et près des cinq sixièmes de l'utérus. Elle se maria à l'âge de 43 ans, et actuellement, à cinquante ans, elle paraît être atteinte d'une forme très marquée de satyriasis.

Nous pouvons conclure, par conséquent, que l'appétit sexuel siège aussi peu dans les ovaires, chez la femme, que dans les testicules chez l'homme. Il n'occupe pas davantage le clitoris. Il est principalement cérébral et les organes sexuels ne font que contribuer à son accomplissement.

D'après ce que je sais, l'hypertrophie du clitoris est ordinairement *congénitale*, quoique cet organe augmente de dimension au moment de la puberté. Je l'ai vu parfois si volumineux, qu'il ressemblait à un pénis d'enfant, et qu'il était capable, d'après le dire de la malade, d'une véritable érection. Je crois néanmoins que les histoires de femmes ayant cet organe suffisamment développé pour avoir et même désirer des rapports avec des personnes de leur sexe, doivent être rapportées aux cas dont j'ai déjà parlé, à des hommes enregistrés et élevés par erreur comme des femmes.

Je reproduis ici un cas singulier de cette hypertrophie congénitale du clitoris, observé par le Dr *I. N. Bainbridge* et publié dans le *Medical Times and Gazette* de 1860. Je crois que ces vices de conformation sont excessivement rares, car c'est le seul cas bien authentique de cette espèce dont j'aie trouvé l'observation. En voici le résumé :

L. B., âgée de 32 ans, accouchait de son premier enfant à terme, à l'infirmerie de St-Martin's-in-the-fields, le 1er décembre. En voulant pratiquer le toucher vaginal, le doigt rencontre un corps volumineux qui obstruait complètement l'entrée du vagin ; il avait environ cinq pouces de long et le diamètre d'un pénis d'adulte au repos. L'accouchement néanmoins se fit sans difficulté, le clitoris étant repoussé sur le pubis, à mesure que la tête avançait. Cette femme m'informa alors que

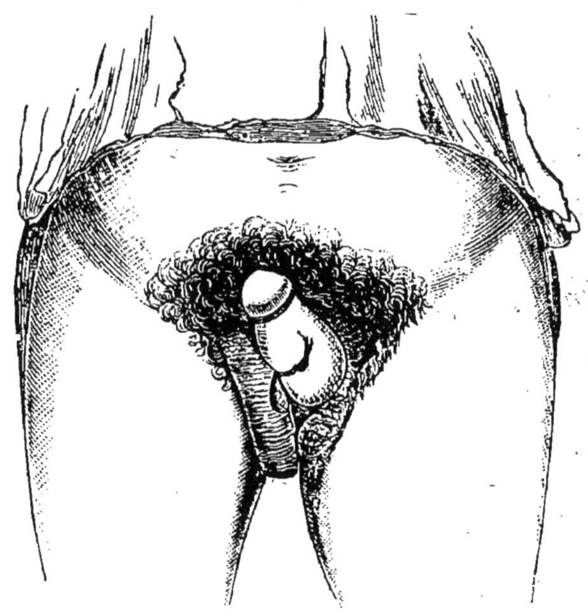

Fig. 7. — Hypertrophie du clitoris.

cette hypertrophie était d'origine congénitale, et que sa mère l'avait attribuée au fait qu'elle avait été assaillie par un dindon furieux à l'époque où elle était enceinte de trois mois.

Lorsque j'examinai cette femme, le clitoris mesurait trois pouces de son extrémité libre à son point d'insertion, et deux pouces de circonférence maximum. Son extrémité libre avait la forme d'un véritable gland, une dépression circulaire lui constituait une espèce de couronne. Sa surface était légèrement nodulaire ; sa nature érectile se manifestait par une augmentation ou diminution de volume selon que l'organe était exposé à l'air libre ou non. Pendant la miction, le jet était dirigé en avant, particularité qui me sembla tenir à ce que l'urèthre était attiré en avant par la tumeur.

Notre étude sur cet organe ne serait pas complète si nous ne disions quelques mots de la *masturbation*, dont il est le siège principal. Ce triste sujet est entouré d'un tel mystère, il est traité si rarement et si incomplètement par les auteurs médicaux, qu'il n'est pas facile de déterminer quelle extension il a pris, de distinguer ses victimes, et de savoir quel remède doit y être apporté. Lorsqu'il est découvert dans une école ou dans une famille, il inspire à tous une terreur telle que chacun s'efforce de le cacher et de l'étouffer au lieu de l'envisager comme il devrait l'être, c'est-à-dire comme une *entité morbide.*

Il est très regrettable que tout ce qui a rapport à la reproduction reste absolument caché aux enfants ; à la puberté, ils arrivent à faire par eux-mêmes des découvertes qui ont les plus fâcheuses conséquences. Un des résultats pratiques les plus importants des découvertes de Darwin sur la descendance de l'homme, par l'intermédiaire des animaux qui l'ont précédé, consiste dans la démonstration de ce fait que les instincts sexuels, ou, comme on les appelle encore généralement et bien malheureusement, les *passions sexuelles,* sont les facteurs les plus indispensables et les plus importants des nécessités de l'existence animale. Nous pourrions aussi bien parler des *passions circulatoires* ou *respiratoires*, car la respiration et la circulation sanguine sont tout aussi essentielles à l'existence animale. Comme ceux qui respirent le mieux, et ceux dont la circulation fonctionne le mieux ont le plus de chances de survie dans la lutte pour l'existence, de même ceux doués des meilleures facultés de procréation arriveront seuls au but, dans la lutte pour le maintien de la race, de l'espèce et de l'existence même. Tous les organes très développés, adaptés à la lutte, concourent de même au succès sexuel. L'instinct sexuel devient ainsi partout dans le système de la création la cause principale de l'évolution. Un des plus grands devoirs de la civilisation consiste aujourd'hui à le contenir à propos, à le réprimer ou à le diriger judicieusement. Or, je doute fort que les méthodes ordinairement employées dans ce but soient judicieuses.

Le rôle principal de l'organisme féminin est de servir au développement de l'ovule ; nous pouvons le qualifier de facteur passif dans l'acte de la reproduction. L'organisme mâle au contraire, par sa tendance continuelle à l'agression, représente le facteur actif. Par conséquent l'instinct sexuel est très puissant chez l'homme, tandis qu'il est comparativement faible chez la femme ; il s'ensuit que la masturbation sera *fréquente* chez les garçons et relativement *rare* chez les jeunes filles.

Si nous en croyons quelques auteurs, et je dois dire que je suis assez disposé à le faire, les jeunes garçons en apprennent toujours la pratique eux-mêmes, et bien peu en sont exempts ; d'autre part je suis certain que chez les filles elle est le plus souvent le résultat de la contamination directe. Il existe certainement des exceptions, car j'en ai connu deux exemples, se rapportant à des filles fort jeunes, l'une de 4 et l'autre de 6 ans, qui n'avaient certainement subi aucune influence extérieure. Il devint absolument impossible de les corriger de cette malheureuse habitude. Ces deux jeunes filles laissaient beaucoup à désirer comme développement intellectuel, condition que je considère plutôt comme une *cause* de la masturbation que comme une de ses *conséquences*.

Entre l'époque de la puberté et le moment où les jeunes garçons peuvent légitimement donner suite à leurs tendances instinctives, il s'écoule un certain nombre d'années, pendant lesquelles les glandes sexuelles font sentir leur activité et les garçons ont bien vite découvert la manière de se soulager. Chez la femme les glandes correspondantes évacuent leurs produits normalement et à intervalles réguliers.

Il est bien évident que l'instinct sexuel une fois dirigé dans cette voie, cette malheureuse pratique peut conduire à de graves excès et causer de sérieux dommages à l'organisme. C'est surtout le cas, lorsque la contagion atteint une nombreuse collection de jeunes gens.

J'ai été consulté à différentes reprises pour de pareilles épidémies, survenues dans des écoles de garçons ou de jeunes filles, et la principale difficulté que j'aie rencontrée, était de persuader ceux qui dirigeaient ces établissements que cette pratique devait être envisagée comme un trouble physique plutôt que comme une faute d'ordre moral. J'eus beaucoup de peine à leur faire comprendre que le meilleur remède ne consistait pas à dire à ces enfants qu'ils travaillent à la perdition de leur âme, mais à leur faire entendre qu'ils causent de sérieux et irréparables dommages à leur santé et à leur expliquer la nature et le but des fonctions dont ils abusent. Dans un seul cas, le directeur d'une grande école de jeunes filles suivit mes conseils et il en obtint les meilleurs résultats.

Les conséquences fâcheuses de la masturbation ont été grandement *exagérées*, de sorte que ce sujet pénible est tombé entre les mains de ceux qui trafiquent de l'ignorance, de la bêtise et des malheurs de leurs semblables. Chez les garçons, elle peut certainement avoir des conséquences sérieuses, surtout chez ceux dont la constitution était déjà *affaiblie* auparavant. Par contre je ne crois pas que chez la femme la masturbation puisse devenir un véritable danger, quoique j'aie observé quelques cas où de sérieux désordres en avaient été la conséquence. Je suis sûr que l'on saura toujours persuader les jeunes filles d'abandonner cette honteuse pratique, en leur expliquant nettement et clairement les dangers qui peuvent en résulter.

J'ai eu à soigner une dame qui avait fait ses premières études dans un couvent de Belgique, où cette pratique était générale et à laquelle elle avait été initiée dès l'âge de 14 ans. Elle m'avoua d'elle-même qu'elle n'avait pu se débarrasser depuis lors de cette habitude, quoiqu'elle fût mariée et mère de plusieurs enfants. Elle a actuellement près de 40 ans et elle jouit d'une fort belle santé.

Mais il existe d'autres cas où les conséquences de la masturbation ne sont pas aussi simples ; j'ai pu m'en rendre compte chez deux malades, que j'eus l'occasion de suivre pendant plusieurs années. Elles étaient toutes deux blondes, délicates, et elles avaient été corrompues de bonne heure à l'école. Chez l'une des deux une *hématocèle* se produisit à la suite d'un de ces excès pratiqué pendant la période menstruelle ; cet accident devint la cause de nombreux ennuis, et finalement il la conduisit à la stérilité.

Chez l'autre malade, un excès analogue occasionna une fausse couche bientôt après son mariage ; puis la pratique répétée de la masturbation détermina une *hématocèle* et une *périmétrite* ; c'est encore à la même cause que je crois pouvoir attribuer des poussées inflammatoires rebelles, qui en font actuellement une véritable invalide. Chez ces deux dames, toutes les objurgations faites, même dans les termes les plus sévères, ne produisirent aucun effet ; mais je dois dire qu'un résultat aussi absolument négatif est fort rare.

La masturbation se pratique habituellement avec le doigt, mais j'ai appris à connaître des stratagèmes d'un caractère encore plus nuisible. Chez les jeunes enfants elle est souvent associée à un développement intellectuel incomplet et ce doit toujours être une raison de les traiter avec des soins tout particuliers. Dans tous les établissements où se trouvent réunis beaucoup de jeunes gens, les lits doivent être largement espacés ; on ne devra jamais et sous aucun prétexte permettre aux enfants de coucher avec les domestiques, celles-ci étant une cause fréquente de contagion.

Je crois que, dans certains cas invétérés, la *clitoridectomie* peut devenir indiquée, mais pour ma part je ne l'ai jamais pratiquée que dans un cas sur lequel je reviendrai tout à l'heure.

Ainsi que je l'ai déjà dit dans les pages précédentes, le centre d'excitation locale pendant l'acte sexuel est certainement le clitoris, et la constatation de ce fait a donné lieu à une page bien étrange et bien regrettable de l'histoire de la chirurgie anglaise.

Il y a environ une trentaine d'années vivait à Londres un chirurgien d'une grande habileté, *Baker Brown*, dont l'influence dans l'histoire de l'ovariotomie sera mentionnée en temps et lieu. *Baker Brown* n'était ni un observateur très exact, ni un penseur doué de beaucoup de logique.

Il avait remarqué qu'un certain nombre d'épileptiques, semi-déments, étaient des masturbateurs incorrigibles et que chez la femme la masturbation s'effectuait principalement par l'excitation de la muqueuse du clitoris et des parties voisines. Raisonnant à faux et mettant la charrue devant les bœufs, il arriva à conclure que l'extirpation du clitoris mettrait une fin à ces habitudes vicieuses et par conséquent constituerait un *excellent moyen de traitement de l'épilepsie.* Cette névrose étant des plus fréquentes, il opéra un grand nombre de cas, et il est certain qu'il en résulta pour plusieurs malades une amélioration temporaire ; elle se produit d'ailleurs chez tous les épileptiques, soit après la castration chez l'homme, soit après l'enlèvement des annexes de l'utérus chez la femme soit après la trépanation chez les deux sexes. *Baker Brown* n'eut aucun cas de mort à enregistrer à la suite de ces opérations, et il supprima les habitudes vicieuses chez un grand nombre d'épileptiques, ce qui n'était pas un grand mal. Mais par la suite il étendit le cercle de ses interventions d'une manière absolument déréglée ; cela d'ailleurs n'est pas surprenant, car il souffrait dès lors d'un ramollissement cérébral bien manifeste, qui le rendait incapable d'apprécier sainement la nécessité de ses interventions. Sa maladie consécutive et sa mort ont fourni les preuves de ce que j'avance ici et j'ai par devers moi une grande quantité de documents destinés à voir le jour plus tard, qui placeront l'histoire de ce malheureux dans un jour bien différent de celui auquel elle a été envisagée jusqu'aujourd'hui.

Malade comme il l'était, *Baker Brown* résista aux avis de ses collègues et aux ordres du comité de son hôpital, et il poursuivit le cours de ses opérations jusqu'au moment où il fut interné dans un asile privé.

Tout cela n'aurait pas eu de conséquences bien graves si *Baker Brown* n'avait été un *ovariotomiste à succès*, et n'avait eu de ce fait un rival aussi impitoyable que persévérant.

Le comité de la *Société obstétricale* s'occupa de cette affaire, et *Baker Brown* fut expulsé de la société ; une grande partie des preuves contre lui avaient été fournies par le livre de son rival, qui semble avoir suivi tous ses pas pendant des années entières.

Envisagée avec calme et sans parti-pris, après un intervalle de 20 ans, la chute de *Baker Brown* est certainement regrettable. Ses collègues, qui connaissaient son état mental, auraient dû avoir plus d'égards envers un malade, s'arrêter à des mesures plus douces, et moins propres à jeter le discrédit et le scandale sur la profession dont *Baker Brown* était un des représentants les plus distingués. Je crois que tel sera le jugement de la génération qui vient, lorsque les auteurs de ce drame ne seront plus parmi nous.

Ainsi que l'on devait s'y attendre, la décision de la *Société obstétricale* produisit un résultat désastreux ; l'opération de la clitoridectomie fut absolument abandonnée, et je n'ai jamais entendu parler d'un chirurgien qui l'ait pratiquée depuis 1867. J'ai néanmoins la conviction que dans certaines circonstances elle serait utile. Je l'ai pratiquée une fois dans un cas, où elle me fut suggérée par le Dr *Thursfield*, de Bridgnorth, pour des raisons qui sont d'un ordre tel que je ne puis en parler ici. La lettre suivante du Dr *Thursfield*, deux ans après l'opération, justifie complètement sa proposition et mon intervention :

39, High Street, Bridgenorth. Mai 29, 1888.

« Mon cher Tait. — Je m'empresse de répondre à votre demande de renseignements sur l'état de Miss I's. depuis l'opération de clitoridectomie qui fut pratiquée sur elle il y a environ deux ans.

« Vous vous souviendrez que je vous disais quelques mois après l'opération qu'elle était terriblement déprimée et fort ennuyée de s'être soumise à cette intervention. Bientôt après sa santé et ses forces s'améliorèrent et actuellement je suis heureux de pouvoir vous dire qu'elle s'est développée moralement et physiquement. Elle est gouvernante des enfants de sa sœur, et, lorsque je la vis il y a un mois, je ne la reconnus pas de prime abord, tant elle avait l'air gai et heureux. Mon opinion sur ce cas est que l'opération l'a sauvée du suicide ou de l'asile d'aliénés, et je sais que dorénavant elle sera une aide et un agrément pour ses amis, au lieu d'être un sujet d'anxiété et d'embarras.

Croyez-moi, mon cher Tait, votre dévoué. Dr THURSFIELD. »

Le clitoris peut devenir tout particulièrement le point de départ de *l'épithélioma*.

E. — MALADIES DU MÉAT URINAIRE.

Inflammations. — Cet orifice peut être intéressé dans toute poussée inflammatoire, d'origine catarrhale ou spécifique, atteignant la vulve. Il est aussi parfois, chez des personnes âgées, le siège d'une *inflammation chronique*, qui se limite aux bords de l'orifice et qui devient la cause de grandes souffrances. Cette inflammation peut être encore due à l'emploi répété du cathéter après les laparotomies ou dans d'autres occasions. Quelques applications de nitrate d'argent suffisent généralement au traitement.

Tumeurs du méat. — L'affection la plus fréquente du méat urinaire est celle pour laquelle j'ai adopté le nom de *tumeur vasculaire*, et qui a été décrite sous les différentes dénominations de *caroncules uréthrales* (Simpson), de *tumeurs douloureuses de l'urèthre* etc. Le terme que j'ai adopté me semble être le meilleur, car les seuls caractères constants de ces tumeurs sont qu'elles siègent toujours sur le méat ou dans son voisinage immédiat et qu'elles sont vasculaires.

En général, elles sont douloureuses, mais j'ai observé certains cas où les malades n'en souffraient aucunement. Elles se rencontrent fréquemment et à tout âge, car j'en ai opéré chez des jeunes femmes de 20 ans, et chez des personnes âgées de 70 à 80 ans. Leur coloration est rouge sombre; elles saignent au moindre attouchement. Elles sont le plus souvent *pédiculées* et leur point d'insertion se trouve dans le méat urinaire ou dans son voisinage immédiat à la distance de quelques millimètres. Leur forme est en général triangulaire, quelques-unes ressemblent à un tricorne fixé par un de ses angles.

Je n'ai rencontré qu'une seule de ces tumeurs ayant atteint le volume d'une fève, tandis que Madame Boivin et d'autres auteurs en décrivent du volume d'une cerise. Leur tissu est très friable et, dès que l'on essaie de les saisir avec une pince, elles se fragmentent. Elles occasionnent une gêne continuelle à la miction, la rendent douloureuse et peuvent même apporter un empêchement sérieux à tout rapprochement sexuel.

Le meilleur *traitement* qui puisse leur être appliqué consiste en leur extirpation au thermocautère de *Paquelin*. Mais il faut toujours prendre soin d'enlever avec la tumeur un fragment de la muqeuse sous-jacente, et malgré cette précaution on sera toujours exposé à une récidive.

Chez les femmes arrivées à la période moyenne de la vie, ces tumeurs vasculaires sont fréquemment accompagnées de la *dégénérescence atrophique des petites lèvres*, dont nous avons parlé dans le chapitre précédent, et d'après les recherches que j'ai pu faire sur leur structure histologique je suis arrivé à la conclusion, que ces deux affections doivent avoir une origine commune. Sur les coupes on constate une grande quantité de capillaires, dilatés irrégulièrement, pourvus de parois très minces et l'absence presque complète d'éléments cellulaires et de stroma fibreux. Il existe dans leur intérieur quelques fibrilles nerveuses. Il est en somme fort possible que ces tumeurs vasculaires aient une marche progressive, comme celle de la dégénérescence vasculaire déjà décrite, et que la récidive, survenant si fréquemment, ne soit pas autre chose que l'invasion de nouveaux points. Néanmoins je n'ai jamais observé que cette tendance à la récidive vînt à disparaître complètement. Dans un des derniers cas que j'ai opérés, le début de l'affection remontait à une quarantaine d'années, et pour l'extirpation des tumeurs on avait été obligé de recourir à de nombreuses opérations, répétées tous les quatre ou cinq ans.

Malformations. — Le méat urinaire peut devenir le siège d'un *rétrécissement* causé par rétraction cicatricielle. Dans un cas que j'ai opéré, je me vis obligé d'inciser l'urèthre sur une longueur de plus d'un centimètre. J'ai encore observé une tumeur encéphaloïde, ayant le méat urinaire comme point de départ, elle fut opérée à différentes reprises, mais une nouvelle récidive détermina la mort de la malade.

F. — Maladies du périnée.

Abcès. — Les abcès du périnée sont produits par le froid ou par un traumatisme, comme c'est le cas fréquemment pendant l'accouchement. Le diagnostic en est rendu des plus simples par la tuméfaction dure, très douloureuse et par les souffrances au moment de la défécation.

Ils doivent être *incisés largement* et de bonne heure, car ils ont une grande tendance à s'ouvrir dans le rectum et dans ce cas, donnent lieu à des fistules anales, qui nécessiteront plus tard une seconde opération. Leur contenu a aussi cette odeur fétide particulière, dont nous avons déjà parlé à propos des abcès des grandes lèvres.

Ces *fistules anales*, consécutives aux abcès du périnée, donnent souvent lieu à de grands ennuis ; j'en ai vu qui avaient décollé le rectum du vagin et qui s'ouvraient à plus de trois pouces de distance de l'orifice anal ; dans ces cas le débridement au bistouri est dangereux, car l'hémorrhagie peut devenir très sérieuse en raison du siège des hémorrhoïdales inférieures.

J'ai adopté pour le traitement de ces fistules la *ligature élastique* de *Dittel* et je m'en trouve fort bien ; je passe un gros fil de caoutchouc à travers le trajet fistuleux, l'une des extrémités vient ressortir à l'anus et je lie fortement les deux bouts du fil. Je prescris quelques doses de morphine pour calmer la douleur et soixante heures après son application le fil s'est frayé un passage à travers les tissus, le trajet fistuleux est débridé et il se remplira rapidement par granulations.

On peut aussi obtenir le débridement de ces fistules anales au moyen du thermocautère de *Paquelin*, en se servant d'une sonde cannelée comme conducteur de l'instrument.

Il est assez fréquent de rencontrer *plusieurs* de ces fistules au lieu d'une seule, dans ces cas le meilleur parti à prendre, c'est de les opérer l'une après l'autre, car la division d'un seul trajet pourra être suivie de la guérison de tous les autres.

Une autre cause assez fréquente de fistules siégeant sur le périnée, sont les *collections purulentes du petit bassin*, qui se fraient une voie entre le vagin et le rectum. C'est d'ailleurs un sujet que je traiterai en détail lorsque j'aurai à parler des abcès pelviens.

Traumatismes. — Des *déchirures périnéales* plus ou moins étendues sont le résultat presque inévitable du premier accouchement. Elles n'exigent aucun traitement particulier, à moins qu'à la suite de leur guérison incomplète, il ne persiste une fissure douloureuse ou une cicatrice sensible. Dans ces cas la fissure doit être divisée ou traitée par les caustiques et la cicatrice douloureuse pourra être guérie par l'application d'acide phénique concentré ou par l'usage d'un cérat astringent.

Il existe deux états anormaux du périnée, qui peuvent réclamer une intervention chirurgicale. Le premier se rencontre presque uniquement dans la clientèle hospitalière, il est beaucoup plus rare dans la pratique privée, par le fait que les malades appartenant à cette dernière catégorie se soignent mieux, qu'elles gardent le lit plus longtemps pendant leurs suites de couches et qu'elles sont astreintes à des occupations journalières beaucoup moins pénibles que les pauvres femmes qui viennent à l'hôpital réclamer des soins qu'elles ne peuvent recevoir à domicile. Le périnée est dans ces cas distendu par des accouchements répétés et les ligaments utérins sont devenus impuissants à soutenir l'utérus lourd et augmenté de volume par une involution incomplète. La négligence habituelle de ces malades occasionne une distension exagérée et continuelle du rectum et de la vessie ; le périnée devenu insuffisant permet la descente de ces derniers organes et nous nous trouvons bientôt en présence soit d'un prolapsus utérin ou rectal (rectocèle), soit d'un prolapsus vésical (cystocèle), soit d'une combinaison de tous les deux, c'est à dire d'un *prolapsus complet*.

Pessaires. — Une grande quantité de pessaires ont été recommandés dans le but de remédier à ces déplacements, et l'un des meilleurs est certainement celui de *Simpson* (Fig. 8). J'ai cependant renoncé à leur emploi, car ces femmes retournent chez elles avec leurs pessaires et elles nous reviennent après des années avec une fistule rectale ou vésicale, qui provient de ce qu'elles ont porté leur anneau pendant tout ce temps sans jamais s'en préoccuper.

Extension du périnée. — Dans tous ces cas de prolapsus

j'ai donc renoncé aux pessaires, je préfère beaucoup pratiquer une opération fort simple, que j'ai appelée *extension du périnée* et au moyen de laquelle je remédie à tous ces prolapsus des viscères pelviens.

Dans les cas de prolapsus utérin, j'opère d'arrière en avant en pratiquant une véritable extension du périnée; dans les cas de cystocèle, j'opère d'avant en arrière, comme si j'avais l'intention de créer un nouveau périnée antérieur et renversé. En pratique, ces deux opérations sont les mêmes. Elles devront constituer un soutien artificiel, sur lequel pourront reposer les organes en prolapsus et par lequel ils seront absolument retenus à leur place. Je puis parler aujourd'hui de l'opération

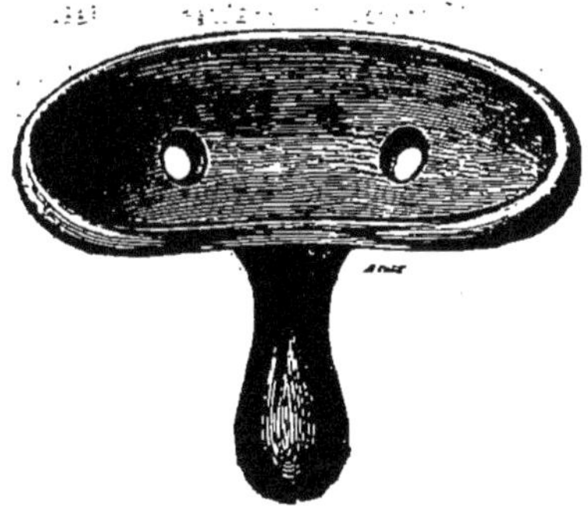

Fig. 8. — Pessaire de Simpson.

que je pratique contre le prolapsus utérin avec une entière satisfaction, car je possède des observations où les résultats se sont maintenus depuis plus de 10 ans. Je ne puis me prononcer aussi positivement sur l'opération qui s'adresse au prolapsus vésical, car mes efforts dans cette direction sont de date beaucoup plus récente.

Les opérations sont des plus simples.

Pour l'extension du périnée *d'arrière en avant*, je fais, au moyen de ciseaux pointus et coudés, une incision en fer à cheval autour du périnée, incision dont les pointes s'étendent en avant aussi loin que je le juge nécessaire. Elle doit être faite profondément dans les tissus des lèvres, et, lorsque les lambeaux sont soulevés, il en résulte de chaque côté une entaille, qui a la forme d'un **V**. Au moyen d'une grande aiguille à manche, je place autant de sutures au crin de Florence qu'il est nécessaire — généralement trois ou quatre, de la même manière que l'on procède pour la réunion des fistules vésico-vaginales, c'est-à-dire l'aiguille ne doit pas entrer dans la peau, mais à la limite externe de la surface avivée. Les deux surfaces avivées en forme de **V** arrivent ainsi en contact dès que les sutures sont nouées ; en se réunissant elles deviennent une surface à plan antéro-postérieur et forment ainsi un soutien épais et solide, qui cède rarement et sur lequel reposent les organes déplacés. Actuellement je laisse toujours mes sutures en place pendant 3 à 4 semaines.

Dans les cas de cystocèle l'incision est renversée, sa base est tournée en dehors et elle est située un peu au-dessus de l'orifice uréthral, l'épaisseur des tissus à cet endroit est plus que suffisante pour permettre l'incision. Je ne sais pas si cette dernière opération supportera l'épreuve du temps, mais je ne vois pas pourquoi il n'en serait pas ainsi. D'ailleurs toutes les autres opérations que j'ai essayées contre le prolapsus vésical ont toujours échoué.

Déchirures complètes. — Périnéorrhaphie. — Pour les déchirures complètes du périnée l'opération reste la même en principe, quoique certains *détails de technique* soient modifiés. Dans ces cas, lorsqu'on fait écarter fortement les fesses, on aperçoit l'ancienne déchirure sous la forme d'une mince ligne blanchâtre cicatricielle, s'étendant transversalement à l'axe de la rupture, cette dernière étant naturellement dirigée à angle droit sur le plan du périnée.

Il existe, après ces déchirures périnéales, une particularité bien singulière, c'est que la cicatrisation se fait dans la direction opposée à celle de la lésion. Mon intervention repose sur ce dernier fait et je puis dire qu'elle est le contrepied de toutes les autres opérations qui procèdent par avivement.

Mon but est de rétablir l'ancienne déchirure, puis de la réunir de manière à reformer le périnée tel qu'il était avant l'accident. C'est de cette manière et uniquement de cette manière que l'on pourra obtenir une véritable restauration du plancher périnéal, suffisamment solide pour pouvoir résister aux accouchements consécutifs, ainsi qu'il en a fourni la preuve dans un grand nombre de mes cas. Je ne connais en effet pas un seul exemple où il se soit produit une seconde déchirure.

Après avoir fait écarter fortement les fesses de sorte que la ligne cicatricielle soit bien visible sur toute son étendue et qu'elle soit bien tendue, j'introduis la pointe de mes ciseaux à une de ses extrémités et, en me tenant toujours strictement sur cette ligne blanche, je l'incise sur toute son étendue.

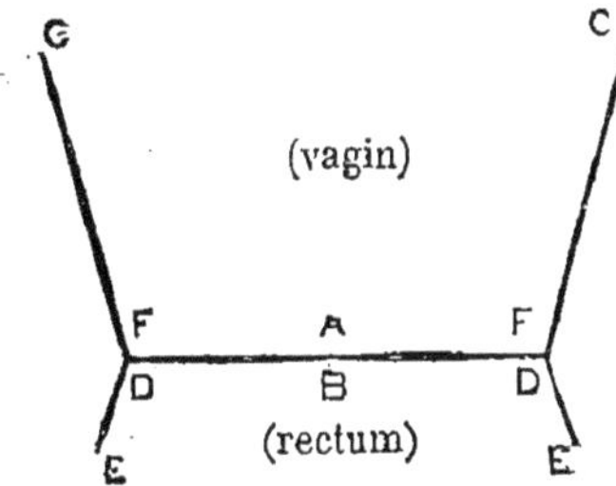

Fig. 9. — Forme de l'incision pour la périnéorrhaphie..

L'incision doit avoir environ 12 à 13 millimètres de profondeur et elle donne lieu à deux lambeaux, l'un rectal, l'autre vaginal (voy. fig. 9). De ces deux extrémités on fera partir deux incisions perpendiculaires, en *avant dans les tissus de chaque lèvre*, incisions longues d'environ 30 millimètres, et deux autres incisions *en arrière du côté du rectum*, longues d'environ 10 millimètres, de sorte que nous obtiendrons une plaie, qui aura à peu près la forme représentée par le schéma suivant:

Le lambeau vaginal A est relevé en avant, tandis que le lambeau rectal B est repoussé en arrière, les angles A B C sont attirés au moyen d'une pince en haut et en dedans vers la ligne médiane, les deux angles B D E sont par contre rejetés en bas et en dedans. Les deux lignes C E s'incurvent alors en dehors et toute la surface prendra la forme représentée par la figure suivante (10) :

Les sutures, que je fais au crin de Florence, sont alors placées au moyen d'une longue aiguille montée sur un fort manche et ayant la courbure désirable. Comme des sutures ne doivent pas comprendre la peau, on devra introduire l'aiguille à environ 3 à 4 millimètres de distance du bord de la plaie, *en dedans de celui-ci*, aux points A de la figure 10. Elles doivent traverser profondément les tissus jusqu'aux points B; l'aiguille doit sortir en cet endroit, car les sutures ne doivent pas intéresser l'angle supérieur de la plaie.

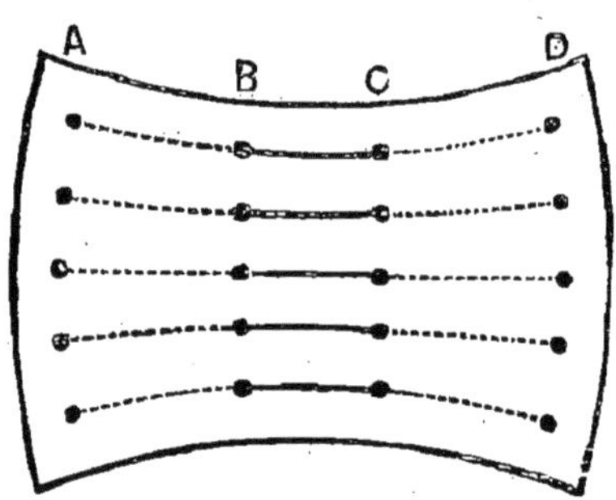

Fig. 10. — Placement des fils.

L'aiguille pénètre de nouveau dans les tissus en C pour venir ressortir en dedans du bord de la plaie, à égale distance c'est-à-dire aux points D. En ne comprenant pas dans les sutures l'angle le plus profond de la plaie, les deux grandes surfaces, comprises dans les parallélogrammes limités en haut par les lignes A B et C D, seront affrontées plus exactement et se réuniront presque certainement. Les deux lambeaux rectal et vaginal sont repoussés dans le rectum et dans le vagin, et ils y formeront deux espèces de valves qui empêcheront la souillure de la plaie périnéale par les écoulements de ces conduits.

Le périnée ainsi reconstitué devient suffisamment solide et

la réunion est presque inévitable, car dans plusieurs *centaines de cas* je n'ai eu que deux échecs, dus uniquement au fait, que dans ces deux cas, on avait déjà tenté plusieurs fois la restauration à l'aide d'*opérations par avivements*.

La cicatrice résultant de mon opération est *absolument linéaire* ; elle ressemble tellement au raphé naturel, que trois ou quatre mois après l'intervention il est impossible de reconnaître que le périnée a été lésé, d'autant plus qu'il n'existe aucune trace des points de suture pour raconter l'histoire de la restauration opératoire.

La *douleur* après mon opération est insignifiante en comparaison de celle qui survient après l'ancienne méthode d'application des sutures. Je laisse les fils en place pendant trois à quatre semaines et j'attache beaucoup d'importance à ce que le vagin et le rectum soient irrigués chaque jour. Lorsque des opérations précédentes, faites par avivement, ont rendu les tissus très exigus, on sera souvent obligé de faire des incisions libératrices de chaque côté du périnée dans l'axe de la tubérosité de l'ischion.

Cette opération diffère considérablement de toutes celles qui ont été proposées par les différents auteurs, soit par le *principe* sur lequel elle repose, soit par les *détails techniques*. En effet toutes les autres méthodes procèdent par *avivement* — c'est-à-dire qu'elles consistent à enlever des tissus qui peuvent être d'une grande utilité — de sorte que si l'opération ne réussit pas, la malade se trouve dans de beaucoup plus mauvaises conditions qu'avant l'intervention.

Par contre, lorsque l'on opère d'après mon procédé, on n'enlève aucun tissu, par conséquent si l'on a un échec les parties reviendront simplement à leur état anormal et non pas à une situation pire. Les opérations par avivement sont basées sur un principe faux, car elles tendent plutôt à rendre au vagin et au rectum leurs formes tubulaires, qu'à former un bon périnée de soutien.

Mon opération au contraire reconstitue réellement la forme et les dimensions du périnée, et la malade, opérée d'après cette méthode, se trouvera « dans d'aussi bonnes conditions qu'avant son accident ». On pourra de suite se rendre compte que les choses se passent ainsi, si l'on considère que l'incision transversale reproduit exactement *l'ancienne déchirure*

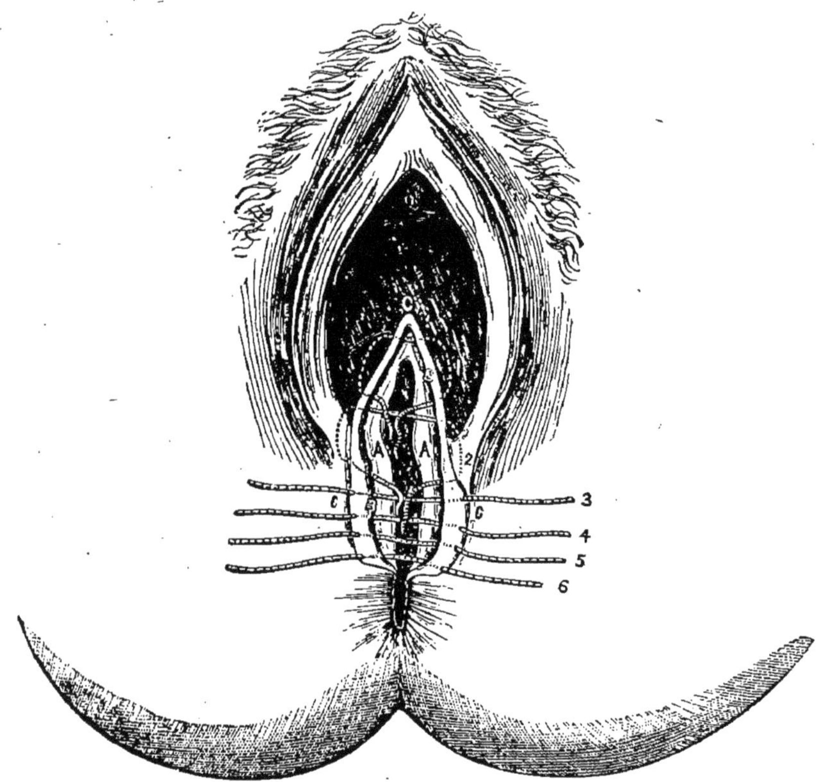

Fig. 11. — Périnéorrhaphie dans le cas de rupture très étendue du rectum.

périnéale, toujours dirigée selon le plan antéro-postérieur du corps. Mais ainsi que nous l'avons déjà dit la cicatrisation s'est faite en sens inverse, c'est-à-dire dans le plan latéral : donc, pour reconstituer les parties dans leur situation primitive, nous devons réunir les surfaces suivant la position occupée par l'ancien raphé génital. Les extrémités du sphincter déchiré se rapprocheront et l'activité fonctionnelle sera parfaitement rétablie.

L'exactitude de ces assertions est suffisamment démontrée par les résultats que j'ai obtenus chez toutes mes malades. Ma méthode de placement des sutures est très importante pour atteindre le but, car c'est d'après ce procédé seul que

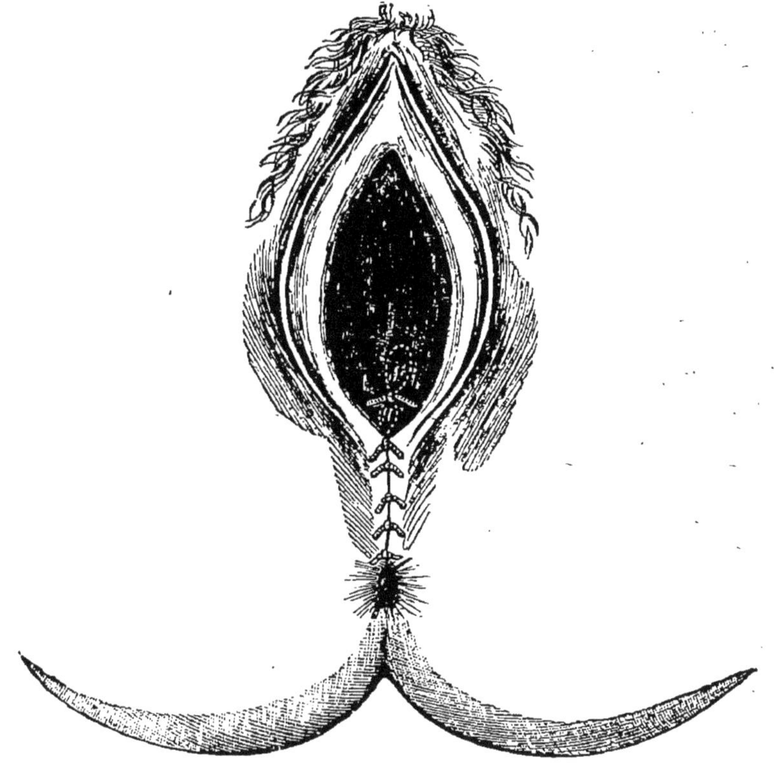

Fig. 12. — Résultat de l'opération,

les anciens rapports des parties pourront être exactement reconstitués.

De plus les autres opérations ne forment pas un périnée qui soit capable de résister aussi bien aux efforts d'un nouvel accouchement, tandis que les résultats obtenus par ma méthode ont pu fournir cette preuve de solidité dans vingt-six cas, où je n'ai pas eu une seule fois à constater une nouvelle rupture.

Les deux figures 11 et 12 ont pour but de montrer une méthode supplémentaire de restauration, que j'ai adoptée dans un cas où la déchirure s'étendait très haut dans le rectum, et où par conséquent elle était trop large pour être comprise dans un seul étage de sutures. Je fus obligé d'employer trois étages de sutures. Cette première figure montre encore comment, dans un cas pareil, l'angle supérieur de la plaie (C) ne doit pas être intéressé dans les sutures, afin de pouvoir mieux affronter les surfaces A A. ; comment les sutures inférieures 3, 4, 5, 6, entrent en C dans les tissus au bord interne de la plaie, sans intéresser la peau, et enfin comment le lambeau marginal A doit être rejeté du côté du rectum, en même temps que le lambeau B est retourné du côté du vagin.

La figure 12 nous montre le périnée restauré, les nœuds des sutures au crin de Florence se trouvent en dehors de la plaie.

III

Maladies du vagin.

Méthodes d'exploration. — Jusqu'à présent nous n'avons pas encore eu à nous occuper des diverses méthodes d'exploration, car, pour les affections que nous venons de décrire, l'inspection seule dans l'une ou dans l'autre des positions en usage était suffisante pour assurer le diagnostic. Deux positions sont plus habituellement employées ; dans la première, la malade est *couchée sur le côté gauche*, en se tournant légèrement sur la face, les genoux devront être fortement repliés sur l'abdomen et les pieds tournés en avant. Pour l'examen habituel des parties génitales externes, cette position pourra satisfaire à toutes les exigences, sauf dans les cas où il sera nécessaire d'inspecter les régions pubiennes et inguinales, examen qui ne pourra se pratiquer que dans la position dorsale.

L'exploration pendant la *station debout* peut être parfois indiquée, afin de s'assurer de l'état des parties dans un cas douteux de hernie. Une position encore plus exceptionnelle, le *décubitus génu-pectoral*, pourra être utilisée, lorsqu'il s'agit de déterminer avec soin un déplacement de l'utérus ou l'étendue d'un prolapsus ; dans ce dernier cas le corps est penché en avant et l'examen se pratique par derrière.

Dans toute exploration des parties génitales, le gynécologue doit s'appliquer à ménager les sentiments de pudeur de sa malade, tout en cherchant à faire un examen aussi complet qu'il est nécessaire pour le diagnostic. Je suis heureux de pouvoir dire que les femmes anglaises, même celles appartenant à la classe la plus humble, ne permettront jamais les méthodes d'exploration employées sur le continent, et un gynécologue anglais qui introduirait dans son cabinet de consultation l'un des fauteuils gynécologiques que nous voyons si fréquemment annoncés dans les journaux médicaux américains, irait certainement au-devant d'une ruine complète. Tout cet attirail barbare et disgracieux n'est pas nécessaire; l'important est d'avoir un lit sur lequel la malade puisse reposer confortablement et qui soit d'une hauteur suffisante pour ne pas fatiguer l'opérateur.

On ne devra découvrir la malade qu'autant qu'il est nécessaire de le faire, et à mesure que le gynécologue acquerra davantage d'expérience, il reconnaîtra qu'il pourra obtenir par l'exploration bimanuelle des renseignements plus précieux que par la vue. C'est surtout en procédant de cette manière qu'il obtiendra la confiance des malades anglaises.

Chez les femmes non mariées et tout particulièrement chez les jeunes filles, on pourra s'en tenir à la simple inspection des parties, le toucher vaginal ne devant être pratiqué qu'en cas de *nécessité absolue*. Je considère tout homme qui employera le spéculum pour l'examen d'une femme encore vierge comme indigne de pratiquer sa profession. Je dois dire, de plus, qu'il est très rare que le spéculum soit nécessaire pour établir le diagnostic; il ne devra être employé que pour les interventions opératoires ou pour les pansements.

Lorsqu'il est nécessaire de procéder à un *examen complet*, on atteindra mieux le but en faisant déshabiller et coucher la malade, et le gynécologue un peu occupé fera bien d'avoir une chambre spéciale, où les malades, assistées par une aide, pourront se dévêtir et se mettre au lit.

On a fréquemment discuté la nécessité de cette troisième personne, présente à l'examen des malades, et je crois en effet qu'il peut être parfois utile d'avoir ainsi une aide sous la main;

quoique les occasions où elle serait indiquée dans un but de protection doivent être excessivement rares.

La première condition pour pratiquer une exploration complète est de faire coucher la malade sur le dos et d'obtenir *le relâchement des muscles abdominaux* et la flaccidité de la paroi. Il est très curieux de voir combien il est difficile de faire entrer cela dans l'esprit des malades, et bien souvent l'examen devient impossible par suite de la rigidité persistante des parois abdominales. Néanmoins avec un peu de patience on arrivera au but et on pourra alors procéder à la palpation. En passant doucement la main sur l'abdomen on cherchera à découvrir la présence de tumeurs, de bosselures, d'inégalités ou d'anomalies dans les parties pelviennes, tout particulièrement au-dessus des plis de l'aîne.

Il sera parfois nécessaire d'inspecter les parois abdominales, mais on ne doit le faire que lorsque cela deviendra indispensable; si l'on doit procéder à la percussion, il faudra découvrir la malade.

Lorsque l'abdomen est proéminent, on déterminera avec précision les contours de la tumeur, et on recherchera s'il existe ou non de la *fluctuation*; les régions où il existe de la *matité* ou de la *sonorité* seront aussi recherchées avec le plus grand soin, ainsi que les rapports qui existent entre elles. D'ailleurs tous ces détails seront encore discutés en leur lieu et place.

Pour le moment, nous n'avons à nous occuper que de *l'exploration du bassin*, et dans ce but on devra faire coucher la malade sur son côté gauche, la tête et les épaules légèrement fléchies, les genoux fortement relevés sur l'abdomen, les pieds dirigés en avant. On pourra faire dans cette position un examen complet et très satisfaisant du bassin, par le vagin, par le rectum, soit à l'aide du toucher seul, soit par l'exploration bimanuelle.

Nous ne devons jamais négliger d'enduire l'index d'un

corps gras, huile ou vaseline, ou d'un savon mou préparé dans ce but, tant pour faciliter l'introduction du doigt que pour le protéger contre l'infection, car il ne faut jamais oublier que cette dernière éventualité donne à l'emploi d'une pommade une importance toute particulière. L'inoculation de la syphilis par l'intermédiaire du doigt, à la suite du toucher vaginal n'est que trop fréquente, et je connais bien une douzaine d'existences qui ont été entièrement sacrifiées ou rendues misérables à la suite de ce malheureux accident.

La première chose à faire est de s'assurer de l'état des grandes et des petites lèvres. Si elles sont *sensibles*, *recouvertes de pus* et *tuméfiées* on pourra soupçonner la présence d'une gonorrhée ou de quelque lésion traumatique; dans ces cas on devra procéder de suite à l'inspection des parties. Si l'on ne découvre dans cette région rien d'anormal on introduira le doigt avec soin entre les lèvres et on se rendra compte de l'absence ou de la présence de l'hymen.

Dans le cas où celui-ci existe et où la malade est encore vierge, on procédera avec beaucoup de précautions, afin de ne pas provoquer des souffrances inutiles. Dès que le doigt a franchi l'orifice vulvaire, on se renseignera sur l'état du vagin, sur sa longueur, et sur sa largeur, s'il y existe quelque corps étranger ou quelque tumeur, s'il présente les traces d'une grossesse précédente, sur l'état de la muqueuse? L'état de distension ou de vacuité de la vessie et du rectum, la présence de tumeurs intéressant l'un ou l'autre de ces organes, doivent être ensuite pris en considération.

Puis on portera son attention sur l'utérus, et en premier lieu sur l'état de la portion cervicale. Le col est-il fermé ou entr'ouvert, lisse ou inégal, déchiré, est-il occupé par quelque néoplasme ou est-il le siège de quelque ulcération maligne ou autre? tout cela peut être reconnu sans difficulté à l'aide du doigt seul, mais du doigt parvenu à un certain degré d'éducation.

Nous aurons ensuite à nous occuper de la *mobilité de l'utérus*, et lorsqu'il est fixé ou bridé, à déterminer quelles sont les causes de cette fixation ; elles pourront être rapportées soit à une tumeur maligne, soit à des exsudats inflammatoires, dus aux affections chroniques des annexes de l'utérus. Les affections rectales peuvent souvent être aussi reconnues avec une certaine exactitude par le toucher vaginal.

En supposant que l'utérus ne soit pas immobilisé et que les autres viscères soient sains, nous devrons nous rendre compte de la *position de l'organe*, si elle est normale ou s'il existe une version antérieure ou postérieure. Ceci peut très bien être reconnu à l'aide du doigt seul, sans emploi de la sonde, instrument qui, de tout temps, a causé plus de mal que de bien. En passant l'extrémité de l'index derrière le col, on constatera lorsque l'utérus est en *rétroflexion* ou en *rétroversion*, que le corps de l'organe est situé dans le cul de sac postérieur ; de même les positions que l'on appelle communément *antéflexion* et *antéversion* pourront aussi être facilement diagnostiquées.

Nous avons ensuite à rechercher l'état et les rapports des *annexes de l'utérus*, c'est ici seulement que nous aurons à employer *l'exploration bimanuelle* ; même dans la grande majorité des cas, et pour un gynécologue expérimenté, cette méthode d'examen n'est pas absolument nécessaire. Une affection manifeste des annexes utérins peut parfaitement bien être diagnostiquée par le toucher seul, et, lorsque les organes sont normaux, les ovaires et les trompes pourront facilement être reconnus par le toucher et la palpation combinés, en déprimant d'une main la partie abdominale en bas et en dedans et en rapprochant ainsi la main extérieure du doigt qui pratique le toucher ; en procédant de cette manière il sera presque toujours possible de se renseigner sur l'état et sur la situation exacte des annexes de l'utérus.

Chez les jeunes filles encore vierges, lorsqu'il est absolument nécessaire d'examiner l'état des organes pelviens, comme on ne peut et on ne doit pas pratiquer chez elles le toucher vaginal, on devra procéder à cet examen par le rectum. Au cours de cette exploration il n'est pas rare de voir un débutant trouver le col utérin anormal, car il fait proéminence dans le rectum et simule absolument une petite tumeur. Il est assez fréquent que l'on envoie ces cas normaux au spécialiste avec l'étiquette de rétroflexion ou de rétroversion.

La présence d'hémorrhoïdes, de fissures, de rétrécissements ou d'invagination, de tumeurs malignes ou autres pourra être aussi facilement reconnue par l'exploration digitale du rectum.

Nous arrivons finalement à l'exploration *par la vue* ; s'il ne s'agit que de l'inspection des organes externes, on écartera simplement les deux lèvres avec les doigts de la main gauche. L'inspection de la muqueuse vaginale et de l'orifice externe du canal cervical se pratiquera à l'aide d'une des nombreuses variétés de spéculum. La forme la plus simple sera toujours la meilleure, elle répond d'ailleurs à presque toutes les indications ; c'est le *spéculum de Fergusson*. On doit le choisir en verre solide, épais et transparent ; il ne doit être ni noirci ni recouvert d'argent, car sa transparence parfaite doit permettre de reconnaître son état de propreté avant de l'introduire, tandis qu'un spéculum en verre mat ou recouvert de couleur peut très bien être introduit dans un état douteux de propreté et occasionner une infection. Il est certain que cet accident s'est présenté à différentes reprises et pour cette raison les spéculums noircis devraient être absolument bannis de la pratique gynécologique ; c'est d'ailleurs le cas chez moi depuis nombre d'années. Il faut avoir naturellement un assortiment de spéculums de grandeurs différentes, suivant les différentes malades.

Cette forme très simple de spéculum est non seulement la *meilleure* pour l'inspection du vagin, mais elle est encore préférable pour presque toutes les interventions opératoires. Le spéculum *univalve de Sims* pourra dans certains cas le remplacer avec avantage, mais, ainsi que je l'ai déjà dit, l'inspection à l'aide d'instruments perdra de son importance à mesure que le gynécologue deviendra plus habile dans son art. Actuellement j'emploie bien rarement le spéculum dans le but d'établir le diagnostic; j'ai restreint son usage aux applications de substance médicamenteuse sur la muqueuse vaginale ou sur la portion cervicale et aux interventions opératoires sur ces parties.

Je condamne absolument et sans appel les nombreuses variétés de spéculums bivalves ou trivalves, pourvus de charnières, d'articulations, de leviers, comme étant coûteuses, dangereuses et absolument superflues. Si un chirurgien ne peut opérer avec un simple spéculum de *Fergusson*, remplacé à l'occasion par une valve de *Sims*, il doit abandonner la pratique. Un ouvrier qui a besoin d'instruments compliqués, est un impuissant ou un charlatan.

L'emploi de la *sonde utérine* dans un but d'exploration doit aussi être sévèrement condamné, sauf dans quelques cas exceptionnels, et surtout il ne doit être pratiqué que par ceux qui ont une expérience toute spéciale en matière gynécologique. Les cas exceptionnels qui peuvent réclamer l'usage de cet instrument seront examinés en temps et lieu.

Enfin, dès qu'il s'agit d'une exploration exacte de modifications pelviennes ou abdominales de nature douteuse, l'emploi de l'*anesthésie* sera d'un grand secours. On obtiendra de cette manière un relâchement plus complet des muscles de l'abdomen, qui permettra de reconnaître les organes pelviens beaucoup mieux et plus complètement que lorsque la malade est éveillée. L'anesthésique auquel j'accorde la préférence, est un mélange d'une partie de chloroforme et de deux parties d'éther. Je reviendrai d'ailleurs plus au long sur cette importante question dans le chapitre qui traitera des sections abdominales.

VAGINITES

Les processus inflammatoires et les ulcérations du vagin ne diffèrent que fort peu de ceux que nous avons déjà décrits en parlant de la vulve, de sorte qu'une bonne partie de ce que j'ai déjà dit à cette occasion peut se rapporter aussi au conduit vaginal.

Vaginite infantile. — La vaginite infantile, dite *strumeuse*, est souvent déterminée par la présence de corps étrangers, introduits dans le vagin soit par l'enfant lui-même, soit par ses camarades. J'ai eu l'occasion d'observer différents cas de cette espèce, qui démontraient chez ces jeunes enfants un état de dépravation tout à fait surprenant. Ainsi on m'amenait dernièrement une jeune fille, âgée de 5 ans, chez laquelle je pus retirer du vagin un grand nombre de petites pelottes de ses propres cheveux. Cet enfant avait l'habitude de rouler entre ses doigts des cheveux qu'elle s'arrachait elle-même, sa mère avait remarqué plus d'une fois ses allures suspectes, sans y attacher d'autre importance. Ce fut seulement lorsque je retirai de la cavité vaginale de l'enfant une trentaine de ces boulettes, que nous eûmes l'explication de cette singulière habitude.

La vaginite chronique des enfants est assez rare, car généralement le processus inflammatoire reste localisé à la surface muqueuse externe, c'est-à-dire situé en dehors de l'hymen. Mais, lorsque l'inflammation envahit le vagin, elle devient très rebelle, elle donne alors lieu à beaucoup d'inquiétude chez les parents et à de grandes souffrances chez les enfants. L'écoulement continuel qui en résulte, irrite les parties externes, et pousse l'enfant à se gratter sans cesse.

Ainsi que je l'ai déjà dit à propos de sa manifestation vulvaire, je ne vois aucune bonne raison qui plaide en faveur de la *nature strumeuse* de cette affection, quoique sa guérison soit certainement facilitée par un traitement général, comme le séjour au bord de la mer, ou à la montagne si la petite malade réside habituellement dans la plaine. Les *injections* sont dangereuses et elles ne procurent pas une grande amélioration ; le meilleur traitement local consiste en l'application de suppositoires de beurre de cacao, contenant de l'iodure de plomb, de l'acide borique, du tannin associé à l'opium ou d'autres substances analogues.

Un autre traitement plus énergique, mais un peu sévère, donne des résultats très satisfaisants ; il consiste à cautériser toute la surface vaginale à l'acide phénique concentré : il ne doit servir qu'en dernière ressource, car l'anesthésie est indispensable et on devra toujours prendre soin que l'application du caustique n'intéresse pas la surface cutanée.

Vaginite papillaire. — On peut rencontrer chez les femmes adultes une vaginite très analogue à cette forme infantile, tout particulièrement chez celles qui n'ont pas eu d'enfants ; c'est une affection très rebelle, qui constitue un obstacle aussi bien au coït qu'à la conception. Je lui ai donné le nom de *vaginite papillaire,* car les papilles du vagin s'hypertrophient et elles émergent d'une épaisse couche de pus, dans laquelle elles sont constamment baignées. La muqueuse prend dans ces cas un aspect mamelonné comme la surface d'une framboise et elle devient très sensible au moindre attouchement.

Je ne connais qu'un seul moyen de traiter cette affection, c'est la *cautérisation superficielle* au thermocautère de *Paquelin* de toute la surface affectée. Je n'ai aucune raison de croire que cette vaginite soit d'origine blennorrhagique, car dans la majorité de mes cas cette étiologie pouvait être absolument écartée.

Vaginite chronique. — La vaginite chronique vulgaire peut être d'origine *catarrhale* ou d'origine *gonorrhéïque ;* mais elle ne se présente pas sous l'aspect que nous venons de décrire pour la forme papillaire, et surtout elle ne donne pas lieu aux douleurs intenses qui accompagnent toujours cette dernière.

Nous devons nous rappeler, que de ce qu'un écoulement vaginal provoque une uréthrite chez le mari, il ne s'en suit pas nécessairement que son origine soit spécifique, car cet accident peut très bien être déterminé par un écoulement provenant de l'utérus au moment de sa régression *post partum*, ou dans des circonstances qui placent l'infection gonorrhéïque tout à fait en dehors de la question.

Vaginite sénile. — Nous pouvons rencontrer chez les femmes âgées une forme spéciale de vaginite, occasionnant un écoulement aqueux abondant, parfois légèrement purulent et à laquelle j'ai donné le nom de vaginite sénile ; les symptômes en sont parfois si intenses, qu'ils peuvent faire soupçonner la présence d'une affection maligne ; elle est très désagréable, douloureuse et excessivement rebelle à tout traitement.

Tous ces processus inflammatoires chroniques devront plutôt être traités par des suppositoires que par des injections, et ceci pour les deux raisons suivantes : l'affection peut très bien être propagée à l'utérus et de là gagner les trompes et le péritoine par l'introduction d'une canule dans le vagin et par le courant du liquide injecté avec trop de violence. De plus l'action des suppositoires est plus durable, celle des injections trop passagère. Néanmoins on ne doit pas oublier que toutes les substances astringentes forment des combinaisons insolubles avec des liquides albumineux, de sorte que, lorsque la malade aura employé des suppositoires contenant des médicaments astringents, il se formera toujours un résidu de masses insolubles autour du col, qui exigera des lavages tièdes fréquemment répétés.

VAGINISME

C'est au *Dr Marion Sims* que nous sommes redevables de l'invention regrettable du terme de *vaginisme* sous lequel il a décrit un état que je crois imaginaire à savoir la *contraction spasmodique du sphincter musculaire du vagin.* Ce muscle figure dans les traités ; néanmoins je fis ces dernières années une enquête systématique auprès des professeurs d'anatomie d'Angleterre et de l'étranger et le résultat en fut que non seulement il s'élève des doutes sérieux sur l'existence de ce muscle, mais que les quelques faisceaux de fibres musculaires qui existent à cet endroit ne peuvent agir comme *constricteurs du vagin*, et surtout qu'ils ne pourraient jamais donner lieu aux symptômes qu'on leur a attribués. Cette qualification de *vaginisme* n'est donc qu'un manteau destiné à dissimuler l'ignorance ou l'insouciance de l'observateur.

Les cas dans lesquels on rencontre les symptômes attribués à cette affection sont assez fréquents et le traitement conseillé par la plupart des traités gynécologiques, consiste en la division du muscle hypothétique ou dans la *dilatation forcée* du vagin. Mais le fait est que ces symptômes sont dus le plus souvent à la présence de caroncules uréthrales ou à l'atrophie vasculaire des petites lèvres, déjà décrite précédemment, affections contre lesquelles le traitement préconisé ci-dessus est absolument inutile. J'ai rencontré bien des cas de ce prétendu vaginisme, mais j'ai toujours découvert la véritable interprétation des symptômes observés, sans être obligé de croire à la contraction spasmodique d'un muscle, dont l'existence n'est en somme qu'une curiosité de salle de dissection.

Lorsqu'une malade vient se plaindre de ce qu'elle ne peut supporter les rapports sexuels, le chirurgien devra toujours être convaincu qu'il existe quelque cause bien définie pour cet état, et que, s'il la recherche avec le soin et l'habileté nécessaires à cette investigation, il la trouvera infailliblement. On m'a envoyé un grand nombre de cas avec le diagnostic de vaginisme, afin que je pratique la division du sphincter, mais je puis dire que je n'ai jamais fait cette opération, pour la bonne raison qu'il m'a toujours été possible de trouver une cause plus tangible que la contraction hypothétique du sphincter musculaire, pour expliquer les souffrances de ces malades.

Une des causes les plus fréquentes de cet accident sont certainement les *fissures*, résultant d'anciennes déchirures survenues pendant le coït. Une fréquence trop grande des rapports sexuels, d'où il peut résulter les excoriations des nymphes ou une vulvite chronique, donnera aussi lieu à des symptômes analogues. Tous ces cas guériront rapidement par l'emploi d'un simple cérat, et par une certaine modération dans la pratique du coït.

Dans d'autres cas nous trouverons que ce prétendu vaginisme est causé tout simplement par la présence de verrues douloureuses, de caroncules uréthrales, ou de ces taches de dégénérescence vasculaire, situées sur la muqueuse des petites lèvres et dont nous avons déjà parlé précédemment. Cette dernière cause est tout particulièrement fréquente au moment de la ménopause et on pourra souvent observer qu'une tache de la grosseur d'un grain de millet peut occasionner des souffrances intolérables.

Il y a quelques mois, une dame vint me consulter d'une des provinces du nord, pour subir l'opération de la section du sphincter. Je trouvai chez elle une de ces petites taches que je cautérisai à l'acide phénique concentré; je recommandai à ma malade l'usage du cérat, tout en l'avertissant que tous les symptômes récidiveraient dans l'espace de quelques mois et qu'ils réclameraient une nouvelle application du caustique; mais jusqu'à ce jour cette dame est encore absolument libérée de tout malaise. Il est possible que des cas de vaginisme vrai puissent se rencontrer, mais je dois avouer que pour le moment ils me sont encore absolument inconnus ; il me semble qu'il serait aussi logique de présenter des cas de rétinite aigüe sous la dénomination de son symptôme principal, la *photophobie*, que de classer les cas dont je viens de parler sous la rubrique de *vaginisme*.

TUMEURS DU VAGIN

Le *polype* du vagin est une affection très rare, je n'en ai observé que cinq cas. Deux de ces tumeurs étaient de petits myomes solides, développés aux dépens de la paroi vaginale postérieure et la troisième était une *tumeur myomateuse kystique*, adhérente par son pédicule à la paroi latérale gauche ; elle était de la grosseur d'une mandarine et elle se trouve actuellement au musée du collège royal des chirurgiens.

Le Dr *L. A. Neugebauer* a réuni (1) trente-quatre cas de fibro myomes du vagin, principalement de forme polypeuse, s'étant développés à tous les âges et dans toutes les parties du conduit vaginal.

A part une seule exception, toutes les *affections cancéreuses* du vagin que j'ai observées, étaient de la variété que l'on rencontre le plus fréquemment sur les muqueuses, l'*épithélioma ulcéreux*. Il constitue généralement une extension de l'affection cervicale, mais il peut aussi très bien se développer aux dépens des parois vaginales. Dans ces derniers cas, il ne donne lieu au début qu'à fort peu de symptômes et il peut se faire qu'il ne révèle sa présence que par la formation d'une fistule rectale ou vésicale. Le *traitement* opératoire de l'épithélioma du vagin ne m'a donné, comme dans tous les autres cas de cette affection maligne, que des résultats fort peu satisfaisants.

Les *papillômes du vagin* consistent en une hypertrophie

(1) *Prager Vierteljahrschrift*, 1877.

plus ou moins accentuée des éléments papillaires de la muqueuse vaginale. Le plus souvent ils siègent en dedans du vestibule, quoique je les aie observés parfois sur les nymphes; la zone affectée est rarement très étendue. La partie malade prend un aspect rouge, velouté, elle saigne facilement et elle devient très sensible au toucher. Les papilles subissent une élongation marquée en forme de doigts; elles sont épaissies, ramifiées et même dendritiques. On constate à l'examen microscopique que c'est surtout le stroma de la papille qui est hypertrophié; le tissu conjonctif, les vaisseaux, les fibres nerveuses ont subi un épaississement notable, tandis que le revêtement épithélial semble être resté tout à fait normal. Le symptôme principal, la *douleur*, est dû principalement à ces modifications pathologiques; elle est parfois si aiguë, qu'elle rend l'existence intolérable.

J'ai observé différents cas de papillômes qui avaient été envisagés longtemps comme des cas de vaginisme. Cette affection peut survenir à toutes les périodes de l'existence et le seul traitement efficace consiste à détruire complètement ces papilles, soit par les caustiques, comme le fer rouge, le perchlorure d'antimoine, l'acide chromique, soit encore mieux par leur abrasion au moyen des ciseaux courbes.

PROLAPSUS DU VAGIN

J'ai adopté pour traiter des différentes variétés de prolapsus vaginaux une nomenclature qui diffère quelque peu de celle employée habituellement, mais je pense que l'avantage qui résulte de cette classification compensera l'inconvénient d'une appellation nouvelle. Je propose de ranger tous ces déplacements, sauf une exception, sous le terme commun de *colpocèle*, et d'en définir la variété en y ajoutant le nom de l'organe intéressé. Ainsi le plus fréquent de tous ces prolapsus est certainement la colpocèle vésicale (cystocèle vaginale), qui consiste dans la distension du trigone vésical, accompagnée généralement, et je crois toujours pendant sa période de début, d'amincissement de la paroi de l'organe.

Colpocèle vésicale. — Dans sa forme la plus légère, elle est représentée par une petite tumeur ovalaire, qui ne devient visible que lorsque la malade fait un effort ou lorsque la vessie est à l'état de distension ; dans les cas plus avancés, elle arrive à former une tumeur permanente, s'ouvrant un passage à travers la vulve. La muqueuse vaginale prend bientôt l'aspect et les caractères de l'épiderme, la paroi vésicale subit un épaississement notable et, arrivée à ce degré, l'affection devient une source intarissable d'ennuis de toute espèce. La principale cause étiologique de ce prolapsus vésical doit être recherchée dans la détestable habitude qu'ont la plupart des femmes de retenir leur urine, jusqu'à ce que la vessie arrive à un degré extrême de distension. La différence des rapports anatomiques de cet organe chez l'homme et chez la femme crée la diversité des habitudes sur ce point.

Chez l'homme en effet le col de la vessie et le trigone reposent sur un plan solide, de sorte que la distension de l'organe ne peut s'effectuer que dans la direction verticale; de plus le poids des organes, qui reposent sur la vessie, rend cette surdistension beaucoup plus rapidement douloureuse que chez la femme. Chez cette dernière, la paroi sur laquelle repose l'organe est d'autant plus capable de distension, que le vagin se trouve dilaté par les accouchements précédents. Nos habitudes sociales permettent d'ailleurs beaucoup mieux aux hommes qu'aux femmes de vider leur vessie aussi fréquemment qu'il est nécessaire, de sorte que ces dernières s'habituent bientôt à remédier à cet inconvénient aux dépens de leurs organes ; c'est le trigone qui se dilate, comme étant le point qui offre le moins de résistance à une distension exagérée.

A mesure que cette dilatation s'accomplit, la difficulté de

vider *complètement* la vessie deviendra de plus en plus grande ; il persistera en effet dans la partie la plus déclive un résidu d'urine, qui se décompose, donne lieu à un catarrhe chronique et réduit les malades qui en souffrent aux conditions que nous observons chez les hommes affectés d'une hypertrophie de la prostate. L'inflammation intéresse surtout la poche dilatée, les parois vésicales subissent un épaississement notable et en dernier lieu la colpocèle devient irréductible.

Dans la pratique privée les cas aussi graves sont rares ; mais dans la clientèle hospitalière nous les rencontrons fréquemment, ce qui provient de l'extrême négligence des classes inférieures dans l'accomplissement de leurs fonctions urinaires. Cette forme de prolapsus ne présente pas grands inconvénients pendant sa période de début, et la malade ne s'en aperçoit le plus souvent que lorsque la colpocèle devient subitement plus volumineuse. Si à ce moment elle est traitée convenablement, la guérison ne sera pas difficile à obtenir.

La première recommandation à faire à la malade est de ne jamais rester plus de huit heures sans vider sa vessie, et même moins longtemps si elle peut le faire ; de plus, on doit la pourvoir d'un support convenable. Celui-ci consiste en un pessaire sphérique en ébène, fabriqué pour moi par MM. *Mappin* et *Cie*, il ne doit présenter aucune aspérité et il sera muni d'une anse de forte corde de fouet. L'ancien pessaire en boule était sillonné de nombreuses cavités, dans lesquelles les sécrétions muqueuses s'accumulaient, se décomposaient et donnaient lieu à une odeur infecte. La malade doit enlever son pessaire chaque soir, faire une irrigation vaginale avec une solution à 1 pour 100 de permanganate de potasse, et le remettre en place chaque matin. En continuant ce traitement pendant des mois, pendant des années même si c'est nécessaire, chaque malade se trouve bientôt dans un état très satisfaisant et dans la majorité des cas on pourra obtenir à l'aide de ce procédé une guérison définitive.

Lorsque l'affection est plus avancée, qu'il existe en outre un catarrhe vésical chronique, on commencera le traitement en faisant faire des lavages de la vessie avec une solution à 1 ou 2 0/0 d'acétate de plomb. Ils peuvent être faits par la malade elle-même, après lui avoir enseigné comment elle doit introduire le cathéter.

Lorsque le prolapsus est irréductible et qu'il occasionne des troubles considérables, je n'hésite pas à exciser un fragment approprié de toute l'épaisseur de la paroi vésico-vaginale et puis de refermer la plaie comme dans les cas de fistule ; mais il est évident que cette opération est une forme d'intervention qui doit être réservée aux cas graves seulement, car pour les autres je ne crois pas qu'une telle opération soit jamais nécessaire.

Un grand nombre de procédés ingénieux ont été proposés pour le traitement opératoire de la cystocèle, toutes ces opérations reposent sur le principe de l'avivement d'une certaine étendue de la muqueuse vaginale et de la réunion consécutive des bords, dans le but de diminuer temporairement le prolapsus. Je dis *temporairement*, car en pratique toutes ces opérations sont illusoires, vu l'extensibilité illimitée de la muqueuse vaginale, aussi longtemps que les causes qui produisent le prolapsus continuent à exister.

Colpocèle rectale. — Constipation. — La colpocèle rectale présente les mêmes caractères ; elle est dûe aux mêmes causes de négligence dans les fonctions de la défécation. La majorité des femmes anglaises est sous ce rapport d'une insouciance vraiment incroyable, qui ne peut être comprise que de ceux qui ont la pratique des salles de consultation de nos hôpitaux gynécologiques. Bien des femmes peuvent rester huit et dix jours sans aller à la selle, et encore à cet effet doivent-elles prendre quelque purgatif ; la fréquence et surtout la dose de ceux-ci doivent être constamment augmentées, et aussi ne sommes-nous pas surpris lorsque nous entendons des malades nous raconter qu'elles doivent prendre en six semaines la valeur d'une cuillerée à soupe de pilules purgatives.

La régularité des évacuations intestinales est avant tout une *question d'habitude*. Je recommande toujours à mes malades de se présenter à la selle tous les matins après leur premier déjeuner; pendant les deux premières semaines, leurs efforts peuvent être impuissants et il sera peut-être nécessaire de leur recommander l'emploi d'un suppositoire d'aloès ou de gomme gutte, ou d'un petit lavement, pris environ une demi heure avant le repas. Mais un peu de persévérance permettra bientôt de supprimer les moyens artificiels et, la régularité une fois établie, il sera facile de la maintenir. L'emploi du pessaire en boule, dont j'ai déjà parlé, facilitera sensiblement le traitement. Chez certaines femmes, tout particulièrement négligentes, nous pouvons rencontrer les deux variétés de colpocèle rectale et vésicale.

Entéro-colpocèle. — L'entéro-colpocèle est un prolapsus vaginal, derrière lequel il existe une ou plusieurs anses intestinales. On peut la rencontrer comme une simple distension de la poche de *Douglas* ; mais dans la grande majorité des cas elle est associée à un prolapsus utérin complet avec inversion du vagin ; nous en parlerons donc à propos des déplacements utérins.

Dilatation de l'urèthre. — L'urèthre subit parfois une certaine dilatation qui arrive à former une petite tumeur ovalaire, occasionnant bien des désagréments, car l'urine qu'elle contient s'échappe quelques minutes après la miction et souille les vêtements de la malade. Cette dilatation est souvent accompagnée d'*uréthrite chronique*.

Le traitement le plus simple et le plus rapide est l'excision d'un fragment elliptique de la muqueuse et la réunion des bords par des sutures.

J'ai décrit il y a environ une quinzaine d'années un cas de *dilatation sacciforme de l'urèthre*, qui imitait à s'y méprendre une cystocèle vaginale très accentuée. Cette affection n'avait pas été décrite que je sache avant la publication de mon article sur ce sujet dans la *Lancet* de 1875. J'ai vu encore depuis lors un certain nombre de ces cas, mais, comme ils se ressemblent tous, la description des deux suivants pourra suffire.

I. — Madame B., mère d'une nombreuse famille, souffre depuis plusieurs années d'un prolapsus vaginal antérieur, de la grosseur d'un œuf, très douloureux et tout à fait irréductible. Il s'écoule par la vessie de grandes quantités d'un pus fétide.

A l'inspection, cette tuméfaction ressemble à une cystocèle vaginale ordinaire; elle est de consistance très dure, et à la pression il s'échappe par l'urèthre une grande quantité de pus ammoniacal et très fétide. Par conséquent, ce ne pouvait être une cystocèle simple, mais plus probablement un diverticule sacciforme de l'urèthre; le seul traitement indiqué était son extirpation.

La malade fut endormie et la moitié inférieure de la tumeur fut excisée au moyen des ciseaux; la grande cavité ouverte était tapissée d'une muqueuse épaissie et plissée; au fond je trouvai une ouverture, communiquant avec la paroi inférieure de l'urèthre, et située environ au milieu entre le méat et le col vésical; elle était assez large pour admettre un cathéter numéro 9 ou 10.

J'extirpai la totalité du revêtement de cette poche et je fermai la cavité à l'aide de sutures profondes. La guérison fut rapide et complète. Je ne puis m'expliquer autrement ce curieux cas, qu'en admettant l'origine congénitale de cette poche, et de sa communication avec l'urèthre.

Le cas suivant a été rapporté par mon collègue, le Dr *Hichinbotham* (1).

II. — Le 12 novembre 1880, je vis en consultation, avec le Dr *Young*, d'Erdington, Mme S., âgée de 21 ans, qui chaque jour attendait le début de son premier accouchement.

A l'inspection nous trouvâmes une masse volumineuse faisant saillie à la vulve, elle était formée par le col fortement hypertrophié et en avant par une grosse tumeur molle, que je pris au premier abord pour une cystocèle. En arrière, étalé sur la paroi vaginale postérieure, on voyait l'hymen intact en forme de croissant. Les dimensions du bassin sem-

(1) *British Medical Journal*, avril 1882,

blaient moyennes, et rien dans l'état général de la malade ne pouvait causer d'inquiétude. Le col utérin admettait facilement le doigt, et après quelque difficulté (causée par l'extrême longueur du canal cervical) je pus reconnaître une présentation céphalique.

Comme la malade était épuisée, nous décidâmes de pratiquer l'accouchement sans attendre plus longtemps ; elle fut, par conséquent, chloroformée, la vessie fut vidée et je commençai avec de grandes précautions la dilatation du col rigide. Après de grands efforts il me fut possible d'introduire trois doigts ; le crâne fut perforé et écrasé avec un petit céphalotribe ; après quoi il n'exista plus aucune difficulté pour terminer l'accouchement.

Bientôt la tumeur antérieure au col augmenta de volume, devint douloureuse, puis elle s'ouvrit le dixième jour et il s'en écoula une certaine quantité de liquide purulent ; après quoi la convalescence suivit son cours régulier.

Il n'avait existé ni pendant la grossesse, ni pendant l'accouchement aucun signe d'incontinence d'urine, ni aucun trouble vésical.

Le prolapsus utérin était survenu graduellement, si lentement qu'il avait pu repousser l'hymen en arrière sans le rompre, et il fut accompagné de si peu de symptômes, que la pauvre malade ne se douta même pas, jusqu'au moment de son mariage, qu'elle fût différente des autres femmes. Sa menstruation avait toujours été régulière, sa santé toujours excellente. Ce prolapsus était résulté sans aucun doute des fardeaux très lourds qu'elle avait dû porter dès son enfance.

Six semaines après son accouchement, je revis cette malade sur la demande du Dr *Young*. L'utérus était encore en prolapsus, mais le col et l'orifice externe étaient presque normaux. La tumeur que j'ai décrite était vide, flasque et elle pendait de la paroi vaginale antérieure. — Il existait à sa partie déclive une perforation assez large, permettant l'introduction du doigt. La malade gardait son urine depuis le matin jusqu'au soir, et un cathéter, introduit dans la vessie, ne découvrait rien d'anormal.

Lorsque j'examinai la poche elle-même avec la sonde et avec le doigt, je ne pus découvrir qu'une large cavité vide, située entre l'utérus et la vessie, et ne communiquant apparemment avec aucun de ces deux organes.

Cette dame fut alors admise à l'Hôpital des femmes, dans le service de M. *Lawson Tait*, qui eut l'obligeance de me donner la note suivante sur son état, et sur le traitement adopté :

« A l'examen de la malade on apercevait une tumeur ressemblant exactement à une cystocèle, mais à la partie proéminente de laquelle existait une perforation du volume d'une pièce d'un franc. Le doigt pénétrait à travers cette ouverture dans une grande cavité pyriforme, dont le sommet correspondait à l'urèthre, et nous pûmes bientôt nous assurer qu'elle communiquait avec ce canal par un petit pertuis pas plus large qu'un grain de chènevis. En injectant la vessie avec du lait et en comprimant l'orifice de l'urèthre, on voyait bientôt sourdre le liquide dans la poche.

« Ce kyste se continuait en arrière jusqu'au col utérin, et à cette hauteur il semblait se dédoubler pour former de chaque côté de cet organe deux petites poches latérales. J'incisai toute la cavité depuis l'urèthre jusqu'au col, je disséquai la muqueuse sur toute l'étendue de la cavité, et je réduisis les lambeaux provenant de la surface vaginale, afin qu'ils se rencontrassent exactement sur la ligne médiane après leur réunion au moyen des sutures.

« La dissection de la paroi du kyste au niveau de la portion cervicale fut difficile, et l'hémorrhagie fut abondante, presque inquiétante. La malade fit une parfaite guérison; depuis lors toute trace de cette poche anormale ayant disparu, le prolapsus était guéri. »

A mon avis, ce cas est certainement un exemple de cette forme de malformation congénitale, dont j'ai le premier donné une description exacte (1). J'ai vu cinq de ces cas, et dans deux surtout la situation était sérieuse, car l'urine s'écoulait dans cette poche et y devenait ammoniacale et purulente.

Dans le cas présent, l'accumulation de l'urine était empêchée par la perforation à la partie la plus déclive de la poche, mais il est certain qu'une certaine quantité d'urine passait à travers le kyste au moment de la miction. Cette poche était aussi volumineuse que la vessie elle-même et elle était environ cinq fois plus grande que dans tous les autres cas que j'ai opérés. J'ai toujours fait la dissection complète de la paroi du kyste et j'ai toujours trouvé que la communication avec le canal uréthral était très petite, du volume d'un grain de chènevis, ainsi que je l'ai déjà dit.

Je crois que chez la malade du Dr *Hickinbotham* les rapports de la poche plaident fortement en faveur de son origine congénitale, car je ne puis admettre qu'un kyste, qui se serait développé aux dépens du tissu cellulaire situé entre l'urèthre et le col utérin, puisse contracter avec ces deux organes des adhé-

(1) *Lancet*, 9 janvier 1875.

rences aussi intimes que celles qui existaient dans ce cas ; toutes mes opérations de ces kystes ont été suivies d'une guérison radicale.

Je désire encore faire remarquer, à propos de ce cas, que l'hypothèse du Dr *Hickinbotham*, attribuant l'absence de symptômes à la perforation du kyste, ne se trouve exacte qu'autant qu'elle se rapporte à l'époque qui a suivi l'accouchement, car auparavant cette ouverture n'existait pas encore. Je serais très porté à admettre que la communication avec l'urèthre était masquée et oblitérée en partie par un pli de la muqueuse, agissant comme une valvule et restant suffisante tant que la pression dans la vessie n'était pas augmentée. Sans aucun doute cette dernière condition se trouva réalisée pendant l'accouchement et l'urine s'introduisit alors pour la première fois dans le kyste, dont le contenu avait été jusqu'alors inoffensif.

Depuis que j'ai publié la notice ci-dessus, la malade revint se présenter à l'hôpital, se plaignant *d'une grosseur très douloureuse dans l'estomac.* La température était élevée et le pouls rapide. Elle fut par conséquent admise et nous trouvâmes à l'examen abdominal une tumeur douloureuse, siégeant à droite et au-dessus de l'ombilic, que je considérai comme un rein mobile. Un ou deux jours de repos au lit semblèrent tout remettre en ordre, la sensibilité et la fièvre avaient disparu et la malade rentra chez elle.

Depuis mon travail original sur cette question, *Duplay* l'a traitée dans un article fort intéressant (1), ainsi que *Alban Doran* (2).

J'ai trouvé dans le sixième volume des *Archiv für Medicin* la relation d'un autre cas ; l'opinion que j'ai avancée sur l'origine congénitale de ces kystes s'y trouve confirmée. L'auteur de cet article, M. *Santesson* insiste de plus sur la distinc-

(1) *Archives générales de Médecine*, juillet 1880.
(2) *Medical Record*, mars 1885.

tion que l'on doit faire entre une poche formée par la simple *dilatation de l'urèthre* et un *kyste préexistant*, mais entré en communication avec le canal uréthral soit à la suite d'un processus ulcératif ou nécrotique, soit par formation congénitale.

PLAIES DU VAGIN

Les *plaies du vagin* sont toujours le résultat de violences directes, intentionnelles ou accidentelles ou même causées par la maladresse du chirurgien. J'ai eu l'occasion d'observer un nombre considérable de ces lésions traumatiques, et quelques-uns de ces cas étaient d'un grand intérêt, aussi bien au point de vue chirurgical qu'au point de vue médico-légal.

J'ai observé ainsi deux accidents où la lésion provenait de chutes sur une tige verticale, chutes faites dans la position demi-assise. Dans les deux cas c'est le cul-de-sac postérieur qui avait été perforé, et je crois que le péritoine était intéressé; mais, comme l'un des deux accidents fut suivi de guérison, cette dernière hypothèse n'est pas absolument certaine.

Dans le second cas, la mort survint par péritonite le cinquième jour après l'accident et nous constatâmes dans la cavité abdominale la présence d'un petit fragment des vêtements de la malade. Aucun autre organe n'était lésé. J'aurais dû opérer cette malade par laparotomie et à l'avenir je n'hésiterai pas à le faire.

Nous avons parfois l'occasion d'observer des *ruptures vaginales* assez étendues, survenues pendant le coït, lorsque le pénis est disproportionné avec le vagin; le seul danger de cet accident est l'hémorrhagie, car elle peut devenir très sérieuse; la guérison de ces lésions peut être retardée par la reprise trop hâtive des rapports sexuels. J'ai déjà mentionné le cas qui me fut envoyé il y a quelques années par M. *Hammond Smith*, où il existait une large fistule recto-vaginale qui était la conséquence d'une maladresse extraordinaire du mari pendant la nuit de noces.

Parmi les traumatismes du vagin, les plus fréquents sont les lésions faites en cherchant à déterminer *l'avortement*. Cette manœuvre est devenue très fréquente dans nos centres manufacturiers, et la difficulté d'obtenir des preuves certaines rend infructueux tous les efforts de la police pour l'enrayer. Les instruments employés dans ce but sont presque toujours malpropres et dangereux, de sorte que la mort survient fréquemment à la suite de plaies traversant le vagin et intéressant le péritoine. Comme les blessures qui en résultent sont toujours très petites, que l'examen médico-légal est toujours pratiqué plusieurs jours après l'accident, leur recherche exige les soins les plus minutieux. Elles siègent presque toujours derrière l'utérus.

J'ai observé il y a quelques années un cas horrible de traumatisme vaginal ; il s'agissait d'un homme qui tua sa femme, pendant qu'elle était endormie sous l'influence de l'alcool, en lui enfonçant sa canne dans le vagin, à travers le cul-de-sac postérieur, le foie et le diaphragme. Différents autres viscères furent lésés et la mort survint par shock et hémorrhagie. Le coupable comparut naturellement devant la cour de justice, et, si peu croyable que cela puisse paraître, il se trouva un médecin distingué, qui prétendit que les lésions étaient dues à un *suicide*. Le jury néanmoins condamna l'accusé pour meurtre.

On a décrit quelques cas, et il est à espérer qu'ils deviendront de plus en plus rares, où les lésions vaginales provenaient de manœuvres obstétricales, exécutées par des chirurgiens maladroits, ou dont l'habileté avait été mise en défaut par leur intempérance. J'ai eu le malheur de voir un cas semblable, dans lequel une des branches du forceps avait été poussée à travers le cul-de-sac postérieur ; les efforts expulsifs avaient chassé les anses intestinales à travers la plaie et l'autopsie prouva que le praticien devait avoir enlevé presque la totalité des intestins, en les détachant du mésentère et en arrachant en plus le péritoine des reins et des parois abdominales postérieures.

Le vagin peut se rompre *pendant l'accouchement* lorsqu'il existe une disproportion marquée entre le canal et la tête fœtale, et en plus il n'est pas douteux que M. *Mac Clintock* a raison lorsqu'il nous dit que « le vagin a été déchiré à mainte occasion pendant l'introduction de la main dans l'utérus pour pratiquer la version, ou pour rectifier quelque mauvaise position réelle ou supposée de la tête fœtale. »

Le traitement de toutes ces ruptures a été nettement formulé par le Dr *Mac Clintock*, et il n'y a, suivant moi, rien à ajouter à ce qu'il dit à ce sujet. « Après nous être assurés qu'aucune partie du contenu abdominal ne s'est engagée à travers la déchirure, nous devons nous efforcer de ramener les bords de la plaie en contact aussi parfait que les circonstances le permettent. » Détacher les anses intestinales prolabées est injustifiable dans tous les cas, car on ne doit jamais oublier l'observation bien connue du Dr *Mac Keever*, dans laquelle environ quatre pieds d'anses intestinales étaient en prolapsus et ne purent être réintégrés dans la cavité abdominale ; elles furent laissées en place, se gangrénèrent et la malade guérit avec un anus contre nature s'ouvrant dans le vagin.

Dans les cas d'entéro-colpocèle ancienne et irréductible, la paroi peut se rompre par un effort subit et violent et les intestins s'échappent en dehors, comme dans un cas relaté par le Dr *Fehling*, de Leipsig (1).

CORPS ÉTRANGERS DU VAGIN.

Les corps étrangers, que l'on a occasion de rencontrer dans la cavité vaginale, sont ceux qui y ont été placés par les pra-

(1) *Archiv. für Gynæcologie*, Vol. VI, page 103.

tiques maladroites de jeunes femmes dans une intention libidineuse, ou ceux qui ont été introduits par le praticien et oubliés par l'inattention et la négligence de la malade. Dans le premier cas les objets les plus extraordinaires peuvent se rencontrer, cheveux, cure-dents, pinceaux à barbe etc., qui parfois séjournent depuis des années dans cette retraite inattendue, jusqu'à ce que quelque accident décide la malade à réclamer les soins que la honte de sa conduite l'empêchait de rechercher plus tôt.

J'ai rencontré plusieurs fois des malades, chez lesquelles des pessaires de toute espèce avaient été abandonnés pendant des années dans le vagin, jusqu'à ce qu'il fût survenu des accidents sérieux, dus à leur présence ; par conséquent, lorsque l'on institue un pareil traitement, on doit toujours employer des pessaires que la malade puisse enlever et replacer elle-même, ou bien on doit toujours lui recommander de se présenter de temps en temps à la consultation.

Il y a quelques années, une femme vint chez moi dans un état déplorable dû à la présence d'un anneau qu'elle avait porté pendant dix-sept années, sans l'enlever une seule fois pendant tout ce temps. C'était une de ces boules évidées en bois, fermée à son extrémité par une tige vissée. Cette tige s'était échappée et la paroi vésico-vaginale s'était introduite dans la cavité en formant une sorte de polype intérieur. L'extérieur était recouvert d'une coque calcifiée d'environ un demi pouce d'épaisseur, de sorte qu'il était non seulement difficile d'enlever ce pessaire, mais qu'il était presque impossible de déterminer la nature de ce corps étranger. Je le brisai au moyen du lithotriteur et je l'enlevai pièce par pièce, en découvrant pendant l'opération le faux polype dépendant de la vessie; cette dernière n'était heureusement pas lésée.

Une autre malade, Irlandaise très bornée, ne revint chez moi que deux ans après que je lui avais placé un pessaire de soutien pour une énorme entéro-colpocèle, et je trouvai qu'il s'était produit deux larges perforations, l'une dans le rectum, et l'autre dans la vessie. Néanmoins elle était pleinement satisfaite de son état actuel et elle déclina toute intervention opératoire.

Les pessaires en forme d'anneaux ne sont pas davantage exempts de ce danger, lorsqu'on les néglige ou lorsqu'on les oublie dans le vagin.

En somme je n'ai plus grande confiance dans l'emploi des pessaires, car j'ai reconnu qu'ils avaient presque autant d'inconvénients que d'avantages, et j'ai abandonné leur usage chez les femmes ignorantes qui constituent la majorité de notre clientèle hospitalière ; même dans la pratique privée je les emploie de moins en moins ainsi que j'aurai encore l'occasion de le dire.

FISTULES VAGINALES

Les fistules vaginales, lorsqu'elles ne sont pas dues à une ulcération cancéreuse, sont toujours causées soit par une déchirure des parois, soit, ce qui est la cause de beaucoup la plus fréquente, par la pression continuelle et prolongée de quelque instrument ou de la tête fœtale pendant l'accouchement. La plupart de ces accidents sont dus à la négligence de la parturiente ou de son entourage qui ne réclame pas à temps l'assistance nécessaire ou à une hésitation inexcusable de l'accoucheur, qui retarde trop longtemps son intervention opératoire. Néanmoins l'accident semble parfois inévitable ; l'accouchement a été de courte durée et malgré cela il se forme une nécrose plus ou moins étendue, qui plus tard donne lieu à une fistule. Dans un cas, contre lequel vinrent échouer toutes mes tentatives de restauration et même d'amélioration, le vagin tout entier avait été détruit par une nécrose étendue de sorte que le rectum, l'utérus et les uretères aboutissaient tous dans un cloaque commun, d'environ deux pouces de profondeur et tapissé de parois d'une dureté cartilagineuse. Dans ces conditions les lésions sont trop étendues et trop considérables pour qu'il soit facile d'y porter remède.

Chez les multipares, les fistules ont un caractère un peu différent, car elles proviennent de la compression de la vessie entre la tête fœtale et l'angle aigu de la symphyse pubienne. La partie nécrosée est alors peu étendue et elle siège assez haut ; elle aboutit à la forme la plus fréquente des fistules vaginales et son orifice ressemble à une perforation produite par la ponction. Si l'orifice s'ouvre dans la cavité cervicale, nous obtiendrons la variété utéro-vésicale.

Le *traitement opératoire* de ces dernières fistules présente parfois de véritables difficultés ; dans un cas, pour lequel j'assistais Sir *James Simpson*, il fut obligé comme dernière ressource de fermer l'orifice externe du col utérin et d'établir le passage des règles à travers la vessie. Ce procédé ne présente d'ailleurs aucun inconvénient, tandis qu'il a du moins l'avantage de prévenir la production d'une nouvelle fistule. Dans un cas analogue relaté par M. *J. R. Lane*, sa malade devint enceinte, quoique l'opération eut été selon toute apparence très complète. La proposition de *Jobert de Lamballe* consistant à débrider la fistule, pourra rendre parfois de grands services. Je trouve mentionnés aussi plusieurs cas de fistules urèthro-vaginales, un entr'autres dans la pratique de *Bozeman*, qui était survenu après la lésion de l'urèthre par l'aiguille dans le cours d'une opération d efistule utéro-vésicale.

J'ai vu encore une malade du professeur *Simon* de Heidelberg, chez laquelle existait une fistule uréthrale en communication avec la cicatrice médiane d'une ancienne ovariotomie ; il la traita par la méthode radicale de l'extirpation du rein correspondant.

Ce cas est d'ailleurs relaté dans un de ses volumes (1).

(1) *Chirurgie der Nieren*, Erlangen, 1871.

Les fistules *uréthro-vaginales* sont rares et, d'après mon expérience, elles sont toujours le résultat d'une lésion directe. Dans un cas intéressant, que j'eus dernièrement à soigner, un chirurgien avait pratiqué sur sa malade une lithotomie assez bizarre. Il avait fait une incision s'étendant du méat urinaire au col utérin en ne laissant intact qu'environ 10 millimètres du canal uréthral. J'arrivai assez facilement, et dès ma première tentative, à refermer la partie postérieure de l'ouverture jusqu'au col de la vessie ; mais la reconstitution du col vésical et de l'urèthre donna lieu à bien des difficultés. Je ne pus réussir qu'après avoir eu l'idée d'établir un nouveau canal uréthral sur un des côtés du trajet primitif en passant simplement un drain dans la vessie. J'ai trouvé depuis lors que ce procédé avait déjà été recommandé par *Baker Brown* et par d'autres auteurs. Cette opération eut d'ailleurs un plein succès et ma malade, qui avait passé une dizaine d'années avec un urinal, peut actuellement retenir 300 à 350 grammes d'urine.

Ce cas a été publié dans tous ses détails en 1876 (1).

Les fistules *recto-vaginales*, si nous faisons abstraction de toutes celles d'origine cancéreuse, ne sont pas très fréquentes ; je n'en ai observé que sept et sur ce nombre deux étaient dues à des pessaires oubliés dans le vagin. Une troisième me paraît avoir été causée par un accident syphilitique tertiaire, elle était accompagnée d'un rétrécissement du rectum. Le traitement opératoire de toutes ces fistules vaginales repose sur des principes fort simples, mais dont l'exécution réclame souvent une grande habileté de la part du chirurgien. Les bords de la fistule devront être avivés avec soin et très régulièrement sur toute l'épaisseur de la paroi, afin qu'ils s'adaptent exactement sur toute leur étendue dès qu'ils seront rapprochés ; les fils de suture doivent être choisis de manière qu'ils ne coupent pas les tissus, et, si c'est la vessie qui est intéressée, on devra lais-

(1) *Mémoires de la Société obstétricale de Londres*, 1876.

ser une sonde à demeure jusqu'à ce que la plaie soit complètement réunie.

Nous avons le choix entre deux méthodes opératoires différentes : l'une basée sur l'ancien système d'avivement est mauvaise, l'autre a été décrite et employée en premier lieu par *Maurice Collis*, de Dublin. Ce procédé avait été négligé, presque oublié, lorsque je le remis en honneur en 1881. L'extrait suivant du travail original de *Collis* (1) donne la description exacte des détails et fait ressortir les avantages du procédé :

« L'opération consiste en premier lieu à fendre les bords de la fistule dans tout son pourtour, afin de dédoubler la cloison vésico-vaginale en deux feuillets égaux, l'un comprenant la muqueuse vaginale et le tissu sous-muqueux, l'autre la muqueuse vésicale, la couche musculaire de la cloison étant également divisée en deux parties. L'étendue de cette séparation artificielle sera indiquée par la grandeur de la fistule, par l'état de ses bords, et jusqu'à un certain point par la position qu'elle occupe. Si elle siège à la hauteur du col de la vessie ou dans le voisinage du col utérin, la dissection ne devra pas être poussée à une grande profondeur.

« Tous ceux qui ont procédé à l'avivement d'une fistule, si petite soit elle, auront observé quelle augmentation de volume elle acquiert par cette méthode, et tôt ou tard ils regretteront peut-être la perte de substance occasionnée par ce procédé d'avivement ; dans l'opération que je recommande, lorsqu'elle est exécutée avec soin, il ne se produit aucune perte de tissus, et, si elle aboutit à un insuccès, la malade ne sera au moins pas dans de plus mauvaises conditions qu'avant l'opération.

« En plus nous obtenons à l'aide de ce procédé double chance de succès. Les surfaces vives seront réunies au moyen de sutures en surget de manière qu'elles formeront une

(1) *Dublin Medical Journal*, mai 1861.

arête proéminente sur la surface vaginale. Une arête semblable et même plus élevée se forme dans l'intérieur de la vessie et cette dernière agit comme une valvule, qui s'oppose à la sortie de l'urine et même à son contact avec la plaie ; de plus, si les tissus compris dans les sutures se sphacèlent, les lambeaux vésicaux, qui ne subissent pas la pression des fils, échapperont certainement à la nécrose, ils se réuniront même avant les lambeaux vaginaux et ils resteront unis même si ces derniers devaient céder.

« L'opération est simple et n'exige pas un grand nombre d'instruments, mais elle demande une certaine dextérité, que doit posséder tout chirurgien digne de ce nom, car c'est beaucoup moins l'instrument que la main qui le guide, qui doit assurer le succès de l'opération. Ma méthode est applicable à toutes les fistules vaginales, et à bien des cas, dans lesquels on n'aurait aucune chance de réussite à l'aide des anciennes méthodes.

« Lorsque la perforation est large et que la perte de substance se mesure par pouces carrés, on ne peut espérer obtenir la réunion par le simple avivement des bords et par des sutures séparées. La tension des fils est trop grande et ils couperaint inévitablement les tissus. Les opérations autoplastiques consistant en la transplantation de lambeaux provenant des parties voisines, ne donneront pas non plus des résultats bien satisfaisants. Dans ces cas il est important d'employer un procédé qui permette de répéter plusieurs fois l'opération sans faire subir de nouvelles pertes à des tissus déjà très exigus.

« D'autre part, pour les petites fistules, il ne sera pas très agréable à l'opérateur de voir l'état des parties s'aggraver après chaque intervention non suivie de succès. Ceci ne se produit dans aucun cas après mon opération. Il n'existe pas de perte de substance et le chirurgien pourra renouveler son intervention après quelques semaines sur des parties qui seront dans une situation au moins aussi favorable qu'avant l'opération. »

Il est fort curieux que cette méthode ingénieuse ne se trouve décrite dans aucun traité de gynécologie ; tous les auteurs recommandent la méthode d'avivement, dont l'inconvénient principal est d'enlever une trop grande étendue de tissus, lorsque chaque parcelle de ceux-ci peut être excessivement utile.

Opération. — J'ai déjà dit que les opérations pour fistules vaginales sont rarement rétribuées autrement que par la reconnaissance, car ces malades appartiennent presque toutes à la classe pauvre. J'ai opéré deux ou trois cents cas, et je n'ai pas touché des honoraires suffisants pour payer les instruments que j'avais achetés en vue de ces opérations. J'avais cru de mon devoir de me procurer tout nouvel instrument qui semblait présenter quelque avantage, et, parmi ceux que j'ai vus et que je n'ai pas achetés, il s'en trouvait de très remarquables par leur structure compliquée et par l'ingéniosité qui avait présidé à leur construction.

A mesure que j'ai acquis plus d'expérience, j'en suis arrivé à rejeter tous les instruments compliqués. J'en achète bien encore quelques uns, mais c'est uniquement pour faire plaisir aux inventeurs et aux fabricants. Je crois que les seuls instruments dont on ait besoin pour l'opération des fistules vaginales sont un spéculum de *Fergusson*, un couteau droit et une aiguille montée de courbure convenable.

Les fistules vaginales diffèrent tellement les unes des autres, qu'une description détaillée de l'opération s'appliquerait difficilement à deux d'entre elles ; par conséquent je n'en indiquerai ici que les grands principes. Je prépare donc les lambeaux par la dissection médiane de la cloison, et je pose toujours les sutures en partant du milieu des surfaces avivées. J'ai trouvé qu'il était beaucoup plus facile de placer les fils simplement au moyen des doigts, sans spéculum, appréciation qui certainement se trouvera confirmée par tous ceux qui feront l'essai du procédé.

L'utilité du cathéter après les opérations de fistules vésico-vaginales a été grandement discutée. Je puis simplement exprimer mon opinion qui est absolument en faveur de son emploi ; à condition, il est vrai, que l'on procède avec prudence, car j'ai vu une garde maladroite pousser la sonde à travers la plaie et d'autre part il m'est arrivé une fois de voir la cicatrice se rompre par distension exagérée de la vessie, quelques jours après avoir enlevé les sutures.

Le meilleur cathéter est certainement celui de M. *W. D. Napier*, muni à l'extérieur d'une boule mobile, afin qu'il ne puisse être engagé trop profondément. C'est un des instruments de chirurgie les plus ingénieux que je connaisse.

Après l'opération des *fistules recto-vaginales*, il faut prendre soin de vider le rectum au moyen de petits lavements, tous les jours ou même deux fois par jour, car le moindre effort de défécation compromettrait gravement le succès de l'opération.

On ne doit jamais *enlever les sutures* avant le dixième ou le onzième jour et encore à ce moment faut-il procéder avec beaucoup de précaution. Une injection de lait dans la vessie ou dans l'intestin fera découvrir de suite s'il existe quelque lacune dans la réunion de la fistule.

Lorsqu'il existe une destruction trop étendue des tissus pour pouvoir espérer une restauration convenable à l'aide des méthodes ordinaires, l'*oblitération du vagin* pourra encore procurer quelque amélioration à la malade, surtout si la perforation existe dans la cloison recto-vaginale. Néanmoins elle constituera toujours un bien triste expédient, et il faut essayer de tous les moyens possibles avant d'y avoir recours, car la muqueuse rectale ne supporte pas longtemps et impunément l'irritation causée par le mélange décomposé d'urine et de fèces. J'ai réussi dernièrement à guérir une fistule recto-vaginale, très difficile en détournant préalablement le cours des matières par une colotomie lombaire.

Les fistules recto-vaginales sont parfois le résultat de déchirures de la cloison pendant l'accouchement. Elles sont alors d'un petit volume et situées en dedans du sphincter. Elles sont difficiles à opérer et le meilleur procédé est encore de les débrider en divisant le périnée et de procéder ensuite comme dans les cas de périnéorrhaphie pour rupture complète.

MALFORMATIONS DU VAGIN

Les malformations vaginales ne viendront habituellement à notre connaissance qu'aux trois époques suivantes de l'existence — pendant l'enfance, au moment de la puberté, ou du mariage.

Dans la première catégorie se trouvent principalement les malformations se limitant au vestibule. Néanmoins nous pourrons rencontrer occasionnellement une atrésie vaginale plus ou moins complète chez des jeunes filles ; dans ces cas nous devons toujours conseiller aux parents d'attendre jusqu'au moment de la puberté, car il ne faut pas oublier qu'avant cette époque nous ne pouvons décider si la cause de l'affection est due à une simple oblitération du canal vaginal, ou s'il existe en plus une absence congénitale des organes plus essentiels.

Les cas de malformation qui nous sont amenés à l'époque de la *puberté* ou plus généralement à l'âge de 16 ou 17 ans, sont surtout ceux chez lesquels les organes internes sont normaux, mais où il existe un empêchement mécanique à l'écoulement du sang menstruel. L'attention est bientôt attirée par les douleurs violentes que la malade éprouve à intervalles mensuels, sans aucune apparence de menstruation ; mais bien souvent ces symptômes ne suffisent pas à décider les parents ; la pauvre enfant continue à souffrir pendant deux ou trois ans jusqu'à ce que l'apparition d'une tumeur abdominale jette l'alarme dans la famille et conduise les parents à réclamer l'assistance médicale.

J'ai opéré d'un hématocolpos une jeune fille de 18 ans qui présentait depuis deux ans tous les symptômes d'une atrésie vaginale; elle avait été admise deux fois dans un grand hôpital, et renvoyée chaque fois sans aucune modification de son état, car elle n'avait jamais été examinée. Dans ces cas les souffrances menstruelles sont parfois terribles, comme nous pouvons le supposer dès que nous nous représentons la puissance expulsive de l'utérus, augmentée encore par la force d'un appareil hydraulique non moins puissant. Le liquide menstruel se trouve comprimé dans l'utérus et dans le vagin lorsque ce dernier n'est pas complètement oblitéré, et ces cavités sont distendues en raison de la puissance des parois musculaires. Pendant les intervalles menstruels, la partie aqueuse du sang se résorbe et il ne reste qu'un liquide épais, poisseux et gluant, bien caractéristique, qui remplit les cavités distendues. Il augmente chaque mois en quantité, et l'utérus peut atteindre le volume qu'il présenterait au moment d'une grossesse de 5 à 6 mois.

Lorsque la menstruation a toujours fait défaut, lorsque les douleurs se sont répétées régulièrement tous les mois, et qu'en même temps il existe une oblitération évidente du canal vaginal, le diagnostic est des plus simples. Mais dans quelques cas rares, comme celui que j'ai publié dans la *Lancet* de 1876, il existe une espèce de menstruation accessoire, qui peut venir compliquer singulièrement le diagnostic et dont j'aurai encore l'occasion de parler à propos des *malformations utérines*.

Le degré et la nature de l'atrésie sont très variables et non seulement ils peuvent rendre le diagnostic difficile, mais encore faire hésiter le chirurgien sur le meilleur mode de traitement à instituer. Lorsque l'oblitération n'est formée que par l'hymen ou par la partie avoisinante du vagin, lorsque de plus on constate par le doigt introduit dans le rectum que la tumeur sanguine descend très bas, l'opération sera des plus simples. Mais lorsque l'atrésie devient une véritable absence de vagin, qu'une sonde introduite dans la vessie peut être sentie par le rectum comme si elle n'était séparée du doigt que par une simple membrane, l'intervention opératoire deviendra beaucoup plus difficile, même dangereuse, et elle ne donnera généralement pas une amélioration de bien longue durée.

Un cas semblable me fut envoyé du pays de Galles ; la tumeur était si élevée qu'il semblait impossible de pouvoir l'atteindre en se frayant un passage entre la vessie et le rectum. Je l'incisai donc par la voie rectale et pendant trois ans le résultat opératoire fut satisfaisant. Plus tard il survint une suppuration du contenu utérin, la fistule rectale s'était oblitérée et la malade mourut après de longues souffrances. Actuellement je traiterais un cas pareil par l'enlèvement des annexes de l'utérus et je renoncerais à inciser l'hématocolpos.

Un autre cas me fut envoyé du Herefort par mon ami, M. *Shirley Palmer ;* la tumeur ne siégeait pas tout à fait aussi haut que dans le cas précédent, mais il n'existait aucune trace de vagin ; je pratiquai une dissection très soignée sur une étendue d'environ trois pouces, en ayant un doigt dans le rectum et une sonde dans la vessie ; mais quoique la malade ait guéri rapidement, la difficulté de maintenir le canal dilaté fut si grande, la douleur causée par les tiges placées dans ce but fut si insupportable, et l'utilité d'un tel conduit artificiel si douteuse, que je regarde mon opération comme un véritable insuccès. Lorsque l'oblitération se prolonge en haut sur une étendue de plus de deux pouces, je conseillerai toujours l'enlèvement des annexes utérines.

On a beaucoup discuté la question de savoir, si la cavité

qui contient le liquide menstruel devait être largement ouverte afin de permettre une évacuation rapide et complète, ou bien s'il fallait procéder graduellement et à plusieurs reprises au moyen de l'aspirateur. J'ai trouvé des accidents mortels, mentionnés d'après les deux sortes d'intervention. J'ai essayé les deux méthodes et je n'ai pas eu un seul cas de mort sur une dizaine d'opérations ; chez six de mes malades j'ai incisé la poche et évacué le liquide dans la même séance, et chez les quatre autres j'ai employé l'aspirateur à intervalles successifs et l'incision n'a été pratiquée que lorsque le volume de la tumeur avait été considérablement réduit. Dans les cas d'accidents consécutifs, la mort semble être le résultat d'une métro-péritonite septique, provenant de la décomposition du liquide menstruel. Afin de prévenir cette complication je fais faire des injections fréquentes dans la cavité avec de l'eau bouillie. Après la guérison opératoire, il est nécessaire que la malade porte pendant quelque temps un appareil quelconque afin de maintenir le passage dilaté, et malgré cette précaution les résultats ultérieurs sont loin d'être satisfaisants.

A côté de ces atrésies congénitales, nous pouvons rencontrer des *oblitérations acquises*, provenant de nécroses plus ou moins étendues survenues après l'accouchement. Ces cas seront très variables d'après l'étendue des lésions, et leur traitement ne différera pas de celui des atrésies d'origine congénitale. Dans tous ces cas de rétention de sang menstruel, le diagnostic différentiel avec l'utérus gravide n'est pas facile, et jusqu'à l'époque où l'on devrait entendre les bruits du cœur, je ne vois pas bien comment il pourrait être fait.

De jeunes femmes qui vont se marier, ou qui sont même mariées depuis quelque temps, viennent parfois nous consulter pour quelque malformation des organes génitaux et nous pourrons constater l'absence de vagin, sans aucun des symptômes de rétention de sang menstruel. Cette malformation est alors compliquée d'insuffisance ou de défaut total de développement des organes internes.

J'ai vu une pièce anatomique, appartenant, chose curieuse, à une prostituée où il n'existait qu'un canal d'une profondeur de deux pouces, mais capable d'extension jusqu'à une profondeur de trois pouces, formé par un enfoncement en doigt de gant de la peau avoisinante, et où il ne se trouvait pas traces d'utérus, ni d'ovaires.

Dans ma pratique hospitalière, deux femmes mariées vinrent un jour me consulter; chez toutes deux il existait le même état des organes externes, et autant qu'un examen consciencieux pendant la narcose put nous le démontrer, une absence complète des organes internes. Par une de ces singulières coïncidences que l'on rencontre si souvent dans la pratique chirurgicale, ces deux jeunes femmes se présentèrent le même jour, furent examinées dans la même visite, et furent toutes deux fort satisfaites de leur condition, lorsque je leur appris qu'elles n'auraient jamais d'enfant. Elles sont depuis lors restées bonnes amies, car je les rencontre souvent ensemble dans la rue. Toutes deux déclarèrent ne souffrir aucunement de leur état, et leurs maris semblaient de même parfaitement satisfaits.

Dans un autre cas, que j'opérai pour une péritonite chronique suppurée, j'avais déjà antérieurement reconnu par le toucher vaginal et la palpation qu'il n'existait aucune apparence d'utérus, ni de ses annexes. Pendant l'opération je reconnus par l'exploration bimanuelle l'exactitude absolue de ma précédente constatation. Contrairement à l'opinion générale, qu'en cas d'absence congénitale de l'utérus et de ses annexes il n'existe pas de poils sur le pubis, celui de cette malade était tout particulièrement bien fourni.

J'ai rencontré plusieurs cas, où le vagin était anormalement court, et où le col était placé dernière la vulve ; ils ne semblaient d'ailleurs présenter aucun inconvénient ni dans les rapports sexuels, ni pendant l'accouchement; ils sont néanmoins plus particulièrement prédisposés aux prolapsus, et il est alors fort difficile d'y remédier.

L'étroitesse congénitale du vagin constituant un véritable empêchement à l'accomplissement des devoirs conjugaux, n'est pas fréquente. J'ai observé le cas d'une femme, qui avait été mariée pendant 20 ans, et chez laquelle le vagin n'admettait que le passage d'une sonde numéro 9. La menstruation était régulière et, on pouvait reconnaître par le rectum un utérus de proportions normales. Pendant la vie maritale de cette malade les rapports sexuels ne s'effectuaient qu'à de longs intervalles, et pendant les trois ou quatre jours qui suivaient, elle ne pouvait retenir son urine. L'urèthre était dilaté et flasque, et je ne mets pas en doute, d'après l'aspect des parties, que pendant le coït le pénis s'introduisît dans le canal uréthral. Dans ces cas d'étroitesse congénitale du vagin, la dilatation lente et graduelle, au moyen de tiges en verre ou en ébène, peut être suivie d'une amélioration évidente.

Je n'ai observé que deux exemples de *vagin double*; cette malformation provient naturellement de l'extension vers le bas de la cloison d'un utérus bifide, et par conséquent d'un arrêt de développement ou d'une régression au type des organes que l'on rencontre chez les animaux inférieurs. L'intervention opératoire doit consister à diviser la cloison vaginale jusqu'à la hauteur des lèvres du col utérin.

Dans un des cas que j'ai observés, il se produisit l'incident ridicule suivant : le praticien cherchait à déterminer la présentation par le toucher dans une des moitiés du vagin, tandis que l'enfant avançait lentement de l'autre côté de la cloison.

IV

Maladies de l'urèthre et de la vessie

Uréthrite. — L'urèthre est toujours plus ou moins intéressé dans toute inflammation aiguë du vagin et, dans la période de début de la gonorrhée, c'est l'uréthrite qui provoque les symptômes les plus pénibles. L'application d'un suppositoire morphiné est le traitement qui procure dans ces cas le plus de soulagement. Après cette période aiguë il persiste toujours une uréthrite chronique, très pénible pour la malade, mais dont la guérison s'obtient facilement par la cautérisation du canal avec une solution par parties égales d'acide phénique et de glycérine, que l'on applique au moyen d'une sonde entourée de coton.

Nous avons déjà décrit les différentes formes de dilatation de l'urèthre et des tumeurs uréthrales en parlant du méat urinaire et des prolapsus du vagin, par conséquent nous n'y reviendrons pas.

Incontinence d'urine. — Je désire parler ici d'une autre affection, dont la cause ne réside pas toujours dans l'urèthre, mais que je ne puis placer dans un autre chapitre, je veux parler de *l'incontinence d'urine.* Nous pouvons répartir tous ces cas dans deux catégories ; ceux chez lesquels il existe un suintement continuel de l'urine, et ceux où l'urine peut être retenue pendant quelque temps, avant d'être évacuée involontairement à intervalles irréguliers. Dans la première forme, nous trouverons qu'il s'agit soit d'un simple symptôme dépendant de quelque affection du système nerveux central, soit d'une incontinence provenant de quelque lésion du canal uréthral ou d'une distension exagérée de la vessie. Lorsque l'incontinence se trouve être sous la dépendance d'une lésion centrale, le cas ne sera du ressort du gynécologue que s'il s'agit d'employer quelque moyen mécanique pour atténuer ce désagréable symptôme. Je me suis toujours opposé à l'emploi de tout appareil compressif sur l'urèthre, je recommande l'usage de la poche urinaire à moins que la malade ne doive garder le lit, car dans ce cas les cathéters du Dr *Napier* seront d'une grande utilité et ne présenteront aucun danger.

Lorsque l'incontinence est consécutive à quelque lésion mécanique du sphincter, on reconnaîtra presque toujours que la cause en est due à l'introduction dans l'urèthre de quelque corps étranger ou d'un instrument.

Je me souviens d'une malade, chez laquelle il existait une incontinence d'urine permanente, causée par le séjour pendant plusieurs mois d'un manche de parasol dans l'urèthre et j'ai déjà parlé d'une autre incontinence temporaire chez une femme affectée d'étroitesse congénitale du vagin, où l'urèthre tenait lieu de ce conduit. D'autres fois l'incontinence permanente survient après la dilatation de l'urèthre pratiquée pour explorer la vessie ou en extraire des tumeurs ou des corps étrangers. Cette pratique introduite en gynécologie par *Simon* n'est pas du tout inoffensive, même lorsqu'elle est exécutée avec les plus grandes précautions. J'ai observé trois fois l'incontinence consécutive à cette dilatation, un de ces cas est survenu dans ma propre pratique. Je me demande si une incision faite à la hauteur du col vésical ne serait pas une pratique préférable et plus rationnelle que la dilatation, car dans ce cas il sera toujours facile de refermer la fistule, tandis que je ne connais aucun moyen pour remédier à une incontinence d'urine consécutive à la dilatation forcée. Un procédé, que j'ai essayé plusieurs fois et qui m'avait été suggéré par Sir *Spencer Wells*, — l'application d'un cautère sur le côté du sphincter — échoua complètement.

L'incontinence permanente est parfois la conséquence, comme chez l'homme d'ailleurs, d'une distension exagérée de la vessie. J'en ai vu dernièrement un bel exemple chez une jeune dame âgée de vingt-deux ans. Une petite quantité d'urine qu'elle m'apporta ayant un poids spécifique de 1005, je soupçonnai immédiatement qu'elle me trompait en diluant son urine, car elle n'accusait pas d'autres symptômes que son incontinence. Après avoir couché ma malade sur le divan de mon cabinet de consultation, je vis l'urine s'échapper du méat et j'introduisis un cathéter dans la vessie dans le but de recueillir une petite quantité de ce liquide. Quelle ne fut pas ma surprise, en retirant près de 900 grammes d'urine limpide, ayant exactement le même poids spécifique que celle qu'elle m'avait apportée. Je lui enseignai à se servir de la sonde, je lui recommandai de l'employer toutes les 4 ou 5 heures et de cette manière elle eut une existence relativement confortable.

L'incontinence d'urine est très fréquente chez les jeunes enfants avant la puberté, et dans la majorité des cas elle est due à une habitude de paresse, en ce qu'ils préfèrent rester au lit plutôt que de se lever pour uriner. Il ne faut pas les punir, mais plutôt agir sur eux par influence morale, et on doit surtout prendre soin de les faire lever de très bonne heure. Dans d'autres cas il s'agit d'une véritable infirmité physique, accompagnée souvent d'une intelligence bornée; l'incontinence peut alors se prolonger au delà de la puberté et devenir absolument incurable.

Les femmes enceintes, ou celles qui ont eu un grand nombre d'enfants sont parfois sujettes à une incontinence temporaire, et dans ces cas j'ai souvent obtenu une guérison durable par l'emploi du pessaire en boule de buis, dont j'ai déjà parlé à propos de la cystocèle.

Ulcérations bénignes de la vessie. — La vessie peut devenir le siège de deux variétés d'ulcérations non malignes, dont la première est de beaucoup la plus fréquente. Elle consiste dans la destruction de la muqueuse sous forme de plaques, qui varient grandement de volume et d'aspect, et qui siègent habituellement sur le bas fond de l'organe. Elle est toujours accompagnée de cystite chronique, l'urine devient visqueuse, purulente, albumineuse et ammoniacale, la vessie est douloureuse à la pression et incapable d'une distension prolongée. L'emploi de suppositoires contenant de la morphine ou de l'extrait de belladone calmera les douleurs, mais la guérison ne pourra être obtenue que par un traitement prolongé de l'affection vésicale. On commencera par prescrire matin et soir des lavages avec une solution phéniquée à 2 0/0, jusqu'à ce que l'urine ait perdu son caractère ammoniacal, puis ensuite on emploiera régulièrement les injections à la solution d'acétate de plomb. Parfois on sera obligé de prescrire des astringents plus énergiques, comme le nitrate d'argent, mais on ne saurait employer trop de précautions avec ce dernier médicament.

La seconde forme d'ulcération vésicale est très rare et la dénomination qui lui convient le mieux est celle d'*ulcère chronique perforant*. Elle ressemble beaucoup par ses caractères anatomiques et par son évolution à l'ulcère rond de l'estomac et *Rokitansky* nous dit qu'il peut aussi aboutir à une terminaison fatale par perforation et péritonite généralisée. Son siège de préférence semble être le col de la vessie ; elle occasionne des souffrances atroces, presque continuelles et l'emploi des narcotiques devient indispensable. La douleur augmente au moment de la miction ; celle-ci est alors suivie de quelques minutes de tranquillité relative tant que le réservoir urinaire est à l'état de vacuité, puis la douleur recommence dès que l'urine distend de nouveau la vessie. Ces symptômes rendent assez facile le diagnostic différentiel de cette affection avec les calculs vésicaux, et l'absence de produits anormaux dans l'urine à l'exception du sang permet facilement de la distinguer de l'autre forme d'ulcération, accompagnant la cystite chronique.

Le seul *traitement* rationnel de cette douloureuse affection a été conseillé par Sir *James Simpson* et publié par moi-même après avoir assisté à sa mise en pratique (1). Il consiste à créer une fistule vésico-vaginale qui restera ouverte pendant plusieurs mois dans le but de procurer une tranquillité absolue à la vessie.

J'obtins le même résultat à l'aide d'un procédé différent, chez une dame du Derbyshire qui vint me consulter il y a une dizaine d'années ; elle souffrait de symptômes vésicaux et d'une albuminurie très intense. Elle avait été condamnée comme brightique, mais les troubles vésicaux me décidèrent à dilater le canal de l'urèthre et à rechercher la présence d'un ulcère perforant. Je le trouvai en effet siégeant sur la face postéro-supérieure de la vessie.

La dilatation forcée fut suivie d'une incontinence permanente et le repos ainsi obtenu permit la guérison de l'ulcère ; le sang a complètement disparu de l'urine, il ne s'y trouve que du pus ; j'espère obtenir avec le temps une guérison définitive. Sir *James Simpson* vit la malade avec moi et au début nous avions craint tous deux que cette ulcération fût de nature cancéreuse.

Rétraction atrophique de la vessie. — Il existe une autre affection vésicale assez rare, qui d'après mes recherches n'a pas encore été décrite jusqu'à présent. Je me hasarde à lui donner le nom de *rétraction atrophique de la vessie*, car les modifications de structure, de quelque nature quelles soient, réduisent son volume de sorte qu'elle ne peut contenir plus de 40 ou 50 grammes de liquide. La malade urine continuellement.

J'ai exploré la vessie dans un ou deux de ces cas et j'ai constaté qu'il n'existait aucune lésion, mais en même temps j'ai

(1) *Lancet*, Novembre 1870.

dû reconnaître mon impuissance absolue au point de vue du traitement.

La nécrose, suivie de l'élimination de tout le revêtement muqueux de la vessie, survenant après l'accouchement, par distension exagérée et prolongée, est un accident heureusement fort rare, mais bien réel. J'ai été appelé deux fois en consultation pour des cas d'incontinence d'urine *post partum*, causés uniquement par la surdistension de la vessie, qui remontait jusqu'au niveau de l'ombilic. Cet état durait depuis plusieurs jours et les malheureux praticiens ne l'avaient pas reconnu. Chez l'une de ces malades toute la muqueuse se sphacèla et fut éliminée par l'urèthre, quelques heures avant la mort.

Calculs vésicaux. — Les calculs vésicaux se rencontrent beaucoup moins fréquemment chez la femme que chez l'homme, les raisons en sont surtout anatomiques, et les symptômes auxquels ils donnent lieu sont rarement aussi graves que chez l'autre sexe. Je n'ai pas ici à discuter la nature et les caractères des différentes espèces de calculs; d'après ma propre expérience le calcul tendre d'acide urique est de beaucoup le plus fréquent tant que la concrétion n'est pas due à la présence d'un corps étranger, car dans ce dernier cas elle est toujours phosphatique. Le diagnostic n'offre aucune difficulté, car, à moins que le calcul soit peu volumineux ou que les parois vésicales soient très épaisses, on pourra toujours constater sa présence par le toucher vaginal. Le symptôme le plus caractéristique est la douleur immédiatement après la miction, dès que la vessie est vidée, et dans ces cas on doit de suite pratiquer une exploration minutieuse à l'aide des sondes en plomb de *Napier*. On pourra faire l'extraction après dilatation préalable de l'urèthre, mais c'est toujours un procédé peu sûr et dangereux quant à ses conséquences; il est préférable d'avoir toujours recours à la lithotritie dès que le diamètre du calcul atteint 15 millimètres.

Dans la grande majorité des cas, on constatera que le calcul est dû à la présence d'un corps étranger dans la vessie, très souvent d'une aiguille à cheveux. J'en ai retiré une dizaine, toutes fortement incrustées de sels calcaires, et jamais aucune de ces malades ne me donna l'explication de cet accident. On devra toujours recourir à la taille dès que le lithotriteur ne donne pas de résultats, car dans ces cas on se trouve toujours en présence d'un corps étranger. La plaie sera refermée tout de suite après l'extraction.

J'ai été obligé une fois de faire une taille sus-pubienne sur une malade, chez laquelle j'avais dû auparavant reconstituer une nouvelle vessie après un accouchement laborieux. Il s'était formé un calcul volumineux dans cette nouvelle poche urinaire et, de peur de ne pouvoir refermer la plaie vaginale, je préférai opérer par le pubis, j'obtins d'ailleurs un résultat très satisfaisant.

Tumeurs vésicales. — Les *polypes de la vessie* sont rares, je n'en ai observé qu'un seul cas. J'avais constaté un épaississement notable de la paroi antérieure du vagin, et, après avoir dilaté l'urèthre, je découvris une petite tumeur pédiculisée, siégeant sur le col de la vessie. Je l'enlevai avec l'écraseur et je trouvai qu'il s'agissait d'un polype myomateux, semblable à ceux que l'on rencontre si fréquemment dans l'utérus. Depuis lors la malade ne présenta plus d'hématurie et guérit rapidement.

Le *cancer de la vessie* est le plus souvent secondaire, il n'est qu'une extension du cancer utérin, mais on peut aussi le rencontrer comme affection primaire ; j'en ai vu encore dernièrement un cas chez une dame âgée de 70 ans.

Le cancer villeux est une forme exceptionnelle, il se rencontre sur l'intestin et moins rarement dans la vessie. Je n'ai jamais eu l'occasion d'en observer un seul cas, par conséquent je citerai simplement le résumé suivant de la description que nous a donnée mon ami M. *Joseph Bell*, d'Édimbourg (1).

« Plus des trois quarts de la surface vésicale étaient recouverts de productions finement villeuses, ressemblant aux poils d'un velours très épais, s'élevant directement de la muqueuse et pédiculées. Ces villosités étaient ramifiées et munies de prolongements en forme de massue, elles étaient formées de petites cellules, transparentes, très serrées et infiltrant aussi la muqueuse voisine ».

On a mentionné des cas *d'absence congénitale de la vessie*, les uretères s'ouvrent alors directement dans l'urèthre ou dans le rectum. Le vice de conformation qui se rencontre le plus fréquemment consiste en un défaut de fermeture ou de réunion de la paroi vésicale antérieure; il s'agit alors d'une véritable *exstrophie* de la paroi postérieure et du trigone, les deux uretères se présentant sous la forme de deux papilles dans cette masse rouge fongueuse. Cette malformation n'est pas comme chez l'homme une cause inévitable de stérilité, ces femmes peuvent devenir mères. Quelques chirurgiens modernes, tout particulièrement le professeur *John Wood*, du King's College de Londres et le professeur *Simon* d'Heidelberg nous ont enseigné les méthodes à suivre pour remédier à cette terrible infirmité. On trouvera dans leurs ouvrages spéciaux la description des opérations plastiques que ces deux auteurs recommandent pour atteindre ce but; elles ne peuvent rentrer dans le domaine de ce livre, d'autant moins que je n'ai aucune expérience à ce sujet.

J'ai observé deux cas très curieux, dont je désire donner la description ici, ne sachant comment les classer. Ils ne sont caractérisés que par un seul et unique symptôme : un *écoulement très abondant de liquide clair par le vagin.*

(1) *Edinburgh Medical Journal*, 1864,

I. — Dans le premier cas il s'agissait d'une dame d'environ 60 ans, très forte, de constitution goutteuse bien évidente, chez laquelle ces symptômes duraient depuis plus de trente ans, et qui avait été soignée par un grand nombre de praticiens sans en retirer aucun bénéfice. Pendant des semaines elle se trouvait parfaitement bien, puis tout à coup survenait l'écoulement par le vagin d'un liquide clair, qui non seulement tachait son linge, mais inondait littéralement l'endroit de la chambre où elle était assise, de telle sorte qu'elle en évaluait à 12 ou 15 litres la quantité totale perdue à chaque séance. Sa santé restait d'ailleurs excellente.

Bien des explications diverses avaient été proposées sur l'origine de cette hydrorrhée ; l'opinion générale était qu'elle provenait de l'utérus ; quelques chirurgiens l'attribuaient à une polyurie excessive. Lorsque la malade vint me voir pour la première fois, il y a 6 ou 7 ans, mon premier effort fut d'établir l'origine exacte de ce liquide, et par un emploi fort simple du spéculum je m'assurai bientôt qu'il ne provenait ni de l'utérus, ni de la vessie, mais de deux petits orifices, situés de chaque côté de l'urèthre, qui sans aucun doute représentaient les restes des *canaux de Gaertner*. Je détruisis ces deux ouvertures par l'application du thermocautère de *Paquelin* et j'obtins pour quelque temps l'arrêt de l'écoulement. Mais après peu de temps les malaises se reproduisirent si intenses, qu'il était à craindre que ma malade ne devînt sérieusement malade si le cours du liquide ne se rétablissait pas ; c'est ce qui survint à la suite de la rupture des canaux.

Je procédai encore plus d'une fois à leur fermeture, mais ils se rouvrirent toujours après quelques jours de malaise grave et de vives souffrances.

En faisant des recherches dans la littérature qui se rapporte à cette question, je trouvai que *Schuller* et *Hocks* avaient mentionné des exemples de persistance des canaux de Gaertner chez la femme, mais elle avait été découverte par pur hasard et elle n'avait eu aucune importance pathologique. *Morison Watson* a aussi décrit des cas analogues (1), et il suppose qu'il existe dans ces cas, ainsi que je l'ai fait entendre, une communication directe avec la cavité péritonéale, et que le liquide qui s'écoule est probablement la sérosité de cette membrane. L'analyse chimique du liquide démontrait une petite quantité d'albumine, du chlorure de sodium, des

(1) *Journal of Anatomy and Physiology.*

sels de potasse et l'absence complète de toute trace d'urée. Si ma malade avait été plus jeune, je lui aurais fait la laparotomie dans le but de fermer les canaux en enlevant les ligaments larges, mais à son âge et vu son état général il ne pouvait en être question, de sorte que cette pauvre dame, âgée de plus de 70 ans, est encore dans la même situation.

II. — Dans mon second cas il s'agissait d'une jeune dame mariée, âgée de 28 ans, qui me fut envoyée en 1884 par le Dr *Roberts*, de Chester. Lorsque je la vis pour la première fois, au mois de mars, je me trouvai d'accord avec le Dr *Roberts* qui avait diagnostiqué un hydrosalpinx, dans lequel le liquide s'accumulait en grande quantité avant d'être évacué à travers l'utérus. Il existait une masse bien distincte dans le petit bassin, et une zone de matité, dans la partie inférieure de l'abdomen, donnait l'impression qu'il devait exister là un kyste mou, à moitié rempli de liquide ; je conseillai par conséquent la laparotomie. A l'ouverture de l'abdomen je ne trouvai, à ma grande surprise, aucune dilatation tubaire, mais les deux ovaires étaient augmentés de volume, car ils pesaient un peu plus de 60 grammes. Je cherchai avec beaucoup de soin sur toute l'étendue des ligaments larges, si je ne pouvais découvrir aucune trace du canal dilaté de Gaertner, mais il n'y avait rien de semblable.

Avec l'assentiment du Dr *Roberts*, et voyant qu'il n'y avait pas autre chose à faire, j'enlevai de chaque côté les annexes de l'utérus, aussi près de cet organe que je pus le faire. Notre malade fit une guérison très rapide, rentra chez elle et resta parfaitement bien jusqu'au milieu de mai. Je reçus alors, à mon grand désappointement, une lettre du Dr *Roberts* qui m'annonçait que l'écoulement s'était reproduit le 13, pas tout à fait aussi abondant, mais accompagné d'autant, si ce n'est davantage de douleurs. « C'est, ajouta-t-il, un cas bien embarrassant ».

J'appris plus tard qu'elle avait expulsé un petit calcul rénal, mais je ne vois aucune relation de cet incident avec la quantité de liquide qui s'écoulait par son vagin. Ce liquide n'avait aucun caractère rénal et ne provenait pas de la vessie.

J'ai eu d'autres informations d'elle depuis lors, elle se trouvait grandement améliorée par l'arrêt de sa menstruation. Enfin dans sa dernière lettre elle dit : « C'est à peine si vous me reconnaîtriez, je suis actuellement très bien portante, et toutes les apparences de l'hydrorrhée ont depuis longtemps cessé.

Dans ce dernier cas l'origine du liquide est restée inconnue, mais je suis tout à fait disposé à le considérer comme l'analogue du premier. Il est absolument certain que je ne réussis pas à découvrir l'orifice des canaux de Gaertner, mais je suis convaincu que la guérison a été due à l'enlèvement des annexes de l'utérus et à la destruction des ligaments larges.

V

Maladies de l'utérus.

A. — MALADIES DE L'ORIFICE EXTERNE

Toutes les inflammations aiguës peuvent se propager du vagin à la cavité utérine et, longtemps après la disparition d'une vaginite d'origine catarrhale ou blennorrhagique, nous pouvons encore en retrouver des traces dans l'utérus. Lorsqu'on a l'occasion d'observer la période aiguë, on trouve les lèvres du col rouges, tuméfiées, injectées, saignantes au toucher, la muqueuse interne est d'une coloration plus sombre que la muqueuse cervicale. Les lèvres peuvent être aussi couvertes de pustules.

Si l'on néglige cette affection, elle pourra persister fort longtemps et elle pourra devenir le point de départ d'une blennorrhagie chez l'homme. Elle constitue d'autre part une cause certaine de stérilité chez la femme. J'ai observé à différentes reprises que des jeunes femmes, restées stériles pendant trois ou quatre ans depuis leur mariage, devenaient enceintes dès que j'avais obtenu la guérison de cet état chronique.

Les inflammations de cette nature se limitent généralement à la partie cervicale de l'utérus, car le corps semble leur opposer un certain degré de résistance ; en effet la métrite aiguë généralisée est fort rare en dehors des causes traumatique et septique. Mais l'infection spécifique dont nous parlons, se propage très facilement par la surface épithéliale, et ainsi que nous le verrons plus tard en parlant des affections tubaires, la gonorrhée de l'appareil génital féminin est si rebelle, que nous avons de bonnes raisons pour croire qu'elle n'arrive dans la majorité des cas jamais à une guérison complète.

Lorsque l'on est appelé auprès de la malade pendant la *période aiguë*, on doit insister sur un *repos absolu au lit*, et on doit éviter *avant tout* l'emploi des injections. Les applications locales les plus rationnelles sont les pessaires à l'acétate de plomb et à l'opium, car par ce traitement on ne s'expose pas au danger de repousser l'écoulement infectieux dans la cavité utérine ; de plus les pessaires ont sur les injections l'avantage d'assurer une application continuelle du médicament.

A la *période subaiguë* je n'ai pas rencontré de traitement qui donne des résultats *plus satisfaisants* que l'application locale d'une solution saturée d'acétate de plomb dans la glycérine sur un tampon d'ouate, et rien d'aussi *détestable* que le médicament si employé, *le nitrate d'argent solide*. Armé de ce crayon de caustique, le moindre praticien se croit toujours capable de guérir toutes les affections utérines, et il m'est arrivé maintes fois de rencontrer de graves désordres causés uniquement par ce caustique si en vogue. Ainsi j'ai vu une inflammation chronique très simple se transformer en une forme traumatique aiguë uniquement par l'emploi du nitrate d'argent et j'ai été maintes fois obligé de rétablir le canal utérin, oblitéré par des applications répétées de ce caustique énergique.

On oublie constamment qu'il agit en produisant une eschare, qui, après sa chute, sera inévitablement suivie d'une rétraction cicatricielle. Depuis que le nitrate d'argent est devenu un remède populaire, il a produit entre les mains de personnes sans expérience beaucoup plus de mal que de bien.

Ulcérations. — Il existe une forme d'inflammation *granuleuse chronique* de la muqueuse tapissant la cavité cervicale, qui constitue l'une des affections gynécologiques les plus fréquentes et à laquelle on a donné le nom « d'*ulcérations du col* », quoique dans neuf cent quatre-vingt dix-neuf cas sur mille il n'existe pas d'ulcération du tout. Cette endométrite cervicale est due à des causes bien différentes, dont nous connaissons quelques-unes, mais le plus souvent son *étiologie* reste obscure. Ainsi elle survient fréquemment après un accouchement ou après une fausse couche, mais d'autre part nous la rencontrons souvent chez les nullipares ou chez des femmes encore vierges.

Les *symptômes* principaux de cette affection sont des douleurs sourdes dans les régions inguinale et lombaire, une menstruation assez profuse, suivie de pertes blanches ou jaunâtres, qui diminuent en quantité et peuvent même complètement disparaître avant l'apparition de l'époque menstruelle suivante.

A l'examen au spéculum on constatera que la muqueuse recouvrant la portion vaginale est restée normale, tandis que dès la ligne de démarcation celle qui tapisse la cavité cervicale est en ectropion, tuméfiée, d'une coloration rose foncée et baignée dans un écoulement purulent abondant. Si cet écoulement provient des parties supérieures du col, l'affection a déjà gagné la cavité utérine et elle devient plus sérieuse.

Cette endométrite granuleuse chronique est généralement considérée comme une ulcération par les médecins peu expérimentés et elle est alors soumise aux traitements énergiques que comporte cette interprétation. Elle ne réclame nullement une thérapeutique aussi active. De simples lotions astringentes *au sulfate de zinc* ou à l'*alun* suffiront dans la majorité des cas pour obtenir rapidement sa guérison. Si elle résiste à ce traitement on devra en plus toucher les surfaces une fois tous les quinze jours avec l'acide phénique concentré, ou appliquer deux fois par semaine la solution d'acétate de plomb dans la glycérine. Aucun de ces médicaments ne sera nuisible ; mais il n'en est pas de même pour les applications répétées d'un caustique, surtout si l'affection n'est pas limitée à la région cervicale.

Lacérations. — Lorsque l'endométrite est consécutive à un accouchement laborieux et surtout lorsque, pour une raison ou pour une autre, la régression utérine n'a pas été complète, il n'est pas rare de rencontrer sur l'une ou sur l'autre lèvre, quelquefois sur toutes les deux, une *lacération du col utérin*. Un gynécologue américain bien connu a émis l'opinion que cette lésion était la véritable cause de tout le mal, tandis qu'elle n'est qu'un simple *incident*, n'ayant pas par elle-même la moindre importance. Il en est résulté qu'on a pratiqué dans ces dernières années une quantité considérable d'opérations uniquement dans le but de restaurer cette innocente déchirure. Les véritables lésions sont la sub-involution et la métrite chronique consécutive, ainsi que nous le verrons plus tard et il n'a jamais été introduit dans la pratique chirurgicale rien de plus inutile que cette « *opération d'Emmet* ».

Suppuration des follicules. — La suppuration des follicules muqueux se présente sous l'aspect de petites taches ponctuées, siégeant sur les lèvres en ectropion, elles sont de coloration jaunâtre et ressemblent à de petites pustules. Cette affection ne semble être qu'un état plus avancé de l'endométrite cervicale ; arrivée à cette période de suppuration, elle devient très rebelle, et elle récidive fréquemment, de sorte que sa guérison exige beaucoup de soins et de patience. Le meilleur *traitement* est certainement le glycérolé d'acétate de plomb, appliqué deux fois par semaine au moyen d'un tampon de ouate.

Syphilis. — Le col utérin peut devenir accidentellement le siège d'un accident syphilitique primaire, et dans ce cas il n'est pas toujours facile à reconnaître. Néanmoins l'excavation est si profonde, la coloration pourpre si marquée, l'induration des bords si manifeste, qu'il ne peut exister le plus souvent aucun doute sur son identité ; d'autres fois elle ne sera reconnue que lors de l'apparition des symptômes généraux. Dès que la nature de l'affection sera manifeste on soignera le chancre et on soumettra de suite la malade au traitement spécifique d'iodure de potassium et mercure.

A côté de cet accident primaire, il existe une forme d'ulcération syphilitique du col, accompagnée d'une induration interstitielle, qui appartient indubitablement aux manifestations secondaires, peut-être même tertiaires de cette affection. Elle n'est pas fréquente; et, chaque fois que je l'ai rencontrée, elle avait toujours été envisagée en premier lieu, par moi-même et par d'autres chirurgiens, pour un début d'affection maligne. Elle ne diffère du *cancer* que par l'absence de douleurs, par le caractère franchement purulent de l'écoulement et par les autres manifestations de la syphilis. Dans un cas que je soigne encore actuellement, la maladie était si avancée que le diagnostic positif ne fut possible qu'après l'amélioration évidente, obtenue à la suite du traitement mercuriel.

Cette affection ressemble beaucoup à celle que l'on rencontre fréquemment *sur la langue*. Ces deux organes peuvent d'ailleurs devenir le siège de l'épithélioma et des tumeurs gommeuses, et au début d'un cas douteux, même lorsqu'il n'existe aucune autre manifestation de syphilis, il est préférable d'essayer le traitement mercuriel pendant quelque temps, avant de se prononcer sur la nature maligne de l'affection.

Au début de ma pratique, je reçus à ce sujet une leçon qui est restée depuis lors gravée dans ma mémoire. Selon toutes les apparences il s'agissait d'un épithélioma ayant détruit toute la lèvre postérieure du col et ayant déjà perforé la paroi recto-vaginale. Un praticien plus expérimenté reconnut la possibilité de la nature syphilitique de cette lésion et il obtint la guérison complète de la malade.

Tuberculose. — La plus rare de toutes les lésions qui peuvent affecter le col utérin est une forme d'ulcération qui est sans aucun doute de nature tuberculeuse. Je n'en ai rencontré que trois cas et je n'ai pu voir chacun qu'une seule fois. Le dernier que j'ai eu l'occasion d'observer, m'avait été envoyé par mon ami, M. *Harries*, de Shrewsburg, qui l'avait soigné pendant deux ans, et qui avait épuisé en vain toutes les ressources de la thérapeutique en essayant d'améliorer l'état local. L'utérus était dur et volumineux, parfaitement mobile. Le col était largement ouvert, déchiqueté, il avait sur toute son étendue une coloration gris-jaunâtre et il s'en écoulait un liquide abondant, jaunâtre, de mauvais aspect. La forme du col n'était pas modifiée et il ne saignait pas au toucher. Quoique la lésion locale semblât rester stationnaire depuis des mois, la malade maigrissait de plus en plus et malgré cela je ne pus découvrir aucune trace de tuberculose d'autres organes.

Je pense que cette affection pourrait céder à l'application énergique de caustiques, mais je n'ai pas encore eu l'occasion d'essayer ce traitement; les indications thérapeutiques les plus positives sont celles de la *tuberculose généralisée*, mais, autant que j'ai pu m'en rendre compte par les quelques auteurs qui en font mention, le pronostic n'est rien moins que favorable.

Afin d'éviter des redites je renverrai ce que j'ai à dire sur l'*épithélioma* au moment où je traiterai des affections du col de l'utérus.

Sténose. — J'ai rencontré une fois l'absence congénitale de l'orifice externe, c'est-à-dire que l'atrésie existante était due à l'agglutination des lèvres du col. Ce vice de conformation ne fut découvert que lorsque la jeune fille souffrit de tous les symptômes d'un hématomètre, dont elle fut guérie par une simple incision cruciale. Elle était vierge, de sorte qu'il y a toute raison de croire que cette oblitération était due à quelque vice de développement.

La sténose de l'orifice externe, associée avec la forme conique du col, est un des caractères de l'*utérus infantile*; on peut néanmoins la rencontrer sur un utérus bien développé; c'est une cause mécanique de dysménorrhée et de stérilité.

Dans les cas d'*allongement hypertrophique du col*, l'orifice externe est parfois si étroit que l'on ne peut le trouver sans quelque difficulté. Cet état est souvent la cause d'endométrite chronique, due à la rétention prolongée des liquides utérins, dont le libre écoulement est ralenti par l'étroitesse de l'orifice externe. Le seul *traitement* indiqué est l'incision bilatérale du col aux ciseaux, jusqu'à ses insertions vaginales, puis l'introduction d'une tige de verre afin d'empêcher la réunion des surfaces incisées. Si l'endométrite persiste encore après cette incision, elle sera traitée comme nous l'indiquerons plus tard. De toutes les causes mécaniques de *stérilité*, c'est certainement celle dont le traitement donne les résultats les plus satisfaisants, car dans le plus grand nombre de cas les malades deviennent enceintes bientôt après l'opération.

Bien des cas de sténose ou d'oblitération par rétraction cicatricielle sont dus à l'application de caustiques, mode qui fut introduite par la génération de gynécologues qui nous a précédés et qui fait encore rage parmi les praticiens sans expérience. Personne ne songera jamais à soumettre une autre muqueuse aux traitements violents qui sont appliqués journellement à la muqueuse utérine.

D'autres rétrécissements ou occlusions peuvent être la conséquence de nécrose plus ou moins étendue survenue après l'accouchement. On pourra généralement obtenir le rétablissement du canal par l'incision et l'usage prolongé d'une tige en ébonite.

J'ai observé dernièrement une malade qui se plaignait des plus violentes douleurs pendant le coït dès que l'intromission était complète. A l'inspection la plus minutieuse du col et de son voisinage par moi-même et par d'autres chirurgiens, nous ne constatâmes rien d'anormal, mais la plus légère pression sur les lèvres du col causait des douleurs très aiguës. A défaut d'autre chose, nous devons considérer cette affection comme une simple *hypéresthésie* ; et elle a été complètement guérie par une application *largâ manu* du thermocautère sur les parties du col avoisinant l'orifice externe du canal cervical.

B. — MALADIES DU COL UTÉRIN

Endométrite cervicale. — Les inflammations aiguës se propageant au col sont presque toujours blennorrhagiques ou septiques ; elles peuvent encore reconnaître une origine traumatique, et être consécutives par exemple à une opération chirurgicale.

On devra soupçonner une endométrite cervicale blennorrhagique lorsque, en plus des symptômes que nous avons déjà décrits pour la vaginite, la malade se plaint d'une douleur sus-pubienne, et que l'on découvre à l'examen au spéculum un écoulement abondant, qui s'échappe de l'orifice externe. Cet état est toujours inquiétant, car l'affection peut alors atteindre facilement l'utérus et de là se propager aux trompes et aux ovaires. La malade doit absolument *garder le lit*, et être traitée par les pessaires à l'acétate de plomb et à l'opium, et par les antiphlogistiques en général. Sous aucun prétexte on ne doit employer les injections dans un cas pareil, de crainte des accidents que nous décrirons tout au long dans le chapitre traitant des ovarites.

Nous parlerons de l'*endométrite cervicale septique*, qui est toujours accompagnée de métrite, dans le chapitre qui sera consacré à cette dernière.

Quant à la forme d'origine traumatique nous avons vu qu'elle est le plus souvent la conséquence d'opérations pratiquées sur le col, comme la division de sténoses, l'amputation d'un col hypertrophié ; mais elle survient plus particulièrement après l'emploi des éponges ou des laminaires dans un but de dilatation.

On doit toujours avoir présent à l'esprit que l'usage de ces tiges dilatatrices fait courir certains dangers à la malade, dangers assez importants pour que, depuis plusieurs années, j'aie complètement abandonné tous ces moyens de dilatation utérine, pour adopter une méthode basée sur la traction élastique continue au moyen de bougies coniques, méthode dont je désire donner ici une description détaillée.

Dilatateur du col à traction élastique. — L'idée d'employer la traction élastique continue comme moyen de dilatation du canal cervical me vint après le succès que j'obtins à l'aide de cette méthode pour le traitement d'une inversion utérine. Je n'avais jamais été satisfait des autres moyens de dilatation, surtout des éponges et des autres tiges ; ils sont toujours dangereux, soit par la décomposition du tissu de l'éponge, soit par la brutalité impossible à régler de l'effort exercé par la laminaria ou le tupelo.

Les méthodes de dilatation employées par *Hegar* et d'autres chirurgiens, consistant en l'emploi de bougies métalliques d'épaisseur graduée, me semblent aussi dangereuses que l'emploi des tiges végétales, et d'autre part cette dilatation devient un travail si absorbant pour le chirurgien que, pour ma part, je ne trouve pas le temps de la mettre à exécution, Elle exige que l'opérateur s'installe pendant des heures devant sa malade, qu'il exerce pendant tout ce temps une certaine force, qu'il s'épuise avant l'opération proprement dite, et de plus sans la narcose elle est très douloureuse pour la malade, ce qui est une autre complication. Ma méthode de dilatation par traction élastique ne donne lieu à aucun dérangement pour le chirurgien, à aucune souffrance, à aucun danger pour la malade.

Elle consiste en une ceinture, qui est bouclée à la hauteur voulue autour de la malade ; en avant et en arrière descendent deux bandes, sur chacune desquelles est fixée une série de crochets, auxquels on assujettira les fils élastiques qui doivent opérer la traction. L'instrument dilatateur proprement dit consiste en une tige *droite* et je répéterai à ce propos ce que j'ai déjà dit, c'est que je préfère que tous mes instruments soient droits, sans aucune courbure, de manière à ce que je puisse toujours savoir dans quelle direction ils agissent.

A l'une des extrémités de cette tige existe un collier vissé, et à l'autre trois trous superposés, dans lesquels passent les fils élastiques exerçant la traction. Sur l'extrémité pointue peuvent être fixées à volonté deux, trois ou quatre bougies

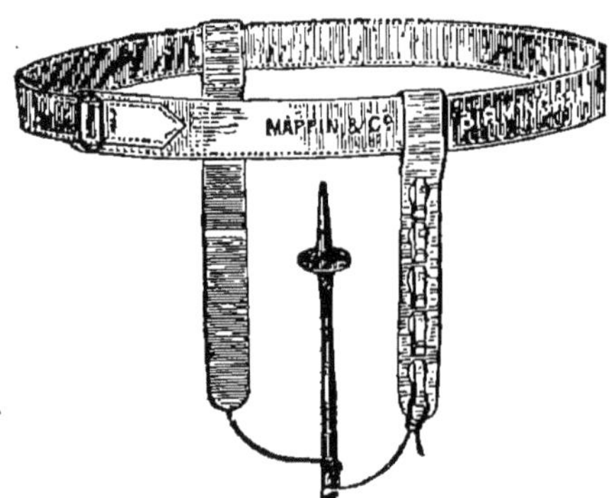

Fig. 13. — Dilatateur utérin de TAIT.

de calibre différent. Leur graduation est réglée de telle façon que l'extrémité du nº 2 correspond au même calibre que la partie moyenne du numéro précédent, nº 1, et ainsi de suite. La tige est munie d'un rebord en forme de collerette, qui l'empêche de s'engager trop profondément dans l'utérus ; en plus dans cette saillie circulaire est pratiquée une entaille, qui laisse passer le doigt, afin de pouvoir se rendre compte de l'engagement de la tige et du degré de dilatation obtenu.

On doit *toujours et dans tous les cas commencer* la dilatation avec le nº 1 ; l'extrémité de la bougie est engagée dans le col, puis les fils élastiques sont fixés aux crochets de la ceinture de façon à maintenir la tige en place, sans opérer une

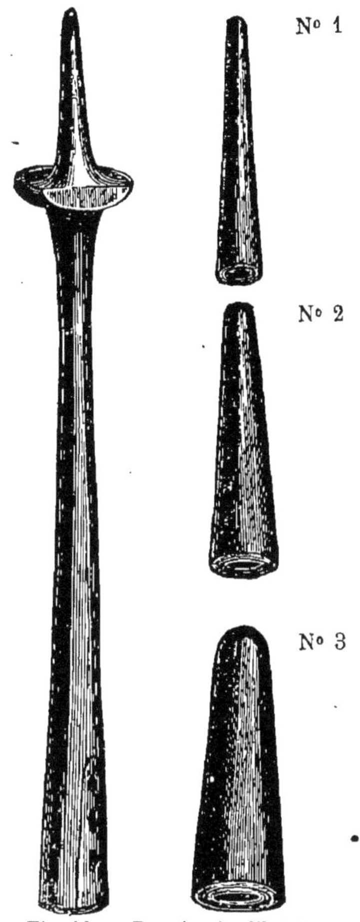

Fig. 14. — Bougies du dilatateur.

traction trop forte; elle ne doit pas occasionner de douleurs. On devra enseigner à la garde de maintenir toujours la tension des fils en les remontant de deux ou trois crochets plus haut après quelques heures, mais toujours de manière à ne pas faire souffrir la malade par une traction trop forte ou trop rapidement progressive.

Lorsque cette dernière est réglée comme elle doit l'être, la dilatation est obtenue après 24 ou 36 heures sans aucune souffrance. Mais lorsque cela sera nécessaire, on pourra arriver à une forte dilatation en six heures; seulement le procédé rapide est douloureux et il exige l'administration d'une injection de morphine.

Dès que la bougie n° 1 est entrée complètement jusqu'à la collerette, elle sera remplacée par le n° 2, et, après l'introduction complète de celle-ci, c'est le n° 3 qui prendra sa place, lorsque l'on désire obtenir une dilatation d'une certaine étendue. Pour la plupart des interventions opératoires la bougie n° 2 suffira amplement, mais, lorsque l'on désire explorer la cavité utérine à l'aide du doigt, c'est le n° 3 qui seul donnera la dilatation nécessaire à cette investigation.

Cet instrument est d'une valeur inappréciable pour remplir différentes indications, ainsi pour le traitement des sténoses, pour le redressement du canal utérin dans des cas graves de flexion, et pour obtenir le début du travail dans un accouchement prématuré ; de plus il a absolument remplacé pour moi toutes les autres méthodes de dilatation de la cavité utérine. Son emploi est absolument *inoffensif* et dans plusieurs centaines de cas, dans lesquels je l'ai employé, je n'ai jamais constaté l'ombre d'un inconvénient. Inutile de dire d'ailleurs que pour son emploi, comme pour celui de tous les autres instruments, les plus grands soins de propreté sont de toute importance.

L'endométrite cervicale chronique est souvent consécutive à la période aiguë, mais elle dépend beaucoup plus fréquemment d'un état de subinvolution de tout l'organe ou spécialement du col, et elle est alors accompagnée d'une induration chronique des tissus et d'une hypertrophie manifeste de la muqueuse.

Dans la majorité des cas, même lorsque l'état de subinvolution intéresse tout l'organe, le catarrhe muqueux reste limité au col et ne s'étend pas à la cavité utérine. Je ne sais pourquoi il en est ainsi ; mais l'expérience journalière nous apprend que quelques applications astringentes dans la cavité cervicale suffisent à guérir la plupart des cas *de catarrhe utérin*. Dans l'endométrite cervicale chronique les lèvres sont épaissies et renversées en dehors, le canal cervical est largement ouvert. Lorsque l'on a l'occasion d'examiner la section d'un pareil col, on verra que la muqueuse présente l'aspect et les caractères qu'elle offre pendant la grossesse. Elle est environ trois fois plus épaisse qu'à son état normal, ses plis ont conservé leur forme dendritique et ses cryptes leur profondeur exagérée.

Vis-à-vis de ces altérations l'emploi d'un caustique est pleinement justifié et deux ou trois applications de nitrate d'argent seront toujours avantageuses, mais son emploi ne doit pas être prolongé. Pour la seconde partie du traitement l'acide phénique est préférable et il doit être suivi de l'application de la glycérine à l'acétate de plomb. Lorsque ce premier traitement ne suffit pas, il faudra dilater l'utérus, pratiquer l'abrasion de la muqueuse à la curette tranchante et puis toucher toute la surface dénudée au thermocautère de *Paquelin*.

Pendant la grossesse la muqueuse cervicale prend tous les caractères que nous venons de décrire et elle oblitère en partie la cavité utérine. Il est assez fréquent que des malades viennent se plaindre à nous de la leucorrhée abondante qui accompagne généralement cet état. Aussi, avant de procéder à aucune intervention intra-cervicale, faudra-t-il s'inquiéter avec grand soin si ce catarrhe cervical n'est pas dû à l'état de gestation. Dans ce dernier cas on s'en tiendra prudemment aux injections *vaginales* à l'acétate de plomb ou au sulfate de zinc ; je connais en effet plus d'un cas où une fausse couche inattendue est résultée d'une application trop précipitée du porte-caustique. Après l'accouchement, tout particulièrement après le premier, il n'est pas du tout rare de constater la présence d'une endométrite cervicale à forme aiguë ou sub-aiguë. D'autre part, pendant les dernières semaines de la grossesse et pendant plus ou moins longtemps après l'accouchement, les rapports sexuels sont interrompus et le mari a perdu ce que *Ricord* appelle avec beaucoup de raison *l'acclimatation*. Par conséquent cet écoulement leucorrhéique, dû au catarrhe cervical *post partum*, peut avoir sur lui, dès le premier rapprochement, l'effet d'un virus gonorrhéique, et il m'est arrivé plus d'une fois de recevoir de la part des époux la confidence de graves soupçons d'infidélité, basés sur cet incident. Une explication détaillée suffira le plus souvent à rassurer les femmes raisonnables, et pour les autres le mieux est de les abandonner à leurs divagations.

Allongement hypertrophique du col utérin. — L'allongement hypertrophique du col peut être d'origine congénitale ou acquise ; dans ce dernier cas il est toujours le résultat d'une grossesse, il est accompagné alors de subinvolution de tout l'organe, et il n'exige que fort rarement une intervention opératoire. Mais, lorsqu'il est compliqué de *prolapsus utérin*, il peut réclamer un traitement chirurgical.

L'allongement du col, que l'on rencontre si fréquemment chez les femmes stériles, est certainement d'origine congénitale, quoique ce vice de conformation ait une grande tendance à s'augmenter après la puberté. Dans quelques cas je l'ai trouvé si accentué chez des jeunes filles n'ayant pas atteint la puberté, que le col apparaissait à la vulve.

Le plus souvent ces malades viennent nous consulter pour la stérilité, qui est la conséquence forcée de cet état anormal. Le vagin est toujours *court*, et on constate un col très allongé, conique, arrivant souvent jusqu'à la vulve, et dont la surface muqueuse prend parfois l'aspect d'une surface cutanée. Au toucher, on trouvera que la partie sus-vaginale du col a aussi subi un allongement manifeste, de sorte que l'organe tout entier est augmenté de volume. L'orifice externe est *étroit*, le canal cervical est rétréci sur toute son étendue. Cet état cause de graves désagréments pour les femmes mariées. Le meilleur traitement est *l'amputation à l'écraseur* de la partie vaginale hypertrophiée, et la dilatation consécutive du canal. A la suite de cette intervention j'ai vu survenir plusieurs fois la grossesse peu de temps après l'opération.

Il y a quelques années j'ai soigné avec mon ami M. *H. Langley Browne*, de West-Bromwich, un cas très prononcé de cette malformation, où la grossesse survint à la suite d'une simple dilatation, sans amputation. Le col était resté en prolapsus et il ne semblait avoir aucun rapport avec la tuméfaction constituée par l'utérus gravide. Si je n'avais pas connu cette malade auparavant, le diagnostic eut été très difficile.

L'accouchement ne donna lieu à aucune complication, la dilatation du col se fit aisément et aucune intervention ne fut nécessaire ; cette dame a eu depuis lors plusieurs enfants.

Dans un de ces cas d'allongement hypertrophique du col,

j'eus à amputer plus de deux pouces de sa longueur, afin de pouvoir atteindre un polype, car la dilatation obtenue au moyen de l'éponge préparée n'était pas suffisante pour me permettre de manœuvrer à l'aise. La malade guérit parfaitement de cette double opération sans présenter aucun symptôme inquiétant.

Il est certain que ce vice de conformation du col peut, lorsqu'il complique une grossesse donner lieu à de sérieuses difficultés pendant l'accouchement, car le professeur *Simpson* (1) a décrit un cas fort intéressant, où il dut avoir recours à la perforation et au broiement de la tête fœtale pour terminer l'accouchement chez une femme, dont le col avait une longueur de 4 à 5 pouces et une épaisseur correspondante. En outre il cite encore d'autres cas semblables où il dut pratiquer des incisions latérales profondes afin de pouvoir terminer l'accouchement.

Un cas très singulier a été publié dans un journal américain (2) ; il s'agit d'une *opération césarienne*, faite dans des circonstances semblables ; mais il est bien évident par la description de cette intervention qu'elle ne fut amenée que par une erreur de la part du chirurgien, qui croyait se trouver en présence d'une *grossesse ectopique*, car il est fort douteux que cette opération se soit trouvée nécessaire ou justifiée par un simple allongement hypertrophique du col.

Utérus infantile. — Dans certains cas d'aménorrhée ou de dysménorrhée nous constatons que l'utérus et ses annexes sont imparfaitement développés, c'est-à-dire qu'ils ont conservé plus ou moins leur caractère infantile. Cet état peut être facilement diagnostiqué par la forme et l'aspect du col. Il est alors petit, court, ressemblant à un mamelon, son canal est rétréci, et le corps utérin est presque toujours en antéflexion.

On pourra rencontrer ces exemples d'utérus infantile chez

(1) *Edinburgh Obstetrical Society's Transactions*, vol. 8, page 34.
(2) *American Journal of Obstetrics*, novembre 1888.

des femmes jeunes, parfaitement bien développées et paraissant jouir de la plus robuste santé. Dans ces cas les *ferrugineux* ne sont d'aucune utilité. On doit employer un stimulant mécanique de l'utérus, dont le meilleur est le *pessaire galvanique* de *Simpson* ; mais il n'est pas exempt de tout danger.

Différentes affections du système nerveux central sont sous la dépendance de cet arrêt de développement des organes sexuels féminins et c'est tout spécialement le cas pour *l'épilepsie.* J'ai vu dans ma pratique hospitalière un grand nombre de malades atteintes de cette névrose avec insuffisance ou même absence totale de la menstruation, et qui ont été complètement guéries dès le rétablissement de cette importante fonction.

Sténose du col. — En dehors des cas bien marqués d'arrêt de développement ou de ceux dus à un traumatisme, les rétrécissements du canal cervical sont loin d'être communs, quoique la sténose d'un de ses orifices, surtout de *l'externe,* soit très fréquente ainsi que nous l'avons déjà dit. Les rétrécissements du canal cervical proprement dit seront traités par la dilatation graduelle au moyen des bougies intra-utérines. La sténose de l'orifice interne doit être levée par l'incision bilatérale et l'usage prolongé d'une tige d'ébonite ou de verre ; car la simple dilatation n'est pas suivie de succès, ce rétrécissement ayant un caractère *spasmodique* plutôt qu'*organique.* Cette interprétation me semble devoir expliquer des cas qui seraient autrement inintelligibles et que tout gynécologue a eu l'occasion d'observer. Dans ces cas une sonde utérine de gros volume passera très facilement à travers l'orifice interne, mais la stérilité et la dysménorrhée ne sont guéries que par l'opération de *Simpson.*

Les symptômes de cette forme de sténose ressembleront beaucoup à ceux de tout autre nature de dysménorrhée mécanique, mais le caractère des douleurs et le moment exact de leur apparition pourront faciliter le diagnostic. Il est toujours fort difficile de faire comprendre à une nullipare ce que sont les *douleurs expulsives*, mais quelques malades nous donnent une description si exacte de leurs souffrances qu'il n'y a pas à s'y tromper.

Lorsque la douleur *précède* l'apparition du flot menstruel, la dysménorrhée est *d'origine tubaire* ; tandis que lorsque la douleur *suit* l'écoulement, lorsqu'elle présente un caractère spasmodique, qu'elle est surtout localisée dans les reins, elle est généralement due à quelque *obstruction mécanique* du canal utérin.

Il arrive parfois que le rétrécissement siégeant au niveau de l'orifice *interne* est consécutif au premier accouchement, par conséquent d'origine traumatique, et qu'il devient la cause de la stérilité postérieure.

Je n'ai encore observé aucun cas *d'atrésie complète* du canal cervical ou de l'orifice interne qui ne fût d'origine congénitale ou causée par l'emploi inconsidéré des caustiques. Leur traitement ne différera en aucune façon de celui qui a déjà été décrit à propos de l'atrésie du vagin ou de l'orifice externe.

Tumeurs du col utérin. — J'ai rencontré de petits *kystes* de la région cervicale, pas plus volumineux qu'un gros pois et contenant un liquide glaireux. Leur paroi extérieure est toujours fort mince et ils disparaissent souvent par rupture spontanée. J'ai eu l'occasion d'en examiner un en place, sur l'utérus d'une vierge, et j'ai constaté qu'il consistait en une dilatation sacciforme d'un follicule muqueux et qu'il était rempli de mucus épaissi. Ils n'ont d'ailleurs aucune importance clinique.

Les petits *polypes muqueux* sont assez fréquents sur le col, ils sont généralement d'une coloration rouge foncée, très vasculaires, ils n'atteignent jamais un volume bien considérable et ils ne donnent lieu à aucun symptôme spécial ; leur découverte est le plus souvent tout à fait accidentelle. Il sont très friables, et ils ne semblent avoir aucune tendance à la récidive, une fois extirpés. Autant que j'ai pu m'en rendre compte, ils consistent en un fragment de la muqueuse, qui a subi une hypertrophie avec augmentation de sa vascularité. Ils diffèrent totalement des *polypes fibreux* que nous décrirons plus tard.

J'ai déjà attiré l'attention sur l'affection syphilitique du col utérin, de sorte que je n'ai rien de plus à en dire. J'ai en ma possession une pièce provenant d'une autopsie, qui montre que les changements survenus dans ces cas consistent principalement en une modification épithéliale ; les follicules muqueux sont dilatés et remplis de grandes cellules rondes, remplaçant leur épithélium ordinaire cylindrique ; toute la couche muqueuse est fortement épaissie et la profondeur des follicules est augmentée. On observe d'ailleurs les mêmes modifications pour les affections syphilitiques de la langue. Son aspect clinique est, ainsi que je l'ai déjà dit, très semblable à celui du *cancer* et on doit prendre bien des précautions afin d'éviter une grave erreur.

CANCER UTÉRIN

Nous pouvons très bien traiter ici cette importante question, car, dans la majorité des cas, cette affection débute par l'orifice externe et par la région cervicale. Elle constitue certainement une des maladies les plus douloureuses qui puisse atteindre la femme, et c'est de toutes la plus terrible, car nous ne pouvons obtenir une guérison complète, et tous nos moyens palliatifs sont insuffisants. Ainsi que tous les autres spécialistes, j'ai eu souvent à lutter contre cette affection et j'ai l'impression qu'elle devient *de plus en plus fréquente.*

J'ai consacré beaucoup de temps et de travail à des recherches pathologiques sur le cancer utérin et je suis arrivé à une conclusion analogue à celle de *Waldeyer*, à savoir que tous les cas ont une origine épithéliale.

Variétés. — Le cancer utérin peut toujours être rangé sous deux classifications ; la première comprenant les cas où la prolifération épithéliale se fait à l'extérieur et prend une forme *villeuse* ; la seconde, de beaucoup la plus commune, où les follicules sont les premiers intéressés, les modifications cellulaires s'étendant de ceux-ci dans l'intérieur des tissus.

La première de ces deux variétés est *très rare*, elle est généralement connue sous le nom « *d'excroissance en chou-fleur* », terme qui est assez avantageux pour donner idée de la tumeur, mais qui a le tort de laisser croire que cette affection n'intéresse jamais le corps de l'utérus. Je ne suppose pas qu'aucun praticien ait eu l'occasion de voir un grand nombre de fois cette variété, au moins je ne le trouve spécifié dans aucun traité. Dans ma pratique elle a été très rare, car sur plusieurs centaines de cas de cancer utérin, je n'en ai rencontré qu'une vingtaine d'exemples. Dans un de ceux-ci la tumeur avait comme point de départ non pas le col, mais le fond de l'utérus ; je l'enlevais de temps à autre et cela dura pendant trois ans, mais la malade mourut d'épuisement. L'utérus n'avait contracté aucune adhérence et aucun autre organe n'était intéressé. Dans un autre cas, j'attaquai la tumeur par le vagin et finalement j'enlevai tout l'utérus, car la lésion, partie d'un point très limité du fond de l'organe, l'avait progressivement envahi. Mais une récidive enleva plus tard la malade.

Cette variété me semble être analogue au *cancer villeux* que l'on rencontre dans la vessie et sur l'intestin, elle devrait porter la même dénomination. Elle se développe aux dépens des villosités de la muqueuse utérine et le plus fréquemment de la région cervicale, mais elle ne montre pas grande tendance à envahir les surfaces muqueuses avoisinantes. En effet j'ai vu une tumeur aussi volumineuse qu'une tête d'enfant, qui remplissait tout le vagin et venait faire saillie à la vulve; après son extirpation complète nous trouvâmes que la muqueuse vaginale était absolument saine et que la lésion restait nettement limitée à la surface villeuse du col.

Cette affection n'est pas toujours de *nature maligne*, car *Simpson* a décrit un cas dans lequel, 18 ans après l'extirpation, il n'était pas survenu de récidive.

Je soigne actuellement une jeune fille, âgée de 20 ans, chez laquelle existe une tumeur molle, se développant dans le col et apparaissant à l'orifice externe, et qui récidive toujours quelque temps après son extirpation. Elle ne cause pas grands désagréments à la malade, mais, d'après son aspect extérieur et sa structure histologique, elle ressemble beaucoup à cette variété de cancer en chou-fleur. Elle pourra certainement devenir maligne. Mais tous nos efforts pour arriver à une définition exacte de la *malignité* d'une tumeur ont toujours échoué et dans un grand nombre de cas nous en sommes encore réduits aux idées pathologiques de *Syme*, qui avait l'habitude de nous enseigner qu'il regardait toute lésion qu'il ne pouvait guérir comme étant de nature maligne.

Les cancers villeux de l'utérus sont presque toujours de mauvaise nature, c'est-à-dire qu'ils récidiveront après l'extirpation et que l'on ne pourra obtenir leur guérison.

En octobre 1878, j'extirpai à l'*Hôpital gynécologique* un polype du volume d'un gros poing, qui était situé dans la cavité vaginale et qui s'insérait par un pédicule bien marqué juste dans la cavité cervicale. Tous les symptômes particuliers à ce genre de tumeur dataient de 5 ans. L'aspect macroscopique de la grosseur était absolument celui d'un *fibromyome*. Mais en l'incisant, sa consistance et sa structure me semblèrent bien différentes. A l'examen microscopique je la trouvai exclusivement composée de cellules épithéliales, et elles formaient par places une sorte de réseau, comme dans le cancroïde de la peau. En me basant sur ces constatations j'annonçais la récidive de la lésion et en effet six mois plus tard mon pronostic s'était confirmé. Mais d'autre part j'ai observé des tumeurs qui présentaient les mêmes formes à l'examen microscopique et qui ne donnèrent lieu à aucune récidive ; après des années de travail au microscope et une vaste expérience clinique, je suis arrivé à la conclusion que le microscope ne nous donne aucun renseignement, quant au pronostic des tumeurs pelviennes, abdominales et des mamelles.

Quant à la seconde variété du cancer utérin, celle où la prolifération épithéliale part des *follicules* et s'étend dans toutes les directions, le pronostic est encore plus défavorable, car il n'y a pas de guérison possible. Je l'ai extirpé par tous les procédés dans un grand nombre de cas et je n'ai jamais obtenu de guérison. Même dans le cas remarquable de *Mundé*, où l'efficacité de l'opération fut aidée par la gangrène de tout l'utérus, l'affection récidiva dans la cicatrice. Je désapprouve absolument les tendances qu'ont aujourd'hui beaucoup de chirurgiens à extirper tout l'organe dans les cas de cancer utérin, et cela pour les raisons suivantes : le taux de la mortalité restera toujours très élevé ; dans les quelques cas où il n'y a pas eu de récidive, il s'agissait certainement *d'erreurs de diagnostic*.

Les opérations pour des affections dont la récidive est à peu près certaine ne doivent pas prendre rang dans la bonne chirurgie ; il faut en effet tenir compte de l'état d'esprit du public ; cette manière de procéder a pour effet de le rendre hésitant quand il s'agit d'affections dont l'opération sera certainement suivie de résultats secondaires excellents. Comme je tiens avant tout à ce que mon travail soit utile et durable, je me suis de tout temps opposé à cette extirpation de l'utérus pour le cancer et mon premier jugement a été confirmé par les résultats obtenus.

Étiologie. — L'étiologie de cette terrible affection sont obscures et tout ce que nous en savons, c'est que l'*hérédité* y joue un rôle important. Le cancer utérin survient dans la jeunesse et dans la vieillesse, car je l'ai observé à l'âge de 22 et de 75 ans : chez les célibataires et chez les femmes mariées, chez les femmes stériles et chez celles qui ont eu un grand nombre d'enfants, mais il semble apparaître *de préférence* pendant les années qui précèdent la ménopause.

Cette question de la pathologie du cancer en général et du cancer utérin en particulier ne pourrait être discutée ici sans étendre inutilement ce volume. Les *caractères histologiques* distinctifs du cancer sont la prolifération cellulaire, la présence de nombreux noyaux, libres ou enfermés dans les cellules, noyaux qui suggèrent l'idée que les cellules n'ont pas eu le temps de devenir adultes.

Je n'admets pas le *squirrhe primitif de l'utérus* ; c'est-à-dire une forme de cancer où le point de départ de l'affection ne se trouve pas dans le revêtement épithélial. Le corps utérin peut être transformé en une masse dure, et subir lui-même des modifications qui à l'œil nu et au microscope présentent tous les caractères du squirrhe, cela est parfaitement vrai ; mais après avoir observé un grand nombre de cas, je n'hésite pas à me rallier à l'opinion que toutes ces formes sont d'*origine épithéliale*, et que les modifications observées sont secondaires, comme pour la langue.

De temps à autre surgit une nouvelle nomenclature ; on propose des noms nouveaux pour les tumeurs et pour les formes cancéreuses en particulier, et leurs inventeurs croient volontiers qu'ils ont trouvé des vérités neuves et de nouvelles conclusions. Mais ceci n'est pas encore démontré. Les nouvelles dénominations produisent la confusion, inquiètent les vieux, et font croire aux jeunes qu'ils connaissent des affections ignorées de leurs anciens, ce qui n'est pas ici le cas.

Marche. — La marche de l'affection cancéreuse est très variable avec chaque malade, et cela sans aucune raison apparente ; même dans des cas où le début a été identique, la terminaison peut être très différente. Ainsi j'ai eu à soigner deux malades, dont j'ai suivi l'une pendant *près de quatre ans*, chez laquelle l'ulcération profonde à bords élevés et indurés, que j'avais déjà constatée lors de ma première visite, s'était très peu étendue pendant tout ce temps. Par contre chez ma seconde malade, dont l'ulcération était moins étendue au début, quoique d'aspect tout à fait analogue, elle avait abouti après six semaines à la perforation de la vessie et du rectum et un mois plus tard à la mort de la malade, âgée seulement de vingt-sept ans.

Dans certains cas l'affection progresse par *destruction* des tissus ; dans d'autres par contre elle procède par *formation* de tumeurs et par *propagation aux organes voisins*. C'est dans la première de ces deux variétés que doit prendre place la forme décrite par *Clark* sous le nom d'*ulcère rongeant*, mais il ne diffère ni au point de vue clinique, ni au point de vue pathologique de la seconde forme ; sa durée seule est différente. Parfois la lésion a le fond de l'utérus comme point de départ et elle reste localisée à cette région, sans jamais intéresser la région cervicale. Un cas fort intéressant de cette espèce me fut envoyé par le Dr *Evans*, de Sutton Coldfield ; le premier symptôme, qui permit de poser un diagnostic certain, fut le passage de l'urine à travers le col utérin.

Symptômes. — Les symptômes du cancer utérin sont très variables et ils dépendent en grande partie de la marche de l'affection. Ainsi pour la variété *villeuse* le symptôme principal est la persistance d'un écoulement aqueux et fétide, accompagné à intervalles irréguliers d'hémorrhagies plus ou moins abondantes, survenant tout spécialement après le coït ou après quelque effort ou quelque exercice violent. Il n'existe parfois que peu de *douleurs*, surtout au début, et la cachexie peut ne survenir que fort tard. L'écoulement aqueux, parfois teinté de sang, les hémorrhagies répétées, sont des symptômes presque constants de toutes les variétés de cancer utérin et les pertes sanguines deviennent souvent continuelles et extrêmement abondantes. Lorsque chez une femme, qui a atteint la ménopause depuis plusieurs années, il survient des métrorrhagies irrégulières ou périodiques, elles doivent toujours être considérées comme l'indication de quelque affection maligne. Je n'ai jamais vu d'exception à cette règle, quoique j'aie eu souvent à attendre pendant des mois, même dans un cas pendant près de trois ans, avant d'avoir la confirmation absolue de ma supposition. L'écoulement cancéreux a généralement une *odeur toute spéciale*, de sorte qu'un praticien exercé pourra le plus souvent faire le diagnostic avant d'avoir posé une seule question à la malade.

Les malades qui appartiennent à la clientèle hospitalière sont si habituées aux pertes sanguines, qu'il n'est pas rare qu'elles ne se présentent à nous qu'à la période la plus avancée de l'affection, sans se douter que la cause de leurs métrorrhagies est plus sérieuse qu'un simple accident ou la conséquence d'une vulgaire fausse couche.

Traitement des douleurs. — A une certaine période, les douleurs deviennent persistantes, très aiguës, et le traitement consistera surtout à *calmer les souffrances* de ces pauvres malades.

Le seul médicament recommandable dans ce but est l'*opium*; la jusquiame, la belladone et la ciguë peuvent être absolument abandonnées dans ces cas de cancer, le chloral est principalement un hypnotique et non un sédatif, enfin la cocaïne est dangereuse dès qu'il s'agit d'un usage continuel.

L'emploi de l'opium réclame quelque attention, si l'on veut en retirer tout le bénéfice désirable. Si la malade est renseignée sur son état et si elle sait ce qui l'attend, on doit lui donner une explication détaillée sur l'usage qu'elle doit en faire. Mais si, pour une raison ou pour une autre, on préfère tenir la malade dans l'ignorance de la gravité de son état, les prescriptions devront être faites en conséquence. D'ailleurs je ne puis que protester contre la coutume encore trop fréquente de cacher leur état aux malades atteintes de cancer; lorsque mon diagnostic est absolument ferme, je le cache aussi peu à la malade qu'à sa famille.

Afin d'obtenir tout l'effet désirable du traitement opiacé, on doit le prescrire au début sous la forme de teinture ordinaire, à prendre à raison de 30 à 50 gouttes au moment du coucher. Les douleurs des cancéreuses, au moins à une période peu avancée, sont toujours plus violentes pendant la nuit et l'état général des malades sera grandement soutenu par un bon et long sommeil. On doit exiger qu'elles s'en tiennent aussi longtemps que possible à cette seule dose du soir, qu'elles n'en prennent pas pendant la journée, car, dès qu'elles absorbent même de petites doses dans la journée, l'efficacité de l'opium diminue.

Lorsque des doses de 120 à 150 gouttes deviennent nécessaires pour obtenir un bon sommeil, il sera utile de changer la méthode d'administration et de prescrire chaque soir un suppositoire de beurre de cacao et de morphine (de 0,03 à 0,06). Plus tard, à la période la plus avancée de la maladie, on devra en arriver à l'emploi des injections hypodermiques, mais on devra les retarder aussi longtemps que possible, car avec ce mode d'administration de la morphine les doses doivent être augmentées trop rapidement. Enfin il pourra devenir nécessaire de soumettre la malade à l'emploi du chloral ou même du chloroforme. On peut très bien apprendre aux malades intelligentes à se servir de l'appareil à anesthésie du Dr *Combie*, qui donne toute sécurité, mais il sera toujours mieux que l'emploi des anesthésiques soit surveillé par un praticien expérimenté.

Traitement des hémorrhagies. — Quant aux hémorrhagies, elles pourront être combattues par des injections de vinaigre, ou d'une solution de 10 0/0 de sulfate de fer, ou par un pessaire contenant 0,3 à 0,5 de perchlorure de fer ; le tamponnement vaginal est une méthode barbare et peu scientifique et il ne devrait jamais être employé. Néanmoins les métrorrhagies peuvent devenir si abondantes et si fréquentes, que les moyens ordinaires ne peuvent plus les arrêter et qu'il devient nécessaire de procéder à quelque intervention chirurgicale. A cet effet l'application du *fer rouge* constitue la méthode la plus simple, mais aussi celle qui donne les résultats les moins satisfaisants. L'objection principale à son emploi est que l'hémorrhagie se reproduit dès que l'eschare, due à la cautérisation, vient à se détacher. J'ai trouvé qu'une méthode, bien préférable pour arrêter les hémorrhagies pendant quelque temps est l'*ablation*, au moyen de la *curette de Simon*, de toutes les fongosités jusqu'à ce que l'on arrive sur du tissu absolument sain. Je crois que ce traitement palliatif est le seul qui soit indiqué dans ces cas de cancers utérins avancés, excepté pour la variété villeuse, qui devra être extirpée.

Traitement chirurgical. — Lorsque nous trouvons sur le col une petite ulcération suspecte, ayant une marche très lente, nous devrons toujours en faire l'*ablation complète*, car nous pourrons rencontrer un cas où il ne se produira pas de récidive, quoique nous ayons fort peu de chances pour cette heureuse issue dès qu'il s'agit d'une affection cancéreuse. Tous les traitements qui ont été recommandés par leurs inventeurs comme aboutissant à une guérison *radicale*, sont jusqu'à présent illusoires et beaucoup d'entre eux ne procèdent que du charlatanisme.

La période ultime est souvent terriblement prolongée et il m'est bien souvent arrivé de regretter ne pouvoir faciliter aux patientes la terminaison qu'elles appellent de leurs vœux. La mort survient par *épuisement*, dû aux pertes continuelles et aux hémorrhagies, et aux troubles fonctionnels causés par la maladie et par les hypnotiques, puis enfin par l'empoisonnement long et continu, occasionné par le cancer. On a donné le nom de *cachexie maligne* à l'aspect jaunâtre, amaigri et ridé de ces malades, arrivées à la dernière période du cancer, mais ce changement n'est pas constant et il peut survenir dans d'autres maladies, de sorte que dans les cas douteux il n'a pas une bien grande importance pour le diagnostic.

C. — MALADIES DE L'UTÉRUS.

Métrites aiguës. — La métrite aiguë d'origine *blennorrhagique* est très rare ; car, même lorsque l'affection se propage à travers les trompes jusqu'aux ovaires, le corps utérin ne semble pas en être affecté au delà de son revêtement épithélial. Une forme *d'origine traumatique* semble être parfois consécutive à des opérations sur l'utérus, mais, comme elle se présente avec les mêmes symptômes que celle d'origine infectieuse, il devient impossible de les distinguer l'une de l'autre.

La métrite *post-puerpérale* n'est que trop fréquente et trop souvent mortelle ; elle peut survenir après une fausse couche ou après un accouchement.

J'ai vu survenir des métrites aiguës après l'introduction d'un laminaria ou d'une éponge, après une simple discission du col ou après l'ablation d'un polype, ou après d'autres opérations sans importance. En effet, on ne saurait jamais prendre trop de précautions contre l'infection, car les femmes, particulièrement pendant l'état puerpéral, y sont éminemment sujettes. Aussi je regarde comme absolument inexcusables les praticiens qui, travaillant à la salle de dissection ou à des recherches pathologiques, donnent des soins à des accouchées en pratiquant n'importe quelle opération chirurgicale ; je trouve de plus que des chirurgiens engagés dans la pratique chirurgicale générale, ayant constamment à faire avec des surfaces en suppuration, ne doivent pas entreprendre d'opérations sur l'utérus. Nous ne connaissons pas la nature de la contagion que nous communiquons, mais nous ne pouvons pas nous méprendre plus longtemps sur le fait même que les mains du chirurgien ou les instruments ne sont que trop souvent le véhicule de cette infection. Dans les cas d'infection aiguë *post puerpérale* la source de la contagion a été démontrée sans aucun doute, de sorte que, dans tous les cas où elle est en cause, la responsabilité de l'accoucheur est actuellement reconnue par la loi.

La *métrite septique* débute généralement par un *frisson*, quoiqu'il puisse aussi faire défaut; les premiers symptômes sont des nausées, un pouls rapide et une température élevée. L'abdomen est distendu dès le début, et à l'examen du vagin on trouvera que l'utérus est de consistance molle, très sensible et qu'il s'écoule du col un liquide fétide. L'haleine prend bientôt cette odeur de foin, particulière à la pyohémie, les vomissements deviennent continuels, bilieux au début, plus tard même sanguins et la mort peut survenir en quelques heures. Dans d'autres cas les symptômes ne deviennent pas aussi inquiétants, ou s'amendent après quelques jours et la malade guérit lentement. J'ai essayé toute espèce de traitement pour lutter contre cet accident, et je puis dire que je n'ai reconnu l'avantage d'aucun médicament sauf peut-être des purgatifs, et encore actuellement j'évite l'emploi des opiacés, sauf dans des circonstances tout à fait exceptionnelles. En somme je traite tous ces cas comme ceux de *péritonite traumatique*, traitement que je décrirai dans un prochain chapitre.

Ces dernières années il est devenu de mode d'abuser du mot « *septique* » en l'attribuant à toute espèce d'inflammation. Ceci provient de l'erreur si répandue de vouloir faire de chaque nouvelle découverte toutes sortes d'applications possibles ou impossibles. Dès que les travaux de *Semmelweiss* (1851) furent connus à Londres (1878), presque tous les chirurgiens londoniens devînrent victimes de la *manie septique*. Il ne peut exister évidemment aucun doute, qu'il survient, tout particulièrement pendant l'état puerpéral, des accidents d'origine septique causés par l'introduction dans l'organisme de germes de quelque poison ou des microbes de la décomposition, mais vouloir expliquer tous les processus inflammatoires en se basant sur cette théorie est aussi absurde que de vouloir interpréter tous les phénomènes géologiques d'après ce que nous voyons et trouvons dans les laves du Vésuve.

J'envisage la métrite aiguë, d'origine traumatique ou septique, comme une affection beaucoup plus sérieuse que la périmétrite, dont j'aurai à parler en détail en parlant des annexes de l'utérus. Le *diagnostic différentiel* entre ces deux accidents est difficile et il réclame beaucoup d'attention et d'expérience. Toutes les deux peuvent être accompagnées ou aboutir à la péritonite suppurée, dont le seul traitement est la laparotomie, ainsi que je le montrerai plus tard.

L'abcès de l'utérus a été décrit si rarement, et la plupart de ces cas prêtent si bien à une autre interprétation que j'avais rayé cette affection de mon tableau nosologique et j'aurais continué à le faire, si je n'avais eu l'occasion d'observer il y a quelques années le cas suivant, qui me démontra qu'un véritable abcès de la paroi utérine pouvait parfois se rencontrer dans la pratique.

La malade avait eu quatre enfants, dont le dernier, âgé seulement de cinq mois, était encore au sein. A l'occasion d'un voyage, elle fut exposée pendant plusieurs heures à un froid intense; elle eut un long frisson, suivi bientôt d'une violente douleur sus-pubienne.

Je la vis le troisième jour, et je constatai à la base de la vessie une tuméfaction, très sensible au toucher et absolument adhérente à l'utérus. Le col était légèrement ouvert et très mou, et il s'en écoulait un liquide épais, sanguinolent et purulent. Par conséquent je n'hésitai pas à introduire une sonde et je trouvai que la cavité utérine, de longueur normale, était dirigée en arrière, car on percevait l'extrémité de la sonde dans le rectum.

La tumeur était mobile avec l'utérus et j'en tirai la conclusion qu'il s'agissait soit d'un petit fibrome en voie de nécrose, soit d'un abcès utérin siégeant dans la paroi antérieure. En tout cas, la dilatation du col était indiquée ; j'introduisis par conséquent une éponge et j'administrai une injection de morphine.

Le lendemain, lorsque j'enlevai l'éponge, je la trouvai imprégnée de pus, le volume de la tumeur avait diminué de plus de moitié, la cavité utérine était remplie de pus et lorsque je passai le doigt dans son intérieur je constatai sur la paroi antérieure une partie molle, avec un orifice à son centre, et siégeant directement au-dessus du col.

La malade guérit rapidement en moins d'une semaine, et on ne percevait alors aucune adhérence de l'utérus, ni aucune trace de la tumeur constatée précédemment. Ce fait me semble fournir la preuve positive que l'abcès n'était pas paramétritique ; car, dans ce cas, il en subsiste des traces encore pendant des mois après l'accident.

MÉTRITE CHRONIQUE.

La métrite chronique constitue l'affection que le gynécologue rencontre le plus fréquemment dans sa pratique hospitalière. Elle a été décrite sous différents noms, comme celui de *hyperplasie aréolaire* etc., mais je crois qu'actuellement l'accord est général pour lui attribuer le nom que j'ai adopté ici.

Cette inflammation chronique peut être consécutive à une métrite aiguë, quoique cela soit rarement le cas pour les raisons que j'ai déjà avancées ; elle peut être due d'autre part à quelque inflammation aiguë, qui avait son siège dans les tissus avoisinants. Ainsi, après une périmétrite ou une paramétrite, il subsiste fréquemment un état de métrite chronique très rebelle. Mais, dans la majorité des cas, nous pourrions presque dire dans quatre-vingt-dix-neuf cas sur cent, la métrite chronique est le résultat de la *subinvolution utérine* qui persiste après l'accouchement ou après une fausse couche.

Subinvolution utérine. — Nous ne nous arrêterons pas davantage à cette question de la régression utérine après l'accouchement, nous rappellerons simplement qu'elle n'est pas complète, chez une femme parfaitement bien portante, avant trente ou trente-cinq jours, et qu'un grand nombre d'accidents peuvent la retarder, sinon l'arrêter complètement. Ainsi toutes les inflammations pelviennes *post partum*, les préoccupations ou les émotions d'ordre moral, la suppression du lait, la rétention de débris placentaires, et le plus fréquemment l'habitude déplorable des femmes des classes inférieures, habitude nécessitée le plus souvent par l'exigence de leurs devoirs, de se lever beaucoup trop tôt après leurs couches, en sont les principales causes. De plus il me semble exister chez certaines femmes une certaine tendance constitutionnelle, à laquelle nous donnons le nom vague de *relâchement des fibres* ; et cet état ne se rencontre pas seulement dans les classes inférieures, mais chez des femmes dont l'état général laisse à désirer.

Une autre cause fréquente d'insuffisance de la régression utérine est le peu d'attention accordé aux fausses couches ou aux avortements ; en effet les femmes, quelle que soit leur position sociale, envisagent toujours ces accidents comme dénués de toute importance, tandis qu'en réalité ils sont en général plus sérieux qu'un accouchement normal et à terme.

Les *symptômes* de la subinvolution sont souvent accompagnés d'autres symptômes dépendant d'affections utérines concomitantes, et dont il est nécessaire de les séparer, car une erreur de diagnostic peut avoir ici de sérieuses conséquences. On doit établir comme une règle générale que, chez une femme qui nourrit, la menstruation ne doit pas apparaître avant sept ou huit mois après l'accouchement, et après deux ou trois mois, lorsqu'elle ne nourrit pas elle-même son enfant. Par conséquent, lorsqu'une malade nous informe que depuis son accouchement elle a toujours été régulièrement et abondamment réglée, ou bien qu'elle a eu un écoulement continuel, légèrement teinté de sang, nous pouvons de suite en conclure que nous avons à faire à une subinvolution ou à quelque chose de pire.

Dans ces circonstances on doit procéder de suite à l'examen local, d'abord par le toucher et si cela ne suffit pas par la dilatation. S'il existe un cancer du col, le doigt le découvrira et la subinvolution ne sera qu'un incident secondaire. Mais dans la grande majorité des cas nous n'aurons affaire qu'à une régression utérine incomplète, nous trouverons alors que le col est volumineux, élargi, que l'orifice externe est entr'ouvert, mais qu'il ne permet pas l'introduction du doigt. Il existera un écoulement abondant muco-purulent, persistant entre les époques menstruelles ; celles-ci seront trop fréquentes, trop abondantes et d'une trop longue durée.

Si à l'examen avec la sonde on trouve que la cavité utérine est augmentée de volume jusqu'à six centimètres, le diagnostic sera complet. En premier lieu on devra s'assurer qu'il n'existe pas une cause permanente de cette subinvolution, comme la rétention d'un fragment placentaire. Pour la fixation de ce point l'anamnèse pourra nous fournir des indications importantes ; la question se pose ainsi, est-il survenu une fausse couche pendant les derniers mois ? Il est vraiment surprenant de voir combien il est difficile d'obtenir une réponse satisfaisante à cette simple question. Lorsqu'il existe quelque soupçon de fausse couche ou d'avortement, il est fort probable qu'il est resté dans l'utérus quelque débri placentaire. Lorsque l'hémorrhagie a été très abondante, que la malade est anémiée, il est du devoir du praticien de rechercher de suite et d'enlever immédiatement le fragment retenu dans la cavité utérine. Lorsque le col est ouvert, de manière que le doigt peut être presque introduit, la rétention est presque certaine, et le fragment placentaire pourra facilement être retiré au moyen de ma pince à faux germe, qui dans ces cas passera toujours à travers le col sans dilatation préalable (fig. 15).

On ne devra jamais oublier que ces malades sont toujours éminemment sujettes à l'infection, et toutes les précautions antiseptiques devront être prises afin de prévenir de pareils accidents. On doit se rappeler que de petits fragments placentaires peuvent très bien être restés dans l'utérus après un *accouchement à terme et tout à fait normal*, même lorsqu'il a été suivi par un accoucheur expérimenté. Dans ces cas il se peut très bien qu'il n'y ait eu aucune faute de commise, sauf celle d'avoir négligé les symptômes qui indiquaient nettement qu'il existait une rétention de débris placentaires, et d'avoir laissé survenir les hémorrhagies ou l'infection sans intervenir immédiatement. Des fragments placentaires peuvent être laissés dans l'utérus par les praticiens les plus expérimentés, mais ceux-ci ne commettront pas la faute de les y abandonner jusqu'à mettre en danger la vie de leurs malades.

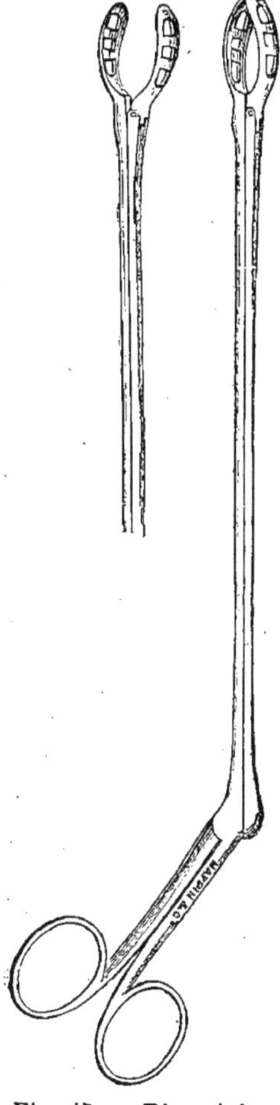

Fig. 15. — Pince à faux germe de TAIT.

Traitement de la subinvolution. — Lorsque le col est fermé, que l'anamnèse ne fournit pas d'indications assez précises, que par conséquent la rétention placentaire reste *douteuse*, et tout particulièrement lorsque l'hémorrhagie ne réclame pas une intervention immédiate, on pourra, avant de procéder à la dilatation, essayer une autre méthode pour arriver au diagnostic.

Elle consiste à traiter la malade par le *repos au lit* et par l'administration *d'ergot de seigle* et de *sels de potasse*. Lorsque les pertes sanguines cessent d'une manière permanente à la suite de ce traitement, nous pouvons être certain qu'il s'agit d'une simple *subinvolution* ; mais lorsqu'il ne se produit pas de changement, la cavité utérine doit être de suite explorée. L'action sur l'utérus des bonnes préparations d'ergot, comme l'ergotine Bonjean, est tout aussi incontestable que celle de l'opium sur les centres nerveux. Mais je désire dire un ou deux mots sur les sels de potasse, et ceci surtout pour défendre les idées de mon ami le professeur *Binz*, de Bonn. Chacun sait que le *bromure de potassium* est un véritable spécifique contre la subinvolution utérine simple, mais, ce qui est beaucoup moins connu, c'est que cette action est due à la potasse et non pas, comme on le suppose généralement, au brome. D'après mes propres expériences, le bromure de sodium ne donne pas du tout des résultats aussi satisfaisants que le sel de potassium, tandis que celui-ci peut être très bien remplacé par le *chlorate de potasse*. Je ne mets pas en doute que l'on pourrait obtenir les mêmes résultats avec d'autres sels de potassium si l'on pouvait les prescrire à des doses suffisamment élevées ; mais, à l'exception du citrate, tous les autres sont toxiques et ils pourraient être nuisibles à l'estomac, si on essayait de les prescrire à dose élevée pour un traitement qui doit être d'une certaine durée; par contre le citrate agit comme purgatif et il traverse si rapidement l'organisme, qu'il n'a pas le temps d'agir convenablement.

Le bromure de potassium ou le chlorate de potasse, à la dose de 30 centigrammes, trois fois par jour, et associé à l'ergot, a une action manifeste sur toutes les hémorrhagies utérines, à moins qu'elles ne soient dues à quelque cause étrangère, comme à la présence de tumeurs fibreuses ou cancéreuses, ou à la rétention de débris placentaires.

Mon traitement habituel pour la subinvolution et toutes ses complications, traitement auquel je suis attaché depuis ces 18 dernières années, consiste en l'administration de chlorate de potasse, à raison de 0,30 trois fois par jour, auquel on ajoute l'ergotine pendant deux ou trois jours avant et pendant toute la durée de la menstruation. On devra prescrire à la malade de garder le lit pendant ses périodes menstruelles pour les six ou huit premiers mois du traitement, mais il est bien rare qu'on puisse l'obtenir. La grande majorité des cas, certainement quatre-vingt-dix pour cent, guériront à la suite de ce traitement, et les autres céderont à l'emploi de la curette et du cautère.

A propos des méthodes employées pour combattre les hémorrhagies utérines, je désire encore dire ici qu'aucune excuse ne peut à mon avis justifier le *tamponnement vaginal* sauf le cas d'urgence absolue lorsque le praticien manque d'assistance ou n'a pas à sa disposition les instruments nécessaires pour agir autrement. C'est un procédé barbare, malpropre et peu scientifique, qui n'est généralement mis en œuvre que par des praticiens sans expérience et pusillanimes. Si l'hémorrhagie se fait à travers un orifice cervical fermé, on doit le tamponner avec une éponge dans le but de découvrir plus tard la source de l'écoulement sanguin. Mais si la cause en est connue et si elle ne peut être écartée, le traitement doit consister en une injection utérine avec l'acide acétique, ou même avec un sel de fer, quoique ce dernier procédé soit accompagné de dangers très sérieux.

Dans les cas de *métrite chronique*, l'utérus est augmenté de volume, il est dur et sensible au toucher et généralement on pourra constater aussi une augmentation du volume des ovaires. Cette affection est due surtout à une *subinvolution répétée*; c'est-à-dire que déjà après le premier accouchement l'utérus n'a pas subi une régression complète, puis la malade redevient enceinte, le processus se répète de grossesse en grossesse, l'utérus acquiert bientôt un volume double ou triple d'un utérus normal, et il survient un écoulement leucorrhéique abondant et continuel. La menstruation devient si fréquente qu'elle se reproduit à intervalles de 8 ou 15 jours, et toute tentative de coït l'augmente encore ou la fait apparaître. Le poids de l'organe produit souvent un prolapsus ou même une procidence utérine, qui contribue grandement à augmenter les misères de ces malades.

Traitement de la métrite. — Le traitement consiste avant tout en un repos absolu au lit pendant la période menstruelle, et en la suppression totale des rapprochements sexuels. Je dis, repos au lit, car il est absolument impossible d'obtenir des malades qu'elles se reposent si on ne les traite pas au lit. Si vous leur prescrivez le lit, elles y resteront peut-être ; tandis que jamais elles ne resteront sur un divan, tant qu'elles auront des chaussures aux pieds.

Le traitement *médical* consiste en l'administration d'ergotine et de sels de potasse, et on doit éviter avant tout les ferrugineux.

L'anémie est évidemment un symptôme constant de la métrite chronique ; les praticiens sans expérience prescrivent les ferrugineux en grande quantité et ils s'étonnent que leurs malades aillent toujours de plus en plus mal. Après la guérison de l'affection utérine, le fer fera merveille, mais auparavant il fera toujours plus de mal que de bien. Les injections astringentes sont tout à fait *inutiles*, tandis que le traitement intra-utérin, appliqué convenablement, peut être un puissant auxiliaire du traitement général.

Mais avant de procéder à quelque intervention intra-utérine que ce soit, même à l'introduction d'une sonde, je ne puis assez recommander de toujours s'assurer que l'utérus est absolument vide. Lorsque l'on est absolument rassuré quant à cette alternative, on peut appliquer des astringents ou des caustiques, comme le *sulfate de zinc*, l'*acide phénique*, les *solutions de nitrate d'argent* ou d'*acide chromique* et même, si c'est nécessaire, l'*acide nitrique*, soit au moyen de la sonde de *Playfair*, soit au moyen de mes bâtons solubles. La première méthode est le plus généralement employée, la seconde est plus élégante et plus efficace. L'application de l'acide chromique sur l'utérus peut produire des vomissements et un effet purgatif bien marqués, et par conséquent ce n'est pas un médicament absolument inoffensif.

Lorsque la métrite chronique est consécutive à un état *aigu*, on ne saurait prendre trop de précautions dans l'intervention intra-utérine, si l'on ne veut pas avoir une récidive de l'accident primitif.

ENDOMÉTRITE AIGUE

Elle est presque toujours la conséquence d'une infection blennorrhagique, quoique j'aie observé quelques exemples où elle paraissait être simplement catarrhale. Elle s'accompagne toujours d'une violente douleur spasmodique sus-pubienne, se prolongeant le long des cuisses et dans le dos, et d'une certaine élévation de température; mais ses symptômes caractéristiques sont un *écoulement abondant jaunâtre* et une grande sensibilité de l'utérus au toucher.

Traitement. — On prescrira le repos au lit, des pessaires d'acétate de plomb et d'opium, des fomentations chaudes sur l'abdomen, ou des cataplasmes, et un traitement général antiphlogistique. Les injections vaginales doivent être absolument proscrites.

Après la période aiguë, on pourra employer avec beaucoup de précautions la médication intra-utérine, mais on ne doit toujours avoir présent à l'esprit le danger de repousser l'infection dans les trompes.

ENDOMÉTRITE CHRONIQUE

Souvent elle n'est que la suite de l'endométrite aiguë, mais plus fréquemment elle accompagne la métrite chronique résultant de la subinvolution utérine; dans ces cas elle sera traitée par l'application de substances astringentes dans la cavité utérine ou par le curettage. Chez des jeunes femmes non mariées, on la rencontre parfois accompagnée d'*ovarite chronique;* dans ces cas elle produit toujours un mauvais état général et, si ces jeunes filles se marient, la stérilité est à peu près certaine. Ses symptômes principaux sont une menstruation abondante, suivie d'une leucorrhée profuse; cette leucorrhée suit immédiatement la période menstruelle et diminue peu à peu d'intensité jusqu'à la période suivante. On pourra en obtenir la guérison par des applications locales dont j'ai déjà parlé, et par le traitement de l'ovarite chronique, dont nous parlerons en temps et lieu.

ENDOMÉTRITE OU DYSMÉNORRHÉE MEMBRANEUSE

Il existe une forme spéciale d'endométrite à laquelle on a donné le nom de *membraneuse* ou *exfoliante*, en raison de ce fait particulier, que l'utérus expulse à intervalles plus ou moins réguliers une membrane, reproduisant la forme de la cavité utérine. Cette affection est généralement désignée sous le terme de *dysménorrhée membraneuse*, mais, comme la muqueuse peut être expulsée en dehors des périodes menstruelles, je préfère de beaucoup lui conserver le nom que j'ai adopté, celui d'*endométrite membraneuse.*

L'affection n'est pas très rare, c'est une des causes les plus rebelles de dysménorrhée et elle nécessite un traitement longtemps prolongé pour arriver à une guérison complète. La nature de la membrane expulsée a été une source intarissable de discussions violentes entre les gynécologues; les uns prétendent qu'elle représente la véritable muqueuse utérine et que son expulsion est déterminée par quelque affection ovarienne, les autres la considèrent comme le résultat d'un état inflammatoire, comme une véritable membrane adventice.

Pour ma part je crois que cette dernière opinion est très souvent la plus exacte, quoiqu'elle semble dépendre d'idées bien vieilles en pathologie gynécologique ; mais elle est le résultat d'une étude étendue et soigneuse de ce sujet si intéressant. J'ai certainement rencontré quelques cas de dysménorrhée, où des fragments de membranes et deux cas où des revêtements membraneux complets avaient été expulsés soit au moment soit après la période menstruelle, et ces membranes représentaient sans aucun doute la muqueuse utérine. Mais tous ces cas se produisirent chez des femmes mariées et stériles,ou chez des femmes qui avaient été mariées. Je n'ai vu qu'un seul cas semblable chez une vierge ; et quoique j'aie examiné un nombre considérable de débris membraneux provenant de malades encore vierges, je n'y ai jamais trouvé trace des tissus existant chez les autres ; ces jeunes malades expulsent assez souvent de petits fragments de membranes en dehors des périodes menstruelles, et cette expulsion est toujours accompagnée d'un écoulement purulent.

27 août 1880. — L. S., âgée de 20 ans, est vierge. — Début de la menstruation à 14 ans, toujours très régulière. Dès le troisième mois elle commence à devenir très douloureuse, et depuis lors la malade expulsait chaque mois le revêtement membraneux complet de sa cavité utérine elle en apportait d'ailleurs un spécimen avec elle. Ses douleurs commençaient une demi-heure avant l'apparition de l'écoulement, et duraient jusqu'après l'expulsion de la membrane, elles cessaient alors subitement et complètement ; elles étaient absolument *expulsives*. Les règles duraient six jours, et c'est toujours le troisième jour que la muqueuse était complètement éliminée.

Après avoir épuisé sans aucun succès tous les traitements prescrits par les autorités les plus compétentes et de nombreuses consultations, je me décidai à pratiquer l'*enlèvement des annexes de l'utérus*, et j'obtins un succès complet et immédiat.

Par contre tous les cas d'expulsion de véritables membranes déciduales, qui sont survenus dans ma pratique, m'ont toujours paru être des accidents de fausses couches menstruelles d'une espèce particulière, qui jusqu'à ce jour ont été incomplètement décrites ou même méconnues.

Les caractères principaux sont l'irrégularité des périodes, les intervalles inter-menstruels étant souvent de 5, 6, 7 ou même 8 semaines ; les règles sont de courte durée et peu abondantes ; elles ne sont pas nécessairement douloureuses. Presque invariablement, et certainement pendant la majorité des périodes menstruelles survient l'expulsion de fragments de membranes ou de membranes entières, présentant tous les caractères microscopiques de la muqueuse utérine.

L'observation d'une de mes malades est si intéressante et j'ai fait de ce cas une étude si complète que je tiens à les rapporter ici avec tous ses détails.

En 1871 je fus consulté par une dame qui avait été mariée pendant près de douze ans sans avoir jamais eu d'enfants. Sa menstruation était très irrégulière, parfois douloureuse et à presque chaque époque ou quelques jours après elle expulsait des débris de membranes. Je les examinai à différentes reprises et je trouvai toujours qu'elles présentaient la structure glandulaire particulière à la muqueuse utérine. Trois fois des moulages complets de la cavité furent éliminés et me furent apportés. Les deux premiers présentaient une surface villeuse uniforme, reposant sur une membrane polie, recouverte d'épithélium pavimenteux, et ils ne contenaient qu'une petite quantité de liquide albumineux et parfaitement limpide. Mais le troisième spécimen avait un caractère villeux plus indiqué sur une petite partie de sa surface externe, et lorsque cette poche fut incisée on trouva à l'intérieur au point correspondant à cette tache villeuse un petit corps pédiculé de substance blanche, qui sans aucun doute était un embryon, arrêté dans son développement.

Avant l'expulsion de ce dernier spécimen la malade avait été près de 9 semaines sans avoir ses règles, et c'est l'intervalle le plus long qui se soit présenté pendant toute sa vie. Bientôt après cet incident elle devint veuve et sa menstruation, quoique peu abondante, redevint régulière ; elle n'expulsait plus de membranes.

Une année après la mort de son premier mari, elle se remarie ; elle eut un bel enfant douze mois après son mariage et est actuellement la mère de quatre bébés.

Il est presque impossible de ne pas conclure, que dans ce cas la plupart de ces anomalies de menstruation étaient de véritables fausses couches à répétition, dues à une stérilité incomplète de la part du premier mari. Lorsque je me renseignai sur les détails de sa première vie conjugale, je ne pus découvrir aucun signe de l'insuffisance ou de l'incapacité du mari, mais il devait certainement avoir existé chez lui une cause de *stérilité relative*. Il est bien connu qu'un état assez analogue de fausses couches à répétition est déterminé par la syphilis du mari.

Un autre cas, que j'eus à soigner presque en même temps, pourrait encore appuyer mes conclusions.

La malade avait été mariée pendant dix ans, et elle n'avait jamais eu d'enfants, quoiqu'elle supposât avoir fait plusieurs fausses couches, dont aucune au delà du quatrième mois, d'ailleurs toute cette partie de son histoire était assez obscure. Néanmoins elle insistait sur le fait qu'avant son mariage sa menstruation avait toujours été régulière et sans douleurs, tandis que depuis lors elle était devenue absolument irrégulière et très douloureuse.

Son médecin, *M. Hallwright*, me procura différentes poches membraneuses, qu'elle avait expulsées au moment de sa menstruation et qu'il considérait avec raison comme des signes de fausses couches. Elle étaient toujours peu volumineuses, leur plus grand diamètre ne dépassant pas trois centimètres, et elles présentaient tous les caractères de la caduque, comme dans l'observation précédente ; elles présentaient presque toujours, à l'exception d'un seul cas, un rudiment d'embryon.

Il existait en plus chez cette malade une grande *tumeur ovarienne*, se développant rapidement, que j'enlevai ; j'espérais qu'après sa guérison il se produirait une sensible amélioration dans l'état de sa menstruation. Mais je fus déçu dans mon attente, car les mêmes accidents se reproduisirent à intervalles plus ou moins réguliers, et ceci pendant les cinq ans qui se sont écoulés depuis l'opération, d'ailleurs elle jouit sauf cela d'une excellente santé.

Ces deux cas confirment encore l'opinion de *Devilliers* (1) et la théorie qu'il défend est singulièrement en harmonie avec celle que j'avais développée quelques années avant lui.

Il faut distinguer deux parties distinctes dans l'acte sexuel. « On a conclu, dit-il, qu'un homme dont la constitution est épuisée par les excès, les maladies ou l'âge, ne peut engendrer qu'un produit inapte à se développer. Nous ferons remarquer que la faculté procréatrice est complètement distincte de celle du développement, et que cette dernière est toute relative ». Ainsi un homme de faible constitution pourra féconder une

(1) DEVILLIERS, *Dictionnaire de médecine et de chirurgie*, t. IV, article Avortement spontané, p. 306.

femme robuste, et celle-ci, par sa vigueur, donnera à l'ovule la vitalité nécessaire à son développement et à sa naissance. On connaît des exemples certains de femmes, qui ont toujours avorté avec un premier mari et qui ont eu de vigoureux enfants avec un second époux. Tout ceci démontre qu'il existe une « *stérilité relative* » de la part du mari, comme il peut exister une *stérilité absolue.*

J'ai eu l'occasion d'observer des cas, où ces fausses couches à répétition arrivaient au quatrième ou au cinquième mois ; les villosités localisées sur un point de la caduque, dont nous avons déjà parlé, se développaient en un grand placenta, paraissant absolument sain, de forme presque globuleuse, au milieu duquel existait une petite cavité contenant quelques cuillerées de liquide clair. Celle-ci représentait la *poche ovulaire ;* parfois elle contenait un embryon rudimentaire sous la forme d'une petite proéminence, fixée sur la paroi de la poche, mais le plus souvent il n'en existait aucune trace.

D'autres exemples de cette espèce ont été soumis par des praticiens à mon appréciation ; je leur ai donné le nom de « *grossesses infécondes* » et je crois qu'elles sont dues à l'absence de fécondité complète de la part d'un des conjoints — très probablement du mari. Ce qu'on a appelé jusqu'à présent *môle hydatiforme* n'est à mon avis qu'une variété de cette formation.

Il est certain que jusqu'à présent il a existé une certaine confusion dans cette question, en ce que l'on a confondu ces derniers accidents avec les cas de véritable endométrite exfoliante, quoique dans les premiers il n'existe après l'expulsion des membranes aucun processus inflammatoire de la muqueuse utérine.

Cette véritable *endométrite exfoliante* peut se rencontrer aussi bien chez les vierges que chez les femmes mariées et, dans ce dernier cas, elle devient une cause de stérilité. La menstruation est régulière, abondante, presque toujours douloureuse et, quoique les membranes apparaissent généralement à ce moment, elles peuvent aussi très bien être expulsées en dehors des époques menstruelles. Je les ai souvent enlevées au moyen d'une sonde, entre deux périodes menstruelles.

C'est toujours une affection *extrêmement rebelle*, et dans quelques cas il semble impossible d'arriver à une guérison complète, on ne peut que l'atténuer et l'améliorer.

Parfois elle n'apparaît qu'à une période assez avancée de l'existence, mais le plus souvent les malades font remonter le début de leurs souffrances au moment de la puberté. La douleur menstruelle a un caractère expulsif et elle commence dès la première apparition de l'écoulement sanguin ; celui-ci est toujours suivi d'une leucorrhée, qui disparaît parfois avant l'époque suivante. La découverte de fragments de membranes, que l'on doit bien distinguer de caillots, complètera le diagnostic.

Il existe fort souvent chez ces malades une sténose de l'orifice interne ; en discisant l'orifice on améliorera toujours considérablement leur état local.

Traitement. — Le traitement le plus efficace est celui que je vis employer pour la première fois par *Sir James Simpson*, — l'application de crayons solides de sulfate de zinc desséché. Il employait aussi de la même manière le crayon de nitrate d'argent, et je dois dire que, quoique ce dernier soit plus douloureux que le sulfate de zinc, il est encore plus efficace.

PÉRIMÉTRITE ET PARAMÉTRITE.

L'usage des deux termes de « *périmétrite* » et de « *paramétrite* », introduits dans la littérature par *Virchow* (qui n'entend pas grand chose en matière gynécologique) et défendus par *Mathews Duncan* (qui n'a jamais exploré un bassin pendant une laparotomie), a abouti à une confusion si grande, qu'elle exigera bien des années avant d'être débrouillée. Elle a été encore augmentée par l'introduction du mot « *cellulite* » qui est dû au *Dr Emmet*.

Si la paramétrite et la cellulite pelvienne, (qui en somme représentent une seule et même affection), sont réintégrées à la place qu'elles doivent occuper, elles constituent une maladie rare.

Nous entendons par *périmétrite* un processus inflammatoire du péritoine pelvien, affection par conséquent *péritonéale*. Par *paramétrite* nous comprenons l'inflammation du tissu cellulaire péri-utérin, siégeant *en dehors du péritoine*.

La périmétrite ou *pelvi-péritonite* est un accident beaucoup plus grave que la paramétrite, elle est le plus souvent due à deux facteurs principaux. Ce sont la parturition et l'infection blennorrhagique. Si nous avons présent à l'esprit le fait que le péritoine doit être envisagé comme un vaste ganglion lymphatique, dans lequel se passent les plus importants phénomènes de résorption, nous aurons l'explication de la rapidité avec laquelle il peut être influencé par un traumatisme ou par un processus infectieux quelconque. Le plus souvent la pelvi-péritonite résulte d'une infection ou d'un traumatisme, survenant chez des parturientes, et par conséquent elle sera soignée par les accoucheurs.

Malheureusement les chirurgiens en voient encore quelques cas après les ovariotomies ou après d'autres opérations abdominales. La pelvi-péritonite post-puerpérale ou due à d'autres causes septiques peut devenir rapidement fatale, car elle aboutit fréquemment à la péritonite généralisée. Elle s'annonce par la douleur, par une grande sensibilité de la région péri-utérine, par un pouls très fréquent, une forte élévation de température, des vomissements, des éructations et la distension de l'abdomen. Les seuls médicaments dignes d'être mentionnés sont l'*opium*, les *fomentations chaudes*, les *vésicatoires*, mais il est bien rare que leur emploi soit couronné de succès. Ces dernières années j'ai proposé dans ces cas d'ouvrir l'abdomen et de laver la cavité péritonéale, j'ai exécuté cette opération dans cinq cas et j'ai eu deux succès.

La périmétrite provenant d'une extension de l'infection blennorrhagique aux trompes, est décrite sous le nom de *salpingite*, et je ne la mentionne ici que pour dire qu'elle constitue une affection grave, mais pas nécessairement fatale, car elle aboutit beaucoup plus rarement à la péritonite généralisée que la variété d'origine septique.

Les pessaires opiacés, l'opium administré par le rectum et par la bouche, les fomentations chaudes et peut-être des sangsues au-dessus du pubis sont la seule thérapeutique indiquée.

Cette affection a une grande tendance à la récidive, elle est suivie de troubles fonctionnels des ovaires, de la stérilité et très souvent de l'impossibilité de supporter le coït.

Diagnostic. — Dans la majorité de ces cas, le *diagnostic* est rendu très difficile par l'absence de renseignements positifs, car ou bien la malade ignore réellement la cause de ses souffrances, ou bien elle la cache de parti pris. Au début l'examen physique ne fournit que peu de renseignements, mais plus tard on trouvera l'utérus fixé, et repoussé un peu en avant ; le petit bassin est occupé par une tuméfaction molle et souvent fluctuante.

Le *diagnostic différentiel* et le *traitement* de ces cas seront discutés dans le chapitre où nous parlerons des annexes de l'utérus.

Dans les cas de périmétrite septique l'épanchement est purulent d'emblée, tandis que dans les formes traumatiques il est surtout séreux ; de sorte que dans le premier cas nous avons une grande tendance de la péritonite généralisée, qui peut devenir rapidement mortelle, tandis que dans la seconde forme presque tous les cas guérissent en laissant à leur suite des lésions des annexes de l'utérus. En somme on ne peut dire que ces cas aboutissent jamais à une guérison complète, comme nous le verrons plus tard. L'utérus se trouve bridé par l'organisation de l'exsudat lymphatique ; il contracte des adhérences avec le sacrum et les organes voisins et cette condition fait bientôt de la malade une véritable invalide ; il peut survenir des résultats encore plus fâcheux, comme la formation de pyosalpinx, qui peuvent exister depuis des années chez des malades qui ont été regardées comme complètement *guéries* de leurs précédentes poussées inflammatoires.

Avant que la chirurgie moderne eût apporté un peu de lumière parmi ces différentes affections, je croyais, comme tant d'autres le font encore, que la *paramétrite* ou *pelvicellulite* était une affection fréquente, et dans mon *Traité* de 1878 il est bien évident que j'ai confondu les cas de *lésions des annexes de l'utérus* avec la « *pelvicellulite* ». Cette dernière lésion est rare, et elle se présente sous deux formes qui dépendent de la situation occupée par le processus inflammatoire. Lorsqu'elle est située dans l'intérieur du ligament large, on constate une *tumeur fluctuante* siégeant en avant de l'utérus, derrière la vessie, et s'ouvrant fréquemment dans cette dernière. Si elle siège à l'extérieur du ligament large on la trouvera sous la forme d'une masse mal définie, s'étalant au sommet du bassin. Dans cette position elle se fait jour parfois au niveau du détroit supérieur, elle constitue alors « *l'abcès pelvien ordinaire* » dont les fistules peuvent persister pendant des années.

Les hématocèles suppurées du ligament large ont une terminaison analogue. L'abcès s'ouvre rarement dans le rectum, car il est généralement situé au-dessus de son niveau et en avant.

Traitement. — Ainsi que j'aurai encore l'occasion de le

dire plus tard, je traite tous ces cas par la laparotomie et le drainage, et ces malades sont guéries en autant de jours qu'il leur fallait de mois pour se remettre d'après l'ancienne méthode de traitement.

ATROPHIE UTÉRINE

Nous avons traité la subinvolution en parlant de la métrite chronique, nous avons à nous occuper à présent de l'affection inverse, l'*atrophie de l'utérus*; c'est une maladie extrêmement rare, et tout ce que nous en savons, nous le devons à *Simpson*. Elle constitue un état assez analogue dans ses détails à l'arrêt de développement de l'utérus, avec cette différence qu'avant de s'atrophier, l'utérus avait le volume d'un utérus gravide. Nous ne savons par quel processus la régression utérine peut dans certaines conditions aboutir à une véritable atrophie de l'organe; et je n'ai pu découvrir les résultats que d'une seule autopsie, précisément dans l'observation de *Simpson*. La malade était âgée de 20 ans, et elle n'avait jamais eu ses règles depuis son premier accouchement; l'observation ne mentionne aucune complication fébrile à laquelle on pût attribuer cette atrophie anormale de l'utérus.

A l'autopsie on constata que l'utérus avait une longueur de 1 pouce 1/2, ses parois étaient moitié moins épaisses qu'à l'état normal, le tissu utérin était dense et fibreux. Les ovaires étaient aussi très atrophiés et on ne pouvait constater dans leur structure fibreuse la moindre apparence des follicules de Graaf.

Il est douteux que dans ce cas l'atrophie utérine fût consécutive à l'atrophie des ovaires, et qu'elle suivit ainsi la loi générale d'après laquelle les organes *inutiles* ont une tendance à disparaître.

J'ai eu l'occasion de soigner différents cas où je croyais avoir affaire à une véritable atrophie de l'utérus, mais dans chacun d'eux l'affection avait été précédée par quelque complication fébrile, généralement de nature infectieuse, survenant après un accouchement ou après une fausse couche ; et mon impression est que dans la majorité de ces cas c'est une fausse couche qui avait été l'origine de cette curieuse affection. Par conséquent je serais très disposé à envisager cette atrophie comme la conséquence d'une *ovarite atrophique*, survenant au moment de la régression post puerpérale.

Ainsi, dans un cas que j'ai publié (1), et qui était certainement le cas le plus prononcé d'atrophie utérine que j'aie jamais observé, la malade avait eu la scarlatine pendant la première semaine de sa convalescence après son second accouchement. Elle vint me voir en 1871, sept ans après cette maladie et j'ai continué à l'observer depuis lors. La première fois que je vis cette malade, son utérus était absolument *infantile*, et la portion vaginale du col était simplement représentée par une légère bosselure. Les règles avaient disparu, et elles étaient remplacées par de graves accès épileptiformes, dont on trouvera les détails dans l'article original. Je réussis à rétablir la menstruation et à obtenir une augmentation de volume de l'utérus par l'emploi des pessaires intra-utérins galvaniques ; dès la réapparition des règles l'épilepsie disparut. Mais lorsque je discontinuai l'usage du pessaire intra-utérin, la menstruation cessa de nouveau et peu à peu les accès se reproduisirent ; cette expérience fut renouvelée plusieurs fois toujours avec le même résultat.

En me rappelant ce cas et quelques autres, en me basant encore sur d'autres faits dont nous parlerons plus tard à propos de l'ovarite exanthématique, je suis très porté à croire que cette atrophie est sous la dépendance de l'ovarite survenant pendant la période post-puerpérale, que l'utérus continue alors cette atrophie commencée dans l'ovaire, jusqu'à ce qu'il

(1) *London obstetrical Journal*, mai 1873.

n'existe plus de tissu musculaire. Je ne suppose pas que cette ovarite doive nécessairement être de nature exanthématique ; mais la périoophorite, comme les processus inflammatoires intéressant le revêtement de l'ovaire, ne semble pas affecter la menstruation, elle conduit plutôt à la stérilité. Ces idées donneraient la clef de certains faits, qui sans cela restent inexplicables, par exemple, un des plus remarquables, la *grande rareté* de cette atrophie. En premier lieu cette ovarite soit exanthématique soit interstitielle qui aboutit à l'atrophie de l'ovaire et qui est souvent fatale, se rencontre rarement pendant l'état puerpéral ; la majorité de ces cas se terminent par la mort. Le peu de femmes qui guérissent sont atteintes consécutivement d'atrophie utérine.

Par contre les nombreuses malades non-puerpérales qui souffrent d'une atrophie de l'ovaire, consécutive à un processus inflammatoire quelconque, ne seront pas atteintes d'atrophie de l'utérus, parce qu'au moment de l'affection ovarienne l'utérus n'était pas en voie de régression post-puerpérale. Cette explication peut s'accorder avec l'observation et avec les constatations de *Simpson* et elle s'accorde aussi fort bien avec les principes généraux de la physiologie de l'ovaire.

Les applications pratiques nous montrent que, dans ces cas, nous pouvons obtenir une amélioration momentanée par l'emploi du pessaire galvanique, mais que cette amélioration cesse dès qu'on enlève le pessaire ou que son action stimutante devient insuffisante.

HYDROMÈTRE

Nous comprenons sous cette dénomination la rétention dans l'utérus du liquide clair, secrété à l'état normal par la muqueuse utérine ; par conséquent l'*hydramnios* ne doit pas être compris dans cette définition.

L'hydromètre résulte toujours de l'*atrésie* d'un des orifices du col, la sécrétion utérine ne pouvant s'écouler à l'extérieur. Ces sténoses peuvent provenir de rétraction cicatricielle après une ulcération ou de quelque traumatisme mécanique. Les principaux symptômes consistent en *douleurs expulsives*, ressemblant un peu à celles de l'hématocolpos ou de la rétention du sang menstruel, mais elles ne sont pas aussi aiguës que ces dernières. Cette affection se rencontre presque uniquement chez les femmes qui ont dépassé la ménopause ; l'utérus atteint rarement un gros volume, car la plus grande partie du liquide se résorbe et il ne reste plus que les éléments solides du mucus utérin. *Simpson* relate un cas tout à fait exceptionnel dans lequel il retira de la cavité utérine une grande quantité de liquide séreux ; l'organe avait atteint le volume d'une grossesse arrivée au cinquième ou sixième mois, et l'accumulation du liquide était due à la présence d'un cancroïde, siégeant sur le fond de l'utérus. Dans un cas pareil les symptômes peuvent devenir inquiétants, ils exigent un examen minutieux ; la première difficulté sera d'éliminer la possibilité d'une grossesse, puis on incisera le canal oblitéré.

En septembre 1878, j'opérai un cas d'hydromètre chez une jeune fille, où aucun des signes physiques n'aurait rendu le diagnostic possible.

La menstruation s'était établie à 16 ans et elle n'avait jamais été régulière. Elle présentait des interruptions de trois ou quatre mois, et lorsque l'écoulement se rétablissait il était toujours très peu abondant, mais jamais douloureux. La malade avait eu ses dernières règles au mois d'avril 1877, et au mois de juillet de la même année, on s'aperçut que son ventre augmentait de volume.

Je la vis en consultation avec Dr *Eshelby*, de Stonehouse, en juillet 1878 et je diagnostiquai une *tumeur monokystique*, probablement *paraovarienne*. Elle fut ponctionnée, mais le kyste se reforma rapidement et je pratiquai la laparatomie deux mois plus tard. Je fis une incision médiane de 12 centimètres à travers les tissus habituels, mais je cherchai en vain la présence du revêtement péritonéal. La paroi du kyste était évidemment musculaire et en ouvrant sa cavité, après avoir enlevé environ 4 litres de liquide séreux, il devint évident que la tumeur était constituée par le *corps de l'utérus*.

Le kyste se contracta remarquablement pendant l'opération ; on pouvait sentir par le vagin que le col correspondait à la base de la tumeur et qu'il était tout à fait oblitéré ; enfin la forme du kyste, tout particulièrement après sa contraction, étant bifide au sommet, correspondait aux deux cornes utérines et les intestins s'étendaient derrière la paroi postérieure tout à fait en bas, jusqu'à l'insertion vaginale. Je n'osai pas prolonger mon incision en haut pour ouvrir la cavité péritonéale, mais je crois que l'absence du cul-de-sac péritonéal antérieur devait être congénitale.

Je plaçai un tube à drainage dans la plaie et je refermai l'abdomen. Le kyste se contracta rapidement, la malade fit une rapide guérison, elle est actuellement parfaitement guérie, mais elle n'a jamais été réglée depuis l'opération.

En réfléchissant à cette observation je ne vois pas comment j'aurais pu arriver à un diagnostic plus exact. Avant la première ponction, je constatai que l'utérus était intimement associé à la tumeur, comme il l'est presque toujours dans les cas de kystes paraovariens. Je ne me souviens pas avoir essayé de passer une sonde et très probablement je ne le fis pas. Je ne pense pas, d'ailleurs, que si j'avais essayé et que je n'aie pas réussi, comme il est fort probable, j'aie été mis sur la voie de la véritable nature de cette tumeur.

Si j'avais persévéré et réussi à rétablir le passage à travers le col, j'aurais pu guérir la malade de cette manière, mais mon impression est que le danger eût été plus grand et la chance de guérison infiniment moindre qu'en procédant par la section abdominale.

RÉTENTION PLACENTAIRE

J'ai déjà parlé des symptômes, du diagnostic et du traitement des cas de *rétention* d'une partie ou de la totalité du *placenta* après un accouchement ou après une fausse couche, et il ne me reste que peu à en dire ; je désire cependant encore insister sur leur fréquence et faire ressortir le devoir de chaque praticien de toujours avoir à l'esprit la possibilité de cet accident.

Les sages-femmes et les gardes nous disent toujours qu'elles ont examiné le placenta et qu'il était complet ; et j'ai même entendu des praticiens très compétents déclarer qu'ils étaient sûrs d'avoir tout extrait dans des cas où j'en avais retiré postérieurement des fragments importants. On ne peut jamais être sûr de l'entière extraction. En effet il peut exister des placentas secondaires, sous la forme de cotylédons séparés du gateau principal, et l'examen de celui-ci ne peut nous en faire soupçonner l'existence. Un exemple remarquable de cette possibilité me fut signalé par M. *J. B. Jackson*, dans la pratique duquel un cotylédon placentaire de gros volume, qui n'avait aucune relation avec le reste, fut expulsé deux ou trois jours après l'accouchement.

L'écoulement persistant d'un liquide fétide, sanguinolent, se prolongeant après le moment de la cessation des lochies, doit toujours inciter le médecin à examiner minutieusement la cavité utérine ; après une fausse couche, la continuation de l'hémorrhagie et sa récidive doivent être interprétées de la même manière. J'enlevai une fois, en consultation avec le Dr *Thelwell Pike*, de Malvern, un cotylédon volumineux et bien distinct, six jours après l'accouchement.

RÉTENTION FŒTALE. — MOLE HYDATIQUE

On rencontre parfois des cas d'hémorrhagie utérine qui persistent après que l'on avait cru constater une grossesse ; nous constatons une augmentation de volume de l'utérus, sans pouvoir découvrir les bruits du cœur fœtal ou d'autres signes de gravidité. D'autre part nous rencontrons aussi des cas d'hydrorrhée continuelle, qui indiqueraient une affection cancéreuse si la date récente de l'écoulement s'accordait mieux avec l'augmentation importante du volume de l'utérus.

Ces symptômes nous indiquent dans le premier cas l'existence d'un *fœtus mort* et l'imminence d'une fausse couche, dans le second la présence d'une *mole hydatique*.

Mon avis est que l'hémorrhagie utérine persistante, qui résiste au repos, à l'ergotine, au bromure de potassium réclame une intervention active et immédiate et je n'hésite jamais à dilater le col afin de faciliter l'expulsion du contenu utérin.

La mole hydatique est rarement retenue dans l'utérus plus de 5 mois et dans la majorité des cas elle est expulsée beaucoup plus tôt et sans aucun danger. Elle est due à une hypertrophie des villosités du chorion, appartenant à un ovule incomplètement fécondé et elle peut très bien survenir plusieurs fois de suite chez la même malade. J'ai eu à donner mes soins à une femme, qui avait eu cinq de ces moles et qui devint néanmoins enceinte d'un enfant vivant, mais nous ne fûmes certains du fait qu'au cinquième mois, lorsque nous entendîmes les bruits du cœur fœtal. Je crois la pathologie de cette affection très analogue à celle que nous avons décrite comme *endométrite membraneuse*, et que, nous attribuons à la fécondation incomplète d'un ovule, car elle aussi est certainement le résultat d'une imprégnation.

DÉPLACEMENTS UTÉRINS

Depuis que *Simpson* a le premier attiré l'attention du monde médical, en 1848, sur l'importance des déplacements utérins, il n'y a pas de sujet en pathologie sur lequel il ait été écrit plus d'absurdités. Je ne vois pas cependant que la question ait avancé depuis la publication de ses leçons originales.

En me basant sur une expérience d'environ un quart de siècle, je suis disposé à croire que *Simpson* lui-même a exagéré l'importance des déviations utérines, mais, quelles que soient les erreurs qu'il ait pu écrire sur ce sujet, ce ne sont que des taupinières en comparaison des montagnes élevées par quelques-uns de ses successeurs.

Il est vraiment amusant de considérer les nombreux points de vue, auxquels les différents auteurs envisagent ce sujet en somme fort simple : ils courent d'un extrême à l'autre et ne font qu'augmenter les difficultés par l'introduction de complications absolument inutiles. Un gynécologue distingué de ma connaissance semble découvrir une flexion ou une version spéciale chez chaque malade qu'il examine ; je l'ai même trouvé un jour s'efforçant d'arrêter une hémorrhagie, causée par la rétention d'un fragment placentaire, à l'aide d'un instrument compliqué qu'il avait introduit pour rectifier une soi-disant rétroflexion.

Dans la pratique d'un autre spécialiste, également fort distingué, il semble qu'il ne survienne jamais ni une flexion, ni une version, toute chose est attribuée « à l'inflammation et à l'irritation » utérine et est traitée par des drogues inutiles. Tout cela est excessivement malheureux pour la profession et diminue la confiance du public et du monde médical dans les spécialistes. Il est toujours assez difficile de nous débarrasser complètement des préjugés et des préférences acquises. Il semble en effet que l'esprit humain ait tendance à considérer toujours au même point de vue les questions les plus diverses. Pour les déplacements utérins je crois que l'on évitera cette tendance en faisant une étude attentive de chaque cas particulier et en s'aidant des indications que le grand bon sens de *Simpson* nous a fournies sur ce sujet.

Lorsque *Scanzoni* dit gravement que les *antéflexions* sont au moins huit fois plus fréquentes que les *rétroflexions*, nous en pouvons conclure que le professseur distingué de Wurzbourg a recherché les déplacements utérins avec un peu trop d'empressement, qu'il a cru les rencontrer dans des conditions absolument normales ou qu'il n'a pas attribué une attention suffisante à la valeur des expressions qu'il employait.

Je tiens à dire, en premier lieu, que la nomenclature que nous devons à *Simpson* doit être strictement maintenue. Une *version* indique l'état d'un utérus qui a subi une déviation de son axe, sans que cet axe soit courbé ou du moins le soit d'une façon notable. Une *flexion* indiquera que le corps de l'utérus est fléchi sur le col, en formant avec lui un angle plus ou moins aigu.

Chez la nullipare la position normale de l'utérus est l'*antéversion*, avec plus ou moins de tendance à *l'antéflexion*; moins le développement de l'utérus est avancé, plus nous trouvons cet état prononcé. Par conséquent un utérus qui est incomplètement développé sera sûrement en antéversion marquée sinon même en antéflexion. Mais traiter cet état comme pathologique, tant qu'il n'existe pas de symptômes pénibles bien définis, rentre dans le domaine du plus pur charlatanisme ; cette pratique est de celles qui causent tant de tort aux spécialistes. C'est dans de telles appréciations que nous trouvons la base des assertions avancées par certains auteurs, qui assurent que 50 0/0 de toutes les femmes souffrent d'une déviation utérine.

Position normale de l'utérus. — Les opinions que j'avance ici sont celles que j'ai déjà fait connaître lorsque je traitai ce sujet, pour la première fois il y a environ 16 ans, et elles se sont trouvées confirmées et consolidées par la nouvelle expérience que j'ai acquise depuis lors. L'auteur le plus récent qui ait traité ce sujet, *Schultze*, professe — ce que je reconnais être exact — que, dans la *station debout*, le rectum et la vessie étant à l'état de vacuité, l'utérus est presque horizontal et plus ou moins antéfléchi. Telle est la position normale dans toutes les circonstances: chez les *nullipares* l'antéversion utérine est même encore plus accentuée, car le fond est tourné un peu en bas, et pour l'*utérus infantile* le fond regarde presque directement vers le sol. Mais ceci ne doit pas être envisagé comme une anomalie uniquement dépendante de l'utérus, car, dans ces cas d'arrêt de développement, les ovaires et les trompes contribuent beaucoup à ce déplacement.

Ainsi la prétendue antéversion ne légitime nullement les tortures qu'on inflige aux malheureuses femmes en leur faisant porter des pessaires de toute sorte. Le seul traitement local, qui puisse être de quelque utilité, est la *tige galvanique*, et encore est-elle toujours dangereuse. Pour ma part je l'ai entièrement abandonnée et je partage complètement l'avis de *Schultze*, qui regarde comme *contre-indiqué* et même *nuisible* le traitement de l'antéflexion pathologique par les pessaires intra-utérins. L'emploi d'un pessaire quelconque, dans les cas *d'origine congénitale*, est une absurdité. Le seul traitement rationnel consiste en une thérapeutique générale, à essayer d'obtenir quelques progrès dans le développement de l'organe par les ferrugineux et par les douches chaudes, administrées avant la période menstruelle. Si ce traitement ne réussit pas et si les douleurs dysménorrhéiques s'accentuent et deviennent intolérables, la question de l'enlèvement des annexes utérins peut être discutée. Je suis certain que c'est un traitement moins dangereux que l'emploi des pessaires intra-utérins, et qu'en plus il a le grand mérite d'être efficace.

Schultze nous dit que l'antéversion peut être produite par un processus pathologique, mais d'après mon expérience le fait est très rare, et, lorsqu'il se produit, il est dû, comme la rétroversion, à la subinvolution *post partum*.

En somme la pathologie et le traitement de tous les cas rentrant dans cette question si confuse, se résolvent pour moi de la manière la plus simple. Il est évident que je ne fais pas allusion aux déplacements utérins dus à la présence de tumeurs, car il serait absurde de confondre ces cas avec les déplacements utérins proprement dits. Je ne parle pas non plus des rotations et des déplacements latéraux, qu'on ne découvre que par hasard, et auxquels je n'attribue pas la moindre importance. *Schultze* en parle beaucoup dans son livre, mais à mon avis sans justifier le moins du monde l'importance qu'il y attache.

Rétroversion de l'utérus. — Le déplacement qui a la plus grande importance est la *déviation en arrière* ; il est assez indifférent qu'il s'agisse d'une version ou d'une flexion, ou des deux simultanément, car cet état est toujours pathologique. On peut les diviser en deux classes bien distinctes, dont une, très fréquente, constitue peut-être l'affection utérine la plus commune et une des plus faciles à guérir ; l'autre plus rare et ne peut guère être améliorée que par une opération chirurgicale.

Le *premier groupe* comprend les déplacements consécutifs à un accouchement et qui sont occasionnés par une *régression utérine incomplète.* Chez les femmes appartenant à la classe aisée, cette condition est généralement la conséquence de l'habitude qu'ont ces malades de ne pas nourrir elles-mêmes leurs enfants. Dans les classes pauvres, qui fournissent surtout la clientèle hospitalière, cet état est dû à ce que ces femmes sont obligées de se lever beaucoup trop tôt après leurs couches. Dans les deux cas, il se produit un *relâchement des ligaments utérins* ; l'utérus lourd, volumineux, tourne en arrière, et il reste dans cette position anormale jusqu'à ce qu'il ait repris sa place ou que la régression de l'organe soit complète.

Il peut se faire que, malgré le déplacement, la régression utérine continue à son cours normal et que l'utérus en rétroversion ou en flexion possède son volume normal. Néanmoins cela est fort rare et je suis certain que beaucoup de ces cas arrivent à une guérison spontanée par le seul fait de la régression utérine et, si ce n'est pas le cas, le simple déplacement en arrière sans augmentation de volume de l'organe ne donnera pas lieu à des troubles bien sérieux. Ceux-ci ne surviennent que lorsque la *subinvolution* et la *rétroversion* ou *flexion* coïncident et surtout lorsqu'il existe en plus une *métrite chronique*. Ainsi je suis sûr que bien des femmes affectées de ce déplacement ne présentent aucun symptôme particulier. Dans les cas où les deux affections utérines existent simultanément on constate une menstruation profuse et trop fréquente, une leucorrhée abondante dans l'intervalle des périodes menstruelles, des douleurs lombaires, des pesanteurs et tout le cortège des misères qui rendent la vie intolérable aux femmes qui souffrent de lésions pelviennes. Dans ces cas l'utérus est rarement fixé par des brides et on peut facilement le ramener en position normale.

Pour arriver à ce résultat on peut employer des pessaires, mais je préfère toujours essayer auparavant de guérir mes

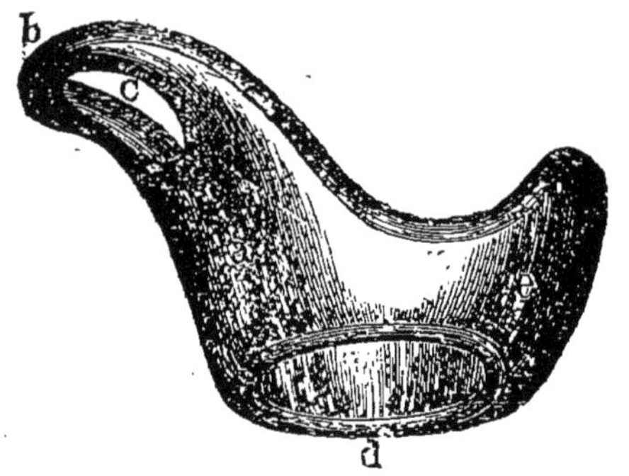

Fig. 16. — Pessaire de Fowler.

malades par le chlorate de potasse et l'ergot et je réussis dans 90 0/0 des cas. J'ai les pessaires en horreur et je ne les emploie jamais, tant que je puis m'en passer. Si je suis obligé de recourir à leur emploi, j'utilise soit le pessaire de *Fowler*, soit un anneau que j'imaginai il y a quelques années et qui est connu sous le nom de pessaire en coin. Les deux modèles sont en ébonite. Le premier est taillé en forme de coupe; le col vient se placer dans sa cavité *d*, tandis que le corps utérin déplacé vient s'appuyer sur la petite branche *e*, et que la branche montante *a b* s'appuie sur le rectum ou sur le pubis suivant que nous avons affaire à une antéflexion ou à une rétroversion. L'ouverture *c* sert à introduire le doigt du chirurgien pour enlever ou déplacer le pessaire. Il existe trois grandeurs différentes de cet instrument et il est très utile dans les cas qui réclament son emploi. Il a néanmoins deux défauts, celui de ne pas s'adapter à tous les cas, et celui d'être un peu coûteux ; je l'ai vu aussi parfois se placer dans l'axe transversal du bassin et faire ainsi plus de mal que de bien.

Mon pessaire en *coin* est plus simple et il a une action très analogue. La masse ronde à l'extrémité la plus large constitue une base sur laquelle le col utérin repose à son aise. Tous les pessaires doivent être en celluloïde ou en

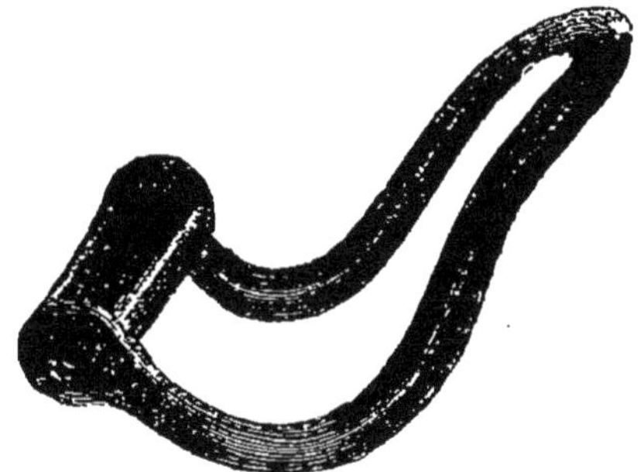

Fig. 17. — Pessaire en coin de Tait.

ébonite, car les pessaires en caoutchouc mou donnent lieu à un écoulement abondant et doivent par conséquent être évités. En ramollissant l'anneau de celluloïde dans l'eau chaude, on peut lui donner la forme que l'on désire, ce qui constitue un réel progrès et une invention précieuse.

Si la régression utérine a été complète, je crois que les pessaires ne guériront pas la rétroversion ; la seule chose qui puisse y parvenir est une nouvelle grossesse.

On a prôné dernièrement une opération qui consiste à redresser l'utérus en *raccourcissant les ligaments ronds*, mais on ne peut encore se prononcer sur sa valeur quant à une guérison définitive. Je n'ai eu que deux fois l'occasion de la pratiquer : dans un des cas la guérison ne se maintint que pendant quelques mois, la seconde faillit coûter la vie à une malade et elle n'eut aucun bon résultat. Par conséquent je n'ai pas continué à pratiquer cette opération et je n'ai pas entendu dire que beaucoup d'autres chirurgiens l'aient admise dans leur pratique d'une façon permanente et définitive.

Les cas de rétroversion compris dans mon *second groupe,* et pour lesquels on ne peut invoquer une origine puerpérale sont toujours dus à quelque accident ou à une inflammation périmétrique. Dans le premier cas on peut *remédier* au déplacement, mais on ne peut le guérir d'une manière permanente. Dans le second, l'emploi des pessaires est absolument contre-indiqué par la présence de brides et d'adhérences, et tous ceux qui les emploieront, dans ces cas, ne pourront que s'occasionner des embarras et des désagréments. *Schultze* et d'autres auteurs racontent qu'ils n'hésitent pas à faire des tractions pour rompre ces adhérences, mais d'après mon expérience ce n'est pas chose facile. De plus les brides comprennent les ovaires et les trompes, de sorte que ces cas n'appartiennent pas en somme aux affections utérines proprement dites, mais doivent rentrer dans les lésions des annexes de l'utérus et c'est dans ce chapitre que nous aurons l'occasion d'en parler (périmétrite exanthématique).

L'antéversion est parfois la conséquence de la subinvolution ; le fait est rare, mais il constitue quand il se produit une affection très rebelle et très pénible. Je n'en ai vu que trois ou quatre cas et je n'ai jamais réussi à trouver un pessaire qui me rendît alors le moindre service. J'en envoyai un cas à un partisan enthousiaste de l'emploi des pessaires et il n'eut pas plus de succès que moi. En somme, je suis entièrement d'accord avec *Schultze* lorsqu'il nous dit qu'il est parfaitement impossible de rectifier une antéversion ou une antéflexion *sans une tige intra-utérine,* mais pour ma part je ne veux rien avoir à faire avec ces dangereux procédés. La meilleure thérapeutique est encore l'ergotine et les sels de potasse et en dernier ressort la curette et le cautère.

On voit donc que mes idées sur les déplacements utérins ont au moins le mérite de la simplicité, et je suis sûr qu'elles ont de plus celui de la prudence, car il est tout aussi important d'éviter de nuire aux malades que de chercher à les guérir. Les idées courantes sur les déplacements utérins et le traitement routinier par les pessaires m'ont souvent fait désirer que ces derniers n'eussent jamais été inventés.

Rétroversion de l'utérus gravide. — La rétroversion peut accompagner la grossesse, mais je crois que cela se produira seulement lorsqu'une version en arrière existait déjà antérieurement ; en général la version se rectifie à mesure que la grossesse fait des progrès et, si l'on prend les précautions nécessaires pendant les suites de couches, il peut très bien se faire que le déplacement se trouve corrigé définitivement par cet incident. Quelquefois, néanmoins, il devient une cause de fausse couche et cela peut même se répéter plusieurs fois de suite.

Dans un cas remarquable, que je vis avec M. *Langley Browne*, de West Bromwich, une rétroflexion très accentuée avait persisté jusqu'à la fin de la grossesse. M. *Browne* avait été appelé et il constata la présence de douleurs utérines bien manifestes, mais il ne put trouver le col. Il me télégraphia et avant d'avoir chloroformé la malade je fus dans le même cas que lui. La première impression était que nous avions à faire à un cas de grossesse extra-utérine et l'extrême minceur des parois utérines parlait encore en faveur de cette interprétation. La narcose me permit néanmoins de trouver le col au sommet du vagin considérablement allongé, il était situé tout à fait au niveau de l'ombilic. En introduisant mon doigt dans l'orifice du col et en m'aidant de l'autre main appuyant sur l'abdomen, je réussis à faire pivoter l'utérus autour de son axe transversal et M. *Browne* termina l'accouchement par la version, car nous avions affaire à une présentation de l'épaule.

Diagnostic de la rétroversion. — Le diagnostic de la *rétroversion* est plus facile que celui de la *rétroflexion*, car la courbure de cette dernière simule une tumeur du cul-de-sac postérieur, que l'on peut prendre pour les trompes ou les ovaires ayant contracté des adhérences avec le corps de l'utérus. La rétroversion pourra toujours être facilement reconnue en introduisant l'index de la main droite dans le vagin et celui de la gauche dans le rectum. La sonde utérine pourra rendre des services, mais elle n'est pas nécessaire à un praticien rompu au toucher, à moins de complications.

Lorsque l'utérus est *mobile*, en repoussant en arrière le col qui est toujours dirigé en avant, on pourra rectifier le déplacement de telle manière que le fond de l'utérus arrivera au-dessus du pubis ; le diagnostic sera alors assuré et on constatera ainsi l'absence de brides ou d'autres complications. Nous avons déjà vu que la masse sentie dans le cul-de-sac postérieur, et que l'on prend toujours pour le corps de l'utérus rétrofléchi, peut très bien être constituée par une petite tumeur, formée par la trompe ou par l'ovaire, devenus adhérents à la paroi utérine postérieure.

J'ai vu plusieurs fois des élèves ou des praticiens inexpérimentés pratiquant le toucher rectal arriver sur un col normal et conclure à une version utérine, parce qu'ils avaient cru sentir sous le doigt le fond de l'utérus.

Les symptômes généraux ne sont que d'un faible secours pour le diagnostic des déplacements utérins, ils ne font qu'appeler notre attention sur la nécessité d'un examen local. Des douleurs pelviennes ou lombaires persistantes, la miction fréquente et douloureuse, la difficulté à la défécation, des symptômes réflexes mal définis ou un mal de tête persistant pour lequel on ne trouve aucune cause appréciable, doivent toujours donner l'éveil et diriger l'attention sur les ovaires ou l'utérus.

Chez les femmes non mariées et vierges nous devons toujours hésiter à pratiquer le toucher vaginal, mais lorsque le traitement général échoue et que les symptômes généraux ne peuvent être expliqués d'une autre manière, nous ne devons pas différer l'examen des organes pelviens. En effet j'ai eu bien souvent l'occasion d'observer, et beaucoup de mes collègues seront sans doute dans le même cas, combien il arrive souvent qu'une affection utérine méconnue se trouve être la cause de symptômes subjectifs éloignés, qui disparaissent complètement après le traitement local.

Traitement des rétroversions. — Comme pour les déplacements en avant, nous trouvons de nombreux exemples de rétroversion ou de rétroflexion qui ne donnent lieu à aucuns symptômes et qui par conséquent ne réclament aucun traitement. Lorsqu'une thérapeutique active est nécessaire, elle diffère presque pour chaque cas particulier; en effet, aucune espèce de pessaire ne peut répondre à tous les cas. Les vagins diffèrent autant que les physionomies des malades, par conséquent l'anneau circulaire de *Simpson*, fait en celluloïde, auquel on pourra donner la forme et la courbure désirables, est celui qui répondra le mieux à toutes les indications. Il suffit d'en avoir deux ou trois grandeurs, variant comme diamètre entre 6 et 10 centimètres. Il s'agit ensuite de placer le pessaire de manière qu'il agisse utilement; en général il devra être placé derrière le col, mais parfois il devra l'être en avant. Tous ces détails devront être surveillés avec le plus grand soin, car la malade n'est pas plus soulagée ou guérie par le simple fait d'avoir un pessaire dans son vagin, qu'une jambe cassée n'est remise quand on place dans le lit quelques bûches de bois.

Néanmoins je n'ai jamais été satisfait des pessaires comme agents curatifs, et je regrette que la facilité de leur emploi, aidée par la réclame des fabricants, ait contribué à étendre leur usage à un degré véritablement absurde.

Prolapsus utérin. — Pour définir les descentes de l'utérus je n'emploie d'autres termes que ceux de *prolapsus* et de *procidence;* par prolapsus je comprends les cas où l'utérus, quoique descendu, n'apparaît pas encore à la vulve ; je range sous le nom de procidence les cas où le col ou l'organe entier vient faire saillie au dehors, dans ce cas la *procidence* est dite *complète.*

Le prolapsus ou même la procidence de l'utérus, sans *allongement hypertrophique du col*, peuvent survenir à tout âge, car je l'ai observé chez des enfants très jeunes, et je possède un spécimen provenant d'un fœtus avant terme, qui m'a été donné par mon ami le Dr *Charles Warden*, et sur lequel l'utérus est en procidence complète, en dehors de la vulve. Ces déplacements sont toujours dus au relâchement et à l'élongation des ligaments suspenseurs de l'utérus, et ce dernier état pathologique peut reconnaître des causes bien différentes. La plus fréquente est la négligence de certaines femmes après leur accouchement, et même au moment de leurs périodes menstruelles, puis la pression causée par une tumeur abdominale, ou une collection de liquide ascitique. Ainsi, dans un cas que j'ai publié (1), il existait chez une jeune fille de 18 ans une procidence complète, de l'utérus et de la vessie, prolapsus dû à la compression d'une tumeur ovarienne ; lorsque j'enlevai la tumeur, j'obtins en même temps la guérison radicale du prolapsus en fixant l'utérus dans l'angle inférieur de la plaie abdominale.

La procidence de l'utérus est une affection relativement rare dans la classe moyenne, mais excessivement fréquente dans notre clientèle hospitalière, fait qui nous indique déjà son étiologie principale. On sera souvent très étonné de voir que des femmes ont pu passer plusieurs années de leur vie avec une chute complète de leurs organes pelviens sans réclamer notre assistance. Il est curieux que le prolapsus ne donne

(1) *Lancet*, octobre 1875.

souvent lieu à aucun trouble important, tandis que d'autres fois il occasionne des sensations douloureuses et des pesanteurs qui rendent impossible tout travail actif.

Le *diagnostic* en est toujours fort simple et le traitement facile. Le plus grand nombre des cas peuvent être grandement améliorés par un pessaire circulaire, comme pour la rétroflexion, ou bien par l'emploi des pessaires de soutien de *Simpson*. Mais, ainsi que je l'ai déjà dit, ces instruments sont loin d'être sans danger, ils peuvent donner lieu à des ulcérations étendues, pouvant même aboutir à des fistules rectales ou vésicales, à moins que la malade veuille bien se présenter à intervalles réguliers. Mais les malades des hôpitaux négligent constamment cette dernière recommandation, de sorte que les pessaires ne sont nullement indiqués pour ce genre de clientèle. Les pessaires en boule, dont j'ai déjà parlé à propos de la cystocèle vaginale, sont plus sûrs, car ils ne peuvent produire de lésions vaginales, et ils peuvent être retirés fréquemment pour les soins de propreté.

Comme opération radicale, celle qui donne les meilleurs résultats est *l'extension du périnée*, telle que je l'ai déjà décrite dans un chapitre antérieur. Dans les cas de *procidence complète*, j'emploie encore la même opération et ses résultats sont généralement durables, ce que je n'ai jamais obtenu par d'autres procédés. Certaines de mes malades sont restées après cette opération tout à fait valides pendant plus de 10 ans.

On a mentionné le cas d'un utérus trouvé dans un sac herniaire, mais je n'ai jamais eu l'occasion de voir un pareil déplacement.

Inversion utérine. — L'inversion utérine est dans la majorité des cas consécutive à l'accouchement, mais je l'ai observée comme ayant été provoquée par la présence de tumeurs siégeant sur le fond de l'utérus, l'ayant attiré en bas par leur poids et ayant produit une inversion complète ou partielle.

Elle ne vient à la connaissance du chirurgien que dans ce dernier cas, ou lorsqu'elle a été négligée ou méconnue au moment de l'accouchement.

Symptômes et diagnostic. — Je n'ai jamais vu un seul cas d'inversion utérine chronique *partielle*, je présume donc qu'elle doit être fort rare. Le diagnostic présente une seule difficulté, c'est de le distinguer d'un *polype*. Il existe un grand nombre d'observations où l'utérus inversé, sans complication de tumeurs, a été amputé par erreur, pour la seule raison que l'on avait cru avoir à faire à un polype. Cette opération fut parfois suivie de succès, mais généralement d'un résultat fatal ; par conséquent il est toujours important dans ce cas de bien s'assurer de la nature de la tumeur avant d'appliquer l'écraseur. Lorsqu'il n'existe pas de tumeur, le point important à relever est celui d'un accouchement antérieur, dont les détails suffiront à mettre le praticien sur la voie.

Un symptôme de grande importance et bien caractéristique sont les *hémorrhagies* répétées et profuses, quoiqu'il puisse se faire que la menstruation reste absolument normale, comme dans le cas dont je viens de parler, de la malade qui ne voulut pas se soumettre au traitement. Les autres signes qui aideront le diagnostic différentiel sont les suivants : le polype reproduit rarement la forme et le volume caractéristiques d'un utérus inversé, lequel est généralement d'aspect globuleux ; l'utérus en inversion est très sensible, tandis qu'un polype ne l'est pas du tout ; en plus, en introduisant un cathéter dans la vessie et le doigt dans le rectum, on constatera facilement que l'utérus n'occupe pas sa position normale ; toute tentative d'introduction de la sonde dans la cavité utérine échouera naturellement pour une inversion, tandis qu'elle sera des plus faciles lorsque nous aurons à faire à un polype.

Lorsque l'inversion n'est pas complète et que le doigt peut être passé dans le col autour de la masse en prolapsus, le diagnostic sera facile. Lorsque l'inversion est complète, la difficulté sera alors très grande, mais, avec les signes différentiels que nous venons d'indiquer, on arrivera le plus souvent à faire un diagnostic exact. D'ailleurs, s'il reste de l'indécision, on pourra très bien faire un essai de réduction avec la tige en forme de cupule du calibre le plus petit; s'il s'agit d'une inversion, la réduction commencera de suite à se faire, tandis que dans le cas d'un polype il n'y aura aucun changement.

Traitement. — Autrefois il consistait à amputer l'organe déplacé, soit par l'écraseur soit par la ligature élastique et encore actuellement, malgré les beaux résultats fournis par la pression modérée et permanente, nous voyons encore mentionner des cas d'amputation.

Si l'inversion est *récente*, si elle n'est pas encore complète, la réduction sera très facile; mais, s'il s'est écoulé des années depuis l'accident, on devra tenter la réduction par une pression graduelle et continue et elle sera certainement couronnée de succès. D'après mes dernières expériences je suis d'avis qu'aucun cas d'inversion utérine, si ancien qu'il soit, ne résistera au traitement par la pression élastique continue bien appliquée.

La proposition de traiter l'inversion utérine chronique par la pression continue est très ancienne, car nous trouvons qu'elle est clairement indiquée dans le *Traité des maladies des femmes* de *Boivin et Dugès*, ainsi que la manière exacte de l'appliquer. « La pression de bas en haut ne pourrait-elle pas rendre aussi des services pour la réduction de l'inversion utérine? Un pessaire en forme de cupule pourrait être introduit dans ce but dans le vagin ». Sir *James Simpson* recommande aussi un procédé analogue, quoique je ne puisse trouver aucune observation clinique où il l'ait employé. *Tyler Smith* emploie avec succès un pessaire en forme de balle élastique, et j'ai aussi obtenu par ce moyen la réduction d'une inversion utérine. Pendant ces 10 dernières années j'ai eu à soigner 13 cas d'inversion utérine et j'ai toujours réussi à les réduire, sauf dans deux cas. Dans l'un d'eux la malade ne voulut pas se soumettre au traitement indiqué, et dans le second j'amputai l'organe par erreur. Il était recouvert d'une masse de végétations en chou-fleur, végétations qui avaient été la cause de l'inversion, et le déplacement de l'organe ne fut pas reconnu à temps. La malade fit d'ailleurs une excellente guérison.

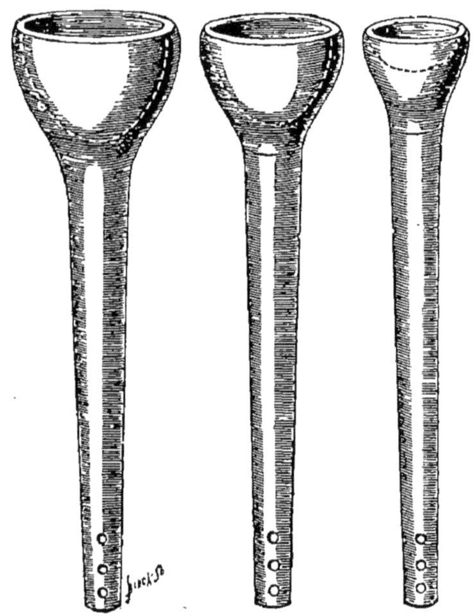

Fig. 18. — Tiges de Lawson-Tait pour la réduction de l'inversion utérine. (Moitié de grandeur naturelle.)

J'ai obtenu par la pression élastique continue un succès complet dans les onze cas pour lesquels je l'ai employée ; mon appareil est extrêmement simple. Une ceinture est fixée autour de la malade, et elle pourvue de forts cordons élastiques comme pour la dilatation du col de l'utérus. La cupule la plus volumineuse est alors appliquée sur le fond de l'utérus inversé, et on donne juste assez de tension aux fils pour ne pas causer de la douleur, car l'important est d'obtenir que la réduction se fasse très lentement. Les fils doivent être tendus de nouveau à intervalles de quatre à six heures, et on doit toujours examiner l'état des parties à ce moment. Dès que l'on trouvera que le bord de la cupule est recouvert par le col, on enlèvera cette tige et on devra la remplacer par le numéro 2. Après quelque temps le numéro 3 viendra à son tour remplacer le numéro 2, de sorte qu'en 24 ou 36 heu-

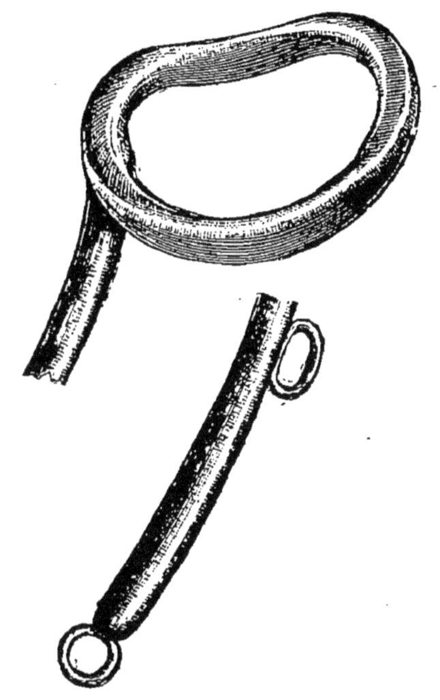

Fig. 19. — Anneau de Lawson-Tait pour la réduction de l'inversion utérine.

res la réduction est complète sans aucune complication, et le plus souvent sans beaucoup de désagréments.

Dans un seul de mes cas je ne pus obtenir de résultat avec l'aide des seules tiges à cupule. J'attribuai d'abord cette difficulté à leur manque de courbure, et par conséquent j'employai les tiges légèrement coudées, recommandées par le Dr *Aveling*; mais je ne réussis pas davantage. J'arrivai à la conclusion que le canal péritonéal formé par l'inversion devait être fixé par des adhérences. J'eus d'abord l'intention de procéder à l'amputation de l'utérus, puis il me vint à l'idée que par une pression continue, exercée sur le col, j'arriverais peut-être à obtenir l'extension de ces brides. Je me procurai un anneau, tel que le représente la figure ci-contre, que je passai autour de l'utérus inversé et à l'aide duquel je pus exercer une pression élastique continue sur tout le bord du col. J'appliquai alors en même temps la tige en cupule sur le fond en employant deux ceintures et deux paires de fils élastiques et j'eus bientôt la satisfaction d'obtenir la réduction après environ 30 heures d'application des deux pressions simultanées. Actuellement je suis convaincu qu'aucun cas d'inversion utérine, non compliqué de tumeur, ne résistera à cette méthode thérapeutique lorsqu'elle est bien appliquée.

TROUBLES DE LA MENSTRUATION

En règle générale, la menstruation s'établit dans nos climats à l'âge de 14 ans, quoiqu'elle puisse apparaître plus tôt, ou bien être retardée de deux ou trois ans sans aucun inconvénient. Mais toute modification importante dans l'époque ordinaire de l'apparition des règles doit faire soupçonner que la maladie rentre dans l'une des deux grandes classes des affections utérines. Ainsi l'apparition *précoce* de la menstruation, suivie plus tard d'un écoulement trop fréquent et trop abondant nous indique clairement un état de congestion des organes, pouvant aboutir à l'ovarite chronique ou à l'endométrite. Au contraire, le retard, l'irrégularité de l'apparition des règles, et leur réduction en quantité doit de suite nous faire soupçonner une insuffisance de développement des organes sexuels.

Aménorrhée. — L'aménorrhée c'est-à-dire l'absence complète de toute menstruation pendant une époque prolongée après l'époque habituelle de l'apparition des règles, constitue le symptôme d'un grand nombre d'affections, souvent constitutionnelles, dont quelques-unes ne peuvent entrer dans le cadre de cet ouvrage. La principale est une affection dont la nature intime est tout à fait inconnue ; on lui a donné différents noms, mais j'ai adopté pour ces cas celui d' « *anémie des adolescents* » sous lequel je l'ai décrite dans un autre chapitre.

J'ai acquis la certitude que dans ces cas les symptômes menstruels sont *l'effet* et en aucun cas *la cause* de l'état général. On reconnaît facilement cette affection au teint verdâtre des malades, à la décoloration des muqueuses et à des troubles sérieux dans toutes les fonctions importantes. Les symptômes les plus désagréables sont la dyspnée et les bourdonnements d'oreilles.

L'aménorrhée peut aussi être l'indication de l'existence d'un obstacle mécanique à la menstruation, comme *l'atrésie* de quelque partie du canal génital. Ou bien l'aménorrhée peut être encore due à une *grossesse*, survenant avant l'apparition des premières règles. On voit par ces exemples que je considère l'aménorrhée simplement comme un *symptôme* et que je limite exactement l'application de ce terme aux cas où il n'a jamais existé aucune manifestation extérieure de l'écoulement menstruel. Cette limitation est en somme légitimée par la clinique. En effet, lorsque la menstruation a eu lieu, même imparfaitement, sa simple apparition constitue un fait essentiel, et de plus elle fixe une date de laquelle on pourra tirer plus tard des conclusions de première importance.

Habituellement la menstruation ne s'établit pas avec une régularité parfaite dès sa première apparition. Elle peut très bien subir des interruptions d'une durée de plusieurs mois et redevenir plus tard absolument normale.

La menstruation parfaitement normale consiste en un écoulement sanguin, qui revient à intervalles réguliers de 23 à

26 jours, et dure de trois à cinq jours, elle s'accompagne de différentes sensations de malaise sans douleurs positives. Elle a pour résultat la perte d'une quantité de sang très variable, mais ne devant pas dépasser certaines limites. On ne peut établir de règle fixe pour déterminer la quantité normale de sang perdu à chaque menstruation, mais, comme presque toutes les femmes ont l'habitude de porter des serviettes pendant toute la durée de leurs règles, le nombre de linges employés pourra donner quelques vagues indications sur l'exagération ou l'insuffisance de l'écoulement. On doit naturellement tenir compte des habitudes des malades, car l'abondance du liquide varie considérablement de l'une à l'autre. Comme il est souvent de toute importance de savoir si une malade perd beaucoup plus qu'elle ne devrait, il faudra en cas de doute faire une inspection exacte des linges souillés. J'ai généralement observé que lorsqu'une femme emploie plus de quatre ou cinq serviettes dans les 24 heures et moins de trois, l'écoulement est anormal. Le nombre total de serviettes, employées pendant toute la durée de la période menstruelle, ne doit pas dépasser quinze, et, s'il n'atteint pas le chiffre de 10, il est probable que la menstruation est insuffisante.

L'aménorrhée seule constitue rarement une indication de procéder à l'examen vaginal. Par contre la suppression des règles exige toujours un examen local, et la recherche des autres signes ou symptômes qui peuvent l'accompagner ou la justifier.

Dès que, chez une jeune femme dont la menstruation était bien établie, et où elle a toujours été d'une parfaite régularité, il survient un arrêt subit de cette fonction, on doit de suite y attacher la plus grande attention. On ne doit jamais agir ni parler à la légère, aussi bien dans l'intérêt de la malade que dans celui du praticien. J'ai connu un grand nombre d'exemples de collègues qui ont ainsi fait plus de tort à leur réputation que d'aucune autre manière.

Le premier soupçon est naturellement que la femme est enceinte ; mais on ne doit jamais faire allusion à cette hypothèse tant que des preuves très positives n'ont pas été obtenues, telles que la découverte des mouvements rythmiques de l'utérus, la constatation indiscutable des bruits du cœur ou des mouvements du fœtus.

Le premier symptôme mentionné est le seul signe absolu ; mais parfois, même lorsqu'il n'existait aucun doute dans mon esprit et dans celui de la malade sur l'existence de la grossesse, je n'arrivais pas après plusieurs examens à percevoir les bruits du cœur. J'ai souvent réussi à les entendre dans le vagin, lorsque je ne les trouvais pas ailleurs, et j'ai trouvé que dans ces cas le stéthoscope globulaire du Dr *Syes Bristowe* rendait les plus grands services.

On doit prendre bien garde de ne pas confondre les gargouillements intestinaux avec les bruits du cœur fœtal. Cette confusion fut probablement la cause d'une grave erreur que commirent plusieurs praticiens à propos d'une jeune fille, à laquelle j'enlevai une tumeur ovarienne tandis qu'ils avaient tous déclaré qu'il s'agissait d'une simple grossesse. J'eus la plus grande difficulté d'obtenir des parents qu'ils abandonnassent leur intention de réclamer une action légale pour le tort que cette déclaration avait causé à leur fille. On se trompe fréquemment sur les mouvements fœtaux et, dans tous les cas où il existe quelque doute et où il s'agit d'une sérieuse responsabilité, on ne devra pas se fier à la seule constatation de ce symptôme.

La suppression des règles peut être encore l'indication de la présence d'une tumeur ovarienne ou d'une hématocèle, et toutes les deux peuvent être prises après un examen vaginal superficiel pour l'utérus augmenté de volume et gravide, de sorte que l'on doit procéder avec le plus grand soin dans un cas pareil.

Dysménorrhée. — La *dysménorrhée* ou *menstruation dou-*

loureuse n'exige pas toujours un examen local immédiat, tout spécialement si la douleur précède l'apparition des règles, car dans ce cas elle indique la présence d'une affection tubaire. Néanmoins lorsque les symptômes résistent à un traitement général, ou lorsqu'ils sont si graves qu'ils rendent la malade incapable de travailler, ou qu'ils ont un caractère tel qu'ils suggèrent l'idée d'un obstacle au libre écoulement des règles, un examen local devient nécessaire et il doit être fait sans retard.

Chez les femmes mariées il n'y a en général aucun inconvénient à pratiquer de suite l'examen local, ce n'est que quand il s'agit de femmes vierges qu'aucun examen ne doit être pratiqué, à moins que de graves symptômes n'en justifient la nécessité ; mais, dès que ces symptômes se présentent, on doit insister tout particulièrement pour obtenir l'autorisation de procéder à un examen local.

Ménorrhagie. — Nous entendons par ce terme une perte abondante de sang à intervalles qui ont à peu près la périodicité de la menstruation, tandis que *la métrorrhagie* est une hémorrhagie utérine qui, soit par sa durée soit par son irrégularité, exclut toute idée de l'écoulement menstruel. Ces affections légitiment toujours un examen vaginal ; et tout praticien qui entreprend le traitement d'un de ces cas sans avoir pris une connaissance exacte de l'état local, néglige absolument son devoir professionnel. Les causes de la ménorrhagie et des métrorrhagies seront discutées tout au long dans les divers chapitres de ce livre.

La femme est exposée au moment de l'apparition de ses règles, ainsi qu'au moment de leur cessation, à de graves dangers, tous dus à ses fonctions sexuelles, quoique plusieurs d'entr'eux n'aient aucun rapport avec les organes pelviens. Ainsi, en dehors de ces vagues sensations de malaise ou de l'apparition de véritables douleurs, auxquelles on a donné le nom de *molimen hémorrhagique*, nous rencontrons de fréquents exemples de véritables psychoses. La *manie aiguë* est la plus fréquente de ces affections mentales, celle à laquelle les jeunes femmes sont le plus souvent exposées au moment de la puberté. Dans ces cas le danger est encore augmenté si l'on a affaire à ce genre de folie, dénommé *monomanie érotique.* J'ai eu plusieurs fois l'occasion d'observer des jeunes filles affectées de cette psychose ; elles se permettent alors des gestes et un langage absolument inexplicables pour leur jeunesse, leur bonne éducation et leur milieu social.

Dès que de pareils symptômes d'excentricité sexuelle se produisent chez une jeune fille arrivée au moment de la puberté, elle doit être considérée comme une aliénée. Je crois d'ailleurs que nous trouverons ici l'explication de bien des cas, que l'on considère à tort comme des indications d'une dépravation précoce ou que l'on punit comme outrages aux mœurs. Ainsi que je l'ai déjà dit à une autre occasion, on devra toujours se souvenir que les fonctions de reproduction constituent le terrain de la lutte la plus ardente pour l'existence ; à l'époque de l'apparition des modifications physiologiques qui permettent au jeune animal d'entrer dans cette lutte dangereuse, les tendances et les tares de ses ancêtres apparaîtront sûrement sous une forme ou sous une autre et toute anomalie devra être mise beaucoup moins au compte de l'individu, qu'à celui de l'hérédité. Le seul et le véritable moyen préventif me semble être de ne pas négliger les renseignements, que je crois du devoir de tous les parents de donner à leurs enfants, sur la nature et sur le but des fonctions sexuelles, sur leur emploi et sur le danger de leur abus. Si nous pouvions obtenir cette amélioration, non seulement nous constaterions bientôt une diminution notable des *affections sexuelles*, mais en même temps une diminution des *immoralités sexuelles*.

Troubles de la ménopause. — Au moment de la ménopause les femmes sont exposées à une série de dangers, dont les uns sont associés directement, les autres indirectement à leurs fonctions sexuelles. Les *symptômes généraux* de la ménopause sont souvent si graves, qu'ils constituent une véritable entité morbide. Les règles cessent en général entre quarante-cinq et quarante-huit ans, quelquefois aussi avant cette époque, à la suite de certaines conditions que nous décrirons ailleurs, d'autres fois quelques années plus tard. Les symptômes généraux qui accompagnent la ménopause consistent surtout en céphalalgies, en une certaine dépression nerveuse, en des alternatives de sensation de chaleur et de frissons, en une menstruation irrégulière et souvent abondante, en des douleurs lombaires accompagnées de dyspepsie ou d'autres troubles fonctionnels. Très peu de femmes traversent ce moment critique de leur existence sans en être plus ou moins éprouvées, et dans quelques cas il en résulte des troubles permanents. Les symptômes nerveux peuvent s'accentuer jusqu'à devenir un véritable dérangement mental, qui prend souvent la forme de démence incurable.

J'ai observé plusieurs fois une forme spéciale de *manie épileptique*, que je crois absolument incurable. Mais la plus fréquente et peut-être une des formes les plus graves d'affections mentales, qui puisse apparaître au moment de la ménopause est certainement la *disposition à l'alcoolisme.*

Qu'il me soit permis de dire à ce propos, pour la défense des femmes, que, malgré tout le bruit que l'on a fait récemment au sujet de l'intempérance féminine, je n'ai jamais rencontré une malade, adonnée à la boisson, chez laquelle il n'existât quelque motif d'indulgence. Généralement la cause première de cette intempérance réside dans quelque souffrance physique, dans quelque chagrin d'ordre moral, contre lesquels elle cherche dans l'alcoolisme l'oubli et la consolation, d'autres fois dans une forme particulière de troubles de la ménopause.

J'ai obtenu chez plusieurs femmes, adonnées à l'alcool ou

à d'autres narcotiques, la guérison complète de ces désastreuses habitudes par l'enlèvement des annexes utérins, qui se trouvaient malades depuis plus ou moins longtemps.

Nous rencontrons assez fréquemment des cas de cette folie survenant au moment de la ménopause et il serait à désirer que la loi nous autorisât à placer ces malades en réclusion jusqu'à ce que cette période dangereuse fût terminée. Je ne puis m'étendre d'avantage sur ce sujet sans empiéter sur le domaine de l'aliéniste, mais je pourrais citer quelques beaux exemples de cette forme particulière d'aliénation mentale.

J'ai rencontré des malades dont la folie consistait à se croire enceintes à la suite de rapports avec d'autres hommes que leurs maris; mais dans un cas encore plus bizarre la pauvre femme croyait être devenue enceinte à la suite de cohabitation avec un chien. Nous éloignâmes la malade de son milieu habituel, sans cependant lui ordonner une réclusion complète, nous prîmes grand soin de diriger son esprit dans une autre direction et après douze mois d'isolement elle abandonna son idée fixe et elle renonca complètement à ses habitudes d'intempérance. Le point important du traitement de tous ces cas est d'éloigner de suite la malade de son milieu habituel.

Au moment de la ménopause, la plupart des femmes acquièrent une certaine tendance à l'embonpoint, et ce dernier symptôme, survenant au moment de la cessation des règles, a été fréquemment une cause d'erreurs assez graves. Les femmes se croient *enceintes*, *atteintes d'hydropisie* ou de ces *tumeurs* dont on parle actuellement si souvent dans le public. Elles viennent alors réclamer les conseils du chirurgien et il est souvent très difficile de leur faire comprendre qu'il ne s'agit que d'un développement adipeux anormal; ce dernier peut d'ailleurs prendre si bien l'aspect d'une « *tumeur abdominale* » qu'il m'est arrivé plusieurs fois d'avoir beaucoup de peine à convaincre les collègues, qui m'amenaient leurs malades, qu'il ne s'agissait que de cet état particulier de la nutrition.

Lorsque la cessation de la menstruation a été subite, l'envahissement de l'épiploon par le tissu adipeux est excessivement rapide et il peut atteindre des proportions si considérables, que la malade paraît mince sur toutes les autres parties du corps. Après quelques mois néanmoins il se fait une nouvelle distribution du tissu adipeux, il diminue sur l'épiploon et il se répartit plus également dans tout l'ensemble des tissus sous-cutanés et la femme prend rapidement l'apparence d'embonpoint particulière à cette époque de leur existence.

En parcourant certaines statistiques d'opérations abdominales, qui ont été publiées dernièrement, il ne peut exister aucun doute que quelques-uns de ces cas ont été opérés par des chirurgiens, qui croyaient avoir affaire à des tumeurs ovariennes, et qui après l'incision abdominale ne constataient que la présence de *vulgaires lipomes*.

Je ne connais pas de meilleur traitement pour tous ces symptômes subjectifs de la ménopause que l'emploi des purgatifs drastiques, la distraction et les voyages. J'ai aussi constaté un grand soulagement après de petites *saignées*, mais il faut toujours employer ce procédé avec discrétion. Lorsque les symptômes observés semblent dépendre d'états pathologiques bien définis, comme la métrite chronique, etc., ils devront naturellement être traités d'après les principes que nous avons déjà indiqués ailleurs.

Absence de l'utérus. — Nous avons déjà parlé de l'absence congénitale de l'utérus, car elle est généralement accompagnée du développement incomplet du vagin, représenté uniquement par un simple cul-de-sac.

Utérus infantile. — C'est à *Simpson* que nous devons cette dénomination, indiquant le développement incomplet de cet organe ; l'expression peut être utile et compréhensible, mais, comme tant d'autres dans notre nomenclature, elle n'est pas exacte. Il est clair que par le mot « *infantile* » nous ne voulons pas dire que dans ces cas l'utérus conserve exactement le volume qu'il présente chez les enfants, mais nous voulons indiquer qu'il a subi un arrêt de développement plus ou moins considérable, qu'il existe des troubles ou quelquefois une suppression complète de la menstruation et que les fonctions gestatives de l'utérus sont supprimées. Cet arrêt de développement peut survenir à toute période de l'existence; de sorte que d'une part nous pouvons rencontrer chez une femme adulte et très bien développée, un utérus qui n'est pas plus volumineux qu'au moment de la naissance, et d'autre part l'arrêt de développement ne sera souvent indiqué que par la forme conique du col et par une antéflexion très marquée du corps de l'utérus. Entre ces deux extrêmes nous pourrons d'ailleurs rencontrer tous les différents degrés intermédiaires.

J'ai eu l'occasion d'observer un exemple remarquable de la première variété chez une jeune dame, qui pendant plusieurs années avait été tenue dans un état de demi-réclusion pour la simple raison qu'il existait quelques doutes sur son véritable sexe. Elle avait été plus ou moins bien examinée par différents praticiens, qui étaient arrivés à la conclusion qu'elle était soit une hermaphrodite, soit un mâle incomplet. Je trouvai que les organes externes étaient normaux, et qu'il existait un vagin parfaitement bien développé; l'utérus était minuscule, ayant conservé le volume qu'il présentait au moment de la naissance; l'exploration bimanuelle pendant la narcose nous démontra l'état des organes d'une manière absolument évidente et aujourd'hui que cette question de sexe est élucidée, la jeune dame a repris dans la société la position qu'elle aurait toujours dû occuper. Elle n'avait jamais été réglée et ne le sera probablement jamais; mais elle doit être considérée comme nubile, quoique je ne pense pas qu'elle ait la plus petite chance de devenir mère.

Des exemples aussi accentués que celui-ci ne sont pas fréquents, mais les cas où il existe un léger degré d'arrêt de développement suffisant toutefois pour donner lieu à des troubles de la menstruation et devenir un obstacle à la fécondation, se rencontrent très souvent. Ces cas sont si fréquents que je crois pouvoir dire qu'à eux seuls ils constituent presque la moitié de ma clientèle privée et une bonne partie de la consultation externe de mon hôpital. Je serais très porté à croire que cette grande proportion doit être due aux maladies exanthématiques de l'enfance.

Le *diagnostic* de cette affection est des plus simples. L'anamnèse est déjà très caractéristique, car on trouvera toujours que la menstruation n'est survenue que très tardivement, l'époque de son apparition étant reculée en proportion du degré de la lésion. Plusieurs de ces cas les plus prononcés me furent amenés à l'âge de 17 ou de 18 ans, ou même plus tard, pour la simple raison que la menstruation ne s'était pas encore établie, quoique les jeunes malades ne souffrissent que fort peu de ce retard.

Je conseille toujours, aussi bien aux parents qu'aux malades, de prendre patience et de ne rien faire du tout, conseil qui d'ailleurs est rarement suivi, quoique je soie assuré qu'il est le plus sage de tous ceux que l'on puisse donner à ces malades. Dans les cas les plus prononcés la menstruation ne s'établit jamais et les femmes n'en souffrent aucunement ; elles ont alors une existence que je leur envierais certainement, si j'appartenais à leur sexe, et que je fusse aussi bien renseigné sur les affections pelviennes que je le suis actuellement.

Dans les cas moins accentués, la menstruation apparaît tardivement ; elle est au début irrégulière et peu abondante, puis elle peut se régulariser pendant quelques années et souvent elle disparaît avant trente ans ; elle détermine toujours de vives souffrances et de graves malaises pendant tout le temps de sa durée. Lorsque ces femmes se marient, elles restent stériles dans la grande majorité des cas ; mais, si elles ont le bonheur de devenir enceintes, leurs organes ont l'occasion de se développer pendant la gestation et leur existence ultérieure s'améliore considérablement.

Dans quelques-uns des cas les plus légers, l'incision bilatérale du col et l'emploi de tiges intra-utérines pourront procurer une amélioration importante et contribueront souvent à obtenir une première grossesse. Mais, en me basant sur l'expérience que j'ai acquise en chirurgie pelvienne pendant ces quinze dernières années, je suis arrivé à la conviction qu'il eût été préférable que l'on n'eût jamais introduit dans la pratique gynécologique l'usage de ces tiges intra-utérines. La *discision du col* est en elle-même une opération bien inoffensive, mais, comme elle doit toujours être suivie de l'emploi des pessaires intra-utérins, elle est sujette à la même critique. La dilatation graduelle à l'aide de mes dilatateurs coniques est une pratique beaucoup moins dangereuse, par conséquent mon traitement actuel de tous ces cas se trouve réduit à cette méthode et j'en ai obtenu des résultats très satisfaisants, c'est-à-dire que j'obtiens toujours une amélioration manifeste des symptômes et qu'il arrive parfois que la grossesse suit de près mon traitement.

Simpson employait dans ces cas et recommandait l'usage du pessaire galvanique intra-utérin ; j'ai suivi pendant longtemps cette pratique, en enregistrant avec plaisir les résultats obtenus, car les malades étaient soulagées très rapidement et certainement le développement de l'utérus faisait des progrès manifestes. Mais quelques cas de morts inexplicables, survenues des mois ou même des années après le traitement, trouvèrent subitement une explication à l'occasion d'une autopsie, où la présence d'un pyosalpinx rompu me fit reconnaître l'accident que j'avais déterminé ; depuis lors j'abandonnai pour toujours l'usage des tiges galvaniques.

Ma détermination se trouve encore renforcée par le fait que ce traitement dangereux n'a qu'un résultat absolument *temporaire*. En effet, lorsque j'eus l'occasion de revoir quelques-uns de mes meilleurs cas deux ou trois ans après le traitement, je trouvai qu'ils étaient dans une situation pire que lorsque je les avais vus pour la première fois. La liste actuelle de mes laparotomies contient en outre un certain nombre de cas où cette grave opération a été nécessitée par mon propre traitement au moyen des pessaires intra-utérins, simples ou galvaniques, mais je dois dire qu'elle en contient aussi d'autres où les accidents sont survenus à la suite du même traitement, appliqué par d'autres chirurgiens.

Un travail très remarquable sur l'*utérus infantile* a été publié récemment par mon ancien élève le Dr *Arthur Johnstone*, de Danville (Kentucky). Il traite de ce vice de conformation en parlant de la fonction et des modifications de l'utérus pendant la menstruation et son exposé simplifie beaucoup la question. Il commence par démontrer que le col et le corps de l'utérus ne présentent pas seulement des différences anatomiques, mais que leur fonctionnement et leur pathologie diffèrent aussi considérablement. Il est surprenant que ce simple fait n'ait pas été reconnu plus tôt, en observant surtout combien sont différentes pendant la grossesse, les fonctions de ces deux parties de l'utérus et en constatant que les myomes n'intéressent presque jamais que le *corps* et les tumeurs cancéreuses, le *col* de l'utérus. Qu'il me soit permis de reproduire ici quelques-unes de ses idées les plus originales (1).

« Je crois que les rapports entre le col et le corps utérin sont très analogues à ceux qui existent entre le pylore et l'estomac. Non seulement le col protège l'entrée de la cavité utérine, mais il oppose une certaine résistance à la sortie du contenu, tout en aidant son expulsion à un moment donné. Non

(1) *Transactions et American gynecological Society*, 1888.

seulement la partie cervicale possède une circulation et une innervation propres, mais encore ses fibres musculaires diffèrent quant à leur distribution et à leur direction de celles du corps. Histologiquement, le revêtement du canal cervical ressemble beaucoup à celui des voies aériennes. Sa couche épaisse d'épithélium cilié, recouvrant un tissu aréolaire, assez lâche, dans lequel se trouvent enfouies de nombreuses glandes muqueuses, est l'analogue de cette région ; et, si ce n'était le volume des cellules épithéliales, on pourrait facilement tomber dans l'erreur de prendre un fragment de cette région pour un spécimen provenant de la trachée ou de la trompe d'*Eustache*. En d'autres termes, celui qui a un peu étudié cette muqueuse se rendra compte de suite que sa seule et unique fonction consiste à secréter un liquide de protection, dont le plus bel exemple est le bouchon muqueux qui oblitère le col pendant la grossesse ».

« L'expérience clinique confirme aujourd'hui l'ancienne idée, que nous pouvons rencontrer un col trop petit, associé à un corps utérin parfaitement normal. J'ai déjà dit que j'envisageais le col comme un organe distinct du corps, par conséquent on peut supposer que la cause de cette disproportion est l'arrêt de développement du col lui-même ».

« J'ai pour ma part la certitude que la plupart, si ce n'est toutes les flexions utérines soi-disant d'origine congénitale, sont dues à cet arrêt prématuré dans la croissance du col ; ce sont ces cas, dont la dysménorrhée est un des principaux symptômes, qui ont valu au dilatateur utérin son immense popularité. Les modifications pathologiques du canal cervical sont alors causées soit par la pression que le corps utérin adulte doit exercer pour forcer l'écoulement de ses sécrétions à travers un orifice trop étroit, soit par le poids que ce corps volumineux et trop pesant exerce sur un soutien que la nature lui a fourni trop faible et insuffisant ».

« C'est à ces arrêts de développement survenant à une époque quelconque avant que l'organe ait pu atteindre sa pleine maturité, que nous devons cet état, connu généralement sous le nom d'*utérus infantile.* J'en ai actuellement la preuve dans un utérus d'une longueur de 2 pouces, qui fut enlevé chez une femme très bien développée, d'une stature même au-dessus de la moyenne, âgée de 39 ans. Elle avait toujours eu une menstruation difficile et très irrégulière. C'était un de ces cas, bizarres et restés inexpliqués jusqu'à présent, où la menstruation peut cesser complètement pendant des années (dans le cas présent elle avait fait défaut pendant cinq ans), puis redevenir relativement régulière pendant une année ou deux. Au microscope, l'endométrite présentait les conditions que, dans mon travail sur le processus de la menstruation, j'ai présenté sous les numéros XI et XII. Cette pauvre femme avait ainsi pendant toute sa vie *essayé d'avoir ses règles* avec un revêtement utérin, qui était assez semblable à celui que l'on rencontre chez le pigeon, avec cette grande différence qu'elle n'avait que fort peu ou point de lymphe pour remédier au manque de tension ».

« Doit-on s'étonner de ce que les règles trouvent quelque difficulté à se frayer un passage à travers les interstices de ces tissus durs et résistants? Est-il surprenant que la tension causée par ce passage devienne l'origine de violentes douleurs? Et, si nous considérons le degré inférieur du développement du revêtement muqueux, devons-nous être bien surpris en trouvant qu'il lui est presque impossible de se convertir en cet état cellulaire particulier, qui est indispensable pour la formation du placenta ».

« Voilà pourquoi nous voyons que ces femmes sont condamnées à une stérilité perpétuelle, quoique leurs ovaires soient absolument sains, et qu'il n'existe chez elles aucun obstacle à la fécondation de l'ovule. Les causes éloignées de cet arrêt de développement sont nombreuses et elles sont trop obscures pour que j'essaie de les rechercher actuellement. La première et une des plus évidentes sont les lésions traumatiques des organes sexuels ».

« Ainsi je me souviens d'une femme mariée, très bien développée, mais dont l'utérus atteignait à peine le volume d'un dé à coudre; cet arrêt de développement avait été déterminé par un coup de corne de taureau reçu dans le vagin à l'âge de 11 ans. Elle avait eu quelques indices de menstruation, car elle avait ressenti plusieurs fois des douleurs précursives, si bien décrites par *Stevenson*, mais elles apparaissaient très irrégulièrement et elles n'aboutissaient jamais à un véritable écoulement ».

« Peut-être arriverons-nous à faire un peu de lumière sur cette intéressante question en étudiant les causes de la ménopause artificielle. Dans un cas où les deux ovaires et les deux trompes avaient été extirpés dans une première opération sans réussir à obtenir la ménopause, M. *Lawson Tait*, dont j'étais l'assistant à ce moment, pratiqua une hystérectomie sus-vaginale. En examinant la pièce ainsi obtenue, je découvris qu'une certaine partie des trompes de Fallope avait été laissée intacte par la première opération, et que de gros troncs nerveux, passant du ligament large dans l'utérus, avaient ainsi échappé à cette première intervention opératoire. La seconde fut couronnée d'un plein succès, au point de vue des résultats tant immédiats que secondaires ».

« Ceci me conduisit à étudier plus attentivement l'innervation du ligament large et je trouvai qu'en dehors d'une grande quantité de filaments nerveux, qui accompagnent la trompe de Fallope et la branche utérine de l'artère spermatique, il existe un tronc nerveux particulièrement volumineux qui arrive de la partie profonde du ligament large et qui entre en faisant un angle très aigu avec le corps utérin dans la corne de cet organe juste au-dessous de la trompe. Ce tronc nerveux chemine si près le long du corps utérin, que si le chirurgien ne prend pas bien garde d'enlever la totalité de la trompe, il peut très bien le laisser de côté. J'ai l'idée que c'est ce nerf qui préside à l'activité du revêtement de la muqueuse utérine, et que sa section amène pour cette région exactement les effets que produit la section de la corde du tympan pour la glande sous-maxillaire ».

« Je vis encore, avec M. *Lawson Tait*, un autre cas qui parle aussi en faveur de cette interprétation. Un chirurgien d'Édimbourg avait pratiqué une opération dans le but d'obtenir la ménopause artificielle, mais la malade vint nous dire qu'un seul ovaire et une seule trompe avaient été extirpés ».

« A la seconde opération on ne trouva aucune trace ni d'ovaire ni de trompe du côté droit; la première intervention avait porté sur le côté gauche. Comme la malade était absolument désespérée par ses souffrances continuelles, et qu'elle avait prié M. *Lawson Tait* de faire tout ce qu'il était possible pour améliorer son état, ce chirurgien pratiqua l'extirpation de l'utérus au niveau de l'orifice interne ».

« Je recueillis la pièce et je la soumis à la congélation, puis j'examinai avec beaucoup de soin chaque coupe depuis le revêtement muqueux jusqu'à la surface péritonéale, et je trouvai un développement exagéré des follicules utérins *de la corne droite.* »

« Après la première opération le revêtement muqueux du du côté gauche s'était trouvé complètement isolé de son appareil nerveux, mais du côté droit, malgré l'absence congénitale de la trompe et de l'ovaire, le plexus nerveux exerçait néanmoins une action manifeste sur cette partie de l'endométrium jusqu'à ce qu'il fût supprimé par la seconde opération. Je pense que nous avons donc le droit de dire que la ménopause artificielle n'est due ni à l'extirpation de l'ovaire, ni à l'enlèvement de la trompe elle-même, mais que c'est la *névrotomie* qui accompagne l'ablation de ces organes, qui isole complètement la muqueuse utérine et la laisse dans un état analogue à celui du membre inférieur après la section du sciatique ».

« Si ces considérations se trouvent vérifiées, nous aurons à chercher la cause de l'arrêt de développement de l'utérus pendant l'enfance et l'adolescence dans les troubles de l'innervation, comme c'est le cas pour la myélite aiguë de la paralysie infantile ».

« De plus nous voyons par la distribution anatomique du plexus sympathique, se rendant dans l'utérus, combien ses rameaux nerveux peuvent être facilement intéressés par les affections tubaires et par celles du ligament large. D'autre part, il est difficile de se faire une juste idée de la fréquence de ces processus inflammatoires chez l'enfant, et les symptômes d'une névrite aiguë consécutive sont si légers, qu'ils peuvent très facilement passer inaperçus. Aussi ne devons-nous pas être très surpris, si les seules indications de son passage se trouvent être des troubles trophiques, suivis de l'arrêt de développement de l'organe intéressé. »

« Je n'ai presque rien de nouveau à dire quant au *traitement* de ces malades. Pour quelques-uns des cas les moins avancés l'emploi des tiges intra-utérines et les différentes méthodes d'application de l'électricité pourront rendre des services ; mais, dans la grande majorité des cas, nous n'obtiendrons que des échecs, comme d'ailleurs nous devons nous y attendre si notre explication de la pathologie de ces accidents est exacte. Mais il est un autre point du traitement qui donne lieu actuellement à beaucoup de discussions ; devons-nous intervenir pour obtenir la ménopause artificielle ? Dans la grande majorité de ces cas de malformation, je répondrai sans hésitation : non, nous ne devons pas le faire ! Mais il existe un certain nombre de malades, chez lesquelles les ovaires deviennent si volumineux et si douloureux, que l'existence leur devient une véritable torture. Pourquoi ne pourrions-nous pas débarrasser de leurs souffrances ces femmes d'ailleurs irrémédiablement stériles, et les rendre à la société ? On devra cependant toujours procéder avec le plus grand soin à la sélection de ces cas. »

Le docteur *A. Johnstone* résume ses idées dans les conclusions suivantes, et je puis seulement dire que d'une part elles m'expliquent absolument la pathogénie et les constatations cliniques de « l'utérus infantile » et que d'autre part j'approuve absolument les conclusions thérapeutiques auxquelles il est arrivé :

« 1. — L'utérus n'est pas seulement un organe indépendant, mais il est encore formé de deux parties, dont les fonctions sont entièrement différentes, et qui peuvent subir un arrêt de développement soit individuellement, soit toutes deux simultanément. »

« 2. — Le développement de la région cervicale est beaucoup plus souvent intéressé dans ces anomalies que celui du corps. »

« 3. — Les flexions d'origine congénitale sont en grande partie dues à cet arrêt de développement.

« 4. — Cet arrêt de croissance du corps utérin est presque toujours accompagné de troubles trophiques du revêtement muqueux. »

« 5. — Cet état embryonnaire de l'endométrium l'empêche de pouvoir subir les modifications nécessaires à la formation du placenta, d'où résulte la stérilité définitive. »

« 6. — Ces modifications sont très probablement dues à quelques troubles du sympathique pelvien. »

« 7. — Lorsqu'il existe une diminution marquée du volume du corps utérin, la dilatation du col ne donnera aucun résultat avantageux. »

« 8. — Lorsque l'existence devient insupportable par les symptômes dus à cet arrêt de développement, la ménopause artificielle peut être établie à l'aide d'une opération, mais auparavant nous devons essayer tous les autres modes de traitement. »

Je puis seulement ajouter que, dans les cas graves dont il est fait mention dans ce dernier paragraphe, la décision pour l'intervention chirurgicale, c'est-à-dire pour l'enlèvement des annexes de l'utérus, devra être influencée autant par la position sociale de la malade que par le degré des lésions. Ainsi, si nous prenons pour exemples deux malades, l'une appartenant à la classe aisée, pouvant prendre le repos nécessaire et s'accorder toutes les petites facilités de la vie qui contribuent tant à soulager la souffrance, l'autre se trouvant être une simple domestique, qui est obligée de travailler pour gagner son existence journalière, les indications dans ces deux cas seront bien différentes.

Supposons en premier lieu que chez ces deux malades l'utérus soit très atrophié, que les annexes soient d'un volume anormal, enfin que la menstruation ne se soit jamais établie quoiqu'il survienne chaque mois des souffrances excessivement vives ; on ne peut faire autre chose, vis-à-vis d'un cas pareil, que d'enlever les annexes de l'utérus et après cette intervention le soulagement sera immédiat et complet. J'ai opéré actuellement un certain nombre de ces malades, appartenant à toutes les classes de la société, et les résultats ont grandement contribué à me faire admettre que *les trompes*, ou *quelque appareil nerveux en relation intime avec les trompes*, sont en rapport direct avec les phénomènes de la menstruation.

Examinons à présent le cas où, chez ces deux mêmes malades, il existe le même degré d'insuffisance de développement ; chez toutes deux la menstruation a été très tardive, très irrégulière, insuffisante et très douloureuse, mais l'une appartient à la classe aisée et la seconde est une domestique. Il ne sera pas nécessaire d'opérer la première, tandis qu'on devra le faire pour la seconde ; car celle-ci vous dira qu'elle est incapable de travailler pendant 8 jours par mois, qu'elle ne peut par conséquent garder sa place et gagner sa vie. D'après ma propre expérience, ces malades acceptent avec enthousiasme la proposition d'une intervention chirurgicale qui leur procurera un soulagement complet et permanent et elles sont toujours très reconnaissantes du résultat. Comme ces cas ne sont pas compliqués d'adhérences ou de lésions secondaires, la guérison opératoire est la règle et par conséquent l'argument du danger couru ne peut entrer en ligne de compte contre l'opération. Je ne puis d'ailleurs qu'appuyer l'expérience du Dr *Johnstone*, quand il dit qu'on doit examiner avec grand soin chaque cas avant d'opérer.

Utérus double. — L'utérus double est constitué par la persistance d'une des premières phases de développement de l'organe. C'est un de ces retours au type primitif, qui démontrent si bien l'exactitude de la théorie de *Darwin* sur la descendance de l'homme. Ce vice de conformation est assez fréquent et il peut présenter différentes variétés. Celle que l'on rencontre le plus fréquemment est la persistance de cette forme d'utérus que présente le fœtus au troisième mois, lorsque la division que l'on retrouve plus tard dans les trompes descend jusqu'à la hauteur de l'orifice interne. Cette malformation présente diverses variétés selon que la fusion des deux conduits de *Müller* fait totalement défaut ou qu'elle est restée *incomplète*. Ainsi dans quelques cas c'est la réunion à la partie supérieure qui fait défaut, l'utérus restera alors *double* et le vagin sera simple ; dans d'autres cas c'est le contraire qui se produit, la réunion fait défaut à la partie inférieure tandis qu'elle existe à la partie supérieure, le conduit vaginal sera *double* et l'utérus reste simple. La fusion peut aussi faire entièrement défaut, de sorte que les deux conduits génitaux restent séparés et qu'ils viennent s'ouvrir dans le petit cloaque uro-génital, représenté seulement chez la femme par les petites lèvres, condition qui peut aussi exister chez les batraciens. Il est très intéressant de constater que ces vices de conformation peuvent se rencontrer aussi bien chez les animaux supérieurs que chez la femme.

L'importance clinique de ces malformations réside principalement en la rétention du sang menstruel dans une des cavités, tandis qu'il s'écoule librement à travers la seconde. *Gustave Simon* a relaté un cas de cette espèce. La grossesse peut aussi occuper l'un des utérus, de sorte qu'après avoir examiné l'autre moitié restée vide, on pose le diagnostic de grossesse ectopique, ce qui m'est arrivé personnellement.

La variété la plus rare est certainement celle où la fusion des conduits primordiaux fait complètement défaut, ils restent alors distincts jusqu'à leur partie inférieure, c'est-à-dire jusqu'au vestibule, qui constitue chez la femme le véritable sinus uro-génital. J'ai eu l'occasion d'observer deux ou trois cas semblables. Un auteur récent, que l'on donne comme la plus grande autorité moderne en matière tératologique, est tombé dans une grossière erreur en supposant que ces malformations constituaient un état analogue à celui du célèbre cas d'un jeune garçon portugais, décrit dans tous ses détails par le Dr *Handyside*, d'Édimbourg (1) ; car ce dernier vice de conformation était certainement dû à la fusion de deux embryons et aucunement à un arrêt de développement.

Lorsque le dédoublement des organes est limité à l'utérus et qu'il survient une grossesse, il peut se produire des accidents très sérieux par rupture utérine. Ces cas ne doivent pas être confondus avec ceux de « *grossesse ectopique* », dont je parlerai dans le dernier chapitre de cet ouvrage ; car, aussi longtemps que le produit de la gestation est renfermé dans une cavité utérine, si malformée soit-elle, on ne peut parler d'une grossesse *extra-utérine*. Il est bien compréhensible qu'un utérus, présentant des anomalies de structure aussi importantes, comme c'est la règle pour ces utérus doubles, se

(1) *Lancet*, 1863.

trouvera dans les mêmes conditions que la trompe de Fallope et ne pourra résister à la distension produite par le développement du fœtus ; il surviendra presque immanquablement une rupture.

Grâce aux intéressantes recherches de mon ancien maître, Sir *William Turner*, le distingué professeur d'anatomie à l'Université d'Édimbourg, nous possédons l'observation détaillée d'un cas pareil (1), que je tiens à relater.

Utérus double, avec col unique. La corne gauche rudimentaire est occupée par une grossesse. Rupture de cette corne et passage du fœtus dans la cavité péritonéale. — Au mois de mai 1865 je reçus du professeur Sir *James Simpson* afin d'en faire l'examen, une préparation comprenant un utérus et ses annexes, avec le vagin et la vessie, pièce qui avait été envoyée par le Dr *Brotherston*, de Alloa. Dès le premier examen de la préparation, je me rendis compte qu'elle était des plus intéressantes et je priai le Dr *Brotherston* de me fournir quelques renseignements sur ce curieux cas, ce qu'il fit avec la plus grande complaisance. Voici d'ailleurs son observation clinique.

« Je fus appelé le 11 mai, de grand matin, à voir C. G. âgée d'environ vingt ans, qui avait été prise subitement de symptômes graves. Je la trouvai couchée tout habillée sur son lit. Elle était très pâle, sans pouls et poussant de profonds soupirs. Elle se plaignait d'une grande faiblesse, de vertiges et de bourdonnements d'oreille. En examinant l'abdomen, je ne découvris rien d'anormal, mais il existait une légère douleur à la pression. Je prescrivis du brandy et de l'eau chaude et un grand sinapisme sur l'abdomen. Elle rejeta l'eau-de-vie presque immédiatement.

Je pratiquai le toucher vaginal et je trouvai le col un peu entr'ouvert ; il n'existait aucun écoulement par le vagin. Je fis augmenter la dose de brandy et d'eau et je la quittai. Je revis ma malade à neuf heures et demie et je ne trouvai pas grand changement dans les symptômes ; néanmoins elle était plus faible et il était évident qu'elle se mourait. Le Dr *Duncanson* eut l'obligeance de la voir avec moi, mais elle mourut dans la même journée.

D'après l'ordre du procureur général l'autopsie fut pratiquée par le Dr *Duncanson* et par moi-même. La surface externe du corps ne présentait rien de particulier. Le cerveau et ses membranes, les organes thoraciques étaient sains.

La cavité abdominale contenait une grande quantité de sang extravasé, quantité que l'on peut estimer à quatre livres et demie. Nous

(1) Elle a été publiée dans l'*Edinburgh Medical Journal*, mai 1866.

enlevâmes avec beaucoup de soin ce sang, dont de prime abord nous ne pouvions reconnaître l'origine, et nous découvrîmes alors dans la cavité péritonéale un fœtus, qui paraissait avoir atteint environ le troisième mois. Il était encore enveloppé dans ses membranes et elles n'étaient pas même rompues.

Nous trouvâmes que l'utérus lui-même était un peu augmenté de volume, mais vide et déplacé du côté droit par la pression du fœtus. La cause de la mort était évidemment l'hémorrhagie due à la rupture utérine et au passage du fœtus dans la cavité péritonéale. »

Un examen minutieux des rapports anatomiques de cette préparation me conduisit bientôt à la conclusion que j'avais affaire à un de ces cas intéressants de malformation utérine, constituée par la persistance de la division embryonnaire de cet organe en deux cornes distinctes. L'une des deux, la gauche, n'était pas aussi développée que l'autre et elle contenait la grossesse, l'hémorrhagie occasionnée par sa rupture avait été évidemment la cause de la mort. On se rendra compte, par la description qui suit, que telle était la nature de la préparation.

« A l'extrémité supérieure d'un vagin normal (*k*) se trouvait le col utérin, qui se terminait pour un organe de forme ovalaire (*a*) ressemblant au premier abord au corps utérin, mais qu'un examen plus minutieux faisait bientôt reconnaître non pour l'organe entier, mais seulement pou la corne droite d'un utérus double. Au lieu de se trouver dans le même axe que le vagin et le col, il est incliné obliquement en haut et à droite, et il se termine par une extrémité arrondie. Il est recouvert par le péritoine en avant, en arrière et à gauche, tandis que du côté droit la séreuse s'éloigne de lui pour former les plis du ligament large.

Le bord gauche est convexe et libre. Sa plus grande longueur, de l'orifice externe à l'extrémité de cette corne, est d'environ 12 centimètres. Le ligament rond du côté droit (*d*), la trompe de Fallope (*f*), l'ovaire (*e*) et son ligament sont attachés au sommet de cette corne. Leurs rapports entre eux et leurs points d'insertion sont d'ailleurs normaux.

La trompe de Fallope, y compris son extrémité frangée mesure 14 centimètres de long, elle est perméable dans toute son étendue. L'organe de Rosenmüller est nettement visible dans le repli tubo-ovarien du péritoine.

Les parois de cette corne utérine sont plus épaisses que celles de l'utérus gravide normal, et sa cavité contient une caduque épaisse et bien formée, mais pas de fœtus. Le canal cervical est oblitéré par un bouchon de mucus très épais. Le col, l'orifice externe et le vagin sont simples. La cavité de cette corne utérine se continue avec celle du col. L'ovaire est aplati sur ses deux faces et il existe sur sa face antérieure une petite tumeur pédiculée de la grosseur d'un pois. Il ne renferme aucun corps jaune, mais on voit sur sa surface externe des traces d'anciennes cicatrices.

De la partie médiane du bord gauche de cette corne utérine, non loin de sa jonction avec le col, se détache presque à angle droit une bride aplatie (*c*) qui réunit et constitue un véritable pédicule à la partie dilatée de la corne gauche. Cette bride s'étend en haut et à gauche sur une longueur d'environ cinq centimètres avant de se confondre avec la portion dilatée de la corne utérine gauche (*b*). Ce pédicule mesure 3 centimètres et demi de circonférence. Il est recouvert par un feuillet péritonéal, se continuant d'une part avec celui qui recouvre la corne gauche et d'autre part avec celui qui enveloppe la corne droite et la vessie.

Après dissection de cette séreuse on trouve que le pédicule est formé principalement par des faisceaux musculaires, dans l'intérieur desquels

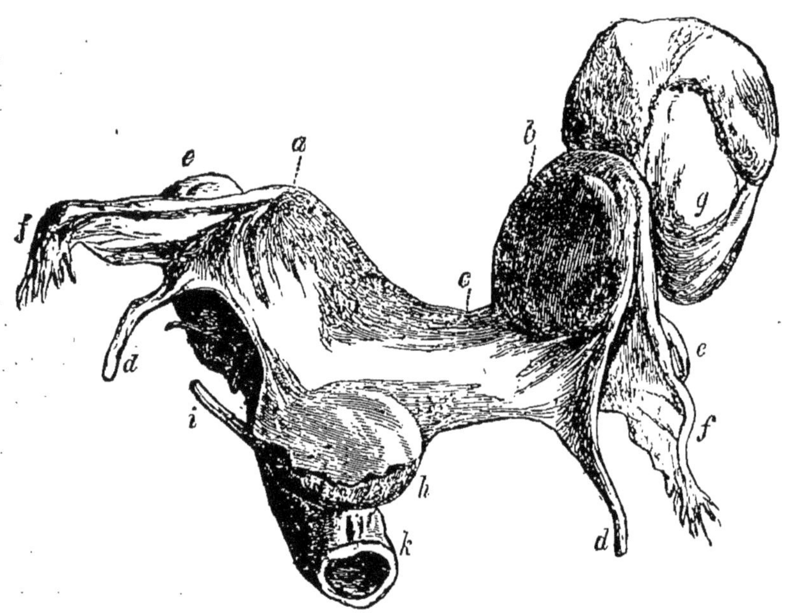

Fig. 20. — Rupture d'un utérus double gravide.

des vaisseaux sanguins volumineux, artères et veines, se continuent jusqu'à la partie dilatée de la corne gauche. Cet utérus gauche est piriforme, sa circonférence mesure à sa partie la plus large environ 27 centimètres. Il existe sur la face postéro-externe une rupture, longue de 9 centimètres, à travers laquelle le fœtus, enveloppé dans ses membranes, et une masse vasculaire, analogue au placenta, ont passé dans la cavité péritonéale.

Le ligament rond (*d*), la trompe de Fallope (*f*), le ligament de l'ovaire et l'ovaire (*e*) du côté gauche sont attachés au sommet de cet utérus, leurs rapports réciproques sont absolument normaux.

L'extrémité utérine de la trompe est située à 10 centimètres et demi de l'endroit où le pédicule se réunit à l'utérus. Sa longueur totale, y compris son extrémité frangée, mesure 15 centimètres ; elle est perméable sur toute son étendue. On voit distinctement l'organe de Rosenmüller, situé dans le pli péritonéal tubo-ovarien ; à l'extrémité externe de cet organe existe un petit kyste de la grosseur d'une petite noisette, formé selon toute apparence par la dilatation d'un de ses tubes.

La face antérieure de l'ovaire gauche est aplatie, mais la postérieure présente une petite proéminence à sa partie externe, qui, après incision, se trouve être le siège d'un corps jaune. La surface externe de l'ovaire présente de nombreuses cicatrices. Les parois de cet utérus sont musculaires, comme celles d'un utérus gravide, et on peut voir à l'endroit de la rupture le placenta, qui est encore partiellement adhérent à la surface interne. Le pédicule est examiné et disséqué avec le plus grand soin, afin de rechercher s'il n'existe pas un canal, mettant en communication la cavité de la corne gauche gravide avec celle de la droite, avec la cavité cervicale ou avec le vagin, mais nous ne pûmes rien découvrir de pareil ; il n'existe pas non plus d'orifice quelconque aux deux extrémités de ce pédicule ».

Il est excessivement intéressant de constater que, dans ce cas, — qui est certainement le mieux défini de tous ces cas de grossesse anormale, — la rupture se soit produite à la même époque (douzième semaine) que dans la grossesse tubaire et que la cause de la mort ait été absolument identique à celle qui survient après la rupture de la trompe de Fallope.

Sir *William Turner* dit, dans son travail, qu'à un examen superficiel un cas pareil peut très bien être confondu avec une grossesse tubaire, et il pense qu'une telle confusion doit être survenue plus d'une fois. Dans une lettre qu'il m'adressa, il regardait comme possible que quelques-uns de mes cas de grossesse tubaire, opérés au moment de la rupture, aient été réellement des grossesses contenues dans une des cornes d'un utérus double. Il existe néanmoins un argument bien concluant contre cette supposition, c'est la formation invariable à l'endroit de la section de la poche tubaire, de *plis mamelonnés* caractéristiques. Cette curieuse formation est due à la rétraction inégale des deux couches dont est formée la trompe de Fallope. La couche musculaire se rétracte fortement et la couche muqueuse fort peu, de sorte que cette dernière fait hernie au moment de l'incision et donne lieu à une certaine projection des tissus. Cela se produit toujours au moment de l'incision d'une trompe de Fallope sur le vivant, et peut être regardé comme absolument caractéristique.

D'ailleurs je n'entends pas du tout contredire Sir *William Turner*, lorsqu'il nous dit que ces grossesses situées dans une corne utérine peuvent très bien être prises pour des grossesses ectopiques, mais je pense que cette erreur ne pourra se produire que bien rarement, car nous savons actuellement que la grossesse tubaire est *très fréquente*, tandis que l'utérus double est *très rare*, et je suppose que la grossesse survenant dans un tel utérus doit être regardée comme une éventualité bien exceptionnelle. Dans tous les cas le traitement chirurgical sera le même pour les deux accidents et, un fait caractéristique pour la grossesse située dans une corne utérine, c'est qu'il semble toujours exister dans ces cas un pédicule bien développé.

Sir *William* nous donne quelques indications qui faciliteront le diagnostic différentiel, et elles ont une telle importance que je désire les reproduire ici.

« Afin d'arriver à différencier ces deux variétés de grossesse anormale, nous devons diriger notre attention tout spécialement sur deux organes, le *ligament rond* et la *trompe de Fallope* du côté gravide, afin de déterminer avec soin leurs positions respectives et leur point d'insertion exact. Ainsi que cela bien connu, le ligament rond s'insère à l'état normal à l'angle supérieur de l'utérus, immédiatement en avant de la *trompe de Fallope*. Lorsque la grossesse est d'origine tubaire on trouvera naturellement le ligament rond attaché au corps de l'utérus *du côté interne ou utérin* de la poche dilatée, contenant le fœtus ; d'autre part lorsque la grossesse sera renfermée dans une corne utérine, le lieu d'insertion du ligament rond se trouvera *du côté externe* de la poche dilatée, contenant le produit de la gestation. Dans les deux préparations que j'ai eu l'occasion d'étudier, la situation du ligament rond se trouvait être telle que je viens de l'indiquer.

De plus dans les grossesses tubaires, la longueur de la trompe de Fallope du côté gravide, c'est-à-dire de la partie extérieure et non intéressée par la tumeur sera naturellement beaucoup moindre que celle de l'autre trompe non gravide et la diminution de longueur sera naturellement d'autant plus marquée que la poche se trouve plus rapprochée de l'extrémité frangée de la trompe. Par contre dans les cas de grossesse, occupant une corne utérine, il ne se produit aucune diminution dans la longueur de la trompe située du côté gravide ; au contraire, comme les deux observations nous le démontrent, la trompe située en dehors de la poche fœtale peut même être plus longue que celle du côté opposé, non gravide ».

La seconde observation, relatée dans le travail de Sir *William Turner* nous démontre clairement que la grossesse, occupant l'une des moitiés d'un utérus double, peut arriver à terme, que le travail peut être insuffisant à expulser l'enfant, que par conséquent ce dernier meurt et qu'il peut rester en place, constituant une véritable tumeur pelvienne, ainsi que je le montrerai pour un cas de grossesse du ligament large.

Tous les différents symptômes et les différentes phases de ces deux états pathologiques ont la plus grande analogie, car nous observerons dans les deux cas un *faux travail* et une *diminution notable du volume de l'abdomen* par résorption du liquide amniotique après la mort de l'enfant.

Utérus double avec col unique. La corne gauche est à l'état rudimentaire et elle est gravide. Rétention du fœtus après le terme de la gestation utérine. — Cette préparation fut envoyée à Sir *James G. Simpson* par le Dr *Scott*, de Dumfries, et c'est ce dernier qui fournit l'observation clinique suivante :

Je fus appelé, pour assister Mme M'Q., âgée de 35 ans, mariée, qui était en plein travail, à la suite d'une grossesse arrivée à terme.

A l'examen de la malade je constatai de suite que l'utérus était de volume normal et qu'il ne contenait pas de fœtus. Il existait une forte tuméfaction de l'abdomen, s'étendant un peu du côté gauche ; elle avait le volume et la forme d'un utérus gravide, arrivé à terme, elle contenait un fœtus bien développé. On entendait très nettement les bruits du cœur et les mouvements de l'enfant étaient vigoureux.

Les douleurs expulsives étaient très fortes, et pendant tout un jour elles furent accompagnées de convulsions, malgré l'emploi presque continuel du chloroforme, qui contribua certainement à les atténuer. Les douleurs persistèrent pendant plusieurs jours, puis la malade se remit complètement au grand étonnement de ses amies et des voisins. La tuméfaction abdominale diminue graduellement de volume, de sorte qu'au moment de sa mort, qui survint six mois après par tuberculose pulmonaire, il n'était plus que du tiers de celui que j'avais constaté la première fois que je la vis. Toutes les parties y compris l'utérus vide et les annexes furent enlevés au moment de l'autopsie et elles furent envoyées au professeur *Simpson*.

« La préparation a été conservée fort longtemps dans l'alcool, par conséquent les tissus ont perdu leur coloration naturelle. La partie principale de la préparation consiste en une grande poche irrégulièrement ovoïde, mesurant environ 80 centimètres dans sa plus grande circonférence. Cette poche contient un fœtus mâle, arrivé à terme, qui est rattaché par un cordon d'un pied de long à un placenta ratatiné, s'insérant sur la paroi interne de la poche.

« Un des côtés de la poche fœtale est relié par un pédicule au col utérin, d'où part d'ailleurs un organe ressemblant à première vue au corps de l'utérus normal. Le problème à résoudre était de savoir aux dépens de quel organe cette poche fœtale est formée ? Est-elle absolument étrangère à l'utérus ? S'agit-il de la trompe de Fallope dilatée ? Ou bien sommes-nous en présence d'un cas d'utérus double, une des cornes contenant le produit de la gestation tandis que la seconde est restée vide ? Après un examen très minutieux des rapports anatomiques de cette préparation je me prononçai en faveur de cette dernière alternative.

« Une portion de l'extrémité supérieure du vagin avait été conservée (*h*), et le col utérin (*i*) long d'environ 3 centimètres occupe sa position normale. Sous forme de prolongement de la partie supérieure du col il existe un organe ovoïde (*a*) d'environ 4 centimètres et demi de long, n'ayant pas la direction normale de l'utérus, mais incliné obliquement en haut à droite et terminé par une extrémité pointue où viennent aboutir le ligament rond (*d*), la trompe de Fallope (*f*), le ligament de l'ovaire et l'ovaire (*e*).

« Le bord gauche de cet organe, convexe et libre, est ainsi que ses faces antérieure et postérieure recouvert par le péritoine, qui du côté droit se continue normalement pour former le ligament large (g.) Cet organe ovoïde représente évidemment la corne utérine droite. Après son incision

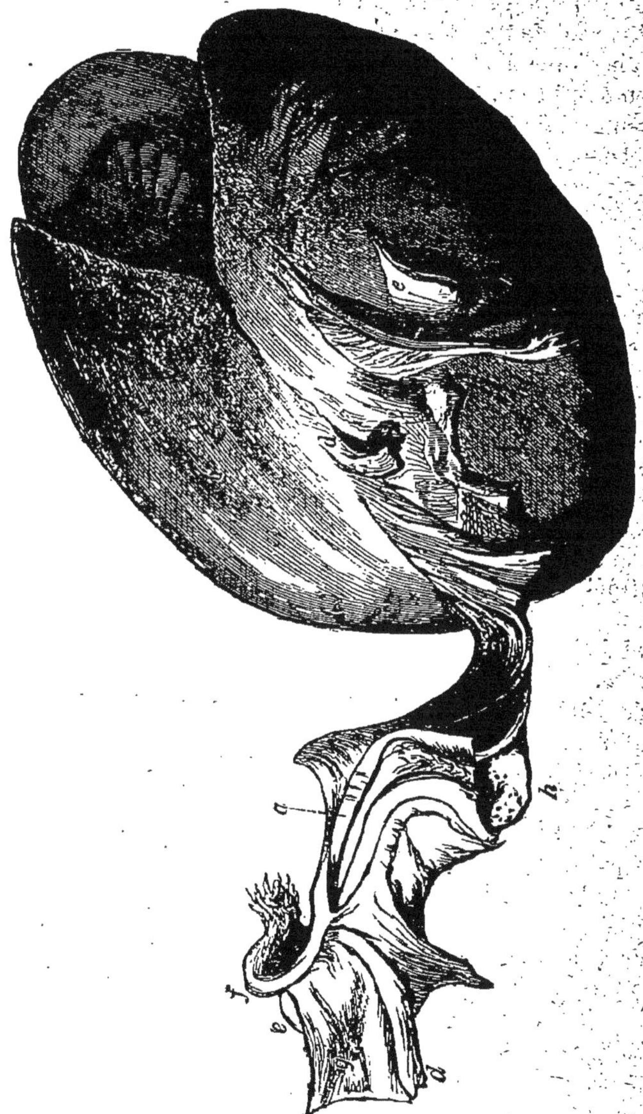

Fig. 21. — Seconde observation de Sir William Turner.

longitudinale on constate que sa cavité intérieure se continue avec le canal cervical, les deux formant l'un avec l'autre un angle obtus. Le cavité utérine communique par son autre extrémité avec l'intérieur de la trompe de Fallope droite (*f*), longue de 8 centimètres, et repliée sur elle-même par de nombreuses adhérences. Il n'existe pas de bouchon muqueux dans le col utérin, et pas de caduque dans la cavité, les parois utérines ne présentent pas une épaisseur plus forte qu'à l'état normal.

« Sur le côté gauche du col vient s'insérer une large bride musculo-membraneuse, formant une espèce de pédicule (*c*), longue d'environ 6 centimètres s'étendant à gauche et se terminant dans la paroi de la poche fœtale déjà décrite (*b*). Les fibres musculaires formant ce pédicule se continuent d'une part avec celles du col utérin et la corne utérine droite, d'autre part avec celles formant les parois de la poche. Toute l'étendue de cette bride est recouverte par le péritoine, se prolongeant d'un côté sur la moitié droite de l'utérus, de l'autre sur la poche fœtale. Un certain nombre d'artères et de veines de gros calibre occupent l'intérieur de ce pédicule.

« La trompe de Fallope gauche (*f*) et son repli péritonéal, s'insèrent au sommet de cette poche ovalaire ; en arrière de son point d'insertion, environ à 7 centimètres 1/2 de celui-ci se trouvent l'ovaire (*e*) et son ligament, tandis qu'en avant et à la même distance de la trompe on constate la présence du ligament rond (*d*) s'insérant de même sur la paroi de la poche. La distance entre le pédicule et le point d'insertion de la trompe est d'un peu plus de 12 centimètres.

« Après constatation de ces rapports anatomiques, il ne peut exister aucun doute que cette poche fœtale est formée aux dépens de la corne utérine gauche dilatée et gravide ; l'augmentation des distances entre les points d'insertion des différents organes partant du sommet de cette moitié utérine est certainement due à la croissance des parois de la poche fœtale, s'étant développées sous l'influence de la grossesse. La trompe gauche, mesurée depuis son point d'insertion sur la poche, a une longueur de 15 centimètres ; une sonde fine peut être passée sans difficulté dans son canal jusqu'à la paroi de la poche, mais son orifice interne est oblitéré.

« Du côté gauche on voit distinctement l'organe de Rosenmüller, logé dans le repli péritonéal tubo-ovarique ; du côté droit par contre, par suite de l'épaississement de ce feuillet, cet organe n'est pas visible. Les surfaces des deux ovaires sont aplaties et elles ne présentent que fort peu de traces d'anciennes cicatrices. On ne constate la présence d'aucun corps jaune, ni d'un côté, ni de l'autre.

« Il était de toute importance de s'assurer s'il existait une communication quelconque entre l'intérieur de cette trompe gauche gravide et le vagin, la cavité cervicale ou la moitié utérine non gravide ; l'examen du pédicule fut donc fait avec le plus grand soin, mais on ne put découvrir aucun orifice soit sur son extrémité cervicale, soit à son point d'insertion sur la poche fœtale. Le péritoine fut soigneusement disséqué, et on fit une coupe à travers ce pédicule, mais les seuls orifices, que l'on constata sur cette section, se trouvèrent appartenir à des vaisseaux sanguins dilatés, ainsi que nous le démontra l'injection d'une matière colorante et l'exploration au moyen de la sonde.

« J'arrivai donc nécessairement à la conclusion que le pédicule ne contenait aucun canal reliant la corne gravide avec le vagin, le col ou la moitié utérine du côté droit.

« L'état du fœtus, du placenta et des parois de la poche fœtale indiquait bien nettement que l'enfant avait déjà cessé de vivre quelque temps avant la mort de la mère. Les tissus fœtaux étaient en voie de résorption, surtout dans la région dorsale, où une large surface cutanée et des tissus sous-jacents avaient disparu et où les côtes et les vertèbres dorsales étaient à nu. Le placenta était plus durci et plus ratatiné, que ne le produit généralement l'alcool, dans lequel la préparation avait été conservée. Les parois de la poche utérine étaient minces et atrophiées. A certains endroits les fibres musculaires avaient presque disparu et il existait sur la surface interne de larges plaques calcaires, indiquant un degré avancé de dégénérescence des parois utérines.

« Par conséquent dans les cas de grossesse occupant l'une des cornes utérines, l'époque à laquelle la gestation peut arriver variera selon l'état de développement de la corne, qui renferme le produit. Lorsqu'elle est bien conformée et qu'elle communique largement avec le canal cervical et le vagin, la grossesse pourra arriver à terme et l'accouchement pourra se faire comme à l'état normal.

Par contre, lorsque la corne gravide est restée à l'état rudimentaire, tout particulièrement lorsque le canal de communication entre elle et le col ou le vagin se trouve partiellement ou complètement oblitéré, la rupture de la poche peut survenir dans le cours du troisième ou du quatrième mois.

Ce mode de terminaison d'une grossesse, occupant une des cornes utérines d'un utérus double, est très bien représenté par le cas survenu dans la pratique du Dr. *Bratherston*, dont nous avons déjà parlé. Mais même lorsque la corne utérine est restée à l'état rudimentaire et qu'il existe une oblitération complète du canal de communication, non seulement la grossesse peut arriver très bien à terme sans rupture de la poche, mais le produit peut encore rester enkysté sans occasionner beaucoup d'inconvénient. Le cas si intéressant du Dr *Scott*, dont nous venons de parler, fournit la preuve de cette assertion.

Cette intéressante observation et la description si claire et si précise de la préparation contribuent à nous donner l'explication de quelques cas anormaux, qui ne pouvaient être interprétés selon les idées que j'ai avancées dans le chapitre consacré à *la grossesse ectopique*.

Un autre cas assez intéressant à ce point de vue concerne une préparation, qui se trouve actuellement au *Collège des chirurgiens*; la tumeur était identique à celle dont nous venons de reproduire la description, seulement la grossesse n'était pas arrivée à terme. L'observation clinique fut présentée à la *Société de gynécologie*, par le Dr *Heywood Smith*, et en voici brièvement le résumé :

« Il opérait le 21 janvier, et à l'ouverture de la cavité abdominale on découvrit une tumeur, adhérente à l'épiploon, de coloration foncée brune verdâtre. On constata que l'utérus était libre et augmenté de volume, de même les ovaires et les trompes. D'après l'état de la tumeur il sembla indiqué de l'enlever dans sa totalité.

L'épiploon fut séparé partie en le détachant, partie en le sectionnant par portions entre deux ligatures ; après quoi on constata que la tumeur était libre, c'est-à-dire qu'elle n'était reliée par aucun pédicule aux organes pelviens. Vu la présence d'un petit fibrome et l'état d'augmentation de volume de ces organes, les ovaires et les trompes furent aussi enlevés et la plaie abdominale fut refermée au moyen de sutures au crin de Florence.

La tumeur fut alors examinée et à la section on partagea en deux un gros placenta, épais, qui représentait un peu plus d'un tiers de la totalité de la tumeur ; à l'ouverture de la poche, il s'écoula une certaine quantité d'un liquide brun verdâtre et on trouva un fœtus d'environ 5 à 6 mois, mort et tout à fait noir. Toute la poche était formée par une membrane épaisse, lisse, et rien n'indiquait sur la face extérieure le point d'insertion placentaire.

Ce qui constitue l'intérêt de ce cas, c'est la présence dans l'abdomen d'une poche fœtale entièrement libre, sans la moindre attache au bassin, à l'utérus ou à ses annexes. Les vaisseaux épiplooïques n'étaient pas augmentés de volume et l'hémorrhagie ne fut pas très importante pendant l'opération. La préparation fut confiée à une commission pathologique, afin de l'examiner avec soin et de faire un rapport sur le cas ».

Je faisais partie de cette commission et voici le rapport, que nous présentâmes :

« La poche renfermant le fœtus et le placenta est formée de fibres musculaires lisses, et elle ressemble dans sa structure à la trompe de Fallope, nous fîmes quelques coupes microscopiques de ce conduit, provenant de la même malade et nous pûmes ainsi comparer les préparations.

« La paroi externe de la poche présente quelques fragments de l'épiploon, qui démontrent que des adhérences solides se sont produites entre la trompe dilatée et ce dernier organe. Il est aussi important à noter que la trompe correspondant à la poche est à peine représentée, sauf par son extrémité frangée.

« L'ovaire correspondant contient un corps jaune volumineux. De plus, on ne voit aucune trace de rupture de la trompe, et il ne peut exister aucun doute que cette préparation représente un bel exemple de *grossesse tubaire.* »

Après nouvelle réflexion sur cette préparation, je suis tout disposé à l'envisager actuellement comme un cas de grossesse survenue dans la corne d'un utérus double, dont le pédicule, si bien décrit dans les préparations de Sir *William Turner*, s'est étranglé et nécrosé par rotation de la tumeur sur son axe. Le pédicule a disparu, laissant la tumeur détachée de ses insertions utérines, et la nutrition de la tumeur s'est faite au dépens de l'épiploon, par ses adhérences multiples avec lui. Nous savons d'ailleurs que c'est très souvent le cas pour les kystes ovariens.

J'ai eu l'occasion d'observer tous les différents stades de ce phénomène, depuis le moment de l'étranglement du pédicule, jusqu'à celui de sa séparation des attaches ordinaires de la tumeur. La coloration brune-verdâtre, que la tumeur présentait au moment de l'opération constitue un argument qui parle fortement en faveur de cette interprétation.

Le traitement chirurgical d'un cas pareil est des plus faciles, car le pédicule pourra toujours aisément être sectionné entre deux ligatures.

Le travail de Sir *William Turner*, constitue ainsi une contribution importante et de grande valeur pour l'étude de cette question si intéressante de la grossesse dans une des cornes d'un utérus double.

Avant de conclure avec cette question, je désire encore citer un cas, survenu dans ma propre pratique, qui montre quelles choses bizarres peuvent se produire après les sections abdominales :

Le 1er mai 1884, j'avais fait une hystérectomie sur une malade du Dr *Raffles Harmar*, pour un myome très mou et volumineux, qui avait atteint son volume actuel en trois ans. La malade était très obèse et l'opération fut rendue très difficile, car nous eûmes beaucoup de peine à faire sortir la tumeur de la cavité abdominale. Je traitai le pédicule de la manière habituelle à l'aide de mon serre-nœud, tout en notant que la cavité utérine avait été largement ouverte.

Le myome pesait 15 livres 1/2, et en ouvrant la cavité contenue dans la tumeur extirpée, nous vîmes qu'elle occupait surtout un des côtés de l'utérus, comme c'est toujours le cas pour la variété de myome mou et œdématié.

La malade guérit rapidement et elle retourna chez elle six semaines après l'opération.

Quelques mois après, elle revint me voir pour une autre tumeur abdominale, qu'à mon grand étonnement je reconnus de suite pour une grossesse. A l'examen vaginal je trouvai que le col était volumineux et mou, ce qui confirmait mon diagnostic.

Ma première idée fut que je devais avoir enlevé l'utérus obliquement, que par conséquent j'avais laissé une trompe de Fallope, un ovaire et la trompe utérine correspondante. J'en conclus qu'il se produirait nécessairement une rupture de la cicatrice utérine et qu'à un moment donné je serais appelé pour extraire le fœtus de la cavité péritonéale.

M. *Harmar* fut assez aimable pour me prêter son assistance et pour surveiller la malade avec le plus grand soin. A notre grand étonnement le travail fut normal et elle accoucha d'un très bel enfant à terme.

Je l'examinai après son accouchement aussitôt qu'il était permis de le faire, et je trouvai l'explication de cette bizarre aventure. J'avais extirpé la *corne gauche* d'un utérus double, qui contenait le fibrôme et j'avais laissé la *corne droite*, dans laquelle la grossesse s'était développée. Il est encore facile actuellement de se rendre compte de l'exactitude de cette interprétation.

FISTULES MÉTRO-PÉRITONÉALES

Il y a déjà bien des années que *Simpson* attira l'attention sur le fait que dans l'emploi de la sonde utérine, même entre les mains de personnes habituées aux prudentes manipulations, exigées par la pratique gynécologique, il peut arriver que la sonde passe au travers de l'utérus dans la cavité péritonéale sans occasionner le moindre inconvénient pour la malade.

Cette affirmation de *Simpson* avait été accueillie avec beaucoup de scepticisme et ce fut seulement lorsque j'eus l'occasion de présenter les preuves cliniques de cette assertion, qu'elle fut généralement acceptée ? Un chirurgien allemand distingué nia longtemps la possibilité de cet accident, mais depuis lors il l'admit sans réserve.

Il est certain, que l'on se trouve très surpris, et en même temps un peu effrayé, lorsque l'on s'aperçoit que la sonde pénètre de 5, 6 ou même 7 pouces, où on s'attendait à trouver une profondeur maxima de 2 ou 3 pouces. J'avais souvent entendu *Simpson* parler de ce curieux accident, mais je le rencontrai pour la première fois dans une occasion bien bizarre.

Un professeur d'accouchements très distingué du continent faisait une visite à *Simpson* et nous lui présentions quelques cas de sa très nombreuse clientèle privée. Il employait la sonde utérine pour réduire un utérus en rétroflexion, lorsque tout-à-coup il la sentit s'enfoncer dans la profondeur, et en la poussant doucement elle pénétra jusqu'au manche. Il était assez alarmé à l'idée que son instrument avait dû pénétrer dans la cavité d'un utérus gravide ; mais lorsque *Simpson* lui assura que la chose était impossible, mais qu'il avait pénétré avec son instrument dans la cavité péritonéale, son inquiétude devint positivement affligeante et nous ne pûmes le rassurer et le convaincre qu'il ne résulterait aucun danger de cet incident, qu'en lui présentant la malade parfaitement bien deux ou trois jours plus tard.

Mathews Duncan a voulu expliquer ces cas par la supposition que la sonde pénétrait dans la trompe de *Fallope*, mais cette éventualité serait encore beaucoup plus curieuse que la simple pénétration à travers le fond de l'utérus.

Lorsque, il y a une vingtaine d'années, j'entendis pour la première fois parler de l'idée de *Duncan* sur la perméabilité des trompes, je la regardai de suite comme peu probable et je la soupçonnai d'être due au fait bien connu, que lorsque *Simpson* disait « blanc », *Mathews Duncan* généralement répondait « noir ». Il n'était pas douteux que la sonde pénétrait par une ouverture quelconque dans le péritoine. *Simpson* pensait qu'elle devait perforer le fond de l'organe, *Duncan* trouvait naturellement une autre explication. Non seulement, la sonde devait rencontrer une grande difficulté à trouver et à pénétrer dans l'orifice interne de la trompe, mais il était encore bien moins probable que le canal tubaire vint se placer dans l'axe utérin, et qu'il fût si mobile, qu'il permit à la sonde de prendre toutes les directions dans l'intérieur de la cavité abdominale. Nous ne pouvons donc accepter l'interprétation de *Duncan*, pas même pour des cas isolés ; tandis que dans bien des cas, survenus dans ma propre pratique, j'ai pu vérifier l'exactitude de l'explication donnée par *Simpson*.

J'ai publié quelques-uns de ces cas dans la *Lancet*, entre 1871 à 1875, où on pourra y retrouver les observations détaillées ; le plus intéressant et le plus concluant est celui que j'ai publié dans ce même journal en mai 1872.

La malade était entrée à l'hôpital six semaines après son accouchement pour une subinvolution utérine, la cavité mesurait 18 centimètres. Après un mois de traitement elle avait diminué de moitié, mais à ce moment on découvrit par hasard, qu'en un certain point, situé sur le fond de l'utérus, la sonde pouvait être passée facilement dans la cavité abdominale. Cette femme était si maigre, que nous pûmes déterminer très exactement que cet endroit était situé environ au milieu entre les deux cornes et un peu en avant sur la face antérieure. Comme la malade resta dans mon service pendant plusieurs mois, l'exactitude de cette observation pût être contrôlée plusieurs fois soit par mes collègues, soit par un certain nombre d'amis.

Je dois avoir passé la sonde à travers cette fistule au moins une vingtaine de fois, sans jamais déterminer la moindre douleur ni le moindre accident.

Je ne puis expliquer cette perforation que par l'existence d'une fistule résultant d'une rupture peu étendue, survenue pendant l'accouchement. A la fin de mon article je me posais la question de savoir si cette femme pouvait devenir enceinte, et j'y répondais par l'affirmative. Elle eut en effet deux enfants à terme depuis lors, mais la perforation existe encore, exactement comme elle se présentait déjà en mai 1872.

L'existence de ces fistules métro-péritonéales, ou la perforation par la sonde d'une paroi utérine amincie, peuvent avoir parfois une grande importance pour le diagnostic.

Dans la *Lancet* de juin 1875, j'ai publié un cas de tumeur ovarienne, où cette perforation avait été faite par un de mes collègues juste au moment où j'allais commencer l'opération pour extirper cette tumeur. Si je n'avais pas été sûr de mon diagnostic, cet incident m'aurait peut être détourné de l'opération; le succès complet justifia ma manière d'agir. Je trouvai, à côté de la tumeur ovarienne, un petit myome, siégeant sur le fond de l'utérus et c'est derrière cette petite tumeur que la sonde avait passé dans le péritoine ; je ne m'arrêtai pas à rechercher longuement l'orifice, mais je pus me rendre compte que la sonde n'avait pas pu pénétrer dans la trompe de Fallope.

La malade guérit très bien et on peut encore à présent passer la sonde dans sa cavité péritonéale.

TUMEURS DE L'UTÉRUS

La meilleure classification que l'on puisse adopter pour ces tumeurs, est celle qui est basée sur leurs rapports anatomiques avec la paroi utérine, d'après lesquels on peut les ranger en trois catégories bien distinctes, les *polypes*, les tumeurs *interstitielles* et les tumeurs *sous-péritonéales.*

Nous comprenons sous le nom de *polype* toute tumeur, munie d'un pédicule distinct, se présentant dans ou à travers le canal utérin. Sous le nom de *tumeurs interstitielles* nous entendons celles qui ne sont pas pédiculées, qui sont entourées d'une couche de tissu utérin, qui sont continues avec ce tissu ou peuvent même le remplacer. La tumeur *sous-péritonéale* peut être ou ne pas être munie d'un pédicule, elle se développe sur la surface péritonéale de l'utérus, et est plus ou moins en relation avec cette surface, elle n'est pas recouverte par le tissu utérin, mais bien par le péritoine, qui a été soulevé et entraîné par la croissance de la tumeur.

I. — POLYPES UTÉRINS.

On a décrit un grand nombre d'espèces de polypes utérins, car presque chaque auteur en a trouvé une nouvelle ; leur nomenclature seule remplirait facilement une demi page de ce volume. Mais en parcourant la littérature se rapportant à cette question, on s'aperçoit bientôt que la grande majorité de ces différents noms se rapportent à une seule et même tumeur, et qu'en résumé on peut ranger tous ces polypes dans 4 ou 5 variétés différentes.

Ainsi nous pouvons de suite éliminer la variété connue sous le nom de *polype fibrineux*, car il ne constitue jamais une tumeur indépendante. Il consiste toujours en un dépôt de fibrine, souvent sans coloration propre, mais généralement plus ou moins coloré par l'hématine, provenant de quelque surface saignante. Cette dernière peut être le lieu d'insertion d'un placenta, ou d'un fragment de placenta, ou encore une tumeur myxomateuse ou cancéreuse. C'est pour cette raison que je renonce à faire rentrer cette tumeur dans la table nosologique des polypes, car elle doit être toujours envisagée comme l'indication de quelque autre état pathologique.

Polypes muqueux. — Les polypes qu'on a décrits sous les différents noms de cellulaires, glandulaires, muqueux, cervicaux, etc. présentent toujours des caractères qui permettent d'attribuer leur origine à l'hypertrophie d'une portion limitée de la surface du col. Ils sont toujours de petit volume, de coloration rouge ; ils saignent facilement, sont mous et friables et sont rattachés par un mince pédicule à la cavité cervicale.

Examinée au microscope sur une coupe fraîche, leur structure apparaît nettement de nature villeuse. Leurs cannelures sont constituées par les espaces intervilleux ou les cryptes de la muqueuse et leurs cellules de nature épithéliale banale. La base fibreuse de leur membrane s'hypertrophie quelquefois, mais jamais au point d'en faire des fibromes. Je me suis étendu à leur sujet en parlant du col utérin, et n'y reviendrai pas ici.

Polypes myomateux. — La variété de beaucoup la plus fréquente des polypes utérins est produite par l'énucléation spontanée d'un myome ordinaire de petit volume. Les conditions nécessaires à cette énucléation sont les suivantes : la tumeur ne doit pas être trop volumineuse et elle doit être située immédiatement au-dessous ou au moins à proximité immédiate de la surface muqueuse.

Une autre condition importante, mais non essentielle, est qu'il ne doit exister qu'une seule tumeur. Les cas dans lesquels nous pouvons diagnostiquer et extirper un polype utérin, quand il existe simultanément d'autres myomes interstitiels, sont si rares, que je n'ai jamais eu l'occasion d'en rencontrer un seul. D'autre part j'ai enlevé un grand nombre de polypes myomateux d'utérus où il n'existait pas d'autres tumeurs.

Il est certain que quelques-unes de ces tumeurs sont *sous-muqueuses* dès leur origine. Mais je crois que dans presque tous les cas ces polypes ont commencé par être *interstitiels*, c'est-à-dire qu'il existait une couche distincte de tissu utérin entre eux et la muqueuse, et je suppose que la longueur du pédicule est toujours en proportion de l'épaisseur de cette couche.

Tous les myomes utérins, sans aucune exception, sont toujours très nettement séparés des tissus environnants sauf sur un ou deux points, et la ligne de partage est indiquée par une couche de tissu conjonctif plus ou moins lâche. Cette encapsulation explique le déplacement fréquent de ces tumeurs.

En effet, un myome interstitiel simple de petit volume, siégeant de manière que l'épaisseur du tissu utérin, qui l'environne, soit plus forte du côté extérieur que du côté de la cavité utérine, et l'organe s'hypertrophiant au fur et à mesure de la croissance de la tumeur, les douleurs expulsives, qui surviennent constamment mais qui sont surtout actives pendant la période menstruelle, contribueront à chasser la tumeur du côté où la paroi est la plus mince, c'est-à-dire vers la cavité utérine. A mesure qu'elle avance, elle se dégage de son revêtement musculaire ; elle peut même perdre son revêtement muqueux, tous deux ne persisteront plus que dans la partie la moins saillante de la tumeur et contribueront à former le pédicule.

S'il existe simultanément deux ou même plusieurs tumeurs, il est facile de comprendre comment les efforts utérins pour expulser l'une d'entre elles seront selon toute probabilité entravés en ce que ces mêmes efforts s'exercent aussi sur les autres, de sorte que seule la tumeur placée dans des circonstances plus favorables que les autres sera expulsée. Cette énucléation se fera plus facilement du côté du péritoine que vers la cavité utérine ; aussi, lorsqu'il existe dans le même utérus plusieurs myomes, on les rencontre surtout du côté du péritoine, car c'est dans cette direction qu'ils rencontrent le moins de résistance ; leur énucléation de ce côté dépendra beaucoup moins de la position qu'ils occupaient à l'origine, que du fait que plusieurs myomes se sont produits et hypertrophiés en même temps.

Lorsqu'une de ces tumeurs myomateuses a passé à l'état de *polype*, c'est-à-dire qu'elle a atteint la cavité utérine, le col à son tour est intéressé ; il survient au moment de chaque époque menstruelle des douleurs expulsives, analogues, quoique moins fortes, à celles qui se produisent lors d'un accouchement. Néanmoins elles peuvent parfois devenir d'une grande violence, et comme elles sont accompagnées d'hémorrhagies abondantes, qu'elles peuvent se répéter pendant des mois, il n'est pas étonnant que certaines malades succombent et que la majorité de celles qui peuvent mener à bien cette expulsion sont réduites à la dernière extrémité par l'épuisement et l'anémie. En dehors de ces métrorrhagies profuses au moment des règles, on remarque un écoulement séreux continuel, plus ou moins teinté de sang, qui constitue aussi une cause grave d'épuisement. Lorsque de tels symptômes se présentent, nous devons de suite réclamer l'examen local.

Lorsque la tumeur a déjà traversé le col et qu'elle se trouve dans le vagin, le traitement en est des plus simples, et la seule précaution à prendre est de s'assurer que la tumeur en question est bien un *polype* et non pas un *utérus inversé*. On passera alors le fil ou la chaîne d'un écraseur par dessus la tumeur, autour du pédicule, et on l'enlèvera, ce procédé d'extraction n'est jamais accompagné ni suivi d'hémorrhagie.

On doit toujours se souvenir qu'après l'extraction d'un polype, l'utérus doit accomplir sa régression aussi bien qu'après une fausse couche et qu'il est absolument indiqué de soumettre la malade au traitement par l'ergotine et par les sels de potasse pendant plusieurs semaines après l'opération, surtout dans le but de prévenir des pertes trop abondantes au moment des règles suivantes.

Si le col utérin n'est pas encore dilaté, les difficultés du diagnostic et du traitement sont très augmentées. On m'envoya dernièrement une malade, dont les antécédents et l'interrogatoire faisaient supposer la rétention d'un fragment placentaire à la suite d'une fausse couche qu'elle avait fait huit mois auparavant. Je pratiquai la dilatation du col et je constatai la présence d'une tumeur en voie d'énucléation, qui, abandonnée à elle-même, aurait probablement par hémorrhagies répétées enlevé la malade dans l'espace de quelques mois.

Lorsque l'énucléation dans la cavité utérine est complète et qu'il existe un pédicule bien marqué, l'enlèvement au moyen de l'écraseur est facile et il peut s'accomplir généralement sans danger. D'autres fois néanmoins le volume de la tumeur peut rendre son extirpation de la cavité utérine et même du vagin assez difficile. Il nécessitera parfois l'emploi d'un petit forceps.

Une méthode plus élégante, plus sûre et plus expéditive de pratiquer cette extraction est de fixer la tumeur à l'aide d'un crochet ou d'une pince et de la découper en tranches au moyen d'un bistouri mousse et recourbé. J'ai eu souvent l'occasion de faire cette extraction dans ma pratique et je la trouve beaucoup plus facile qu'on ne pourrait le supposer d'après la description de l'opération.

Que devons-nous faire, lorsque l'énucléation dans la cavité utérine n'est pas terminée? La réponse à cette question dépendra des indications de chaque cas particulier. Il n'est pas douteux que l'incision de la capsule d'un myome utérin est accompagnée de graves dangers, surtout lorsque l'extraction de la tumeur ne peut être faite dans la même séance et qu'elle doit être abandonnée à sa propre énucléation. *Marion Sims* était un partisan convaincu de l'incision et de l'extraction immédiate, et cette pratique m'a donné en effet de forts beaux résultats.

Au contraire, sur huit cas dans lesquels j'ai été obligé d'abandonner la tumeur et d'attendre que son énucléation soit complétée par les efforts expulsifs de l'utérus, quatre malades succombèrent. Aussi l'indication d'une telle opération doit-elle toujours dépendre de l'état de la malade. Si elle n'est pas capable de supporter de nouvelles hémorrhagies, si le volume de la tumeur rend son passage possible à travers le canal utérin, il faut ouvrir la capsule et tenter l'énucléation et l'extirpation immédiates. Si cette dernière ne peut être terminée, la malade devra être abandonnée aux risques de l'énucléation lente et naturelle de la tumeur; même dans ce dernier cas on peut encore espérer obtenir un résultat satisfaisant. Mais lorsque j'envisage les avantages et les dangers de l'énucléation, surtout en les comparant avec les résultats obtenus par l'enlèvement des annexes de l'utérus, j'arrive à la conclusion que l'énucléation est une opération sans avenir et c'est l'opinion de tous les chirurgiens modernes, à l'exception du Dr *Moore Madden*, de Dublin. Différents cas, dans lesquels l'opération par la voie vaginale a été accompagnée et suivie de terribles dangers, les malades ayant été à deux doigts de la mort et ayant été obligées plus tard de se soumettre à une nouvelle opération pour l'enlèvement des annexes à cause de l'apparition de nouvelles tumeurs, m'ont fait renoncer complètement à cette opération par énucléation. Comme contrastes frappants je désire citer ici deux observations cliniques; l'une de ces 2 malades est morte sans opération et la seconde est arrivée à sa complète guérison.

I.— Au mois de février 1878, T. F. âgée de 34 ans, me fut envoyée par le Dr *Webb*, de Ironbridge, Shropshire, pour des métrorrhagies abondantes, qui ne cessaient jamais plus d'une quinzaine de jours. Elles augmentaient à l'occasion du plus léger exercice, et elles avaient duré continuellement depuis cinq ans, jusqu'à rendre la malade complètement exsangue.

Je constatai que l'utérus était aussi volumineux qu'une orange de Jaffa, et qu'il avait toute l'apparence de contenir un myome. Je prescrivis pendant quelques semaines de fortes doses de sels de potasse et d'ergot, mais je n'obtins aucun résultat de cette médication; de sorte qu'au mois d'avril je la fis entrer dans ma clinique privée, je dilatai l'utérus et j'enlevai par énucléation, après beaucoup de difficultés, une tumeur volumineuse.

Je revis ma malade au mois de juillet de la même année et je trouvai que les intervalles entre les règles étaient d'environ trois semaines, et que ses époques menstruelles duraient moins d'une semaine. Sa santé s'améliora jusqu'en mai 1880, et à ce moment elle était tout à fait bien.

Elle revint me voir au mois d'août 1881, se plaignant de ce que pendant les quatre mois précédents sa menstruation avait été extrêmement abondante, et à l'examen local je constatai que son utérus était plus volumineux qu'il n'avait jamais été. Par conséquent je lui conseillai l'enlèvement des annexes utérins et je pratiquai cette opération le 25 août de la même année. Elle fit une rapide guérison et elle n'a jamais plus été réglée depuis lors. Elle se maria au mois de juillet 1884 et elle est restée depuis lors en parfaite santé, très satisfaite de son existence matrimoniale.

II. — Au commencement de 1878. A. H. domestique âgée alors de 28 ans, vient à la consultation de l'hôpital gynécologique pour des métrorrhagies abondantes. Elle était exsangue, car ses règles duraient pendant 12 à 15 jours et il lui était impossible de continuer son travail.

Elle suivit un traitement chez elle pendant quelques mois, puis je la fis entrer à l'hôpital, où elle fut traitée par l'ergot et le bromure de potassium, le repos au lit et un régime tonique. Nous avions découvert que les métrorrhagies étaient dues à un myome, ayant occasionné une augmentation de volume de l'utérus, qui était de la grosseur d'une balle de cricket, le fond était complètement renversé en arrière.

Elle s'opposait absolument à toute espèce d'intervention opératoire, et elle quitta l'hôpital pour y revenir en mai 1879, dans d'aussi mauvaises conditions que la première fois. Je lui persuadai alors de me laisser dilater son canal cervical, afin de pouvoir enlever la tumeur. La dilatation était rendue très difficile par la rétroversion de l'organe, mais après différentes péripéties je réussis à inciser la capsule, en espérant que la tumeur serait expulsée spontanément; mais elle ne fit aucun progrès dans cette direction.

Deux ou trois semaines plus tard j'incisai largement le col des deux côtés, j'ouvris la capsule, je fis des tentatives réitérées pour énucléer la tumeur mais je ne pus terminer l'opération et, pendant les quelques jours qui suivirent il était fort douteux que ma malade survécût. Quinze jours après, la tumeur ayant encore fait des progrès, j'anesthésiai de nouveau ma malade et je réussis enfin à terminer l'énucléation; mais après l'opération elle resta plusieurs jours plus morte que vive et c'est seulement 4 mois plus tard, qu'elle fut à même de quitter l'hôpital. Elle recouvra des forces, et put reprendre ses occupations de domestique à la fin de l'année 1879; elle resta parfaitement bien pendant toute l'année de 1880 et même elle se fiança.

Au commencement de 1881 elle revint me voir dans des conditions presque aussi mauvaises que la première fois; les hémorrhagies étaient revenues très abondantes et à l'examen local, je trouvai qu'il existait une nouvelle tumeur, plus volumineuse que la première.

Je l'engageai instamment à se soumettre à une opération radicale par l'enlèvement des annexes, mais lorsqu'on lui expliqua la nature de cette intervention, elle s'y refusa absolument et avec l'assistance de ses maîtres elle alla à Londres prendre l'avis d'un célèbre gynécologue, qui lui déconseilla absolument l'opération proposée. Elle revint ensuite à Birmingham et elle continua à suivre mon traitement tout en refusant toute espèce d'intervention chirurgicale qui lui enlèverait la possibilité d'avoir des enfants. Malgré nos plus sérieux avertissements elle se maria et six mois après elle succombait d'une hémorrhagie utérine.

Ces deux cas nous montrent, en premier lieu, que l'énucléation ne constitue pas du tout une cure radicale de l'affection. A ce point de vue cette opération diffère tout à fait de celle de l'enlèvement des annexes. Ces deux observations peuvent très bien se comparer; chez nos deux malades l'énucléation a abouti à un échec complet; mais, tandis que chez l'une nous avons obtenu par l'enlèvement des annexes utérins une guérison complète et un rétablissement parfait qui s'est maintenu jusqu'à aujourd'hui, nous aurions pu probablement sauver la vie de la seconde, si on ne lui avait pas conseillé de se refuser à l'opération.

Je ne parlerai de la pathologie des polypes myomateux que lorsque je discuterai leur situation et leur développement interstitiel ou sous-péritonéal; et je dirai en même temps pourquoi on doit ranger à mon avis dans ces tumeurs myomateuses tout ce que l'on appelle polypes fibroïdes ou polypes fibreux.

Nous trouvons parfois que ces polypes sont *kystiques*, remplis de liquide clair séreux, comme dans un cas que j'ai publié (1), et dont la préparation se trouve au musée du Collège des Chirurgiens. Comme formes *plus rares* de polypes, j'ai rencontré des myxomes et le cancer villeux, s'étant développé aux dépens d'une région très limitée de la surface interne utérine et ayant pris la forme d'un polype. Mais on ne doit pas envisager ces productions comme de véritables polypes, ils n'en ont que l'apparence, car après leur extirpation il se produit toujours une récidive, intéressant toute l'épaisseur de la paroi utérine et pouvant même envahir les organes voisins. Mon opinion est que nous devrions restreindre encore l'emploi du terme *polype*, et n'appliquer cette dénomination qu'aux petites productions muqueuses de la cavité cervicale et aux myomes se trouvant enfermés dans la cavité utérine ; quant à toutes les autres tumeurs ressemblant à des polypes, on ne devrait parler que de formes polypoïdes de myxomes, d'épithéliomes, etc.

II. — MYOMES DE L'UTÉRUS.

Je crois pour ma part que les termes de *fibromes, fibreux, fibroïdes*, en tant qu'appliqués aux tumeurs utérines, sont absolument faux, et qu'ils devraient être supprimés de la nomenclature pathologique. J'ai actuellement examiné un grand nombre de ces tumeurs utérines solides et je n'ai jamais rencontré un seul cas où l'élément fibreux eut un rôle tant soit peu important. Je crois pouvoir dire qu'après un examen minutieux de ces tumeurs, qui généralement sont désignées sous le nom de fibromes, on trouvera que leur élément principal, sauf dans des cas tout à fait exceptionnels, se

(1) *Transactions of the Pathological Society of London*, 1873.

trouve être la fibre musculaire fusiforme, avec ses noyaux caractéristiques allongés. J'entends par un examen minutieux quelque chose de plus que le rapide coup d'œil dont se contentent la plupart du temps les histologistes pour se faire une opinion sur la nature d'une tumeur. Une ou deux coupes d'un fragment, pris au hasard, durcies dans l'alcool et préparées au carmin, ne suffisent nullement pour nous montrer tous les caractères de cette tumeur. Il est absolument nécessaire d'examiner chaque partie, à *l'état frais*, et pour atteindre ce but les coupes doivent être faites à l'aide du microtome à congélation (2).

Afin d'obtenir des résultats satisfaisants, les coupes très minces, obtenues à l'aide de ce procédé, doivent être traitées de différentes manières, car l'histologiste expérimenté seul sait quels aspects divers peuvent présenter les tissus selon les méthodes employées. Les deux meilleurs réactifs pour nous révéler la présence des fibres musculaires lisses sont le séjour prolongé dans l'acide acétique dilué et l'imprégnation soigneuse au nitrate d'argent ; d'autres fois ce sera la coloration à l'hématoxyline ou au carmin, qui nous fera le mieux reconnaître leurs noyaux caractéristiques allongés en bâtonnets. Je ne suis satisfait que lorsque j'ai examiné un grand nombre de coupes, prises dans des parties différentes et coupées dans tous les plans de la tumeur que j'étudie. Dans toutes les tumeurs solides de l'utérus que j'ai examinées, j'ai toujours trouvé que la fibre musculaire lisse était le seul élément histologique. Pour les tumeurs rondes, lobulées et encapsulées, dont nous avons parlé sous le nom de *polypes*, elle constitue aussi presque le seul tissu important, l'élément fibreux ne tenant lieu que de soutien et de substratum.

Classification des myomes. — En 1874, j'attirai déjà l'attention sur le fait qu'on avait jusqu'ici confondu deux espè-

(1) Voir à ce sujet mon travail dans *Humphrey and Turner's Journal of Anatomy and Physiology*, mai 1875.

ces de tumeurs bien distinctes sous le nom de « *tumeurs fibreuses* » de l'utérus ; les deux variétés possédant des caractères pathologiques et cliniques bien différents. Je me permis de recommander le nom de « *myome mou œdématié* »

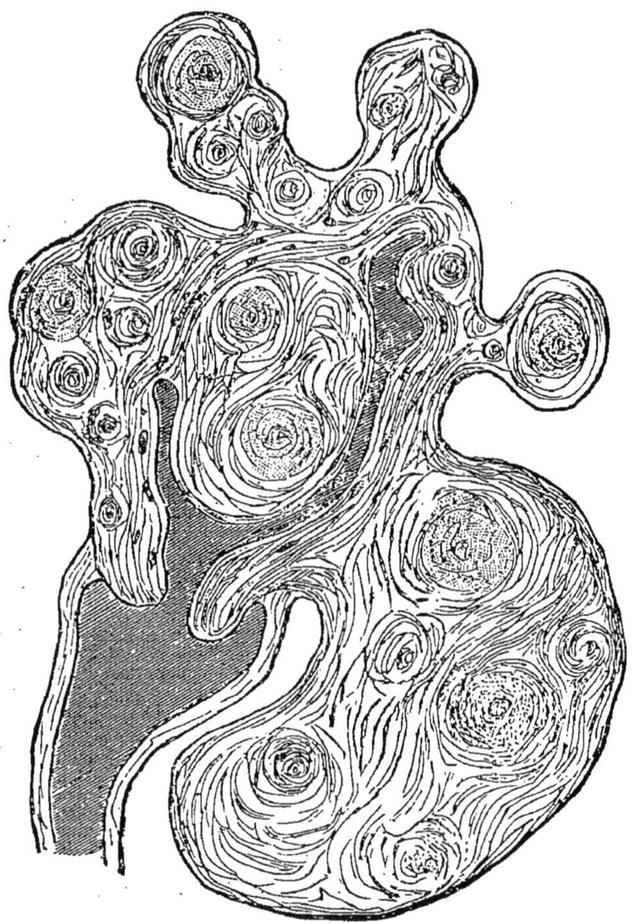

Fig. 22. — Myome multinodulaire.

pour définir l'une de ces variétés de tumeurs et celui de « *myomes nodulaires ou multinodulaires* » pour distinguer la seconde. Toute l'expérience que j'ai pu acquérir depuis lors, ne fait que confirmer mon opinion sur ce sujet et je me décide à abandonner les anciennes dénominations de « fibrome » ou « fibroïde », aussi bien que l'ancienne classification de ces tumeurs en *sous-muqueuses interstitielles* et *sous-péritonéales*.

J'ai déjà dit pourquoi cette dénomination de *fibromes* est

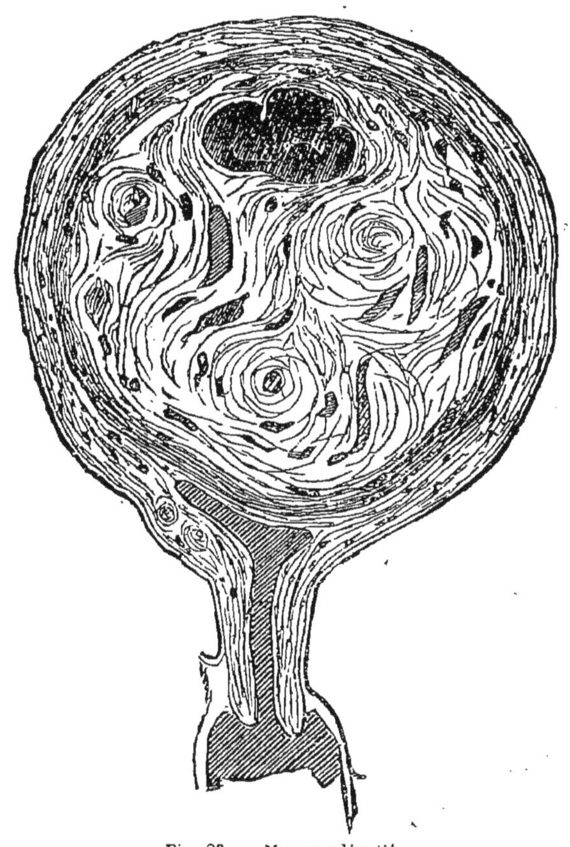

Fig. 23. — Myome œdématié.

fausse, et comment personne ne peut la défendre plus longtemps. L'ancienne classification est erronée parce qu'elle est inutile et qu'elle contribue à entretenir la confusion. Un myome œdématié est toujours interstitiel, et un myome multinodulaire peut être, et il est généralement à la fois *sous-muqueux*, *interstitiel* et *sous-péritonéal*.

Les deux figures qui suivent représentent des coupes de tumeurs, montrant leurs rapports caractéristiques vis-à-vis de l'ensemble de l'utérus.

Les deux figures suivantes représentent des coupes microscopiques de ces deux mêmes tumeurs.

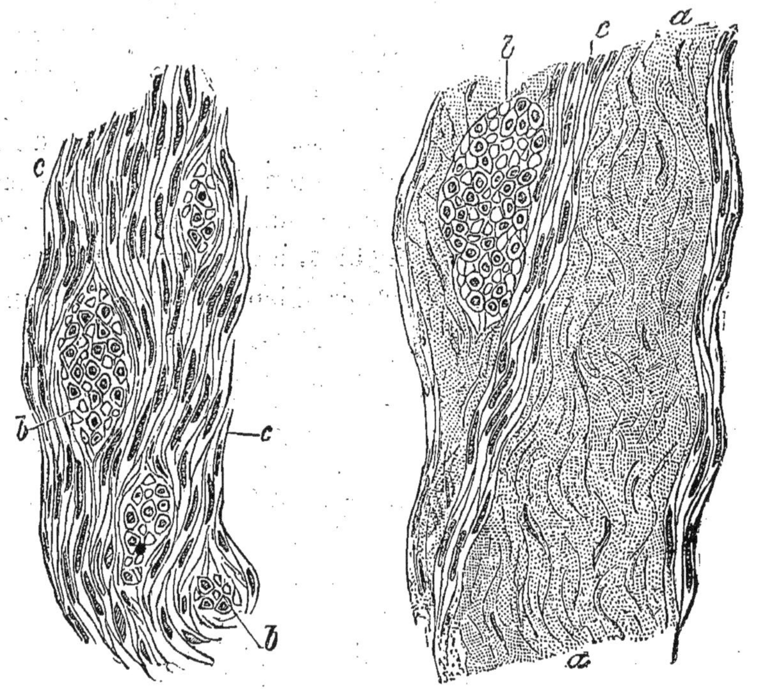

Fig. 24. — Fibromyome. — Coupe microscopique. Fig. 25. — Myome œdématié. — Coupe microscopique.

Myome mou œdématié. — Le *myome œdématié* est toujours solitaire, il est constitué par une masse volumineuse, recouverte et entourée d'une couche épaisse de tissu utérin parfaitement normal. La cavité utérine se prolonge sur une de ses faces, elle est séparée de la tumeur par une couche régulière de tissu utérin, recouverte par la muqueuse utérine, ce qui nous montre que la tumeur a son point de départ dans la paroi utérine. Il n'existe jamais de tumeurs secondaires, et lorsque le myome est extirpé, ce qui peut se faire facilement par énucléation, et que la cavité utérine se referme, on ne pourrait pas distinguer cet organe d'un utérus après l'accouchement, sauf par l'absence des modifications de la muqueuse propres à la grossesse.

Ces gros myomes se prêtent facilement à l'énucléation; mais nous avons bien rarement l'occasion de les observer avant qu'ils dépassent le niveau du bassin et ils sont alors trop volumineux pour être extirpés par la voie vaginale. Je n'en ai jamais vu un seul à la période de début.

Lorsqu'une de ces tumeurs vient d'être enlevée et qu'on la coupe ; il s'en écoule pendant les premières heures une quantité énorme de sérosité, de sorte qu'une tumeur de 30 livres peut perdre le quart de son poids. Sur la coupe, elle présente un aspect gélatineux particulier, bien différent de celui de la tumeur multinodulaire, et les faisceaux musculaires, dont elle est composée, ne semblent pas avoir une distribution bien *régulière* et finie ; au moins il ne m'a pas été possible d'en découvrir une.

Myomes multinodulaires. — L'aspect macroscopique des myomes multinodulaires est tout différent. Ils sont constitués de masses de volumes différents, qui semblent enchâtonnées et distribuées au hasard dans l'ensemble du tissu utérin. Ainsi que je l'ai déjà dit, ils sont chez la même malade en même temps sous-muqueux, sous-séreux et interstitiels. Ils peuvent être énuclées de leur capsule, mais avec beaucoup plus de difficultés que les myomes œdématiés. Je n'ai jamais vu un de ces nodules ayant pris son point de départ dans la *cavité cervicale* ; et je regarde tous ces myomes comme une affection spéciale au *corps de l'utérus*. Les partisans de l'énucléation ne semblent pas avoir reconnu qu'il existe deux variétés bien distinctes de ces tumeurs, se comportant différemment vis-à-vis de cette opération.

Les *tumeurs multinodulaires* sont dures, d'une dureté presque cartilagineuse ; elles ne contiennent pas de sérosité et elles semblent se développer par leur centre ; en effet il est certain que leurs parties périphériques ont acquis un développement plus avancé que celles du centre; en certains points, surtout là où les vaisseaux sanguins pénètrent dans la tumeur, ce tissu périphérique semble se confondre avec le véritable tissu utérin; j'ai trouvé, après les avoir injectés, que ces vaisseaux arrivaient jusqu'au centre de la tumeur. Je n'ai rien observé de pareil pour les myomes mous œdématiés.

Quelques coupes heureuses m'ont permis de me convaincre que dans les myomes multinodulaires les faisceaux de fibres musculaires se groupent d'après un plan concentrique bien défini; cette particularité et la distribution des vaisseaux sanguins dans la tumeur me semblent bien indiquer que ces tumeurs sont *endogènes*.

Les deux variétés sont d'ailleurs toutes deux le résultat de l'hypertrophie des tissus normaux de l'utérus, de l'hyperplasie des fibres musculaires lisses, avec leurs cellules spéciales fusiformes et leurs noyaux allongés. Dans le myome mou œdématié les fibres musculaires sont séparées par des lacunes, contenant de la sérosité et une espèce de pulpe, qui représente les restes de cellules détruites. Pour les myomes durs, nodulaires, les faisceaux des mêmes fibres musculaires sont au contraire réunis ensemble, serrés et ils sont formés de cellules vigoureuses, en plein état de maturité.

Le myome mou ne contient que fort peu de vaisseaux sanguins, il ne saigne jamais à l'incision comme le myome dur; lorsque sa capsule est détruite, il s'atrophie ou se gangrène rapidement, ce qui n'est pas le cas pour l'autre variété, car j'ai vu cette dernière continuer à augmenter de volume dans la cicatrice abdominale après une hystérectomie, où le fil métallique avait partagé la tumeur en deux moitiés. Dans ces deux variétés de tumeurs nous ne rencontrons jamais de cellules embryonnaires et c'est pour cette raison que nous pouvons envisager les myomes comme étant, avec le lipome, les seules tumeurs qui ne sont jamais malignes.

Non seulement ces deux variétés de myomes diffèrent par leurs caractères microscopiques et macroscopiques, mais leur pathologie générale est aussi, autant que j'ai pu l'observer, totalement différente. Les myomes multinodulaires sont une affection de la période génitale, car il ne peut exister aucun doute que leur apparition et leur croissance sont sous l'influence de la menstruation.

Dès qu'il y a fécondation, il se produit une hypertrophie et une hyperplasie des fibres musculaires des parois utérines, quoique parfois ce processus ne s'accomplisse pas toujours d'une façon uniforme et régulière. J'ai en effet observé plusieurs cas, où les parois utérines étaient encore, au septième ou au huitième mois de la grossesse, aussi minces qu'une serviette, mais, pendant les trois ou quatre dernières semaines de la grossesse, elles atteignaient rapidement leur épaisseur normale et l'accouchement se faisait dans des conditions normales.

Il ne peut exister aucun doute que l'hypertrophie des fibres utérines ne dépende d'un apport de sang plus abondant, et les recherches physiologiques modernes nous ont démontré l'existence de fibres nerveuses dont l'excitation produit la dilatation des artérioles. Il est probable que dans l'utérus cet appareil nerveux est plus actif que pour tout autre organe et que par conséquent le plus léger accident aura ici des conséquences plus graves que partout ailleurs. Il est certain que ces petits myomes multinodulaires ont une origine très limitée, aussi serais-je porté à admettre que sous l'influence d'une excitation anormale ils proviennent d'une croissance endogène autour d'une artériole et de ses branches. Ces modifications histologiques provenant d'une sorte de perversion de l'acte physiologique, cela expliquerait certains faits en dehors de ceux déjà mentionnés précédemment, par exemple l'arrêt de développement de ces tumeurs au moment de la ménopause ou peu après, et contribuerait aussi à expliquer le fait, que j'ai observé plusieurs fois pour les myomes sous-séreux, à savoir qu'ils augmentent de volume pendant la grossesse et qu'ils diminuent après l'accouchement.

La grande majorité des cas de *myomes multinodulaires* se rencontre après l'âge de 35, nous pourrions presque dire de 40 ans ; mais quoique leur présence dans l'utérus puisse retarder indéfiniment l'époque de la ménopause, lorsque celle-ci se produira naturellement ou qu'elle est obtenue par l'intervention opératoire, leur croissance sera arrêtée et ils diminueront de volume. Les tumeurs disparaissent généralement, lorsque l'on pratique l'enlèvement des annexes de l'utérus pour les *myomes multinodulaires* avant l'âge de 40 ans.

Les *myomes mous œdématiés* se comportent bien différemment. L'âge n'a pas grande importance. La tumeur la plus volumineuse que j'aie jamais enlevée, pesant soixante huit livres, se développa entièrement après la ménopause.

La malade me fut envoyée en 1880 par le Dr *Luce*, de Stratford-sur-Avon ; elle était alors âgée de 55 ans, et avait dépassé l'époque de la ménopause depuis environ deux ans. Ses règles avaient toujours été régulières, mais plutôt abondantes pendant les dernières 16 années avant leur cessation. Elle n'avait jamais été enceinte.

La première fois que je vis cette dame, elle avait un myome mou volumineux occupant la totalité du bassin, atteignant presque l'ombilic, et elle avait constaté que la tumeur augmentait rapidement de volume. Je lui conseillai l'extirpation, mais elle refusa toute intervention opératoire et je n'entendis plus parler d'elle jusqu'à ce qu'elle me fût renvoyée par le Dr *Latimer Greene*, au mois de mars dernier. La tumeur avait augmenté énormément de volume, et une grosse partie faisait hernie à travers les muscles droits et constituait une saillie, sur laquelle la peau semblait devoir se rompre à chaque instant.

Le volume de cette tumeur empêchait absolument cette pauvre malade de gagner sa vie comme sage-femme.

Elle souffrait en plus d'une bronchite chronique intense, et la coloration pourprée de sa face n'était pas d'un très bon présage, en plus il était certain qu'une grande partie de la tumeur était adhérente au péritoine. Cette dame était âgée d'environ 63 ans et à présent elle désirait beaucoup l'extirpation de sa tumeur. Je consentis à prendre la responsabilité de l'opération; elle fut pratiquée le 20 mars, en la présence du Dr *Macan*, directeur de l'hôpital de la Rotunda. La malade fit une rapide guérison.

Ainsi que je l'avais supposé, la tumeur se trouva être un myome mou œdématié, très volumineux et unique. Je ne sais si cette tumeur existait déjà avant la cessation de la menstruation, mais ce que je puis affirmer, c'est qu'elle subit une augmentation d'environ une quarantaine de livres pendant les huit années qui séparèrent les deux examens que je fis de cette malade et pendant tout ce temps elle n'eut aucune indication de menstruation ni d'hémorrhagies.

J'ai pratiqué pour cette variété de tumeurs des hystérectomies chez des femmes âgées de 18, 24, 28, 30 et 31 ans et je suis arrivé à la conclusion que dans ces cas l'enlèvement des annexes de l'utérus, quoiqu'il donne des résultats très satisfaisants en arrêtant la menstruation, ne sera pas d'une grande utilité pour obtenir un arrêt dans la croissance de la tumeur. D'autre part la plus jeune malade, chez laquelle j'aie pratiqué l'hystérectomie pour enlever des myomes multinodulaires, était âgée de 37 ans.

Je ne puis me prononcer encore catégoriquement sur ce point, mais ce que je viens de dire peut suffire pour nous faire admettre que, tandis que *les myomes durs multinodulaires* sont surtout une affection de la période menstruelle de l'existence, les *myomes mous œdématiés* ne sont pas dans ce cas.

La malade la plus âgée, chez laquelle j'aie pratiqué l'hystérectomie pour un *myome mou*, avait 63 ans, tandis que la femme la plus âgée, chez laquelle j'ai fait cette même opération pour des myomes *durs multinodulaires*, n'avait que 52 ans. Ces faits suffisent par eux-mêmes à nous démontrer que ces deux affections sont tout à fait distinctes, surtout si l'on se souvient que dans le premier cas la tumeur se développa entièrement après la ménopause.

Il existe dans l'histoire de la pathologie et de la chirurgie utérines un fait assez curieux, c'est le peu d'importance que l'on a pendant longtemps attribué aux myomes.

Les pathologistes rencontraient assez fréquemment ces tumeurs utérines multiples au cours de leurs autopsies, mais ils les regardaient plutôt comme des curiosités de peu d'importance. Les accoucheurs observaient fréquemment des malades anémiées par des hémorrhagies répétées, se transportant d'hôpital en hôpital, de cabinet de consultation en cabinet de consultation, mais ils n'avaient pas eu l'idée d'établir quelque relation entre ces métrorrhagies abondantes et la présence de ces tumeurs utérines. Ce n'est en somme que depuis une trentaine d'années que ces myomes sont envisagés comme une affection sérieuse et même assez souvent fatale. Il existe encore bon nombre de praticiens arriérés qui, après avoir diagnostiqué la présence d'un de ces myomes, disent à leurs malades « qu'il ne s'agit que d'une affection utérine sans la moindre importance, qui d'ailleurs disparaîtra d'elle-même après la ménopause. »

Le premier auteur, qui ait fait mention des myomes utérins, est, je pense, *Astruc* qui les a vaguement décrits sous le nom de « *sarcomes de l'utérus* ». Il ne doit pas en avoir vu beaucoup, car autrement leurs caractères principaux auraient été mieux rendus par un auteur qui a décrit si exactement le pyosalpinx. Je suppose qu'à cette époque les myomes utérins constituaient une affection *assez rare*, et il est certain que de nos jours ils sont devenus *beaucoup plus fréquents*. Une autre preuve de l'augmentation de la fréquence de cette affection est le fait, qu'inconnue parmi les femmes nègres de l'Afrique équatoriale, elle est devenue un véritable fléau pour leurs descendants, émigrés dans les États du sud et du centre de l'Amérique.

Traitement. — Il y a environ une trentaine d'années *Hildebrandt* et quelques autres auteurs s'efforcèrent de traiter ces tumeurs par de fortes doses d'ergot, mais tous leurs efforts restèrent infructueux. *Greenhall* proposa l'extirpation en produisant leur nécrose à l'aide du fer rouge. *Lizars* (1825) et *Granville* (1827) pratiquèrent des hystérectomies dans des cas où ils avaient cru avoir affaire à une simple ovariotomie. En 1864 il arriva la même chose à *Spencer Wells*. Enfin en 1872 *Hegar*, de Fribourg, et moi-même, nous eûmes simultanément l'idée de pratiquer dans ces cas l'enlèvement des annexes de l'utérus.

Depuis lors cette opération a pris et gardé sa place dans la thérapeutique de toutes les tumeurs myomateuses, sauf lorsque, pour des raisons que nous ferons connaître plus tard l'hystérectomie doit être préférée ou devient inévitable.

On a fait de tous côtés beaucoup d'efforts pour faire prévaloir une thérapeutique moins énergique ; la cautérisation de la muqueuse utérine à l'aide du courant galvanique, les injections de liquides styptiques, le curettage et d'autres interventions ont été proposées, mais aucune d'entre elles n'a une action efficace permanente et elles sont toutes plus dangereuses que l'opération chirurgicale.

Il s'est élevé de graves et longues discussions sur cette question, et il en est résulté au moins un résultat satisfaisant, c'est de faire admettre assez généralement que les myomes utérins constituent une affection *très fréquente* et *très sérieuse*.

Symptômes. — Pendant leur période de début les myomes, à quelque variété qu'ils puissent bien appartenir, ne donnent lieu qu'à fort peu ou même à aucuns symptômes. Ceci se rencontre aussi pendant toute la durée de certains myomes multinodulaires, car il est bien connu que chez nombre de femmes, atteintes de cette affection, ces tumeurs restent inaperçues et ignorées jusqu'au moment de leur mort. Lorsque ces tumeurs utérines ne se sont développées qu'à une époque rapprochée de la ménopause, et qu'elles ne retardent pas cette dernière, il est fort probable qu'elles n'occasionnent pas le moindre inconvénient à la malade. Mais assez souvent elles déterminent un retard indéfini dans l'arrêt de la menstruation, et j'ai été obligé plus d'une fois de pratiquer l'enlèvement des annexes de l'utérus à l'âge de 56 ans et plus afin de remédier aux hémorrhagies dues à la présence de myomes utérins.

Le symptôme le plus inquiétant est toujours l'*hémorrhagie.* Elle se produit sous la forme de ménorrhagies, à moins que la tumeur soit polypeuse, car dans ces cas l'hémorrhagie se continue tant que la tumeur n'est pas expulsée de l'utérus, Dans tous les autres cas les hémorrhagies consistent en une véritable modification des règles qui deviennent plus fréquentes, plus abondantes et qui durent beaucoup plus longtemps. Il est néanmoins très rare qu'il ne persiste pas des intervalles plus ou moins longs entre les périodes menstruelles. La *douleur* n'est pas importante et elle consiste surtout en symptômes de compression sur les parois du bassin, sur la vessie et le rectum et sur les autres organes pelviens. La *rétention d'urine* est un symptôme fréquent de même que les difficultés à la défécation dues à la pression de la tumeur sur le rectum. Ce sont surtout les tumeurs multinodulaires qui donnent lieu à ces différents symptômes, car le myome mou œdématié s'élève presque toujours dans le bassin d'une manière lentement progressive comme l'utérus gravide et il appelle rarement l'attention sur son existence sauf par son volume lorsqu'il déborde le niveau du détroit supérieur ; l'hémorrhagie est une exception dans ce dernier cas.

Lorsque la tumeur s'est élevée au-dessus du niveau du détroit supérieur, sa présence peut facilement être reconnue en plaçant la main sur la région sus-pubienne. Si elle n'a pas encore atteint ce niveau on pourra constater sa présence par le toucher vaginal et plus exactement encore par l'exploration bimanuelle. Mais le diagnostic différentiel exact entre un petit myome, un utérus en rétroversion et augmenté de volume et les cas où les annexes utérins sont adhérents à la paroi utérine postérieure, n'est pas toujours possible, même pour les praticiens les plus expérimentés. L'emploi de la sonde utérine peut être de quelque utilité, mais les renseignements qu'elle fournit sont en général beaucoup plus vagues que l'on ne l'admet habituellement, elle peut aussi souvent induire en erreur que faciliter le diagnostic, et plus un praticien aura acquis d'expérience, moins il aura à employer cet instrument.

Les *myomes multinodulaires* se reconnaîtront presque toujours aux caractères auxquels ils doivent leur nom. Les *myomes mous œdématiés* au contraire ressemblent tellement à un *utérus gravide* que dans le cours de deux opérations il me fut impossible de faire le diagnostic exact, même en ayant une main dans la cavité abdominale et l'autre dans le vagin. Dans les deux cas je préférai refermer l'abdomen que courir la chance d'ouvrir un utérus renfermant un fœtus. Les deux malades guérirent et les tumeurs ayant continué leur croissance, je me trouvai dans la nécessité de pratiquer une seconde opération, dans laquelle j'enlevai avec plein succès deux myomes œdématiés d'un gros volume.

Dans d'autres cas il est absolument impossible de faire le diagnostic différentiel entre des annexes de l'utérus, adhérents à la paroi utérine postérieure, et des petits myomes multinodulaires siégeant dans cette région, à moins que la main ne soit introduite dans le bassin à travers l'incision abdominale.

Dilatation de l'utérus. — Il existe encore une autre méthode d'exploration, dont il est beaucoup parlé dans les traités ; c'est la dilatation de la cavité utérine dans le but de faire le diagnostic.

J'avoue que j'ai trouvé cette méthode plus dangereuse que l'incision exploratrice abdominale, et que je préfère cette dernière, parce qu'elle ouvre la voie à un traitement efficace, si l'état des parties le permet et l'autorise.

Lorsqu'il s'agit d'un cas de *myome multinodulaire*, on constatera que le col est si rigide qu'une dilatation suffisante sera très difficile à obtenir et qu'elle ne sera pas exempte de danger ; de plus, une fois obtenue, elle sera inutile car l'énucléation des différents nodules est impossible. Les partisans de l'énucléation ignoraient entièrement et absolument les différences qui existent entre les deux variétés de myomes.

Lorsque la dilatation a été pratiquée dans un cas de *myome mou œdématié*, il existe des chances pour que l'intervention aboutisse à la nécrose de la tumeur, mais, comme ces tumeurs sont rarement reconnues avant qu'elles aient atteint un volume trop considérable pour traverser le canal pelvien, les résultats de cette intervention seront très aléatoires et des plus incertains.

En effet rien n est plus dangereux que de dilater ou d'irriter la cavité utérine, lorsque les annexes utérins sont adhérents à la paroi postérieure de l'organe.

Enlèvement des annexes. — Que doit-on faire lorsque l'on a reconnu un cas de myome utérin ?

La réponse à cette question dépendra absolument de l'âge, de la position sociale de la malade et de la gravité des symptômes.

Lorsque la malade n'a pas encore atteint la trentaine, l'enlèvement des annexes de l'utérus peut être accepté d'*emblée* comme le meilleur parti à prendre ; car, même si les symptômes ne sont pas très graves à ce moment, la certitude qu'ils augmenteront d'intensité plus tard est si grande, que l'intervention opératoire deviendra sûrement nécessaire tôt ou tard, et il est toujours préférable qu'elle se fasse le plus tôt possible. Pendant la période de début de l'affection, la mortalité opératoire est, ainsi que je le démontrerai plus tard, absolument insignifiante et la guérison est certaine dans 95 0/0 des cas opérés. Aucune autre opération chirurgicale ne donne d'aussi brillants résultats.

Je répondrai peu à peu aux différents arguments, invoqués pour ou contre cette opération, je ne puis les discuter ici.

Lorsque la malade a dépassé l'âge de 35 ans, je conseillerai de suivre ces cas de très près en voyant la malade après de longs intervalles, afin de se rendre compte de la marche de l'affection, et d'opérer de suite si l'on trouve que la croissance de la tumeur est rapide.

Après 40 ans, lorsque les hémorrhagies ne sont pas très inquiétantes et même si elles le sont, on peut essayer l'emploi des sels de potasse et de fortes doses d'ergot, avec le *repos absolu au lit* au moment des règles et *pendant toute leur durée.* Cette dernière condition est plus utile que toute autre, et elle est la principale raison de ce que nous sommes obligés d'opérer des femmes pauvres, tandis que nous pouvons nous en dispenser pour la clientèle aisée. J'ai pu éviter l'opération pendant 12 ans chez une malade aisée, affectée d'une tumeur myomateuse. Elle désirait éviter et craignait beaucoup toute espèce d'intervention chirurgicale, quoiqu'elle s'y fût certainement soumise si j'avais beaucoup insisté. Mais je dois avouer que, si j'eusse été la malade, j'aurais préféré courir les dangers d'une opération que de garder le lit pendant environ une dizaine d'années, comme elle le fit.

Lorsque l'on a affaire à des femmes obligées de gagner leur vie, il est impossible de proposer de tels atermoiements. Ce qu'il y a de mieux à faire vis-à-vis de ces malades, c'est de les guérir le plus rapidement possible et dans ces cas l'enlèvement des annexes est tout indiqué. Je n'admets en aucun cas les interventions intra-utérines, comme les injections de liquides astringents et les applications électriques. Tous ces procédés sont dangereux — beaucoup plus dangereux que l'opération — ils sont douloureux, fastidieux, très lents et coûteux ; les bons résultats obtenus pendant quelque temps ne se maintiennent pas.

Il existe une terminaison *naturelle* des myomes, assez curieuse et dont je désirerais beaucoup arriver à connaître le mécanisme ; elle consiste en leur résorption totale et inattendue. Cette éventualité a été décrite par différents auteurs, mais c'est une de ces particularités auxquelles on ne croit pas volontiers avant de les avoir observées soi-même ; comme j'ai eu l'occasion de la constater plusieurs fois je puis actuellement y croire.

Dans le premier cas de cette espèce, que j'eus l'occasion d'observer, il s'agissait d'un myome du volume d'une orange, occupant la paroi postérieure de l'utérus. La malade resta en observation pendant près de trois ans, pendant lesquels elle souffrit d'une menstruation très abondante. Pendant tout ce temps il ne se produisit aucun changement de la tumeur, et son extirpation fut discutée plus d'une fois, mais la malade ne put se décider à courir le danger d'une opération. Je dilatai le col à l'aide de laminaria et je pus ainsi me rendre un compte exact de la nature et des rapports de la tumeur. Après cette intervention le traitement fut continué pendant environ deux ans, principalement par le bromure et l'ergot, mais il ne se produisit pas grand changement ni dans l'abondance des pertes, ni dans le volume de la tumeur. Pendant environ 15 mois cette dame vécut sur le continent, principalement en Russie, elle ne suivit aucun traitement pendant tout ce temps, et lorsque je la vis il y a environ huit ans, il n'existait plus aucune trace de myome ; depuis lors elle s'est mariée et elle a eu plusieurs enfants.

Nous ne pûmes trouver aucune explication pour la disparition de cette tumeur. Elle n'avait eu aucune affection aiguë se rapportant à l'utérus, elle n'avait eu aucunes pertes, de sorte qu'il n'était pas possible que la tumeur eût été expulsée, et elle était aussi surprise que moi-même du changement inattendu qui était survenu dans son état local. On pourra il est vrai m'objecter qu'il s'agissait dans ce cas d'une variété d'hématocèle ou de quelque autre espèce de tumeur susceptible de résorption. Néanmoins je suis sûr de mon diagnostic et mon opinion est encore renforcée par le fait, que la tumeur resta sans aucune modification pendant près de trois ans, malgré tous les différents traitements employés. J'ai publié un autre cas dans la *Lancet* en 1881 ; il s'agit d'un myome volumineux, qui disparut complètement après l'extirpation d'un kyste de l'ovaire. Cette malade était soignée par MM. *Badley* et *Messiter*, de Dudley, avec lesquels j'eus une consultation le 24 juillet 1879 :

E. D. non mariée, est âgée de 30 ans ; elle a eu des hémorrhagies utérines très profuses et son abdomen a augmenté rapidement de volume. M. *Badley* avait constaté la présence d'une tumeur une quinzaine environ avant notre consultation. La première fois que je vis la malade nous trouvâmes qu'il existait deux tumeurs, l'une kystique, d'origine probablement ovarienne, l'autre solide, située dans la profondeur du bassin. Je pratiquai la laparatomie le 31 juillet et j'enlevai le kyste sans beaucoup de difficulté.

La tumeur solide pelvienne se trouve être un myome siégeant dans la paroi utérine postérieure et je ne pus l'enlever. La malade guérit de son opération sans aucune complication et rentra chez elle le 15 août. Je revis cette malade le 10 octobre de la même année et je trouvai que le myome avait diminué d'au moins de moitié du volume qu'il présentait au moment de l'opération. Elle se maria en décembre 1879 et en octobre 1880 elle revint me voir pour savoir si elle était enceinte. Je n'éprouvai aucune difficulté à constater qu'elle était au cinquième mois de sa grossesse et qu'il n'existait plus aucune trace du myome. Plus tard M. *Messiter* me fit savoir que l'accouchement avait été absolument normal.

A côté de ce cas, j'en ai encore rencontré quelques autres dans ma pratique, qui contribueraient à me faire admettre que les myomes utérins peuvent être assez fréquemment sous la dépendance d'affections des ovaires et que l'extirpation de ces glandes malades peut être suivie de la disparition du myome. Dans ce dernier cas il est à remarquer que l'extirpation d'un seul ovaire suffit à obtenir ce résultat, tandis que l'autre ovaire reste suffisamment sain pour permettre à la malade de devenir enceinte.

J'ai vu aussi survenir la disparition spontanée d'un myome après une laparotomie faite dans le but de pratiquer son extirpation, mais au cours de laquelle on s'était borné à constater que cette tumeur était inopérable. La possibilité de cette disparition après une simple incision abdominale a été encore confirmée récemment dans une séance de la *Société impériale de médecine de Vienne*. Le professeur von *Moosetig* présenta un cas de fibro-myome de l'utérus, qui présentait un intérêt tout particulier à cause des particularités survenues quant à la marche de l'affection.

La malade souffrait depuis le mois de février 1888 de violentes douleurs dans les régions sacrée et pelvienne, d'une constipation opiniâtre, de grande difficulté à la miction et de métrorrhagies abondantes. L'examen local révéla la présence d'une tumeur solide et élastique, tout à fait immobilisée et remplissant tout le bassin. Afin de contenter la malade, qui désirait que l'on fît quelque chose, on pratiqua une laparotomie exploratrice le 7 octobre.

Après l'ouverture de l'abdomen on constata une tumeur solide, élastique, du volume d'une tête d'adulte et tout à fait immobilisée; elle remplissait le grand et le petit bassin et était surtout située dans la cavité du sacrum. Exposée à l'air cette tumeur se congestionna, présenta une coloration rouge sombre et il se produisit sur quelques points la rupture spontanée de petits vaisseaux sanguins. Dans ces conditions l'opération n'était pas indiquée et l'abdomen fut refermé.

La guérison de la plaie abdominale se fit sans inconvénient et la malade se trouva depuis lors beaucoup soulagée. Lorsqu'elle fut examinée quinze jours plus tard, on fut très étonné de constater que la tumeur avait diminué de moitié, car elle était à peine aussi grande qu'une tête d'enfant et elle était devenue plus mobile. Cette tumeur continua à diminuer de volume, de sorte que, lorsque la malade fut présentée à la Société de médecine, elle était à peine aussi grande qu'un poing d'adulte. Le professeur *de Moosetig* n'a retrouvé aucun cas semblable dans la littérature médicale. Il explique cette régression spontanée du fibromyome en la supposant due à l'hypérémie intense, observée au moment de l'opération, comme des sarcomes mous peuvent parfois disparaître sous l'influence d'érysipèles graves ou d'autres complications, etc.

Je pourrais mentionner différents cas de ma propre pratique, où il est survenu une pareille disparition ; malheureusement j'en connais un beaucoup plus grand nombre d'autres, où un pareil résultat n'a pas été obtenu ; par conséquent, quoique l'incision exploratrice ne puisse être encore envisagée comme une véritable méthode thérapeutique, il n'en est pas moins vrai que ce dernier fait, associé à quelques autres de même espèce que nous décrirons plus tard, constitue un argument assez sérieux en faveur de l'application étendue de l'exploration par laparotomie.

J'ai actuellement en observation un autre cas de cette espèce qui, pour différentes raisons, est tout à fait digne d'être relaté dans tous ses détails.

La malade, dont il s'agit, était une juive, âgée de 34 ans, chez laquelle le professeur *Schrœder*, de Berlin, et d'autres chirurgiens avaient diagnostiqué un myome volumineux, diagnostic avec lequel je fus pleinement d'accord, lorsque l'on m'amena la malade en mai 1888. Cette dame souffrait fort peu de sa tumeur, qui d'ailleurs donnait très peu de signes de son existence, par contre elle souffrait beaucoup de calculs biliaires, pour lesquels elle me fut envoyée par le professeur *Gluge*. Je pratiquai la cholécystotomie quelques jours après l'avoir vue pour la première fois et à ce moment le myome s'élevait à environ mi-hauteur entre la symphyse et l'ombilic. Il est évident que je n'eus rien à faire avec la tumeur pendant tout le cours de l'opération, je ne la touchai même pas. Je revis la malade en novembre 1888 et je constatai à mon grand étonnement que la tumeur ne dépassait pas le détroit supérieur, et qu'elle n'était plus que du tiers du volume qu'elle présentait six mois auparavant. Il ne pouvait exister d'autre cause connue pour cette régression que la laparotomie, car la malade ne suivit aucune espèce de traitement, ayant à peu près oublié l'existence de sa tumeur pelvienne.

L'idée d'enlever les annexes de l'utérus pour obtenir la guérison des myomes utérins me vint en 1871. J'avais perdu dans la même semaine deux malades après l'énucléation, j'étais terrifié par cette catastrophe et comme j'assistais à l'autopsie d'une de ces malades je fus frappé du volume exagéré des trompes et des ovaires. Depuis lors j'ai retrouvé fréquemment cette association d'affections des annexes avec des myomes utérins et je suppose qu'il existe quelque relation de cause à effet entre ces deux états pathologiques. Me rappelant alors le cas pour lequel j'avais pratiqué quelques mois auparavant une double ovariotomie chez une femme anémiée par des métrorrhagies abondantes et répétées, et où j'avais obtenu un excellent résultat, il me vint à l'idée d'appliquer cette méthode thérapeutique aux hémorrhagies occasionnées par les myomes utérins. Je n'eus pas l'occasion de la mettre en pratique avant le 27 juillet 1872.

La malade à laquelle je l'appliquai fut guérie, non pas immédiatement, car je ne pratiquai pas l'opération comme je le fais actuellement, mais j'obtins l'arrêt complet de l'hémorrhagie quelques mois plus tard et elle est actuellement en parfaite santé.

Depuis cette date jusqu'à la fin de 1888, j'ai pratiqué cette opération 272 fois, avec 12 morts (1), ce qui donne une mortalité de 4,41 0/0. Dans ma première série la mortalité était de 7 0/0, elle ne fut que de 2,03 0/0 dans ma seconde série. Si je pouvais obtenir que tous les cas m'arrivent avant que les malades soient à demi-mortes d'hémorrhagies, je crois que la mortalité ne serait pas supérieure à 1 0/0. Pour tout ce qui touche au domaine de la chirurgie abdominale, je ne saurais assez protester contre les inconvénients qu'il y a à retarder la consultation.

Le 24 mai 1881 je lus un mémoire sur mes trente premiers cas de cette opération à la *Royal medical and chirurgical Society*, mais ce que j'avançai ne provoqua que de l'incrédulité et cette société, *très conservatrice*, ne jugea même pas mon travail digne d'être publié. Je reçus ses remerciements cérémonieux sans m'émouvoir et envoyai mon mémoire en Amérique, où il fut publié en janvier 1882 (2) ; dans le Nouveau-Monde il reçut de suite l'attention qu'il méritait ; j'en étais certain. Je puis parler aujourd'hui avec calme de l'accueil que m'a réservé la *Royal Society*, mais à cette époque j'en avais éprouvé beaucoup d'amertume. Dans un travail lu en 1885 à la réunion de Cardiff de la *British Medical Association* (3), je présentai en détail les *résultats secondaires* de

(1) Réflexions sur ma première série de 1.000 laparotomies, 1884, et Réflexions sur ma seconde série de 1.000 laparotomies, *British Medical Journal*, 1888.

(2) *American Journal of Medical Sciences*.

(3) *British Medical Journal*, août 1885.

mes cinquante premiers cas de cette opération. Il s'était écoulé pour tous une période d'au moins deux ans et demi depuis la date de l'opération, de sorte que l'intervalle entre l'opération et la publication était assez long pour pouvoir apprécier les résultats dont je parlais. Le travail avait pour but, premièrement, de montrer que l'enlèvement des annexes utérins pour des myomes, lorsqu'il est fait avec les soins convenables, n'est pas une opération très dangereuse, qu'elle présente à peine une mortalité appréciable, même lorsque les tumeurs sont volumineuses et que les malades nous sont amenées presque à demi-mortes d'hémorrhagies.

Je présentai aussi une liste de 58 cas, opérés par moi entre le 1er janvier 1884 et le 21 juillet 1885, sans un seul cas de mort ; je n'ai pas choisi cette période pour la raison que j'avais eu auparavant une mortalité assez élevée, mais parce que c'était la dernière date à laquelle les résultats de ma pratique avaient été publiés en détail. Dans les séries publiées jusqu'à la fin de 1883 il y avait 50 cas d'ablation des annexes de l'utérus pour des myomes, avec deux morts, de sorte que, jusqu'au mois d'août 1885, j'avais une série de 108 cas avec deux morts. Depuis lors, c'est-à-dire du 21 juillet 1885 jusqu'aujourd'hui, j'ai eu 154 cas avec seulement deux morts, de sorte que la mortalité de cette opération a été entre mes mains jusqu'aujourd'hui, *en faisant exclusion de mes tout premiers cas*, qui ne doivent pas entrer en ligne de compte quand il s'agit de la mortalité de l'opération, a été, dis-je, de seulement 1,53 0/0.

Mes adversaires se sont fait un malin plaisir de rassembler mes premiers cas, pour lesquels la mortalité a été à peu près de 25 0/0, mais je n'ai pas besoin de dire qu'en appliquant le premier ce nouveau procédé opératoire, j'ai eu à supporter les conséquences *inévitables* d'une période d'essai et d'erreurs qui m'ont aidé ensuite à trouver ma voie et à la frayer ainsi à ceux qui sont venus après moi ; ce qui ne les a pas empêchés de ne pas me tenir compte des bons résultats qu'ils ont obtenus.

Qu'il me soit permis de dire, à propos des discussions de cette nature basées sur des statistiques, ce que j'ai déjà avancé dans d'autres occasions semblables, à savoir que : la période de début donnant toujours des résultats défavorables, il est absurde de réunir une série de cas provenant des débuts d'un grand nombre d'opérations, pour en tirer des conclusions sur leur mortalité exacte ; une statistique semblable ne donne que la mortalité d'opérateurs sans expérience. La véritable mortalité de l'opération ne peut être indiquée que par l'étude des documents provenant du ou des meilleurs opérateurs ; et, même pour les chirurgiens arrivés à une grande expérience, les cas provenant de leur période de début devraient être exclus pour arriver à connaître la véritable mortalité de l'opération.

Je serais en droit de demander qu'on procède ainsi pour moi, qui ai opéré des centaines de cas et ai réduit la mortalité au minimum. On ne peut autrement obtenir des renseignements exacts sur la valeur d'une opération.

Dans le travail dont je viens de parler, lu à Cardiff devant la *British Medical Association*, je donnai la liste de cinquante cas de cette opération, qui tous ont été suivis de guérison, ainsi que des renseignements sur les résultats secondaires autant que j'ai pu obtenir des informations exactes. Pour quelques cas, je garantis seul les renseignements obtenus, car ils proviennent d'entrevues personnelles avec les malades ; mais, dans tous les cas où cela a été possible, l'observation résulte de données fournies par le médecin qui m'avait envoyé la malade pour que je l'opère, qui avait partagé avec moi la responsabilité du traitement, ou qui avait donné ses soins après l'opération. Dans tous ces cas, les résultats secondaires ont été si satisfaisants, que je laisse les faits parler d'eux-mêmes, sans y ajouter de commentaires.

Observation I. — J'ai soigné pendant une année J. H. âgée de quarante ans, pour des hémorrhagies qui l'épuisaient complètement, dues à un myome occupant la cavité pelvienne. Le 1er août 1872, j'enlevai les annexes et la malade guérit.

Peu de temps après l'opération, elle vint résider à Cheltenham et je la perdis de vue ; mais en 1874 j'entendis parler d'elle à Bristol, puis à Londres, et en 1882 je la vis à Birmingham ; elle était en parfaite santé. Elle n'a plus jamais été réglée depuis l'opération et la tumeur a certainement diminué de volume.

Observation II. — *E. C., âgée de 40 ans, me fut confiée par le* Dr *Giles, de Stourbridge.* Elle souffrait depuis des années de ménorrhagies dues à un myome, que l'on pouvait sentir au-dessus du détroit supérieur. J'enlevai les annexes le 22 mai 1873.

Je vis la malade en 1876 et elle m'assura qu'elle avait été réglée pendant quelques mois après l'opération, puis que les règles avaient cessé tout à coup et qu'elles n'avaient plus reparu depuis lors. La tumeur avait diminué de volume. La malade habite actuellement en Amérique.

Observation III. — *Malade âgée de 47 ans, mariée, opérée le* 18 *octobre* 1879. — « Worcester, 14 juillet 1885. — Mon cher Tait. — Je n'ai pas vu Mme... pendant ces trois dernières années, mais d'après mes renseignements je crois que les résultats de l'opération ont été entièrement satisfaisants. Les hémorrhagies ont cessé et la tumeur a considérablement diminué, mais je ne puis dire si elle a entièrement disparu. Depuis l'opération, elle a joui d'une parfaite santé et elle n'est plus l'invalide qu'elle était avant que vous lui enleviez les annexes. — Votre très dévoué. — *Georges William Crowe* ».

Observation IV. — *Malade âgée de* 52 *ans, mariée, opérée le* 30 *novembre* 1879. — « Great Haywood, Stafford, 14 juillet 1885. — Cher Monsieur Tait. — Je suis sûr que vous serez heureux d'apprendre que Mme.., qui était si épuisée par les hémorrhagies utérines répétées qui à plusieurs occasions avaient failli amener sa mort et chez laquelle vous avez pratiqué il y a six ans l'enlèvement des annexes de l'utérus, est aujourd'hui en très bonne santé, elle prend beaucoup d'exercice et mène depuis lors une vie très active. Elle fait par conséquent remonter son retour graduel à la santé et à une existence utile au jour de son opération en 1879. Quant aux bons résultats de l'opération, ils ne peuvent faire question et nous vous en sommes tous très reconnaissants. Croyez-moi, etc. E. T. Tylecote ».

Observation V. — Walsall. M. I. *Clay.* — *Malade âgée de* 34 *ans, mariée, et opérée le* 13 *janvier* 1880. — La tumeur dans ce cas a presque entièrement disparu ; on sent le fond de l'utérus un peu plus volumineux qu'à l'état normal, tandis que la tumeur dépassait primitivement l'ombilic ; pour pouvoir enlever les annexes j'avais dû faire une incision de près de 15 centimètres de long, dont la cicatrice a encore 12 centimètres. La malade a continué à avoir ses règles depuis l'opération et de temps en temps la perte est même assez abondante.

Observation VI. — Southport, Dr *Élias ; malade âgée de* 45 *ans, célibataire, opérée le* 17 *janvier* 1880. — Ce cas a été publié en détail. La malade mourut six mois après l'opération d'un cancer de l'utérus. L'opération arrêta complètement la menstruation.

Observation VII. — *Malade de* 52 *ans, célibataire, opérée le* 10 *mars* 1880. — Cette malade n'a jamais été réglée depuis l'opération et elle a mené, depuis l'achèvement de sa convalescence, une vie très active, elle jouit actuellement d'une parfaite santé. Elle est la sœur de son médecin, c'est pour cela que je trouve inutile de donner d'autre témoignage en le nommant.

Observation VIII. — Leicester, Dr *Clinton ; malade âgée de* 42 *ans, opérée le* 7 *avril* 1880. — Elle n'a plus été réglée depuis l'opération et elle est aujourd'hui en parfaite santé. Je l'ai vue le 11 juillet 1882, je l'ai examinée soigneusement et je n'ai pu découvrir aucune trace de la tumeur.

Observation IX. — Chasetown, Dr *Clarke ; malade âgée de* 39 *ans, mariée, opérée le* 22 *avril* 1880. — J'ai revu cette malade le 6 février 1884 ; elle n'a jamais été réglée depuis l'opération et à l'examen on ne peut découvrir la moindre trace de la tumeur, bien que primitivement elle remplît complètement le bassin.

Observation X. — Solihull, Dr *Insull ; malade âgée de* 48 *ans, célibataire, opérée le* 8 *mai* 1880. — La difficulté d'enlever les annexes fut si grande dans ce cas que je fus obligé de faire sortir la tumeur à travers une incision s'étendant à plus de 7 centimètres au-dessus de l'ombilic, et je rencontrai une grande difficulté à faire rentrer la tumeur dans la cavité abdominale. Le 8 septembre 1881, la malade était parfaitement bien portante, elle n'avait plus jamais eu ses règles depuis l'opération et la tumeur n'avait plus que le tiers de son volume primitif, car elle ne remontait pas à plus de mi-hauteur entre la symphyse et l'ombilic. Cette malade avait toujours été faible d'esprit et elle est actuellement soignée dans une maison d'aliénés.

Observation XI. — Birmingham, Dr *Drummond ; malade âgée de* 49 *ans, mariée, opérée le* 17 *août* 1880. — Le Dr *Drummond* m'a dit, le 28 mai 1881, que cette malade était en parfaite santé et qu'elle n'avait jamais été réglée depuis l'opération. Je n'ai pu la retrouver depuis lors.

Observation XII. — Coventry, Dr *Fenton ; malade âgée de* 47 *ans, mariée, opérée le* 1er *septembre* 1880. — J'ai revu cette malade pour une autre raison en juin 1885. Elle n'a jamais été réglée depuis l'opération et la tumeur a entièrement disparu.

Observation XIII. — Stourbridge, Dr *H. Smith ; malade âgée de* 50 *ans, célibataire, opérée le* 2 *septembre* 1880. — « Stourbridge, 22 juillet 1885. — Cher Monsieur Tait : — Votre malade, miss..... est actuellement capable de faire de courtes promenades et de visiter les pauvres de sa paroisse, tandis qu'avant l'opération elle n'avait pas quitté sa chambre depuis onze ans. Elle peut même de temps en temps aller à l'église. Je reste votre..... *H. Hammond Smith.* »

Observation XIV. — Bloxwich, Dr *Somerville ; malade âgée de* 35 *ans, mariée, opérée le* 20 *octobre* 1880. — « Highfield, Bloxwich, 14 juillet 1885. — Cher Monsieur Tait. — En réponse à votre demande d'informations au sujet de Mme..... je suis heureux de pouvoir vous dire qu'elle est en parfaite santé ; comme elle est la femme d'un boucher, qu'il y a beaucoup d'ouvrage dans la boutique du lundi matin au samedi soir et qu'on ferme à onze heures du soir, je puis dire en toute sûreté, que pendant l'année qui vient de s'écouler elle a fait plus d'ouvrage que deux hommes ne seraient capables d'en faire ; de sorte que je pense n'avoir pas besoin de faire de commentaires sur son cas. Votre..... *J. H. Somerville.* »

Observation XV. — Birmingham. M. *J. W. Taylor ; malade âgée de* 47 *ans, célibataire, opérée le* 18 *décembre* 1880. — « 15 Juillet 1885. — Cher Monsieur Tait. — Quand j'ai vu miss..... pour la dernière fois elle était complètement guérie ; elle n'avait pas eu d'hémorrhagie depuis longtemps et le myome avait pratiquement disparu. Bien à vous. *J. W. Taylor.* »

Observation XVI. — Coventry, Dr *Plowman ; malade âgée de* 32 *ans, mariée, opérée le* 13 *janvier* 1881. — Elle est en parfaite santé, elle ne souffre plus du tout de ce dont elle se plaignait autrefois. Le Dr *Pickup* eut l'obligeance d'aller pour moi à la recherche de cette malade et je l'ai vue le 23 juillet 1885. Elle n'a jamais été réglée depuis l'opération, elle ne souffre plus et elle jouit d'une excellente santé. Elle peut faire tout son travail de maison sans fatigue, elle est forte et très valide. Sa tumeur n'est pas plus grosse qu'une orange, tandis qu'autrefois elle remontait au-dessus du détroit supérieur.

Observation XVII. — Brierley-Hill, Dr *d'Arcy Ellis ; malade âgée de* 41 *ans, mariée, opérée le* 5 *février* 1881. — J'ai revu cette malade le 17 janvier 1883 en bonne santé, « une nouvelle femme » comme elle me dit et c'est à peine si on pouvait trouver une trace de la tumeur. Le Dr *d'Arcy Ellis* m'écrit en plus. « Brierley-Hill, 25 juillet 1885. — Cher Monsieur Tait. — J'ai vu aujourd'hui Mme... et elle m'a dit ce qui suit : « Depuis le mois de janvier 1883, ma santé est meilleure qu'elle n'a été depuis deux ans ; je puis me livrer à mes occupations d'intérieur y compris la lessive, sans ressentir aucune douleur ou plus de fatigue que d'habitude. Pendant les trois années qui ont précédé l'opération, j'avais été incapable de faire mon ouvrage. Mon poids a augmenté considérablement. Je suis très reconnaissante envers M. Lawson Tait et je pense que l'opération m'a sauvé la vie. » Je vous envoie ses paroles telles qu'elle me les a dites. Je considère son cas comme un triomphe de la chirurgie. Son état pitoyable et ses douleurs atroces avaient excité la sympathie de tous ceux qui la connaissaient. C'est une femme tout à fait transformée. Croyez-moi votre très dévoué, Dr *d'Arcy Ellis.* ».

OBSERVATION XVIII. — Birmingham. Dr *Kenny ; malade âgée de 43 ans, mariée, opérée le* 12 *février* 1881. — « Saint-Mary's square. Birmingham, 22 juillet 1885. — Cher Monsieur Tait. — Mme... que vous avez opérée d'un myome, m'a fait part pour la première fois des symptômes qu'elle présentait il y a 12 ans, c'est-à-dire environ deux ans après son dernier accouchement. Elle avait été vue par plusieurs chirurgiens, mais peu à peu sa situation s'était aggravée et, après avoir passé plusieurs mois dans chacun des hôpitaux de Birmingham, elle était restée chez elle pour mourir, disait-elle. Elle était alors arrivée à un tel degré d'anémie qu'elle ne pouvait se promener dans sa chambre, parce que des palpitations apparaissaient à chaque effort qu'elle faisait. Elle était même privée du faible plaisir de regarder par sa fenêtre parce que les gamins s'appelaient les uns les autres pour voir « la femme morte ». Il y a aujourd'hui quatre ans que vous l'avez opérée et elle est remarquablement bien. En somme elle n'a jamais été aussi bien portante de sa vie. Bien à vous. J. H. *Kenny* ».

OBSERVATION XIX. — Darlaston, Dr *Sutton* ; *malade âgée de* 38 *ans, célibataire, opérée le* 20 *avril* 1881. — Les détails de ce cas ont été publiés ainsi qu'il suit (1) : « le Dr *Sutton*, de Darleston m'amène, en mars dernier, une dame souffrant d'hémorrhagies et de rétention d'urine dues à un myome utérin très volumineux, ayant la forme d'un tricorne dont la pointe supérieure remontait à la hauteur du rein droit, tandis que l'inférieure plongeait dans le bassin. C'est à cette particularité qu'était dû le symptôme qui la tourmentait le plus, la rétention persistante d'urine. Elle était âgée de 38 ans, non mariée et ce qui augmentait encore l'importance de ce cas, c'est que c'était une parente de son médecin. La tumeur avait augmenté rapidement de volume, car les symptômes n'existaient que depuis quelques mois. Le myome était absolument fixé dans la cavité pelvienne, en sorte que l'on n'eût rien obtenu en essayant de la soulever au moyen d'un anneau et qu'il n'y avait aucun espoir de l'enlever avec succès. Je proposai donc l'extirpation des annexes de l'utérus et je la fis avec le consentement et en la présence du Dr *Sut-*

(1) *Lancet*, 6 octobre 1881.

ton, le 20 avril dernier. J'étais assisté par M. *Raffles Harmar*. J'eus beaucoup de peine à trouver les annexes, qui étaient situés en arrière et en bas de la tumeur et pendant un moment je craignis de ne pouvoir atteindre ceux du côté droit. Je réussis cependant à les enlever complètement en coupant la trompe de *Fallope* tout près de la corne utérine. J'estimai que la tumeur pesait environ 5 livres. La malade guérit rapidement de l'opération. Elle est justement venue me voir aujourd'hui et elle m'a dit qu'elle n'avait jamais vu le plus petit indice de menstruation depuis la période menstruelle qui suit toujours l'opération. On cessa l'emploi du cathéter un mois après l'opération et actuellement on ne peut découvrir le moindre vestige de la tumeur, elle a entièrement disparu.

Observation XX. — Droitwich, Dr *Cuthbertson; malade âgée de 43 ans, mariée, opérée le 15 juin 1881.* — J'ai revu cette malade le 5 avril 1883; elle n'a jamais eu la plus légère apparence de menstruation depuis l'opération et sa santé a été parfaite; la tumeur a complètement disparu.

Observation XXI. — Birmingham, M. *Hallwright; malade âgée de 47 ans, mariée, opérée le 17 juin 1881.* — Les détails de ce cas ont été aussi publiés (1). J'ai reçu du Dr *Saundby* un bocal contenant l'utérus de cette femme à qui j'avais enlevé les annexes de l'utérus le 17 juin 1881. A ce moment elle était soignée par M. *Hallwright* et par moi pour des hémorrhagies abondantes accompagnées de douleurs violentes. Tous les efforts faits pour la soulager ayant échoué, sa santé étant complètement détruite et la tumeur grossissant rapidement, je proposai l'opération. La tumeur dépassait l'ombilic de 3 centimètres environ et l'incision nécessaire pour arriver aux annexes atteignit cette limite. Le Dr *George Fyfe*, le Dr *Savage* et M. *Raffles Harmar* étaient présents à l'opération. La malade guérit rapidement et depuis elle n'a jamais perdu une goutte de sang par l'utérus après sa convalescence, qui dura un mois. Elle reprit rapidement force et santé, et comme elle me l'a dit dans les fréquentes visites que je lui fis elle n'éprouva plus aucune douleur ni malaise. Elle vint habiter tout près de chez moi et fut fréquemment montrée aux visiteurs. Elle a été examinée par les docteurs *Marion Sims*, *Battey* et *T. A. Emmet*. Il y a dix jours elle fut prise subitement de symptômes d'obstruction intestinale et comme ils résistèrent à tous les moyens ordinaires je lui ouvris l'abdomen pour la seconde fois mercredi dernier, le 23 juillet 1884. Étaient présents : le Dr *Sydney Jones*, de Sydney; le Dr *Van der Veer*, d'Albany. Je craignais naturellement que l'étranglement ne fut dû à quelque adhérence de l'intestin au moignon de la première opération, mais je suis heureux de pouvoir dire que mes craintes étaient sans fondement. Je pratiquai l'entérotomie, mais la malade ne survécut

(1) *Médical Times and Gazette*, 2 août 1884.

que quinze heures après l'opération. Le Dr *Saundby* fit l'autopsie et il enleva l'utérus en entier. Le myome s'était réduit au volume d'une petite orange, c'est-à-dire au dixième de ce qu'il était il y a trois ans.

Il n'y avait aucune trace d'ovaires, de trompes, de moignon ou de ligatures.

La pièce est actuellement au musée du Collège royal des chirurgiens.

Observation XXII. — Ironbridge, Dr *Law Webb ; malade de* 38 *ans, célibataire, opérée le* 25 *août* 1881. — Cette malade est en parfaite santé et nous donnons plus loin l'observation détaillée de ce cas.

Observation XXIII. — Wolverhampton, Dr *Pope ; malade de* 40 *ans. mariée, opérée le* 19 *novembre* 1881. — J'ai revu cette malade le 22 juillet 1885. Elle n'a été réglée que trois fois depuis l'opération, à des intervalles irréguliers, très légèrement et sans douleur. Elle est aujourd'hui en parfaite santé, capable de faire toute espèce de travail. L'utérus est tout à fait sessile et on ne peut découvrir aucune trace de tumeur.

Observation XXIV. — Birmingham, M. *C. J. Bracey ; malade de* 36 *ans, mariée, opérée le* 4 *janvier* 1882. — J'ai revu cette malade le 22 novembre 1883. Elle avait eu trois périodes menstruelles peu abondantes depuis l'opération, qui n'avaient duré que quelques minutes. J'estimai que la tumeur n'avait plus que le tiers de son volume primitif. — « 155. Hagley Road, Edgbaston, 15 juillet 1885. — Mon cher Tait. — Lorsque je vis pour la première fois Mme ..... elle était atteinte d'hémorrhagies graves et fréquentes, dues à un myome utérin et elle était dans un état désespéré. Je n'avais jamais vu une personne aussi complètement anémiée et il était évident qu'elle n'avait plus que quelques mois à vivre, à moins qu'on ne pût effectuer un changement dans son état. Son propre docteur la considérait comme perdue et son frère, médecin allemand de quelque valeur, avait déclaré que rien ne pouvait lui sauver la vie. J'étais présent lorsque vous lui avez enlevé les ovaires et les trompes et elle guérit lentement, mais complètement. Depuis lors je l'ai vue de temps en temps, elle continue à se bien porter. Les hémorrhagies n'ont pas reparu, elle n'a pas conscience de l'existence d'une tumeur quelconque et elle présente tous les signes d'une parfaite santé. Elle s'est rendue plusieurs fois en Allemagne, elle voyage et elle peut travailler à son jardin et prendre sa part des devoirs d'une maîtresse de maison. — Votre dévoué. — *Chas. J. Bracey* ».

Observation XXV. — Wolverhampton, Dr *Lycett ; malade de* 40 *ans, mariée, opérée le* 4 *janvier* 1882. — Cette malade a été régulièrement réglée depuis l'opération, mais la quantité de l'écoulement a diminué, la tumeur a été en grossissant et elle présente aujourd'hui un gros volume et la malade meurt peu à peu par le fait de son développement continuel.

Observation XXVI. — Stonehouse, Gloucester, Dr *Eshelby ; malade de 37 ans, célibataire, opérée le* 10 *janvier* 1882. — Le Dr *Watters*, de Stonehouse, qui a succédé au Dr *Eshelby*, n a pu retrouver cette malade.

Observation XXVII. — Conway, Dr *Prichard ; malade de* 46 *ans, mariée, opérée le* 29 *janvier* 1882. « Conway, New Wales, 16 juillet 1885. — Cher Monsieur Lawson Tait. — J'ai vu Mme..... avant-hier à Conway. Elle est très bien portante et elle n'a été jamais aussi bien depuis nombre d'années. Elle est capable de remplir facilement ses devoirs de fermière. Elle est réglée de temps en temps, mais sans grande douleur, depuis deux mois la malade n'a pas eu de règles, la tumeur semble aussi avoir diminué de volume. — Votre dévoué. — R. *Arthur Prichard* ».

Observation XXVIII. — Llandudno, Dr *Nicol ; malade de* 45 *ans, mariée, opérée le* 13 *mars* 1882. — J'ai vu la malade en juillet 1885. Elle n'a jamais été réglée depuis l'opération et elle se porte très bien.

Observation XXIX. — Birmingham, Dr *Gaunt ; malade de* 49 *ans, célibataire, opérée le* 21 *mars* 1882. — Cette malade sert aujourd'hui comme domestique. Elle n'a jamais été réglée depuis l'opération et la tumeur a diminué de moitié.

Observation XXX. — Birmingham, M. *Fairley ; malade de* 45 *ans, mariée, opérée le* 29 *mars* 1882. — J'ai revu cette malade à différentes reprises depuis l'opération, la dernière fois il y a seulement quelques semaines. Elle jouit d'une parfaite santé, n'a jamais été réglée depuis l'opération et la tumeur a presque entièrement disparu.

Observation XXXI. — Wolverhampton, Dr *Lycett; malade de* 49 *ans, mariée, opérée le* 29 *mars* 1882. — Cette malade n'a plus jamais été réglée depuis l'opération, mais il s'est développé une tumeur maligne de l'épiploon et elle est morte au mois d'août qui suivit l'opération. Le Dr *Totherik* m'a donné les résultats de l'autopsie.

Observation XXXII. — Londres, Dr *Atkins ; malade de* 33 *ans, mariée, opérée le* 2 *avril* 1882. — « 14 juillet 1885. — Cher Monsieur Tait. — Je serais heureuse de répondre aux questions que vous désirez me poser, seulement je dois vous prévenir d'avance comme le petit rémouleur. « Une histoire, monsieur, je n'en ai point à dire », car j'ai repris ma santé habituelle et elle est restée bonne, je suis heureuse de pouvoir vous le dire ».

Observation XXXIII. — Birmingham, M. *J. W. Taylor ; malade de* 44 *ans, mariée, opérée le* 8 *avril* 1882. — « The Crescent, 3. — 15 juillet 1885. — Mon cher Monsieur Tait. — J'ai vu M..... il y a quelques jours, la santé générale de sa femme est restée bonne, mais son moral est toujours affecté et elle est toujours à l'asile de..... — Votre dévoué *J. W. Taylor* ».

Observation XXXIV. — Dudley, L. T., *âgée de* 21 *ans, célibataire, opérée le* 20 *avril* 1882. — « Le Dr *Bellingham*, de Dudley, écrit le 22 juillet 1885. — Je suis allé voir Miss..... Elle m'attendait devant un comptoir, sa mère s'occupant un peu d'affaires. Elle me dit qu'elle n'avait jamais été aussi bien portante de sa vie et qu'elle ne ressentait plus rien qu'elle pût rapporter à l'état dans lequel elle se trouvait avant l'opération. Je puis ajouter que je ne lui avais jamais vu ausi bonne mine qu'aujourd'hui ».

Observation XXXV. — Oxford, M. *J. Jones ; malade de* 46 *ans, célibataire, opérée le* 27 *avril* 1882. — « Birmingham, le 21 juillet 1885. — Mon cher Tait. — Du 20 au 25 août 1882, la menstruation se montra comme d'habitude, ainsi que du 12 au 22 décembre. En janvier 1883 elle eut une perte, qui persista pendant une quinzaine de jours et qui reparut pendant 3 ou 4 jours en février. Depuis cette dernière époque elle n'a plus eu aucun écoulement menstruel ou leucorrhéique. Elle écrit que sa santé est considérablement améliorée, que les douleurs, l'irritation et les maladies qu'elle a eus depuis l'opération ont considérablement diminué pendant les six derniers mois. Je ne doute pas que le myome soit actuellement très sensiblement diminué, mais, comme je ne l'ai pas revue depuis le mois de janvier 1883, je n'ai pas eu l'occasion de l'examiner, Je puis dire que depuis le commencement de 1883, elle a pu remplir tous ses devoirs habituels. — Votre très dévoué..... *Georges Jones* ».

Observation XXXVI. — Alfreton. Dr *Fielding. Malade âgée de* 45 *ans, mariée, opérée le* 6 *mai* 1882. — J'ai appris du Dr Fielding, il y a deux ou trois jours, que cette malade était dans un état très satisfaisant ; mais je ne l'ai pas vue depuis son opération.

Observation XXXVII. — Southampton. M. *Seaton. Malade âgée de* 44 *ans, mariée, opérée le* 9 *juin* 1882. — « Rutland Lodge, Hants, 17 juillet 1885. — Cher Monsieur Tait. — J'ai vu Mme..... pendant l'été de 1883, où elle vint me rendre visite et elle déclara qu'elle était très bien portante et capable de vaquer à ses occupations ordinaires de domestique. Votre dévoué.... *Daniel Seaton* ».

Observation XXXVIII. — Leicester, Dr *Clifton. Malade de* 35 *ans mariée, opérée le* 16 *juin* 1882. — J'ai revu cette malade le 15 octobre 1884. Elle n'a plus jamais été réglée depuis l'opération ; l'utérus est sessile et on ne peut découvrir aucune trace de tumeur.

Observation XXXIX. — Droitwich, Dr *Spofforth. Malade de* 35 *ans, mariée, opérée le* 16 *juin* 1882. — J'ai revu cette malade le 27 juillet 1885. Elle n'a jamais été réglée depuis l'opération. Son état s'est considérablement amélioré, elle est en parfaite santé.

Observation XL. — Chesterfield, Dr *Hale. Malade de* 44 *ans, ma-*

riée, opérée le 27 *juin* 1882. — « Chesterfield, 15 juillet 1885. — Cher Monsieur Tait. — Votre malade, Mme..... n'a jamais été réglée depuis l'opération ; la tumeur a considérablement diminué de volume, et la corne que l'on sentait sur le côté droit du fond utérin a disparu ; cependant elle avait un grand volume comme vous devez vous en souvenir. Votre ..... *Thos. F. Hale* ».

Observation XLI. — Birmingham, M. *Bracey. Malade de 45 ans, mariée, opérée le* 13 *juillet* 1882. — J'ai revu cette malade en février 1885, elle avait été réglée de temps en temps, mais très peu abondamment. La tumeur avait considérablement diminué de volume.

Observation XLII. — Birmingham, Dr W. *Thomas. Malade de* 32 *ans, mariée, opérée le* 9 *septembre* 1882. — J'ai revu cette malade le 15 juillet 1885. Elle n'a jamais été réglée depuis l'opération. La tumeur a entièrement disparu. Sa santé est parfaite.

Observation XLIII. — Ludlow, Dr *Brooks. Malade de* 40 *ans, célibataire, opérée le* 29 *septembre* 1882. — J'ai revu cette malade le 18 juin 1885. Elle n'avait jamais été réglée depuis l'opération. Elle se portait très bien jusqu'à il y a trois mois, lorsqu'elle a été prise de maux de cœur et de sentiments de pesanteur, qui ont duré quelques semaines. J'ai trouvé l'utérus tout à fait sessile et je ne pus découvrir aucune trace de tumeur.

« Ludlow, 22 juillet 1885. — Cher Monsieur Tait. — J'ai vu hier Miss..... et je m'informai de son état actuel, je trouvai qu'elle n'avait plus jamais été réglée depuis l'opération et, à part une débilité générale dont elle a souffert toute sa vie, sa santé est bonne. Je n'ai pu trouver du myome (qui, si je me rappelle bien, était du volume d'une petite orange) qu'un petit nodule, gros comme une fève, qui n'était pas sensible au toucher. Votre dévoué..... *J. E. Brooks* ».

Observation XLIV. — Rugby. Dr *Mackenzie. Malade âgée de* 46 *ans, célibataire, opérée le* 20 *octobre* 1882. — J'ai revu cette malade le 21 mai 1883. Elle n'a pas été réglée depuis l'opération et elle jouit d'une parfaite santé ; mais la tumeur n'a pas changé. Elle peut vaquer à ses occupations de maîtresse de maison.

Observation XLV. — Hay. Dr *T. Jones. Malade de* 43 *ans, célibataire, opérée le* 21 *octobre* 1882. — « 16 juillet 1885. — Cher Monsieur. Je suis heureuse de vous dire que je suis tout à fait bien, je ne me suis jamais aussi bien portée depuis plusieurs années ; je n'ai pas été réglée depuis environ deux ans. Je n'ai pas été indisposée plus de trois fois depuis l'opération, je vous serai toujours reconnaissante pour votre merveilleuse guérison ».

Observation XLVI. — Bloxwich. Dr *G. Sharp. Malade âgée de*

18 *ans, célibataire, opérée le* 6 *novembre* 1882. — « Walsall, 14 juillet 1885. — Mon cher Tait. — La jeune fille va bien, même beaucoup mieux que nous ne pouvions l'espérer. Votre.... *Gwinnell Sharp* ». J'examinai cette malade le 15 juillet 1885; elle n'a jamais été réglée depuis l'opération, elle jouit d'une excellente santé. Je ne pus découvrir aucune trace de la tumeur.

Observation XLVII. — Birmingham. Dr *Haines. Femme de* 42 *ans, mariée, opérée le* 18 *décembre* 1882. — J'ai revu cette malade le 16 juillet 1885. Elle n'a jamais été réglée depuis l'opération excepté neuf mois après où il se produisit un très léger écoulement. Elle est en parfaite santé et elle mène la vie active d'une ménagère. Actuellement sa tumeur n'est pas plus volumineuse qu'un poing fermé, elle est libre dans le bassin, qu'elle occupe avec l'utérus. Avant l'opération elle atteignait à peu près l'ombilic.

Observation XLVIII. — Kidderminster. Dr *Lees, Malade de* 44 *ans, mariée, opérée le* 12 *février* 1883. — Cette malade mourut subitement une année après l'opération. Elle n'avait jamais été réglée pendant cette période. On trouva que la tumeur avait diminué et on ne put découvrir aucune trace de ligature ou de moignon.

Observation XLIX. — Evesham. Dr *Hyde. Malade de* 44 *ans, célibataire, opérée le* 19 *février* 1883. — « Leominster, 25 juillet 1885. — Mon cher Monsieur. — Je n'ai pas vu Miss..... depuis quelque temps, mais j'ai vu dernièrement sa sœur qui m'en a donné de bonnes nouvelles. Elle habite Pembridge et je n'ai pas entendu dire qu'elle ait changé. Si j'obtenais quelque information, je vous en ferais part. Votre..... *W. E. Hyde* ».

Observation L. — Daventry. Dr *T. Forster. Malade de* 48 *ans, mariée, opérée le* 16 *mars* 1883. — Le Dr *Thompson Forster* m'écrit le 17 juillet 1885 au sujet de cette malade : « Il est bien rare qu'elle éprouve de la douleur du fait de sa tumeur, elle ne lui cause guère que de la gêne ; elle a actuellement le volume d'une balle de cricket. Depuis l'opération cette dame n'a jamais eu de ménorrhagie et elle n'a été réglée que deux fois, une fois plutôt abondamment à la fin de juin 1884, et l'autre légèrement en février 1885. Il n'est pas douteux que l'opération lui ait été d'un grand bénéfice, en lui rendant la vie agréable alors qu'auparavant elle lui était à charge ».

Nous voici donc en présence d'une série de cas dont le premier remonte presque à douze ans et le dernier à deux ans et demi. Sur ces cinquante cas nous n'avons eu que deux insuccès. Nous avons déjà publié les détails de l'un d'eux ; il s'agissait d'un cas de cancer du corps de l'utérus que j'avais pris par erreur pour un myome ; peut-être avais-je affaire à un myome qui devint cancéreux après l'opération. Ni l'une ni l'autre de ces deux suppositions ne peut le moins du monde servir d'argument contre mon opération ; prendre des tumeurs malignes pour des tumeurs non malignes est une erreur qui arrive constamment dans toutes les branches de la chirurgie et je ne puis m'attendre à ne jamais la commettre.

Dans le second cas, la menstruation n'a pas été supprimée et la tumeur a continué à se développer.

Je dois ajouter que deux de ces malades ont été enfermées dans des maisons d'aliénés depuis l'opération ; mais dans un cas, la folie était déjà évidente avant l'enlèvement des annexes de l'utérus ; et dans l'autre elle se montra presque aussitôt que la malade fut réveillée de l'anesthésie, en sorte que l'on aurait peine à attribuer ce malheureux résultat aux effets indirects de l'opération. Cette malade a été observée depuis lors avec beaucoup de soin dans un asile privé, et nous avons pu nous convaincre qu'il s'agissait dans ce cas d'un de ces exemples de folie consécutive à l'anesthésie, sur lesquels le Dr *Savage*, de Bethlem Hospital, a écrit un travail très intéressant et dont j'aurai encore à parler plus tard.

Même si, dans ces deux cas, la folie devait être attribuée à l'opération, je puis citer deux autres cas où des symptômes prononcés de folie furent complètement guéris comme résultat direct de l'opération.

Dans le mémoire dont j'ai déjà parlé que j'ai présenté à la *Royal medical and chirurgical Society of London*, mémoire qu'elle refusa de publier et qui fut plus tard imprimé en Amérique (1), je résumais mes conclusions en plusieurs points.

Voici le premier : « En ce qui concerne les résultats immédiats, l'enlèvement des annexes de l'utérus, dans le but d'arrêter une hémorrhagie utérine intarissable, est une opération

(1) *American Quarterly Journal of Medical Sciences*, janvier, 1882.

aussi justifiée que n'importe quelle autre grande opération chirurgicale ».

Je puis aujourd'hui affirmer et étendre cette conclusion. J'affirme que la mortalité immédiate de cette opération est si faible que, dans ces cas, elle peut être beaucoup mieux justifiée que n'importe quelle autre opération chirurgicale sérieuse.

Ma seconde conclusion est la suivante : « D'après ce que nous savons actuellement des résultats secondaires, c'est une opération qui encourage beaucoup à de nouveaux essais ». Ici encore, l'expérience de 8 années nouvelles me permet d'être plus affirmatif que je ne le fus tout d'abord. Les résultats secondaires de cette opération sont aussi brillants que ceux de n'importe quelle autre opération du domaine chirurgical. Elle sauve la vie et fait disparaître les souffrances des malades aussi sûrement que l'enlèvement des tumeurs ovariennes. Sur les cinquante cas, dont je viens de donner les résultats secondaires, nous n'avons eu que deux insuccès et même dans ces cas la malade a été considérablement soulagée. Le second des deux cas (observation XXV) a été un insuccès complet, car l'opération n'a arrêté que partiellement l'hémorrhagie et n'a nullement enrayé les progrès de la tumeur.

Comme ce cas présente un grand intérêt, je désire donner ici son histoire complète, telle qu'elle m'a été relatée :

La malade en question, âgée de 40 ans, me fut confiée par le Dr *Lycett*, de Wolverhampton, en janvier 1882. Elle avait un myome volumineux, qui était la cause d'hémorrhagies persistantes. Je proposai pour son traitement l'enlèvement des annexes de l'utérus et je pratiquai cette opération le 4 février 1882. J'enlevai la trompe et l'ovaire gauches complètement, ainsi que je le supposai à ce moment, mais je ne pus trouver nulle part la trompe et l'ovaire droits, quoique j'eusse agrandi mon incision jusqu'à 23 centimètres après avoir sorti la tumeur de la cavité abdominale. Je rentrai la tumeur et la malade fit une rapide et excellente guérison, mais ni le volume de la tumeur, ni les hémorrhagies répétées ne furent le moins du monde modifiés par l'opération.

Au mois de mars 1884, elle revint me voir pour faire enlever sa tumeur. Elle avait augmenté d'environ trois fois le volume qu'elle avait en 1882, à la suite de ses hémorrhagies répétées la malade était profondément anémiée et d'une extrême faiblesse.

J'ouvris l'abdomen, en mars 1884, dans l'intention d'enlever la tumeur, mais l'hémorrhagie causée par la rupture des adhérences fut si terrible que je renonçai à mon projet et que je refermai l'abdomen.

La malade rentra chez elle trois semaines plus tard, sans autre perspective que celle d'une mort prochaine.

Ce cas est l'un des treize, dont j'ai parlé à la réunion de la *British Gynæcological Society*, dans lesquels la mort devait nécessairement être due à des hémorrhagies répétées dans les myomes utérins. Ce cas avait encore cependant pour moi un intérêt, il me laissait l'espoir de trouver à l'autopsie la cause de l'insuccès de ma première opération.

Au commencement d'août 1885, j'étais à Wolverhampton et j'allai voir cette malade, qu'à ma grande surprise je trouvai encore vivante, bien que les hémorrhagies n'eussent pas cessé et qu'il ne se fût produit aucune amélioration dans son état.

La tumeur avait augmenté de volume, elle remplissait tout l'abdomen et elle gênait considérablement la respiration. La malade était très maigre et excessivement anémiée. C'était une femme très intelligente et lorsque je lui fis la proposition de faire, si elle le désirait, une nouvelle tentative pour enlever sa tumeur, en lui expliquant que coûte que coûte je terminerais l'opération, elle donne de suite son consentement.

Par conséquent le 5 septembre 1885 je rouvris l'abdomen et cette fois je réussis à enlever la tumeur, qui pesait plus de 40 livres. Les adhérences occupaient surtout la partie antérieure de la tumeur et il s'agissait, ainsi que je l'avais supposé, d'un myome mou œdématié, occupant la paroi antérieure de l'utérus; la cavité utérine mesurait 27 centimètres de long et presque 11 centimètres de large à sa base. Il s'écoula de la tumeur en quelques heures plus de 4 litres 1/2 de sérosité. Le pédicule était mince et il put facilement être compris dans le clamp. La malade fit une excellente et rapide guérison.

La tumeur fut examinée avec beaucoup de soin par différentes personnes impartiales et nous arrivâmes à la conclusion qu'il n'existait aucun orifice sur la corne utérine droite et aucune trace de la trompe et de l'ovaire correspondants. L'orifice de la corne gauche admettait facilement un cathéter n° 5 et il existait une certaine longueur de la trompe gauche, environ deux pouces, qui n'avait pas été extirpée lors de la première opération. On ne put découvrir aucune trace de l'ovaire gauche.

J'avais heureusement conservé cet organe, enlevé le 2 janvier 1882, et je trouvai que son extirpation avait été complète, mais qu'une petite partie seulement de la portion externe de la trompe, environ un pouce, avait été enlevée avec l'ovaire.

Nous nous trouvons ainsi en présence d'un cas fort intéressant. Les annexes du côté droit étaient absents congénitalement; j'avais jusqu'alors attribué l'insuccès de mon opération de l'enlèvement des annexes de l'utérus vis-à-vis du développement de la tumeur au fait qu'il s'agissait dans ce cas d'un myome mou œdématié et j'y attachais d'autant plus d'importance qu'il constituait le seul véritable insuccès, survenu dans ma pratique.

Mais à présent nous avions la preuve évidente que l'insuccès de l'opération n'était pas dû à la nature particulière de la tumeur, mais surtout au fait que je n'enlevai pas dans sa totalité la seule trompe de Fallope existante. Actuellement (janvier 1890) la malade est en parfaite santé.

Pour le reste des 50 cas dont nous venons de parler, quatre malades sont mortes de causes diverses depuis l'opération, et je sais que 41 d'entre elles continuent (actuellement après une période de six années depuis la dernière des opérations) à jouir d'une parfaite santé. Dans la majorité des cas, l'arrêt immédiat et complet de la menstruation a été obtenu par l'opération. Je sais que dans 17 cas les tumeurs ont complètement disparu et dans 14 cas elles ont très notablement diminué de volume et elles sont devenues parfaitement inoffensives.

Mes dernières expériences ont été encore plus favorables, car mes guérisons sont actuellement plus rapides et l'arrêt de l'hémorrhagie plus immédiate, et je me trouve parfaitement autorisé à dire que cette opération constitue une des plus belles contributions à la chirurgie abdominale, que nous ayons constatées ces dernières années.

Les détails de l'opération pour l'enlèvement, dans les cas

de myomes, des annexes de l'utérus, ainsi que ceux de l'hystérectomie, seront discutés en temps et lieu.

Je vais présenter la liste de tous les cas de myomes utérins, pour lesquels j'ai pratiqué l'enlèvement des annexes depuis le mois de décembre 1880, jusqu'au moment où j'écris ces lignes. Je la donne dans le but d'affirmer les conclusions auxquelles je suis arrivé et afin de faire voir comment j'entends les statistiques.

Cette série de cas donne des chiffres, que nous pouvons regarder comme la véritable mortalité de l'opération à l'heure actuelle, conclusion que l'on ne pourrait accepter en choisissant des groupes d'opérations, pratiquées par un grand nombre de chirurgiens différents lorsqu'on groupe tous les résultats.

Je dois dire aussi que, dès qu'il s'agit de classer ces cas, il se présente toujours quelque difficulté pour les mettre à leur place exacte. Ainsi dans un grand nombre de mes opérations j'ai trouvé des pyosalpinx doubles en même temps que des myomes, alors que l'opération avait uniquement pour but d'enlever les annexes comme traitement de la tumeur utérine, le pyosalpinx n'ayant pas été diagnostiqué. A mon avis le pyosalpinx est une affection beaucoup plus grave que le myome, et l'enlèvement des annexes pour un état inflammatoire des trompes est une opération beaucoup plus sérieuse que leur ablation dans les cas de myomes ; j'ai donc classé ces cas compliqués avec ceux qui me semblent comporter la plus grande gravité. Par conséquent ces cas ne sont pas présentés ici, on les trouvera dans une autre liste sous le titre de pyo ou d'hydrosalpinx, suivant la nature de l'affection. D'ailleurs leur ablation ne change en aucune façon la mortalité de l'opération pour les myomes, ainsi que l'on pourra s'en rendre compte en consultant les tableaux indiqués.

Statistique des opérations d'ablation des annexes de l'utérus dans les cas de myomes utérins.

Nos	Résidence.	Médecin traitant.	Age.	Mariée ou célib.	Date.	Guérison ou mort
					1880.	
1	Birmingham	Dr Taylor.............	44	C	18 déc.	G
					1881.	
2	Coventry........	Dr Plowman...........	32	M	13 janv.	G
3	Birmingham	Dr Kenny.............	43	M	12 fév.	G
4	Darlaston.......	Dr Sutton.............	35	C	4 avril.	G
5	Droitwich.......	Dr Cuthbertson.........	43	M	15 juin.	G
6	Birmingham	M. Hallwright..........	47	M	17 »	G
7	Ironbridge	Dr Webb..............	38	C	25 août.	G
8	Birmingham	Dr Kenny.............	43	C	27 »	G
9	Wolverhampton.	Dr Pope..............	40	M	19 sept.	G
10	Broseley	Dr Bartlam............	51	C	4 oct.	G
					1882.	
11	Birmingham	M. Bracey............	36	M	4 janv.	G
12	Wolverhampton.	Dr Lycett.............	40	M	4 »	G
13	Gloucester......	Dr Eshelby............	37	C	10 »	G
14	Conway.........	Dr Prichard...........	46	M	29 »	G
15	Llandudno	Dr Nicol..............	45	M	13 mars.	G
16	Birmingham	Dr Gaunt.............	44	C	21 »	G
17	Birmingham	M. Fairley............	45	M	29 »	G
18	Wolverhampton.	Dr Lycett.............	40	C	31 »	G
19	London.........	Dr Louisa Atkins.......	33	M	11 avril.	G
20	Birmingham	Dr Taylor.............	44	M	8 »	G
21	Dudley..........	L. T.	21	C	20 »	G
22	Oxford..........	Dr Jones..............	46	C	27 »	G
23	Alfreton	Dr Fielding...........	45	M	6 mai.	G
24	Southampton....	Dr Seaton.............	44	M	9 juin.	G
25	Leicester........	Dr Clifton.............	35	M	12 »	G
26	Droitwich.......	Dr Spofforth..........	35	M	16 »	G
27	Chesterfield.....	M. Hale..............	44	M	27 »	G
28	Birmingham	M. Bracey............	45	M	13 juillet.	G
29	Birmingham	Dr Thomas............	32	M	9 sept.	G
30	Ludlow..........	Dr Brooks............	40	C	29 »	G
31	Rugby	Dr Mackenzie..........	46	C	20 oct.	G
32	Hay............	M. TalfourJones........	42	C	21 »	G
33	Bloxwich	Dr Sharpe............	18	C	16 novem.	G
34	Birmingham	Dr Haynes............	42	M	18 déc.	G
					1883.	
35	Kidderminster...	Dr Lees..............	44	M	12 février.	G
36	Evesham........	Dr Hyde..............	44	C	19 »	G
37	Daventry........	M. Forster............	49	V	16 mars.	G
38	Birmingham	M. Hoare.............	39	M	19 avril.	G
39	Leicester........	Dr Marriott...........	49	M	17 mai	G
40	Birmingham	Dr Madden............	43	V	22 »	G
41	Stone...........	Dr Tylecote...........	35	C	25 »	G
42	Monmouth	Dr Woollett...........	45	M	2 juillet.	G
43	Melton Mowbray.	M. Emmerson.........	28	M	13 »	G
44	Rugeley	Dr Monckton..........	45	M	19 »	G
45	Coventry........	Dr Davidson...........	44	M	28 »	G
46	Birmingham	L. T..................	40	M	29 sept.	G
47	Keswick	Dr Knight............	35	M	29 »	G
48	Durham.........	M. Stewart...........	39	M	5 oct.	G
49	Leamington	Dr Thursfield..........	42	M	8 déc.	G
50	Newport........	Dr Davies............	40	M	11 »	G

Nos	Résidence.	Médecin traitant.	Age	Mariée ou célib.	Date	Guérison ou mort
					1884.	
51	Darlaston	Dr Totherich...........	30	M	20 fév.	G
52	Monmouth	Dr Marsh	38	M	21 »	G
53	Leicester	Dr Clifton.............	34	C	29 »	G
54	Leeds...........	Dr Hunter	47	M	2 mars.	G
55	Birmingham	Dr Ward	29	M	27 »	G
56	Birmingham	Dr Wislon	37	M	28 »	G
57	Cannock	M. Blackford...........	33	C	5 avril.	G
58	Kidderminster ..	M. Holyoake	46	M	9 »	G
59	Kendal	M. Green	30	M	18 »	G
60	Wolverhampton.	Dr Underhill...........	40	M	22 »	G
61	Ripley	M. Allen...............	42	M	23 »	G
62	Leamington	Dr Smith	44	M	25 »	G
63	Leamington.....	Dr Thursfield	40	M	26 »	G
64	Hereford........	M. Vevers	40	M	16 mai.	G
65	Birmingham	Dr Wilson	39	M	17 »	G
66	Newport, Mon...	Dr Davies..............	44	M	30 »	G
67	Ross	M. Norman	44	M	3 juin.	G
68	Birmingham	L. T	37	C	6 »	G
69	Bromyard.......	M. Horton	36	M	9 juillet.	G
70	Nottingham	M. Euan Smith	46	M	10 »	G
71	Wolverhampton.	Dr Lycett..............	45	M	22 »	G
72	Sutton, Surrey ..	M. Benson	48	C	31 »	G
73	London.........	Dr Armitage	44	C	4 oct.	G
74	Llantrissant	Dr Davies..............	46	M	15 »	G
75	Birmingham	L. T...................	39	M	21 »	G
76	Coventry........	Dr Partridge...........	30	M	3 nov.	G
77	Walsall.........	L. T	42	M	10 »	G
78	Brighton........	Dr Bluett	35	C	12 »	G
79	Nottingham	Dr Howitt..............	41	M	13 »	G
80	Manchester......	Dr Lee.................	38	M	17 »	G
81	Birmingham	L. T...................	43	M	25 »	G
					1885.	
82	Birmingham	L. T...................	42	M	12 janv.	G
83	Cheltenham.....	Dr Cardew..............	33	C	23 »	G
84	Wakefield.......	M. Statter	42	M	26 »	G
85	Birmingham	M. Leech	35	M	10 fév.	G
86	Nottingham.....	M. Euan Smith..........	44	M	14 »	G
87	Tamworth	Dr Ruston	43	M	17 mars.	G
88	Oswestry	M. Cartwright..........	50	M	20 »	G
89	Leicester........	Dr Clifton	28	M	30 »	G
90	Newport, Mon...	Dr Thomas	47	M	14 avril.	G
91	Evesham........	Dr Gibbs Blake.........	34	C	14 »	G
92	Birmingham	Dr O. W. Barratt.......	44	M	24 »	G
93	Birmingham	Dr Hoare	45	M	11 mai.	G
94	Shifnal	Dr Mayer	29	M	23 »	G
95	Birmingham	Dres Newton et Alldridge	34	M	1er juin.	G
96	Redditch........	M. Mathews	59	M	11 »	G
97	Birmingham	M. Harmar.............	36	M	12 »	G
98	Wolverhampton.	Dr Scott	36	M	25 »	G
99	Ireland	Dr Barnardo	34	M	26 »	G
100	Birmingham	M. Prosser	32	M	27 »	G
101	Leicester	M. Griffiths	47	M	4 juillet.	G
102	Salop...........	Dr McCarthy...........	42	M	7 »	G
103	Birmingham	M. Whitcombe..........	33	M	8 »	G
104	Oswestry	Dr Lewis	36	M	8 »	G
105	Oxford..........	Dr Tuckwell	35	M	14 »	G

Nos	Résidence.	Médecin traitant.	Age.	Mariée ou célib.	Date.	Guérison ou mort
106	Dawley, Salop...	Dr Soame.............	47	M	17 juillet.	G
107	Smethwick......	Dr Jackson	44	M	17 »	G
108	Rugby..........	Dr Duke...............	46	M	21 »	G
109	Birmingham	Dr Hickinbotham.......	27	M	4 août.	G
110	Nottingham	Dr Elder..............	46	M	5 »	G
111	Smethwick......	M. Langley Browne.....	31	M	10 »	G
112	Birmingham	Dr Taylor.............	27	M	12 »	G
113	Crewe..........	Dr Hodson	44	M	13 »	G
114	Pittsburgh, U.S.A	Dr Ballenden	40	M	21 »	G
115	Birmingham	Dr Ravenhill...........	34	M	27 »	G
116	Birmingham	L. T	33	M	29 »	G
117	Birmingham	Dr Clay...............	25	M	29 »	G
118	Chester	Dr King	32	M	29 »	G
119	Wolverhampton.	Dr Scott..............	34	M	5 sept.	G
120	Birmingham	Dr Taplin.............	35	M	5 »	G
121	Exmouth	Dr Cox	33	M	18 »	G
122	Dresden	Dr Meinert............	48	C	18 »	G
123	Rugby..........	Dr Simpson	33	M	21 »	G
124	Birmingham	Dr Underhill...........	32	C	24 »	.. M
125	Cirencester	M. Fowler	47	C	25 »	G
126	Birmingham	M. Fairley	38	C	25 »	G
127	Nottingham.....	Dr Taylor.............	53	M	17 oct.	G
128	Abergele........	Dr Griffiths	44	M	19 »	G
129	Birmingham	L. T..................	44	M	20 »	G
130	Manchester	Dr Rodgers	36	C	24 »	G
131	Birmingham	L. T	33	M	30 »	G
132	Elland..........	Dr Denning............	41	M	5 nov.	G
133	Birmingham	M. Hallwright..........	40	M	11 »	G
134	Birmingham	Dr Gibbs Blake	40	M	13 »	G
135	Manchester	Dr Hammond	49	C	4 déc.	G
136	Edinburgh......	Dr Croom	36	M	20 »	G
137	Willenhall......	Dr Hartill.............	30	M	29 »	G
					1886.	
138	Birmingham	Dr Drury	25	C	9 janv.	G
139	Birmingham	Dr R. Morris	28	C	9 »	G
140	Rugby..........	Dr Duke...............	43	M	15 »	G
141	London.........	Dr Orwin..............	46	M	22 »	G
142	Cleckheaton.....	Dr Sykes	44	M	24 »	G
143	Birmingham	L. T..................	36	M	10 fév.	G
144	Nottingham	M. Euan Smith.........	37	M	26 »	G
145	Nottingham.....	Dr Marshall	41	M	1er mars.	G
146	Stone	Dr Fernie..............	36	M	5 »	G
147	Birmingham	Dr Madden............	34	M	8 »	G
148	Birmingham	Dr Shaw..............	23	M	15 »	G
149	Monmouth......	Dr Woollett............	32	M	29 »	G
150	Conway.........	Dr Roberts	51	M	30 »	G
151	Holbeach	Dr Harper	31	M	2 avril.	G
152	Wolverhampton.	Dr Green	32	C	27 »	G
153	Leominster	Dr Barnett............	38	M	5 mai.	G
154	Coventry........	Dr Pickup	42	C	6 »	G
155	Birmingham	Dr Underhill...........	29	M	14 »	G
156	Birmingham	L. T..................	22	M	17 »	G
157	Birmingham	Dr Newton.............	39	M	17 »	G
158	Birmingham	L. T..................	40	M	19 »	G
159	Stratford-s-Avon.	M. Nason	39	M	21 »	G
160	Birmingham	Dr Gibbs Blake	30	C	28 »	G
161	Birmingham	Dr Madden............	37	M	29 »	G
162	Birmingham	Dr Taylor.............	28	M	21 juin.	G

N°°	Résidence.	Médecin traitant.	Age	Mariée ou célib.	Date.	Guérison ou mort
163	Birmingham	Dr Hogg	36	M	25 juin.	G
164	Birmingham	L. T....	28	M	27 »	G
165	Leominster......	Dr Barnett............	31	C	1er juillet.	G
166	Newport........	Dr Woollett............	28	M	17 »	G
167	Bristol..........	Dr Laurence	35	M	21 »	G
168	Coventry........	Dr Pickup	42	C	22 »	G
169	Stourbridge	Dr McIlwrath.....	42	M	28 »	G
170	Birmingham	L. T..................	31	M	17 août.	G
171	Festiniog........	Dr Roberts.............	43	C	18 »	G
172	Birmingham	Dr Clark...............	40	M	20 »	G
173	Birmingham	Dr Clark...............	35	M	21 »	G
174	Birkenhead	Dr Floyd...............	43	C	21 »	G
175	Birmingham	Dr Hopkins.............	43	M	11 sept.	G
176	Merthyr Tydvil..	Dr Ward...............	33	M	15 »	G
177	London.........	Dr Grigg.........	38	M	16 »	G
178	Atherstone......	Dr Herring............	32	M	17 »	G
179	Montgomery.....	Dr Roberston	45	M	27 »	G
180	Amsterdam	Drs Heymans et Parvé..	44	C	5 oct.	G
181	Birmingham	Dr Clark............. .	32	C	8 »	G
182	Scarborough	Dr Flint................	42	C	25 »	G
183	London.........	Dr Duke	37	V	10 nov.	G
184	Banbury..... ..	Dr Thomson	43	C	26 »	G.
185	Llandudno	Dr Davies	36	M	6 déc.	G
					1887.	
186	*Crickhowell.....	Dr Jones...............	35	M	7 janv.	G
187	Derby..........	Dr Ogle................	48	M	19 »	G
188	Wimbledon	Dr Parkinson...........	31	M	22 »	... M
189	Bolton.........	Dr Gillibrand...........	30	C	26 »	G
190	Cheltenham.....	Dr Kirkland............	32	M	3 février.	G
191	Accrington......	Dr Hanna	41	C	12 »	G
192	Bristol.........	Dr Grace...............	30	C	15 »	G
193	Birmingham	Dr Clark...............	24	C	8 mars.	G.
194	Glocester	Dr Needham	34	V	14 avril.	G
195	Alfreton	Dr Pegler	32	M	15 »	G
196	Alcester.........	L. T...................	30	C	22 »	G
197	Northfield.......	Dr Wood...............	37	C	3 mai.	G
198	Birmingham	M. Sumner	43	M	11 »	G
199	Huddersfield	Dr Porritt...............	24	C	23 »	G
200	Leicester........	Dr Johnston............	26	M	24 »	G
201	Clun...........	Dr Cox.................	38	M	2 juin.	G
202	Stafford.........	Dr Cookson	46	M	10 »	G
203	Walsall.........	Dr Willmore	29	C	13 »	G
204	Dudley..........	Dr Bradley.............	29	M	13 juillet.	G
205	Birmingham	Dr Boddy	31	M	14 »	G
206	Southsea........	Dr Axford..............	43	C	18 »	G
207	Warrington.....	Dr Adams..............	26	M	19 »	G
208	Redditch........	Dr Smith...............	44	M	25 »	G
209	Salisbury........	Dr Straton..............	39	M	30 »	G
210	Ravenstone......	Dr Hatchett............	39	C	19 août.	G
211	Hexham	Dr Stainthorpe	28	M	31 »	G
212	Birmingham	Dr Newton	37	M	7 sept.	G
213	Birmingham	Dr Madden.............	49	M	15 »	G
214	Birmingham	L. T...................	29	M	16 »	G
215	Newport....... .	Dr Morgan	38	M	29 »	G
216	Barrow-s-Trent..	Dr Knipe...............	29	C	11 oct.	G
217	Holmfirth.......	Dr Martin..............	47	V	1er nov.	G

* La tumeur a été expulsée plus tard.

Nos	Résidence.	Médecin traitant.	Age.	Mariée ou célib.	Date.	Guérison ou mort
218	Market-Weighton	Dr Jefferson	42	C	16 nov.	G
219	Kidsgrove	Dr Strickland	39	V	1er déc.	G
					1888.	
220	Measham	Dr Sommerville	45	C	2 février.	G
221	Lyston	Dr Clifton	30	M	10 »	G
222	Stafford	Dr Marsh	48	M	29 »	G
223	Birmingham	L. T.	36	M	8 mars.	G
224	Rugby	Dr Duke	50	M	25 avril.	G
225	Birmingham	L. T.	44	M	27 »	G
226	Birmingham	L. T.	38	M	7 mai.	G
227	Birmingham	L. T.	39	M	17 »	G
228	Worcester	L. T.	36	M	31 »	G
229	Birmingham	L. T.	42	M	1er juin.	G
230	King's Lynn	Dr Plouhwright	32	M	16 »	G
231	Leicester	Dr Clifton	30	C	20 »	G
232	Torquay	Dr Hope	47	M	9 juillet.	G
233	Birmingham	L. T.	36	C	20 »	G
234	Claverdon	L. T.	37	M	11 août.	G
235	Kidderminster	Dr Langford	30	M	23 »	G
236	Liverpool	L. T.	48	C	23 »	G
237	Burton-s-Trent	Dr Hooper	43	M	13 sept.	G
238	London	L. T.	29	C	27 »	G
239	Cannock	Dr Butter	28	C	12 oct.	G
240	Newport	Dr Marsh	36	M	15 »	G
241	Droitwich	Dr Fitch	38	M	18 »	G
242	Cannock	Dr Butter	46	M	19 »	G
243	Colorado	Dr Ambrook	41	M	22 »	G
244	*Southampton	Dr Bullar	42	C	27 »	G
245	Rugby	L. T.	39	C	1er nov.	G
246	Kington	Dr Pope	46	C	1er »	... M
247	Nottingham	L. T.	43	M	2 »	G
248	Alvechurch	Dr Clark	35	M	8 »	... M
249	Hereford	M. Vevers	36	M	14 »	G
250	Birmingham	M. Hallwright	38	M	14 »	G
251	Willenhall	Dr Hartill	34	C	28 »	G
252	Staleybridge	Dr Clarke	43	M	1er déc.	G
253	Worcester	M. Fowler	27	C	6 »	G
254	Llanarth	Dr Evans	39	G	13 »	G
255	Great Bridge	M. Price	32	M	18 »	G
					1889.	
256	Burslem	L. T.	26	M	16 janv.	G
257	Huddersfield	M. Robinson	33	C	17 »	G
258	Huddersfield	M. Robinson	35	M	19 »	G
259	Hull	Drs Holder et Hollingsworth	45	M	19 »	G
260	Hull	Dr Jackson	36	M	21 »	G
261	Birmingham	Dr Wilson	33	M	22 »	G
262	Tamworth	Dr Buxton	40	C	2 février.	G

* Une grande partie de la tumeur a été enlevée plus tard.

Résumé des cas d'après l'âge des malades.

Au-dessous de 20 ans	1
Entre 20 et 30 ans	29
» 30 et 40 ans	113
» 40 et 50 ans	113
Cinquante et au-dessus	6
Total	262

Ce tableau des cas d'après l'âge des malades nous montre que cet élément a une grande influence sur la production de ces tumeurs myomateuses. Il est très probable que, chez la seule malade au-dessous de 20 ans qui soit comprise dans cette liste, il s'agissait d'un *myome mou œdématié*, et je suis sûr que plusieurs des malades entre 20 et 30 ans souffraient de la même variété de tumeur.

Je suis encore dans le doute sur la question de savoir si l'enlèvement des annexes donne des résultats aussi parfaitement satisfaisants dans les cas de *myomes mous œdématiés* que dans ceux de *myomes durs multinodulaires*; ce sera uniquement par une observation attentive de la marche des tumeurs, opérées avant l'âge de 30 ans, que nous pourrons arriver à une conclusion sur cette question. L'influence de l'opération sur les *myomes durs multinodulaires* est sans aucun doute absolument efficace et elle est actuellement démontrée.

Autant qu'il est arrivé à ma connaissance, il n'est survenu que dans trois exemples des incidents dignes d'être notés. Dans les deux cas que j'ai marqués d'une astérisque, les tumeurs avaient diminué considérablement de volume, et malgré cela les hémorrhagies se reproduisaient ; cette récidive s'expliqua par l'expulsion spontanée et l'extirpation d'un polype, après quoi l'hémorrhagie cessa complètement. Il n'existe aucun doute que ce polype intra-utérin n'ait existé dès l'origine de la tumeur et qu'il fût accompagné d'autres nodules, logés dans les parois utérines. Ce polype ne pouvait être expulsé aussi longtemps que les autres tumeurs empêchaient sa sortie. Lorsque ces dernières eurent disparu ou diminué de volume, l'énucléation devint possible et elle se fit facilement,

Dans un troisième cas, celui que j'opérai sur la demande du Dr *Halliday Croom*, d'Édimbourg, l'hémorrhagie fut arrêtée pendant fort longtemps, puis elle se reproduisit et détermina la mort de la malade. Nous n'eûmes aucune explication de ce malheureux incident, car l'autopsie n'a pas pu être faite. Je suis disposé à croire qu'il a été déterminé par l'une des deux circonstances suivantes : ou bien un nodule était devenu polypeux et ne put être expulsé complètement, ou bien l'affection devint maligne.

J'ai observé un quatrième cas, que je n'ai pas compris dans mon tableau, ne sachant exactement dans quelle catégorie il devait être rangé.

La malade me fut envoyée de Dublin, où elle avait été soignée par le Dr *Lombe Atthill.* Elle avait 30 ans et il s'agissait d'un myome utérin volumineux et très mou; j'enlevai les annexes et la malade ne présenta aucun symptôme inquiétant jusqu'au sixième jour. A ce moment survinrent des douleurs expulsives et le col commença à se dilater. Comme la malade était vierge et qu'elle était déjà très anémiée, que la tumeur utérine s'élevait beaucoup au-dessus du bassin, je considérai l'expulsion de la tumeur comme absolument impossible. Par conséquent je rouvris la cavité abdominale et je fis l'hystérectomie ; mais elle fut suivie de mort. — La tumeur se trouva être un myome mou œdématié.

Je ne pense pas que l'on puisse mettre cette mort sur le compte de l'enlèvement des annexes et pourtant cette opération peut être certainement chargée d'une certaine part de responsabilité. Ce cas nous montre combien il est facile de déterminer des douleurs expulsives dans cette variété d'affection et lorsque la tumeur est aussi volumineuse que chez cette malade, l'hystérectomie seule aurait pu donner un résultat satisfaisant; d'ailleurs, ainsi que je l'ai déjà dit auparavant, la question n'est pas encore mûre pour être tranchée définitivement.

Il est un fait, c'est que nous devons commencer à étudier cette intéressante affection, non pas en la considérant, comme elle l'a été jusqu'à présent, comme sans conséquence et pouvant être abandonnée à elle-même, mais, bien au contraire, comme une maladie souvent fatale, qui détermine toujours de vives souffrances et qui atteint profondément la santé.

Pendant ces quatre ou cinq dernières années on a fait beaucoup de bruit pour remettre en faveur le traitement des myomes par le courant électrique et par d'autres procédés, dont aucun ne constitue une nouveauté, bien qu'ils aient été proposés sous de nouveaux noms et qu'ils appliquent des procédés prétendus nouveaux. Cette méthode a déjà été jugée dans notre pays et elle n'a pas produit autre chose que des désastres. Elle aboutit fréquemment à la nécrose des tumeurs et dans quelques cas des malades ont guéri, mais le plus souvent elles meurent, de sorte que nous ne pouvons nous prononcer encore définitivement sur la valeur de cette méthode. Lorsque les électriciens pourront nous fournir des statistiques complètes et détaillées de leurs observations, dans le genre des miennes et avec aussi peu de cas de mort, ils auront quelque droit à être écoutés ; mais, d'après ce qu'ils ont obtenu de leurs procédés jusqu'à présent, ils ne nous ont nullement prouvé que l'amélioration obtenue, et qui consiste surtout en l'arrêt de l'hémorrhagie et la diminution de volume de la tumeur, soit autre que temporaire et il est absolument certain que leur taux de mortalité est beaucoup plus élevé que le mien. Mes propres expériences personnelles datant de plusieurs années, sur le traitement des myomes utérins par le courant électrique, ont abouti à un résultat analogue, de sorte que je ne me sens aucunement engagé à faire de nouvelles tentatives pour réintroduire cette méthode dans la thérapeutique de ces tumeurs, d'autant plus que je ne désire pas compliquer mes propres recherches.

Si à l'avenir il nous est démontré que des myomes utérins peuvent être guéris et que leurs symptômes peuvent être définitivement supprimés par des procédés autres que l'intervention chirurgicale, personne ne s'en réjouira plus que moi, car ce sera la démonstration que notre art a fait un nouveau progrès. Mais, à la manière dont la question se présente au moment où j'avais écris ces lignes, il ne me semble pas que nous en soyons arrivés là, et même que nous ayons beaucoup d'espoir d'y arriver et nous pouvons, au moins pour le moment, nous contenter des excellents résultats obtenus par nos interventions chirurgicales.

VI

Maladies des ligaments larges.

Anatomie. — La distinction qu'il est d'usage d'admettre anatomiquement entre les deux ligaments larges présente certains avantages au point de vue pathologique, avantages qui suffisent à justifier cette description. Néanmoins elle n'est pas absolument exacte et contribue assez souvent à introduire dans cette question une certaine confusion. Le fait exact est que les deux ligaments larges consistent en somme en un *seul repli* du péritoine, dans lequel sont renfermés l'utérus et ses annexes en même temps que certains restes d'organes embryonnaires, qui ont une disposition symétrique, ou à peu près. Mais la pathologie nous démontre que ce repli ne devrait pas être divisé en deux parties, quoique la disposition symétrique de son contenu puisse parfois nous le faire oublier.

A première vue il pourra sembler absurde de consacrer un chapitre spécial à la pathologie des *ligaments larges,* simple repli de la séreuse péritonéale, assez mal défini quant à son étendue, mais très constant dans ses rapports et sa structure, et ne différant pas, quant à ses fonctions, de toute autre partie du revêtement péritonéal.

Chez l'homme, le ligament large n'a par lui-même aucune importance pathologique. Mais je doute fort qu'il existe chez la femme un autre organe ayant l'importance des ligaments larges ; il n'existe pas d'autre partie du corps qui contribue autant à la différentiation des processus pathologiques survenant dans son voisinage et je sais que pour les affections spéciales à la femme ils ont une importance chirurgicale, qui ne saurait être trop prise en considération.

Le ligament large (en considérant pour le moment ses deux moitiés comme un tout) est formé par le péritoine qui descend comme un pli dans la cavité pelvienne en avant du rectum, du sacrum et des gros vaisseaux en formant à la partie la plus déclive le *cul-de-sac* de *Douglas*. Le plancher de ce cul-de-sac est sur un point limité en rapport avec la paroi vaginale postérieure : ce fait est trop souvent oublié par ceux qui n'ont pas l'habitude de la chirurgie pelvienne, ce qui peut conduire à des résultats désastreux.

De ce bas-fond le péritoine s'élève sur la ligne médiane et en avant sur la face postérieure de l'utérus, passe sur cet organe, recouvre sa face antérieure sur les deux tiers de son étendue, puis il passe sur la base de la vessie et sur la paroi abdominale antérieure en constituant pendant ce trajet le *cul-de-sac péritonéal antérieur* ou *vésico-utérin.*

Tous ces rapports sont si variables comme étendue et suivant les individus que l'on ne peut en donner une description exacte générale ; ainsi on trouvera parfois le cul-de-sac antérieur presque aussi profond que le postérieur, tandis que d'autres fois il est à peine représenté.

On ne doit jamais oublier de l'explorer, surtout pendant les lavages du péritoine, lorsque celui-ci a été le siège de quelque inflammation purulente ou qu'il a été souillé par des débris de nature quelconque.

De chaque côté de l'utérus, le péritoine s'élève sur la trompe de Fallope, il la recouvre, descend un peu en avant, puis remonte pour envelopper le ligament rond de l'utérus, en formant parfois en ce point des *plis supplémentaires*, qui ont une grande importance, mais qui varient sensiblement selon les individus.

De là le péritoine tapisse les parois externes de la vessie et remonte brusquement pour recouvrir la paroi abdominale antérieure, tandis que son feuillet postérieur s'élève obliquement au niveau du détroit supérieur du bassin. De cette manière la surface péritonéale forme deux dépressions distinctes, de forme ovoïde, de volume, de profondeur et de configuration bien différentes selon les individus et les circonstances.

Ainsi, lorsque la vessie est distendue, la dépression antérieure s'efface en partie, et c'est aussi le cas lorsqu'il existe une tumeur vésicale ou utérine. La cavité rétro-utérine peut être absente par erreur de développement du péritoine, ou elle peut être occupée entièrement et d'une manière permanente par les adhérences d'un utérus en rétroversion ou en rétroflexion. Elle peut être aussi effacée par la présence d'une hématocèle du ligament large, d'un abcès pelvien, ou d'une tumeur utérine ou développée dans la cavité du ligament large. Enfin, dans certains cas, ces deux cavités peuvent être intéressées par des kystes congénitaux provenant de la vésicule allantoïde (1).

A la partie moyenne de chaque ligament large les deux feuillets sont à peu près en contact, quoiqu'il existe entre eux différents organes intéressants et importants.

Dans la partie située entre l'utérus et la partie moyenne du ligament, les deux feuillets, quoique assez rapprochés, sont séparés dans le voisinage de l'utérus par du tissu conjonctif lâche, auquel on a attaché une importance à mon avis exagérée. Mais, dans leur portion externe, les deux feuillets du ligament s'écartent de nouveau et sont séparés par une certaine épaisseur de tissu conjonctif lâche, auquel par contre on n'a pas accordé une importance suffisante.

Nous verrons que des tumeurs ou d'autres processus pathologiques peuvent transformer toute cette partie si plissée du revêtement péritonéal, la disséquer et la réduire à l'état d'une simple membrane bien étalée, beaucoup mieux que ne pourrait le faire le scalpel de l'anatomiste.

(1) Voir le chapitre traitant des *Kystes congénitaux*.

Nous n'avons donc à nous occuper que des deux faces de cette membrane, l'une séreuse, l'autre située du côté du tissu conjonctif, c'est-à-dire de la surface *intra-péritonéale* et de la surface *extra-péritonéale* des ligaments larges.

Il n'est pas nécessaire de rappeler ici que, en dehors de l'ouverture du pavillon de la trompe de Fallope, le péritoine est une cavité close, non seulement dans le sens qu'il n'existe aucune ouverture, mais close encore dans un sens qui ne peut être compris et démontré que par la préparation et l'étude minutieuses de coupes, provenant de cadavres soumis à la congélation avant leur ouverture.

En appliquant cette méthode on se rend compte combien les renseignements fournis par la dissection sur les rapports exacts des organes sont erronés ; la dissection mène à étudier chaque organe en particulier au lieu de permettre d'envisager l'ensemble des parties et leurs rapports normaux.

En combinant même les deux méthodes d'étude, il est loin d'être facile de faire entrer dans l'esprit de l'étudiant et de lui faire comprendre la grande importance des ligaments larges dans la pratique chirurgicale, aussi bien que de lui enseigner ce que nous entendons par les termes de *extra* ou *intra-péritonéal* appliqués à cette région.

Pour les commençants ces mots sembleront contradictoires et même pour les personnes qui croient connaître à fond ce sujet, il est évident qu'ils donnent souvent lieu à une extrême confusion. Ceux qui ne connaissent pas très bien leur anatomie du bassin seront sûrement embarrassés pour comprendre comment un produit pathologique, comme une grossesse ectopique, peut être en même temps *dans la cavité du ligament large* et *extra-péritonéal* et, même pour ceux qui connaissent bien leur anatomie pelvienne, la rupture du ligament large et le passage de l'ovule dans la cavité péritonéale peuvent sembler des faits difficiles à comprendre.

Organes contenus dans la cavité du ligament large. — Il

est clair qu'il n'existe pas de *cavité réelle* du ligament large, elle est toute *virtuelle* et nous n'employons le mot de cavité que pour exprimer le fait qu'il existe là un espace qui contient des organes, offrant un certain intérêt embryologique et ayant souvent une grande importance pathologique. La cavité du ligament large renferme en premier lieu la *trompe de Fallope*, à laquelle je consacrerai plus tard un chapitre spécial, et *l'ovaire*, dont je ne parlerai pas davantage en ce moment, attaché par un long pédicule à l'une des franges de la trompe de Fallope ; on trouve aussi une petite cavité kystique que l'on a appelée maladroitement « *hydatide de Morgagni* », et qui constitue le seul organe pelvien, ne présentant jamais que je sache, une importance pathologique quelconque. Entre les deux feuillets du ligament large nous rencontrons encore les différents canaux du para-ovarium. Le canal principal, connu sous le nom de *canal de Gærtner* a un trajet à peu près horizontal ; il se termine par une dilatation ampullaire, constituant *l'organe de Rosenmüller*, qui, ainsi que je l'ai observé plusieurs fois, peut donner lieu à des kystes assez volumineux. Des canaux accessoires en nombre variable cheminent de bas en haut et aboutissent dans le canal principal ; leur trajet est assez souvent interrompu par oblitération des canaux et c'est à cette particularité que certains kystes pathologiques semblent devoir leur origine. En effet il n'est pas douteux qu'une grande partie des tumeurs que nous appelons *kystes parovariens* ou *kystes du ligament large* se forment de cette manière par oblitération de ces canaux, mais cette interprétation ne peut certainement pas s'appliquer à toutes ces tumeurs.

KYSTES DU LIGAMENT LARGE.

Étiologie. — Le *véritable kyste parovarien* présente certains caractères, à l'aide desquels il peut, je crois, toujours être facilement reconnu ; l'importance de ces kystes, tant au point de vue pathologique qu'au point de vue opératoire, est beaucoup plus grande qu'on ne l'a supposé jusqu'à présent. Le revêtement épithélial de ces kystes présente dès le début une activité très remarquable. Les cellules sont très irrégulières de forme et de dimension ; souvent recouvertes en partie de cils vibratiles, elles présentent un état cellulaire embryonnaire que je regarde comme caractéristique des *tumeurs malignes*. Lorsque ces tumeurs ont atteint un certain volume, cette prolifération épithéliale donne lieu à des formations papillomateuses et quelques-unes de ces tumeurs d'apparence si bénigne constituent les affections les plus malignes que j'aie rencontrées.

J'ai enlevé chez une jeune fille un kyste parovarien, semblant très simple, dans lequel on ne voyait encore aucune de ces formations papillomateuses. Six semaines après elle avait un envahissement cancéreux des ganglions pelviens et mourait trois mois après avec des métastases cancéreuses dans tous les principaux organes. Quoique ce cas constitue un exemple tout spécial de la malignité de ces tumeurs, il n'est pas unique dans ma pratique. De telles observations parlent fortement contre la pratique encore si fréquente de ponctionner de pareilles tumeurs.

Ainsi que je l'ai déjà dit, les canaux de Gærtner peuvent persister, se continuer à travers les tissus utérins et vaginaux et venir s'ouvrir dans le voisinage du méat urinaire ; mais en règle générale ils s'oblitèrent, ainsi que les conduits verticaux, en plusieurs points, représentant ainsi des tronçons de canaux, clos aux deux extrémités, et il n'est pas douteux qu'ils peuvent donner ainsi lieu à des formations kystiques importantes, comme c'est le cas pour les tubes verticaux. Tous ces organes sont des restes embryonnaires et ce fait suffit à expliquer la tendance à la malignité à laquelle j'ai déjà fait allusion.

Il est certain qu'il peut survenir dans le ligament large des kystes qui ne se sont pas développés aux dépens de ces restes des organes fœtaux, mais je ne sais pas encore quelle peut être leur origine. Il en existe entr'autres une variété, pas très rare, dont les parois contiennent une si grande épaisseur de fibres musculaires lisses, qu'elle peut presque ressembler à un utérus gravide fortement distendu. La tumeur la plus volumineuse que j'aie enlevée (j'estime qu'elle pesait au moins 110 livres) était un kyste du ligament large, dont les parois avaient plus d'un pouce d'épaisseur, lorsque la poche avait subi sa rétraction après l'opération. Ces parois étaient formées, comme l'utérus gravide, exclusivement de fibres musculaires lisses. La malade était restée couchée sur le côté pendant plusieurs mois avant l'opération ; elle avait par conséquent des eschares volumineuses et elle était dans un état déplorable. Elle ne survécut que quelques heures à l'opération (cas n° 4 de mon tableau).

J'ai enlevé par énucléation quatre *myomes volumineux* du ligament large. D'après leur structure microscopique, ils ne pouvaient être en aucune manière distingués des *myomes mous œdématiés* de l'utérus.

Diagnostic. — Les *tumeurs kystiques du ligament large* sont facilement reconnaissables par le fait qu'elles sont presque toujours uniloculaires ; on peut même dire qu'elles le sont toujours, car les seules exceptions proviennent de la réunion de deux ou plusieurs kystes, qui d'ailleurs peuvent toujours être isolés opératoirement. Elles diffèrent en ceci des tumeurs kystiques d'origine ovarienne, car ces dernières sont bien rarement uniloculaires ; je n'en ai rencontré qu'un seul exemple et encore s'agissait-il d'une tumeur de petit volume. Les kystes du ligament large ont une forme régulière, leurs parois sont très minces, parfois si minces qu'elles ressemblent à du véritable papier de soie. Leur développement est quelquefois très rapide, d'autres fois très lent. Après leur extirpation ils pourront toujours être facilement reconnus au caractère anatomique suivant : leur *revêtement péritonéal est toujours parfaitement distinct* de la paroi du kyste, et il peut être *détaché avec la plus grande facilité*. Pendant leur croissance, ces tumeurs séparent et soulèvent les feuillets du ligament large, en les repoussant devant elles ; très souvent à la suite de cette dissection les tumeurs arrivent à occuper toute la cavité pelvienne, tout le péritoine de cette partie du bassin ayant été soulevé et disséqué par le kyste. J'ai donné à ces tumeurs le nom de « *kystes encastrés* » et au début de ma pratique elles m'ont occasionné bien des ennuis.

Je reculais devant les difficultés de l'opération et je n'enlevais qu'une portion du kyste aussi grande que je pouvais, je suturais les bords de ses parois divisées aux bords de la plaie abdominale ; je plaçais un drain et j'espérais obtenir de cette manière la guérison de la tumeur. Mais je n'arrivai jamais à cet heureux résultat et dans plusieurs cas cités dans mon tableau d'observations, je dus refaire une seconde opération, dans laquelle je rouvris l'abdomen et je complétai l'extirpation comme j'aurais dû le faire lors de la première intervention.

Traitement. — En règle générale l'énucléation de ces kystes peut toujours être faite à deux conditions. L'opérateur doit être habile de ses doigts et bien décidé à terminer l'opération ; puis, lorsqu'il a choisi l'endroit qui lui paraît convenable pour l'incision du péritoine, il doit continuer délibérément sa dissection en partant de ce point et ne pas porter ses doigts d'un point à un autre sans rime ni raison, sous peine de perdre ses points de repère et de tomber dans le gâchis.

Ponction. — Quelques chirurgiens conseillent encore de ponctionner cette variété de tumeur dans le but d'obtenir une cure radicale, mais je doute fort qu'ils obtiennent jamais cet heureux résultat. Il est certain qu'après la ponction ces tumeurs peuvent rester endormies pendant quelques années ; différents cas, contenus dans mon tableau, pourraient en fournir des exemples. Dans un cas, où j'avais moi-même pratiqué la ponction, la malade fut soulagée pendant près de 8 ans, mais après ce long espace de temps le kyste se remplit de nouveau. Je l'enlevai et je retrouvai la cicatrice de mon ancienne ponction.

Nature du liquide. — Le liquide contenu dans les kystes est généralement limpide, mais j'ai observé aussi un contenu épais, gluant ou gélatineux, de coloration et de consistance très variables. J'en ai rencontré aussi où le kyste avait un contenu hémorrhagique ; ces kystes semblent avoir une certaine tendance à subir une rotation sur leur axe et à s'étrangler.

Le 15 novembre 1875, *Koeberlé* présenta à la *Société de médecine de Strasbourg* un travail sur le diagnostic différentiel entre les kystes ovariens, ceux du ligament large et des kystes de la trompe de Fallope, en se basant sur l'examen chimique du liquide contenu dans ces tumeurs. Il avait trouvé que le liquide *des kystes ovariens* contenait de l'*albumine*, mais une beaucoup plus grande proportion de la substance que l'on a appelé *paralbumine*, qui, précipitée par l'acide azotique, peut se redissoudre dans l'acide acétique. Au contraire le liquide provenant *des kystes de la trompe de Fallope* contient de l'albumine et pas de paralbumine, de sorte que le précipité, formé par l'adjonction d'acide azotique, se trouvera encore augmenté par l'acide acétique.

Le contenu liquide des *kystes du ligament large* est généralement très limpide, il contient des sels minéraux, mais très peu d'albumine. Néanmoins il peut en contenir quelquefois une certaine quantité et dans ces cas le précipité obtenu par l'acide azotique est soluble dans un excès de cet acide.

Les recherches postérieures de *Schutzenberger*, pour déterminer à l'aide du tannin la quantité et la variété d'albumine contenue dans le liquide provenant de ces kystes, ont jeté quelque doute sur l'exactitude du procédé recommandé par

Koeberlé et j'ai pu me convaincre moi-même, à l'aide de ce même réactif, que les conclusions présentées dans le travail du chirurgien de Strasbourg ne pouvaient pas être acceptées.

Sur ma demande, mon ami le Dr *McMunn*, de Wolverhampton, fit des recherches sur la possibilité de déterminer l'origine de ces différents liquides au moyen de l'analyse spectrale. Je lui fournis un grand nombre de spécimens, dont l'origine était exactement connue, mais les résultats de ses recherches furent absolument négatifs. Ils ont été présentés avec tous leurs détails dans son ouvrage (1).

Lorsque le contenu est limpide et que son poids spécifique n'est pas élevé, les ponctions répétées n'ont pas grande conséquence pour l'état général, car on ne soustrait à l'organisme pas autre chose que de l'eau. C'est ainsi que l'on s'explique les exemples, dans lesquels la ponction a été pratiquée

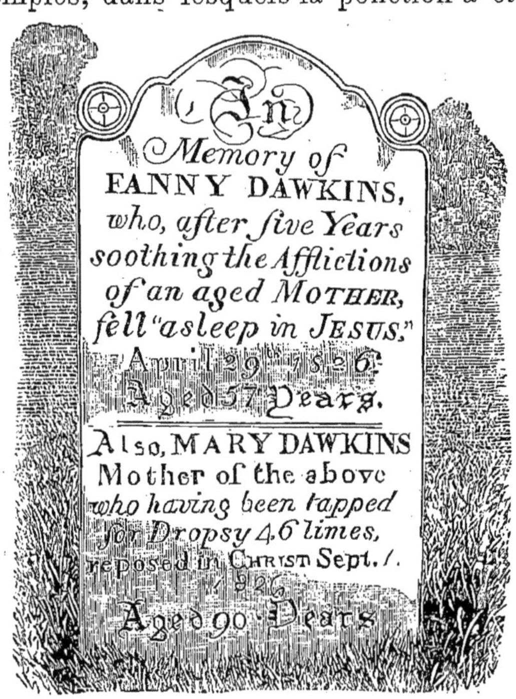

(1) *The spectroscope in Medicin.* London, 1880.

un nombre considérable de fois et pendant de longues années. J'ai trouvé la mention de deux de ces cas sur deux tombes des cimetières de *Romsey*, dans le Hampshire, et de *Bunhill Fields*, les épitaphes, que je crois véridiques, racontent suffisamment l'histoire de ces deux malades :

A la mémoire de Fanny Dawkins, qui après avoir soigné pendant 5 ans une mère âgée s'endormit en Jésus le 29 avril 1826 à l'âge de 57 ans.

Et de Mary Dawkins, mère de la précédente, qui a été ponctionnée 46 fois pour hydropisie, repose en Christ le 1er septembre 1826, âgée de 90 ans.

A Bunhill Fields le monument se rapporte à une dame courageuse dont le souvenir est ainsi perpétué ; sur l'une des faces de la tombe on lit :

Ici repose Dame Mary Page, veuve de Sir Gregory Page, baronnet. Elle quitta cette vie le 11 mars 1728 à l'âge de 56 ans.

L'histoire de la maladie se trouve dans l'inscription, gravée sur l'autre face de la pierre :

Dans l'espace de 67 mois elle a été ponctionnée 68 fois, on a retiré plus de 1000 litres d'eau, sans qu'elle se plaignît jamais de son sort, ni qu'elle redoutât l'opération.

Rapports avec la trompe et l'ovaire. — A part les rapports constants que présentent le revêtement péritonéal et la paroi de ces kystes, il existe encore un autre signe de diagnostic, c'est la situation et les rapports qu'affectent avec eux la trompe de Fallope et l'ovaire. Il y a une vingtaine d'années j'eus l'occasion de faire l'examen médico-légal du corps d'une femme avancée en âge et je trouvai dans son ligament large gauche un kyste du volume d'une orange, rempli d'un liquide séreux, clair et limpide. Il s'était développé en haut et en arrière de la cavité pelvienne gauche, l'ovaire était situé à la partie inférieure un peu en avant et la trompe était étalée sur sa face antérieure. Du côté de l'utérus et à ses côtés existaient deux kystes plus petits ; un troisième, tout à fait minuscule, provenant évidemment d'un canal parovarien distendu, était situé tout près de la tumeur principale. L'ovaire était blanc, ratatiné et ridé, et il n'avait aucun rapport direct avec aucun de ces kystes, quoiqu'il fut en rapport de voisinage avec le plus volumineux par son hile. La trompe de Fallope était normale, et elle ne se trouvait en rapport qu'avec la plus volumineuse de ces tumeurs par son tissu conjonctif lâche.

Il ne pouvait exister pour moi aucun doute que cette autopsie me fournissait ainsi une indication pathologique de grande valeur, car lors d'une ovariotomie, que j'avais pratiquée quelque temps auparavant, j'avais déjà été frappé du fait que l'ovaire correspondant était parfaitement sain et qu'il était séparé de la tumeur, ainsi que la trompe correspondante, par un *mésovarium d'une certaine étendue*. Et en somme je ne puis appeler l'opération que je pratiquai dans ce cas, une *ovariotomie*, car, en passant la chaîne de l'écraseur autour de la base de la tumeur, je ne compris dans la ligature ni l'ovaire, ni la trompe et ces deux organes restèrent dans la cavité abdominale.

Dans les observations des différents chirurgiens ces opérations ont jusqu'à présent été envisagées comme de véritables ovariotomies, l'ovaire et la trompe correspondants à la tumeur ayant toujours été enlevés en même temps que cette dernière. Cette manière de procéder constitue une grossière erreur ; car neuf fois sur dix il est facile de détacher du kyste l'ovaire et la trompe et de les laisser intacts dans la cavité abdominale ; actuellement j'essaie toujours d'opérer d'après ces principes.

Il est assez curieux de constater que tous les premiers cas de soi-disant ovariotomies, c'est-à-dire ceux de la période comprise entre 1827 et 1842, sont, à une exception près, des exemples d'opérations pratiquées pour des kystes parovariens et il est encore plus curieux de remarquer que ce sont ceux qui ont le plus protesté contre l'enlèvement inutile des ovaires, qui ont suivi le plus assidûment cette pratique dans leurs opérations de tumeurs parovariennes.

J'ai par conséquent dressé une liste spéciale de tous mes cas de kystes du ligament large, autant qu'il m'a été possible de le faire. Au début de ma pratique je ne pouvais faire une distinction de ces cas aussi exacte que je le fais actuellement et par ce fait quelques-uns auront certainement échappé à un classement méthodique.

Comme conclusion de toutes mes observations je puis dire, qu'à une seule exception près, j'ai toujours trouvé que dans tous les cas de véritable tumeur uniloculaire l'ovaire n'était pas intéressé, quoique je l'aie vu différentes fois étalé sur la paroi du kyste. J'ai constaté trois ou quatre fois qu'il était relié à la tumeur par un mésovarium plus ou moins distinct et une fois j'ai trouvé dans ce pli péritonéal différents canaux parovariens, mais sans lésions pathologiques; il s'agissait d'une malade de M. Hallwright, chez laquelle j'enlevai il y a environ 13 ans un kyste uniloculaire assez volumineux.

Dans un autre exemple, l'ovaire était sain et il fut laissé à la distance d'environ trois centimètres au-dessous de la ligature; dans un troisième, je trouvai que l'ovaire et la trompe étaient accollés au kyste, mais qu'ils n'en faisaient aucunement partie. Les parois de cette dernière tumeur étaient extrêmement épaisses et elles contenaient, comme dans quelques exemples analogues, une grande quantité de fibres musculaires lisses, fait qui ne me semble en aucune façon parler contre l'origine parovarique que j'attribue à cette tumeur, car les fibres musculaires lisses existent en assez grande quantité dans le ligament large, comme le prouve d'ailleurs la présence en ce point de tumeurs myomateuses.

TUMEURS PAROVARIENNES MULTILOCULAIRES.

Le cas auquel je viens de faire allusion, et où il s'agissait d'une tumeur composée de plusieurs kystes, mais devant rentrer dans la même catégorie que les kystes uniloculaires, se présenta chez une dame âgée de soixante-six ans. Elle était veuve et s'était mariée 43 ans avant l'apparition de sa tumeur. Les règles avaient cessé depuis environ 20 ans et son plus jeune enfant avait 25 ans. Il y avait donc toute raison d'admettre que l'activité fonctionnelle de ses ovaires ne devait plus être très grande. La tumeur fut découverte pour la première fois environ 5 ans avant l'époque où je vis la malade, sa croissance avait été très lente pendant 4 ans, mais elle était devenue très rapide depuis 6 mois. Les parois abdominales étaient très minces, et à la percussion la sensation de flot pouvait être communiquée et était nettement perceptible dans toutes les directions. D'après mon expérience acquise par d'autres cas semblables je posai le diagnostic de *kyste uniloculaire du corps de Wolff*, selon toutes probabilités, sans participation de l'ovaire correspondant.

J'eus raison en ce qui concernait l'ovaire, car je le trouvai, ainsi que la trompe, absolument intact et nullement intéressé par la tumeur, qui s'était développée aux dépens du ligament large. Néanmoins j'avais fait une erreur en ce qui concernait la nature de la tumeur, car au lieu d'être uniloculaire je constatai qu'elle était formée de cinq ou six poches différentes. Leurs parois étaient tout particulièrement minces, car elles ressemblaient à de véritable papier de soie, et cette épaisseur n'était pas augmentée à la base de la tumeur, comme c'est toujours le cas pour les tumeurs multiloculaires d'origine ovarienne. J'ai la conviction que cette tumeur représentait un exemple frappant d'hydropisie d'un certain nombre de canaux parovariens, car, du moment que cette éventualité peut se produire pour un tube isolé, il n'existe aucune raison pour que cela ne puisse se rencontrer simultanément pour un certain nombre d'entre eux.

Ma première opinion sur ce cas se trouva encore confirmée

par un nouvel examen de la tumeur dans le but de rechercher un signe de diagnostic sur lequel le Dr *Bantock* avait attiré mon attention, c'est-à-dire la possibilité de séparer le revêtement externe ou péritonéal de la paroi propre du kyste. Ceci pouvait se faire très facilement à la base de la tumeur jusqu'à une certaine distance au-dessus de l'ovaire, et nous reconnûmes que l'ovaire et son ligament pouvaient très bien être détachés de la tumeur sans léser ses parois. La croissance rapide du kyste pendant les derniers six mois, semble toutefois avoir tendu et aminci les parois à un tel point que le revêtement péritonéal ne pouvait en être détaché que sur une étendue de 6 à 9 centimètres à partir de la base de la tumeur. J'ai acquis la conviction qu'il s'agissait bien ici d'un cas de tumeur parovarienne multiloculaire et je me trouve encore confirmé dans cette opinion par une observation d'un cas de M. *Spencer Wells*, relatée par le Dr *Bantock*, où il s'agissait d'un véritable kyste parovarien biloculaire.

J'ai déjà parlé des rapports de voisinage de la trompe de Fallope avec ces tumeurs ; dans un cas je trouvai que la trompe était considérablement augmentée de volume, elle avait 26 centimètres de long et une épaisseur correspondante de sorte qu'un cathéter n° 12 pouvait facilement être introduit dans son canal à une profondeur de 6 centimètres à partir de l'incision, mais à ce moment elle se contractait subitement et reprenait ses dimensions normales. Elle était fixée sur la tumeur par le revêtement péritonéal du kyste, comme l'uretère est fixé sur la paroi abdominale postérieure ; et elle fut enlevée avec le péritoine, lorsque celui-ci fut détaché de la tumeur, comme on pourrait le faire pour l'uretère en détachant la séreuse sur laquelle il repose.

Diagnostic des kystes parovariens. — Le diagnostic des tumeurs kystiques parovariennes est en général très facile pour une main exercée, car elles donnent la sensation d'une fluctuation uniforme et rapide, se propageant dans toutes les directions de la tumeur. Leur forme est habituellement globulaire et elles ne sont pas mobiles dans le bassin, comme c'est si souvent le cas pour les petits kystes d'origine ovarienne. Elles donnent lieu à fort peu de symptômes et exigent très rarement une intervention d'urgence. Leur croissance est parfois très rapide.

J'enlevai il y a quelques années chez une malade, soignée par le Dr *Campbell*, de Stourbridge, un kyste parovarien très volumineux, dont le développement se fit certainement en moins de six semaines.

Il peut se faire néanmoins que tous les caractères et les quelques symptômes d'une tumeur parovarienne puissent être simulés par une tumeur d'origine ovarienne et il existe encore deux autres variétés de kystes assez rares, qui peuvent aussi donner lieu aux mêmes caractères physiques ; la première est due au développement du canal de l'ouraque ou d'un reste de la vésicule allantoïde et la seconde est, je crois, formée par le développement d'un ovule égaré.

Les parois des tumeurs parovariennes sont parfois si minces et si flasques, qu'à la percussion elles présentent absolument les caractères d'une ascite. Pour le *diagnostic différentiel* entre l'ascite et les tumeurs ovariennes ou parovariennes, il existe un signe qui a une certaine importance ; dans le premier cas on s'aperçoit facilement par le facies de la malade qu'elle souffre de quelques troubles fonctionnels plus ou moins graves, tandis que dans le second cas la malade a l'air d'être en parfaite santé.

C'est à propos de cette variété de tumeurs que se sont produites les interminables discussions sur la pathogénie et sur le meilleur traitement des tumeurs ovariennes, procédés que *Matthews Duncan* a traités avec raison d'*illusoires*. Ainsi *Boinet* pensait que l'on pouvait obtenir la guérison radicale des tumeurs par la ponction simple ou suivie d'une injection iodée, parce que M. *Baker Brown* appelait la formation d'un faux oviducte, l'application de sétons, ou par un certain nombre d'autres procédés plus ou moins barbares et aussi peu scientifiques les uns que les autres.

Nous avons déjà vu que les parois de ces kystes sont toujours très minces, qu'elles ne consistent le plus souvent qu'en une mince membrane de support et une couche d'épithélium cylindrique. Sans aucun doute cet épithélium peut subir toutes les modifications que j'ai décrites pour les kystes de l'ovaire, car je les ai toutes observées pour ces tumeurs parovariennes. Elles peuvent subir la dégénérescence maligne, elles peuvent suppurer ou se gangréner, comme c'est le cas pour les kystes de l'ovaire. D'autre part nous avons déjà vu que leur membrane basale, qui contient beaucoup de fibres musculaires, peut s'hypertrophier jusqu'à atteindre une épaisseur de plus d'un centimètre.

On ne saurait d'ailleurs attacher trop d'attention à ces tumeurs; elles ne doivent jamais être négligées. Au début, leur extirpation est simple et facile. On ne devra jamais perdre du temps à les ponctionner, il faut de suite les opérer par laparotomie comme on le fait pour les tumeurs d'origine ovarienne. Parfois elles se rompent et elles semblent ainsi disparaître spontanément; on a prétendu que cette terminaison pouvait aussi se produire pour les kystes de l'ovaire. Lorsque cet incident survient pendant la période de début il n'aura probablement aucune conséquence fâcheuse, tandis que s'il se produit à une période plus avancée, il pourra en résulter l'inoculation du péritoine, comme si le kyste avait été d'origine ovarienne.

Il y a quelques années j'eus l'occasion d'enlever un kyste parovarien volumineux, qui avait été ponctionné plusieurs fois et qui s'était rompu dans la cavité abdominale. Au moment de l'opération je constatai que toute la surface péritonéale était recouverte de papillomes; la malade succomba peu de temps après.

Le *développement d'un ovule* entre les feuillets du ligament large, résultant de la rupture d'une grossesse tubaire dans cette direction, constitue une circonstance très intéressante du développement de certains cas de grossesse ectopique ; nous en parlerons dans le chapitre consacré à cette étude.

HÉMATOCÈLE DU LIGAMENT LARGE.

La formation d'un épanchement de sang dans la cavité du ligament large se rattache intimement à cette rupture de la trompe gravide, de sorte que ce que nous avons à dire de cet accident se trouvera mieux placé dans ce même chapitre ; je dois néanmoins anticiper un peu sur ce sujet, car je désire parler ici des abcès du ligament large.

Nous abordons ici une question qui a une importance toute particulière au point de vue pathologique et clinique, car l'accident, que l'on a appelé *hématocèle pelvienne,* acquiert une importance considérable si l'hémorrhagie se fait dans la cavité péritonéale, c'est-à-dire en dehors de la cavité du ligament large, tandis qu'elle n'a pas grande signification par elle-même si elle se produit entre les feuillets du ligament, c'est-à-dire si elle reste extra-péritonéale.

Les feuillets du ligament large renferment dans leur épaisseur un certain nombre de vaisseaux et de filets nerveux, dont je n'ai pas encore parlé ; il est inutile d'en donner la description détaillée. Une lésion ou la rupture spontanée d'un de ces vaisseaux détermine un épanchement de sang qui se limitera à la cavité du ligament large et restera par conséquent extra-péritonéal, si le ligament lui-même n'est pas lésé, tandis que, dans le cas contraire, le sang s'écoulera probablement dans la cavité péritonéale, et souvent en si grande quantité que la malade pourra succomber aux suites de l'hémorrhagie.

Quelques auteurs ont proposé de donner le nom d'*héma-*

tome pelvien au premier de ces deux accidents, tandis qu'ils veulent appeler le second « *hématocèle pelvienne* ». Pour différentes raisons, que je ferai valoir plus tard, je préfère conserver l'ancienne dénomination d'*hématocèle* tout inexacte qu'elle puisse être. Elle a été, comme bien d'autres termes impropres, sanctionnée par un long usage, et les noms nouveaux, à moins qu'ils ne donnent une représentation beaucoup plus nette et plus exacte des faits, ne donnent lieu qu'à de la confusion. Le mot hématome ne se recommande en aucune façon et c'est pour cette raison que je ne l'ai pas adopté.

D'après ma propre expérience l'*hématocèle du ligament large* peut être due à trois causes différentes, toutes les trois d'ailleurs consécutives au même accident, la *rupture d'un vaisseau sanguin* et je crois presque toujours *d'une veine.*

La *première cause* et probablement la plus fréquente consiste dans l'arrêt subit de la menstruation à la suite d'une émotion, d'une sensation de froid, etc. Cet arrêt subit provoque une augmentation de pression dans les veinules à parois si minces, situées entre les feuillets du ligament large, puis leur rupture spontanée et un épanchement de sang dans la cavité du ligament.

Après des opérations sur le ligament large, surtout lorsque celui-ci a été lié et compris dans le pédicule d'une tumeur, il survient assez fréquemment une menstruation *supplémentaire*, qui diffère des règles ordinaires. Les vaisseaux compris dans la ligature sont gorgés de sang. Un ou plusieurs capillaires peuvent alors se rompre et il se produit un épanchement de sang entre les feuillets du ligament, dont une partie est comprise dans le pédicule. Si la cavité ligamentaire n'est pas absolument fermée, si par exemple la ligature vient à glisser par suite de la pression exercée par la formation de l'hématocèle, l'hémorrhagie pourra se faire dans la cavité péritonéale et elle peut entraîner la mort de la malade. Mais si la ligature est solide et si la cavité du ligament large reste bien fermée, l'hémorrhagie se limitera à cette région et elle n'aura le plus souvent aucune conséquence fâcheuse. Ces hématocèles sont très fréquentes après les opérations intéressant les ligaments larges, et les chirurgiens, qui ont acquis une certaine expérience de ces opérations, auront eu souvent l'occasion de les observer. Par contre les fabricants de manuels et les auteurs irresponsables et ignorants d'articles anonymes dans les journaux médicaux n'ont aucune connaissance de ces accidents post-opératoires et il faut être indulgent envers eux.

J'ai de bonnes raisons pour croire que ces hématocèles se produisent dans environ 8 0/0 de ces opérations, et elles donnent lieu bien souvent à des troubles sérieux. Dans un autre chapitre je donnerai l'observation d'une malade, chez laquelle je fus obligé de rouvrir l'abdomen, car l'hémorrhagie qui s'était produite entièrement dans la cavité du ligament large était très abondante et menaçait la vie de la malade. Dans trois ou quatre autres cas la suppuration consécutive à cet accident nécessita le drainage de la cavité ; mais tous les autres malades guérirent sans aucune intervention et simplement avec une légère augmentation du pouls et de la température, persistant pendant 4 ou 5 jours.

Ces épanchements de sang surviennent généralement le quatrième ou le cinquième jour après l'opération et ils sont annoncés par une douleur pelvienne et un certain malaise général, *sans aucune distension de l'abdomen*. Il survient une certaine augmentation de la température, le pouls est plus rapide et au *toucher vaginal* on trouve que le plancher pelvien est immobilisé soit d'un seul côté, soit de tous les deux. Si l'épanchement de sang occupe le côté gauche on constatera que le rectum est comprimé et étranglé comme par un anneau qui constitue un signe pathognomonique de cet accident, ainsi que je l'ai déjà fait remarquer il y a une quinzaine d'années.

M. *Pridgin Teale* m'a fourni deux observations très intéressantes se rapportant à cette question, il s'agit de deux hommes ; elles confirment absolument mon opinion et je tiens à les reproduire ici telles que l'auteur me les a envoyées.

38. Cookridge Street. Leeds, *24 décembre 1888.*

« Cher Tait. — Je vous envoie mes deux observations d'*hématocèle périrectale* chez l'homme. Il ne vous sera pas difficile d'en faire un résumé pour votre ouvrage.

Votre dévoué, *T. Pridgin Teale.* »

« *Deux cas d'hématocèle périrectale, simulant un cancer du rectum.* — Dans les deux cas l'accident se produisit à la suite d'interventions nécessitées chez des hommes par une rétention d'urine. La première fois je fis une erreur de diagnostic grossière, partagée d'ailleurs par un autre chirurgien de l'hôpital et par un collègue de Londres, appelé en consultation. Dans le second cas, qui survint quelques années plus tard, je pus faire le diagnostic et en même temps il me donna l'explication du premier cas observé.

Observation I. — La rétention d'urine provenait d'une hypertrophie de la prostate qui avait déjà nécessité plusieurs fois l'emploi du cathéter ; cette fois le médecin traitant n'avait pas pu pénétrer avec la sonde dans la vessie et je fus appelé. Je ne réussis pas davantage et je fus obligé de ponctionner la vessie au-dessus du pubis. Au *toucher rectal* j'avais constaté une tuméfaction irrégulière de la paroi rectale. Environ une semaine plus tard en examinant de nouveau le rectum à l'aide du doigt, à cause d'un état d'irritation tout particulier de l'intestin, provoquant une espèce de dysenterie, je constatai la présence d'un anneau de constriction très dur, que j'envisageai comme un rétrécissement rectal de nature cancéreuse. Ce diagnostic fut confirmé par l'autre chirurgien d'hôpital qui m'accompagnait, et quelques jours plus tard par un des premiers chirurgiens de Londres, qui avait été appelé en consultation. Mais à notre grande surprise le malade guérit et toute trace de l'affection intestinale disparut complètement.

Observation II. — Le second cas se présenta dix ans plus tard, c'est-à-dire il y a six ans. J'avais été appelé chez un malade, présentant une rétention d'urine et chez lequel il existait plusieurs fausses routes étendues, entre la vessie et le rectum. Je réussis à passer un gros cathéter et plus tard le médecin traitant put continuer à sonder le malade sans difficulté.

Comme il existait beaucoup de malaise et une grande irritabilité de la vessie, je pratiquai trois jours après le toucher rectal afin d'examiner la prostate et je constatai une tuméfaction fluctuante, que je ponctionnai par le rectum et d'où j'évacuai un pus fétide. Je me rendis compte de suite que l'ouverture, faite par la ponction dans la muqueuse, était trop petite et en effet je ne pus la retrouver afin de l'agrandir au bistouri. Le lendemain je constatai par le toucher rectal un état des parties absolument semblable à celui de l'observation précédente. L'ampoule rectale était fermée en haut par un anneau dur et étroit, et je reconnus bientôt qu'il était dû à une hématocèle périrectale.

Dans l'espace de quelques jours cet anneau devint moins dur et moins serré, puis il s'effaça complètement. Je ne mets pas en doute que l'abcès fût dû à la suppuration d'un caillot sanguin, et que l'hématocèle ne soit survenue à la suite de ma ponction, dont l'ouverture trop étroite ne permit pas le libre écoulement de l'hémorrhagie sous-muqueuse. Les deux malades guérirent rapidement. »

Ces deux observations se trouvent être les premières confirmations que je sache de mes observations sur la formation de ce rétrécissement du rectum, comme signe caractéristique d'une hématocèle du ligament large. Le seul ennui de cet accident est un retard plus ou moins long dans la convalescence, je n'ai jamais observé d'autres conséquences sérieuses.

La troisième cause d'hématocèle du ligament large consiste dans la rupture d'une grossesse tubaire dans le ligament large (1).

ABCÈS PELVIENS.

Ainsi que je l'ai déjà dit, les hématocèles peuvent suppurer et donner lieu à des *abcès pelviens*, terme que j'emploie exclusivement pour définir les suppurations occupant la cavité du ligament large. Ici encore l'importance pathologique de ces replis péritonéaux est de toute évidence, car si la suppuration existe en dessous du ligament, elle n'a pas une importance vitale, tandis que lorsqu'elle existe de l'autre côté elle peut avoir les conséquences les plus fâcheuses. Néanmoins dans

(1) Voir à ce sujet le chapitre traitant de la *grossesse ectopique*.

chacun des deux cas on doit ouvrir l'abdomen sans délai. Je discuterai plus loin cette méthode de traitement de la péritonite.

J'ai actuellement une grande expérience sur le traitement des abcès du ligament large par cette méthode ; toutes mes opérées ont guéri, de sorte que cette opération a acquis rapidement la faveur générale.

Ma première contribution à l'étude de ce sujet fut un travail publié dans le soixante-treizième volume des *Transactions of the Royal Medical and Surgical Society* de Londres, basé sur une série de 6 cas, dans lesquels la suppuration était consécutive, autant que j'ai pu m'en rendre compte, à des hématocèles du ligament large.

Jusqu'alors je m'étais contenté comme traitement de ces abcès pelviens de ponctionner ces collections par le vagin ou dans le voisinage du ligament de Poupart. Après avoir acquis quelque expérience j'en suis arrivé néanmoins à partager l'opinion de *Emmet*. « Je ne puis, dit-il, envisager l'introduction d'un trocart dans les tissus pelviens en état d'inflammation comme un procédé absolument inoffensif dans tous les cas ». Il est certain que dans bien des cas, où il existe sans aucun doute un abcès logé dans le tissu cellulaire du bassin, le liquide pourra être atteint et évacué à l'aide de l'aspirateur. Mais, d'après ce que j'ai observé, l'amélioration obtenue par ce procédé n'est dans un grand nombre de cas ni complète, ni permanente, et de plus la convalescence a toujours réclamé un temps qui n'est nullement proportionné à l'étendue de la lésion. Cela est aussi vrai pour les abcès qui s'ouvrent d'eux-mêmes que pour ceux qui ont été incisés dans la région de l'aine. Il persiste des fistules, qui peuvent durer souvent des années entières.

Dans bien des cas, même lorsque l'on réussit à atteindre l'abcès par la ponction vaginale, son contenu est de telle nature qu'il ne peut être évacué et j'ai vu fréquemment aussi des cas où la ponction faite au hasard à travers le plancher pelvien induré n'avait pas atteint la cavité de l'abcès ; les symptômes de la présence du pus peuvent souvent être très nets sans qu'on puisse avoir aucune indication sur le véritable siège de l'abcès. *Emmet* veut parler de cette difficulté lorsqu'il écrit : « Je me rappelle un certain nombre de cas que j'ai observés, où il y avait épaississement des tissus, dans lesquels aucun traitement n'a semblé avoir eu le plus léger effet et qui finalement ont passé en d'autres mains ».

La *marche* de ces abcès pelviens a été très bien décrite par le Dr *West* ; je ne puis qu'approuver ce qu'il en dit et je me fais un plaisir de le citer tout au long.

« Dès qu'il y a formation d'abcès le pus cherche à se frayer une voie à l'extérieur soit à travers le vagin, soit à travers l'intestin, dans presque tous les cas où cette inflammation est limitée aux organes contenus dans les ligaments larges. Néanmoins, dans des cas où le tissu cellulaire pelvien est intéressé, le pus se fraye fréquemment un passage entre les muscles et la surface externe du péritoine, l'abcès vient pointer et s'ouvrir de lui-même à travers les parois abdominales dans le voisinage du ligament de Poupart ou un peu au-dessous de cette région. »

« Quoique la cavité de l'abcès ne soit généralement pas très étendue, il devient le plus souvent chronique ; il s'ouvre alors par quelque fistule étroite dans le canal intestinal ; la malade continue pendant des mois et même des années à évacuer du pus par l'anus et on doit retourner à plusieurs années en arrière si l'on veut retrouver la date de la première inflammation pelvienne. »

Dans un exemple cité par le Dr *West*, « les écoulements de pus se produisaient de temps en temps par l'intestin, et ce liquide était souvent mélangé à des matières fécales. Cinq ans après les premiers symptômes de l'inflammation du tissu cellulaire environnant l'utérus, on en constatait encore les résultats sous la forme d'une tumeur, qui était étroitement attachée au rectum et à l'utérus. Ces abcès chroniques se rétractent généralement et les trajets fistuleux qui y conduisent s'oblitèrent peu à peu. De temps en temps il se produit cependant des exceptions. J'ai eu l'occasion d'en observer deux cas, et sir *James Simpson* a publié quelques cas très intéressants, dans lesquels des communications fistuleuses persistantes s'étaient formées entre l'abcès consécutif à l'inflammation du tissu cellulaire pelvien et la vessie, l'utérus ou l'intestin. »

Dans ma propre pratique, je n'ai eu que trop fréquemment autrefois des mécomptes de ce genre, et bien que j'aie enregistré quelques succès en me servant de différents procédés comme la ligature élastique (1), ou la contre-ouverture par le vagin (2), la convalescence dans ces cas a été si longue, que je ne puis considérer ces cas comme favorables qu'en les comparant à ceux dans lesquels il n'y a pas eu de guérison du tout.

Depuis lors, je me suis donc mis, pour les cas de ce genre, à la recherche d'un mode de traitement qui donnerait des résultats aussi satisfaisants que ceux que l'on obtient pour les collections purulentes siégeant dans les autres parties du corps. J'ai trouvé ce moyen dans l'application de la laparotomie au traitement des tumeurs pelviennes et abdominales, et je puis aujourd'hui présenter une série de 36 observations, comprenant tous les cas que j'ai traités par mon nouveau procédé et pour lesquels le succès obtenu a dépassé de beaucoup tout ce que j'avais vu ou entendu dire sur cette question.

J'ai exclu naturellement les cas dans lesquels l'abcès faisait saillie dans le vagin d'une manière évidente dès le début de l'affection ; mais même dans ces cas la guérison a toujours

(1) *Lancet*, 27 juin 1874.
(2) *Lancet*, 3 avril 1875.

été plus longue que dans les six cas que je vais rapporter tout à l'heure.

A côté de cette liste, j'ai une vingtaine d'autres cas, que j'ai opérés par l'incision sus-pelvienne, mais sans ouvrir la cavité péritonéale. D'après la définition de la *section abdominale* que j'ai adoptée, ces cas ne doivent pas être compris dans la présente liste ; la guérison radicale a été obtenue dans chacun de ces cas. Cinquante-huit guérisons consécutives, rapides et permanentes, pour une affection aussi grave que celle dont il s'agit ici, constituent, je pense, un résultat très satisfaisant.

Observation I. — Au mois de février 1879 une malade me fut envoyée par M. *Gwinnet Sharp*, de Walsall, parce qu'elle était atteinte d'une tumeur pelvienne, accompagnée de symptômes très graves. Elle était âgée de 22 ans et était mariée depuis neuf mois. Ses règles avaient toujours été trop fréquentes et trop abondantes et, six semaines avant l'époque où je la vis, elles s'étaient arrêtées brusquement en pleine évolution ; cet arrêt subit avait été accompagné d'une violente douleur pelvienne, douleur qui constitue un des principaux symptômes de l'hématocèle extra-péritonéale.

Quelques jours plus tard elle eut un frisson, il survint de la fièvre et elle devint très malade ; ces symptômes s'étaient encore aggravés quand je la vis dix jours plus tard. Elle était alors amaigrie, fatiguée, on constatait une augmentation de la température vespérale, et il existait une grande sensibilité de toute la partie inférieure de l'abdomen.

A *l'examen local* je trouvai une tumeur volumineuse, fluctuante, située en arrière de l'utérus, y adhérant et s'étendant de chaque côté de cet organe ; elle occupait le bassin et remontait à mi chemin entre l'ombilic et la symphyse pubienne. La voûte pelvienne était dure et immobile, on ne pouvait sentir aucune fluctuation.

La nature de la tumeur ne pouvait donner lieu qu'à deux opinions différentes quant au diagnostic, il s'agissait ou bien d'un *kyste parovarien suppuré avec péritonite* ou bien d'une *hématocèle suppurée*. Je penchai pour la dernière opinion parce qu'elle cadrait mieux avec l'anamnèse et que je n'avais vu que bien rarement des kystes parovariens suppurés tandis que j'avais vu souvent des hématocèles aboutissant à la suppuration.

De toutes façons je me décidai à ouvrir cette collection par l'incision abdominale et c'est aussi ce que je fis. Je trouvai une grande cavité, contenant environ 1200 grammes de pus fétide et une certaine quantité de caillots sanguins en voie de décomposition. Je nettoyai cette poche avec beaucoup de soin et après en avoir suturé les bords à la plaie abdominale j'y fixai un tube à drainage en verre de Kœberlé, long de 15 centimètres. Sept jours après l'opération je remplaçai ce tube par un autre plus court, de 9 centimètres, et une semaine plus tard par un simple drain en caoutchouc. La malade se leva le vingtième jour après l'opération et dix jours plus tard elle rentra chez elle parfaitement bien, l'abcès étant cicatrisé; elle jouit maintenant d'une excellente santé (mars 1880).

Observation II. — Le second cas me fut envoyé par le Dr *Flynn*, auparavant à Birchills, actuellement à Kingstown, Dublin. La malade était âgée de 45 ans et n'avait jamais été enceinte, sauf peut-être une fausse couche assez douteuse bientôt après son mariage, c'est-à-dire 19 ans avant l'époque où je la vis. Des symptômes ressemblant à ceux d'une hématocèle étaient apparus huit mois auparavant et depuis lors elle avait beaucoup maigri, elle avait perdu l'appétit, elle était très tourmentée par une soif continuelle et des sueurs nocturnes, et tous les soirs elle avait de la fièvre.

L'utérus était immobilisé dans une masse, qui occupait tout le ligament large du côté gauche et une partie de celui du côté droit. L'exsudat du côté gauche encerclait le rectum et occasionnait un rétrécissement notable comme le font fréquemment les hématocèles du ligament large gauche. On ne pouvait sentir aucun point fluctuant dans le bassin, quoique les symptômes indiquassent nettement la présence du pus. Je me décidai par conséquent à ouvrir l'abdomen et j'obtins aisément l'assentiment de mon collègue à cette manière de procéder.

Après avoir atteint le péritoine j'ouvris un volumineux abcès, siégeant immédiatement en arrière de la base de la vessie; il siégeait entre elle et l'utérus, mais il s'étendait jusqu'en arrière du rectum. Le plancher et la paroi postérieure de la cavité formant l'abcès étaient constitués par des caillots sanguins organisés, en sorte que son origine était bien due à une effusion de sang dans ce ligament large. Je plaçai un drain en verre, et je le remplaçai, le onzième jour après l'opération, par un tube métallique de Chassagnac. La malade se leva le vingt et unième jour après l'opération et le drain fut enlevé définitivement le vingt-sixième jour. Cette dame rentra chez elle parfaitement bien le trentième jour et elle est restée bien portante depuis lors, il y a maintenant dix mois.

Observation III. — Le troisième cas était une malade de M. *Hallwright*, chez laquelle il avait fait le diagnostic d'*hématocèle* un mois avant que je voie la malade. Il y avait des symptômes de suppuration et je pratiquai exactement la même opération que dans le cas précédent; c'est-à-dire j'ouvris le péritoine, la cavité de l'abcès fut vidée et nettoyée avec soin, et ses bords furent suturés à ceux de la plaie pariétale en laissant un tube à drainage en verre.

C'était aussi un cas d'hématocèle du ligament large, ayant eu son origine dans une grossesse tubaire, s'étant rompue dans la cavité du ligament. Huit jours après l'opération le tube en verre fut remplacé par un drain métallique, qui fut enlevé douze jours plus tard. La malade quitta l'hôpital en parfait état, seulement trente-cinq jours après son admission et elle est restée depuis lors en parfaite santé.

Observation IV. — Marie Anne B..., âgée de 30 ans, est mariée depuis 8 ans, et a eu quatre enfants, dont le plus jeune est âgé de quinze mois. M. *Hallwright* la vit pour la première fois le 12 décembre. Elle lui raconta qu'elle était tombée subitement malade cinq semaines auparavant, qu'elle avait ressenti à ce moment une violente douleur, qui ne l'avait pas quittée depuis lors. Elle fut examinée par M. *Hallwright* qui diagnostiqua la présence d'une *hématocèle* en raison de l'existence d'une tumeur dure volumineuse, siégeant derrière l'utérus.

Quinze jours environ avant que je visse la malade, l'élévation vespérale de la température, des sueurs nocturnes, la soif et l'augmentation de la douleur avaient fait supposer à M. *Hallwright* que l'épanchement sanguin était devenu purulent et lorsque je vis la malade il me fut facile de confirmer cette opinion.

Je la fis entrer par conséquent à l'hôpital, et le 22 décembre je pratiquai la section abdominale, car j'avais trouvé que l'intensité des symptômes avait augmenté et parce qu'à l'examen dans la narcose je reconnus que la masse de l'effusion était trop élevée pour pouvoir être atteinte par le vagin.

La tumeur était constituée par une grande quantité de sang en voie de décomposition, contenue dans une cavité formée par le soulèvement du feuillet postérieur du ligament large, le rectum étant refoulé en avant d'elle ainsi que les gros vaisseaux; placés de chaque côté de lui et ceci jusqu'à la hauteur de la bifurcation de l'aorte. En avant de la tumeur le péritoine descendait à une profondeur inusitée de sorte que, si j'avais ponctionné la tumeur par le vagin, je l'aurais fait à travers la cavité du péritoine. La poche fut ouverte, vidée et nettoyée; j'y laissai un tube à drainage et le péritoine fut refermé de la façon habituelle.

La guérison ne fut ni aussi facile, ni aussi rapide que dans les autres cas, probablement parce que la cavité était plus grande et que l'état général de cette malade était avant l'opération très mauvais, quoique dans un autre cas, dont j'aurai encore à parler, l'état général fût encore pire. Dans le cas présent la température était de 38° 4 avant l'opération et elle s'éleva à 40° le second jour. Elle ne tomba à 37° que le dixième jour, le 31 décembre. Le drain fut enlevé le 10 janvier et le 17 la plaie était parfaitement cicatrisée; la malade quitta l'hôpital le 26.

Je la revis le 26 février et j'eus peine à la reconnaître, tant le rétablissement de sa santé était étonnant. Au lieu d'une femme émaciée, moribonde, je me trouvai en présence d'une personne présentant l'aspect d'une parfaite santé; elle me dit qu'elle pouvait aller et venir et travailler aussi bien qu'elle ne l'avait jamais fait de sa vie.

Je suis absolument convaincu que si, dans ce cas, j'avais retardé l'opération de quelques jours, la malade aurait succombé et la ponction vaginale, en supposant même que l'on eût évité la cavité péritonéale, n'aurait pas suffi à vider la poche des caillots sanguins qu'elle contenait.

Observation V. — Anna S..., âgée de 28 ans, me fut envoyée en janvier 1882 par le Dr *Gordon*, de Walsaall. Elle est mère de trois enfants dont le plus jeune est âgé de trois ans. Il y a quatre mois elle présenta des symptômes ressemblant à ceux qui annoncent un épanchement de sang subit dans le ligament large.

Pendant un mois elle fut encore capable d'aller et venir, mais pendant les trois derniers mois elle fut obligée de garder continuellement le lit et la nature des symptômes indiquait clairement l'existence d'une suppuration. Le Dr *Gordon* avait reconnu la présence d'une masse située derrière l'utérus, dans laquelle on ne pouvait percevoir aucune fluctuation et qui était immobile.

Je l'admis à l'hôpital et, supposant qu'il s'agissait d'un cas d'hématocèle suppurée, je lui ouvris le ventre le 5 janvier et je me trouvai en présence d'un cas semblable au précédent, sauf que l'effusion de sang, en partie décomposé, n'était pas aussi volumineuse. Je la traitai de la même manière et la guérison fut beaucoup plus facile et plus rapide car la malade quitta l'hôpital le 17 janvier et elle était déjà en parfaite santé avant la fin de février.

Observation VI. — Madame H..., âgée de 29 ans, s'était mariée à 18 ans, avait eu un enfant dans la même année et n'avait pas été enceinte depuis lors. Je la vis sur la demande du Dr *Mellington*, de Wolverhampton, qui la soignait avec le Dr *Blackford*, de Cannock, avec lesquels je me rencontrai en consultation le 15 janvier 1882.

Par les renseignements qui me furent donnés, j'appris que environ neuf semaines auparavant, en conduisant par un jour très froid et pendant ses règles en voiture ouverte, elle avait ressenti subitement une violente douleur pelvienne et en même temps les règles s'étaient arrêtées. Depuis lors la douleur avait persisté et elle avait même augmenté dernièrement.

Depuis le début de la maladie ses règles étaient revenues à deux intervalles irréguliers, elles avaient été très abondantes et pendant leur écoulement la douleur était devenue beaucoup moins forte. Le Dr *Mellington* avait découvert quelques semaines avant ma visite une tumeur pelvienne et il l'avait envisagée comme un épanchement de sang. Depuis trois semaines elle avait des sueurs nocturnes, une faiblesse presque continuelle, une soif intense, une perte complète de l'appétit et différents autres symptômes d'hecticité.

Lorsque je l'examinai cette tumeur formait avec tous les organes pelviens une masse d'une dureté presque cartilagineuse et l'utérus était compris au milieu d'elle. La vessie était en avant d'elle et le rectum était étranglé par un anneau dur. La masse pouvait être sentie au-dessus du bassin sous forme d'une tumeur ronde et non fluctuante, les intestins la recouvraient en avant. La malade était presque arrivée au dernier point de l'épuisement et de l'émaciation. Il n'existait aucune difficulté pour poser le diagnostic d'hématocèle suppurée.

Avec l'aide du Dr *Blackford,* nous l'amenâmes à Birmingham et le 21 j'ouvris l'abdomen et je trouvai exactement ce que j'avais supposé. Les deux feuillets du ligament large, l'antérieur et le postérieur, étaient absolument soulevés en dehors du bassin et le seul tissu que je pus reconnaître nettement fut la base de la vessie et celle-ci semblait former la limite antérieure de la tumeur. De ce point elle s'étendait en arrière au niveau du détroit supérieur du bassin et sa limite postérieure était marquée par la bifurcation de l'aorte.

Le contenu de cette poche était nettement liquide, aussi l'ai-je ponctionnée avec l'aiguille aspiratrice et j'évacuai ainsi plus d'un demi litre de pus coloré par du sang coagulé. J'incisai ensuite la poche à partir du point de la ponction, d'avant en arrière et je constatai que sa base était constituée par une couche épaisse de caillots stratifiés, durs et rigides. Je reconnus l'utérus se détachant de cette masse, mais je ne pus découvrir le rectum.

Je suturai les bords de cette cavité à la partie inférieure de la plaie abdominale, je fermai le reste de la cavité péritonéale, et je laissai dans la poche un gros tube à drainage en verre. Après l'opération la température de la malade ne s'éleva jamais au-dessus de 37°, elle n'eut plus de malaise, ni de sueurs nocturnes et son appétit devint excellent dès le troisième jour. Le douzième jour je remplaçai le drain en verre par un tube métallique de petit volume, lorsque l'écoulement devint du pus de bonne nature et exempt de débris de caillots. Ce petit drain fut enlevé le 15e jour après l'opération et, le vingt-quatrième jour, le trajet était absolument cicatrisé. La malade avait engraissé et repris des couleurs, elle pouvait se promener et le vingt-septième jour elle retourna chez elle en parfaite santé ; l'utérus cependant était encore tout à fait immobilisé et je suppose qu'il restera ainsi pendant des années. J'ai revu très souvent cette malade depuis son opération et sa santé est restée excellente jusqu'à ce jour.

Voici donc les premiers cas que je publiai se rapportant à cette question et je n'ai rien à y ajouter, sauf qu'actuellement je crois que ce dernier cas et le troisième étaient des exemples d'hématocèles suppurées, dues au passage d'une grossesse tubaire dans le ligament large. Dans le dernier cas que j'opérai, j'ai pu vérifier l'exactitude de cette interprétation par la découverte de débris placentaires, et je tiens à terminer ce sujet en donnant les détails de cette observation.

Observation VII. — E. C. mariée, âgée de 40 ans, me fut envoyée par le Dr *Hindle*, de Leicester, qui l'avait soignée pendant une quinzaine de jours. Les premiers symptômes avaient consisté en douleurs lombaires et en légères douleurs expulsives, suivies par une rétention d'urine et des douleurs plus aiguës. A l'examen vaginal il trouva une tumeur dure, s'étendant latéralement et qui pouvait être sentie à la palpation à travers les parois abdominales. La malade était mariée depuis une vingtaine d'années et n'avait jamais eu d'enfants. Elle avait été réglée très régulièrement jusqu'à la première semaine de décembre et depuis lors elle n'avait rien vu.

A l'examen local je trouvai une masse volumineuse, avec une fluctuation douteuse, s'élevant du côté du rein droit et atteignant un niveau un peu moins élevé à la base du rein gauche. Elle remplissait complètement le bassin, l'utérus étant repoussé en avant d'elle et le col ne pouvait pas être atteint par le doigt, la fluctuation à travers cette masse n'était pas très nette.

Je posai le diagnostic d'épanchement sanguin, probablement suppuré, occupant la cavité du ligament large.

Le 23 janvier, assisté par le Dr *Holford Walker*, j'ouvris l'abdomen et avant d'avoir atteint la cavité péritonéale j'ouvris par mégarde la vessie, dont la base remontait presque à la hauteur de l'ombilic. Dès que le péritoine fut ouvert j'arrivai immédiatement sur le fond de l'utérus et en arrière de celui-ci la tumeur atteignait la hauteur que j'ai déjà indiquée.

Pendant que je m'efforçais de reconnaître les rapports exacts de la tumeur avec le rectum et l'utérus, mes doigts passèrent tout à coup dans une cavité, de laquelle s'échappa une grande quantité de débris purulents et qui était remplie de liquide floconneux. Je lavai la cavité par cette ouverture, mais, trouvant qu'il était impossible de drainer à travers cet orifice, je fis une incision sur la face antérieure de la paroi du kyste, constitué par le ligament large, directement en arrière du fond de l'utérus et par cette nouvelle ouverture je pus encore enlever une grande quantité de débris purulents, dont quelques-uns de gros volume. Je suturai les bords de cette incision à la partie inférieure de la plaie abdominale et je laissai dans la cavité un tube à drainage de gros volume.

La guérison suivit son cours normal. Le 25 je remplaçai le drain par un plus petit et le 26 tout écoulement ayant cessé je l'achevai complètement et la plaie guérit parfaitement. Néanmoins l'angle inférieur se rouvrit un peu plus tard et il se forma une fistule urinaire; mais celle-ci aussi se referma lentement et le 16 février la malade rentra chez elle en convalescence, l'angle inférieur de la plaie étant encore un peu ouvert.

L'examen minutieux de quelques-uns des débris retirés de cette poche nous démontra qu'il s'agissait de fragments de placenta, et par conséquent il n'est pas douteux que nous ayons eu affaire à un cas de grossesse ectopique développée dans le ligament large, probablement dans le ligament droit, et ayant donné lieu à une hématocèle extra-péritonéale volumineuse, arrivée à la suppuration. Je pense que ce cas aurait pu, à la rigueur, être traité par l'incision vaginale, mais je ne pense pas qu'il eût été aussi facile d'évacuer les débris par cette voie que par l'opération sus-pubienne, comme nous l'avons fait.

Dans tous ces cas je suis convaincu que la ponction vaginale eût été inutile. Le plus souvent, si l'abcès s'était ouvert de lui-même, il l'aurait fait dans le rectum. Dans le dernier cas il est probable qu'il se serait ouvert dans le pli de l'aine, mais je pense que dans tous ces cas, à l'exception du second, la mort serait survenue longtemps avant qu'un orifice naturel ait été établi.

Je crois pouvoir tirer de cette série de cas les conclusions suivantes : l'ouverture de ces abcès pelviens par la section abdominale n'est une opération ni difficile, ni dangereuse ; par cette intervention, la guérison est plus certaine et plus rapide que par aucun autre procédé, et dans l'avenir je conseillerai toujours l'incision exploratrice quand je serai convaincu qu'il existe un abcès qui ne peut être atteint ni vidé d'une façon satisfaisante par le vagin.

KYSTES DERMOÏDES

Parmi les cas de *kystes parovariens* que j'ai eu l'occasion de voir, j'en ai rencontré un qui présentait des caractères tout particuliers, car il contenait des éléments dermoïdes qu'auparavant je n'avais jamais trouvés qu'associés à des tumeurs d'origine ovarienne ; mais dans ce cas ce kyste était *intra-ligamentaire*. Je le décortiquai de son revêtement péritonéal et je laissai l'ovaire intact. Cette opération fut pratiquée le 15 décembre de l'année dernière sur une malade âgée de 60 ans, qui m'avait été envoyée par le Dr *Thompson*, de Nottingham ; l'extirpation de cette tumeur fut excessivement difficile. La malade guérit parfaitement et rentra chez elle le 12 janvier. La description suivante de la tumeur a été faite par mon assistant, M. *Teichelmann*.

« Le kyste avait été énucléé. Il contenait environ 6 litres de liquide coagulé, et une masse de cheveux du volume de deux petits poings, réunis ensemble par une substance sébacée graisseuse, ayant la consistance du beurre. Les cheveux étaient légèrement rougeâtres et d'une longueur variant de 3 à 9 centimètres. La paroi du kyste était de structure fibreuse et variait, comme épaisseur de 2 à 15 millimètres. Les parois internes étaient légèrement rugueuses et veloutées dans la plus grande partie de leur étendue, et à l'examen microscopique elles présentaient une couche mince de tissu dégénéré de granulations graisseuses reposant sur une couche fibreuse. Par ci par là on voyait quelques taches jaunes brunâtres claires, légèrement plus élevées et rudes au toucher. »

« Ces plaques, qui, au premier abord, semblaient être formées par la couche cornée de l'épiderme, se trouvèrent, à l'examen microscopique, être constituées par un tissu caséeux sans structure propre et imprégné de sels calcaires. A la partie la plus épaisse de la paroi se trouvaient deux petites proéminences, chacune du volume d'une grosse noix ; elles faisaient saillie dans l'intérieur du kyste et au sommet de chacune d'elles se trouvaient quelques touffes de poils. Sur leur surface elles présentaient absolument l'aspect du cuir chevelu et à la coupe on trouva qu'elles étaient remplies d'une substance graisseuse molle, recouverte par un tissu cutané semblable à celui du crâne ».

« A l'examen au microscope, on trouva que la structure était analogue à ce dernier, sauf les différences suivantes : L'épiderme était plus mince, la couche cornée était très peu représentée, les glandes sébacées étaient volumineuses, multiloculaires et plus fortement développées. Le tissu sous-épidermique était moins fibreux, les papilles plus rares et pas bien marquées. L'épaisseur de la couche graisseuse était d'environ 1 centimètre dans sa partie la plus épaisse et elle contenait peu de tissu fibreux. La distribution de la graisse était homogène et non sous forme de lobules, comme c'est habituellement le cas pour le cuir chevelu. La couche fibreuse du kyste était passablement pourvue de vaisseaux sanguins. »

KYSTES HYDATIQUES

Parmi les affections *rares* du ligament large que j'ai rencontrées, il y a un cas remarquable de *kyste à échinocoques* chez une jeune femme mariée, âgée de 30 ans, qui me fut confiée par le Dr *Annie Clark*. L'opération fut faite le 19 mars 1887.

Le diagnostic était celui de tumeur pelvienne, probablement du ligament large et après l'incision de la capsule il s'écoula plusieurs litres d'hydatides, de vulgaires échinocoques. Il ne pouvait exister aucun doute sur l'origine de la tumeur ; elle était exactement limitée au ligament large gauche, elle repoussait l'utérus à droite et elle occupait toute la cavité pelvienne et une bonne partie de l'abdomen. Les bords de la poche furent suturés à la paroi abdominale et je laissai dans la cavité un tube à drainage en verre. Pendant plusieurs jours des hydatides continuèrent à être évacués par le drain. Il put être retiré le dixième jour après l'opération et le 4 avril la malade rentra chez elle en parfaite santé. Elle est restée guérie depuis lors.

MYOMES.

Ainsi que je l'ai déjà dit, j'ai enlevé du ligament large trois myomes, de volume variable, qui n'avaient aucune espèce de continuité avec l'utérus. L'un d'eux pesait au moins 11 livres, les deux autres entre deux et trois livres. Ils étaient tous œdématiés et ils ne présentaient sous le microscope aucune différence de structure avec les myomes mous œdématiés de l'utérus.

Dans le dernier de ces cas il s'agissait d'une dame âgée de 55 ans, qui me fut amenée par M. *Hodgson Wright*, de Halifax. Elle n'était plus réglée depuis 7 ans, et elle s'était aperçue pour la première fois il y a trois ans d'une grosseur du côté droit, qui avait rapidement augmenté de volume et qui, comme je l'ai dit, fut enlevée par énucléation le 16 juillet de l'année dernière, le pédicule formé par la capsule ayant été compris dans un serre-nœud comme pour une hystérectomie. La description suivante de la tumeur me fut remise par mon assistant, M. *Teichelmann* :

« La tumeur, qui pèse un peu plus de 2 livres, était attachée au ligament large par un large pédicule œdématié, s'insérant non loin, mais bien nettement séparé du bord gauche de l'utérus. Après la section de la tumeur il s'en échappa une grande quantité de liquide. Les lacunes des parties œdématiées étaient plus petites et plus nombreuses et il y avait moins de tendance à la formation de kystes distincts que dans les myomes utérins œdématiés. D'ailleurs les coupes présentaient le même aspect que celles dont nous avons donné la reproduction dans la figure (23), montrant des cloisons de fibres musculaires lisses séparées par un liquide séreux et du tissu fibreux et musculaire dégénéré ».

Ce cas vient encore à l'appui de mon opinion, que le myome œdématié non seulement est une affection différente de la variété multinodulaire, mais qu'en plus elle n'a rien à faire avec les fonctions de la menstruation.

Nos	Résidence.	Médecin traitant.	Age.	Mariée ou célibataire	Date.	Guérison ou mort
					1869	
1	Wakefield	M. W. R. Milner	45	M	5 décemb.	G
					1872	
2	Birmingham	M. Hallwright	32	M	8 mai.	G
3	Wellington	Dr Marsden	66	V	22 juin.	G
4	Solihull	M. Lowe	28	C	9 décemb.	... M
					1878	
5	Bromyard	Dr Etheridge	42	M	19 janvier.	G
6	Birmingham	L. T	22	M	25 mai.	G
7	Preston	Dr Moore	23	C	7 août.	G
8	Birmingham	Dr Evans	49	M	2 »	G
9	Stonehouse	Dr Eshelby	20	C	7 sept.	G
10	Birmingham	L. T	27	M	6 »	G
					1879	
11	Tamworth	Dr Fausset	46	M	28 mars.	G
12	Wellington	Dr Macarthy	30	M	25 juin.	G
13	Glasgow	Dr McLachlan	28	M	8 juillet.	G
14	Dudley	M. Messiter	30	C	31 »	G
15	Dudley	Dr Higgs	18	C	9 août.	G
16	Dudley	Dr Higgs	39	M	15 »	G
17	Birmingham	L. T	37	M	18 »	G
18	Moxley	Dr Blackwood	40	M	22 »	G
19	Dudley	M. Steele	36	M	25 nov.	G
20	Atherstone	Dr Handford	17	C	1er déc.	G
21	Birmingham	M. Yates	27	M	10 »	G
					1880	
22	Kidderminster	Dr Spofforth	15	C	14 janv.	G
23	Birmingham	Dr Badger	48	M	27 »	G
24	Birmingham	M. Fairley	15	C	1er avril.	G
25	Birmingham	Dr Drummond	48	M	6 octob.	G
26	Hednesford	Dr Marsh Stiles	41	C	2 déc.	G
					1881	
27	Birmingham	L. T	40	M	8 août.	G
28	Worcester	Dr Woodward	51	M	12 sept.	G
29	Llandulas	Dr Turner	48	M	24 »	G
					1882	G
30	Dudley	L. T	46	M	11 janv.	G
31	Birmingham	Dr Leech	28	M	17 février.	G
32	Birmingham	Dr Drury	37	M	3 mars.	G
33	Walsall	Dr Oliver	28	M	5 mai.	G
34	Stonehouse	Dr Walters	27	M	7 juin.	G
35	Birmingham	L. T	27	C	24 »	G
36	Bickenhill	Dr Quirke	50	C	10 juillet.	G
37	Derby	Dr Boswell	48	M	20 sept.	G
38	Birmingham	L. T	26	M	7 oct.	G
39	Wolverhampton	Dr Scott	44	M	6 nov.	G
40	Derby	M. Legge	58	M	21 »	G
41	Southampton	Dr Lake	39	M	17 déc.	G
					1883	
42	Wolverhampton	Dr Moore	29	M	28 janv.	G
43	Birmingham	L. T	27	C	13 mars.	G
44	Derby	Dr Copestake	32	V	31 »	G
45	Longton	M. Folker	54	C	12 avril.	G
46	Birmingham	M. Freer	32	M	14 »	G
47	Birmingham	L. T	54	M	21 »	G
48	Birmingham	Dr Hickinbotham	43	M	27 »	G
49	Gloucester	Dr Ellis	43	M	28 »	G
50	Birmingham	L. T	32	M	1er juin.	G

Nos	Résidence.	Médecin traitant.	Age.	Mariée ou célibataire	Date.	Guérison ou mort
51	Coleshill........	Dr Clark..............	28	M	2 juillet.	G
52	Abergele........	Dr Griffiths	32	M	30 »	G
53	Kidderminster...	Dr Jotham	55	C	16 août.	G
54	Walsall.........	Dr Hubbard............	37	M	4 novemb.	G
55	Alderley	Dr Smith	58	C	6 »	G
					1884.	
56	Birmingham	L. T..................	42	M	7 janvier.	G
57	Oswestry........	Dr Beresford...........	54	M	19 »	G
58	Birmingham	Dr Craig..............	37	M	12 mars.	G
59	Birmingham	L. T..................	32	C	13 »	G
60	Sutton..........	Dr Evans	18	C	21 »	G
61	Nottingham	M. Euan Smith.........	35	M	3 mai.	G
62	Llantrissant.....	Dr Davies..............	48	M	26 »	G
63	Birmingham	M. Whitcombe.........	34	C	27 »	G
64	Coventry........	Dr Fenton.............	29	C	3 juillet.	G
65	Birmingham	M. Harmar............	29	M	20 octobre.	G
66	Birmingham	L. T..................	25	C	31 »	G
67	Birmingham	Dr Thomas.............	20	M	31 »	G
					1885.	
68	Derby	Dr Taylor..............	40	M	23 janvier.	G
69	Birmingham	Dr Malins..............	25	M	15 mai.	G
70	Thirsk..........	Dr Hartley	53	M	14 juillet.	G
71	Birmingham	Dr Shillitoe............	40	M	20 »	G
72	Birmingham	Dr C. Marriott.........	30	M	23 »	G
73	Birmingham	L. T..................	31	M	25 »	G
74	Birmingham	M. Hallwright..........	29	M	25 août.	G
75	Leicester........	Dr Clifton.............	31	M	18 sept.	G
76	Kidderminster...	Dr Addenbroke.........	34	M	28 »	G
					1886.	
77	Stroud..........	Dr Howsin.............	46	M	15 janvier.	G
78	Abergaveny.....	M. Shillitoe...........	30	M	23 février.	G
79	Watham.........	Dr Emmerson	55	M	17 mars.	G
80	Wolverhampton.	Dr Lycett	38	C	9 juin.	G
81	Birmingham	L. T..................	39	M	16 »	G
82	Coventry........	Dr MacVeagh	39	M	13 octobre.	G
83	Malvern.........	Dr Weir	29	M	29 »	G
84	Birmingham	M. Bracey	37	C	29 novemb.	G
85	Rugby..........	L. T..................	53	C	13 décemb.	G
					1887.	
86	Hawick	Dr Calvert	37	M	19 février.	G
87	Kettering	Dr Hawkins............	46	M	7 mars.	G
88	Warrington.....	Dr Adams.............	22	C	15 juillet.	G
89	Birmingham	L. T..................	59	M	20 août.	G
					1888.	
90	Bridgnorth......	L. T..................	25	C	15 janvier.	G
91	Harrogate.......	Dr Souter.............	42	M	5 mars.	G
92	London.........	Dr Sykes..............	41	M	31 mai.	G
93	Tipton..........	M. Hicks..............	49	M	30 juillet.	G
94	Great Grimsby...	L. T..................	35	M	30 août.	G
95	Bonau	L. T..................	61	M	31 »	... M
96	Redditch........	Dr C. Smith...........	22	C	14 sept.	G
97	Whaley Bridge..	Dr Stirling Anderson....	26	M	18 octobre.	G
98	Leicester.......	Dr Bryan	22	M	3 novemb.	G
99	Birmingham	Drs Jones et Wilson.....	40	M	28 »	G
100	Nottingham.....	Dr Thompson	50	M	15 décemb.	G
					1889.	
101	Cleckheaton.....	Dr Sykes..............	25	C	11 janvier.	G
102	Cadoxton........	M. G. Neale	34	M	11 »	G

Nos	Résidence.	Médecin traitant.	Age.	Mariée ou célibataire	Date.	Guérison ou mort
					1878	
1	Bromyard.......	Dr Etheridge...........	42	M	19 janv.	G
					1879	
2	Walsall.........	M. Gwinnet Sharp......	22	M	3 févr.	G
3	Birchills.........	Dr Flinn...............	45	M	7 juillet	G
4	Birmingham.....	M. Hallwright..........	37	M	13 déc.	G
5	Birmingham.....	M. Hallwright..........	30	M	22 »	G
					1880	
6	Walsall.........	Dr Gordon.............	28	M	5 janv.	G
7	Wolverhampton.	Drs Millington & Blackford.................	29	M	21 »	G
8	Birmingham.....	L. T...................	28	M	5 juillet	G
9	Birmingham.....	Dr Drummond	27	V	10 »	G
10	Birmingham.....	Dr Kenny...............	17	C	3 sept.	G
11	Wolverhampton.	Dr Lycett.	19	C	11 nov.	G
					1881	
12	Wolverhampton.	Dr Totherick............	11	C	7 janv.	G
13	Birmingham.....	Dr Drummond..........	27	V	9 »	G
14	Birmingham.....	Dr Smith...............	33	M	2 août	G
15	Birmingham.....	Dr Flairley.............	36	M	17 »	G
16	Liverpool........	Dr Macfie Campbell.....	22	C	29 sep.	G
17	Birmingham.....	Dr Hickin...............	27	M	12 nov.	G
18	Birmingham.....	Dr Newton.............	18	C	30 déc.	G
					1882	
19	Birmingham.....	Dr Taylor..............	32	M	13 janv.	G
20	Bilston..........	Dr Price...............	36	M	29 juin.	G
21	Coventry........	Dr Mac Veagh..........	26	M	28 juillet	G
22	Birmingham.....	Dr Edginton	23	M	22 oct.	G
23	Brierley Hill.....	Dr Ellis................	29	M	25 nov.	G
					1883	
24	Birmingham.....	Dr H. C. Wilson.......	41	M	27 janv.	G
25	Birmingham.....	L. T...................	37	M	22 févr.	G
26	Birmingham.....	Dr Boddy...............	38	C	12 juillet	G
					1884	
27	Coventry........	Dr Fenton	15	C	6 mars.	G
28	Stourbridge.....	Dr Bailey..............	27	M	18 juillet	G
29	Birmingham.....	Dr Nicholls	29	C	8 déc.	G
					1885	
30	Walsall.........	Dr Somerville..........	26	M	1er nov.	G
					1886	
31	Stourbridge.....	Dr Pearson	14	C	5 févr.	G
32	Cardiff..........	Dr Ross................	26	M	12 avril	G
					1887	
33	Skipton.........	Dr Cresswell...........	29	M	8 juillet	G
					1888	
34	Birmingham.....	Dr Notley..............	31	M	8 mai	G
35	Birmingham.....	Dr Patrick.............	31	M	8 juin	G
36	Birmingham.....	Dr Jones...............	38	M	14 nov.	G
					1889	
37	Leicester........	Dr Hindle..............	41	M	23 janv.	G

VII

Maladies des ovaires et des trompes (1).

ANATOMIE ET PHYSIOLOGIE DE L'OVAIRE

Structure de l'ovaire. — Les descriptions *purement anatomiques* de l'organe concordent toutes assez bien ; mais il existe une grande variété d'opinions entre les travaux qui traitent de sa structure intime, de son développement, de ses fonctions et de ses modifications. De 1870 à 1875 je me suis beaucoup occupé de travailler cette question, mais depuis lors les nombreuses occupations de ma pratique ne m'ont pas permis de poursuivre mes recherches aussi complètement que d'autres l'ont fait, tout particulièrement M. *F. M. Balfour*, l'embryologiste distingué. C'est lui qui a fourni sur cette question les données les plus importantes et les plus complètes. Les résultats que j'ai obtenus concordent absolument avec ses conclusions et ses descriptions et par conséquent, pour cette partie de mon sujet, j'ai mis largement ses travaux à contribution.

Je n'ai jamais vu, sur un même sujet, les deux ovaires identiques comme situation, volume, forme et aspect.

Le *volume* des ovaires varie avec l'âge ; et, à un moindre

(1) Le Dr *Lawson Tait* reproduit presque intégralement dans ce chapitre, certaines parties de son *Traité des maladies des ovaires* dont le Dr *A. Olivier* a publié une traduction française (O. Doin, Paris, 1886). Il nous a paru inutile d'en réimprimer la traduction littérale ; comme, d'autre part, on ne pourrait supprimer un chapitre de cette importance sans détruire l'harmonie de l'œuvre originale, nous nous sommes décidé, après en avoir référé à l'auteur, à donner le résumé des parties communes en conservant intégralement toutes celles qui sont nouvelles ; nous engageons donc le lecteur désireux de posséder plus de détails sur cette question à recourir à la traduction très consciencieuse du Dr *Olivier* (*Note de l'éditeur*).

degré, il en est de même de la distance qui les sépare de l'utérus. Nous donnons ici le tableau des mensurations de *Henning* ; il en ressort que l'ovaire atteint son plus grand volume pendant les six semaines qui suivent l'accouchement.

TABLEAU DE HENNING

donnant en centimètres les dimensions et la position des deux ovaires aux différentes périodes de la vie et dans les différentes conditions sociales.

	Dans l'enfance	Vierges	Prostituée.	Femmes mariées	Multipares	Puerpérales	Veuves	Divorcées	Ménopause	Vieillesse
Longueur de l'ovaire, droit	1,3 à 3,2	3,8	3,4	3,0	2,5	4,4	3,5	3,5	3,1	2,9
— — gauche		3,7	3,8	2,8	2,4	5,5	3,2	3,1	2,5	2,7
Largeur de l'ovaire, droit	0,2 à 1,4	1,9	1,8	1,7	1,2	1,3	1,6	1,4	1,5	1,1
— — gauche		1,5	1,7	1,5	1,2	1,4	1,7	1,4	1,4	1,0
Épaisseur de l'ovaire, droit	0,2 à 0,6	1,0	0,9	1,0	0,8	0,8	0,8	0,9	0,8	0,8
— — gauche		1,0	0,9	0,9	1,1	0,9	0,8	1,0	0,8	0,9
Distance de l'utérus à l'ovaire, droit	1,0 à 4,0	3,4	4,4	4,7	5,5	8,0	3,8	4,0	4,0	4,0
— — gauche	1,2 à 3,7	3,3	4,5	4,7	5,0	7,0	4,2	4,2	3,7	4,5
Nombre des cicatrices de l'ov., droit	0	6	14	21	22	8	24	17	15	14
— — gauche	0	9	13	21	21	8	26	18	24	11

La *coloration* des ovaires sur le vivant lorsqu'ils sont absolument sains, est nacrée, on voit çà et là à travers la

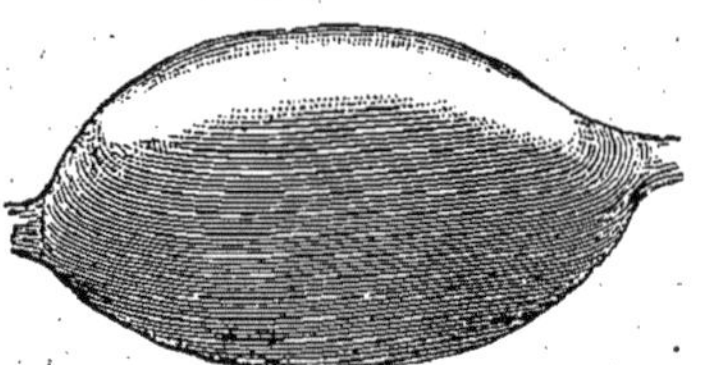

Fig. 26. — Ovaire d'une jeune fille de 19 ans (d'après Kisch).

tunique externe une tache bleu grisâtre indiquant l'existence d'un follicule qui va se débarrasser de son nucléus ou disparaître. Lorsque le follicule va se rompre ou lorsqu'il vient de se rompre, la tache présente une coloration pourpre foncée.

Forme. — Les ovaires ont une forme olivaire, la face antérieure est plus aplatie que la face postérieure. L'extrémité externe est arrondie, tandis que l'extrémité interne est effilée et comprise en partie dans le ligament large. Ces caractères permettent de reconnaître l'ovaire droit du gauche, lorsque les glandes sont saines. Le *poids moyen* de l'ovaire est d'environ 9 grammes (*Farre*).

Situation. — Les ovaires sont généralement situés au niveau de l'entrée du petit bassin, en arrière des trompes de Fallope et des ligaments ronds. Mais il faut se rappeler que le plan occupé par la trompe est très difficile à décrire et que les renseignements que l'on trouve sur ces organes dans les traités sont absolument inexacts. La trompe se détache de la corne de l'utérus, à peu près au niveau de l'ovaire. Elle s'in-

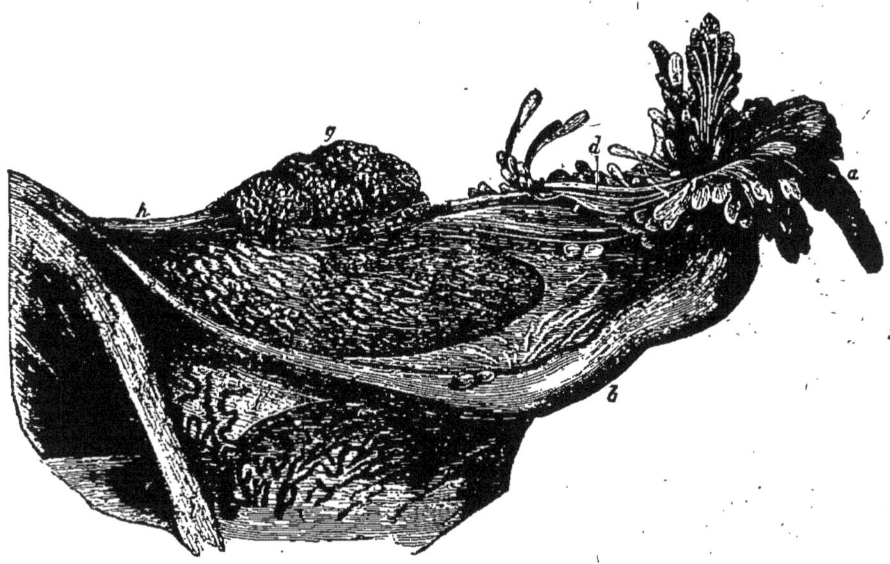

Fig. 27. — *Vue de face du ligament large gauche* (d'après Richard).

a, pavillon et ranges. *b*, corps de la trompe. *c*, ouverture de l'infundibulum. *d*, ligament tubo-ovarique une des ranges). *e*, extrémité utérine de la trompe. *f*, méso-salpinx. *g*, ovaire. *h*, ligament utéro-ovarien. *i*, fond de l'utérus. *l*, ligament rond. *h*, *d*, *b*, *l*, sont les trois replis du ligament large.

curve d'abord en haut et légèrement en avant, puis en bas et autour de l'ovaire, et elle se dirige enfin en arrière et légèrement en dedans, de sorte que par cette courbure, accentuée encore par la traction du ligament tubo-ovarique, le pavillon se trouve dirigé en haut et en avant vers l'ovaire.

Rapports avec le péritoine. — Lorsque la trompe est

courte et que le méso-salpinx est large, la trompe constitue une véritable coiffe complète sur l'ovaire; j'ai vu exceptionnellement un double repli du feuillet postérieur du ligament large passer en arrière de l'ovaire et le recouvrir comme un capuchon. Dans tous ces cas les femmes étaient restées stériles, probablement parce que cette coiffure anormale de l'ovaire mettait obstacle à son application contre l'orifice de la trompe. Ces anomalies peuvent parfois occasionner des difficultés sérieuses pour l'enlèvement de petits ovaires.

Lorsqu'on examine le ligament large de haut en bas, après l'avoir tendu, on peut voir qu'il est formé par trois replis, dont les ovaires occupent le postérieur, les trompes de Fallope le moyen et le ligament rond l'antérieur; tous ces organes sont enveloppés par les replis du péritoine de la même façon, car la distribution de cette séreuse est partout uniforme.

Quelques auteurs allemands modernes, particulièrement *Waldeyer* et *Léopold*, ont affirmé que le revêtement péritonéal n'existe pas sur la face postérieure de l'ovaire. S'il en est ainsi, c'est qu'il s'est incorporé à la couche sous-jacente, la tunique albuginée survenant plus tard, car l'organe a dû être recouvert par le péritoine pendant sa période de développement.

Plus tard le feuillet postérieur ne peut plus être disséqué, mais il est encore représenté par une couche d'épithélium pavimenteux, qui recouvre toute la surface de la glande.

Le ligament large est constitué de la façon suivante : le péritoine, se détachant de la paroi abdominale et de la base de la vessie, gagne en haut le fond de l'utérus et le bord supérieur de la trompe de Fallope, jusqu'à son extrémité, puis il redescend sur la face postérieure de l'utérus jusqu'au col et se porte en arrière et en haut sur le rectum. A droite et à gauche de l'utérus, il remonte et enveloppe le ligament rond. Au niveau de la trompe de Fallope, il redescend et constitue ainsi un véritable méso-salpinx, à l'extrémité duquel la cavité péritonéale vient s'ouvrir par l'orifice abdominal de la trompe. De la base de ce mésosalpinx les replis se continuent en se portant au dehors vers les parois latérales. Le repli postérieur gagne le plus souvent en haut la face antérieure de l'ovaire; parfois il passe directement sur la glande et de là sur sa face postérieure; dans ces derniers cas *il n'existe pas de méso-varium.* Enfin le péritoine gagne en bas le cul-de-sac recto-utérin.

Entre ces deux replis, en outre des trompes et des ovaires, on trouvera le parovarium du côté externe, le ligament utéro-ovarique du côté interne et quelques faisceaux peu importants de fibres musculaires, au milieu d'une certaine quantité de tissu cellulaire conjonctif lâche.

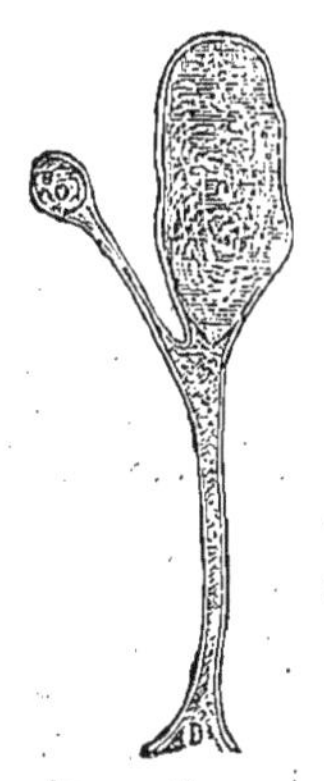

Fig. 28. — *Diagramme d'une coupe du ligament large.* — *O*, ovaire. *B*, trompe de Fallope et son méso-salpinx. *D*, mésovarium.

Il ne faut pas oublier qu'en arrière de l'ovaire droit se trouve l'intestin grêle et en arrière de l'ovaire gauche le rectum. Les ovaires, le parovarium, les trompes de Fallope et les vaisseaux qui s'y rendent sont donc situés, en réalité, en dehors du péritoine, fait très important pour la pathologie de cette région.

Vaisseaux de l'ovaire. — Les *artères utéro-ovariennes* naissent de l'aorte immédiatement au-dessous des artères rénales et se portent obliquement en bas en passant sur le psoas. Au niveau du détroit supérieur du bassin, elles décrivent une courbe et gagnent les ovaires entre les replis du ligament large. Elles fournissent alors des branches à la trompe et aux faces latérales de l'utérus où elles s'anastomosent largement avec les branches des artères utérines provenant de l'artère iliaque interne.

Les *veines* proviennent d'un plexus veineux, *bulbe de l'o-*

vaire, situé entre l'ovaire et l'utérus et qui est en communication avec le plexus veineux situé sur les faces latérales de l'utérus. Les veines ont donc une direction correspondante à celle de leurs artères, mais la veine du côté droit pénètre à angle aigu dans la veine cave inférieure, et présente en ce point une valvule parfaitement développée, tandis que celle du côté

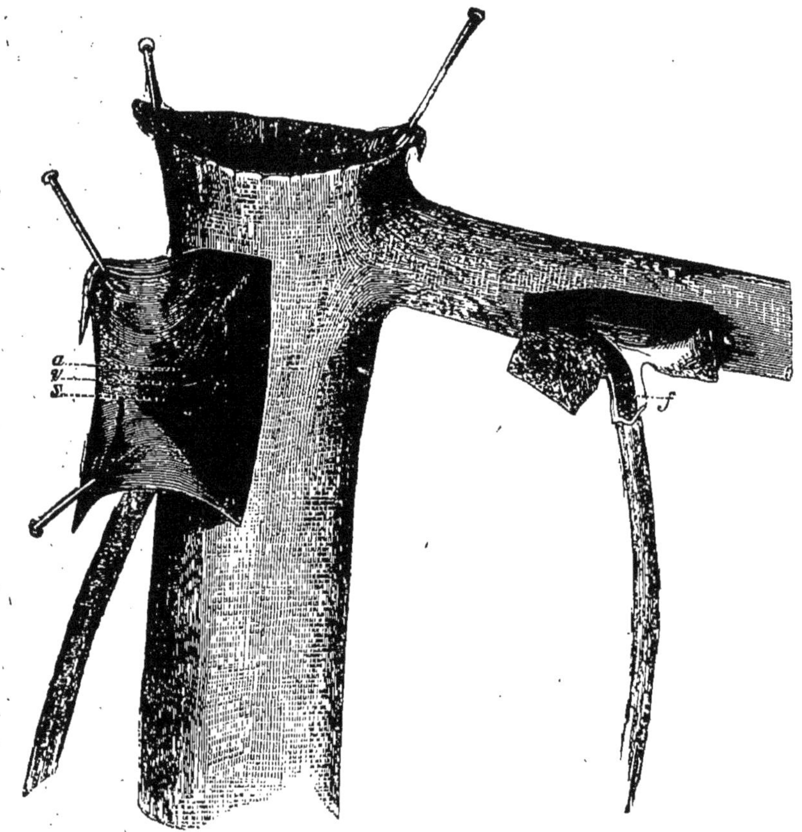

Fig. 29. — *Dissection de la veine cave et des veines émulgente et ovarienne droite ;* d, veine ovarienne droite. *f*, veine ovarienne gauche sans valvule. *v*, valvule. *s*, sinus en avant de la veine.

gauche se déverse à angle droit dans la veine rénale et ne présente aucune valvule (Fig. 29).

Pendant la grossesse ces veines acquièrent un développement considérable, origine de ces cas d'ovarite chronique et d'hypérémie ovarienne succédant souvent à une première grossesse, et dans lesquels les douleurs les plus vives ont leur siège spécial dans l'ovaire gauche, augmenté de volume et souvent déplacé. L'enlèvement des ovaires est alors la seule méthode de guérison durable.

Nerfs de l'ovaire. — Les nerfs de l'ovaire proviennent des plexus spermatiques, qui dépendent, à leur tour, des branches des plexus rénal et aortique. Les nerfs spermatiques accompagnent les artères jusqu'aux ovaires. La trompe reçoit une branche spéciale d'un des nerfs utérins, ce qui contribue à éclairer son mode de développement.

Ovaires accessoires. — En dehors des deux ovaires normaux on peut rencontrer des ovaires accessoires, ou plutôt des *cotylédons ovariens*. Les observations principales sur ce point sont dues à *Hermann*, *de Sinéty* et *Beigel*.

L'accroissement actif de leurs follicules, montre que ces ovaires accessoires ont une importance physiologique très nette.

Trompe et parovarium. — Avant d'aborder le sujet complexe du développement et de la structure intime de l'ovaire, je dois dire quelques mots de la trompe et du parovarium, car ils ont tous deux une grande importance dans les maladies de l'ovaire, ou dans les affections qui peuvent les simuler.

Chez les mammifères, pendant la première période de la vie embryonnaire, les corps de Wolff sont chacun symétriquement pourvus d'un conduit qui passe en arrière le long du bord externe de la glande correspondante et qui s'ouvre plus tard dans la vésicule de l'allantoïde. Un peu plus tard apparaît un autre conduit sur la face antérieure de chaque corps de Wolff, mais il reste sur toute son étendue distinct de cette glande et il n'a aucune fonction commune avec elle. Il se dirige bientôt en arrière de la glande, et, s'unissant au canal de Wolff, ils forment par leur réunion le système génital. Le conduit de Müller s'ouvre par son extrémité antérieure dans la cavité pleuro-péritonéale et par son extrémité postérieure dans la vésicule allantoïdienne. Chez le mâle les canaux de Wolff persistent et forment ultérieurement les *vasa deferentia*, tandis que les conduits de Müller s'atrophient, sauf dans une petite portion qui persiste, la *vésicule prostatique.*

Chez presque tous les mammifères femelles, les canaux de Wolff disparaissent presque entièrement, et ils ne sont plus représentés que par l'organe de Rosenmüller (Fig. 30 et 31), Lorsqu'ils persistent, ils sont connus sous le nom de *canaux de Gaertner*, qui chez quelques mammifères, comme la vache ou la truie, restent volumineux mais ne semblent d'aucune utilité.

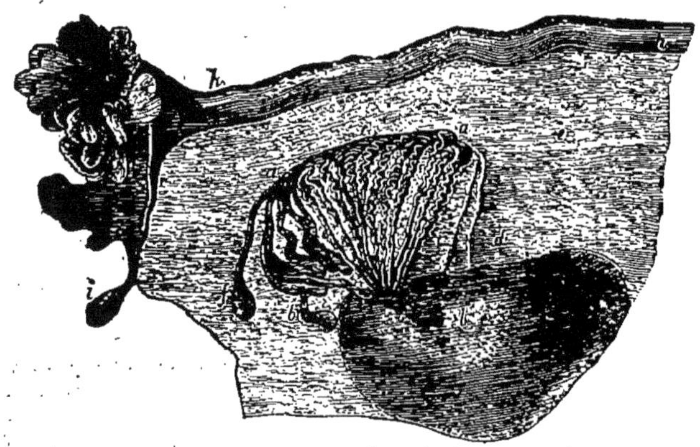

Fig. 30 (d'après Kobelt). — *Vue postérieure de la trompe et du parovarium.*

a. *a*, Pyramide inversée formée par les tubes contournés du parovarium ; *b*, tubules extérieures en forme de bouteilles et souvent dilatés en forme de kystes ; *c*, conduit de Wolff atrophié ou *canal de Gaertner* ; *f*, bulbe terminal du conduit de Wolff, connu sous le nom d'organe de Rosenmüller ; *h*, trompe de Fallope ou canaux altérés de Müller ; *i*, bulbe terminal de ce même canal, connu sous le nom d'*hydatide de Morgagni* chez l'homme.

Ils sont à leur origine en relation étroite avec l'organe de Rosenmüller (Fig. 30 *f*), et ils se dirigent en bas soit dans le tissu même de l'utérus, soit tout près de lui, entre les feuillets du ligament large. Ils s'ouvrent dans le sinus uro-génital de chaque côté du méat urinaire. On les trouve dans quelques cas exceptionnels, et même pendant la vie on peut voir nettement leurs deux orifices à l'endroit indiqué.

J'ai observé deux cas d'hydrorrhée d'un genre très extraordinaire, dans lesquels j'ai découvert, après beaucoup de recherches, que l'écoulement provenait des canaux de Gaertner. Les observations de ces deux malades sont relatées à la page 157.

Structure de la trompe. — La trompe est formée de trois couches distinctes ; la *première* est constituée par le péritoine qui se replie sur elle ; la plus grande partie de sa paroi est donc en contact direct avec la surface externe du péritoine.

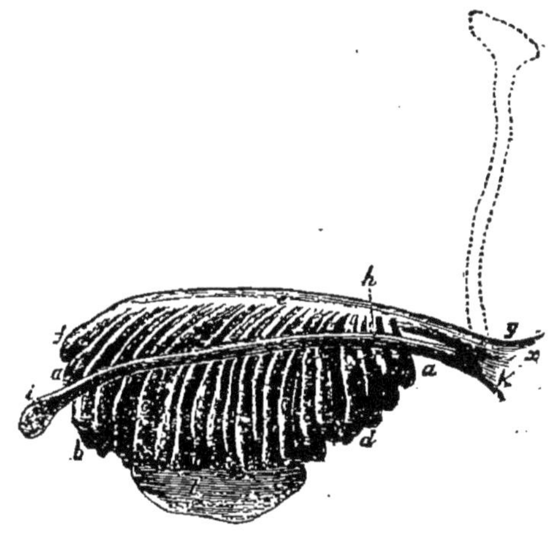

Fig. 31 (d'après Kobelt). — *Corps de Wolff et ovaire d'un embryon de 6 semaines.*
a. a, Tubes du corps de Wolf ; *c*, canal excréteur ; *f*, bulbe terminal (organe de Rosenmüller) ; *h*, canal de Müller ; *i*, bulbe terminal ; *x*. Sinus uro-génital, dans lequel s'ouvrent les deux canaux. La ligne pointillée indique la position recourbée du canal de Müller, lorsqu'il est devenu la trompe de Fallope.

Une bande étroite de la paroi est en contact avec le tissu cellulaire qui se trouve entre les deux feuillets du ligament large et la face inférieure de la trompe.

La *tunique moyenne* est musculaire, elle est constituée d'une mince couche de fibres longitudinales en dehors, fibres provenant de la tunique externe de l'utérus, et d'une couche beaucoup plus épaisse de fibres circulaires en dedans, provenant de la tunique interne de l'utérus. Les fibres longitudinales disparaissent entièrement vers la ménopause ou bientôt après.

La surface interne ou muqueuse recouvre une série de plis longitudinaux délicats ; elle est tapissée par un épithélium à cils vibratiles, dont les mouvements sont dirigés du côté de l'utérus afin d'empêcher l'entrée des spermatozoïdes dans la trompe. Autrement la grossesse tubaire serait beaucoup plus fréquente. Le mouvement des cils facilite le passage de l'œuf à travers la trompe et empêche son adhérence à la paroi dans le cas où le spermatozoïde arrive jusqu'à l'œuf.

Au niveau de l'orifice abdominal la trompe s'étale en pavillon. La trompe droite est légèrement plus longue que la gauche, et est située un peu plus profondément dans le bassin. L'infundibulum (*a*, fig. 27) est assez grand pour embrasser environ un tiers de l'ovaire, et il s'élargit à mesure que l'ovaire augmente de volume sous l'influence de conditions pathologiques. Il augmente aussi beaucoup de volume dans les cas de kyste du ligament large, ainsi que la trompe, lorsque cette dernière est étalée sur la paroi de la tumeur. Dans un de ces cas, j'ai observé une trompe longue de 33 centimètres et de diamètre suffisant pour admettre l'index jusqu'à une profondeur de 12 centimètres du pavillon.

Lorsqu'un follicule de Graaf est sûr le point de se rompre, on dit que le pavillon s'applique sur la partie de l'ovaire où siège le follicule mûr et se fixe à sa surface au moyen d'une légère adhérence cellulaire. J'ai vu fréquemment au cours de mes laparotomies des follicules qui étaient sur le point de se rompre sans aucune adhérence avec le pavillon. Dans un cas pareil l'ovule doit tomber librement dans la cavité péritonéale et y périr le plus souvent, à moins qu'il ne tombe dans l'orifice ouvert ou ne soit saisi par les prolongements du pavillon et transporté ainsi dans l'utérus. Sous l'influence de circonstances exceptionnelles, il peut prendre dans la cavité péritonéale un développement kystique.

Le pavillon de la trompe est recouvert d'un épithélium cylyndrique de transition qui se continue avec l'épithélium pavimenteux du péritoine, seul exemple de l'union d'une muqueuse avec une séreuse, et par conséquent d'une *ouverture* dans une cavité séreuse.

Lorsque la trompe est saine, sa cavité est ordinairement remplie par une petite quantité de mucus visqueux ; pendant la menstruation ce mucus est remplacé par du sang foncé et bien liquide. A la suite d'une inflammation les deux orifices peuvent s'obstruer et convertir la trompe en un kyste, rempli de sérosité (*hydrosalpinx*) ou de sang (*hématosalpinx*) ou de pus (*pyosalpinx*) affections très fréquentes.

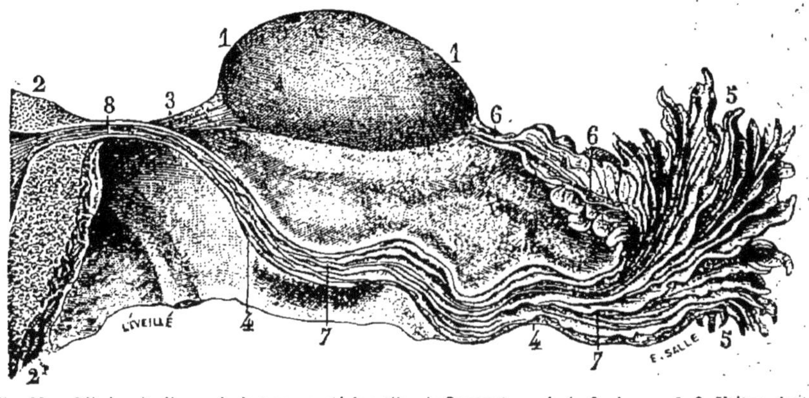

Fig. 32. — Plis longitudinaux de la trompe utérine (d'après SAPPEY). — 1, 1, Ovaire. — 2, 2, Utérus dont une partie seulement à été conservée. — 3, Ligament de l'ovaire. — 4, 4, La trompe utérine dont les parois ont été incisées sur sa longueur pour montrer ses plis longitudinaux. — 5, 5, Pavillon de la trompe sur la surface interne duquel tous ces plis se prolongent. — 6, 6, Frange unissant le pavillon à l'ovaire. 7, 7, Plis longitudinaux de la trompe s'étendant à toute sa longueur. — 8, Extrémité interne de la trompe se continuant avec le sommet des angles entéraux de l'utérus.

La muqueuse de la trompe est disposée en une série de *plis longitudinaux* de sorte que son canal est presque fermé par le rapprochement de ses replis, comme c'est le cas pour le canal de l'urèthre. Ces plis sont simples dans le voisinage de l'utérus, mais vers l'extrémité extérieure de la trompe les sous-divisions peuvent se rencontrer au nombre de trois ou de quatre branches. Ces plis et la totalité de la surface muqueuse sont recouverts par une simple couche de cellules cylindriques à cils vibratiles sans couche sous-muqueuse bien marquée. Les mouvements des cils sont dirigés dans la direction de l'utérus. Le sang artériel est fourni par un rameau spécial de l'artère ovarienne, et les veines se rendent au plexus pampiniforme.

Parovarium. — Le parovarium est formé aux dépens des vestiges des tubules du corps de Wolff. Il est situé entre les deux feuillets du ligament large, entre le bord supérieur de l'ovaire et la trompe. Il a la forme d'une pyramide renversée (Fig. 30) dont le sommet s'applique à l'ovaire, sans y être fixé. Les tubes sont en nombre très variable, allant de trois ou quatre jusqu'à trente. Leurs extrémités sont toujours fermées ; ceux qui occupent le côté externe sont toujours le mieux marqués et le plus externe forme le bulbe terminal ou organe de Rosenmüller. On peut constater facilement que les tubes reposent dans le tissu cellulaire du ligament large et qu'ils ne sont nullement fixés à l'un ou à l'autre de ses feuillets ou à l'ovaire. Ce fait explique un des principaux caractère de ces kystes de Wolff, leur énucléation facile.

C'est à l'angle supéro-interne du parovarium que passe le canal atrophié de Wolff, mais il n'est pas toujours visible.

Développement et structure de l'ovaire. — La structure de l'ovaire primitif consiste en une couche superficielle d'épithélium germinatif (*g e.* Fig. 34) et en un substratum qui forme la masse principale de la glande.

L'épithélium germinatif est formé d'une couche épaisse d'environ 0,003 à 0,004 millimètres, constituée elle-même de deux ou trois couches de cellules à noyaux granuleux.

Le corps de la glande est formé principalement de colonnes de cellules, ressemblant à des cellules épithéliales, qui se colorent plus fortement par l'acide osmique que celles de la couche germinative ; elles possèdent des noyaux arrondis et une quantité beaucoup moindre de protoplasma. Entre ces colonnes existe un stroma vasculaire, formé de cellules fusiformes et à noyaux (Fig. 34).

La couche externe de l'épithélium germinatif est relativement mince et formée par une double rangée superficielle

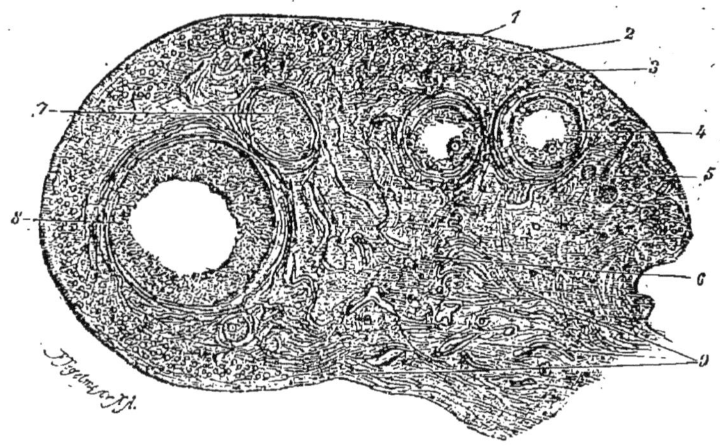

Fig. 33. — *Coupe transversale d'un ovaire d'une petite fille de huit ans* (Gross. 10). — 1. Épithélium germinatif. — 2. Tunique albuginée encore peu développée. — 3. Zone la plus externe de la substance corticale, cette zone contient de nombreux follicules. — 4. Follicules assez volumineux. — 5. Partie interne de la substance corticale. — 6. Substance médullaire avec nombreuses artères sinueuses. — 7. Follicule coupé par sa périphérie. — 8. Gros follicule dont le cumulus ovigère n'est pas détaché de la coupe. — 9. Hile de l'ovaire renfermant de large canaux veineux (d'après STOHR).

de cellules cylindriques, et une ou deux couches de cellules

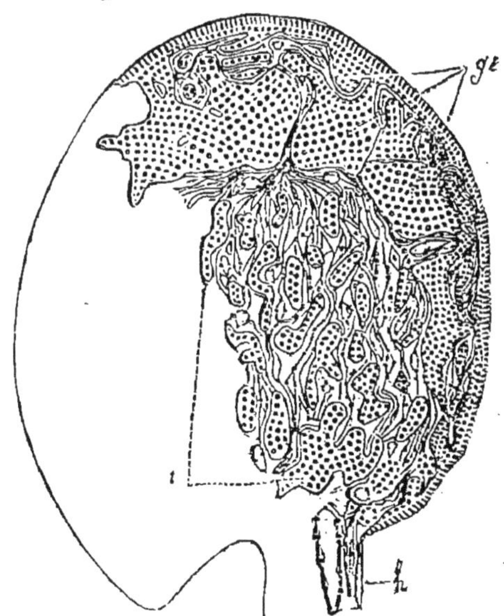

Fig. 34. — *g, e*, épithélium germinatif; *t*, trabécules. *h*, hile, avec canal (d'après BALFOUR).

plus arrondies, parmi lesquelles on peut reconnaître les ovules primordiaux (*p. o.* Fig. 35 et 36), à leur volume, leurs noyaux granuleux, leur réticulum caractéristique et leur protoplasma abondant.

La couche interne beaucoup plus épaisse, est formée de grandes masses de cellules arrondies, et les deux couches sont unies par le stroma, qui dans la suite donnera naissance à la *tunique albuginée* (*t. a.* Fig. 35).

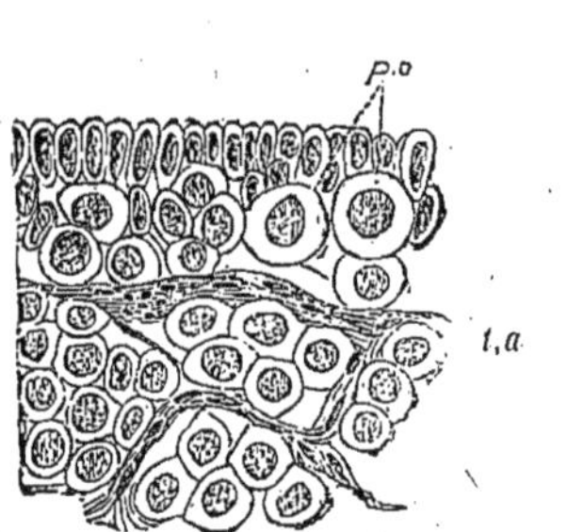

Fig. 35. — *p, o,* ovules primordiaux ; *t, a,* tunique albuginée (d'après BALFOUR)

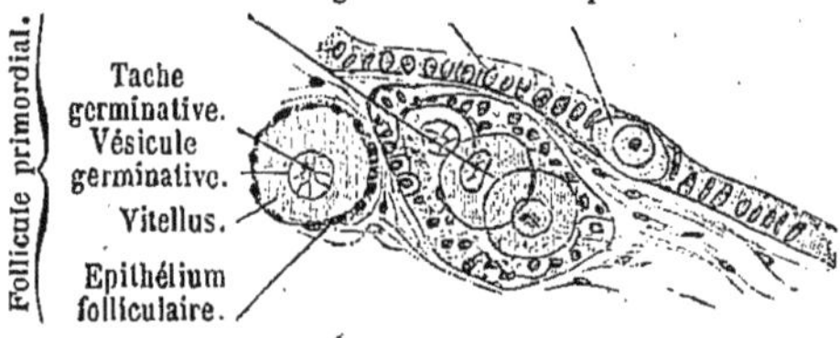

FIG. 36. — *Coupe d'ovaire provenant d'une petite fille de 4 mois.* (Gross. 240). L'œuf primordial a un gros noyau avec des nucléoles. La masse ovulaire contient trois ovules entourés de cellules cylindriques (d'après STOHR).

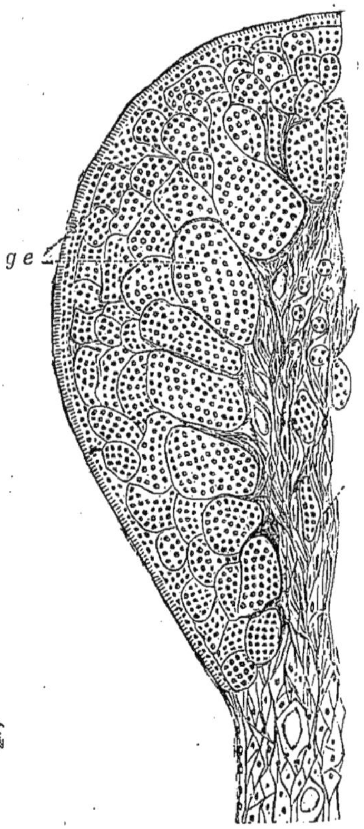

Fig. 37. — *g e,* épithélium germinatif et ses trois couches (d'après BALFOUR).

Plus tard l'épithélium germinatif s'épaissit ; il peut atteindre 38 millim. et il se divise en trois couches distinctes (*g e.* Fig. 37), *une couche externe* ayant une épaisseur moyenne de 0,03 millim. ; *une couche moyenne* de petites loges, d'environ un millim. d'épaisseur ; et *une couche interne* de grandes loges, ayant une épaisseur moyenne de 23 millim. Dans ces trois couches l'épithélium a subi d'importantes modifications. Le contenu granuleux du noyau des cellules est devenu presque complètement transparent, le reste constituant une masse qui se colore très fortement par les procédés de coloration et qui affecte un peu plus tard un aspect étoilé ; on a appelé ces deux phases de transition les *états granuleux et étoilés des noyaux*. Certaines cellules augmentent de volume et peuvent être reconnues comme des ovules primordiaux ; bientôt elles augmentent aussi en nombre.

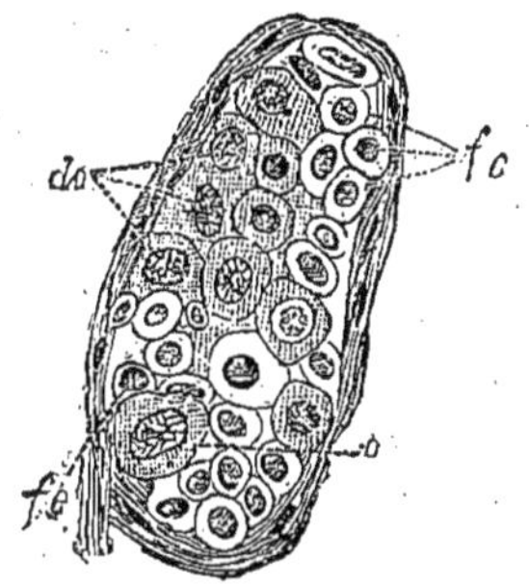

Fig. 38. — *Loge de la couche moyenne*, montrant la formation de l'épithélium folliculaire ; *o*, ovule primordial ; *f*, *e*, cellules formant l'épithélium folliculaire ; *d*, *o*, cellules qui disparaissent (d'après BALFOUR).

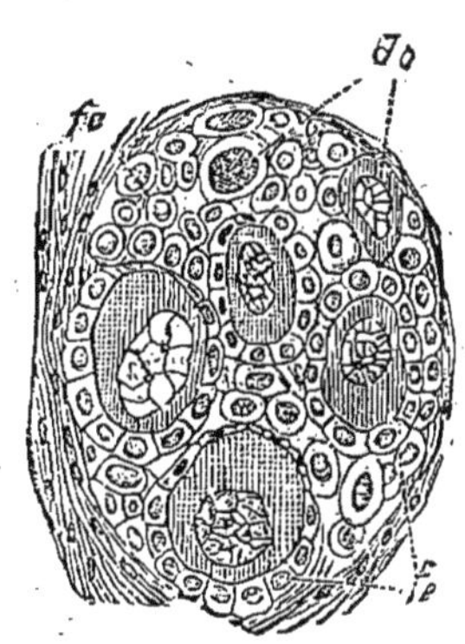

Fig. 39. — *Développement ultérieur des éléments que l'on voit dans la figure* 38.

D'autres cellules au contraire diminuent de volume et deviennent ovalaires ; le noyau conserve ses caractères primitifs Ces cellules forment plus tard l'épithélium du follicule de Graaf. On peut les voir se ranger autour de l'ovule primordial, qui vient de se former. Au niveau du hile de l'ovaire les tubules ont à ce moment presque disparu.

A mesure que l'ovaire augmente de volume, la couche la plus externe des éléments épithéliaux se sépare de plus en plus du stroma à cellules fusiformes, les loges de la couche moyenne deviennent plus petites et finalement l'arrangement et la formation des follicules de Graaf s'achèvent, et on peut bientôt voir dans les loges épithéliales des follicules bien formés avec les ovules permanents, enfermés complètement dans une cavité remplie de liquide et tapissée d'épithélium; des ovules plus petits qui ne sont pas encore enfermés (*d. o.* fig. 38); des cellules plus petites avec des noyaux modifiés et dont la destination est incertaine; et enfin de petites cellules destinées à former l'épithélium folliculaire.

L'inspection d'une seule de ces loges, dit M. *Balfour*, suffit à démontrer que l'épithélium folliculaire tient son origine de l'épithélium germinatif et non du stroma ou du tissu tubulifère.

Quant aux petites cellules à noyaux modifiés, M. *Balfour* émet trois hypothèses au sujet de leur destination, elles peuvent se transformer en cellules de l'épithélium folliculaire, elles deviennent des ovules ou bien elles sont résorbées et forment une sorte d'aliment pour l'ovule qui se développe.

Les follicules isolés sont formés par des cloisonnements, du stroma du tissu conjonctif séparant les follicules adultes d'une loge. On les rencontre seulement au bord le plus interne de l'épithélium germinatif, ce qui concorde avec ce fait déjà si souvent observé sur l'ovaire des mammifères, à savoir que les ovules les plus avancés se rencontrent en allant de dehors en dedans.

Dans le développement postérieur de l'ovaire, le pseudo-épithélium est formé par une simple couche de cellules cylindriques contenant relativement peu de protoplasma.

Dans son épaisseur, on rencontre un nombre considérable d'ovules développés. Une couche de tissu conjonctif, l'albuginée, existe au-dessous de ce pseudo-épithélium, elle contient quelques petites loges avec de très jeunes ovules permanents. Dans la couche des loges de volume moyen, située en dedans de l'albuginée, les ovules ont tous pris la forme définitive et ils sont pourvus de beaux noyaux réticulés avec un nucléole et des corps granuleux plus petits. Pour la plupart ils ne sont pas pourvus d'un revêtement folliculaire, mais parmi eux se rencontrent de nombreuses petites cellules, provenant certainement de l'épithélium germinatif et destinées à former le follicule.

Dans la couche la plus interne de l'épithélium germinatif les contours des grandes loges primitives sont encore visibles, mais beaucoup de ces follicules ont été remplacés par du stroma.

Les conclusions générales des recherches de M. *Balfour* sont les suivantes : toute la partie de l'ovaire, contenant les

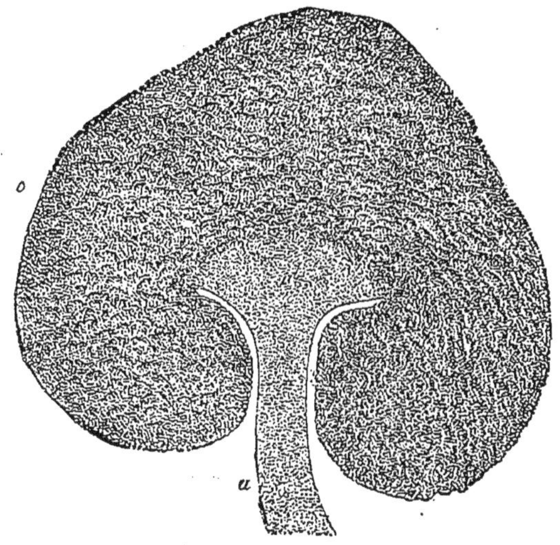

Fig. 40. — *Coupe d'un ovaire d'embryon humain, âgé de trois mois* (d'après KOLLIKER) ; *a*, mésovarium. *a*, stroma vasculaire du hile. *h*, substance glandulaire. — Grossissement 50.

ovules, est réellement l'épithélium germinatif épaissi, et elle diffère de la tache primitive ou couche d'épithélium germinatif, principalement en ce fait qu'elle est transformée en une sorte de réseau par suite de l'accroissement du stroma vasculaire.

La formation des véritables follicules de Graaf se produit donc de très bonne heure dans le développement de l'ovaire, longtemps avant la naissance de l'enfant, et ce fait a été signalé, par *Negrisoli* en 1712, par *Valisneri* en 1733, mais on n'y avait prêté que peu d'attention jusqu'aux travaux de *Ca-*

rus (1837) et de *Ritchie* (1842). — Depuis, ce sujet a été plus complètement étudié par différents observateurs, et, définitivement élucidé par *F. M. Balfour.*

L'oubli ou plutôt l'indifférence témoignée pour ces faits indiscutables et pour leur relation avec les diverses théories de la menstruation est bien extraordinaire. On croit généralement que la menstruation est sous l'influence de l'ovulation et que ces deux actes se produisent simultanément. Mais l'ovulation dure depuis l'enfance jusqu'à la vieillesse, tandis que la menstruation est limitée à une période de l'existence, entre 14 et 48 ans. Par conséquent la menstruation ne peut être déterminée par l'ovulation, mais elle doit dépendre de quelque cause nerveuse avec laquelle les deux actes sont l'un et l'autre, selon toute probabilité, intimement associés.

Il existe encore bien d'autres faits qui tendent à la même conclusion, j'en parlerai en temps et lieu, et je ne veux faire ici allusion à ce sujet que parce qu'il est absolument impossible de comprendre la physiologie des organes génitaux de la femme sans s'être au préalable débarrassé de cette erreur stupide et inexcusable.

Il y a quelques mois à peine qu'une autorité en la matière, le professeur *Martin*, de Berlin, est tombé dans une grossière erreur et a prouvé qu'il ignorait des faits constatés par une quantité d'observateurs compétents, et qui peuvent être vérifiés par quiconque sait se servir d'un microscope ; à savoir que le processus de l'ovulation, complète et régulière, peut être suivi sur les ovaires des enfants. Il fait erreur en affirmant que j'ai tenté d'établir une théorie nouvelle et inexacte de la menstruation. Je n'ai rien fait de pareil. J'ai simplement appuyé les observations de *Ritchie* et de *Reeves Jackson*, observations que jusqu'à présent personne n'a encore été capable de contredire.

Le grand intérêt pratique que présente pour les chirurgiens l'existence de l'ovulation infantile, c'est que la distension de ces follicules produit parfois chez de très jeunes enfants des *tumeurs ovariennes*. M. *Cullingworth*, de Manchester, a publié l'observation très intéressante d'une de ces tumeurs chez un nouveau-né ; *Virchow* et d'autres auteurs ont publié des cas semblables. Grâce à l'amabilité de M. *Cullingworth* j'ai pu examiner sa préparation et j'ai pu me rendre compte de l'absolue exactitude de sa description.

De Sinéty a été frappé de la fréquence des ovaires en apparence kystiques chez les nouveau-nés ; et il a constaté que, chez les enfants arrivés près du terme ou morts peu de jours après leur naissance, des follicules de Graaf sont presque tou-

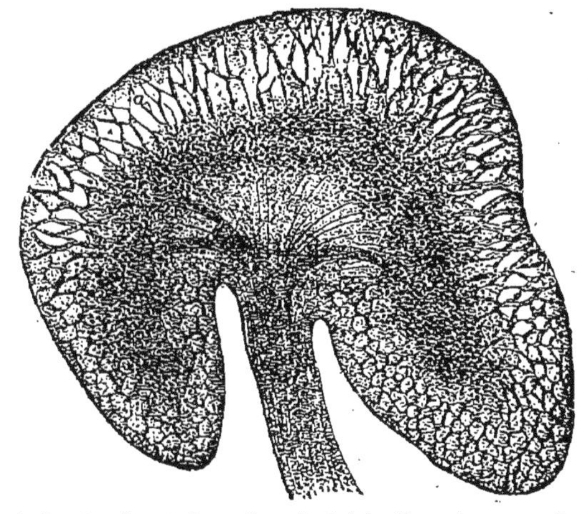

Fig. 41. — *Coupe de l'ovaire d'un embryon humain âgé de dix mois ; c.* couche épithéliale externe. *h*, couche épithéliale interne. *c*, stroma vasculaire du hile. *d*, mésovarium. — Grossissement 50.

jours visibles à l'œil nu sur les coupes des ovaires. Il dit aussi que, arrivés à un certain degré de développement, ces gros follicules commencent à disparaître, et que l'on peut suivre leur régression et les différentes phases des cicatrices qu'ils laissent après eux. Il n'a pas trouvé de follicules ovariens développés pendant l'enfance.

Les observations d'*Haussmann* basées sur 84 examens confirment absolument les conclusions de *de Sinéty*.

L'activité ovarienne semble s'arrêter vers le troisième mois, car après cette époque, les follicules de Graaf arrivés à maturité sont rarement assez volumineux pour qu'on puisse les reconnaître à l'œil nu ; les faisceaux de tissu conjonctif, ainsi que les cellules fusiformes augmentent de volume, la tunique albuginée devient plus distincte, de sorte qu'au 7e mois l'ovaire présente les mêmes apparences qu'avant la puberté. Le seul point qui resterait encore à éclaircir est de savoir si les follicules de Graaf prématurés peuvent se rompre et évacuer leur noyau dans la cavité péritonéale. C'est mon avis et j'en donnerai la raison lorsque je parlerai des ovules égarés.

Dans un travail très remarquable, le Dr *Creighton*, de Cambridge (1), s'efforce de résoudre la question suivante : que deviennent les follicules de Graaf, dans lesquels l'ovule est mort? Le Dr *Creighton* regarde les capsules surrénales comme les homologues des restes des follicules de Graaf de l'ovaire, dont les ovules n'ont pas été expulsés, mais sont morts sur place.

Sa conclusion est que la « ressemblance morphologique entre les éléments de l'ovaire et ceux des capsules surrénales est non seulement *étroite*, mais qu'elle est *absolue* ». Cette assertion ne me semble pas encore démontrée d'une manière irréfutable.

Ovaires à la puberté. — Ce que j'ai déjà dit sur le développement et la maturation des follicules de Graaf avant la puberté milite fortement en faveur de l'idée que *la menstruation* et *l'ovulation* sont deux fonctions absolument distinctes, indépendantes l'une de l'autre. L'opinion, couramment émise et défendue dans les ouvrages spéciaux, que la menstruation disparaît lorsque les ovaires ont été *extirpés* ou qu'ils sont *atrophiés*, est fausse ; il en est de même de l'opinion d'après laquelle la première déhiscence ovulaire correspond à la première apparition des règles.

(1) *Journal of Anatomy and Physiology*, 30e volume.

Il est absolument certain que l'ovulation n'est nullement une fonction *périodique*, dans le sens de *mensuelle*, et le fait que ce n'est presque que dans la race humaine qu'on observe un écoulement périodique par l'utérus suffit à démontrer que ce n'est pas dans les ovaires qu'il faut chercher la cause de ce phénomène singulier, pour lequel *Johnstone* seul a trouvé une explication plausible. Nous ne savons où réside cette cause, mais il est un fait certain, c'est que si, dans certains cas, elle peut persister pendant des mois après l'enlèvement des deux ovaires, elle ne peut être due à ces glandes. Elle n'existe pas non plus dans l'utérus, car, dans trois cas où j'ai extirpé l'utérus aussi complètement que j'ai pu le faire, la menstruation a persisté depuis, et dans un de ces cas pendant près de sept ans.

L'enlèvement des deux ovaires *seuls* est suivi de l'arrêt immédiat et complet de la menstruation dans environ 50 0/0 des cas. L'enlèvement *des deux trompes*, avec ou sans les ovaires, est suivi de l'arrêt complet dans 90 0/0 des cas ; et je suppose qu'à la suite de l'hystérectomie, cet arrêt se produit dans au moins 97 0/0 des cas opérés. Mais dans ces cas, *ce sont les exceptions qui confirment la règle* et je suppose que nous verrons un jour que la menstruation est sous la dépendance de quelque appareil nerveux spécial, très certainement d'origine ganglionnaire, car c'est toujours le système ganglionnaire qui gouverne les phénomènes périodiques.

Celui-ci pourra être en rapports intimes avec les ovaires, les trompes et l'utérus, comme il pourra être indépendant de tous ces organes. Mon ancien élève, le Dr A. W. *Johnstone* a constaté la présence d'un tronc nerveux volumineux qui se trouve dans le ligament large, dans l'angle entre la trompe et le ligament rond, tout près de l'utérus. Pendant ces deux dernières années j'ai toujours pris grand soin d'embrasser dans ma ligature le point où siège ce tronc nerveux, lorsque j'enlevais des annexes de l'utérus et j'ai obtenu certainement des résultats meilleurs pour l'arrêt immédiat et complet de la menstruation depuis que j'ai adopté ce procédé opératoire.

Il n'a pas encore été rapporté d'observation où l'on ait vu la trompe fixée sur l'ovaire avant ou après la période menstruelle comme cela se produit pendant les règles ; cependant l'ovulation se produit avant la puberté et après la ménopause. Les changements de volume et de vascularité des trompes au moment de la puberté, leur diminution après la ménopause, le début et la cessation de leurs mouvements, constituent les plus curieux caractères de ces modifications fonctionnelles, et suffisent à montrer que les trompes sont très nettement soumises à l'influence périodique qui détermine la production de l'écoulement menstruel, si elles n'en sont directement le point de départ.

J'ai eu l'occasion de voir les ovaires d'un certain nombre de femmes, dont j'avais eu à ouvrir la cavité abdominale pour des affections autres que des maladies des ovaires ; je n'ai pas trouvé que la maturité et l'expulsion d'ovules mûrs coïncidaient avec la menstruation. En serait-il ainsi, nous pourrions seulement en conclure que la rupture de l'ovisac, arrivé à maturité, a été *causée par la turgescence menstruelle*, et non pas que l'état de maturité a été *la cause de la menstruation*, car il est absolument certain que l'ovulation ne se produit pas chaque mois.

Je suis donc persuadé que *l'ovulation est complètement indépendante de la menstruation* et réciproquement ; que le fait le plus important de la période menstruelle est le mouvement du pavillon de la trompe vers l'ovaire et peut être la saisie de la glande par ce pavillon ; que cette saisie persiste pendant presque toute la période menstruelle, que ce n'est qu'accidentellement qu'il peut se trouver un ovisac mûr dans la partie de l'ovaire qui est saisie par la trompe, et qu'une véritable ovulation — c'est-à-dire la pénétration de l'ovule dans l'utérus, — se produit et que la conception devient possible.

La *structure* de l'ovaire ne semble pas influencée en quoi que ce soit par la puberté, excepté dans la disposition des vaisseaux. Avant la puberté le mésovarium est mince et transparent, il contient des artères et des veines vraisemblablement aussi nombreuses que plus tard, mais moins sinueuses et plus petites ; les *veines* surtout sont à peine marquées. Après la puberté, l'ovaire augmente légèrement de volume. Le principal changement consiste dans le volume plus grand des *artérioles*, dont la tunique musculaire s'épaissit, et dans la forme hélicine qu'elles affectent et qu'il m'a été impossible de reconnaître avant la puberté. Je dois dire d'ailleurs que cette question est très difficile à résoudre.

Dans le tissu érectile normal, ces artères hélicines ont été regardées comme contribuant au mécanisme de l'engorgement ; pour moi, cette disposition n'a qu'un but : c'est de permettre l'allongement du vaisseau lorsque le volume de l'organe s'accroît.

Il n'est pas facile d'injecter un ovaire avant la puberté. D'après ce que j'en ai vu, la vascularisation des ovisacs ne diffère guère de ce qu'on le trouve après la puberté ; il est possible que les vaisseaux soient tous plus volumineux, sur ce point je ne puis rien affirmer. Mais je puis certifier que tous les phénomènes qui se passent au moment de la rupture d'un ovisac, de la fermeture et de la cicatrisation de la cavité, se produisent fréquemment *avant la puberté* et que la disposition si caractéristique des capillaires dans le *corps jaune* peut être reconnue longtemps avant l'apparition de la menstruation.

D'après *Spiegelberg* (1) dès la seconde année de la vie, la couche interne de l'ovisac est bien marquée et colorée en jaune. Je suis certain d'avoir vu, sur un ovaire de neuf ans, quelque chose qui ne pouvait être distingué d'un *corps jaune adulte* d'environ quinze jours après la rupture de l'ovisac.

(1) Spiegelberg, *Monatschrift für Geburtskunde*, 1867.

Le processus de l'ovulation débute avant la puberté, et la seule différence qu'il y ait après cette époque, différence capitale d'ailleurs, est que l'ovule passe alors dans l'utérus et qu'il peut y être fécondé. Néanmoins cela n'intéresse pas la fonction même de l'ovaire, déjà complète avant cette époque, ainsi que le prouvent la production parthénogénétique des tumeurs ovariennes.

Évolution de l'ovisac après sa formation. — L'*ovule humain* mûr mesure en diamètre 2/10 de millim., et sa *vésicule*

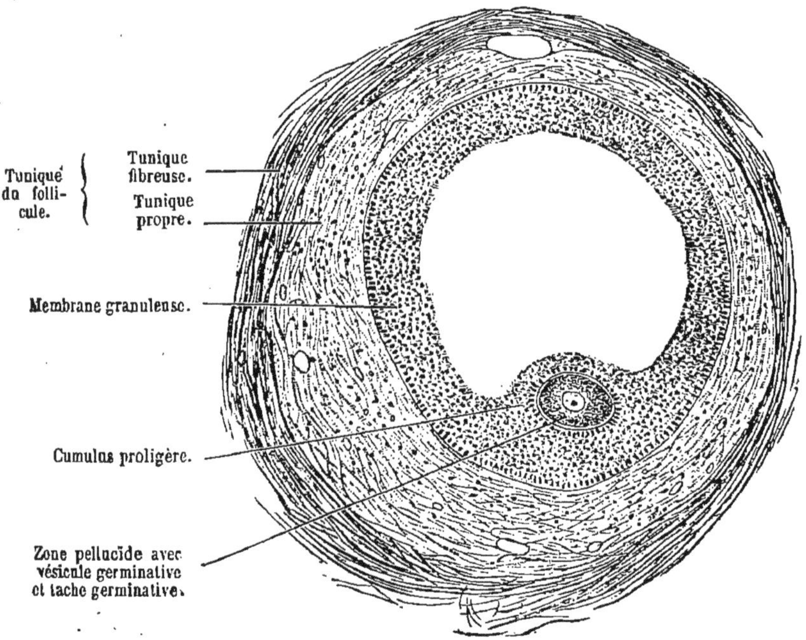

FIG. 42. — *Coupe d'un follicule de Graaf provenant d'une jeune fille de 8 ans* (Gross. 90). L'espace clair central renfermait le liquide folliculaire (d'après STOHR).

germinative environ 3/100 de millim.; sa mensuration exacte, sans substance vitelline, n'a cependant probablement pas encore été faite. Le *nucléole* ou *tache germinative* a environ 8/1000 de millim. de diamètre. L'ovule occupe au début le centre de l'*ovisac*, ou *vésicule de Graaf*; mais lorsque cette dernière atteint sa maturité, l'ovule se porte vers la périphérie du sac et on le trouve constamment appliqué contre la périphérie de l'ovaire lorsque l'ovisac vient à se rompre. On donne de ce mouvement différentes explications, mais il est vraisemblable qu'il est dû à la formation d'un *liquide folliculaire* et à l'épanchement du liquide de l'autre côté de l'ovule qui repousse le *disque proligère* contre la paroi amincie du sac.

Lorsque l'ovisac va se rompre, cette couche est devenue très épaisse et vasculaire et elle est formée entièrement de cellules épithéliales larges, arrondies et s'accroissant rapidement.

La vascularité des parois de l'ovisac augmente au point où la rupture va se produire, et les vaisseaux sont visibles à l'œil nu sur la surface de l'ovaire. La rupture produite, l'ovule s'échappe soit dans la cavité péritonéale où il meurt presque invariablement, soit dans le pavillon de la trompe, d'où il passe dans l'utérus. Je pense que l'ovule dans le plus grand nombre des cas tombe et meurt *dans la cavité péritonéale* et que le passage dans l'utérus n'a lieu que pour la minorité des ovules produits. Les vaisseaux rompus au moment de l'expulsion de l'ovule donnent un peu de sang : cette hémorrhagie se fait dans la cavité qui s'est vidée et, dans quelques cas, le sang doit s'écouler avec le liquide folliculaire dans la cavité péritonéale.

J'ai rencontré parfois un caillot, pendant d'un follicule rompu, dans la cavité péritonéale et j'ai observé une fois la rupture d'un follicule, qui se produisit avant que j'eusse touché un ovaire, qui reposait étalé sur une tumeur utérine. D'après *Spiegelberg* (1) cette hémorrhagie est insignifiante chez la femme. Je n'ai jamais rien observé qui puisse me faire croire qu'elle puisse prendre par son importance une valeur pathologique, mais il peut en être quelquefois ainsi, et cela expliquerait ces cas rares et mystérieux d'*hématocèles pelviennes récurrentes* limitées, dont j'ai vu dernièrement un

(1) *Loco citato.*

très curieux exemple chez la femme d'un de mes confrères.

Après la rupture, le follicule se rétracte et la tunique interne épaissie se plisse en une série de circonvolutions qui rappellent celles du cerveau, mais qui peuvent déjà être indiquées avant la rupture.

La déchirure se cicatrise bientôt et la cavité se trouve close ; elle contient à son centre un petit caillot que l'on considérait autrefois comme cause de tous les phénomènes de ce *corps jaune* tant discuté. Bientôt il se décolore et est résorbé ; les parties supérieures des circonvolutions viennent en contact, se soudent et forment finalement la cicatrice étoilée qui indique probablement pendant longtemps le siège ancien de l'ovisac.

La disparition de la coloration rouge du caillot central est le premier changement qu'on observe dans la cavité revenue sur elle-même, et c'est ce qui fait que le tout forme une tache jaune. A mesure que cette tache diminue de volume, la couleur jaune disparaît ; ce changement est complet en deux mois en dehors de la grossesse. La résorption s'accompagne du ratatinement des vaisseaux sanguins et enfin de leur disparition, en sorte que, d'après certains auteurs qui d'ailleurs n'ont jamais donné aucune preuve de leurs assertions, en huit ou dix mois il ne reste plus qu'une petite cicatrice étoilée, qui se prolonge dans la substance de l'ovaire ; mais avec le temps elle disparaît probablement complètement dans l'ovaire encore jeune.

Après l'*imprégnation*, ces changements s'effectuent plus lentement par suite des modifications de la nutrition de tous les organes ; la couleur jaune peut ne disparaître qu'au bout de douze à quatorze mois (*Farre*) et la cicatrice peut mettre deux ans à se rétracter. Cependant il n'en résulte nullement qu'un ovisac qui tarde ainsi à disparaître ait été le siège d'un ovule fécondé ; car j'ai rencontré *trois corps jaunes* de cette espèce sur l'ovaire d'une femme, qui était accouchée seulement 7 mois avant mon opération d'un seul enfant, — le *seul* qu'elle eût.

Il est donc impossible d'attribuer à ce corps jaune une importance quelconque en médecine légale, et je ne me risquerais jamais à formuler une opinion, sur la question de savoir si un nombre quelconque de corps jaunes indique ou non une ancienne grossesse.

La trompe au moment de la puberté. — A la puberté un changement très notable se produit dans l'aspect et les fonctions de la trompe. Avant cette époque la trompe est *petite* et *droite*, l'étendue de ses franges est très limitée. Son système vasculaire est peu important, et il diffère notablement de ce qu'il deviendra chez l'adulte où l'on peut voir un apport sanguin abondant dans son réseau capillaire à larges mailles. Les fibres musculaires des franges sont encore très peu indiquées avant la puberté et il n'a été fourni aucune preuve qu'elles exécutassent aucun mouvement fonctionnel. Chez l'adulte l'une des trompes ou toutes les deux semblent se rapprocher de leurs ovaires respectifs et elles se fixent à eux par adhérence cellulaire pendant une période de temps qui doit, je pense, coïncider avec la menstruation. On rencontre assez fréquemment des adhérences permanentes, résultat de *périoophorites*, chez des prostituées qui ont eu des poussées de périmétrite, et certaines métrorrhagies se présentent assez souvent comme un symptôme de cet état des trompes.

Sur la trompe d'une jeune fille n'ayant pas encore atteint l'âge de la puberté, il m'a été impossible de trouver l'épithélium à cils vibratiles qui tapisse plus tard le canal.

A mon avis les changements qui se produisent dans l'ovaire à la puberté sont simplement *vasculaires;* dans la trompe ils sont *vasculaires*, *musculaires* et *épithéliaux ;* et le changement le plus important consiste dans le *mouvement fonctionnel de la trompe*, dont l'absence rend à elle seule la grossesse impossible avant la puberté.

A la ménopause, il s'effectue dans l'appareil sexuel une série de modifications qui retentissent sur toute l'économie, mais dont les résultats n'apparaissent dans les organes eux-mêmes que longtemps après. *Ritchie* et d'autres ont montré que la formation de véritables ovules continue longtemps après la ménopause et j'ai rencontré, sur des ovaires de femmes très âgées, des organes qu'il est impossible de différencier de ceux que j'ai observés sur des ovaires de femmes jeunes. Les ovaires continuent jusqu'à la fin de la vie à être le siège d'un développement de cellules, et des kystes pathologiques peuvent s'y développer même dans l'extrême vieillesse.

L'atrophie généralisée de la vieillesse n'épargne pas les

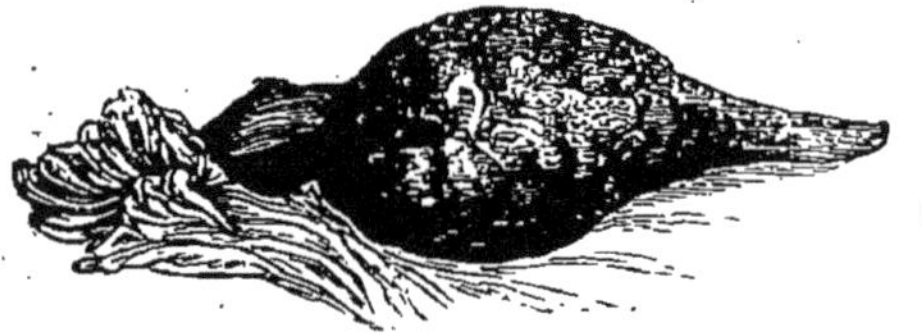

Fig. 43. — *Ovaire à la ménopause* (d'après FARRE).

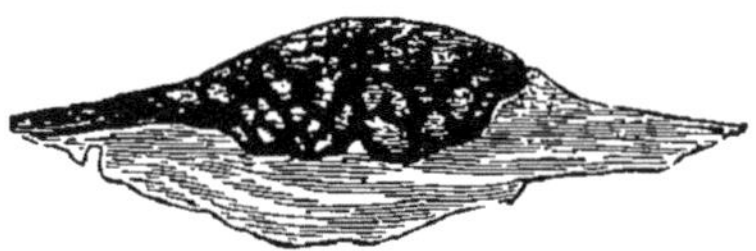

Fig. 44. — *Ovaire sénile* (d'après FARRE).

ovaires et à un âge avancé ils sont habituellement *petits* et *ratatinés*, porteurs de nombreuses cicatrices comme s'ils avaient subi une opération.

Les modifications les plus visibles sont celles que subissent *l'utérus* et *les trompes* après la ménopause. Ces organes diminuent rapidement de volume et les trompes se redressent et cessent de se mouvoir, preuve nouvelle que la menstruation est indépendante des ovaires ou de l'ovulation, mais placée essentiellement sous la dépendance des trompes de Fallope.

ANOMALIES ET ARRÊTS DE DÉVELOPPEMENT DES OVAIRES

Les malformations congénitales des ovaires et des trompes

ne sont pas fréquentes ; l'absence complète de l'ovaire est *extrêmement rare.*

J'ai néanmoins constaté une absence complète d'un ou des deux ovaires au cours d'un certain nombre d'opérations. Dans trois cas d'enlèvement des annexes pour des myomes utérins je ne pus trouver la trompe et l'ovaire que d'un seul côté et leur extirpation fut suivie de la guérison des malades. J'ai déjà donné des détails d'un de ces cas très intéressants page 310.

Dans un autre cas que j'opérai pour une péritonite chronique suppurée, il existait une absence complète de tout l'appareil génital ; un cul-de-sac, fort court, tenait lieu de vagin.

M. M., âgée de 17 ans, me fut envoyée par le Dr *Willmore* de Wallsall, au mois de mars 1885, comme atteinte de péritonite chronique soi-disant de nature tuberculeuse. A l'examen vaginal, je trouvai que ce conduit se terminait par une petite ouverture, et qu'il n'existait aucune trace d'utérus. Le pubis était couvert de poils comme c'est le cas chez les jeunes filles de cet âge.

Le 31 mars j'ouvris l'abdomen et je le trouvai distendu par un liquide séro-purulent et floconneux, dont je retirai plusieurs litres et je nettoyai la cavité au moyen d'éponges. A l'aide de mes doigts, introduits dans la cavité pelvienne, je trouvai que le péritoine s'étendait depuis le rectum directement à la base de la vessie sans former aucun repli pouvant représenter les ligaments larges et qu'il n'existait aucune trace ni de l'utérus, ni des ovaires, ni des trompes de Fallope.

La malade fit une heureuse guérison et elle rentra chez elle le 22 avril. En septembre 1888 elle était encore en parfaite santé.

D'autre part j'ai eu l'avantage de recevoir du Dr C. F. *Darnall*, de Walnut, Iowa, une très aimable lettre contenant le compte-rendu suivant d'une autopsie :

L'utérus était en prolapsus, l'ovaire droit était de la grosseur d'un œuf de poule, tandis que l'extrémité frangée de la trompe de Fallope présentait une coloration noirâtre, comme gangréneuse, qu'elle était augmentée de volume et infiltrée. Tout le ligament large était vivement congestionné jusqu'à son point d'insertion à l'utérus. L'ovaire fut incisé et on trouva qu'il était en état de dégénérescence kystique, rempli d'un liquide clair albumineux.

On rechercha l'ovaire *gauche*, mais il était entièrement absent, il en était de même du ligament rond, du ligament de l'ovaire et des vaisseaux sanguins habituels, car il existait la malformation connue sous le nom d'*utérus unicorne*. Le ligament large existait et on trouva entre ses plis l'organe de Rosenmüller. Comme la menstruation avait eu lieu trois semaines avant la mort, l'ovaire existant fut encore examiné à ce point de vue. On constata qu'une certaine portion de la glande était formée de tissu normal, rempli de follicules de Graaf et de *corps jaunes* à différents états de développement et d'aspect. Les plus jeunes étaient de volumes différents, entourés d'une rangée de globules graisseux jaunes et au centre de deux ou trois se rencontraient des caillots sanguins. Autour d'eux le tissu était normal, non congestionné, et s'étendant sur les côtés du kyste principal, montrant ainsi que ce dernier avait pris naissance dans l'un d'entre eux et qu'il était de date récente. Extérieurement les parois de ce kyste étaient blanchâtres, fibreuses et intérieurement de cette coloration bleuâtre particulière, commune aux tumeurs ovariennes. La dégénérescence étant multiloculaire, différents autres kystes très petits se trouvaient dans le parenchyme de l'ovaire, voisins du plus volumineux et tous remplis de liquides brunâtres ou couleur paille.

Quand les ovaires sont malformés, les autres organes sont presque toujours aussi développés incomplètement.

J'ai déjà parlé du retentissement de certaines maladies infectieuses sur les organes sexuels, en particulier de la *scarlatine*. Je suis convaincu qu'un grand nombre des cas de développement incomplet des organes sexuels féminins sont le reliquat de cette affection. La menstruation est retardée sans raison apparente, ou peut même faire absolument défaut; au moment où l'écoulement menstruel devrait faire son apparition, il survient un certain nombre de symptômes vagues, parfois insignifiants, d'autres fois extrêmement sérieux. Si on examine la malade, on voit que l'utérus est *infantile* et *en antéflexion*. Si on a l'occasion de faire l'autopsie d'un de ces cas, on trouvera les ovaires petits, peut-être un peu ridés, le mésovarium peu indiqué et les trompes extrêmement petites.

Il peut n'y avoir relativement que peu de douleurs dans les premiers mois, si toutefois l'épilepsie ne survient pas, ce qui n'arrive que trop fréquemment. Le plus souvent l'arrêt de développement ne se produit que plus tard ; la menstruation s'établit péniblement, entre seize et dix-neuf ans, elle peut être régulière mais peu abondante, pendant 4 ou 5 ans, pour cesser complètement un peu plus tard. Si la femme vient à se marier pendant la période où la menstruation existe, et si elle devient enceinte, il peut en résulter sa guérison définitive ; ses règles deviendront plus abondantes et moins douloureuses, sa santé s'améliorera et elle pourra être réglée pendant nombre d'années et avoir plusieurs enfants.

La plupart de ces malades ont les apparences d'une excellente santé. La menstruation s'est établie en retard de quelques mois à une ou deux années. Les règles sont au début irrégulières et très douloureuses, puis l'écoulement redevient normal et les souffrances disparaissent. Cette situation dure huit ou dix ans et, si les malades se marient dans cet intervalle, elles pourront rester réglées jusqu'à l'âge ordinaire de la ménopause. Si elles ne se marient pas, elles commencent à souffrir de dysménorrhée entre 25 et 30 ans et après une dizaine d'années de souffrances, la ménopause survient. Chez ces femmes, les règles sont suspendues à la suite du plus léger accident. Toute affection chronique, même légère, toute occupation qui cause un effort de l'organisme, une contrariété morale, un coup de froid, arrêtera leur menstruation pendant des mois ou des années, quelquefois pour toujours.

Dans l'aménorrhée et à un moindre degré, dans la dysménorrhée, il y a un retour temporaire des fonctions ovariennes à l'état infantile ; et les ovaires peuvent devenir prématurément séniles. L'aménorrhée de la grossesse et de la lactation sont aussi des retours partiels à l'état infantile.

Les *symptômes généraux* sont assez constants et faciles à reconnaître. En dehors des irrégularités et de l'insuffisance de la menstruation, il existe presque toujours une douleur bien marquée, persistante, portant au cœur, ne se produisant dans les cas les moins graves que pendant les périodes menstruelles, presque constante dans les autres, et augmentant toujours au moment des règles. Cette douleur débute dans la région ovarienne, s'irradie dans la cuisse et souvent aussi dans la jambe et dans les reins. Il existe aussi fréquemment, surtout lorsqu'il survient de l'atrophie, une douleur *sous-mammaire*, spéciale aux affections ovariennes, ressentie le plus souvent seulement du côté gauche. On note toujours plus ou moins de céphalalgies, des nausées, des défaillances et un mauvais état général.

Traitement. — Dans les cas légers, le traitement médical réussit généralement à calmer les douleurs, et même dans quelques cas très prononcés d'arrêt de développement, l'ovaire peut même récupérer ses fonctions. On emploiera d'abord le *fer*, dont l'action sur les organes sexuels est manifeste; car, dans les cas de métrite chronique ou de subinvolution, de fortes doses de fer peuvent provoquer des hémorrhagies. Dans la dysménorrhée d'origine ovarienne ou tubaire on le prescrira pendant la période *intermenstruelle* à doses faibles, de une à cinq gouttes de perchlorure de fer liquide dans un grand verre d'eau ; on augmente la dose à 15 ou 20 gouttes pendant les deux jours qui précèdent l'apparition des règles et pendant toute leur durée ; on peut avec profit ordonner les pilules de fer et d'aloès. Les bains de siège chauds et les sangsues au périnée pendant la période menstruelle sont souvent à recommander ainsi qu'un vésicatoire sur le sacrum.

Dans les cas de menstruation difficile et retardée due à un arrêt de développement au moment de la puberté, on se bornera à ce traitement. Une thérapeutique plus active n'est indiquée que dans les cas rebelles, après le mariage de la malade ou lorsqu'il existe des symptômes d'atrophie prématurée. Le mariage est peut-être de tous les remèdes le plus efficace. Il ne faut néanmoins jamais oublier que dans ces cas les deux parties intéressées doivent être mises au courant de la situation.

La médication la plus puissante, mais qui ne doit être employée qu'en dernier ressort, est *l'irritation mécanique de l'utérus* ; mais elle n'est pas exempte de *graves dangers*. Dans les cas où l'utérus est le plus mal développé elle est moins dangereuse et plus efficace. J'emploie généralement le pessaire galvanique de *Simpson*. Si l'irritation reste dans de certaines limites elle peut avoir un effet excellent ; mais la tige ne peut pas être tolérée par toutes les malades.

Sous l'influence de la tige galvanique l'utérus augmente rapidement de volume et il en est probablement de même des ovaires. Dès que l'utérus s'est accoutumé à la présence de la tige galvanique, celle-ci peut être tolérée pendant des mois, et plus longtemps elle restera en place, plus le bénéfice sera durable ; mais si, après un essai de quelques mois, on ne constate aucune amélioration, il faut cesser toute nouvelle tentative. L'usage de ces tiges galvaniques intra-utérines peut aboutir à la suppuration des trompes de Fallope, on ne saurait être trop prudent dans leur emploi.

Dans un très grand nombre de cas de développement incomplet des ovaires, on rencontre *l'antéflexion complète* de l'utérus ; dans cette classe de cas, la tige galvanique est tout particulièrement efficace.

Les résultats de mes premiers essais pour arrêter l'atrophie prématurée de l'ovaire, ont été loin d'être satisfaisants, surtout quand cette atrophie était due à une affection constitutionnelle, comme la tuberculose.

Sir James *Simpson* croyait que l'aménorrhée, que l'on rencontre si souvent chez les jeunes femmes en puissance de tuberculose, était une cause de la maladie subséquente ; et il s'efforçait de ramener les règles. Quoique dans quelques cas son traitement semble avoir été couronné de succès, je ne puis approuver cette manière de voir.

En rappelant mes souvenirs sur la pratique de Sir James *Simpson*, je crois qu'il a confondu, encore davantage que nous le faisons actuellement, les différentes affections chroniques des jeunes femmes, dans lesquelles les troubles ou la suppression totale de la menstruation est le facteur principal. La distinction entre ces différents états pathologiques est devenue plus facile depuis que ces maladies ont fait le sujet d'études spéciales.

Nous pouvons admettre comme règle générale que chez les jeunes femmes *toutes les maladies chroniques* ont une tendance à produire la suppression de l'écoulement menstruel, et je suppose qu'il est logique de croire que cet arrêt ou cette diminution des règles constitue une mesure de conservation, un effort de l'organisme pour sauver la malade. Si l'on admet cette opinion, on en déduit naturellement que tout effort tendant à rétablir la menstruation est contraire au traitement rationnel; cette conclusion m'avait été suggérée par des résultats empiriques.

J'ai été consulté par un très grand nombre de jeunes femmes pour des affections dont le symptôme principal était l'arrêt des règles; mettant à part les cas dont lesquels ce symptôme était dû à une grossesse, je crois que l'on peut former trois grandes catégories. Je les rangerai selon l'ordre de fréquence que j'ai constatée.

La *première* comprend la maladie à laquelle j'ai donné le nom d'*anémie des adolescents*, à défaut d'autre meilleur et parce que ce titre seul donne une description suffisante de l'affection.

Je n'ai jamais observé et je n'ai jamais entendu parler de cette maladie chez les garçons, et par conséquent je la regarde comme un état spécial aux jeunes femmes. Elle reste absolument limitée aux dix ou douze premières années de la période menstruelle, et elle est par conséquent une maladie de la menstruation, quoique je ne puisse admettre que l'arrêt des règles en soit la cause ; elle ne constitue rien de plus qu'un simple incident, peut être même un processus de défense de l'organisme. Cette maladie est presque absolument limitée aux femmes habitant les villes, quoique j'en aie observé quelques cas provenant de la campagne. Elle peut être envisagée néanmoins comme une affection liée à la vie civilisée ; ce n'est certainement pas une maladie due à la misère, car les cas les plus graves et je crois la majorité des cas se rencontrent dans la classe moyenne. Elle n'est pas associée à tel ou tel genre d'occupations, quoique dans certaines professions comme les couturières, les modistes, les repasseuses, la guérison soit plus longue à obtenir ; le climat ni la localité ne semblent pas avoir grande influence étiologique (1).

L'aspect de ces maladies est si caractéristique que j'ai cessé depuis longtemps de réclamer un examen complet et détaillé pour reconnaître cette maladie et j'ai souvent démontré à mes élèves que deux questions suffisent pour poser le diagnostic.

Comme stature, ces malades sont généralement plutôt au-dessus de la moyenne ; le teint délicat, cireux, que produit l'affection, lorsqu'elle n'a pas encore atteint le degré qui lui a valu l'ancien nom de *chlorose*, donne à ces malades un charme tout particulier. Elles ne sont ni minces ni émaciées et ceci est un fait commun à toutes les femmes anémiques ; quelle que soit la cause de l'anémie, elles ont toujours une certaine tendance à l'embonpoint.

Lorsqu'une de ces jeunes femmes anémiques entre dans une chambre, elle produira sur l'observateur l'effet d'une jeune fille

(1) Une explication des plus bizarres de la nature de cette affection a été proposée dernièrement par Sir Andrew *Clark* ; pour définir sa théorie il a baptisé l'affection du nom *d'anémie féculente* et il l'attribue à une intoxication par rétention et absorption de matières féculentes.

Il est certain que toutes les femmes ont certainement une tendance à avoir des accumulations féculentes dans le rectum, mais cette situation n'est certainement pas spéciale aux femmes ayant moins de 25 ans, comme l'est absolument, d'après mon expérience, l'anémie des adolescents. Par conséquent je ne puis discuter plus longuement cette nouvelle théorie.

manquant un peu de vivacité mais bien portante, ayant un joli teint rose pâle ou un peu blanc; ceci est si bien un caractère de cette affection telle que nous la rencontrons à Birmingham que j'ai coutume de la nommer en style familier *l'anémie des jolies femmes*. Ces malades se plaignent principalement de maux de tête et de douleurs après les repas. Dans les cas très avancés le principal symptôme sera l'oppression causée par le moindre exercice, mais le caractère pathognomonique de l'affection est la gêne de la respiration causée par l'ascension des escaliers ou d'une colline. Un simple interrogatoire nous apprend que les règles étaient au début abondantes, régulières et non douloureuses ; la menstruation avait commencé à l'époque ordinaire et elle cessait sans encombre. Quelque temps après il s'est produit lentement un changement ; les règles sont retardées, l'écoulement est devenu très pâle et à mesure que la maladie fait des progrès, elles disparaissent peu à peu jusqu'à ce qu'il se soit produit une aménorrhée complète.

En même temps que cette aggravation surviennent différents symptômes, qui doivent être attribués à la même cause, l'apport de sang insuffisant à tous les organes. En dernier lieu il se produit des œdèmes généralisés et dans quelques cas exceptionnels la mort peut survenir.

Mais dans la grande majorité des cas l'amélioration suit bientôt l'établissement d'un traitement judicieux, qui d'ailleurs est fort simple. J'ai pu suivre un grand nombre de cas pendant toute leur durée, et je n'en ai observé que deux qui se soient terminés par la mort. J'ai l'occasion d'en voir chaque année plus de deux cents à mon cabinet de consultation et depuis quelques années je conserve l'observation très détaillée de toutes ces malades, surtout relativement à certaines assertions que j'avais rencontrées au cours de mes études ou dans les manuels.

Plusieurs de ces *grands principes* se sont évanouis avec le temps, notamment celui d'après lequel beaucoup de ces cas devaient être envisagés comme des tuberculoses au début. Il n'en est certainement rien. J'étais aussi imbus de l'idée qu'il devait exister certains souffles cardiaques ou vasculaires, caractéristiques de cette affection. J'ai pris des observations suivies où j'ai enregistré les résultats obtenus après chaque examen et je suis arrivé à la conclusion qu'il n'existe aucun point dans le système vasculaire, dans lequel on ne puisse entendre à un moment donné ces souffles bien connus, qui sont simplement d'origine circulatoire ou vasculaire. Ces souffles varient suivant le moment où l'on pratique l'examen, ils apparaissent ou disparaissent de la manière la plus incompréhensible et ils n'ont en somme aucune espèce de signification.

J'ai déjà dit que le *traitement* de ces cas est facile, simple et d'une efficacité assurée. Afin d'obtenir une rapide guérison il faut exiger un *repos complet*. Si les malades sont encore à l'école ou si elles sont employées à un travail professionnel quelconque, on doit les en retirer pour six mois ou un an et les tenir dans un repos absolu. On prescrira à ces malades de petites doses de fer — de très faibles doses — combinées avec une infusion de quassia ; les fortes doses ne font que produire de la constipation et entraver la nutrition. Mais le traitement le plus efficace est la *lumière solaire*, et on doit s'efforcer d'amener ces malades à se soumettre à son influence le plus possible. On conseillera de choisir un appartement et une chambre exposée au midi, on ordonnera le séjour pendant l'hiver dans les stations où la malade pourra prendre de véritables bains de soleil. Tels sont les moyens qui, d'après mon expérience, produisent les meilleurs résultats. Je suis convaincu depuis longtemps que l'absence relative de lumière solaire dans nos grandes villes est la cause la plus fréquente de l'anémie chez les jeunes femmes.

Dans tous ces cas je n'ai pas été à même de me rendre compte si les ovaires, l'utérus ou les trompes subissaient une diminution de volume, pour la simple raison que chez ces malades il est très rare qu'un examen pelvien devienne nécessaire et soit par conséquent justifié. Il est absolument certain que dans ces cas les ovaires ne perdent pas leurs fonctions, même lorsqu'il existe un arrêt complet de la menstruation, car par la suite ces malades deviennent très fréquemment enceintes. Elles se marient assez souvent au cours de leur maladie et elles ne sont pas nécessairement stériles. Il n'est pas rare qu'avant les douze mois que j'indique toujours à ces malades comme époque de leur guérison, un nouveau diagnostic ne devienne nécessaire, et si une grossesse survient chez une de ces malades elle présente souvent certaines difficultés pour le praticien. La malade n'a pas été réglée depuis seize mois et par conséquent on pourrait être tenté de conclure qu'elle ne peut être enceinte. Ce qu'on dit au médecin peut être exact, mais il n'en est pas moins vrai que la femme peut très bien être enceinte de quatre ou cinq mois.

Le second groupe, dans lequel les troubles ou l'arrêt complet des règles est un des principaux symptômes, comprend les cas dans lesquels *l'arrêt de développement des organes* est la cause immédiate de l'affection, soit que les organes n'aient jamais atteint leur développement complet, soit qu'ils se trouvent atteints par une sénilité prématurée, à l'occasion de quelque processus pathologique.

Dans ces cas il s'agit de jeunes femmes, physiquement bien développées, non anémiques, ne présentant aucun des symptômes physiques indiqués pour le premier groupe, de sorte que le premier coup d'œil suffit pour faire la différence entre ces deux catégories de malades. L'*étiologie* est très différente et la première question posée, à quel âge la menstruation est-elle apparue, donne la clef du diagnostic. La menstruation n'a débuté qu'à 17 ou 18 ans, les règles ne sont jamais régulières, elles apparaissent à des intervalles de 6 ou 8 semaines et elles sont toujours douloureuses. A 20 ans elles deviennent régulières. Lorsque les malades se marient, elles peuvent bientôt après devenir enceintes, mais, si la grossesse ne survient pas, la menstruation redevient irrégulière vers l'âge de 28 ans et la ménopause peut survenir avant 35 ans. En fait, chez ces femmes la période de fécondation possible est diminuée de moitié, et pour beaucoup d'entre elles elle n'existe pas.

A *l'examen local* de ces malades nous constatons toujours l'existence d'un utérus infantile, avec antéflexion ; déplacement sur lequel les gynécologues imbus des théories mécaniques ont tant discuté et ont écrit tant de non-sens. Dans tout le domaine de la médecine et de la chirurgie il n'existe pas de meilleur terrain pour les charlatans que les pessaires à antéversion et les sténoses cervicales.

Nous avons déjà parlé tout au long de l'utérus infantile, mais je dois ajouter ici, qu'en même temps que l'utérus infantile nous pouvons rencontrer les trompes et les ovaires soit atrophiés, soit énormément augmentés de volume. Dans le premier cas la stérilité est certaine ; dans le dernier elle peut être évitée, au prix de dangers qui doivent toujours être expliqués aux malades avant de commencer le traitement.

Chez les femmes qui sont obligées de gagner leur vie comme domestiques ou comme employées de magasin, ce développement insuffisant des organes génitaux donne lieu souvent à des troubles si graves, qu'elles ne peuvent continuer leurs occupations, de sorte que nous sommes absolument autorisés à les traiter par le procédé un peu sommaire de l'enlèvement des annexes de l'utérus, — question qui sera encore discutée dans un autre chapitre. Il est en effet certain que, dans ces cas, des autres méthodes thérapeutiques sont inefficaces.

Le *troisième groupe de cas,* dans lesquels l'insuffisance ou la suppression complète des règles constitue le symptôme important, se présente d'après mon expérience plus rarement, car il est constitué par les exemples de tuberculose ou d'autres maladies chroniques, épuisant l'organisme, et ils se rencontrent rarement dans le cabinet de consultation du gynécologue. Il est bien rare que le début de ces diathèses ne soit pas signalé par des symptômes suffisamment significatifs, qui conduisent de suite ces malades chez le médecin.

Le Dr *J. E. Pollock* m'a donné quelques renseignements très intéressants sur cette question, tirés de son dernier volume (1). Il croit qu'il est plus logique d'attribuer la suppression des règles aux troubles généraux de la nutrition, qui se trouvent être en même temps la cause de l'arrêt des règles et celle de la tuberculose. Les premiers symptômes de la tuberculose sont en effet l'arrêt de développement et l'émaciation et l'utérus ne fait que participer au défaut général d'activité fonctionnelle auquel sont soumis tous les organes.

Pour établir que l'établissement des fonctions utérines a un rapport direct avec la tuberculose, il serait nécessaire de démontrer qu'il existe un plus grand nombre de femmes que d'hommes, affectées de phtisie pulmonaire au moment de la puberté. Or sur 300 cas de tuberculose ganglionnaire, le Dr *Pollock* a trouvé 59 garçons et 56 filles entre 10 et 15 ans. Sur 59 cas de phtisie au début, il y avait 19 hommes et seulement 4 femmes entre 15 et 20 ans. Pour la tuberculose survenant sur un terrain rhumatisant entre l'âge de 15 et 20 ans il a trouvé 19 hommes et 14 femmes. Sur 179 cas de phtisie aiguë, 26 hommes et 10 femmes étaient atteints entre l'âge de 15 et 20 ans. D'après ces chiffres il est clair que le nombre des individus mâles atteints est plus considérable que celui des femmes. (123 pour les premiers et 40 pour les dernières.) C'est donc l'*âge* et non le *sexe*, ce sont les fonctions générales du développement et l'activité des échanges nutritifs que nous devons envisager comme les causes déterminantes, qui rendent l'époque de la puberté tout particulièrement dangereuse. Néanmoins nous devons remarquer que le

(1) *Éléments of Prognosis in Consumption.* Pages 293 et suivantes.

Dr *Pollock* ne donne pas le chiffre relatif des individus hommes et femmes observés par lui-même et la proportion générale des deux sexes dans la tuberculose. Sur 99 cas de tuberculose, les règles étaient irrégulières et insuffisantes chez 10 malades, elles étaient absentes chez 58; elles étaient augmentées de quantité chez 4, et chez 27 elles n'avaient jamais fait leur apparition.

En somme l'aménorrhée est un symptôme *grave*, qui est rarement absent dans la période avancée de la maladie. L'établissement de la menstruation est souvent accompagné d'une amélioration ou d'un arrêt de l'affection générale et sa régularité persistante est un excellent signe, tandis que l'arrêt permanent est un symptôme défavorable. Lorsque chez une phtisique la menstruation est à peu près régulière, tous les symptômes peuvent disparaître sous l'effet d'une augmentation de l'écoulement menstruel. Lorsque les règles s'arrêtent subitement, il survient fréquemment une hémoptisie. Il est possible d'ailleurs qu'elle doive être regardée comme compensatrice et avoir moins d'importance au point de vue des lésions pulmonaires que dans d'autres circonstances. Dans les cas chroniques, la persistance ou la réapparition de ces importantes fonctions est d'un bon pronostic.

Pendant la grossesse, qui peut très bien se produire, la phtisie est en général latente, mais après l'accouchement elle semble reprendre une marche plus rapide, et bien des cas indécis semblent alors s'accentuer. La lactation accélère la marche de la maladie et la phtisie doit constituer une contre-indication absolue à l'allaitement.

Il est certain que non seulement l'ovaire est très exposé à être arrêté dans son développement depuis l'enfance jusqu'à l'adolescence, mais qu'il peut être frappé de *sénilité prématurée*. Nous verrons plus tard que cela survient assez fréquemment après le premier accouchement, plus particulièrement après des fausses couches au début de la vie sexuelle;

ce qui s'explique par les adhérences contractées par les trompes, sujet sur lequel nous reviendrons plus tard.

L'atrophie prématurée de l'ovaire, associée à un état analogue de l'utérus et des trompes, peut être encore nettement causée par les maladies infectieuses ; c'est un sujet dont je m'occupe dans un autre chapitre.

DÉPLACEMENTS DE L'OVAIRE.

Le déplacement le plus fréquent de l'ovaire est la chute de l'organe dans le cul-de-sac rétro-utérin, chute à laquelle on a donné le nom de *prolapsus de l'ovaire*. Ce prolapsus est tantôt indolent, tantôt il cause de ssouffrances intolérables. L'étiologie de ce déplacement est très variable. Il peut être congénital ou s'être produit à la suite de quelque effort. Il survient le plus souvent pendant l'involution utérine après l'accouchement ou après une fausse couche ; il s'accompagne de rétroversion ou de rétroflexion de l'utérus. Presque tous les cas accompagnent une subinvolution utérine, ce qui s'explique par l'hypertrophie des ovaires dans l'état puerpéral. *Henning* a constaté que l'ovaire gauche était alors plus volumineux que le droit, ce qui explique ce que dit le professeur *Goodell* à savoir que le prolapsus de l'ovaire porte presque toujours sur l'ovaire gauche.

Il s'agit donc d'une *subinvolution de l'ovaire,* et de même que pour l'utérus nous voyons l'hypérhémie de l'organe passer peu à peu à l'état de métrite chronique, nous voyons aussi le même processus se produire pour l'ovaire.

Il est survenu le plus souvent après l'accouchement quelque complication, suivie d'une convalescence prolongée, d'une réapparition trop rapide de la menstruation, de grandes difficultés et de douleurs pendant la marche, presque toujours de sensations douloureuses pendant la défécation et pendant les rapports sexuels.

A côté de ces symptômes locaux, on note très souvent des *symptômes réflexes* : céphalalgies rebelles, douleurs dans les reins, douleurs pelviennes ou s'irridiant le long des cuisses. Les règles augmentent de quantité jusqu'à devenir de véritables hémorrhagies. La malade devient anémique, dyspeptique, elle souffre d'une grande dépression morale. L'utérus est en rétroversion ou en rétroflexion accentuée, quelquefois les deux déplacements sont concomitants. Le corps de l'utérus est habituellement augmenté de volume et fixé par son fond à la paroi opposée du cul-de-sac de Douglas. L'ignorance de ce fait conduit souvent aux résultats les plus désastreux les trop chauds partisans des pessaires. Il peut arriver cependant que l'utérus occupe sa position ordinaire, bien qu'il soit rare de le trouver ayant son volume normal. Quand on pratique cet examen, il faut toujours prendre grand soin de s'assurer de la position du fond de l'utérus, car on peut confondre très facilement un ovaire augmenté de volume et en prolapsus avec le fond de l'utérus rétrofléchi, ou inversement. De plus, une trompe oblitérée et distendue, adhérente à la face postérieure de l'utérus, peut aussi très bien être prise pour un utérus en rétroversion, et cette erreur peut devenir fatale. Mais avec un peu de soin et d'habileté on reconnaîtra facilement le fond, en constatant que la tumeur que l'on sent sous le doigt se continue avec le col.

On peut être fortement tenté d'essayer la réduction au moyen de la sonde utérine, mais je ne saurais trop recommander, particulièrement à ceux qui en sont à leurs débuts en gynécologie, de résister à la tentation. Le gynécologue expérimenté saura généralement redresser le fond de l'utérus avec l'extrémité du doigt ; s'il ne peut y parvenir, cela lui indique qu'il existe des adhérences qui contre-indiquent formellement l'emploi de la sonde.

Si on trouve que la tumeur, siégeant dans le cul-de-sac postérieur, n'est pas le fond de l'utérus, il est très probable qu'il s'agit d'un ovaire ou d'une trompe. Si c'est un ovaire, et s'il n'est pas fixé par des adhérences, on pourra aisément le refouler en haut, généralement vers le côté gauche ; la douleur toute particulière à la pression, douleur sourde et qui porte au cœur, résout la question ; et s'il ne peut alors être replacé facilement à l'aide du doigt, c'est qu'il est fixé par des adhérences.

On complètera le diagnostic par l'exploration bi-manuelle après anesthésie.

Si la glande n'a pas encore contracté d'adhérences, on

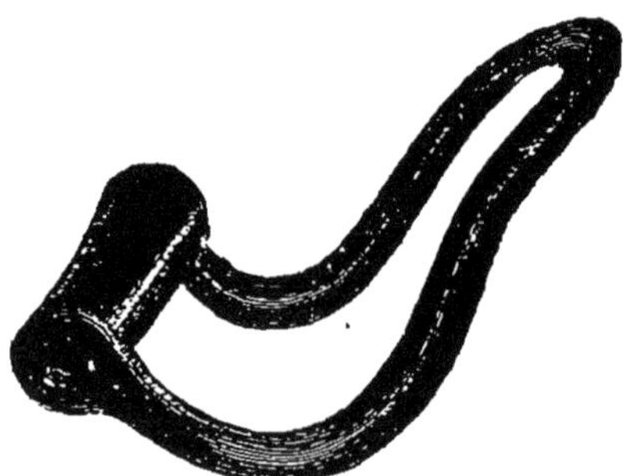

Fig. 45. — *Pessaire en coin* de *Lawson Tait*.

pourra la réduire et la maintenir en place au moyen d'un pessaire approprié, ou au moins la tenir assez élevée pour qu'elle soit hors d'atteinte ; dans le cas contraire aucun pessaire ne pourra être supporté. Le meilleur pessaire à employer, quand il y a lieu, est celui que j'ai inventé il y a nombre d'années, sous le nom de pessaire en coin (Wedge pessary) et qui est figuré ci-dessous.

Le *traitement général* consiste dans le repos physiologique aussi complet que possible ; pendant les périodes menstruelles, la malade doit être absolument tenue au lit et il doit y avoir cessation complète des rapports sexuels. Le traitement tendra à relever l'état général, et le procédé le plus efficace est l'administration de l'ergot et des sels de potasse.

D'après ma longue expérience, la meilleure méthode d'administrer ces médicaments c'est de faire prendre aux malades pendant longtemps du bromure et du chlorate de potasse, en alternant chaque mois, à des doses de 0,30 à 1,20, deux fois par jour et prises d'une façon continue ; on y ajoutera une pilule contenant 0,03 à 0,12 d'ergotine à prendre pendant quelques jours avant la menstruation et pendant toute la durée des règles.

Aucun autre traitement médicamenteux ne m'a semblé avoir le moindre avantage.

Le professeur *Goodell* recommande le traitement par la position génu-pectorale, imaginée par le Dr *Campbell* ; dans quelques cas de prolapsus des ovaires, lorsqu'ils n'étaient ni adhérents ni compliqués de rétroflexion et de subinvolution de l'utérus cette méthode est vraiment efficace. Elle est extrêmement fatigante pour la malade, car elle doit être pratiquée pendant un temps assez long.

Après avoir employé de nombreux traitements, sans avoir obtenu la moindre amélioration, ou même peut-être sans autre effet que de voir augmenter leurs souffrances, l'existence des malades devenant absolument intolérable, il ne leur reste qu'un seul espoir de guérison, l'*enlèvement des annexes*.

HERNIES DE L'OVAIRE

Il existe un autre déplacement, plus rare, des ovaires ; pendant la vie embryonnaire la glande a été entraînée vers le bas et a suivi le chemin que parcourent les testicules chez l'homme pour descendre dans le scrotum. Je n'ai eu que deux fois l'occasion d'observer des cas de cette forme particulière de hernie. Cependant c'est un sujet si intéressant que je crois devoir donner quelques détails sur les cas les plus remarquables observés par différents auteurs.

Le Dr *Parcival Pott* a observé une femme de 23 ans porteuse à chaque aine de deux petites tumeurs douloureuses surtout au moment de la menstruation, d'ailleurs régulière. Le Dr *Pott* diagnostiqua hernie des ovaires, il enleva les tumeurs, la malade se rétablit complètement et les règles ne reparurent plus. Il n'est pas dit si les trompes furent enlevées en tout ou en partie.

L. C. Deneux cite quelques cas remarquables de hernies de l'ovaire faisant partie de hernies ombilicales ou d'autres procidences.

Le Dr *Busch* a rassemblé 78 cas, dont 14 avec absence plus ou moins complète de l'utérus. *Kiwisch* cite une observation d'ovaire faisant partie d'une hernie à travers le trou oval.

Rien n'empêche un ovaire hernié de subir la dégénérescence kystique, on connaît un cas où le kyste fut enlevé en dehors de l'anneau inguinal.

W. N. Jones cite le cas d'une femme atteinte de hernie congénitale double des ovaires qui devint néanmoins enceinte.

Weith, de Kiel, enleva les deux ovaires dans un cas de hernie ovarienne double.

Weinlechner cite un cas de hernie ovarienne inguinale consécutif à une chute. La hernie devint irréductible. Les symptômes d'étranglement étant survenus sans être absolument nets, on diagnostiqua hernie de l'ovaire, ce que confirma l'opération.

Le Dr *J. H. Bollevay* eut occasion d'opérer avec l'aide du Dr *Marsh* une hernie ovarienne sans enlever l'ovaire. Il le sutura dans la partie abdominale ; la malade guérit et avec un bandage devint tout à fait valide.

En janvier 1864, le Dr *Holmes Coote* rapporta à la *Royal Medical and Surgical Society* un cas dans lequel il opéra une hernie inguinale dans laquelle il rencontra l'ovaire. La femme mourut 4 jours après l'opération. — A la même séance le Dr *César Hawkins* dit avoir rencontré deux cas analogues et il conseilla l'abstention.

Les Drs *Frank H. Hamilton* et *Ferry* de New-York ont réuni 12 cas de hernies de l'ovaire, la plupart opérés sans diagnostic (1).

Le Dr *S. C. Nutt* put réduire par le taxis une hernie ovarienne inguinale chez une femme de 60 ans.

Le Dr *Alfred Meadows* a publié un cas d'ablation d'un ovaire hernié ; il a aussi discuté la question de savoir s'il faut ou non rentrer l'ovaire dans l'abdomen. Cela dépend, pour lui, de l'état de l'organe.

Le Dr *Léopold* a publié un cas très intéressant dans lequel la corne gauche de l'utérus était comprise dans la hernie et fut enlevée avec l'ovaire. La malade guérit. L'ovaire était normal ; le pavillon de la trompe était bien frangé, mais il n'existait aucun canal se continuant avec l'infundibulum.

TORSION DE L'OVAIRE

Klobs a décrit une torsion de l'*ovaire* sur son axe probablement congénitale ; lorsque l'ovaire est sain elle n'a aucune importance pathologique. On a quelquefois observé cette torsion dans les kystes de l'ovaire, elle s'accompagne alors de phénomènes très graves.

On a dit que l'ovaire pouvait abandonner sa position et ses rapports normaux pour en contracter ailleurs de nouveaux, aussi bien lorsque l'ovaire est sain, que quand il a subi la dégénérescence kystique. J'ai eu l'occasion d'observer ce phéno-

(1) *Bellevue Hospital Reports*, 1870, p. 159.
(2) *Trans. of the Obstetrical Society of London*. vol. III, p. 438 et Vol. II.

mène, à différents degrés, dans une série de 40 cas de rotation de tumeurs ovariennes sur leur axe.

MALFORMATIONS DU PÉRITOINE

J'ai décrit ailleurs différentes anomalies congénitales du revêtement péritonéal (1); le plus intéressant est celui que j'ai publié dans l'*Obstetrical Journal* d'octobre 1876. Le sac péritonéal faisait complètement défaut les intestins étant réunis simplement par une masse de tissu cellulaire extrêmement lâche dans le bassin.

Il était absolument impossible de reconnaître aucun organe à part l'utérus, en se basant sur les limites péritonéales habituelles. Ainsi la vessie fut déchirée en enlevant l'utérus, car on l'avait prise pour du tissu aréolaire lâche, et on ne reconnut l'erreur qu'en voyant l'urine s'écouler. Deux masses accolées à l'utérus, une de chaque côté, furent reconnues pour les deux ovaires après les avoir débarrassées du tissu conjonctif abondant; sur l'ovaire gauche on remarquait le caillot d'un follicule de Graaf récent, dont l'ovule, s'il avait été expulsé, se serait trouvé arrêté par le tissu conjonctif environnant. Au-dessus de l'ovaire droit la trompe semblait avoir sa direction normale, mais elle se perdait dans une masse de tissu conjonctif et je ne pus trouver aucune trace de son extrémité frangée. A gauche il existait une apparence de trompe rudimentaire dans un pli de tissu.

La menstruation de la malade, âgée de 25 ans, était absolument anormale; elle mourut par suite d'obstruction par des scybales, d'un certain nombre d'anses intestinales, cet arrêt fut dû sans doute à ce que les intestins étaient fixés par des adhérences.

(1) *Dublin Quarterly journal of medical science.* Février 1889.

Les trompes de Fallope et la menstruation.

J'ai maintenant à parler avec détails de l'oviducte ou trompe de Fallope, afin d'exposer et de faire sainement apprécier l'immense changement qu'a produit dans mes idées sur la physiologie et la pathologie du bassin l'étude approfondie de l'anatomie, de la physiologie et surtout de la pathologie de cet important organe.

La trompe est un organe très simple, mais, pour différentes raisons, d'une nature toute particulière. Ainsi elle nous offre l'unique exemple de la réunion d'une séreuse avec une muqueuse; le revêtement externe du pavillon est en effet de nature *séreuse*, tandis que le revêtement interne du canal est *muqueux* et ces deux revêtements se rejoignent sur les bords des franges. Le *développement* des trompes est aussi très spécial et leurs rapports avec l'utérus varient énormément chez les différents animaux.

Ainsi chez les *oiseaux* la trompe de Fallope n'est représentée que par un simple orifice, c'est pour cela que l'on dit communément que chez les oiseaux l'oviducte est représenté par l'utérus.

Chez les *rongeurs*, où il existe un utérus absolument bifide, la véritable trompe est très courte.

Chez quelques-uns des *mammifères inférieurs* elle est aussi très courte; elle devient seulement plus prononcée lorsque l'utérus devient simple, et le nombre des fœtus de chaque portée se réduit parallèlement. Il semblerait presque que les modifications apportées aux organes de la génération par l'horizontalité des trompes et la simplification de l'utérus ont pour but de diminuer le nombre des ovules fécondés.

Erreurs en cours sur la menstruation. — Certainement une des plus grandes erreurs qui aient été commises par les physiologistes dans leurs observations sur les animaux est celle qui se rapporte aux trompes de Fallope. On tue un animal bientôt après la copulation et au moment du rut, on trouve un certain nombre d'ovules fécondés dans ce qui paraît être les trompes de Fallope (*Bischoff, Schleiden* et *Swann, von Baer*, etc.) et on constate de plus que ces prétendues trompes sont remplies de spermatozoïdes. En réalité il ne s'agissait nullement des trompes, on avait pris pour les oviductes les extrémités de l'utérus bifide, dans lesquelles se passaient tous les phénomènes si bien observés.

Von Baer et d'autres auteurs, se basant sur des observations de cette espèce, ont avancé trois erreurs extraordinaires relativement à la physiologie de la génération dans l'espèce humaine ; elles ont été universellement adoptées, mais elles doivent être dénoncées et abandonnées si nous désirons acquérir des notions exactes sur la pathologie de l'appareil génital.

Ces trois erreurs sont les suivantes :

1 — Le *rut* des animaux est l'homologue de la *menstruation* chez la femme.

2 — L'*ovulation* se produit une fois par mois et elle est la cause de la *menstruation*.

3 — La rencontre des spermatozoïdes et des ovules se fait *dans la trompe de Fallope*.

Ces trois erreurs peuvent être discutées ici avec avantage.

Chez la majorité des poissons, les œufs sont expulsés mûrs et en grand nombre par la femelle directement dans l'eau et ils sont fécondés par le mâle, qui répand sur eux ses spermatozoïdes, de sorte que des myriades sont fécondés en dehors de ceux qui deviennent des poissons adultes. Il ne se produit aucune espèce de rapprochement entre mâle et femelle jusqu'à ce que nous arrivions aux *batraciens*. Chez eux le mâle (le crapaud commun) enserre la femelle de ses pattes, les œufs mûrs sont expulsés et la semence passe sur eux à mesure qu'ils sortent. Il n'existe pas encore de véritable copulation et le nombre des œufs, quoique infiniment moindre que chez les poissons, est encore grandement supérieur au nombre des individus qui arriveront à maturité.

Chez les *oiseaux*, il existe une espèce d'intromission, car le sperme est injecté dans un utérus long et il arrive jusqu'à l'ovaire de sorte que chaque ovule est fécondé presque au moment où il quitte l'ovaire (si la proportion des poules pour chaque coq n'est pas exagérée), et ainsi le nombre des œufs qui arrivent à maturité est grandement augmenté en proportion de ceux qui n'y arrivent pas.

C'est à cette phase de l'évolution que se produisent simultanément deux faits très significatifs, le couvage et l'élevage des jeunes animaux et la première indication d'une circulation à sang chaud. Il est clair, néanmoins, que tous ces états existent en germes dans les phases précédentes.

A mesure que nous remontons l'échelle animale nous trouvons qu'il se développe des organes spéciaux pour une véritable copulation ; l'utérus devient simple, tandis que les annexes restent doubles ; l'expulsion des ovules et l'époque du rapprochement deviennent périodiques et simultanées. Ces périodes et le rapprochement des sexes sont réglés par des facteurs spéciaux à la vie des différents animaux, comme on peut s'en rendre un compte exact pour le *cerf*.

Les différentes phases de développement qui aboutissent à l'espèce humaine, devraient être encore suivies chez les quadrumanes, mais quoique nous connaissions assez complètement ce qui se rapporte chez eux à l'anatomie, il reste encore bien des inconnues ; et c'est tout spécialement le cas pour leur histoire sexuelle. Nous savons qu'en état de captivité les *singes supérieurs* présentent un phénomène analogue à l'écoulement menstruel, mais nous savons aussi qu'il ne correspond pas à l'époque du rut. Nous ignorons complètement si cette apparence de menstruation se produit aussi chez ceux qui sont restés en état de liberté.

Nous savons aussi que la menstruation constitue l'époque pendant laquelle la femme a tendance naturelle à refuser les rapprochements sexuels, à moins qu'elle n'y soit forcée, et par conséquent la menstruation ne saurait être envisagée comme constituant la période de rut dans l'espèce humaine.

L'absence du gonflement des organes génitaux et des autres signes, que l'on note toujours chez les animaux au moment du rut, nous porte à penser que l'écoulement mensuel, auquel les femmes sont sujettes, n'a absolument rien de commun avec le rut des animaux. Chez quelques rongeurs, par exemple, cette période est marquée par un changement anatomique très curieux, l'ouverture d'un cloaque qui reste à tout autre moment hermétiquement fermé. En étudiant les animaux qui ont une époque de rut annuel, comme le cerf, il est facile de se rendre compte que l'ovulation n'est pas limitée à cette époque, mais que des ovules mûrs sont expulsés à d'autres moments. Par conséquent l'ovulation n'est nullement la cause du rut, qui n'est qu'une conséquence des exigences de l'existence de l'animal. Ainsi le cerf et différentes espèces de moutons ne pourraient élever leurs petits dans les pays couverts de neige, s'ils naissaient avant les mois d'hiver. A l'état sauvage, le cerf et les moutons ne produiraient qu'un seul petit, car c'est tout ce que leur provision de graisse pour l'hiver peut nourrir, jusqu'à ce que l'herbe nouvelle ait poussé. Mais chez les moutons domestiques on a pu obtenir artificiellement des portées plus nombreuses, chaque brebis produisant deux et souvent trois agneaux ; ceux-ci peuvent en effet se nourrir dans les pâturages qu'on leur prépare dans les plaines. Dans les districts montagneux, où la neige peut persister jusqu'à la fin d'avril, ces fortes portées succomberaient à coup sûr. Même dans les pâturages de plaine, les animaux dont les petits sont forts, ou ceux qui ne peuvent emmagasiner dans leur organisme une certaine quantité de graisse (étant plutôt destinés à la course), ne produisent jamais de jumeaux; ce fait est du moins très rare. Il en est ainsi du cheval. La jument a sa période de rut à de longs intervalles et elle porte son petit pendant longtemps. Mais elle n'est jamais aussi disposée à accueillir l'étalon qu'immédiatement ou presque immédiatement après son accouchement. J'ai pu encore me convaincre par moi-même que l'ovulation est presque constamment en activité chez la jument.

Tous ces exemples et bien d'autres encore nous montrent que l'ovulation peut être en rapport direct avec le rut, mais qu'elle peut aussi n'avoir rien de commun avec lui que de constituer un élément du même acte, la génération.

Il existe aussi des faits qui nous montrent que toute la série des phénomènes peut être modifiée chez certains individus, nous en trouvons un exemple bien curieux chez les poulpes.

On sait que les céphalopodes, à l'état de nature, expulsent leurs œufs comme les poissons, le mâle répandant son sperme sur eux après qu'ils ont quitté la femelle, mais si des poulpes mâles et femelles sont tenus en captivité dans de petits réservoirs, on verra que les mâles saisissent les femelles et accomplissent une sorte de copulation, qui devient par la suite constamment fatale à ces dernières. Sans aucun doute, il s'effectue alors, comme chez les oiseaux, une espèce d'intromission, car dans ces cas les œufs sont fécondés dans la cavité abdominale de la femelle; ils ne peuvent être expulsés, et, leur croissance continuant, la mère éclate et devient ainsi la victime de la rupture d'une espèce de grossesse tubaire. Ces faits me furent communiqués par le gardien d'un aquarium où l'on a conservé des céphalopodes pendant des années; il ne fit que m'indiquer les faits sans leur explication, et je découvris moi-même que les œufs avaient été fécondés dans l'intérieur de la mère.

Tous ces faits nous prouvent que ce qui est vrai pour un animal ne l'est pas nécessairement pour un autre, que lorsque l'on nous affirme que le rut chez l'animal correspond à la menstruation chez la femme, et que tous les deux sont sous la dépendance de l'ovulation, nous devons regarder ces affirmations comme aveugles, et comme exigeant pour être acceptées de plus sérieuses recherches.

On trouve chez la brebis dès le milieu de mai des ovules mûrs et en voie de maturité, de même que des stigmates d'ovules récemment expulsés ; or le rut ne doit pas se produire chez le mouton avant le mois de septembre ou même d'octobre ; c'est donc une véritable absurdité que de prétendre que l'ovulation est la cause du rut. Tout prouve que l'ovulation est *continue*, mais qu'elle ne peut avoir d'effet utile qu'à l'époque du rut, et cela afin que les jeunes ne puissent être produits en nombre excessif, ou à des époques qui ne sont pas propices à leur développement. Le rut est *l'agent régulateur* de l'ovulation et non pas son effet. L'ovulation n'est pas la cause du rut ; et ce dernier ne fait que préparer l'utérus, la trompe et le conduit génital, de façon que l'ovule arrivé à maturité puisse être fécondé et devenir un fœtus. Les ovules qui arrivent à maturité, et qui sont expulsés à d'autres périodes que celle du rut, tombent dans la cavité péritonéale et y meurent.

Si je ne craignais d'abuser de la patience de mes lecteurs, j'insisterais ici sur différents changements qui se produisent chez les mâles des divers animaux ; ils montrent très bien comment l'appareil sexuel doit se plier aux habitudes acquises par les nécessités de la lutte pour l'existence ; comment, par conséquent, les habitudes sexuelles peuvent et comment en effet elles diffèrent absolument chez les divers animaux et chez les diverses races du même animal, tout spécialement lorsqu'ils sont encore influencés par la sélection artificielle due à l'état de domesticité. Ainsi toute l'existence annuelle d'un cerf ou d'un bélier se passe en préparation et en lutte, pour une satisfaction sexuelle de quelques minutes, reproduite pendant une période de quelques jours; immédiatement après l'appareil sexuel est voué à l'atrophie.

Chez quelques animaux et chez un nombre considérable de plantes, l'appareil n'est employé qu'une fois, et la mort succède à l'acte sexuel. Par conséquent, c'est une supposition gratuite que d'affirmer que deux phénomènes comme le rut et la menstruation représentent une seule et même chose, simplement parce que l'écoulement sanguin est un caractère commun à tous les deux.

J'ai déjà insisté sur la remarque suivante: l'époque du rut est le seul moment où la femelle de certains animaux accepte le mâle, tandis que la menstruation est le seul moment où la femme le refuse, et ce fait seul suffit déjà par lui-même pour démontrer que les deux phénomènes sont entièrement distincts. Mais il existe encore un autre fait tout aussi significatif: c'est qu'une femelle saine, recevant le mâle au moment du rut, devient presque régulièrement enceinte (je ne parle pas à présent des animaux en état de domesticité, quoi que ce soit probablement aussi vrai pour eux), — tandis que, dans la race humaine, il faut probablement cinquante ou cent rapprochements pour qu'une femme devienne enceinte.

Si le rut et la menstruation avaient quelque chose de commun, chaque femme devrait être fécondée dès le premier rapprochement après le retour des règles qui suit l'accouchement. Donc, si la théorie ovulaire de la menstruation était exacte, toute femme dont l'appareil sexuel est normal et dont le mari est en bonne santé, aurait inévitablement un enfant tous les 18 ou 20 mois; je suis certain que les femmes sont fort satisfaites que les événements ne se passent pas ainsi. Les familles atteindraient le nombre moyen de 15 ou 16 enfants au lieu de 4 à 5, comme c'est actuellement le cas.

La vérité est que jusqu'à présent on a discuté ces questions et une foule d'autres, non seulement avec une connaissance très incomplète des faits, mais encore avant d'être en possession des premières bases. Les éléments les plus importants de la discussion nous ont été fournis par *Charles Darwin*, et, puisque nous savons qu'il existe chez les animaux une suite ininterrompue de variations et de développements successifs, nous devons appliquer ces conclusions à l'homme, en pathologie aussi bien qu'en physiologie (1).

La civilisation (terme assez vide de sens et souvent assez mal employé, mais d'un usage commode) a effectué bien des changements dans l'espèce humaine ; elle a créé de nouvelles maladies et aussi quelques nouveaux processus physiologiques.

La menstruation est une de ces nouveautés dues à la civilisation, car nous ne pouvons séparer l'homme de ses plus plus proches voisins, et nous observons quelque chose qui se rapproche de ce curieux phénomène chez les singes les plus élevés en état de *domesticité ou de réclusion.*

Mais si les observations de M. *Bland Sutton* doivent être prises en considération, il est fort douteux que ce qui a été considéré comme une menstruation chez les singes supérieurs soit autre chose que du rut.

« Chez les *macaques*, dit-il, la menstruation est accompagnée de certains phénomènes objectifs sur lesquels on ne peut se tromper, et qui sont différents d'un simple écoulement sanguin par l'utérus : ainsi toutes les parties dénudées et pâles du corps, comme la face, le cou, les régions ischiatiques, etc.

(1) Nous trouvons un exemple bien frappant de l'influence désastreuse de la domesticité des animaux dans le développement de la lubricité chez la chienne. Il est bien connu qu'à l'état sauvage les animaux appartenant à la race canine sont monogames ; qu'au moment du rut la femelle ne reçoit qu'un seul mâle, que pour sa sélection il se livre de rudes combats entre les mâles et que le vainqueur seul obtient le prix désiré. En état de domesticité, par contre, la chienne, lorsqu'elle est en chaleur, acceptera souvent six ou huit chiens l'un après l'autre, elle ira jusqu'à les solliciter ; elle est devenue une véritable prostituée canine. D'autre part les mâles ont abandonné dans ces conditions leurs habitudes de combat, et on peut les voir qui attendent simplement leur tour avec plus ou moins d'impatience.

prennent une coloration rose livide, dans quelques cas d'un rouge vif. La quantité de liquide sanguin évacué par l'utérus est très petite et elle cesse bientôt, mais la coloration des parties pâles persiste pendant quelques jours. Pendant les chaleurs et au moment de la menstruation, les lèvres et les parties molles de leur voisinage immédiat sont tuméfiées, comme si elles étaient formées de tissus érectiles. Les *babouins* présentent des signes objectifs analogues, mais à un degré encore plus accentué, de sorte que ces singes, pendant la menstruation, ont un extérieur qui est fort loin d'être agréable ; à ce moment leur aspect est si dégoûtant que, dans les jardins zoologiques, il devient nécessaire de retirer ces animaux de leurs cages pour les enfermer dans des chambres qui ne soient pas ouvertes aux visiteurs ordinaires. »

On voit que c'est exactement ce que l'on peut observer chez une poule qui pond. Chez elle, les phénomènes objectifs consistent principalement en la turgescence de sa crête, par laquelle elle attire immédiatement l'attention du cuisinier ou de la fille de basse-cour, de sorte que l'œil exercé de l'éleveur de volaille peut reconnaître de suite en regardant toute la collection, les poules qui sont en train de pondre.

On ne peut prétendre que la turgescence de ces organes, chez les singes ou les poules, ait pour but d'attirer l'attention du mâle sur le moment auquel les œufs sont prêts pour la fécondation. Tout cela est bien différent de la menstruation dans l'espèce humaine ; tandis que l'ovulation survient, en effet, chez les animaux inférieurs à ce moment, et que le rut et l'ovulation sont chez eux absolument simultanés, il n'en est nullement ainsi chez la femme ; dans la race humaine, la menstruation est périodique, et l'ovulation probablement aussi, mais elles ne se produisent pas simultanément, et il n'existe, que nous sachions, chez la femme, rien d'équivalent à la période du rut des animaux inférieurs (1).

(1) Sur cette question, *Johnstone* émet des considérations fort remarquables et tout

Dans les races les plus inférieures de l'espèce humaine — celles qui vivent dans un état très rapproché de celui des singes — la menstruation est à peine plus accentuée que chez ces derniers. Cette simple indication est néanmoins tout à fait suffisante pour démontrer que la menstruation augmente en raison de la civilisation. Une autre preuve indirecte nous est fournie par la race nègre; en quelques générations elle a acquis tous les avantages (ou désavantages, si on considère les maladies spéciales aux femmes) que donne la pleine civilisation. Dans les États-Unis, les négresses sont fréquemment atteintes de myomes — affection placée sous la dépendance essentielle de la menstruation, — tandis que les tumeurs de l'ovaire se rencontrent à peine chez elles. Or les myomes sont inconnus chez leurs sœurs d'Afrique. Ainsi, nous sommes ici en présence d'un grand changement pathologique qui s'est effectué en moins d'un siècle, par l'effet de la civilisation, et qui n'est certainement pas dû au climat. Nous ne pouvons en expliquer la pathogénie immédiate, mais vis-à-vis de faits semblables il est impossible dans les recherches pathologiques, de laisser de côté l'évolution, bien que nous n'ayons

à fait dignes d'être connues. (*Transactions of the British Gynecologic. Society* 1887, p. 389) — « Néanmoins chez la femme, où l'on peut dire que le rut est continuel, l'endométrium doit toujours être en état de recevoir et de nourrir l'ovule à quelque moment que ce soit : comme son placenta est de beaucoup le plus compliqué de tous ces organes, la préparation pour sa formation doit aussi être la plus exacte de toutes. Ainsi que je l'ai déjà démontré dans mon travail précédent, la position verticale ne permet pas le fonctionnement des vaisseaux lymphatiques dans l'utérus. La conséquence en est que le placenta ne peut être résorbé, mais qu'il se détache avec ses enveloppes fœtales et qu'il est expulsé à travers le vagin. *Ercolani* a démontré qu'il en est de même chez les autres animaux à station debout, chez les singes, etc. Les deux grandes conclusions que je désire tirer de ces faits sont les suivantes : *premièrement*, que la préparation de l'endométrium pour la réception de l'ovule est aussi importante dans ce groupe de phénomènes, connus sous le nom de rut, que l'expulsion des ovules en dehors des follicules de Graaf et leur progression jusque dans la cavité utérine ; *en second lieu*, que le point principal, d'où dépendent les différentes phases de développement de l'endométrium chez les mammifères, est constitué par l'état embryonnaire particulier de la muqueuse, à travers lequel elle doit passer avant que le placenta puisse être normalement formé.

aucune idée des traits d'union entre les conditions physiologiques et pathologiques.

Les faits qui seront encore discutés plus loin, concernant la menstruation, tendront à démontrer qu'elle constitue presque, par elle-même, un processus pathologique.

Historique de la théorie ovulaire de la menstruation. — La seconde erreur, dont je vais avoir à m'occuper à présent est la suivante : « L'ovulation se produit chez la femme une fois par mois, et elle est la cause de la menstruation ». *Reeves Jackson*, de Chicago, s'est efforcé avec un grand talent de faire ressortir la fausseté de cette théorie ovulaire de la menstruation ; mais son travail (1) n'a certainement pas reçu l'attention qu'il mérite. Le plus sagace observateur des phénomènes de l'ovulation que notre pays ait produit, *Charles Ritchie*, de Glasgow, pourrait tout aussi bien n'avoir jamais publié ses travaux (2), tellement ils ont produit peu d'impression. *Reeves Jackson* formule cependant certaines propositions essentielles qu'il peut être utile d'examiner.

La première est que « chez la femme, à périodes régulières de 28 jours, un ovule arrivé à maturité est expulsé par l'ovaire, passe dans la trompe de Fallope, et est transporté dans l'utérus ». Cette idée de l'ovulation mensuelle a d'abord été émise par *Jean Théodore Kerckring* dans sa *Spicelegia* (1670-73) et elle n'est appuyée sur aucune preuve jusqu'à ce jour. Un fait, qui démontre son inexactitude, fut publié par *François Marie Nigrisoli* dès 1712 (3). Il décrit très exactement les follicules de Graaf chez les jeunes filles longtemps avant que la menstruation ait fait son apparition, et ses observations ont été depuis lors pleinement confirmées et développées par de nombreux observateurs. *Reeves Jackson* indique la date (1827) de la découverte de l'ovule vrai par

(1) *American Journal of Obstetrics*, octobre 1876.
(2) *London Medical Gazette*, 1843.
(3) *Considerazione intorno alla generazione de viventi*. Ferrare, 1712.

von Baer comme celle de la naissance de la théorie de l'ovulation, mais il est certain que cette théorie était soutenue par beaucoup d'auteurs du XVIIIe siècle, avant qu'on eût fait la distinction entre les follicules de Graaf et l'ovule de *von Baer*. En effet une telle distinction n'était pas nécessaire ; les femmes ayant depuis un temps immémorial calculé leurs grossesses depuis le dernier jour de leur dernière menstruation, la conclusion que chaque menstruation correspondait à une ovulation était assez naturelle ; et l'assertion que l'ovulation mensuelle devait être la *cause* de l'écoulement périodique était acceptée sans conteste, comme elle l'est encore, à ma connaissance, dans tous les traités publiés jusqu'à ce jour, sans exception. Et pourtant ni l'une ni l'autre de ces propositions n'est exacte.

Preuves contre la théorie ovulaire de la menstruation. — Le premier argument contre ces deux affirmations a été fourni par *Ritchie* (1), et on n'a pu encore lui opposer la plus légère objection soutenable. Au contraire il a été uniformément confirmé. « Les ovaires des nouveau-nés et ceux des enfants sont occupés, parfois en très grand nombre, par des vésicules de Graaf ou ovisacs, qui sont très vasculaires dès la 6e année et qui varient du volume d'une graine de coriandre à celui d'un petit raisin vers l'âge de 14 ans ; à cette époque ils sont aussi remplis de leur liquide habituel granuleux transparent. Les ovules qu'ils contiennent peuvent être facilement découverts et leurs parois sont si élastiques qu'au moment de la rupture leur contenu peut être projeté à la distance d'au moins 36 centimètres. L'existence de la menstruation par conséquent n'est donc pas nécessaire à ces conditions, ni comme cause ni comme effet ; et même à cet âge, si la rupture des follicules se produit, on doit admettre la possibilité que les ovules puissent être transportés jusqu'à l'utérus par les trom-

(1) Contribution of the Physiology of the human ovary. *London Medical Gazette*, 1843.

pes de Fallope, tenues ouvertes par leur sécrétion particulière. On trouvera que les vésicules de Graaf, contenues dans les ovaires avant l'époque de la menstruation, comme d'ailleurs à toute autre période de l'existence, avancent continuellement vers la périphérie de la glande, qu'elles traversent, étant expulsées par des pores situés dans le revêtement péritonéal ; la présence des règles n'est donc nullement indispensable à leur rupture.

« L'établissement de la menstruation ne donne pas nécessairement lieu à une modification immédiate dans la façon dont les ovaires sont expulsés, ou dans les changements consécutifs auxquels ces corps sont soumis ; mais dans quelques cas les conditions, telles qu'elles se présentent avant l'époque de la puberté, persistent encore quelque temps quand la menstruation s'est établie.

« Chez la femme, les ovisacs n'exigent ni *l'établissement* ni la *présence de la menstruation* pour leur développement ou pour leur rupture. Des vésicules de volume adulte peuvent exister et être expulsés pendant la puberté, comme à d'autres périodes de l'existence, indépendamment de la menstruation. Cet état peut se présenter dans sa forme normale pour au moins huit périodes consécutives, sans qu'une vésicule se rompe, à moins qu'elles le fassent par le mécanisme et avec les phénomènes qui surviennent pendant l'enfance. »

Reeves Jackson présente encore plus loin un argument qui est irréfutable, et avec lequel l'expérience de tous les ovariotomistes est pleinement d'accord. « Dans certains cas, on a trouvé les deux ovaires si malades qu'il était complètement impossible d'admettre qu'ils pussent remplir normalement leurs fonctions d'ovulation, et pourtant la régularité de la menstruation n'avait subi aucune interruption. » A cet argument, je puis encore ajouter que dans environ 30 0/0 des cas dans lesquels les deux ovaires ont été enlevés dans leur totalité, mais où l'on n'a pas touché aux trompes et à l'utérus, la menstruation continue sans interruption. L'enlèvement des ovaires seuls non-seulement n'est pas suivi de l'arrêt de la menstruation, mais il semble produire une augmentation de l'écoulement menstruel. J'ai eu l'occasion d'en observer différents exemples et une observation très remarquable sur ces questions m'a été communiquée par le Dr *Reeves Jackson*:

« Une femme non mariée, âgée de 21 ans, a été réglée pour la première fois à 15 ans, l'écoulement était au début très régulier, mais toujours accompagné de douleurs excessives, qui ne pouvaient être calmées qu'en partie par de fortes doses de morphine et des inhalations de chloroforme.

Elle avait été soignée par un grand nombre de médecins, et toutes les méthodes de traitement médical et chirurgical de la dysménorrhée avaient été essayées sans aucun profit.

Le 12 mars 1882, on enleva les deux ovaires ; la menstruation fit sa réapparition et elle a continué depuis lors avec une parfaite régularité tous les 28 ou 29 jours. La quantité de l'écoulement a *seulement augmenté*, et il est accompagné des mêmes souffrances qu'auparavant ; actuellement la malade perd tant de sang à chacune de ses époques, qu'elle est devenue tout à fait anémique, et qu'elle peut à peine se remettre un peu dans les intervalles. Je fais actuellement (1883) mon possible pour obtenir qu'elle consente à ce que je lui enlève les deux trompes. »

Ainsi qu'on le verra encore plus tard, lorsque je parlerai des affections tubaires et ovariennes, l'ovarite chronique et la suppuration des ovaires n'exerce aucune influence appréciable sur la menstruation. Au contraire, les inflammations ou les autres maladies de l'utérus ou des trompes de Fallope augmentent toujours leur fréquence ou leur abondance.

Reeves Jackson fait aussi remarquer que les cas d'ovaires herniés, enlevés par opération, plaident aussi contre la théorie ovulaire ; après leur extirpation on les trouve toujours si profondément altérés qu'ils étaient incapables d'ovulation. C'était le cas pour deux ovaires que j'ai enlevés de l'aine ; ni l'un ni l'autre ne présentaient la plus légère trace de tissu ovarien normal ; les deux tumeurs augmentaient de volume à chaque période menstruelle, elles devenaient sensibles, mais les trompes de Fallope se trouvaient dans les deux sacs herniaires, et la douleur était nettement prémenstruelle, comme cela a déjà été indiqué pour un autre cas par le Dr *Meadows*; ce qui constitue le caractère distinctif d'une affection *tubaire.*

Si l'ovulation était la cause de la menstruation, il devrait exister à chaque période menstruelle un follicule mûr, prêt à être expulsé. Or, quand on pratique l'autopsie de femmes mortes pendant la période menstruelle, pour une femme où l'on trouve un ovule à l'état de maturité, on en rencontre au moins quatre où il est impossible de faire cette constatation.

Dans les laborieux travaux qu'il a publiés (1) sur la menstruation, le Dr *John Williams* a cherché à élaborer une théorie de l'ovulation, qui est absolument inconciliable avec les faits qu'il a observés. Sur les six cas observés il n'y en avait que deux dans lesquels la rupture d'un follicule de Graaf *semblât* correspondre à la période menstruelle; dans deux autres cas les follicules les plus avancés étaient encore loin de la maturité; l'auteur pense qu'ils devaient seulement être mûrs à l'époque menstruelle suivante. Cela supposerait que nous connaissons le temps nécessaire à un follicule de Graaf pour arriver à complète maturité; en fait, nous ne connaissons rien de positif sur cette question. Nous ignorons complètement si cette maturité exige des heures, des jours, des mois et même des années. Si chaque mois un follicule arrivait à maturité et qu'un ovule fût expulsé, nous rencontrerions chez toute femme en bonne santé une série de follicules en état de développement comme nous le voyons dans l'ovaire et la trompe d'une poule qui pond; nous n'avons jamais rien vu de pareil. *Paget* et quelques autres auteurs ont fait des autopsies de femmes mortes pendant la menstruation sans trouver autre chose qu'un ovaire rompu ou arrivé à l'état de maturité.

Par contre, on a cité des cas nombreux de femmes deve-

(1) *Obstetrical Journal*, Vol. III.

nues à plusieurs reprises enceintes sans avoir été réglées, et d'autre part certaines maladies générales, notamment la phthisie et l'anémie des adolescents, arrêtent la menstruation, mais n'empêchent nullement les malades de devenir enceintes. *De Sinéty* et *Julius Pollock* ont attiré l'attention sur ce point.

Certains résultats des opérations modernes prouvent aussi, suivant moi d'une façon irréfutable, que l'ovulation et la menstruation ne sont pas simultanées et que par conséquent la première ne peut être la cause de la seconde. J'ai présenté ailleurs tous ces faits en détail, et ils confirment si pleinement les idées de *Ritchie*, que je me permets de reproduire ici une partie de mon article (1).

Le Dr *Ritchie* a publié une contribution très intéressante sur l'origine et le développement de la théorie ovulaire de la menstruation, qui selon toute apparence aurait eu pour point de départ un des essais de Sir *Everard Home*. Tant que cet auteur s'est borné à tirer de l'oubli quelques mémoires de *John Hunter*, il n'a pas commis d'erreur grave, mais lorsqu'il a voulu produire quelque chose d'original, ses erreurs sont devenues énormes. En 1820 le Dr *Power* adopta et sembla confirmer l'exactitude des idées de Sir *Everard*; d'autres auteurs le suivirent jusqu'à l'apparition du *Traité philosophique de médecine pratique* de *Gendrin*, qui établit définitivement cette théorie.

Le Dr *Robert Lee* entra alors en scène, au moment de la grande lutte au sujet *des vrais et des faux corps jaunes*. Cette lutte avait pour base principale la théorie ovulaire de la menstruation, et pour objet la démonstration d'un corollaire aussi faux que la proposition principale elle-même, corollaire qui constituait une querelle aussi inutile, aussi acharnée et aussi folle que tout ce qu'on a jamais pu voir comme dis-

(1) *Medical Times and Gazette*, 10 mai 1882.

cussion médicale. La lutte était à peine terminée lorsque j'entrai à l'Université.

Pendant toute la durée de cette controverse, c'est-à-dire pendant plus de 50 ans, il a été fait naturellement d'innombrables expériences sur les animaux. On ne peut mettre en doute que ces expériences aient été absolument inutiles, et actuellement on admet généralement qu'elles ont plutôt induit les observateurs en erreur. Je ne veux pas que l'on puisse croire que j'émets ici une opinion de parti pris sur cette question si débattue, je me bornerai à citer les *propres termes* dont se servait le Dr *Ritchie*, en 1842 : « Malheureusement pour la science et pour la multitude d'animaux sacrifiés, on n'est pas arrivé à vérifier cette conclusion par les dissections. »

Il parle plus loin des nombreuses erreurs auxquelles cette méthode d'investigation a donné lieu, et arrive à cette conclusion que ce n'est pas par des expériences sur les animaux que les inconnues sur l'ovulation et la menstruation de la femme pourront jamais être éclaircies. C'est par des observations faites au cours des *autopsies* qu'il a fait sa découverte et c'est par des observations faites *sur le vivant*, que je suis en situation de la confirmer en tous points.

La contribution qui vient après les travaux de *Ritchie* par rang de date, se trouve dans la *Medical Gazette* de 1849, elle est due à M. W. *Bedford Kesteven*, praticien bien connu du Nord de Londres, qui vit aujourd'hui, je suis heureux de le dire, dans une retraite honorable et bien méritée. M. *Kesteven* a fait quelques communications importantes sur des recherches originales, et quoiqu'elles ne contiennent rien de particulièrement nouveau, elles confirment les idées de *Ritchie* dans des termes élégants et propres à entraîner la conviction. C'est ainsi qu'il combat l'argument employé souvent contre *Ritchie*, à savoir que l'on a trouvé parfois des follicules rompus ou sur le point de se rompre chez des femmes mortes pendant la menstruation. M. *Kesteven* s'exprime ainsi : « L'ovulation étant une fonction constante des ovaires, tandis que la menstruation est une fonction momentanée de l'utérus, on pouvait bien s'attendre *a priori* à constater que les deux fonctions pouvaient coïncider ».

Il fait aussi ressortir le fait que, si la maturité des ovules survenait en règle générale au moment de la menstruation, la grossesse ne produirait pas aussi souvent qu'on le voit en l'absence des règles, comme pendant l'aménorrhée causée par la lactation ou par d'autres conditions. Il s'appuie aussi avec tant d'à propos sur la législation juive, que je désire citer ses propres paroles :

« D'après la loi de Moïse, dit-il, tout rapprochement sexuel est interdit jusqu'à la fin du 8e jour à partir de l'apparition des règles ; les juives orthodoxes augmentent encore ce délai de 5 jours pour obéir à la prescription d'un rabbin, et pourtant ces femmes restent aussi prolifiques que les autres, si même elles ne le sont davantage. Si les ovules étaient expulsés seulement au moment des périodes menstruelles, ces femmes deviendraient enceintes *avant* l'expulsion des ovules. Si l'on tient compte de ce qu'un grand nombre de juives observent rigoureusement ces prescriptions, et en même temps de la remarque faite par les accoucheurs que l'imprégnation peut se produire et se produit en général immédiatement avant les règles, on y trouvera une preuve beaucoup plus forte de ce que la maturation de l'ovule se fait à ce moment, et l'on attachera moins d'importance à l'observation due au hasard et assez rare de l'existence d'ovisacs récemment rompus au moment de la menstruation ».

L'affirmation de M. *Resteven* sur l'expérience générale des accoucheurs est confirmée dans la *Synopsis* de *Merriman*.

J'ai fait des recherches très laborieuses dans la littérature médicale des 25 dernières années au sujet de cette question, mais sans aucun résultat utile. J'ai rencontré partout cette théorie, que la menstruation est due à une période d'excitation ovarienne, causée par la maturation d'un follicule de Graaf et que l'acte terminal de ce phénomène est l'enveloppement de l'ovaire par le pavillon de la trompe au point même où le follicule est sur le point de se rompre.

Parfois cependant quelque auteur brise avec la tradition et émet quelque opinion indépendante. C'est ainsi que le professeur *Hirsch* (1) arrive à la conclusion que chez la femme la menstruation n'a aucune analogie avec le rut des animaux ; que la fécondation peut se faire à tout moment, et non pas seulement pendant la période de menstruation, comme chez les animaux inférieurs ; et que la fonction de l'ovaire est de produire continuellement des ovules mûrs.

Le Dr *R. Slavjanski* a publié aussi (2) le résultat de ses observations ; pour lui le développement et la maturation des vésicules de Graaf n'ont pas lieu d'une manière régulière et périodique ; il n'existe aucune relation entre ces deux faits et la menstruation. Ce dernier phénomène physiologique est absolument indépendant des premiers.

Le Dr *de Sinéty*, qui a contribué pour une part considérable à l'élucidation de différents points importants de l'anatomie, de la physiologie et de la pathologie des ovaires, relate, dans un travail présenté à la *Société de Biologie* le 2 décembre 1878, un cas d'importance majeure, dans lequel la menstruation s'est établie sans ovulation.

Le Dr *Jackson*, citant *Goodman* et d'autres auteurs, démontre que les affirmations de *Leishman*, de *Spencer Wells* et d'autres, touchant le fait que l'enlèvement des deux ovaires arrête la menstruation, sont entièrement erronées. Il va jusqu'à affirmer que les auteurs qui ont avancé de pareilles propositions ne peuvent être taxés que d'ignorance ou d'improbité scientifique. Je suis tout à fait d'accord avec lui, car j'ai moi-même prouvé par des observations nombreuses que l'ex-

(1) *Schmidt's Jahrbücher*, 1850.
(2) *Arch. f. Physiol.* Mai 1874.

tirpation des ovaires sans lésions des trompes n'a souvent aucune influence sur la menstruation ; que l'enlèvement des trompes, les ovaires étant laissés en place, supprime la menstruation dans la grande majorité des cas, mais que par contre (un des cas de *Baker-Brown* en est un exemple) l'enlèvement des ovaires, des trompes et d'une grande partie de l'utérus peut ne pas arrêter les règles ni même en influencer en quoi que ce soit la périodicité.

J'ai publié en 1881 dans le *British Medical Journal* une lettre, dans laquelle je disais que « les faits s'accumulaient rapidement entre mes mains, pour prouver que l'ovulation et la menstruation n'ont pas nécessairement de rapports communs, et que les *corps jaunes* ne sont pas nécessairement le résultat de la maturation et de l'expulsion de véritables ovules ».

Aujourd'hui, je tiens encore surtout à attirer l'attention sur les conclusions que j'énonçais en 1881, je veux donner en détail les faits sur lesquels elles sont basées de manière à les renforcer par l'accumulation de preuves de plus en plus nombreuses.

Qu'il me soit permis de dire tout d'abord que la chirurgie abdominale offre de nombreuses occasions pour trancher une question de cette nature ; en effet, il est presque impossible à croire que sa solution ait dû être différée si longtemps. Sir *Spencer Wells* a pratiqué plus d'un millier d'ovariotomies, et dans la grande majorité des cas un ovaire sain a été laissé dans la cavité abdominale. En pratiquant ces opérations, il était de son devoir de s'assurer que le second ovaire était sain, et, s'il avait simplement pris soin de noter pour chaque cas l'état des organes et la date, par rapport à la menstruation, à laquelle l'opération était pratiquée, la théorie ovulaire de la menstruation serait élucidée depuis fort longtemps.

Pour l'enlèvement des kystes de l'ovaire on a l'habitude de choisir un moment intermédiaire, autant que possible à égale distance de deux périodes mensuelles. En somme il n'existe aucune bonne raison de procéder ainsi, dans quelques cas même on trouverait facilement des arguments contre cette manière de faire. Mais lorsque l'on a à faire des laparotomies pour d'autres motifs : enlèvement des annexes de l'utérus, myomes hémorrhagiques, pyosalpinx, ou ovarites chroniques, il devient bientôt évident que le mieux est d'opérer soit immédiatement avant, soit même pendant la période menstruelle. La raison en est la suivante ; en choisissant ce moment pour l'opération on évite à la malade les souffrances et l'hémorrhagie due à la *menstruation supplémentaire*, occasionnée presque toujours par l'opération. Dans les cas de *myomes* une autre raison justifie encore cette manière de procéder, c'est que le temps de repos entre la dernière période menstruelle et l'opération doit être d'une aussi longue durée que possible. J'ai par conséquent adopté comme règle générale de choisir dans bien des cas l'époque la plus rapprochée de la menstruation comme le moment le plus favorable à l'opération et dans d'autres de ne pas m'inquiéter du tout de l'époque des règles.

Parmi les observations dont je vais donner les détails, je n'ai pas voulu mentionner les cas de kystes doubles, car ils confirment en bloc les idées de *Ritchie*. En effet, il y a très peu de cas de kystes ovariens doubles et quelques cas seulement de kystes simples où l'affection s'accompagne d'un arrêt de la menstruation ; dans la grande majorité des cas celle-ci se continue au contraire sans aucune interruption. Sauf dans les trois cas de tumeurs toutes particulières, publiés par *Rokitanski*, personne n'a encore dit avoir rencontré des ovules dans le contenu de kystes de l'ovaire ; nous n'avons non plus jamais rien observé qui ressemblât à un follicule arrivé à maturité ; dans les tumeurs de *Rokitanski* les ovules étaient inclus et n'avaient pas été expulsés. Nous devons donc en conclure que dans ces cas de kystes des deux ovaires, dans lesquels la menstruation se continue pendant le développement de la tumeur, cette particularité ne peut en aucune façon être dépendante de la maturation et de l'expulsion des ovules.

Dans les cas de kystes simples, l'argument est tout aussi juste pour l'un des ovaires, c'est-à-dire pour la moitié de l'acte de l'ovulation. Si la menstruation dépendait de l'ovulation nous devrions nous attendre à ce que, pendant le développement d'une seule tumeur, les règles devraient être réduites environ de moitié, il n'en est rien ; cela devrait à plus forte raison être le cas après l'extirpation d'un ovaire, mais il n'en est rien encore. Dans tous ces cas l'état de l'ovaire sain est très intéressant à connaître et c'est pour cela que j'en ai pris note. Il est probable que ce sont les cas de tumeurs parovariennes qui donneront les résultats les plus satisfaisants pour cette enquête, car alors l'utérus et les annexes sont absolument sains.

Dans la série d'observations que je vais citer j'ai laissé de côté tous les cas de menstruation irrégulière et insuffisante ainsi que tous ceux où les renseignements n'étaient pas très clairs et absolument précis :

1. — 7 août 1880. — *Ablation d'ovaires scléreux.* — Femme âgée de 31 ans ; menstruation régulière, aucune trace de vésicules quelconques dans les glandes ; elle avait eu ses règles 5 jours avant l'opération.

2. — 10 août. — *Ablation des deux ovaires scléreux.* — Malade âgée de 28 ans ; menstruation régulière, on ne constate qu'un seul follicule ancien ; elle avait eu ses règles 13 jours avant l'opération.

3. — 17 août. — *Ablation des annexes pour des ménorrhagies graves.* — Malade âgée de 49 ans ; l'opération a été faite immédiatement après la menstruation ; un follicule à moitié mûr, aucune trace d'un autre s'étant rompu récemment.

4. — 1er septembre. — *Ablation d'un kyste de l'ovaire droit.* — Malade âgée de 17 ans ; l'opération a été faite au milieu de deux périodes ; aucune trace de follicule rompu tout récemment ou de follicule en état de maturité dans l'ovaire restant.

5. — 1er septembre. — *Ablation des annexes pour un myome hémorrhagique.* — Malade âgée de 47 ans ; les deux ovaires étaient kystiques et ne présentaient aucune trace de follicules normaux ; l'hémorrhagie était périodique (menstruelle) et elle durait de 10 à 12 jours.

6. — 24 septembre. — *Ablation des annexes pour pyosalpinx double.* — Malade âgée de 28 ans; la menstruation avait été régulière, abondante, et très douloureuse; les trompes étaient collées aux ovaires et on ne pouvait trouver aucune trace de vésicules sur ces derniers.

7. — 5 octobre. — *Ablation des annexes pour hydrosalpinx double.* — Malade âgée de 32 ans; la menstruation avait été régulière, abondante et très douloureuse; les deux ovaires étaient détruits par inflammation chronique et on ne pouvait découvrir aucune vésicule quelconque.

8. — 6 octobre. — *Kyste parovarien.* — Malade âgée de 48 ans; elle n'a pas eu ses règles depuis une année; un follicule bien marqué sur l'ovaire gauche.

9. — 12 octobre. — *Ablation des annexes pour épilepsie menstruelle.* — Malade âgée de 23 ans; opération pratiquée 4 jours avant la prochaine période menstruelle, un follicule vient de se rompre (probablement dans le cours de l'opération) dans l'ovaire droit, et un autre est à peu près sur le point d'éclater dans l'ovaire gauche.

10. — 26 octobre. — *Ablation des annexes pour des ménorrhagies dues à un myome.* — Malade âgée de 35 ans; l'opération a été pratiquée au milieu de deux périodes menstruelles; un follicule volumineux, tout à fait mûr dans l'ovaire gauche, un autre n'est pas aussi avancé, et deux bien manifestes, quoique plus petits, dans l'ovaire droit.

11. — 7 décembre. — *Ablation de l'ovaire pour un kyste.* — Malade âgée de 21 ans; opération pratiquée immédiatement après les règles; follicule rompu récemment dans l'ovaire droit.

12. — 18 décembre. — *Ablation des annexes pour ménorrhagie.* — Malade âgée de 44 ans; opération pratiquée au milieu de deux périodes menstruelles; follicule en pleine maturité dans l'ovaire droit, se rompant dès qu'il fut touché et expulsant un corps jaune; un follicule pas encore mûr dans l'ovaire gauche.

13. — 13 janvier 1881. — *Ablation des annexes pour un myome.* — Malade âgée de 35 ans; opération pratiquée au moment des règles; les deux trompes embrassent les ovaires, mais il n'existe pas de follicules mûrs.

14. — 5 février. — *Ablation des annexes pour myome.* — Malade âgée de 41 ans; menstruation régulière et très abondante; opération pratiquée entre deux périodes; les deux ovaires sont kystiques, et on ne voit aucun follicule nulle part.

15. — 12 février. — *Ablation des annexes pour des ménorrhagies très graves, dues à des myomes.* — Malade âgée de 43 ans; opération pratiquée juste avant les règles; aucune trace de follicules nulle part.

16. — 17 février. — *Ablation d'un kyste de l'ovaire gauche.* — Malade âgée de 23 ans; menstruation tout à fait normale; opération pratiquée immédiatement après les règles; un follicule non mûr dans l'ovaire droit.

17. — 2 mars. — *Ablation des annexes pour des ménorrhagies persistantes.* — Malade âgée de 25 ans; les deux ovaires sont kystiques, mais de petit volume; on ne découvre aucuns follicules.

18. — 20 mars. — *Ablation des annexes pour un myome.* — Malade âgée de 35 ans; opération pratiquée immédiatement avant la menstruation; un follicule absolument mûr dans l'ovaire droit et un autre presque aussi avancé dans le gauche.

19. — 29 mars. — *Ablation de l'ovaire gauche pour un kyste.* — Malade âgée de 30 ans; opération pratiquée 12 jours après les règles; un follicule absolument mûr dans l'ovaire droit, et deux autres moins avancés.

20. — 15 juin. — *Ablation des deux trompes pour un myome, en laissant les ovaires.* — Malade âgée de 43 ans; l'ovaire droit n'a pas été vu, mais le gauche avait un follicule presque mûr; l'opération fut pratiquée au milieu de deux périodes; la malade n'a jamais été réglée depuis lors et le myome a presque disparu.

21. — 2 juillet. — *Ablation de l'ovaire droit pour un kyste.* — Malade âgée de 38 ans; menstruation régulière; opération pratiquée 4 jours après les règles; lorsque l'ovaire gauche fut examiné un follicule absolument mûr se rompit.

22. — 8 août. — *Kyste parovarien du côté droit.* — Opération pratiquée environ 8 jours avant les règles; on constata un follicule presque mûr dans l'ovaire gauche; aucun follicule dans le droit.

23. — 19 août. — *Ablation des annexes pour pyosalpinx.* — Malade âgée de 27 ans; opération pratiquée un jour après les règles; aucune trace de follicules dans les ovaires désorganisés; la menstruation avait été régulière et abondante.

24. — 22 août. — *Ablation de l'ovaire droit pour un kyste.* — Malade âgée de 18 ans; les règles viennent de finir; aucune trace de follicules dans l'ovaire gauche.

25. — 25 août. — *Enlèvement des annexes pour des ménorrhagies persistantes, dues à un myome.* — Malade âgée de 38 ans; les deux ovaires kystiques; aucune trace de follicules normaux.

26. — 17 septembre. — *Ablation des annexes pour un myome avec ménorrhagies persistantes.* — Malade âgée de 40 ans; les deux ovaires sont kystiques, aucune trace de follicules normaux.

27. — 14 novembre. — *Enlèvement des annexes pour hydrosalpinx.* — Malade âgée de 33 ans; opération pratiquée pendant la menstruation; aucune trace de follicules dans aucun des deux ovaires.

28. — 22 novembre. — *Ablation de l'ovaire gauche pour un kyste, pendant la menstruation.* — Malade âgée de 22 ans; la trompe est adhérente à l'ovaire droit, dans lequel il existe un follicule en apparence tout à fait mûr, mais à la distance d'au moins 1 cent. 1/2 de la trompe.

29. — 30 novembre. — *Ablation des annexes pour hydrosalpinx.* —

Malade âgée de 37 ans; opération pratiquée au milieu de deux périodes menstruelles; aucune trace de follicules dans les ovaires; la malade a été réglée régulièrement depuis lors, pendant plus de 3 ans.

30. — 19 décembre. — *Enlèvement des annexes pour des douleurs intenses provenant d'un déplacement des ovaires dans le cul-de-sac.* — Malade âgée de 29 ans; opération pratiquée environ au milieu des deux périodes menstruelles; un follicule absolument mûr dans chaque ovaire; tous les deux ont expulsé leur contenu pendant l'opération.

31. — 4 janvier 1882. — *Enlèvement des annexes pour des ménorrhagies persistantes, dues à un myome.* — Malade âgée de 36 ans; opération pratiquée environ 10 jours après les règles; un follicule en pleine maturité dans un ovaire, d'autres tout à fait éloignés de la maturation dans l'autre.

32. — 10 janvier. — *Ablation des annexes pour un myome.* — Malade âgée de 37 ans; opération pratiquée pendant les règles; chaque ovaire était saisi par sa trompe, mais il n'existait aucun follicule mûr.

33. — 29 janvier. — *Enlèvement des annexes pour myome.* — Malade âgée de 46 ans; l'ovaire gauche était saisi par sa trompe, et très près du point de contact il existait un follicule absolument mûr, mais, après la rupture du follicule, l'ovule n'aurait jamais pu passer dans la trompe.

34. — 18 février. — *Ablation des annexes à la suite de douleurs persistantes.* — Malade âgée de 43 ans; opération pratiquée au milieu de deux périodes; les ovaires tout à fait scléreux, et ne mesurant pas davantage que le tiers de leur volume normal; auparavant la menstruation avait été parfaitement régulière et normale; il n'existait aucune trace de vésicules dans les ovaires. L'enlèvement des annexes arrêta la menstruation et guérit la malade.

35. — 22 février. — *Ablation des annexes pour des douleurs persistantes et des ménorrhagies très abondantes dues à un pyosalpinx chronique.* — Malade âgée de 27 ans; on ne trouve aucune trace de vésicules dans les ovaires qui étaient tout à fait désorganisés.

36. — 16 mars. — *Ablation des annexes pour des douleurs persistantes.* — Malade âgée de 33 ans; menstruation régulière; opération pratiquée immédiatement après les règles; aucune trace de vésicules dans les ovaires qui sont ratatinés et profondément creusés dans toutes les directions.

37. — 31 mars. — *Ablation des annexes pour myome.* — Malade âgée de 40 ans; opération pratiquée le second jour de la menstruation; les deux ovaires sont kystiques; aucun follicule normal, ni aucune apparence d'embrassement des ovaires par les trompes.

38. — 5 avril. — *Extirpation de l'ovaire droit pour un myome volumineux.* — Malade âgée de 33 ans; menstruation régulière; opération pratiquée le huitième jour après les règles : follicule parfaitement mûr dans l'ovaire gauche.

39. — 20 avril. — *Ablation des annexes pour myome.* — Malade âgée de 21 ans ; opération pratiquée pendant la menstruation ; les deux ovaires sont embrassés par les trompes ; aucun follicule arrivé à maturité dans les ovaires.

40. — 25 avril. — *Ablation des annexes pour épilepsie menstruelle, immédiatement avant les règles.* — Malade âgée de 25 ans ; les ovaires contiennent quelques kystes, mais pas de follicules approchant de la maturité.

41. — 5 mai. — *Ablation d'un kyste parovarien dix jours après les règles.* — Malade âgée de 28 ans et enceinte de deux mois ; un follicule parfaitement mûr dans l'ovaire droit.

42. — 24 juin. — *Ablation d'un kyste parovarien.* — Opération pratiquée le troisième jour de la menstruation ; la trompe droite embrasse son ovaire, il existe un follicule rompu dans l'ovaire gauche, mais la trompe gauche ne semble être du tout dans son voisinage.

43. — 21 juillet. — *Ablation de l'ovaire gauche pour un kyste.* — Malade âgée de 22 ans ; opération pratiquée 11 jours après la menstruation ; un follicule parfaitement mûr dans l'ovaire droit ; il se rompt et expulse son contenu dès qu'il est touché.

44. — 24 juillet. — *Enlèvement des annexes pour des douleurs persistantes.* — Malade âgée de 32 ans ; ovaires adhérents et tout à fait désorganisés ; pas trace de follicules ; la menstruation avait été parfaitement régulière et abondante.

45. — 25 juillet. — *Ablation des annexes pour des douleurs persistantes.* — Malade âgée de 37 ans ; ovaires adhérents ; on trouve différents follicules dans l'ovaire droit, mais aucun indice de prochaine maturité ; l'opération a été pratiquée quatre jours après les règles.

46. — 27 juillet. — *Ablation de l'ovaire gauche pour un kyste.* — Malade âgée de 38 ans ; la menstruation avait été tout à fait régulière et cette malade était accouchée de son dernier enfant seulement deux ans avant l'opération ; il n'existait pas d'ovaire droit chez cette malade.

47. — 7 octobre. — *Kyste parovarien.* — Malade âgée de 26 ans ; opération pratiquée pendant la menstruation, la trompe gauche embrasse son ovaire, mais aucun follicule de ce côté ; un follicule parfaitement mûr dans l'ovaire droit.

48. — 6 novembre. — *Enlèvement d'un kyste parovarien.* — Malade âgée de 44 ans ; opération pratiquée le troisième jour de la menstruation ; les deux ovaires sont saisis par leurs trompes et sous la trompe gauche il existe manifestement un follicule mûr.

49. — 28 janvier 1883. — *Enlèvement d'un kyste parovarien.* — Malade âgée de 29 ans ; opération pratiquée le second jour de la menstruation ;

aucun embrassement des ovaires et aucun follicule arrivé à maturité dans les ovaires.

Je cessai alors mes observations, car je commençais à ne plus trouver aucun intérêt à cette enquête, étant parfaitement convaincu que les preuves déjà obtenues suffisent à détruire complètement la théorie ovulaire de la menstruation. Néanmoins je suis actuellement persuadé que la question mérite un peu plus de persévérance, et, comme je ne suis pas certain que quelques-unes de mes autres conclusions soient tout à fait aussi solides, je tiens à les résumer. Telle que je l'ai faite, la preuve me semble convaincante sur le point que j'ai cherché à élucider. Comme il se peut cependant que des observateurs différents arrivent à la même conviction par des chemins divers, il pourra en être de même pour cette question. En divisant mes cas en trois groupes les plus simples et les plus naturels, il me semble qu'ils peuvent se ranger dans l'ordre suivant :

I° — *Cas*, au nombre de 9, où il était évident que la menstruation et l'ovulation étaient concomitantes. (N^os^ **9. 11. 18. 21. 28. 33. 42. 47 et 48.**)

II° — *Cas* ne prouvant rien en faveur de la théorie ovulaire de la menstruation ; ils sont au nombre de 15. (N^os^ **1. 2. 3. 4. 5. 6. 7. 10. 12. 13. 19. 22. 29. 38 et 45.**)

III° — *Cas*, au nombre de 25, qui fournissent des preuves positives contre la théorie. (N^os^ **8. 14. 15. 16. 17. 20. 23. 24. 25. 26. 27. 30. 31. 32. 34. 35. 36. 37. 39. 40. 41. 43. 44. 46. et 49.**)

La durée moyenne de la menstruation étant d'un septième du mois, si nous admettons que ma théorie de l'ovulation ininterrompue soit exacte, sur 49 cas observés, nous devrions avoir *sept* cas dans lesquels l'ovulation a été observée pendant la période menstruelle ; or, dans la série de cas que nous venons de décrire, nous en rencontrons *neuf* où l'ovulation se montre au cours de la menstruation. Si la correspondance de ces chiffres n'est pas *absolument concluante*, elle est tellement près d'être exacte qu'elle donne à penser que cette association des deux phénomènes n'est pas autre chose qu'une simple *coïncidence.*

Dans une enquête comme celle que je poursuis le défaut de preuves est un argument absolument aussi puissant que la constatation de témoignages directs. Aussi pouvons-nous ajouter aux 25 cas de preuves positives contre la théorie ovulaire de la menstruation les 15 cas négatifs, et alors nous formulons contre la théorie l'argument suivant : Pour une série d'observations consécutives il y a environ 82 0/0 des cas qui ne peuvent rentrer dans la théorie. Encore devons-nous ajouter ici les cas de kystes qui plaident en sens contraire. Si de nouvelles recherches viennent confirmer ces conclusions, la théorie ovulaire de la menstruation devra certainement être abandonnée.

Pour conclure, je désire encore faire remarquer que deux de mes observations sont inconciliables avec la théorie que je discute. Dans l'observation **9** d'après l'état des parties il aurait dû arriver que la menstruation se produisît *deux fois* dans l'espace de très peu de jours ; l'utérus et les ovaires étaient parfaitement sains, or dans ce cas et dans d'autres il était bien évident que deux ovules étaient sur le point d'être expulsés à quelques heures d'intervalle l'un de l'autre. Nous n'avons jamais eu l'occasion d'observer rien de pareil.

Le second point consiste en ce que la menstruation la plus abondante s'est rencontrée dans des cas d'affections tubaires, exactement comme l'écoulement de larmes se montre surtout abondant dans les affections oculaires, mais dans ces cas, en règle générale, non seulement on ne rencontre aucun follicule arrivé à maturité, mais les ovaires sont généralement si désorganisés que l'on n'y rencontre aucune vésicule quelconque. Ces conditions montrent clairement que les ovaires n'ont que peu ou rien à faire avec la menstruation et elles rendent fort probable l'hypothèse que les trompes surtout sont grandement intéressées dans le phénomène menstruel.

Une nouvelle contribution à l'étude de la même question a paru dans le *Gynecological Journal*; il s'agissait de recherches microscopiques minutieuses faites sur des organes par mon assistant, le Dr *Annie E. Clark*. Les conclusions sont pratiquement identiques, et les preuves contre la coïncidence de l'ovulation et de la menstruation sont complètes.

Du 31 octobre 1884 à la fin mai 1885 j'enlevai les annexes de l'utérus dans 51 cas, pour différents motifs, et dans la grande majorité de ces cas on fit des recherches très soigneuses sur les rapports entre l'époque à laquelle l'opération avait été pratiquée par rapport à la période menstruelle et l'état des ovaires quant à l'ovulation. Dans tous les cas où les ovaires paraissaient à l'œil nu plus ou moins sains, ils furent remis à mon assistant, Mlle *Clark*, qui en fit une étude si soigneuse que je désire en donner quelques détails.

Quant aux autres ovaires, ils étaient si malades qu'ils ne pouvaient plus fournir aucune espèce d'ovulation normale. Je les examinai moi-même. Ils étaient tantôt détruits par la suppuration, tantôt occupés par des kystes, ou si altérés par l'inflammation chronique qu'ils ne présentaient plus aucun des caractères de la structure ovarienne normale, et par conséquent tous ou presque tous ces cas nous démontrent qu'aucune espèce de modifications pathologiques dans les ovaires n'influence la menstruation. Il y a longtemps que l'on sait que ce fait est exact pour les kystes, et s'il était vrai que l'ovulation produit la menstruation — c'est-à-dire qu'à chaque période menstruelle un follicule arrive à la maturité, éclate et expulse son ovule — nous arriverions à cette conclusion singulière que toutes les affections qui atteignent cet organe, même le cancer, n'affectent en rien l'accomplissement régulier de ses fonctions. Nous constaterions enfin ce fait, encore plus extraordinaire, que l'extirpation de l'organe n'altère dans beaucoup d'exemples en aucune façon la continuation de ses fonctions, car dans bien des cas la menstruation se continue souvent pendant fort longtemps après l'ablation des deux ovaires.

Ainsi que je l'ai déjà dit, dans les cas où les deux ovaires semblaient plus ou moins sains, Mlle *Clark* fit des examens très soignés de ses préparations et elle a noté ce qu'elle avait trouvé. Si l'on veut se reporter aux détails de ses observations dans le travail original, détails assez arides que je ne peux reproduire ici, on verra qu'il s'est à peine trouvé dans le nombre un seul ovaire sain et plusieurs d'entre eux offraient de telles altérations qu'elles correspondaient en somme à une destruction complète de l'organe.

Dans les cas de myomes ou d'inflammations tubaires la menstruation est exagérée et toujours très modifiée ; tandis que, lorsqu'il n'existe ni une affection utérine, ni une lésion tubaire et que l'ovaire seul est malade, on ne constate aucune modification de la menstruation.

Lorsqu'il existe une affection de la trompe, mais point d'affection utérine, la menstruation est plus abondante, et de même lorsqu'il existe une affection utérine et point de lésion tubaire la menstruation est encore augmentée, comme fréquence et comme quantité. Par conséquent nous arrivons forcément à la conclusion que les fonctions menstruelles dépendent intimement de l'utérus et de la trompe, c'est-à-dire en somme d'un seul organe, car la trompe n'est que le prolongement de l'utérus ; en effet ce que nous appelons la trompe n'est en fait qu'une partie de l'utérus, la véritable trompe de Fallope n'étant en réalité représentée que par son orifice péritonéal.

J'ai divisé les cas qui ont fait le sujet des observations de Miss *Clark* en trois groupes. Quoiqu'il soit bien évident que chaque lecteur de son travail puisse refaire cette division à sa guise, si nous rangeons les faits d'après la théorie qui veut que l'ovulation et la menstruation soient concomitantes, nous devons admettre le principe de *Fawsitt*, à savoir que la menstruation est causée par la présence d'un follicule arrivé à maturité. L'opération ayant été pratiquée au moment même ou très près du moment de la menstruation, nous devrions donc vérifier qu'il existait un follicule, sur le point de se rompre, ou qui venait de se rompre, en tout cas on devait juger d'après l'état de la rupture, que celle-ci ne pouvait remonter à une période plus éloignée que celles qui séparent l'époque de l'opération de celle de la menstruation. En me basant sur ce principe j'ai trouvé que sur 28 cas il n'y en avait que 3 qui démontraient que la menstruation et l'ovulation étaient concomitantes; au contraire 17 indiquent que l'ovulation est continuellement en avance (nous ne pouvons dire de combien), et qu'elle n'est nullement concomitante avec la menstruation. Enfin il existe un troisième groupe de 8 cas, que j'ai appelés *cas douteux*, car il est impossible de comprendre ce qu'ils peuvent bien signifier. Dans la discussion de la théorie ovulaire de la menstruation, ces cas douteux doivent être envisagés comme des preuves contraires, car il est bien évident que, du moment qu'ils ne confirment pas la théorie, ils servent de témoignages contre elle.

Groupe 1. — Cas qui tendent à démontrer que la menstruation et l'ovulation sont concomitantes : III. XXII. XXVIII.

Groupe 2. — Cas qui indiquent que l'ovulation est continuellement en avance et qu'elle ne coïncide pas avec la menstruation. — I. II. IV. V. VI. VII. XII. XIII. XIV. XV. XVII. XVIII. XXI. XXIII. XXIV. XXV. XXVII.

Groupe 3. — *Cas douteux :* VIII. IX. X. XI. XVI. XIX. XX. XXVI (1).

J'en conclus par conséquent :

1) Que le rut chez les animaux non seulement n'est pas l'homologue de la menstruation chez la femme, mais que

(1) *British Gynecological Journal,* 1885.

cette dernière constitue un phénomène nouveau, spécial aux degrés supérieurs de l'échelle animale et dû à la station debout.

2) Que l'ovulation et la menstruation non seulement ne sont pas concomitantes, mais que l'ovulation est beaucoup moins fréquente que la menstruation. Elle *peut* être périodique, nous ne savons rien sur ce point ; mais nous pouvons être certains d'après l'aspect ordinaire des ovaires de tout âge qu'elle n'est pas régulièrement progressive.

A présent nous pouvons nous poser la question : *Qu'est-ce que la menstruation?*

Pour y répondre nous avons des théories en nombre suffisant pour satisfaire les plus exigeants. Sans aucun doute la menstruation est en rapport avec l'imprégnation. Les accoucheurs sont unanimes à admettre que l'on peut faire le calcul de l'époque de la grossesse assez exactement d'après l'époque des dernières règles. On ne peut nullement en conclure qu'un ovule doit arriver chaque mois dans l'utérus, ni même qu'un ovule doit être chaque mois expulsé par l'un des ovaires. Ce fait peut indiquer que la menstruation doit avoir quelque rapport essentiel avec la rétention de l'ovule dans l'utérus, et peut-être avec son imprégnation. Nous arrivons ainsi à l'idée fondamentale de la *nidation utérine*, idée et expression dues au Dr *James. H. Aveling*. L'idée et le mot ont tous deux grande valeur, et ils se maintiendront certainement, quoique l'ensemble de sa théorie sur la nidation soit destinée à tomber.

Les trois facteurs essentiels pour la fécondation de la femme sont :

a) L'ovulation ;

b) Le transport de l'ovule par la trompe ;

c) La préparation de la muqueuse utérine pour la rétention de l'ovule, sa nutrition pendant les premiers temps et la formation consécutive du placenta.

Ce dernier phénomène est périodique et rythmique. Le second est probablement concomitant à la menstruation, c'est-à-dire que les mouvements péristaltiques musculaires, nécessaires au transport de l'ovule, se produisant une fois par mois, sont mensuels.

Quant au premier facteur nous n'en savons que peu ou rien, si ce n'est qu'il n'est pas concomitant avec la menstruation.

Le processus dans son ensemble est comparable à ces meubles à trois serrures, posées sur le même axe mais à des profondeurs différentes : il existe une ouverture pour chacune, à travers laquelle on peut introduire la clef et, si le mécanisme est en ordre, il arrive un moment où les trois barres se superposent et où le meuble s'ouvre.

Heureusement cette rencontre de phénomènes ne se produit pas chaque mois; par contre il est fort à regretter que ce mécanisme physiologique soit exposé à de graves désordres.

Du moment que l'ovaire n'a rien à faire avec la menstruation, quel est l'organe qui règle cet intéressant phénomène? Pour répondre à cette question je ne puis rien avancer de positif, si ce n'est qu'elle doit être sous la dépendance du système nerveux, comme le mécanisme de la rougeur causée par l'émotion, comme la contraction des muscles lisses. Le professeur *Martin*, de Berlin et d'autres auteurs m'ont attribué une *théorie tubaire de la menstruation*. Cela montre simplement qu'ils n'ont pas lu ou en tout cas qu'ils n'ont pas compris ce que j'ai écrit sur ce sujet. Ils combattent naturellement mon incrédulité touchant leur *Credo* sur l'ovulation ; mais avec les arguments que j'ai pour moi, indifférent comme je le suis pour tout ce qui s'appelle *autorité en la matière*, je ne puis accepter leurs théories.

J'ai trouvé par expérience clinique que, enlever les trompes sans toucher en quoi que ce soit aux ovaires, arrêtera la menstruation dans environ 95 0/0 des cas; mais la mens-

(1) *Archiv. fur Gynækologie*. Vol. XXIV. Livraison 2. — 1885.

truation persiste dans les cinq autres cas. Dans quelques exemples même — j'en ai observé trois pendant des années — l'extirpation des deux ovaires, des deux trompes et des cinq sixièmes de l'utérus ne fut pas suivie de l'arrêt de la menstruation. Dans un de mes cas il s'agissait d'une femme enceinte, chez laquelle je pratiquai l'opération de *Porro* il y a plusieurs années et elle a encore ses règles tout à fait régulièrement et d'une manière absolument normale. Comment expliquer ces faits ? Je n'en sais rien ; nous devons nous rabattre sur quelque mécanisme nerveux, qui, dans ces cas exceptionnels, peut avoir un siège anormal et subsister malgré nos opérations.

Mon ancien élève, le Dr *Arthur W. Johnstone*, de Danville (Kentucky), m'a présenté un gros tronc nerveux, passant dans l'angle situé entre le ligament rond et la trompe, comme le nerf qui préside probablement aux fonctions menstruelles. Actuellement je tâche toujours de détruire ce tronc nerveux, et depuis lors mes insuccès exceptionnels ont sans aucun doute diminué de fréquence.

La seule opinion que j'aie émise, concernant la *théorie tubaire de la menstruation*, est que les trompes sont le *point de départ* de la menstruation ; je n'ai jamais dit qu'elles en étaient *la cause*. Ce que j'ai avancé est d'ailleurs démontré par le fait clinique suivant : le symptôme caractéristique de l'occlusion et de la distension des trompes consiste en des douleurs prémenstruelles intenses, qui doivent être attribuées à une contraction musculaire des trompes exactement analogue au mouvement péristaltique de l'intestin. Je l'ai souvent observé au cours de l'ablation d'une trompe et les petites éminences mamillaires qui se forment quelques minutes après l'extirpation de l'organe sur l'extrémité sectionnée sont une preuve bien convaincante de la réalité de ces contractions.

Si les trompes sont le point de départ des phénomènes menstruels, il est logique de supposer que leur ablation constituera un procédé très efficace pour interrompre la menstruation, et c'est un fait clinique indiscutable. Mais je ne dirai, ni ne croirai jamais que les trompes soient la cause de la menstruation.

Le Dr *Loewenthal* a publié un mémoire fort intéressant, dont les idées sont très analogues aux miennes. Ses principes fondamentaux sont les suivants :

1) L'écoulement sanguin périodique, provenant des organes génitaux de la femme, n'est pas la conséquence de la rupture d'un follicule de Graaf, quoique les deux processus soient souvent concomitants. Il est la conséquence de la désintégration de la *caduque utérine*, par conséquent il est indépendant de la rupture du follicule et il la précède.

2) La formation de la caduque utérine est le résultat de la nidation dans la muqueuse utérine du dernier ovule expulsé de l'ovaire et non fécondé.

3) Si l'ovule a été fécondé la caduque continue son développement et elle formera la *decidua* de la grossesse ; si l'ovule n'est pas fécondé, il meurt et comme conséquence de sa mort la *decidua* est expulsée.

4) La rupture du follicule et l'hémorrhagie menstruelle n'ont d'autre rapport commun que le suivant : c'est que les conditions qui causent et celles qui accompagnent l'hémorrhagie peuvent déterminer aussi la rupture d'un follicule arrivé à maturité.

5) La relation entre la rupture d'un follicule et la menstruation n'est pas indispensable. L'une peut être absolument indépendante de l'autre. Un follicule peut se rompre sans qu'il se forme une caduque menstruelle ; et l'hémorrhagie qui est le résultat de changements déterminés par le dernier ovule expulsé peut se produire en dehors de la rupture d'un follicule nouveau.

6) La périodicité de la menstruation dépend de la durée de l'existence extra-folliculaire de l'ovule non fécondé. Les dé-

viations de la périodicité dépendent de l'abréviation ou de l'absence de cette existence extra-folliculaire de l'ovule.

7) La grossesse survient dans un ovule qui a été généralement expulsé de son follicule au moment de la dernière menstruation ; dans les cas normaux, il se trouve dans la cavité utérine, mais dans les cas anormaux il peut être en dehors de cette cavité.

De cette théorie, l'auteur déduit les conclusions pratiques suivantes :

8) L'hémorrhagie menstruelle n'est pas une fonction physiologique, c'est une conséquence, devenue habituelle, d'un état de choses artificiel, *la non imprégnation et la mort de l'œuf*; elle présente toutes les particularités et a tous les effets des autres hémorrhagies pathologiques.

9) Elle augmente et elle diminue par les mêmes causes que les autres hémorrhagies.

10) L'hémorrhagie accompagnant l'expulsion de la caduque menstruelle ne doit être regardée comme inoffensive que si elle se produit par diapédèse ; il est inutile qu'elle soit plus importante, et elle devient préjudicielle à l'organisme lorsqu'elle constitue une véritable perte de sang.

11) Le degré de sa nocivité dépend du rapport qui existe entre la quantité de sang perdu et la quantité et la qualité du sang que contient l'organisme à ce moment.

12) Dans ces conditions, il est indiqué de limiter autant que possible l'hémorrhagie menstruelle, comme on le ferait pour toute autre hémorrhagie.

13) Dans ce but les moyens à recommander sont le repos au lit et les injections d'eau chaude.

14) D'autre part, l'aménorrhée idiopathique ne doit en aucun cas être envisagée ou traitée comme une maladie, car elle indique simplement qu'une fonction (l'ovulation), qui n'est pas nécessaire à la vie, ne s'accomplit pas normalement pour une cause quelconque.

15) Il s'ensuit que, d'après la théorie de l'auteur et d'après les observations publiées par M. *Lawson Tait*, dans les cas où il est indiqué de provoquer prématurément la ménopause, il faut pratiquer la *salpingotomie*, c'est-à-dire la résection partielle des deux trompes, et non la *castration*.

16) Si pour une raison quelconque l'ablation des ovaires a été tentée et s'il a été impossible de les enlever complètement, la salpingotomie est directement indiquée ».

Je ne vois pas qu'il soit possible d'admettre pour la menstruation une cause autre que l'existence d'un mécanisme nerveux spécial, et pour le moment nous devons nous en tenir à cette explication.

But de la menstruation. — La nidation utérine et sa signification réelle. — Le but de la menstruation est plus facile à saisir que sa cause ; malheureusement la cause et le but n'ont été que trop souvent confondus par les différents auteurs, tout spécialement par le Dr *John Williams*. Lorsque l'on envisage uniquement le but de cette importante fonction, on se trouve attiré par la théorie de la nidation utérine du Dr *Aveling*, et si l'on tient compte en même temps des brillantes recherches de *M. Bland Sutton* et du Dr *Arthur W. Johnstone*, il me semble facile de trouver la solution complète du problème.

Fait remarquable et digne du plus grand intérêt dans l'histoire de cette question si intéressante, les travaux résultant des savantes recherches de ces deux observateurs ont été communiquées le même jour (23 juin 1886) à la *British Gynecological Society* et cela sans qu'aucun des deux auteurs ait eu connaissance ni des recherches de son confrère, ni du mémoire qu'il avait préparé sur ce sujet. Mais, en lisant les deux mémoires l'un après l'autre, on est tellement frappé de leur similitude que l'on pourrait croire que les deux auteurs s'étaient communiqué leurs résultats. La façon dont chacun confirme les recherches de l'autre rend par conséquent leurs démonstrations tout à fait évidentes et accablantes pour leurs adversaires. Les deux auteurs acceptent la théorie de la nidation du Dr *Aveling*, mais ils modifient sa description du processus de dénudation ; ces deux faits constituent la base des progrès qu'ils ont réalisés.

Ainsi *M. Sutton* admet comme définition habituelle de la menstruation « *un écoulement périodique de sang, provenant de l'utérus* », mais en la complétant de la façon suivante, « *écoulement accompagné de la desquamation de l'épithélium du corps et du fond de l'utérus, aussi bien que de celui du revêtement des glandes utriculaires, situé près de leurs orifices* », ce qui est d'importance capitale. Suivant lui l'épithélium de la région cervicale ne participe pas à ces changements, et la trompe de Fallope, en tant que *surface muqueuse*, reste tout à fait passive ; fait très important, comme nous le verrons plus loin, lorsque je discuterai la pathologie de la grossesse extra-utérine.

Le Dr *Johnstone* confirme complètement les faits observés par *Sutton* en disant, que dans ses différents examens de la muqueuse utérine au moment de la menstruation, il ne trouva aucune lésion quelconque autre que la desquamation du revêtement épithélial tapissant la cavité et les extrémités externes des follicules, c'est donc une confirmation presque mot pour mot.

Selon les auteurs qui s'étaient occupés de cette question avant *Sutton* et *Johnstone* le revêtement muqueux de l'utérus était éliminé dans sa presque totalité. Chose assez curieuse, nos deux auteurs ont voulu tous deux rendre principalement le Dr *John Williams* responsable de cette erreur. Ils sont aussi d'accord pour nous dire que les erreurs sont dues à ce que les observateurs ignorent les meilleures méthodes d'examen, et aux pièces examinées. Ainsi d'après *Sutton*, si l'on avait pris davantage de soins pour durcir les préparations, on aurait pu voir qu'il n'existait pas d'autre destruction que celle du revêtement épithélial ; mais lorsque les pièces ont été mal conservées, ou qu'il s'est écoulé trop de temps avant que les parties aient été placées dans les liquides de durcissement, on constate les changements décrits sous le nom de dénudation. En résumé les modifications de la muqueuse utérine, décrites par le Dr *John Williams*, sont, d'après *Sutton*, dues à des fautes de technique.

D'autre part, *Johnstone* relève ainsi qu'il suit d'autres erreurs de *John Williams* : « La première erreur du Dr *Williams* consiste en ce que les préparations sur lesquelles il base sa théorie de la destruction totale de la muqueuse utérine provenaient de malades qui sont mortes de fièvre typhoïde ou d'autres maladies pyrétiques qui, comme le fait est bien connu, produisent du ramollissement et de la dégénérescence des tissus. Qui oserait actuellement étudier l'histologie normale de la rate ou du pancréas sur des organes ayant une pareille origine? Ne devons-nous pas penser que des tissus, déjà mous à l'état normal, passent presque à l'état de nécrose dans de telles conditions? Si nous examinons l'origine de ses préparations nous trouvons : n° 1, *fièvre typhoïde* ; n° 2, *tétanos* (l'auteur ne nous dit pas de quelle région) ; 8e *fièvre typhoïde* et *péritonite* ; 10e *fibrome utérin* (l'auteur ne donne pas la cause de la mort) ; 11e *pleurésie* ; et 12e *opération pour fistule anale*. Toutes ces malades avaient leurs règles au moment de la mort, et chez toutes le Dr *Williams* trouva du ramollissement et de la destruction plus ou moins étendue des tissus. Pouvions-nous en vérité nous attendre à autre chose? Les cinq autres cas, qui lui ont permis de faire une bonne description du développement de ce tissu, proviennent de trois accidents, d'une péritonite et d'une pneumonie, donc tous les cinq sont des cas que nous pouvons accepter sans restriction. Ainsi la première critique que l'on peut faire à ce travail c'est qu'il décrit des *états pathologiques de la muqueuse* en les considérant comme *physiologiques* ».

« La seconde objection à faire au Dr *Williams* est que ses grossissements sont trop faibles. Je ne veux pas dire qu'il aurait dû employer un grossissement de 3000. Mais je suis certain que si sa figure (1) avait été dessinée avec un agrandissement de 800 au lieu de 150, comme elle me semble l'être, malgré la destruction attribuable à la fièvre, il aurait constaté lui-même la présence des couches profondes de la muqueuse, au lieu de les confondre avec la couche musculaire ; son esquisse montre quatre follicules utriculaires bien distincts et à ce grossissement je considère qu'il est parfaitement impossible à qui que ce soit de faire la différence entre les faisceaux que l'on voit sur sa figure et une grosse fibre musculaire. Il me semble par conséquent que le travail le plus complet qui ait été écrit sur cette question contient des *erreurs manifestes* et nous ne pouvons admettre ses conclusions. »

Nous en arrivons ainsi à la conclusion de *Sutton* ; en appelant l'écoulement hémorrhagique provenant de l'utérus *la menstruation*, nous commettons une grossière erreur, et c'est certainement une de celles qui ont donné lieu aux plus grandes bévues tant en pathologie que pour le traitement des affections utérines. « Par le mot de *menstruation*, dit-il, les médecins comprennent généralement tout écoulement de l'utérus », tandis que d'après ce que je viens de dire il est bien clair que le facteur principal de ce processus consiste en la préparation de cette muqueuse utérine pour la rétention de l'ovule dès qu'il aura été fécondé, préparation qui consiste en la dénudation de son épithélium. La perte de sang qui accompagne ce processus (ainsi qu'il a été nettement démontré par les recherches de *Johnstone* sur des utérus d'animaux) est un accident *secondaire* et *surajouté*.

Chez la femme la grossesse peut survenir sans menstrua-

(1) *Obstetric Journal*, Vol. II.

tion, mais en son absence la rétention d'un ovule fécondé semble impossible, et cette conclusion jette un nouveau jour sur certains faits concernant les affections intra-utérines, faits qui sans cela resteraient absolument incompréhensibles. Lorsqu'une femme ayant un utérus normal a régulièrement ses règles son utérus se dénude une fois par mois et alors si un ovule, arrivé à maturité, rencontre dans cette cavité un spermatozoïde sain, l'ovule se trouve fécondé et il sera retenu. Nous obtenons ainsi une grande simplification de toute cette question et nous pourrions bien être sur le chemin de la vérité, sinon connaître la vérité elle-même.

A l'état pathologique, il peut survenir dans l'utérus des hémorrhagies sans dénudation; l'utérus infantile et sénile n'a ni hémorrhagie ni dénudation et par conséquent la grossesse est absolument impossible dans ces cas, conclusions qui s'accordent fort bien avec les faits observés. Enfin l'implantation d'un ovule fécondé ne peut se faire que sur une muqueuse saine, fraîchement dénudée ; et nous avons ici l'explication du *calendrier* de la grossesse et dans ce sens l'explication est complète.

Mais les travaux si intéressants de nos deux auteurs nous apprennent encore d'autres faits. « Avant la menstruation, dit *Sutton*, les tissus de la muqueuse sont partout infiltrés de cellules rondes et de cellules de forme irrégulière, que pour plus de commodité nous pouvons appeler *éléments corpusculaires*. Ces cellules diminuent très considérablement en nombre après la cessation de l'écoulement menstruel, pour réapparaître immédiatement avant la période suivante. Il est très probable que cet élément corpusculaire est dû à l'augmentation de l'apport du sang dans l'organe ». *Johnstone* confirme cette assertion et il nous donne un fort beau dessin des corpuscules, que je reproduis ici (Fig. 46) et un autre de l'utérus en état de menstruation, où l'on peut voir tout le processus. « Dans celui-ci on voit chaque détail ; le libre développement du revêtement épithélial, les fines fibres qui deviennent granuleuses et les corpuscules qui deviennent plus nombreux ».

Sutton et *Johnstone* sont d'accord lorsqu'ils nous disent que le seul changement qui se produise dans la muqueuse utérine des animaux inférieurs est une simple turgescence, avec augmentation des éléments corpusculaires. *Sutton* ne

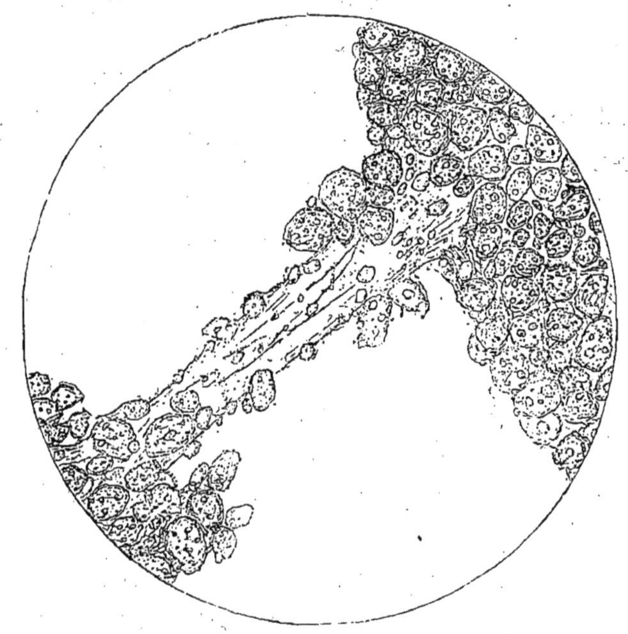

Fig. 46. — *Fibre de l'endométrium montrant les différents degrés du développement corpusculaire.* Gros. 3000.

put découvrir, chez aucun des singes supérieurs, rien d'analogue à la dénudation. De sorte qu'il est arrivé à affirmer qu'il n'existe rien chez ces animaux qui indique l'existence d'une véritable menstruation. Je crois que par conséquent il serait avantageux de renverser la définition de la menstruation donnée par *Sutton*, en disant qu'elle consiste en « une desquamation de l'épithélium du corps et du fond de l'utérus, aussi bien que de celui tapissant les glandes utriculaires près de leurs orifices, desquamation accompagnée habituellement d'un écoulement périodique de sang ».

Johnstone a poussé ses investigations plus loin que *Sutton*; jusqu'au point commun les deux auteurs sont absolument d'accord. Par conséquent ce que j'ai encore à dire de cette question si intéressante se base principalement sur les observations de *Johnstone*, que je n'hésite pas à considérer comme la contribution à l'étude de ce sujet la plus brillante qui ait vu le jour dans le cours de ce siècle.

Johnstone arrive à une généralisation, qui, bien que formant la conclusion logique de ses observations, nous semble bien surprenante et révolutionnaire. Mais, après avoir mûrement réfléchi à sa communication, et surtout après avoir examiné et étudié ses coupes et leur méthode de préparation, je ne mets pas en doute que ses explications soient exactes. En résumé, il nous dit que « au sens ordinaire, l'endométrium au-dessus de l'orifice interne n'est pas une simple muqueuse, mais qu'il est analogue aux tissus adénoïdes et que la menstruation est pour l'utérus, exactement ce que la circulation lymphatique est pour les glandes lymphatiques et le courant sanguin pour la rate ».

Il comprend naturellement par *menstruation* le processus hémorrhagique, quoiqu'il soit tout à fait probable que la dénudation — c'est-à-dire la desquamation de l'épithélium, — soit également le résultat de l'effusion sanguine. Le revêtement épithélial est en effet entraîné, avec les éléments corpusculaires, dans et par le courant sanguin.

Le développement de cet élément corpusculaire est, d'après ses observations, exactement l'analogue de ce qui se passe dans la rate, dans le thymus, etc. Les corpuscules se développent non par subdivision des cellules, mais aux dépens des faisceaux sustentaculaires, — faits que j'ai exposés dans un travail sur l'*Anatomie intime du cordon ombilical*, lu en 1876 devant la *Royal Society of London*. Je dois dire qu'à cette époque j'exposais ces faits sans les bien comprendre. Mon interprétation différait absolument de celle du Dr *Johnstone*. La seule consolation que j'aie eue, c'est d'avoir, grâce à l'emploi de microscopes d'une grande puissance, pu voir les détails signalés par l'auteur.

L'histoire du développement de l'endométrium a été étudiée par *Johnstone* dans tous ses détails.

En parlant de sa seconde figure (fig. 47) il nous dit : « Au

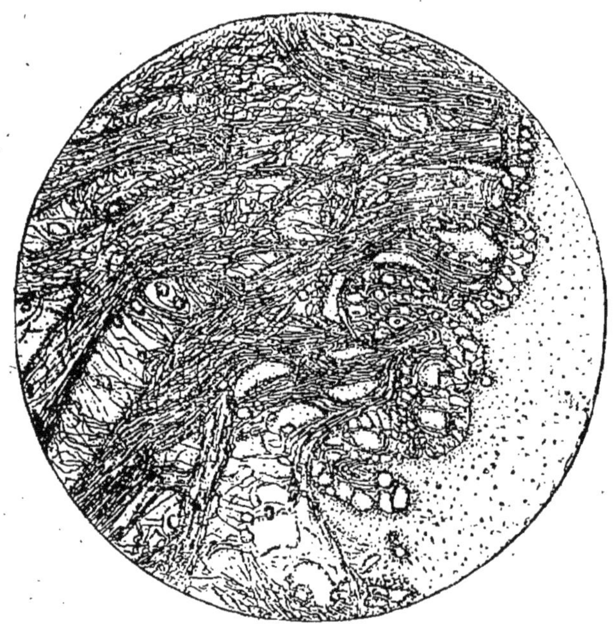

FIG. 47. — *Endométrium d'une jeune fille, âgée de 11 ans, ne montrant aucun développement corpusculaire.* Gros. 800.

premier coup d'œil, on pourrait croire que cet endométrium (celui d'une enfant de 11 ans) n'est pas autre chose qu'une couche épaisse et dense de tissu conjonctif fibreux, placé entre la paroi musculaire et la rangée très mince et mal développée de cellules rondes qui occupe la place du revêtement épithélial. Mais en examinant à un plus fort grossissement on pourra facilement reconnaître qu'il ne s'agit pas du tissu conjonctif ordinaire blanc, car ses éléments n'ont pas les gros noyaux, caractéristiques et bien formés, que possède toujours l[illegible] fibreux à cet âge ; les fibres sont composées d'un tiss[illegible] fin en forme de faisceaux, que l'on rencontre uniquement [illegible] les organes adénoïdes. Quelques corpuscules se rencon[illegible] à travers les réseaux, et les petites cavités qui représen[illegible] les futures glandes sont remarquables par leur peu de [illegible] fondeur ».

Cette description fut entièrement confirmée par l'exam[illegible]

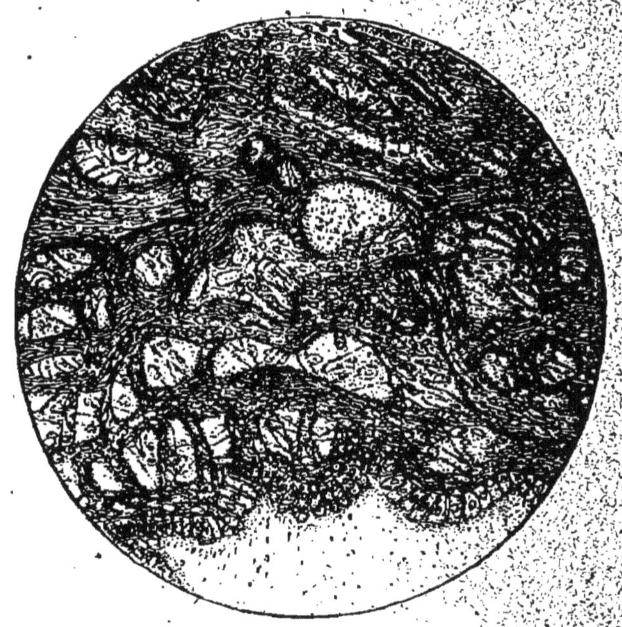

FIG. 48. — *Endométrium d'une jeune fille, âgée de 13 ans, montrant un commencement de développement corpusculaire.* Gros. 800.

d'une coupe provenant d'un cas d'utérus infantile que [illegible] pus mettre à la disposition du Dr *Johnstone* pour ses [illegible] cherches. Par conséquent nous voyons que cet état rem[illegible] quable d'arrêt de développement et toutes les souffrances [illegible] s'y rattachent correspondent précisément, comme état [illegible] de l'utérus, à celui qui est normal chez l'enfant. Le [illegible] nisme nerveux, aussi bien que le système vasculaire [illegible] lier qui en dépend, oblige l'utérus à accomplir des fo[illegible] qu'il n'est pas apte à remplir et il en résulte des souffrances intolérables.

La figure suivante (Fig. 48) représente l'endométrium d'une fille de 13 ans, qui avait eu deux fois ses règles ; on peut y voir le revêtement épithélial librement développé. Les fibres fines sont devenues granuleuses, les corpuscules sont plus nombreux et le tout est beaucoup plus riche en éléments appelés protoplasmiques, tandis que les bandes de tissu dense

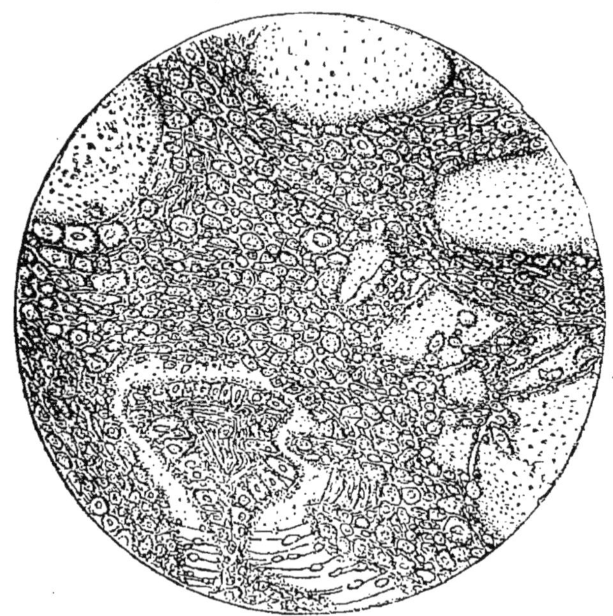

Fig. 49. — *Endométrium d'une femme âgée de 20 ans, au moment de la menstruation, montrant des follicules utriculaires dépourvus de leur épithélium, avec un follicule contenant encore son revêtement épithélial*. Gros. 800.

persistent encore, et quiconque est familier avec le tissu adulte peut voir que cet état indique nettement un acheminement vers cette période.

La quatrième figure (Fig. 49) provient d'une femme adulte, âgée de 20 ans, et il existe déjà dans son endométrium tous les éléments qui sont indispensables pour recevoir et pour nourrir l'ovule par la formation de son placenta, c'est-à-dire les fibres, les faisceaux, les feuillets et les cellules nécessaires à son développement protoplasmatique. Ainsi on peut dire qu'à cette époque l'endométrium a atteint son plus haut degré de développement en dehors de l'état de grossesse.

Cet état persiste pendant toute la période de l'existence, correspondant à la puberté.

La déchéance correspondant à la vieillesse se rencontre dans la dernière figure (Fig. 50), elle est indiquée par l'ab-

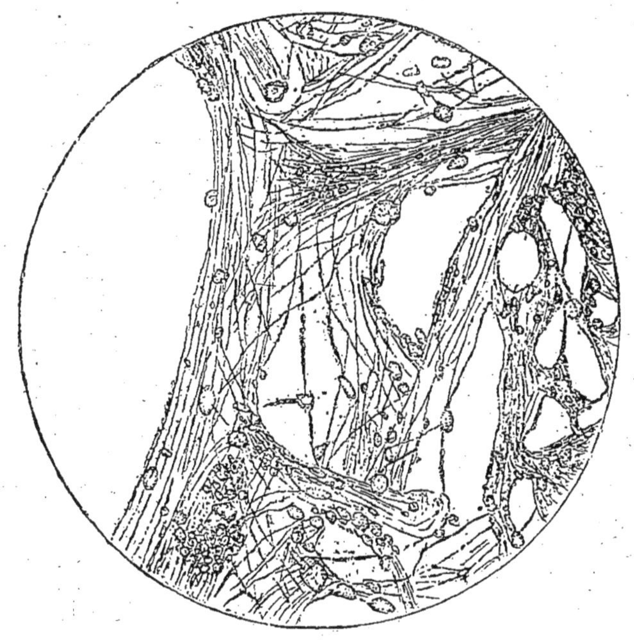

FIG. 50. — *Endométrium d'une femme, âgée de 60 ans, montran l'épuisement de tout l'organe.* Gros. 800.

sence des faisceaux volumineux et par la minceur de toute la membrane. Les fibrilles semblent amincies, les corpuscules sont rares et les follicules utriculaires sont ratatinés et peu nombreux.

Comme nous pouvions nous y attendre, l'utérus infantile nous présente sous le microscope toutes les apparences d'un arrêt de développement, principalement dans les parties glandulaires et la dernière des idées de *Johnstone* se « base justement sur l'examen d'un tel cas ».

Dans un cas d'arrêt de développement de l'utérus, dont je possède actuellement la préparation, l'organe mesure seulement 6 centimètres ; la femme à laquelle il a appartenu, quoique âgée de 39 ans, et bien qu'elle soit particulièrement grande et forte, avait toujours eu une menstruation irrégulière, très douloureuse et difficile.

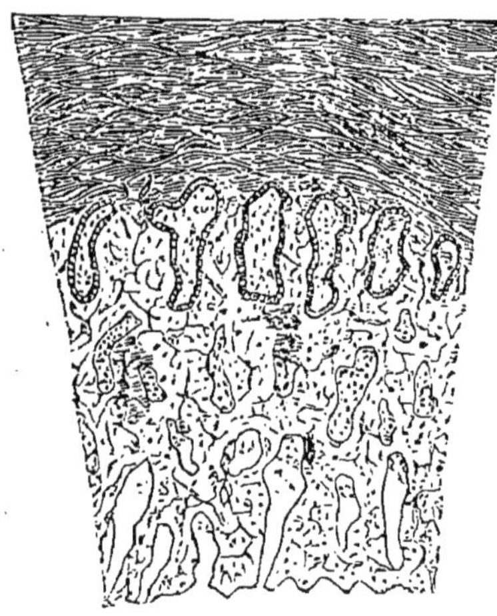

Fig. 51. — *Coupe transversale de l'utérus d'une femme, âgée de 22 ans, qui mourut pendant la menstruation.* La figure montre la desquamation de l'épithélium de la muqueuse et des glandes utriculaires (SUTTON).

« En considérant ainsi l'endométrium comme un organe adénoïde, et en étudiant la formation du placenta je m'explique facilement le mécanisme de la *dysménorrhée membraneuse* et la formation des *môles utérines*. Sous l'influence de quelque irritation anormale il se produit un *faux départ*, et il en résulte la formation d'un placenta rudimentaire ; de sorte qu'après tout, il s'agit surtout dans ces cas de la perversion d'une fonction physiologique. Le traitement de l'endométrite chronique du corps par la curette, les caustiques chimiques, le fer rouge, et d'autres révulsifs puissants n'agissent pas seulement par l'ablation mécanique des tissus indurés, mais à la suite de ces interventions le tissu retourne à l'état médullaire ou embryonnaire, et c'est en partant de cet état que les tissus peuvent revenir à leurs conditions normales ».

Quant aux rapports fonctionnels de l'utérus et des ovaires, *Johnstone* s'exprime en termes excellents et il confirme les faits dont *Ritchie*, *Reeves Jackson* et plusieurs autres se sont efforcés de démontrer l'exactitude, sans trouver auprès de leurs confrères le succès qu'ils méritaient.

Voici ce qu'il dit à ce propos (1) : « L'utérus, bien loin de constituer une simple annexe de l'ovaire, est un organe spécial aussi bien que l'ovaire lui-même, et nous comprenons actuellement ses fonctions comme indépendantes et absolument distinctes, aussi bien que nous connaissons celles de la matrice de l'œuf. Ses rapports avec l'activité ovarienne sont analogues à celles de deux divisions d'une armée, dont l'objectif *particulier* doit être exécuté complètement avant que l'objectif *commun* puisse être réalisé. Ils sont tous deux sous la dépendance de rameaux du sympathique, et, au lieu d'avoir leurs actions réciproques déterminées l'une par l'autre, les ordres qu'ils reçoivent émanent d'un pouvoir supérieur qui contrôle leur activité fonctionnelle ».

La muqueuse utérine est perforée sur toute son étendue par les prétendues glandes, dont les ramifications convertissent toute sa surface en une masse spongieuse. Tous ces canaux conduisent dans l'intérieur du corps utérin. Son revêtement épithélial consiste en une simple couche de cellules s'engageant dans chaque dédoublement des canaux glandulaires et constituant ainsi une couche protectrice pour le tissu mou protoplasmique. Lorsque par le fait d'une endométrite chronique villeuse la muqueuse devient trop épaisse il survient des hémorrhagies et une menstruation plus abondante, qui cèdent facilement à l'emploi de la curette. Ainsi que j'aurai

(1) *Transactions of the British Gynecological Society*, 1887, page 390.

encore l'occasion de le démontrer, nous avons ainsi l'explication complète des modifications pathologiques d'après les idées de *Johnstone*.

Johnstone attribue la différence entre les conditions que l'on observe chez la femme et celles qui existent chez les animaux inférieurs à la station debout. « Chez les deux ruminants que j'ai examinés, dit-il, il semble que la nature ait fourni l'endométrium d'un abondant réseau lymphatique, qui, en dehors de l'état de grossesse, élimine le surplus de la circulation exactement comme pourrait le faire un autre ganglion lymphatique. Mais chez la femme, où, de par sa position verticale, l'utérus doit compter sur la tonicité de ses propres fibres pour maintenir sa position, les tissus ne peuvent avoir la mollesse que produirait un réseau lymphatique. Ainsi, pour maintenir l'intégrité des parois utérines, le liquide est évacué dans la cavité utérine et de là il est expulsé à travers le vagin. »

C'est une explication des causes déterminantes du processus de la menstruation chez la femme.

« En dernier lieu, dit *Johnstone*, le microscope confirme ce fait, admis depuis longtemps, que la fécondation se produit plus volontiers à certains moments. Le fait, bien constaté, que la grossesse survient beaucoup plus facilement de suite après la menstruation, a toujours été l'écueil contre lequel se sont heurtés les auteurs soutenant la théorie de la *dénudation*. Il est plus simple de dire que la menstruation consiste en une *évacuation périodique des corpuscules trop vieux ou trop altérés pour pouvoir former un placenta*. Dépourvu de son épithélium, l'endométrium reste forcément l'analogue des tissus spongieux des ganglions lymphatiques et il est très facile d'observer le sang menstruel suintant à travers les mailles du tissu, comme la lymphe dans l'intérieur des ganglions, et entraînant avec lui les corpuscules, comme cela se passe continuellement dans la rate. Contre les idées que j'ai avancées on pourrait faire l'objection suivante : comment se fait-il si l'utérus est un organe indépendant que l'ablation de ses annexes provoque l'arrêt de ses fonctions ? Je répondrai par une autre question, comment se fait-il que la section de la corde du tympan entraîne la destruction fonctionnelle de la glande sous-maxillaire, ou que de l'excision d'un tronçon du sciatique résulte l'atrophie, sinon la nécrose, de tout le membre inférieur ? »

Dans un travail plus récent, lu en 1887 à la réunion de l'*American Gynecological Society*, le Dr *Johnstone* a continué ses recherches sur cette question très intéressante et j'en ai déjà donné les résultats en détail.

Comme conclusion on peut déjà prévoir que ce sera sa grande simplicité qui formera la plus grande difficulté à l'acceptation de cette remarquable théorie de *Johnstone*, car il est certain que les physiologistes et les pathologistes n'accepteront, comme explication des processus naturels, que des théories compliquées, embrouillées et surtout incompréhensibles. La plus forte objection qui fut soulevée contre la théorie de *Darwin* sur l'origine des espèces, a été la sublime simplicité des processus par lesquels il l'expliquait. Ainsi je m'attends à ce que cette théorie de *Johnstone*, qui me semble devoir aussi bien expliquer l'acte physiologique de la menstruation que s'adapter à la pathologie de l'utérus et de ses annexes, restera probablement dans l'ombre pendant un siècle ou deux, jusqu'à ce que nous ayons échappé aux théories allemandes, qui n'ont fait, pendant les vingt-cinq dernières années, qu'aigrir la discussion.

Historique des affections tubaires. — Il sera toujours difficile d'adopter un ordre logique pour décrire les maladies des organes spéciaux de la femme. L'ordre chronologique n'est pas assez bien défini, ne donne pas une base suffisante pour pouvoir être adopté comme guide.

Les tumeurs d'origine ovarienne sont les maladies les plus

importantes des annexes de l'utérus, et par conséquent elles devraient attirer en premier lieu notre attention. Lorsque je ferai l'histoire de l'ovariotomie je ferai voir qu'il y a environ trois quarts de siècle le traitement des tumeurs ovariennes était alternativement heureux et fatal, et qu'il a été pendant plus de cinquante ans un champ de bataille entre ceux qui appelaient le progrès et ceux dont l'organisation mentale était telle, qu'ils s'y opposaient absolument. Même pendant mes années d'études (1860-65) la question « L'ovariotomie est-elle une opération justifiée ? » était un des sujets ordinaires de discussion et les tendances conservatrices exercèrent leur plein pouvoir en empêchant nos efforts de se diriger dans cette direction jusqu'en 1878.

J'en donnerai les raisons détaillées en temps et lieu. Pour le moment je me bornerai à dire que la réalisation de tout progrès semblait devoir être payée à un prix trop élevé ; en effet, avant l'abandon du clamp, la mortalité de l'ovariatomie était de 25 0/0. Il en résultait que toute intervention opératoire pour ces tumeurs était retardée aussi longtemps que les malades pouvaient s'en passer. On les ponctionnait, puis on les perdait de vue ; et plus la cure radicale était retardée, plus les dangers de l'opération étaient augmentés. On ne pouvait pas soupçonner, à ce moment, qu'il existât des affections autres que ces tumeurs volumineuses de l'ovaire, moins embarrassantes il est vrai, mais qui réclamaient un traitement chirurgical d'une manière tout à fait aussi impérieuse.

Je n'ai pu trouver nulle part une exception à cette règle avant le 11 février 1872, date à laquelle j'enlevai un petit ovaire, pas beaucoup plus gros qu'un œuf de pigeon. L'opération fut décidée à cause des souffrances intolérables éprouvées par la malade ; elles étaient occasionnées par un abcès dans le tissu de l'ovaire. Bientôt après je vis d'autres cas semblables et j'opérai de nouveau, rencontrant des collections purulentes ou autres dans les trompes de Fallope. De telle sorte que graduellement j'établis comme règle générale de ma pratique de ne pas borner mes efforts à sauver les malades mises en danger par des tumeurs ovariennes, mais je les appliquai à un but plus élevé, celui de soulager toutes les souffrances ayant pour origine une affection pelvienne. Nous avons à présent combattu pour cette question pendant plus de seize ans, et l'histoire de cette lutte tiendra une certaine place dans ce volume. La victoire est restée au progrès, et non seulement nous avons fait sensiblement progresser l'art de guérir, mais nous avons en même temps contribué à débrouiller la pathologie, jusqu'alors si obscure, des organes pelviens de la femme.

Rien n'est plus intéressant dans l'évolution de tout progrès humain que d'en suivre l'histoire et de rechercher quelles en ont été les origines. Il est assez curieux de savoir que *Philipp Reis* inventa le téléphone dès 1859, et qu'il publia un mémoire détaillé et complet sur son invention en 1861, mais l'importance de tout son travail resta ignorée jusqu'à ce que sa découverte fût recueillie par *Graham Bell* en 1876. *Reis* mourut à l'âge de 40 ans, pauvre maître d'école, à Friedrichsdorf ; *Bell* fit une fortune considérable.

Mais on oublie toujours la leçon fournie par de pareils exemples, et il est vraiment humiliant pour la race humaine de voir combien peu on tient compte aux inventeurs des idées qu'ils ont été les premiers à soutenir. Il en est ainsi dans la question qui nous occupe. Depuis des siècles les pathologistes ont décrit des affections tubaires, qui aujourd'hui attirent si vivement l'attention, et cependant leur existence est encore niée par quelques auteurs contemporains. « Il est vraiment extraordinaire, disait Sir *Spencer Wells* au Congrès international de Londres en 1881, qu'il existe autant de ces cas. Je n'en ai observé qu'un seul pendant toute ma vie. Peut-être vont-ils tous à Birmingham. »

Des cliniciens ont décrit depuis longues années leurs symptômes aussi bien que nous les connaissons actuellement, et la guérison spontanée de certains cas de plaies abdominales indiquait déjà la voie à suivre pour leur traitement. Malgré tout cela nous n'avons pas profité des enseignements reçus de toute part.

Le premier travail sur la pathologie de la trompe de Fallope, que j'aie pu retrouver, se trouve être une observation de *Friedrich Ruysch*, en 1665, disant que l'occlusion des trompes est une cause de stérilité, fait qu'ignorent encore plusieurs de ceux qui ont pris part à une discussion récente, lorsqu'ils prétendaient qu'une femme perd son sexe à la suite de l'ablation de trompes de Fallope malades. *Josias Weitbrecht*, le grand anatomiste de Saint-Pétersbourg, décrit dans ses observations anatomiques (1742) l'oblitération des trompes chez une femme qui resta stérile après avoir eu un enfant. En somme, c'était un cas exactement analogue à ceux que nous rencontrons si fréquemment et qui sont le résultat de périmétrite puerpérale. *John Henry Brechtfeldt*, de Copenhague (1675), décrit un cas d'hydropisie de la trompe qu'il guérit par paracentèse, la femme ayant eu plus tard un heureux accouchement; mais dans ce cas l'exactitude du diagnostic de *Brechtfeldt* peut être mise en doute. Voici d'ailleurs son observation originale (1):

Hydrops dextræ tubæ uteri paracenthesi curatus.

« Reverendi Don Justi Oldecops, pastoris in Neapoli, Hildesiana vigilantissimi conjugi tumor ingens in dextro inguine paulatim subnascitur, undi musculo psoas ita comprimetatur ut nec corpus ingere nec progredi sine ligneo adminiculo posset. Vocatus in consilium tumorem promissis universalibus per debita linimenta et emplastra satisdiu applicata resorbens tentu caterum dum eundem neg; discuss neg; emolliss sed, indies potius augmentum capere cerno ex tumoris figura

(1) *Acta Medica et Philosophica Hafniensia*, 1671, 2. C'est au Dr *Heiberg*, de Copenhague, que je dois la transcription du passage ci-dessus d'après un livre que je n'ai pu me procurer, L. T.

semicirculari et suppressis menstruis malum profundies delitescere et quiedem in ipsa uteri tuba persuasus de paracenthesi cogita et dum ægram operi faventem intelligo chirurgum lanceolam in decliviorem partem tumoris satis profundi adigere jubeo ; sed cum nihil nisi modicum sanguinis efflueret tumidam longi usculam et duresculam vulneri intruderi lidem pracipia quam cum eodem die iterum extraheret aqua limpida et inodora ex vulnere cum impetu proselit quae deinceps ad plurium librarum mensurum per vices extracta proeter illam quae per vacua musentorum spatia in crus lateris affecti distillaverat illud ; in immensum tumorem substulerat qui tamen fascus lineis phlegmate vitrioli conspersis cruri circumpositis salpius renovates intra paucos dies discussus est. Vulnus ultra trimestre spatium apertum servatum dein debite clausum matronaj optima integrae sanitate restituta et post iterum impregnata filiolam sanam feliciter peperit servet iam porro altissimus morito charam conjugem liberis fidam matrem ».

Le Dr *Marcadle*, de Washington, a bien voulu me communiquer les résultats de ses recherches sur le même sujet, j'en donne un extrait dans ce paragraphe. *Nicolaus Tulpius* (1) cite le cas d'une Cathalina Bonevallin, qui mourut d'*hydrops in cornibus uteri*. Cette affection est aussi discutée par *Mey* (2). Dans des *Miscellania curiosa* publiées en 1698, à Nuremberg, se trouve décrit un cas fatal d'hydropisie de la trompe droite chez une vierge, il survint en l'année 1660 et on en trouve un second à la page 232 du même ouvrage ; *John Baptist Branchi* donne (3) aussi la relation d'un cas, où la trompe et son contenu pesaient 80 livres et *Mummicks* (4) cite un cas d'hydrosalpinx où le kyste et son contenu liquide pesaient 112 livres.

(1) *Observationes Medicorum*. — Amstel, 1642. — Obs. 44, Lib. IV.
(2) Mey, *Hydrops uteri tubarum*.
(3) *De Naturali et Vitiosa generatione*. — Turin, 1741, page 187.
(4) *Bibliotheca anatomica*. Utrecht, 1697, IV, page 624.

Je pense qu'il ne peut exister aucun doute que ces deux cas ont été en réalité des cas de kystes parovariens, avec les trompes hypertrophiées et étalées sur leurs parois, comme nous le voyons si souvent. Nous pouvons aisément nous imaginer qu'un observateur du XVIIe siècle ait pu commettre l'erreur que j'ai vu commettre à un chirurgien du XIXe siècle, c'est-à-dire de prendre un tel kyste pour un ovaire ou une trompe dilatés.

Néanmoins ce n'est que depuis l'époque à laquelle écrivait *Astruc* (1761-66) qu'une sérieuse attention semble avoir été accordée aux affections des trompes de Fallope, et il est assez curieux de constater que ce que cet auteur nous dit sur ce sujet est plus complet, plus exact et beaucoup plus utile que ce qu'il nous raconte au sujet des maladies de l'ovaire. Il décrit l'hydrosalpinx, le pyosalpinx, et la grossesse tubaire avec une exactitude parfaite.

« Il peut se faire, dit-il, que l'ovule fécondé puisse s'arrêter dans la trompe, s'y fixer et s'y développer jusqu'à ce qu'il déchire la trompe et tue la malade. » Cette variété de grossesse dans la trompe de Fallope n'est pas très rare, selon lui. Il rapporte aussi d'après *de Graaf* que l'on peut trouver les extrémités frangées de la trompe adhérentes à l'ovaire et que cette lésion est une cause de stérilité.

Il cite à propos des trompes un autre fait bien frappant — fait qui est resté ignoré jusqu'à ce que son exactitude et son importance aient été de nouveau mises à jour par mes propres opérations et par les recherches pathologiques de *Kingston Fowler*, *Lewers* et *Grigg* :

« Il arrive constamment, dit-il, qu'à l'occasion d'une autopsie on constate la présence de lésions et de désordres sérieux des trompes, que l'on ne soupçonnait même pas pendant la vie. Cette ignorance épargne aux malades l'inquiétude qu'elles auraient si elles avaient été mieux informées, et aux médecins la nécessité de juger des conséquences de ces lésions. » Puis il donne une sentence, *écrite aux environs de* 1750, que je recommande tout spécialement à l'attention de M. *J. E. Burton*, de Liverpool, dont une communication récente sur ces affections au Congrès international de Washington prouve simplement qu'il n'en a vu que fort peu et qu'il n'entend rien à la question. « Il est bien connu en théorie, dit *Astruc*, que l'inflammation commune se termine par la résolution aboutissant à la guérison, tandis que les cas d'abcès et de gangrène sont souvent mortels. L'hydropisie de la cavité des trompes a une marche très lente et les malades conservent ces hydrosalpinx pendant fort longtemps. »

Lorsque j'aurai à parler de la grossesse tubaire j'aurai encore à recourir aux observations si exactes d'*Astruc* sur ces lésions des trompes de Fallope.

On voit par ces citations que nos ancêtres connaissaient bien des choses que nous avons oubliées depuis lors, et il est vraiment étrange d'entendre nos critiques modernes déclarer inexacts des faits déjà cités dans les ouvrages d'*Astruc*, simplement parce qu'ils ont été décrits à nouveau depuis 1872. Antérieurement à cette époque les ouvrages des différents auteurs font, il est vrai, allusion aux affections tubaires ; elles s'y trouvent décrites assez exactement, elles y sont reproduites dans de fort belles figures, mais la frayeur traditionnelle qu'inspirait le péritoine était si grande, que l'on n'entreprit rien pour leur guérison. C'est ainsi que *Blundell* a pu écrire : « Les trompes de Fallope peuvent être atteintes d'hydropisie, de dégénérescence squirrheuse, elles peuvent devenir le siège de grossesse extra-utérine et d'autres affections encore, mais *il n'est pas besoin de s'y arrêter davantage.* »

ANOMALIES DE DÉVELOPPEMENT ET MALFORMATIONS DES TROMPES.

Ainsi que l'utérus et les ovaires, les trompes de Fallope sont sujettes à des anomalies de développements et à d'autres malformations, quoique l'on trouve fort peu de renseignements sur ce sujet dans la littérature gynécologique. La seule malformation des trompes que j'aie rencontrée, consistait en l'existence d'un seconde extrémité frangée située à environ trois centimètres de distance de son extrémité externe. J'ai rencontré deux fois cette particularité; je pense qu'elle n'a pas d'autre importance que sa curiosité.

Les malformations qui ont le plus d'intérêt pour nous sont celles qui résultent d'erreurs de développement et qui sont l'analogue de celles de l'utérus et des ovaires, quoiqu'elles n'accompagnent pas toujours ces dernières. Ainsi un utérus infantile, ou même un utérus si petit qu'il est à peine perceptible, peut être accompagné de trompes de volume normal et d'ovaires normaux. Au contraire un utérus normalement développé, peut se rencontrer avec des trompes consistant en simples fils et d'ovaires petits et ratatinés. Lorsque les trompes sont insuffisamment ou mal développées, les ovaires le sont généralement aussi; mais ce fait comporte des exceptions.

Lorsque l'un des ovaires (ou tous les deux) n'est pas développé, l'utérus étant normal, on peut faire une curieuse remarque, que je n'ai vue décrite nulle part mais que j'ai notée plus d'une fois au cours de mes opérations. Les trompes sont à leur point d'insertion à la corne utérine normales comme volume, direction et rapport avec les autres organes; mais à une petite distance de l'utérus les plis du ligament large se séparent, leur sommet s'abaisse, s'aplatit et finalement les deux feuillets se perdent dans les parois du bassin, là où les trompes de Fallope se perdent dans l'élargissement du ligament large et on ne constate la présence d'aucun ovaire.

Dans la grande majorité de ces cas on peut supposer que ces malformations n'occasionnent pas d'autres troubles que la stérilité. Mais dans quelques cas exceptionnels les souffrances sont si grandes qu'elles réclament une intervention chirurgicale. Un cas typique de cette espèce me fut confié, peu de temps avant sa mort, par mon regretté ami le Dr *Angus Mc Donald*, d'Edimbourg. Ce cas présente tant d'intérêt, que je désire en donner le détail.

Pendant un séjour que je faisais à Edimbourg à la fin de l'année 1885 et tandis que j'étais l'hôte du Dr *Angus Mc Donald*, ce dernier me parla d'une opération qu'il avait pratiquée au mois de septembre chez une jeune femme pour des douleurs pelviennes très intenses, s'augmentant à chaque période menstruelle. Il avait eu l'intention d'enlever les annexes de l'utérus, mais il avait échoué d'un côté et l'opération n'eut d'autre résultat immédiat que d'augmenter les douleurs.

Il me demanda si je voulais me charger de cette malade, avec l'espoir que je pourrais peut-être trouver et enlever les annexes. Quelques semaines après notre conversation mon ami fut atteint de la maladie dont il est mort et les communications se rapportant à ce cas me furent fournies par le Dr *N. T. Brewis,* d'Edimbourg, dont je reçus le 5 mars 1886 la lettre suivante :

« Le Dr *Angus M. Donald*, auquel j'étais attaché comme assistant, ouvrit l'abdomen d'une jeune dame en septembre dernier avec l'intention de pratiquer l'ablation des annexes de l'utérus. Il réussit à les enlever du côté gauche, mais malheureusement il ne put trouver l'ovaire droit. Il dut refermer la plaie abdominale sans avoir achevé l'opération. Les symptômes douloureux avaient surtout été accentués du côté droit ; la douleur existait dans la région de l'ovaire droit, et elles se prolongeaient le long du membre inférieur droit. L'opération n'améliora en aucune façon l'état de cette jeune dame, elle est partie il y a quelques mois pour Clifton et je lui ai fortement conseillé de vous consulter. J'ai reçu une lettre d'elle, où elle me dit que c'est son intention, et je prends actuellement la liberté de vous écrire pour vous demander si vous voulez bien voir cette dame, et lui donner un conseil, soit pour une opération, soit pour faire ce que vous jugerez le plus avantageux. Si vous êtes assez aimable de vous charger de ce cas, voulez-vous lui écrire et vous arranger avec elle pour la voir prochainement? »

Je me mis donc en communication avec cette jeune dame et je reçus bientôt une longue lettre de sa mère, me faisant une description lamentable de ses souffrances. Elles avaient été sans aucun doute augmentées par l'opération incomplète pratiquée en septembre. Le 14 mars 1886 j'allai faire une visite à cette dame à Clifton, et j'arrivai de suite à la conclusion qu'aucune autre opération que l'ablation du corps de l'utérus ne pourrait améliorer l'état de cette malade. Aux symptômes antérieurs s'étaient récemment ajoutées des ménorrhagies; depuis l'opération l'écoulement menstruel avait augmenté de quantité, et en même temps les douleurs étaient devenues plus intenses. A l'examen local il était évident que le fond de l'utérus était très gros, et qu'il était déjeté du côté gauche.

Je rouvris l'abdomen et je trouvai exactement l'état des parties que m'avait décrit le Dr *Angus Mc. Donald.* On voyait nettement sur le ligament large gauche une cicatrice froncée, seul témoin de l'ancienne opération; il était sain, et on ne voyait aucune trace des anciennes ligatures. Du côté droit, on sentait la trompe, partant de la corne utérine, s'engageant dans le ligament large, mais à une certaine distance de l'utérus ce dernier s'étalait, s'aplatissait en bas et se perdait dans les parois pelviennes. De ce côté, on ne pouvait découvrir aucune trace d'ovaire. J'attirai l'utérus en dehors de la plaie abdominale, je séparai la trompe de Fallope du ligament large incomplet aussi loin que je pus le faire; je dégageai l'utérus et plaçai une ligature aussi bas que possible vers le col, je la serrai fortement par un nœud de Staffordshire et j'enlevai plus des deux tiers de l'organe. La malade fit une rapide guérison.

Je trouvai dans la paroi de l'utérus un petit myome, pas beaucoup plus volumineux qu'une noisette. Le développement de cette tumeur après la première opération est à noter et il ne peut exister aucun doute que sa présence explique l'exacerbation des douleurs et les ménorrhagies. La trompe de Fallope droite se trouva être parfaitement normale; comme je l'ai déjà dit, elle se perdait dans le tissu cellulaire du ligament large.

La convalescence de la malade fut excessivement lente, car à la fin de l'année, après un séjour de plusieurs mois dans le Midi, elle avait fait beaucoup moins de progrès que je n'avais espéré. La malade pouvait marcher (ce qu'elle n'avait pas fait pendant plusieurs mois avant l'opération) mais pas plus de dix minutes. Elle était très sensible au froid, sa circulation semblait se faire très mal. Il existait encore une apparence de menstruation, mais irrégulière, peu abondante et relativement sans douleurs. Actuellement elle a une excellente santé et elle peut jouer au lawn tennis. La menstruation a entièrement cessé et elle ne souffre plus du tout.

A partir du point où nous sommes arrivés, il me semble indiqué de décrire d'ensemble et parallèlement les modifications pathologiques qui affectent les trompes et les ovaires, car en considérant les processus pathologiques dont nous avons à nous occuper en premier lieu, — c'est-à-dire ceux dus à l'inflammation, — les deux organes annexes de l'utérus ont des rapports si intimes que le plus souvent il est impossible de les séparer. Même alors qu'ils ne sont pas atteints simultanément, le fait semble plutôt dû à l'arrêt du processus inflammatoire qu'à une localisation remontant à l'origine de l'accident.

Ovarites et salpingites

La nutrition de l'ovaire se transforme avec l'établissement de la menstruation ; celle-ci peut s'accompagner chez les jeunes filles délicates de douleurs vives. Cela peut tenir à un état d'incomplet développement de l'utérus ou des trompes. Les règles peuvent alors être irrégulières, insuffisantes ou au contraire profuses.

La clinique semble prouver que beaucoup d'affections des ovaires sont dues à des troubles de la circulation dans la glande ; l'anatomie pathologique n'a pas encore fait la lumière sur ces faits plus que sur bien d'autres.

Je conserverai la division des maladies des organes annexes de l'utérus dues aux altérations de la circulation sanguine, que j'ai adoptée il y a près de 16 ans. Je les diviserai donc en cinq groupes, ne différant probablement que par le degré de gravité, sauf les cas où l'ovarite aiguë a une origine spécifique. Ce sont :

1° L'hypérémie ovarienne.
2° L'ovarite aiguë.
3° L'ovarite chronique.
4° La salpingite aiguë.
5° La salpingite chronique.

HYPÉRÉMIE OVARIENNE

Faire une distinction entre l'hypérémie ovarienne et l'ovarite semblera peut-être vouloir pousser à l'extrême les subtilités du diagnostic, mais je suis convaincu depuis longtemps que cette différence existe réellement. L'*hypérémie ovarienne* doit se produire de différentes manières, car nous la voyons survenir dans un certain nombre de conditions diverses ; parfois elle est absolument indépendante d'une affection analogue des trompes de l'utérus, mais le fait est rare.

Dans la métrite chronique, les trompes et les ovaires sont aussi intéressés, comme on pouvait le prévoir. Dans les cas d'utérus infantile, lorsque les souffrances deviennent si intenses que nous devons intervenir chirurgicalement, nous trouvons fréquemment les trompes fortement congestionnées et accompagnant un utérus qui ne présente que la moitié ou le tiers de son volume normal. Dans ces cas on a toute raison d'admettre que l'arrêt de développement de l'utérus, et l'arrêt ou la diminution consécutive de l'écoulement menstruel ont déterminé un apport sanguin plus considérable *dans les annexes de l'utérus* ; il se produit alors de l'*hypérémie ovarienne* qui est probablement la cause immédiate des souffrances intolérables de ces malades.

On la rencontre aussi chez des filles vierges à utérus normal. Les ovaires sont alors deux ou trois fois plus volumineux que normalement, ils sont en prolapsus dans le cul-de-sac de Douglas, mais ils n'ont subi aucune altération pouvant être attribuée à une poussée inflammatoire. Sous cette forme, l'hypérémie ovarienne est loin d'être une affection rare et en général l'anamnèse et l'évolution de l'affection sont bien caractéristiques, le symptôme principal consiste presque toujours en ménorrhagies.

J'ai soigné il y a quelques années un cas typique, dont voici le résumé :

Fille de parents à tempérament nerveux bien accentué ; bien développée. Réglée pour la première fois peu après treize ans. Dès le début ses règles furent abondantes et tout d'abord non douloureuses, elles duraient généralement de six à sept jours. Vers l'âge de 14 ans, sa santé s'altéra. Elle devint nonchalante, endormie, perdit la mémoire. Lorsque je la vis pour la première fois, elle était évidemment *anémique*.

Deux ou trois jours avant les règles, la pression forte sur la région ovarienne déterminait une vive douleur portant au cœur. Pendant la menstruation cette douleur apparaissait sous l'influence de la moindre pression, mais entre les règles on ne pouvait pas la produire; sa santé ne semblait jamais meilleure que pendant l'écoulement.

Il s'agit évidemment dans ces cas d'hypérémie non seulement de l'ovaire, mais de tout l'appareil sexuel, résultant peut-être, ou accompagnant seulement l'organisation de l'activité utérine. Elle n'est pas en elle-même dangereuse, il n'y a de péril que dans les pertes mensuelles exagérées que produit l'anémie.

Je pus suivre le cas dont je viens de parler pendant plusieurs années, et j'obtins enfin une guérison complète.

Ce ne fut pas sans avoir eu beaucoup de peine à convaincre les parents de la nécessité pour la fille d'un repos absolu, indication principale dans un pareil cas. A seize ans (1884) elle fut envoyée à l'école malgré mes énergiques protestations, et ce fut seulement après un essai d'une année et lorsque les mauvais résultats devinrent évidents qu'elle me fut confiée sans restriction pour suivre son traitement. Les mauvais résultats constatés à l'école provenaient de *deux sources différentes*; d'une part, la jeune malade ne pouvait se faire dispenser de ses leçons pour observer le repos absolu au lit pendant toute la durée de ses règles, repos qui lui était absolument indispensable, et d'autre part, elle fut traitée par les ferrugineux par un praticien aussi inexpérimenté qu'obstiné, qui en fait de maladies des jeunes filles ne connaissait que l'anémie, et n'avait pas d'autre traitement que les ferrugineux à hautes doses.

De la nature des cas découle leur traitement. La congestion pelvienne se produit uniquement au moment de la menstruation. Aussi la malade doit-elle absolument garder le lit pendant toute la durée des règles, et cette pratique seule suffira déjà pour guérir la plupart de ces cas. — Les directrices d'école se plaignent de ne pouvoir garder leurs élèves si elles perdent toute une semaine par ce repos au lit, et prétendent que les jeunes filles de leur temps n'avaient pas besoin de ce repos. Aujourd'hui, ce repos leur est indispensable, dussent-elles perdre le quart du temps consacré aux leçons.

Les ferrugineux, administrés avec précaution, constituent le traitement souverain de l'anémie, mais lorsqu'elle ne reconnaît pas une cause accidentelle comme *des hémorrhagies.* D'autre part, si quelque chose me semble bien établi, c'est que les ferrugineux déterminent l'hypérémie des organes pelviens.

Au contraire les sels de potasse combattent cette hypérémie. Tous les sels de potasse ont cette action spécifique, pourvu qu'ils n'influencent pas la digestion, comme quelques-uns d'entre eux le font. On peut prescrire le tartrate ou le citrate de potasse à la dose de 30 centigrammes. Le nitrate de potasse à la dose de 3 à 6 centigrammes peut être utile, il en est de même du bicarbonate à doses de 15 à 20 centigrammes. Mais avant tout je considère le chlorate de potasse à la dose de 20 à 30 centigrammes comme le remède souverain de toutes les congestions pelviennes. Je crois que ce dernier médicament est surtout avantageux par le fait qu'il est absolument inoffensif, qu'il est bien toléré, qu'il ne donne lieu à aucune éruption cutanée, et qu'il peut être prescrit à des doses plus fortes et être administré pendant beaucoup plus longtemps que tous les autres sels de potasse.

J'ai aussi lu quelque part, qu'il n'était pas éliminé très rapidement par les reins, comme le sont les autres sels, et cela peut être la plus importante indication à son emploi. Il donnera des résultats très satisfaisants dans presque tous les cas d'hémorrhagies utérines, qui ne sont dues ni à un polype fibreux, ni à un cancer. Je le prescris généralement à doses de 30 centigrammes, avec une infusion amère et deux gouttes d'acide chlorhydrique dilué pour le dissoudre ; je le combine avec l'ergotine pendant l'époque des règles, si c'est nécessaire.

Quant à la destinée utérine de ces malades, je crois que leur histoire menstruelle redevient normale après qu'elles ont eu un enfant, la gestation semblant rectifier en grande partie l'excitation anormale. Si ces femmes ne se marient pas, elles continuent à souffrir de ménorrhagies, elles deviennent extrêmement anémiques ; la ménopause s'établit à l'époque habituelle. J'ai eu à différentes reprises l'occasion d'observer que le mariage, sans même qu'il en résultât des grossesses, semble agir favorablement, en ce sens qu'il modifie l'hémorrhagie menstruelle. Dans d'autres cas cependant le mariage semble aggraver la situation ; il détermine de l'ovarite chronique, des déplacements des ovaires, qui finalement détruisent entièrement la santé.

Le traitement de ces cas doit, si possible, être commencé dès le début. Tout effort intellectuel doit être évité et je proscris tout spécialement la musique. Obliger une jeune fille, pendant sa formation, à rester assise sur un tabouret de piano, le dos non soutenu, tambourinant vigoureusement pendant plusieurs heures sur un piano, ne peut être que préjudiciable à sa santé.

J'ai été enchanté de constater que ces principes, tirés d'un de mes précédents ouvrages, ont été utilisés et répandus par quelques personnes désireuses de réformer les écoles au point de vue hygiénique, et qu'ils ont été notamment commentés et approuvés par mon ami le Dr *Milner Fothergill*.

Je veux par conséquent encore insister sur ce que le repos absolu est une partie essentielle du traitement dès le début de l'hypérémie ovarienne, et j'ai à peine besoin de dire que c'est dans cette période que le traitement a le plus de chance de réussir. Ce repos doit être observé rigoureusement, la malade devant rester couchée pendant quelques jours avant les règles, pendant toute leur durée et pendant quelques jours après l'écoulement. L'application d'un révulsif sur la région de l'ovaire, immédiatement avant les règles, est parfois très utile.

L'hypérémie pelvienne peut résulter des excès de coït auxquels se livrent la plupart des jeunes mariées. — Il est fréquent de constater des ménorrhagies pendant les premiers mois de la vie conjugale, avec hypéresthésie de la région péri-utérine.

Les règles augmentent de durée et ne sont plus séparées que par des périodes de quelques jours. Cette affection est extrêmement fréquente chez les jeunes prostituées, elle aboutit souvent à l'inflammation chronique des annexes, avec adhérence du pavillon de la trompe de Fallope à l'ovaire, et atrophie consécutive de tous les organes sexuels. La guérison dépendra naturellement de la disparition de la cause ; dans les cas graves la guérison ne peut être obtenue que par l'ablation des ovaires et des trompes.

Les modifications pathologiques, survenant dans ces cas d'hypérémie ovarienne suffisamment graves pour réclamer une intervention opératoire, sont très caractéristiques. Les ovaires sont très volumineux et leur coloration normale est remplacée par une teinte rosée et un aspect œdémateux. Les pédicules sont plus allongés et le plexus pampiniforme est plus développé que normalement ; on trouve que les organes sont situés en arrière de l'utérus, celui-ci étant généralement replié sur eux. Ils sont parsemés de petits kystes.

J'arrive maintenant aux modifications qui se produisent dans les organes annexes de l'utérus consécutivement aux *processus inflammatoires spéciaux*. Je devrais ici discuter ou recommander quelque théorie sur l'inflammation, tout au moins attaquer les théories actuelles, si je ne peux en proposer une de mon fonds. Je n'en ferai rien. Actuellement la théorie à la mode est celle qui attribue tout aux microbes, et ceux-ci se glissent partout pour expliquer *l'inexplicable*.

J'aurai l'occasion de revenir sur ce sujet plus tard; je dirai simplement ici que durant ma courte existence j'ai déjà dû apprendre et oublier six théories différentes sur l'inflammation. Chacune d'elles a été aussi violemment défendue que la théorie microbienne actuelle et cinq d'entre elles ont déjà éprouvé le sort qui menace cette théorie. Il existe une quantité énorme d'observations de grande valeur sur les processus inflammatoires, mais nous ne possédons pas encore une théorie qui les explique tous.

Nous sommes certains d'une seule chose, — nos ancêtres la connaissaient déjà fort bien, et actuellement nous ne sommes pas plus avancés — c'est que le processus inflammatoire peut être divisé en trois stades différentes : a) *la congestion* ; b) *l'exsudation* ; c) *la résorption ou suppuration*. Ce sont des expressions anciennes et démodées actuellement, mais elles expriment des faits, et elles sont absolument indépendantes des théories radicales et éphémères.

J'ai parlé plus haut de *l'hypérémie des organes annexes de l'utérus*, état qui semble plutôt passif qu'actif, quoiqu'il puisse sans aucun doute se transformer très aisément en un processus inflammatoire. Dans un cas pareil il n'est pas nécessaire de supposer que le processus secondaire ait une origine *spécifique* (comme on le prétend aujourd'hui pour tout), et qu'il s'agisse d'un *coccus*, car nous ne pensons pas qu'un genou affecté d'arthrite chronique, et où survient, à la suite d'un traumatisme, une poussée aiguë, a dû recevoir nécessairement un *coccus* dans l'intérieur de l'articulation.

Mais il existe certainement des *inflammations spécifiques des organes annexes de l'utérus*, qui sont dues à *des causes spécifiques*, et nous pouvons en parler ici ; les premières en date sont celles sur lesquelles j'ai le premier attiré l'attention il y a seize ans, *les maladies exanthématiques*.

Il y a longtemps que l'on sait que dans le cours de certaines affections zymotiques, plus particulièrement de la rougeole et de la scarlatine, les garçons peuvent être atteints d'orchites, et je me souviens avoir vu mentionner quelque part le fait qu'une pareille inflammation du testicule pouvait être suivie d'atrophie de l'organe ou de la perte de ses fonctions. Je ne puis cependant appuyer mon souvenir en produisant des indications bibliographiques exactes.

Le Dr *Macfie Campbell*, de Liverpool, me donne dans une lettre, datée du 26 octobre 1883, la relation du cas suivant :

Je soignais cette année, au mois d'avril, un jeune garçon de 15 ans pour une rougeole ; il avait en même temps une orchite double, le testicule gauche étant comme d'habitude plus gravement atteint. La tuméfaction disparut bientôt sans beaucoup de difficultés, en somme l'attaque avait été légère. Mais il y a quelques jours il revint me faire voir son testicule gauche, qui comme il disait « se ratatinait complètement. » Il avait un volume infantile, de plus de moitié plus petit que le droit, et le scrotum avait un aspect inusité, dû au fait que le côté droit descendait considérablement plus bas que le gauche.

En 1870 et 1871 et surtout en 1874, je remarquai que parfois la péritonite pelvienne aiguë succédait à la scarlatine et la variole. La maladie débute dans les ovaires. Ayant pu suivre pendant longtemps deux de ces cas, je constatai que la menstruation diminuait considérablement, qu'elle s'accompagnait de dysménorrhée grave et que dans un des cas elle finit par cesser. Ces faits m'amenèrent à penser que les accidents primitifs étaient dus à l'inflammation des annexes de l'utérus, qui devait elle-même dépendre des maladies zymotiques antérieures.

La terrible épidémie de variole, qui sévit à *Birmingham* de 1872 à 1874, me permit de continuer mes recherches. Je ne vois rien à changer aux conclusions que j'ai données autrefois à ce sujet.

J'ai été appelé de 1872 à 1874 quatre fois pour des affections pelviennes qui n'étaient que des cas de variole. Dans un de ces cas les symptômes, précédés d'un frisson subit, se localisèrent dans le bassin ; je constatai une ovarite double aiguë.

La malade était enceinte, elle avorta le cinquième jour, puis l'éruption de variole devint confluente. La convalescence fut longue, et les règles n'ont pas reparu. A l'hôpital, j'ai rencontré un grand nombre de cas analogues.

Dans mes autopsies, il m'est arrivé souvent de trouver les ovaires atrophiés bien avant la ménopause. Une seule fois j'ai pu me procurer des détails sur la malade au point de vue qui m'occupe. Elle avait été réglée seulement entre 20 et 30 ans, époque à laquelle elle semblait avoir eu la scarlatine.

Il est évident pour moi que certains exanthèmes sont l'origine d'une forme d'ovarite bien distincte, quant à ses effets, de l'inflammation ovarienne que j'ai appelée péri-ovarite. Elle a pour conséquence la cirrhose de l'ovaire avec atrophie des éléments glandulaires et prédominance des éléments fibreux.

Ce processus me semble dû à la résorption des éléments glandulaires de l'ovaire, l'élément fibreux persistant. Mais d'après le Dr *Saundby* la question n'est pas élucidée. Il est probable que, dans la cirrhose, la transformation régressive des éléments existants joue un rôle plus important que la migration des cellules provenant des vaisseaux sanguins ou la prolifération des corpuscules du tissu connectif.

En même temps que cette transformation fibreuse des ovaires il se produit des adhérences avec les trompes qui s'atrophient consécutivement. En général, elles ne s'oblitèrent pas ; quand le fait se produit leur cavité se remplit de sérosité, et je n'ai jamais rencontré de *pyosalpinx* causé par les maladies exanthématiques.

La cirrhose de l'ovaire peut s'accompagner de cette atrophie utérine que *Simpson* a appelée super-involution de l'utérus (1). Cette affection est très rare ; elle est analogue aux

(1) Cette atrophie ne va jamais jusqu'à la disparition complète du tissu utérin. Il peut devenir cependant si mince qu'une sonde perce facilement la paroi comme dans le cas publié dans le *British Medical Journal*, par le Dr *Whitehead*, de Manchester. J'ai déjà parlé de ce fait que j'explique par l'existence d'une fistule métro-péritonéale.

arrêts de développement de l'utérus ; son mécanisme nous reste inconnu. La seule autopsie que nous en possédions est celle qu'a publiée *Simpson* lui-même. Les cas de cette affection que j'ai eus à soigner avaient succédé à une maladie infectieuse ; le plus souvent l'origine était un avortement. Pour moi ce processus est le résultat d'une inflammation survenant au moment où se fait l'involution utérine. Dans un cas, je réussis à rétablir la menstruation par l'emploi de pessaires galvaniques ; mais quand on en cessait l'emploi, les règles ne se montraient plus et des crises épileptiformes survenaient.

Chez nombre de femmes atteintes d'atrophie ovarienne in-

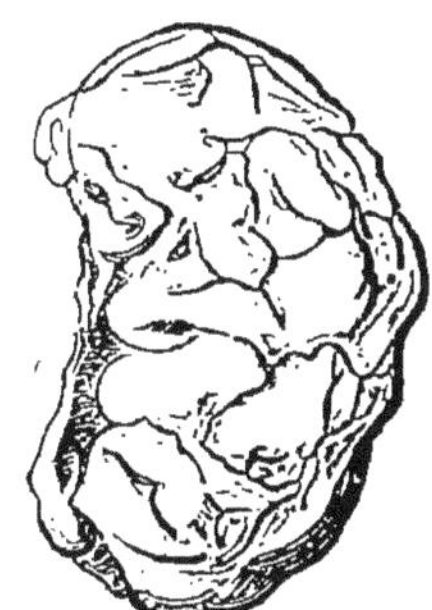
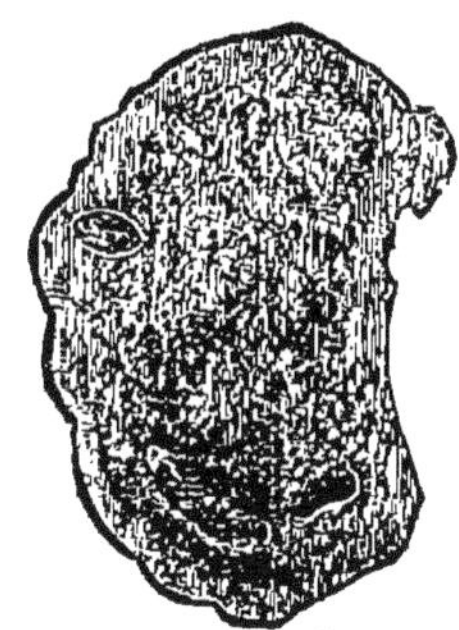

FIG. 52. — Cirrhose exanthématique de l'ovaire.

flammatoire en dehors de l'état puerpéral, l'utérus ne s'atrophie pas, ne se trouvant pas en involution au début de l'inflammation ovarienne.

Dans un cas que j'ai cité avec tous ses détails dans mon *Traité des Maladies des ovaires*, l'application de pessaires galvaniques fournit d'abord de bons résultats ; puis les règles cessèrent et la malade fut prise de crises épileptiformes telles qu'on l'envoya dans un asile d'aliénées. Pensant alors que cette épilepsie pouvait dépendre d'une cirrhose exanthématique de l'ovaire, je proposai la castration. L'opération fut pratiquée le 11 août 1879 ; le 18, les points de suture furent enlevés ; le 23, la malade se leva ; je la revis le 29 septembre, elle était complètement guérie.

Les ovaires furent examinés par mon ami *Alban Doran*. Ils étaient de volume à peu près normal, mais leur surface était sillonnée de circonvolutions comme un cerveau en miniature, à la coupe ils présentaient l'aspect que représente la figure 53. Nous possédons donc dans la castration le moyen de soulager efficacement les souffrances de malades incurables par d'autres procédés.

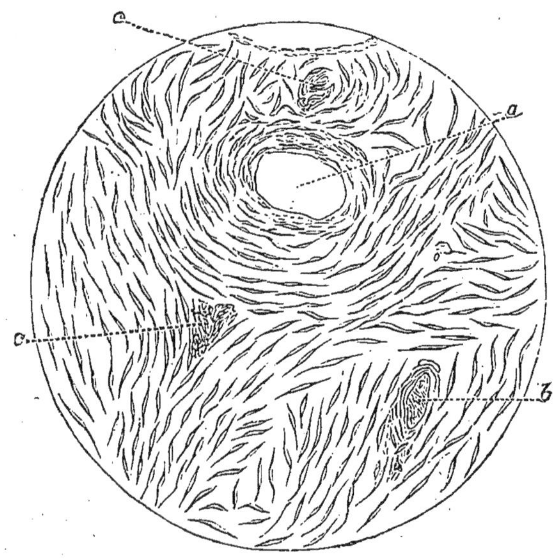

Fig. 53. — (d'après Alban Doran). — Coupe de l'ovaire représenté dans la figure précédente. 250 diamètres ; *a*, artériole normale, *c. c*, vestiges probables des vaisseaux oblitérés par pression du tissu néoformé.

La castration fut faite en 1872 par *Hegar*. Je la pratiquai quelques jours après lui avant que l'article qu'il publia sur son cas eût pu parvenir en Angleterre. Il n'y a donc aucune raison de donner à la castration le nom d'opération de *Battey*, cet opérateur n'ayant pratiqué l'ablation des ovaires qu'après la publication du mémoire de *Hegar* et du mien.

Mes conclusions au sujet de l'influence des maladies infectieuses sur les ovaires ont été confirmées par de nombreux travaux, notamment par ceux du Dr *Lebedinsky*.

L'ovarite chronique peut résulter, comme je l'ai dit, de l'hyperhémie menstruelle, elle peut aussi être le reliquat de l'ovarite aiguë, mais son étiologie principale est réellement limitée entre les excès de coït et la masturbation d'une part, et les maladies infectieuses d'autre part, en y comprenant sans doute la syphilis.

Je n'ai eu qu'une seule fois l'occasion de vérifier à l'autopsie le diagnostic d'ovarite chronique posé par moi pendant la vie. Elle était certainement le résultat de rhumatisme aigu. Les ovaires étaient volumineux, mous, recouverts de lymphe et parsemés de follicules hypertrophiés ; tout autour le péritoine était épaissi. Le pavillon de la trompe gauche adhérait à l'ovaire.

Dans un autre cas qui me fut envoyé par le Dr *Bradley*, de Dudley, j'obtins la guérison par la castration ; malheureusement elle fut retardée dans son cours par la production d'une hématocèle. Les ovaires enlevés présentaient tous les caractères de l'ovarite interstitielle que produit le rhumatisme.

J'ai eu l'occasion d'observer un grand nombre de cas, qui au début ont un caractère moins grave, mais où il survient par la suite une déviation utérine, dont nous avons déjà parlé, mais qui présente en plus quelques caractères particuliers. Au début de mes études sur les affections pelviennes j'avais émis l'opinion que *la rétroversion utérine* était très rare chez les vierges et qu'alors elle était toujours d'origine congénitale. Aujourd'hui j'ai dû modifier considérablement cette opinion.

Cette déviation n'est pas aussi rare que je le supposais, et je suis disposé actuellement à ne plus la regarder comme congénitale, mais bien comme le résultat d'une inflammation péritonéale survenue pendant l'enfance. Je suis absolument certain qu'elle est généralement associée à la *péri-ovarite des maladies exanthématiques*. J'ai eu différentes occasions très favorables pour vérifier ce fait et l'observation de ces cas a contribué à m'expliquer la pathologie de quelques-uns de mes cas de rétroversion utérine.

Lorsque l'on rencontre une *rétroversion* ou une *rétroflexion* chez une jeune femme non mariée, qui est restée chaste, on constate presque toujours que l'utérus présente les caractères d'un organe infantile, le col est petit, conique, mal développé, et tout l'organe est atrophié. La rétroversion n'est généralement pas accompagnée de flexion, car le plus souvent on trouvera que l'organe est droit, mais aplati en arrière contre le rectum et fixé à cet organe par des adhérences. Lorsqu'il est *fléchi* en arrière, il présentera les mêmes caractères et on verra qu'une rétroversion à un degré plus ou moins prononcé accompagne toujours cette flexion. C'est dans ces cas que les efforts, pratiqués dans le but de remettre l'organe en position normale, ne peuvent être que nuisibles.

Dans l'examen *post mortem* dont je viens de parler, pratiqué pour des raisons toutes différentes, il s'agissait d'une jeune dame que j'avais soignée bien des années auparavant; je connaissais assez exactement l'état de ses organes pelviens. Elle me fut amenée pour des troubles menstruels, accompagnés de douleurs. A cette époque elle était âgée d'environ 23 ans; elle avait été réglée à 14 ans, et à l'âge de 15 ans, pendant qu'elle était en pension, elle avait eu une scarlatine assez grave.

A ce moment on ne fit pas grande attention aux complications pelviennes, mais d'après ce que la malade me raconta il est parfaitement certain qu'elle eut une poussée de *péri-ovarite exanthématique.*

Bientôt après elle eut deux ou trois fois des règles très abondantes, mais peu douloureuses; à partir de cette époque sa menstruation commença à devenir moins abondante jusqu'à s'arrêter presque complètement, et lorsque je la vis pour la première fois elle était réglée à intervalles irréguliers de

4, 10 ou 12 semaines, l'écoulement durait seulement un jour ou deux, il était très peu abondant et s'accompagnait de quelques légères douleurs.

Après un traitement général continué pendant environ une année, sans en obtenir le moindre bénéfice, j'informai la malade et sa mère qu'un examen pelvien devenait nécessaire. Je trouvai un exemple typique des cas dont je viens de parler. L'utérus n'avait pas la moitié du volume qu'il aurait dû avoir, il était recourbé légèrement en arrière et il adhérait complètement à la paroi postérieure du cul-de-sac de Douglas.

Tous les efforts modérés que je pus faire ne contribuèrent pas à le ramener en position normale, et, me rappelant de cas analogues que j'avais observés, je déclarai qu'il s'agissait d'un cas d'atrophie de l'utérus et de ses annexes, due à une ancienne poussée inflammatoire survenue dans le cours d'une scarlatine. Je déconseillai tout traitement local et cet avis fut écouté.

Après la mort de la jeune dame j'obtins la permission de faire un examen du bassin et je trouvai l'état des parties exactement tel que je l'avais diagnostiqué. Les ovaires étaient petits, — à peine plus volumineux que des fèves, — ridés et, ainsi que les trompes, adhérents au plancher pelvien. Les trompes étaient aussi atrophiées et l'utérus lui-même n'était certainement pas plus gros que celui d'un enfant de 10 ou 12 ans. Des brides d'adhérences reliaient tous ces organes aux tissus environnants, principalement à la paroi postérieure du cul-de-sac recto-utérin, de sorte que cette cavité était en somme oblitérée.

Le Dr *Littlejohn*, l'éminent directeur de la salubrité de la ville d'Edimbourg, me procura deux autres spécimens, provenant de ses autopsies ; ils sont de même espèce et d'après l'apparence extérieure ils ont probablement la même origine.

Au Musée d'accouchements de l'Université d'Edimbourg existe une autre préparation, sur laquelle mon attention fut attirée par le *professeur Simpson*. L'aspect extérieur de ces préparations est le même que celui que nous constatons dans bien des cas où nous devons enlever les annexes de l'utérus pour une inflammation chronique de ces organes, et l'histoire des malades est également caractéristique pour la marche chronique de l'affection.

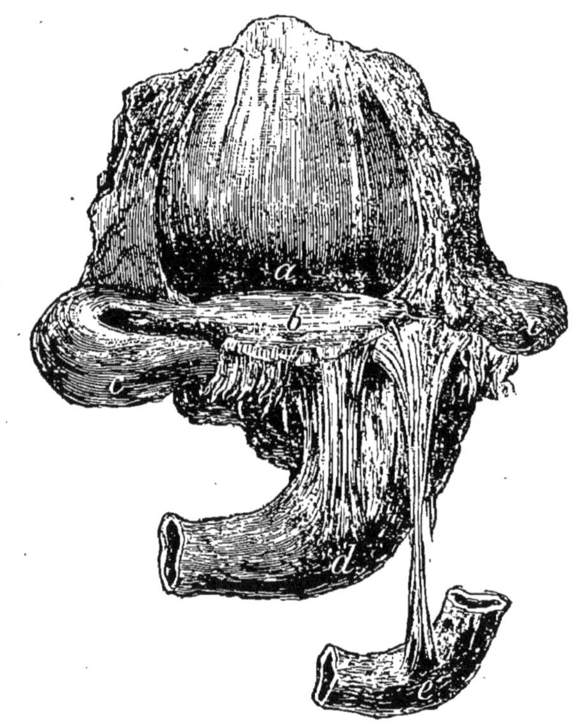

Fig. 54. — Dessin d'une préparation communiquée par le Dr Littlejohn. Elle provient d'une prostituée et a été enlevée à l'occasion d'une autopsie médico-légale. — *a*. Vessie. — *b*. Fond de l'utérus. — *c*. Kystes tubo-ovariens. Adhérences fibreuses allant *d* au rectum et *e* à l'intestin grêle.

Je pourrais citer un grand nombre de cas, dans lesquels l'affection chronique a eu comme point de départ l'atrophie et où les souffrances ont été si intenses que les malades ont été obligées de consentir à l'enlèvement des organes malades. Parfois le mariage ne fait qu'aggraver la situation et chez plusieurs de mes malades, qui présentaient un début d'atrophie et d'adhérences des annexes, les lésions ont subi une nouvelle poussée à la suite des rapports conjugaux.

L'histoire d'autres malades est plus lamentable ; tombées entre les mains de gynécologues partisans enthousiastes des théories mécaniques, elles ont été traitées comme si tous les accidents provenaient uniquement de la rétroversion ou de la rétroflexion utérines, et elles ont été soumises à l'application de toutes les espèces de pessaires. D'autres encore ont vu leur état s'aggraver à la suite d'opérations pratiquées pour sténoses du canal cervical, la sténose étant le résultat de l'affection des annexes, et non pas un état pathologique réclamant par lui-même l'intervention.

Qu'il me soit permis de donner ici cinq observations de malades, qui serviront à préciser ces cas et à faire voir les différents incidents qui peuvent les accompagner.

I. — A. B., âgée de 22 ans, fut réglée à l'âge de 13 ans, très régulièrement jusqu'à l'âge de 15 ans, époque à laquelle elle eut une forte attaque de scarlatine. Après cette maladie sa menstruation devint trop fréquente, trop abondante, les périodes ayant généralement une durée de 8 ou 10 jours et les intervalles entre les règles étant rarement de plus de 15 jours. La perte totale était très abondante et pendant toute cette période les douleurs étaient intenses. Elle menait depuis huit mois l'existence d'une véritable invalide, lorsqu'elle me fut amenée ; depuis le moment où elle était tombée malade elle avait toujours suivi quelque traitement. Après sa scarlatine elle avait été vue par différents médecins fort distingués et depuis lors elle avait été encore soignée par deux ou trois spécialistes.

Lorsque je la vis, les conditions étaient telles que je les ai déjà décrites : utérus petit, infantile, en rétroflexion et fixé par des adhérences ; de chaque côté, les annexes de l'utérus ne pouvaient être senties qu'indistinctement et ils étaient également immobilisées par des adhérences.

Je conseillai l'ablation des annexes malades, et cette opération fut faite le 18 juillet 1882.

Mon diagnostic se trouva complètement confirmé, la guérison fut facile et la malade n'a jamais eu ses règles depuis lors. Après des troubles d'une durée de quelques mois, provenant de cette ménopause artificielle, tous les symptômes disparurent et elle jouit actuellement (1888) d'une parfaite santé.

II. — A. C..., âgée de 33 ans, mariée depuis 11 ans, a eu cinq enfants, dont le dernier 4 ans avant l'opération. Bientôt après son accouchement elle eut une scarlatine sévère, et elle ne put nourrir son enfant pendant sa maladie ; lorsque ses règles reparurent, elles furent très douloureuses et abondantes. La convalescence de son accouchement et de sa scarlatine dura une dizaine de semaines et même après elle souffrait encore de douleurs pelviennes, pour lesquelles elle fit un séjour de 10 semaines à l'infirmerie de North Staffordshire.

Je la vis pour la première fois en 1882 et je trouvai l'utérus en rétroversion et en rétroflexion, plutôt plus volumineux que normalement, les annexes avaient contracté des adhérences dans toutes les directions. Je conseillai leur ablation et elle se fit avec beaucoup de difficultés.

Pendant quelques mois après l'opération elle eut ses règles irrégulièrement, mais vers la fin de 1884 elles cessèrent complètement, sans jamais reparaître depuis ; elle est actuellement en parfaite santé.

III. — M. A..., âgée de 29 ans, mariée depuis dix ans, a eu un enfant un an après son mariage, elle a eu une scarlatine grave, accompagnée de complications pelviennes très nettes ; après sa guérison elle fut réglée toutes les deux ou trois semaines, très abondamment pendant huit ou dix jours ; après chaque période elle avait une leucorrhée abondante durant jusqu'aux règles prochaines. Environ quatre ans plus tard, sa menstruation commença à devenir très douloureuse. Malgré un grand nombre de traitements variés, suivis pendant plus de trois ans et demi et recommandés par différents médecins, son état s'aggrava graduellement jusqu'à ce que ses souffrances devinrent si intenses, qu'elle s'habitua à prendre de l'alcool et de l'opium en grande quantité afin d'être un peu soulagée.

Je l'opérai le 3 janvier 1880 et je trouvai les conditions déjà décrites précédemment. Elle fit une excellente guérison, et au mois d'août 1881 j'appris qu'elle allait parfaitement bien ; état qui s'est maintenu depuis lors.

IV. — Il y a une vingtaine d'années je fus consulté par une jeune dame pour une dysménorrhée très intense ; je trouvai un utérus infantile et fixé en arrière dans le bassin. Ignorant à ce moment la véritable nature de ces cas, je m'efforçai pendant quatre ou cinq ans de corriger la déviation par toutes espèces de procédés ingénieux ; la patience de ma malade fut vraiment admirable. J'essayai des anneaux, des leviers, des tiges intra-utérines de toute espèce, mais je n'en retirai aucun bénéfice. Je me décidai à laisser ma malade en repos pendant une année entière, mais il n'en résulta aucune amélioration. Je pris l'avis de deux des gynécologues les plus éminents, et bien malheureusement tous deux m'encouragèrent à poursuivre mon traitement mécanique ; ce que je fis, mais sans en tirer comme auparavant aucun bénéfice. Découragé, j'envoyai ma malade dans une station de bains. Elle y eut une poussée subite de péritonite et mourut.

L'autopsie fit reconnaître qu'il s'agissait de la rupture d'un pyosalpinx, et actuellement je me rends compte que mon traitement mécanique a pu être l'origine de cette lésion. Il s'agissait évidemment d'un cas de périmétrite ancienne, probablement d'origine exanthématique; la rétroversion n'était qu'un incident et non pas l'affection principale. Jamais on ne doit traiter ces cas par les pessaires; un autre cas également malheureux m'a confirmé dans cette opinion. Les pessaires ont probablement fait plus de mal que de bien aux malades par l'usage aveugle et malheureux que l'on en a fait.

V. — C. W., âgée de 34 ans, vint me voir pour la première fois en 1883. Elle était mariée depuis douze ans et n'avait jamais été enceinte. A l'âge de 16 ans elle était en pension à Cologne; ses règles avaient débuté deux ans auparavant; elle avait eu une maladie, dont elle avait failli mourir, mais sur laquelle elle ne pouvait me donner d'autre renseignement sinon qu'elle avait sévi dans toute la pension. Certainement il s'agissait de la scarlatine. Depuis lors sa menstruation avait été défectueuse. Elle s'était mariée malgré l'avis contraire du vieux docteur de sa famille, qui était un ami autant qu'un médecin.

Elle ne sut me dire pourquoi il avait donné cet avis, mais elle croyait avoir compris qu'il se basait plutôt sur des motifs sociaux que sur des raisons d'ordre médical.

Le mariage ne fut pas heureux, car elle constata bien vite qu'elle ne pouvait supporter son existence matrimoniale; les deux époux se séparèrent après moins d'une année de vie commune.

Depuis lors jusqu'en 1883, elle fut constamment soignée par de nombreux praticiens pour une déviation utérine. En 1876, *Marion Sims* lui fit une opération portant sur l'utérus.

Pendant près de deux ans elle resta couchée la plupart du temps sur le ventre ou sur le côté pour suivre les prescriptions d'un des partisans les plus enthousiastes de l'école mécanique. Elle fit quatre saisons à Kreuznach. Tout fut inutile.

Ainsi que je l'ai déjà dit, je la vis en 1883, et je reconnus ce cas pour un de ceux dont je viens de parler. Je conseillai l'enlèvement des annexes de l'utérus. Cette proposition fut repoussée dès que j'eus expliqué qu'elle rendait toute grossesse ultérieure impossible. Son seul désir était d'arriver à guérir son déplacement utérin, de retourner chez son mari et d'avoir un enfant. Elle ne pouvait absolument pas admettre mon opinion que chez elle la rétroversion n'était qu'un simple incident, et que la véritable lésion siégeait dans les annexes de l'utérus.

Pendant près de trois ans, je n'entendis plus parler d'elle jusqu'à ce qu'elle vînt réclamer l'opération. Elle avait de nouveau consulté un grand nombre de spécialistes, qui tous lui avaient promis la guérison par une méthode ou par une autre, entr'autres le galvanisme intra-utérin, mais son état s'était plutôt aggravé qu'amélioré.

Je l'opérai en 1885 et je trouvai, ainsi que je l'avais prévu, que le déplacement utérin était dû à des adhérences qui ne pouvaient être rompues par aucune espèce de traitement et que je n'essayai pas même de détruire, ayant mes doigts dans le bassin. Les ovaires et les trompes étaient si atrophiés et avaient contracté des adhérences telles qu'il était certain que toute grossesse était impossible dès l'âge de 16 ans, et que les douze années pendant lesquelles elle avait souffert avaient été entièrement inutiles. L'opération de l'enlèvement des annexes aurait dû être pratiquée de suite après son mariage.

Après environ douze mois de convalescence elle était en si parfaite santé que j'allai voir son mari et je lui dis qu'elle pouvait actuellement reprendre la vie commune. Les deux époux vivent ensemble depuis deux ans, ils sont parfaitement heureux.

Le cas suivant est encore un exemple des résultats déplorables, auxquels on arrive en traitant au moyen des pessaires ces lésions consécutives aux fièvres exanthématiques.

Mme H. me fut envoyée en octobre 1886 *par le Dr Johnston, de Leicester*. Elle avait été réglée à 14 ans. A l'âge de 15 ans elle fit une maladie probablement de nature exanthématique, mais ce qu'elle me raconta à ce sujet n'est pas très net. Il survint un arrêt de la menstruation mais elle reparut 8 ou 9 mois après. Puis elle commença d'être assez régulière, chaque période durant 8 à 10 jours ; elle était excessivement abondante, s'accompagnait de grandes douleurs pendant les deux premiers jours et précédée de douleurs durant plus d'une semaine. Elle se maria à l'âge de 23 ans et deux ans plus tard elle consulta un célèbre accoucheur de Londres pour sa stérilité et ses souffrances continuelles. Cet accoucheur dilata l'utérus et y introduisit une tige. Une semaine plus tard elle eut une poussée de pelvi-péritonite, dont la formation fut envisagée comme une *tumeur sanguine*. Il se produisit plus tard un abcès, qui semble s'être ouvert dans le vagin. Elle resta alitée pendant quatre mois, très gravement malade.

Je la vis en octobre 1886, et je trouvai que ses règles étaient très abondantes, qu'elles avaient une durée de 7 ou 8 jours et qu'elles étaient très douloureuses ; l'état de la malade était pire que jamais : elle ne pouvait marcher au moment de ses règles, ne pouvait pas supporter les rapports conjugaux. Les annexes à gauche étaient absolument immobilisées et il existait deux grosses masses globuleuses fluctuantes de chaque côté de l'utérus. Je diagnostiquai un pyosalpinx double et je conseillai l'ablation des annexes.

J'opérai le 11 novembre 1886 et je trouvai tout le contenu pelvien fixé en une seule masse ; les deux trompes étaient distendues par une grande quantité de pus et les ovaires étaient détruits.

La malade fit une heureuse guérison, mais malheureusement il se produisit une hématocèle du ligament large gauche, qui retarda passablement sa convalescence. Lorsque je la vis en janvier 1888 sa santé s'était considérablement améliorée.

Je ne mets pas en doute que dans ce cas il devait déjà exister, avant la dilatation et l'emploi d'une tige intra-utérine, une affection de la trompe, probablement un *hydrosalpinx* ; mais le fait de l'application d'un pessaire intra-utérin transforma cette affection relativement bénigne en *pyosalpinx* virulent pour lequel j'eus à intervenir.

Je n'ai pas l'intention de m'occuper ici de cette question, tant discutée, de l'enlèvement des annexes de l'utérus, j'en parlerai plus tard, mais il existe un ou deux points spéciaux, se rapportant à ces cas d'adhérences et d'atrophie d'origine exanthématique, qui ont une grande importance. Le premier est que, si nous pouvions reconnaître ces lésions à temps, il serait de notre devoir *de déconseiller le mariage à ces malades*.

J'ai vu dernièrement un cas très prononcé où l'atrophie était complète et la menstruation arrêtée dès l'âge de 19 ans. Cette malade se maria à 23 ans et la sénilité prématurée sembla alors avoir fait tant de progrès qu'elle s'étendait même au vagin ; lorsque je la vis, environ deux ans après son mariage, le col utérin ressemblait à un petit bouton, situé dans un canal étroit et absolument irrégulier. Comme elle avait été réglée normalement de 13 à 15 ans nous pouvons affirmer que jusqu'à ce moment ses organes avaient dû avoir leur volume normal et remplir exactement leurs fonctions. Dans le cours de sa seizième année elle fut atteinte d'une variole assez grave, accompagnée de pelvi-péritonite, et c'est à cette date que remontait l'atrophie des organes. Différentes tentatives avaient été faites pour dilater le canal cervical au moyen d'instruments et d'incisions, mais le seul résultat obtenu avait été l'augmentation de ses souffrances. Je conseillai la séparation des époux et c'est ce qui fut fait ; et je pense qu'un état local pareil constitue un motif suffisant de divorce.

Les femmes qui ont une rétroversion de l'utérus avec adhérences souffrent toujours beaucoup au moment des rapports conjugaux et ceci constitue dans les cas prononcés un des arguments en faveur de l'ablation des annexes. Nous nous occuperons des autres arguments en faveur de cette opération en temps et lieu.

Quant à la technique de cette opération deux ou trois points spéciaux doivent toujours être présents à l'esprit. Le premier est le suivant : comme la marche de l'affection a été essentiellement chronique, et que nécessairement il s'est écoulé plusieurs années depuis le début de l'affection, les adhérences seront toujours *solides* et difficiles à rompre. Par conséquent ces opérations seront surtout du ressort de chirurgiens ayant déjà acquis une certaine expérience. Le débutant est presque certain de s'arrêter au milieu et de laisser l'opération inachevée et c'est la raison principale pour laquelle cette intervention a été assez mal reçue par certains critiques.

Ces chirurgiens, qui ne se sont essayés que sur quelques malades, ont déclaré qu'il était impossible de faire l'ablation dans ces cas et par conséquent ils ont abandonné cette opération. J'ai fréquemment réussi à enlever les annexes dans des cas où d'autres avaient échoué avant moi ; mais lors de mes premiers débuts j'ai échoué plusieurs fois moi-même ; j'y suis revenu après avoir aquis une plus grande expérience et j'ai réussi dans une seconde, parfois dans une troisième opération et j'ai ainsi obtenu la guérison de mes malades.

Actuellement je suis tout à fait convaincu *qu'entre les mains d'un opérateur compétent il n'y a pas d'adhérences des an-*

nexes de l'utérus qui ne puissent être détachées et qu'aucune opération ne doit être laissée inachevée. Les opérations inachevées doivent être regardées comme l'opprobre de la chirurgie abdominale, et rien ne peut discréditer davantage les opérateurs qui s'en rendent coupables.

Ainsi que je l'ai dit, la rétroversion utérine avec adhérences n'est qu'un simple incident dans ces cas, et on ne doit pas s'en préoccuper. *Après l'ablation des annexes et après l'arrêt de la menstruation, l'utérus ne donnera plus lieu à aucun trouble sérieux.*

Les adhérences utérines donnent lieu à des graves hémorrhagies lorsqu'on essaie de les détacher, et il est très difficile de se rendre maître de ces hémorrhagies. Dans les quelques cas où j'ai essayé de détacher ces brides, j'ai toujours eu à regretter mon intervention.

Matthews Duncan parlant de l'ovarite chronique pense que ces cas sont presque incurables; *Matthews Duncan* étant accoucheur et ne pratiquant pas la chirurgie abdominale, nous avons tout lieu d'admettre qu'il se prononce sans se laisser influencer par aucun préjugé chirurgical. Il nous cite à l'appui de son opinion quelques observations de malades, chez lesquelles il employa toute espèce de traitement sans en obtenir aucun résultat satisfaisant.

Pour ma part, je crois aussi que chez nos malades d'hôpital cette affection ne peut être assez améliorée pour que ces femmes puissent continuer à gagner leur vie; dans ce cas l'opération est toute indiquée.

Chez les malades appartenant à la classe aisée, on pourra obtenir quelquefois la guérison sans intervention opératoire; elles peuvent en effet s'accorder le repos nécessaire, suivre plus exactement et avec plus de persévérance les prescriptions et les conseils de leurs médecins et il est possible d'empêcher chez elles les récidives si fréquentes pour cette affection.

Symptômes de l'ovarite chronique. — Ils sont très variables ; cependant on rencontre dans tous les cas certains caractères uniformes, suffisamment nets pour que l'on puisse leur attribuer une réelle importance pour préciser le diagnostic.

La *douleur* existe toujours, elle siège plus souvent à gauche qu'à droite, et lorsqu'elle est bilatérale elle est généralement plus accentuée du côté gauche. Les malades indiquent toujours la région inguinale comme le point où la douleur atteint son maximum d'intensité. Elle est presque continuelle, mais devient plus forte pendant la station debout, pendant les trajets en voiture et au moment des règles. Pendant ces périodes d'exacerbation, elle se prolonge le long des cuisses et dans la région dorso-lombaire et elle s'accompagne souvent d'une douleur réflexe sous le sein du même côté. Cette douleur est parfois si forte que la malade se voit obligée de marcher demi-pliée, sans pouvoir se tenir droite. Elle est augmentée par la pression, et le toucher de l'ovaire malade par le vagin provoque une douleur toute particulière, qui porte au cœur et qui est caractéristique.

L'ovaire affecté est souvent en prolapsus et par conséquent les rapports sexuels sont toujours douloureux, parfois même intolérables. Dans quelques cas plus rares, j'ai observé que cette douleur, au lieu d'augmenter d'intensité au moment des règles, cessait ou diminuait considérablement dès que l'écoulement menstruel faisait son apparition.

Les règles sont toujours abondantes, mais dans quelques cas ces ménorrhagies sont dues à l'endométrite ou à la salpingite qui accompagnent l'ovarite chronique et ces affections peuvent aussi réclamer une intervention chirurgicale. Je crois que dans ces cas de fortes hémorrhagies ce sont surtout les *trompes qui sont intéressées* par le processus inflammatoire. J'ai constaté à différentes reprises que lorsqu'il existe une véritable cirrhose de l'ovaire il se produit bientôt une atrophie de ces glandes et des organes annexes, et comme conséquence de ce changement les règles *diminuent* en quantité. Dans les cas accompagnés de fortes hémorrhagies les ovaires sont *kystiques* et, dans les autres, l'hypertrophie de la glande est formée par un tissu solide.

Nous savons actuellement que *l'ovarite chronique* se présente sous deux formes pathologiques bien distinctes, qui probablement répondent à deux processus morbides différents.

Les *ovaires kystiques* sont entourés d'adhérences, probablement dues à des inflammations circonscrites, résultant de la rupture de ces petits kystes. Cette forme a été bien étudiée et décrite par *Matthews Duncan* et j'ai eu à différentes reprises l'occasion d'observer les différents stades de la rupture de ces petits kystes, de sorte que je ne mets pas en doute l'exactitude de la description de cet auteur distingué. J'ai présenté il y a quelques années à la *Pathological Society* un kyste de la trompe de Fallope, pour lequel j'avais constaté qu'à différentes reprises il s'était produit une rupture, toujours suivie d'une poussée de péritonite aiguë.

Il est évident que dans un cas de ce genre l'exploration doit être faite avec les plus grandes précautions, car il est toujours très désagréable pour une malade de voir ses douleurs augmenter à la suite d'un examen pratiqué sans les ménagements nécessaires.

L'examen par le toucher, à l'aide de la sonde utérine ou du spéculum, doit être fait avec une extrême prudence. On constatera la présence de l'ovaire ou des trompes déplacées soit en arrière de l'utérus, soit au niveau de la partie supérieure du col utérin. J'ai déjà parlé à une autre occasion des graves ennuis et même du danger que l'on peut faire courir à sa malade en appliquant dans ces cas des tiges ou des pessaires, lorsque l'on prend ces organes en prolapsus pour le fond d'un utérus en rétroflexion, je n'insisterai pas davantage.

OVARITE ET SALPINGITE D'ORIGINE GONORRHÉIQUE

J'ai à présent à m'occuper d'un groupe assez important de cas d'inflammation des annexes de l'utérus, due à une infection spécifique, c'est-à-dire de ceux qui sont le résultat d'une blennorrhagie. A mesure que j'ai acquis plus d'expérience je me suis mieux rendu compte de la grande fréquence et de l'importance de cette cause étiologique dans les affections spéciales à la femme.

Chez la femme la blennorrhagie même à l'état aigu est souvent difficile à découvrir et je suis certain que des centaines, sinon des milliers de cas d'infection gonorrhéique, surviennent chaque année et donnent lieu à des désordres fort graves, quelquefois même mortels, sans que les victimes de cette affection se doutent le moins du monde de l'origine de leur mal.

Quelques-uns des auteurs les plus compétents parmi ceux qui se sont occupés de la blennorrhagie chez l'homme pensent que c'est une maladie dont on ne guérit en somme jamais. Comme je n'ai que peu ou point d'expérience sur cette affection chez l'homme, je ne puis exprimer d'opinion sur ce sujet, mais si je juge d'après ce que j'ai entendu dire sur cette question par mes malades et par leurs maris, je suis tout disposé à accepter cette opinion. Je ne vois en effet que cette façon d'interpréter et de comprendre ce qui se passe dans un grand nombre de cas. L'histoire suivante m'a été racontée des douzaines de fois : — Un jeune homme contracte à 18 ou 20 ans une blennorrhagie grave ; il suit un traitement fort judicieux et quelques semaines plus tard il se dit et se croit guéri. Il reste bien portant et assure que cette première leçon lui a suffi et qu'il ne s'est plus exposé à une nouvelle contagion. A 26 ou 27 ans il épouse une femme parfaitement chaste.

Une dizaine de jours après ce mariage surviennent chez les deux époux des symptômes gonorrhéiques bien manifestes ; la jeune mariée a eu une poussée de *pelvi-péritonite* et quelques mois ou quelques années plus tard elle devra avoir recours à une opération pour l'ablation d'un pyosalpinx. D'où provient cette blennorrhagie ?

Il serait téméraire de soupçonner l'inexactitude de l'histoire racontée par le mari, de l'accuser d'une nouvelle fredaine et de l'infection de propos délibéré d'une femme qui va devenir la compagne de son existence, quoique certains auteurs allemands considèrent le cas comme une *anecdote frivole.*

D'ailleurs cette explication ne concorde pas avec les faits que nous observons journellement et qui tendent plutôt à prouver que la blennorrhagie n'a jamais été complètement guérie, qu'elle n'a fait que sommeiller. Elle se réveille à la suite des premiers rapports conjugaux et gagne rapidement le canal génital de la femme.

L'ouvrage de *Noeggerath*, traduit par *Sinclair*, me fournit une confirmation de ce que j'avance. « Un homme a, dit-il, contracté une blennorrhagie. Quoique la maladie semble avoir disparu sans laisser après elle la moindre trace, le malade peut néanmoins propager l'infection à un moment donné. La jeune femme, jusqu'alors bien portante, commence à se plaindre quelques semaines après son mariage. Il lui devient plus difficile de vaquer à ses devoirs domestiques, et la marche, qui auparavant ne lui causait aucune fatigue, lui cause un sentiment de lassitude ; la menstruation devient plus abondante et il survient des douleurs pelviennes pendant les premiers jours des règles ; un léger écoulement vaginal persiste après chaque période et, augmentant graduellement, il se continue bientôt dans l'intervalle de deux périodes menstruelles. Quelques mois plus tard surviennent des douleurs plus intenses, localisées en général d'un côté du bassin, et enfin la malade est obligée de s'aliter et de réclamer l'assistance médicale par le fait de la fièvre, des douleurs pelviennes, de l'augmentation de l'écoulement. Suivant la gravité de l'accès, elle devra garder le lit pendant des semaines, sinon pendant des mois, perdant ses forces, luttant pour son existence même, enfin arrivant lentement à la guérison, mais pour rester stérile et invalide pour le reste de ses jours.

« La femme qui est mariée dans ces circonstances devient assez fréquemment enceinte ; pendant sa grossesse, elle souffre de douleurs pelviennes, qui le plus souvent sont envisagées par elle-même et par son médecin comme conséquences nécessaires de son état ; aussi ne reçoivent-elles pas l'attention qu'elles mériteraient. Il arrive même que ces symptômes s'accentuent au point de réclamer un traitement actif, ayant pour but d'éviter une fausse couche. Enfin l'accouchement se fait, et il est suivi d'une endométrite grave avec périmétrite ; le développement de cette inflammation peut survenir soit immédiatement après l'accouchement, soit, et c'est plus fréquemment le cas, huit ou quinze jours, ou même six à huit semaines plus tard. »

Mais *Noeggerath*, partisan de la théorie microbienne, veut nous persuader que, pendant la longue période comprise entre l'accident primitif du mari et l'époque de son mariage, quelques « gonocoques » sont restés tranquillement à sommeiller dans le canal de l'urèthre, « *attendant qu'il se passe quelque chose* », et qu'ils sont ainsi la cause de tout le mal. Cette théorie absurde met ses partisans dans une position insoutenable, d'où ils ne peuvent sortir, battus en brèche par leurs propres opinions.

Si le jeune homme avait eu de nouveaux rapports avec une nouvelle femme infectée, il aurait eu une nouvelle blennorrhagie. Mais si, pendant sa lune de miel, il s'était conduit avec quelque modération, son urèthre n'aurait pas été atteint d'une récidive de son ancienne affection et sa femme ne fût pas devenue malade. Les gonocoques auraient pu continuer leur existence tranquille sans avoir rien à se reprocher. Le fait est que les gonocoques sont le *résultat* de la maladie et non pas la *cause*.

Différents observateurs (*Sænger*, *Oppenheimer*, *Lomer*) ont trouvé le coccus spécifique chez environ 30 0/0 des femmes enceintes ! C'est un nouveau genre de folie « la *coccophobie* ». *Sinclair* lui-même est atteint de cette maladie, car il cherche à expliquer — ingénieusement mais sans succès — une des difficultés que je viens de faire ressortir, la *gonorrhée latente*, de la manière suivante : « Les gonocoques sont peu nombreux et affaiblis, nous dit-il, ils font probablement complètement défaut dans les émissions périodiques d'un homme continent. Ce sont seulement les excès qui suivent la nuit de noces qui leur rendent la vigueur nécessaire pour devenir nuisibles. » L'idée d'un *coccus affaibli* est vraiment une trouvaille. Les observateurs allemands les plus avancés reconnaissent qu'ils ne peuvent trouver et démontrer la présence de ces petites bêtes, dès que la période aiguë est passée, et néanmoins l'urèthre n'est jamais guéri de cette affection, car il est toujours prêt à un nouveau développement du virus suivi de l'infection d'une autre victime.

J'entendais dire il y a fort longtemps par un chirurgien distingué, un de mes maîtres, que, s'il était condamné à avoir une maladie vénérienne, il préférerait la syphilis à la blennorrhagie. Cela m'étonnait et je n'ajoutais pas grande confiance à son dire, mais je reconnais actuellement que si en émettant cette opinion il pensait à la femme, il avait pleinement raison. La syphilis est une affection relativement bénigne. Elle peut bien causer quelques ennuis et quelques désordres, même quelques souffrances, mais je doute fort que des femmes y succombent. En admettant encore que la syphilis fasse dix victimes, la blennorrhagie en fera mille, et il faudrait rassembler les souffrances d'une centaine de cas de syphilis pour arriver à la somme d'années de souffrances que peut occasionner un seul cas de pyosalpinx d'origine gonorrhéique.

J'ai publié en 1873 une observation très intéressante d'ovarite ayant intéressé alternativement les deux ovaires.

J. K., 25 ans, mariée depuis 3 ans, nullipare, sans antécédents gonorrhéiques bien nets, entra à l'hôpital pour une ovarite aiguë gauche. L'ovaire guérit en quelques semaines, mais il resta un peu gros et très sensible, peu mobile. Deux mois plus tard l'ovaire droit se prenait à son tour ; puis j'eus à la soigner pendant quelque temps tantôt pour l'un, tantôt pour l'autre ovaire, mais ils ne furent jamais atteints en même temps et aucune de ces poussées aiguës ne se trouva coïncider avec la menstruation, qui, toujours irrégulière, devint graduellement plus rare, moins profuse. On peut expliquer ce cas en supposant que l'infection traversa les trompes et atteignit les ovaires sans présenter d'autres manifestations ailleurs.

Cette observation fut publiée de nouveau dans la première édition de ce volume en 1877 et je me souviens très bien qu'une revue me plaisanta agréablement à ce propos en considérant l'observation comme un véritable tour de force de diagnostic. Mais l'histoire ultérieure de ce cas confirma mon diagnostic, car en 1880 j'enlevai ces annexes et je trouvai un pyosalpinx double et une ovarite chronique. Ce fut ce cas qui me donna la première idée de la gravité de l'infection gonnorrhéique des annexes de l'utérus.

Un autre cas que j'ai aussi publié est le suivant :

Il y a quelques années un gentleman, marié depuis peu de temps, rencontra dans une ville voisine de sa résidence une ancienne amie qu'il avait connue comme étudiant. Quelques jours après il arrivait chez moi avec les premiers symptômes d'une gonorrhée et avec la crainte terrible de l'avoir communiquée à sa femme. Je l'engageai à cesser tout rapport avec elle ; sa blennorrhagie fut légère et guérie au bout d'une semaine. Désirant prendre ses vacances annuelles il m'amena sa femme pour savoir si elle n'était pas malade et je ne constatai aucune trace de vaginite. J'autorisai par conséquent leur voyage. Trois jours après je fus appelé chez elle et je constatai une inflammation *très grave* de l'ovaire gauche. Quelques semaines après elle était mieux, mais l'ovaire était resté aussi volumineux qu'une petite orange, il était immobile et très sensible. L'ovaire droit fut pris à son tour et après une très grave maladie il resta aussi volumineux et immobile. Depuis lors elle n'a jamais été réglée et elle est restée incapable d'exercice ; elle ne peut supporter les rapports sexuels ; la seule indication serait l'ablation des annexes de l'utérus.

Dans ces cas il est certain que le poison a dû pénétrer dans l'utérus et les trompes de Fallope, puisqu'il s'est propagé de la trompe à l'ovaire probablement au moment où les franges de la trompe se trouvaient en contact avec lui ; mais il est assez surprenant qu'il n'y ait jamais eu de vaginite.

J'ai eu depuis lors l'occasion d'observer à différentes reprises le fait signalé dans ce cas, l'absence de vaginite spécifique ; les observations remarquables du Dr *Sinclair* ont confirmé le fait que je soupçonnais depuis longtemps, à savoir que la blennorrhagie peut être communiquée à l'utérus sans que le vagin soit intéressé et cela probablement dans les cas les plus graves de la pratique. Le Dr *Sinclair* va jusqu'à dire : « On croit en général que la forme aiguë de la gonorrhée se présente toujours sous la forme d'une vaginite, et pourtant c'est encore une question de savoir si la vaginite blennorrhagique existe réellement. Le vagin semble être la dernière portion du tractus génital qui soit affectée de blennorrhagie et c'est la première qui guérit sous l'influence d'un traitement antiseptique. »

Je n'irai certainement pas aussi loin que lui, car la vaginite aiguë, indubitablement d'origine gonorrhéique, ne s'étendant pas plus loin, est très fréquente parmi ma clientèle hospitalière. Mais je suis tout disposé à affirmer qu'il y a un certain nombre de cas, où l'infection gonorrhéique s'attaque immédiatement à l'utérus et de là à travers les trompes à la cavité péritonéale ; dans ces cas nous ne trouvons jamais la vaginite initiale.

La dernière observation dont j'ai parlé est certainement aussi intéressante que la précédente sur l'ovarite *alternante*, car après environ onze années de souffrances je décidai la patiente à consentir à l'ablation des annexes de l'utérus. Je les trouvai fixés ensemble par des adhérences, formant un double kyste tubo-ovarien à contenu caséeux. La convalescence fut longue, mais la santé de la patiente s'est améliorée depuis lors et elle est revenue à un état qu'elle n'avait pas connu pendant toute son existence matrimoniale.

Mes premières observations sur l'inflammation gonorrhéique des annexes de l'utérus ont été faites en 1870 et 1871 et elles sont citées dans le *Hastings Prize-Essay* (1). Comme ce mémoire a été écrit à la fin de 1871 et au commencement de 1872, et qu'il a été entre les mains des juges pendant plusieurs mois, il est bien évident que ces conclusions sont entièrement indépendantes de celles du Dr *Noeggerath,* dont le travail n'est pas arrivé en Angleterre avant 1873, et dont je n'ai eu personnellement connaissance qu'en 1876.

Je mentionne ces dates simplement parce que quelques critiques allemands ont prétendu que j'avais tiré mes idées du mémoire de *Noeggerath*, on voit ce que cette assertion peut contenir d'exact. Mes opinions se sont formées d'une manière indépendante et n'ont aucunement changé depuis lors, autrement que pour être confirmées.

Des travaux publiés sur cette question, de beaucoup le meilleur, est celui du Dr *William Japp Sinclair*, que j'ai déjà cité, et qui a paru récemment (2). Je lui dois bien des renseignements sur l'état actuel de la théorie microbienne de cette maladie, théorie qui a été tant discutée. Ce travail semble être très complet sur tout ce qui concerne l'historique de la question, jusqu'au moment où il a été écrit.

Il est impossible de discuter cette question si intéressante, mais si embrouillée, sans toucher un peu à la théorie zymotique de l'inflammation, qui est actuellement à la mode et qui

(1) *British Medical Journal*, 1873.
(2) On Gonorrhœal. Infection in Women, *Medical Chronicle*, Manchester.

a été naturellement étendue à la blennorrhagie. On a découvert un « gonocoque, » et un « diplocoque », et ils ont été trouvés dignes d'être rendus responsables de la blennorrhagie.

Les affirmations sur tout ce qui se rapporte à cette question ont été si positives, mais en même temps si dénuées de fondement qu'elles rappellent les anciennes théories phlogistiques. La théorie microbienne a eu un succès tout particulier en Allemagne, et le travail de *Sinclair* est un résumé important et très clair de la masse innombrable des travaux dont les bactériologistes allemands nous ont inondés ces quatre ou cinq dernières années.

Je dois avouer que j'avais dû renoncer depuis quelque temps à les suivre, car j'y perdais mon temps et ma peine, et par conséquent je suis très reconnaissant au Dr *Sinclair* de nous avoir donné son résumé.

Je veux seulement exprimer mes regrets de ce qu'un critique comme lui se soit laissé entraîner à cette *folie microbienne*, mais je ne mets pas en doute qu'il en guérisse bientôt, car elle est absolument inconciliable avec les faits cliniques que nous rencontrons chaque jour et que des Allemands sont trop disposés à écarter comme des *anecdotes frivoles*.

Le savant allemand est toujours disposé à considérer le *simple praticien* comme une espèce d'idiot, surtout lorsqu'il se refuse à admettre l'infaillibilité des théories de sa prétendue science. Le Dr *Sænger*, de Leipzig, a été tout particulièrement sévère envers moi pour cette raison ; mais les injures ne sont pas des arguments et les microbes du Dr *Sænger* sont actuellement aussi loin d'être admis que le premier jour où il les a fait connaître.

La doctrine qui prétend que ces organismes spéciaux peuvent être dans quelques exemples la cause de maladies spéciales, peut être exacte — je pense qu'elle est probablement vraie. Je vais même plus loin et je dirai que dans la fièvre intermittente on peut admettre comme démontré que la cause de la maladie est un bacille. Mais nos amis les Allemands, vont trop loin lorsqu'ils nous affirment que ce qui est vrai pour la fièvre intermittente est vrai aussi dans tous les cas où l'on rencontre un organisme spécifique.

La *torula cerivisiæ* ordinaire peut prendre deux aspects bien distincts, suivant qu'elle est cultivée dans une solution de sucre ou à la surface d'une tranche de pomme de terre. Plusieurs de ces différentes formes de « coccus » ne seraient-elles pas simplement les formes différentes d'une même espèce? Aucune expérience de culture n'a encore pu écarter cette objection. De plus la torula est partout présente où l'on trouve de l'alcool et, dans tous les cas où on emploie de l'alcool, la torula peut être isolée et cultivée. Cependant la torula n'est pas la *cause* de l'intoxication alcoolique comme pourrait se l'imaginer un observateur naïf.

C'est l'alcool produit par la torula qui constitue le poison et non pas la torula elle-même. Comment pouvons-nous affirmer alors que ce qui se passe pour la torula ne se produit pas pour le gonocoque; par conséquent les affirmations des pathologistes allemands, même si elles étaient à l'abri de la contradiction, ne constitueraient que la moitié de l'histoire du microbe?

Mais il y a plus, il existe *a priori* une autre difficulté et non pas la moindre, qui a été négligée dans les travaux des auteurs soit allemands soit anglais, dont j'ai pris connaissance, et en effet elle n'est pas même indiquée dans toutes les expériences de culture que j'ai étudiées. C'est que certains organismes spéciaux ne sont pas la *cause* mais bien le *résultat* des processus inflammatoires spécifiques. Ainsi si nous prenons deux arbres, un mélèze et un hêtre, possédant tous deux du bois mort, nous constaterons que les champignons qui croissent sur l'un sont totalement différents de ceux qui croissent sur l'autre; ceux du mélèze ne pourront pas vivre sur le bois mort du hêtre et *vice versa*. D'après les idées des bactériologistes nous devrions affirmer que les champignons sont la cause de la mort du bois, et que chacun des deux arbres a été la victime d'une maladie *spéciale* ; mais ceci est réfuté par les « *anecdotes frivoles* » résultant de l'expérience de tous les jours. Nous savons que ces champignons ne peuvent vivre que sur du bois mort ou, au moins dont la vitalité est diminuée. Ils en sont le résultat et non pas la cause, quoique par leur présence même ils apportent sans aucun doute dans les tissus des modifications spécifiques, en les altérant et souvent en les détruisant.

Il devient donc évident que les observateurs des microbes ne se sont encore occupés que d'*une des faces de la question* et que cette théorie microbienne, comme toutes celles qui l'ont précédée, a négligé de tenir compte, en même temps que des procédés scientifiques exacts, des faits indiscutables observés dans la pratique médicale et chirurgicale. Elle a contribué à ajouter à nos connaissances des faits de grande valeur, mais elle n'explique pas encore tout.

Si ceux qui fatiguent leurs yeux sur l'oculaire du microscope se moquent des *anecdotes frivoles* de l'expérience clinique, nous pouvons aussi, d'autre part, regarder avec quelque pitié les insuccès des savants théoriciens qui disent « *tant pis pour les faits* ».

Ainsi nous savons qu'un homme ne se guérit en somme jamais de sa blennorrhagie, car sous l'influence d'un nouvel excès de boisson ou d'un excès de coït elle pourra récidiver et redevenir infectante. Les bactériologistes avouent unanimement qu'il est singulier qu'à l'état chronique de la maladie on ne puisse plus découvrir de gonocoques. Ces industrieuses petites bêtes se trouveraient-elles ressuscitées sur l'épithélium uréthral par l'ingestion d'un verre de bière ou par deux ou trois coïts de plus que d'ordinaire ? Il est impossible d'admettre une pareille absurdité. Il est vraisemblable que, à la suite de la première atteinte, la muqueuse uréthrale reste modifiée pour toujours, que la congestion temporaire contribue au développement du poison, comme la congestion temporaire de quelques glandes produit une augmentation de leur sécrétion, et sur cette sécrétion s'établissent quelques-unes des nombreuses spores, toujours présentes, qui y développent la forme particulière à cet écoulement. Seule une pareille explication peut être admise et s'accorder avec les *anecdotes frivoles* qui font partie de notre expérience journalière.

Pourquoi la même femme donnera-t-elle la blennorrhagie à un homme et non pas à six ou huit autres, qui auront eu des rapports avec elle dans l'espace de quelques heures? Pourquoi existe-t-il des hommes qui ne peuvent avoir des rapports avec quelque femme que ce soit, même chaste, sans contracter une blennorrhagie? Nous pourrions continuer à poser cinq cents autres questions, auxquelles on ne pourra trouver davantage une réponse qui s'accorde avec la théorie microbienne.

Les bactériologistes, comme tous les enthousiastes, tirent de la présence de leurs gonocoques spécifiques des conclusions plus étendues et plus dangereuses. Quelques-uns d'entre eux assurent que partout où le gonocoque existe, il y a blennorrhagie, et que, où il n'y a pas de ces petites bêtes, il n'y a pas de blennorrhagie. Un autre affirme que l'on rencontre invariablement le gonocoque dans l'écoulement de la vaginite infantile. Rien d'étonnant à ce qu'il subsiste longtemps un abîme entre de pareilles théories pathologiques et nos faits cliniques. Au point où nous en sommes, nous avons déjà beaucoup de peine à faire reconnaître le fait que dans la plupart de ces cas la maladie n'a pas été communiquée à ces petites malades. Si la théorie du « gonocoque » devait prendre pied dans l'esprit public, tout cela aboutirait à des complications sans fin et à des résultats désastreux.

Mais le dernier témoignage contre cette théorie microbienne, le plus puissant de tous, est celui que nous fournissent les résultats de la thérapeutique. Si la théorie microbienne était exacte, si elle répondait aux faits cliniques, nous pourrions affirmer que le meilleur traitement de la blennorrhagie serait basé sur l'emploi des antiseptiques. Naturellement les auteurs allemands affirment l'exactitude de ce fait, et nous trouvons dans leurs ouvrages toutes sortes de recommandations sur l'emploi d'injections chaudes au *sublimé*, à l'*acide phénique*, à l'*iodoforme*, etc. tandis que nous, c'est-à-dire ceux qui rencontrent journellement des *anecdotes frivoles* dans leur pratique, savons qu'il n'y a rien de plus dangereux que de faire prendre des injections vaginales à une femme qui souffre de blennorrhagie et rien de moins efficace que les substances antiseptiques que je viens d'indiquer.

D'autre part le médicament qui réussit le mieux est le vieux pessaire au beurre de cacao, contenant quelques grains de tannin et d'opium pulvérisés. *Sinclair* nous dit que *Schwarz*, de Halle, recommande une longue méthode de traitement par les antiseptiques, « *qui donne presque toujours de bons résultats* » ; mais à la même page il nous dit aussi que les expériences de *Malusardi* tendent à démontrer que l'iodoforme n'a pas d'action sur le gonocoque, et justement l'iodoforme est le principal élément de la méthode de *Schwarz*. Vraiment ces savants se permettent parfois des affirmations *assez frivoles*.

En laissant de côté toutes les théories comme trop fantaisistes, inutiles et dangereuses, en acceptant avec reconnaissance les simples faits que les savants peuvent nous donner et en abandonnant leur interprétation à l'avenir et à une meilleure occasion, tâchons de voir ce que nous enseigne l'expérience clinique sur les effets désastreux de l'infection gonorrhéique chez la femme.

Sinclair dit avec beaucoup de raison que jusqu'à ces dernières années les chirurgiens n'ont envisagé la blennorrhagie que comme un accident sans conséquences fâcheuses, et il est évident que les accoucheurs, qui avaient le plus d'occasions de l'étudier, ont entièrement méconnu les faits exacts. Les gynécologues modernes sont arrivés à la conclusion que la gonorrhée chez la femme est une maladie *terrible*, souvent fatale.

Lorsque je commençai il y a 12 ou 14 ans à présenter aux Sociétés médicales mes préparations de pyosalpinx et à citer les observations des malades auxquelles elles avaient été enlevées, on ne put mettre les faits en doute, car ils étaient irréfutables. Je pus aussi montrer que les vieux auteurs avaient connu et étudié ces cas, qu'ils les avaient très bien décrits, mais qu'ils avaient tous affirmé qu'ils étaient rares.

Mais à mesure que j'acquérais une plus grande expérience opératoire, ma mortalité diminuait, et je devenais de plus en plus autorisé à étendre mes opérations à mesure que le danger devenait moindre : je reconnus alors que ces cas, bien loin d'être rares, étaient extrêmement nombreux.

Au congrès international de 1881, la célèbre réponse de Sir *Spencer Wells* : « J'ai vu seulement un seul de ces cas pendant toute ma vie ; je suppose qu'ils doivent tous aller à Birmingham » donne la mesure de l'incrédulité de mes confrères. Cependant le moment est venu où mes assertions se trouvent pleinement coufirmées, et nous devons forcément en conclure que, comme je l'ai déjà dit, la blennorrhagie est une affection terrible, souvent fatale. Il existe néanmoins encore quelques personnes, qui se refusent à conclure de la multitude des faits, et à admettre l'existence des lésions dont je viens de parler, et j'ai été très affecté de l'observation que cite le Dr *Sinclair* et où se trouve intéressé un gynécologue de Londres :

« Une dame âgée actuellement de trente ans, mariée depuis 12 ans avait contracté de son mari une blennorrhagie dès la première année de son mariage. Elle avait fait une fausse couche de sept mois environ une année après son mariage et depuis lors était restée invalide. Actuellement elle souffre d'une hypertrophie de l'utérus ; il se place en antéversion à l'occasion du moindre effort, et rend ainsi toute promenade impossible.

Les ovaires sont volumineux, particulièrement le droit, et ils deviennent très douloureux au moment des règles. Celles-ci sont peu abondantes et très douloureuses. Il y a à peine des traces de leucorrhée. L'antéversion utérine cause par moment beaucoup de troubles vésicaux. La malade est anémique et amaigrie, contrairement à ce qu'elle était avant son mariage.

La malade mentionne en plus une affection puerpérale de longue durée, très grave, ayant nécessité un traitement médical continuel pendant plus de douze mois. La malade a toujours été en traitement, depuis la guérison de sa première attaque, pour des rechutes, survenant à intervalles rapprochés. Elle n'est plus jamais devenue enceinte.

Elle a porté toutes les variétés imaginables de pessaires, et a essayé de toutes les applications locales possibles, externes ou internes.

On lui dilata l'utérus et il en résulta de graves accidents. Elle avait toujours plusieurs jours de souffrances chaque fois que l'un des nombreux spécialistes qu'elle a consultés l'a examinée au moyen de la sonde utérine. Parmi des autres méthodes thérapeutiques, qui ont été employées dans ce cas, on peut encore citer la discision du col, dont on reconnaît encore la trace à une petite échancrure siégeant sur la lèvre postérieure. Quant à l'origine de la déviation utérine il est actuellement difficile de faire la distinction entre ce qui est dû à la gonorrhée et ce qui est dû aux différents traitements employés.

Il y a douze mois, elle consulta, d'après mon avis, un gynécologue de Londres qui m'écrivit : « Il me semble qu'elle n'a pas grand chose » et qui lui dit que, d'après son opinion, elle souffrait davantage des différents traitements qui lui avaient été appliqués que d'autre chose ; il lui conseilla de les abandonner tous, « de se promener, de danser et de jouir de la vie ».

Ce même gentleman — et il n'est pas difficile à reconnaître — a dit plus d'une fois la même chose à de pauvres femmes, auxquelles j'enlevai plus tard les trompes en état de suppuration et des ovaires nécrosés.

Au début de ma pratique, je m'efforçai de classer mes cas d'après la nature du liquide contenu dans les trompes de Fallope oblitérées. Mais quand j'eus acquis plus d'expérience, je trouvai que cette classification était impossible, car la nature du contenu n'a aucun rapport avec l'intensité des symptômes, et la présence de liquides différents dans les deux poches tubaires, particularité qui se rencontre assez fréquemment, rend cette classification impossible.

Pendant ces dernières années j'ai essayé de faire une classification d'après les *causes étiologiques de la maladie*, mais j'ai rencontré des difficultés presque aussi grandes, et par conséquent je pense que nous devons simplement nous contenter de ranger ces cas dans une seule et grande catégorie comme « *affections inflammatoires des annexes de l'utérus* », en abandonnant toute autre classification à l'appréciation des différents chirurgiens ou de leurs critiques.

Il ne peut exister aucun doute que le pronostic différera très sensiblement suivant la nature du contenu des trompes ou des cavités kystiques des ovaires, et le danger augmentera à mesure que le contenu tendra davantage à la purulence. Mais nous n'avons pas qu'à sauver ces malades, nous devons aussi nous efforcer de les soulager. D'après de nombreuses expériences cliniques nous avons acquis la preuve que les anciennes adhérences exanthématiques des annexes, dues à des processus inflammatoires survenus pendant l'adolescence, peuvent donner lieu à des désordres et à des troubles aussi sérieux, parfois même plus considérables que l'existence d'un pyosalpinx double, quoique ce dernier soit plus dangereux pour la vie de la malade. La nécessité d'une intervention chirurgicale n'est par conséquent pas nécessairement sous la dépendance directe du degré de gravité ou d'étendue des altérations pathologiques.

Dans bien des cas il nous est impossible de remonter à l'origine d'une infection gonorrhéique, et nous devons souvent questionner longtemps et minutieusement les malades afin d'obtenir des renseignements suffisants. Si les symptômes d'une inflammation aiguë des annexes surviennent chez une femme mariée ou chez une femme qui n'est plus vierge, il y aura tout lieu de supposer une origine blennorrhagique, à moins cependant qu'il ne s'agisse d'un accident post-puerpéral, c'est-à-dire consécutif à un accouchement ou à une fausse couche. Même dans ces derniers cas, la blennorrhagie peut être souvent, comme je le démontrerai, la cause de l'accident. De jour en jour je me persuade davantage que la grande majorité de ces cas a une origine infectieuse. Il est évident que, si la femme est vierge, cette étiologie doit être éliminée et il faudra chercher autre chose. J'ai rencontré un certain nombre de ces cas ; je les traiterai séparément, ils constituent d'ailleurs l'infime minorité des cas que j'ai observés,

Ces cas d'inflammation des annexes de l'utérus se présenteront bien différemment selon le moment où le médecin est appelé à les voir. Ainsi pour ma part il est bien rare que j'aie l'occasion de les observer à la période aiguë. Il est vrai qu'un certain nombre de confrères des environs m'appellent pour voir leurs malades pendant la période aiguë de ces accidents, mais ce n'est en général que si les accidents sont assez graves pour mettre la malade en danger et réclamer une prompte intervention chirurgicale. En règle générale, la période aiguë ne donne pas lieu à une mortalité bien considérable, et les symptômes ne sont pas suffisamment graves pour faire croire au médecin traitant qu'il existe un danger sérieux.

Dans la grande majorité des cas d'inflammation chronique des annexes, l'interrogatoire des malades nous démontre que la période aiguë a été méconnue ou négligée ; souvent elle a été envisagée comme de simples coliques, ou comme une inflammation dépendante de l'intestin, et si le médecin traitant a précisé son diagnostic un peu mieux que ce n'est habituellement le cas, il aura déclaré qu'il s'agissait d'une poussée d'ovarite, d'hématocèle pelvienne ou de quelque autre affection pelvienne plus ou moins bien définie.

Mais d'un autre côté le spécialiste verra arriver un grand nombre de ces cas parvenus à l'état chronique. Il ne se passe pas de semaine que je voie deux ou trois et même un plus grand nombre de ces cas bien manifestes, soit à la consultation externe de mon service d'hôpital, soit dans mon cabinet de consultation ; tandis qu'il n'arrive que deux ou trois fois par an que je sois appelé en consultation pour un cas aigu. On a publié des observations d'infection blennorrhagique aiguë, ayant abouti à une péritonite généralisée mortelle, mais je n'ai jamais rencontré cette terminaison fatale. Il est d'ailleurs probable que dans ce dernier cas on appellerait plutôt un médecin qu'un chirurgien.

J'ai été appelé pour des cas, dont je parlerai plus loin, où la péritonite généralisée était si grave que le médecin traitant, après avoir reconnu la nature de l'accident, constatait l'indication d'une intervention chirurgicale ; j'ai opéré afin d'enlever la cause de l'accident et l'opération a toujours été couronnée de succès.

Les malades que je vois sont donc principalement celles qui ont passé la période aiguë, et qui à la suite de leurs accidents chroniques sont devenues de véritables invalides. Cette classe comprend toutes les femmes qui souffrent d'ovarite chronique, de salpingite chronique, même de simples adhérences de ces organes entre eux ou avec leur voisinage, d'oblitération et de distension des trompes de Fallope, soit par un liquide séreux, soit par du sang, soit par du pus.

Tout praticien ayant acquis une certaine expérience aura certainement eu l'occasion d'observer une quinzaine ou une vingtaine de ces cas dans le cours de sa pratique, qui probablement se seront tous terminés par une guérison apparente, c'est-à-dire que la période aiguë s'est terminée sans accident, que les malades se lèvent et sortent après une convalescence plus ou moins longue. Mais ce praticien n'a pas toujours l'occasion de revoir ces cas 10 ou 12 ans plus tard. Les malades chez lesquelles les accidents ont été suffisamment graves pour donner lieu à des souffrances prolongées viennent chercher du soulagement chez le spécialiste, soit à l'hôpital soit dans son cabinet de consultation. Et c'est ainsi qu'il se fait que cette question, qui a soulevé tant de discussions, peut être envisagée de différentes manières, suivant que l'on s'occupe des accidents aigus ou chroniques, et si l'on veut arriver à la comprendre on doit l'envisager sous toutes ses faces.

Symptômes. — Qu'il me soit permis de spécifier mieux mes idées sur ce sujet par un exemple typique, tel qu'il se présente presque journellement dans mon cabinet de consultation ou dans le service de polyclinique de l'hôpital. La malade me dit qu'elle est âgée de trente ans et qu'elle a été réglée à l'âge de 14 ans. Elle jouissait d'une santé parfaite et ses règles étaient tout à fait normales jusqu'au moment de son mariage à 22 ans. Quelques semaines ou quelques mois après son mariage, elle eut une maladie assez mal définie, qui l'obligea à garder le lit pendant quelques jours, ou même pendant deux ou trois semaines. Dans ce dernier cas, elle aura probablement été soignée par le docteur de sa famille, et on lui aura peut-être dit qu'elle avait une inflammation de l'intestin ; dans tous les cas, depuis cette époque elle n'a plus jamais été bien portante.

Il se peut que la malade fasse remonter le point de départ de sa maladie à une poussée de fièvre de lait après un accouchement ou à une inflammation quelconque, après une fausse couche. En tous cas en questionnant exactement on arrive toujours à fixer l'époque à partir de laquelle la malade n'a jamais été complètement libre de douleurs ; celles-ci sont augmentées par des exercices exceptionnels ou par des courses plus longues que d'habitude. Les douleurs s'accentuent aussi au moment des règles, et, en cas d'oblitération des trompes, il existera des douleurs *prémenstruelles* d'un caractère tout particulièrement pénible ; il y a plus d'une douzaine d'années que je fus le premier à signaler ce symptôme caractéristique, et depuis lors mes observations ont été confirmées par bien d'autres auteurs. Ces malades s'aperçoivent en effet qu'elles sont sur le point d'être indisposées au fait qu'il survient des douleurs spasmodiques et expulsives deux ou trois jours, parfois même une semaine avant l'apparition des règles. Il est assez curieux que ces douleurs diminuent ou cessent même complètement dès que l'écoulement a commencé.

La malade nous raconte encore que depuis l'époque de sa première poussée inflammatoire, ses règles sont devenues beaucoup plus abondantes qu'elles n'avaient jamais été ; au lieu de durer de 3, 4 et 5 jours elles persistent à présent pendant 6 ou 7, même 10 ou 12 jours ; la quantité est aussi relativement augmentée. Tant que la malade garde le lit, elle est assez bien, mais dès qu'elle doit marcher, gagner sa vie ou remplir ses devoirs d'intérieur, son existence devient un véritable martyre. Dès qu'elle doit se soumettre aux exigences conjugales, ses souffrances se trouvent considérablement augmentées. Quoique ce ne soit pas une règle générale, il est presque certain que, lorsqu'il existe des adhérences péri-utérines, des modifications inflammatoires chroniques des annexes et surtout des trompes de Fallope oblitérées et distendues par des collections liquides, les rapports conjugaux n'inspireront à ces malades qu'un sentiment de répulsion et de terreur.

A la période aiguë il est évident que nous rencontrerons tout le cortège des symptômes ordinaires de l'inflammation, hyperthermie, pouls fréquent. Lorsque la malade est atteinte gravement il peut se produire des symptômes de péritonite générale, distension de l'abdomen, sensibilité à la pression de toute la région abdominale ; la malade est couchée les cuisses légèrement fléchies sur le bassin. A l'examen local, on constatera que les organes pelviens sont fixés entre eux par des adhérences solides, on trouvera très rarement de la fluctuation.

Après la période aiguë et lorsque l'épanchement dû à l'inflammation a diminué, on arrivera facilement à reconnaître de chaque côté de l'utérus la position et les contours des différents organes. On percevra en arrière et un peu au-dessous du fond de l'utérus une tumeur plus ou moins volumineuse, quelquefois bilatérale, très sensible à la pression, et si nous pouvons nous assurer que c'est cette tuméfaction qui est le siège des douleurs prémenstruelles, nous pouvons affirmer qu'il s'agit d'une *affection tubaire.*

Le Dr *Sinclair* est d'accord avec moi pour constater la rareté de la péritonite généralisée comme conséquence de la période aiguë de l'infection gonorrhéïque. Il pense que les adhérences qui se forment assez rapidement empêchent l'extension du processus inflammatoire à la cavité abdominale. Ce n'est pas le cas pour les autres formes de péritonite provenant d'affections pelviennes, pour la variété puerpérale par exemple, car il est bien connu que dans cette dernière les adhérences font souvent défaut. Je n'en ai constaté que dans environ la moitié des cas que j'ai opérés.

Il dit encore que « si l'affection atteint l'extrémité frangée de la trompe, il en résultera presque certainement une périmétrite et une ovarite, vu la continuité des tissus ».

« On a l'habitude de décrire un intervalle entre l'extrémité de la trompe et l'ovaire et à désigner sous le nom de *péri-ovarite* le processus inflammatoire qui reste limité à cette région. Au point de vue anatomique l'existence de cet espace ne fait aucun doute, mais on ne peut en tenir compte au point de vue physiologique, et nous ne connaissons en clinique aucune affection distincte, provenant d'une inflammation localisée à cette partie spéciale du péritoine, qui environne l'ovaire. Il n'existe pas de péri-ovarite sans inflammation de l'ovaire même et sans une périmétrite plus ou moins étendue. Les symptômes provenant de cette extension du processus inflammatoire sont ceux dus à la pelvi-péritonite et à l'ovarite ».

Je suis absolument d'accord avec cette définition, mais elle ne peut s'accorder avec l'explication que l'auteur lui-même nous donne de ces faits. En effet le Dr *Sinclair* se trouve dans une fausse position, en croyant d'une part à l'action du gonocoque et en étant obligé d'autre part de recourir à une autre explication de la rareté de l'existence du processus inflammatoire à la grande cavité péritonéale. Pour ma part je crois et j'ai toujours cru que, quel que soit l'agent de l'infection gonorrhéique, qu'il s'agisse d'un gonocoque ou, comme je le suppose, de quelque autre agent encore inconnu, il s'attaque généralement aux muqueuses et non aux séreuses. Je ne puis par conséquent accepter l'explication de *Sinclair* qui nous dit que ces cas sont dus à l'extension du processus inflammatoire à travers les couches muqueuse, musculaire et péritonéale de la trompe, à l'adhérence de l'ovaire et à la destruction de son tissu fibreux. La séreuse péritonéale possède un certain pouvoir pour résister à ce poison particulier et cette influence spéciale ne peut s'accorder avec la théorie microbienne.

Il ne peut exister aucun doute sur ce fait que le processus inflammatoire, après avoir intéressé la muqueuse utérine, passe à travers les trompes jusqu'aux ovaires ; il détermine des modifications inflammatoires de la muqueuse tubaire, qui aboutissent nécessairement à la destruction du revêtement épithélial ; s'il est détruit sur toute son étendue, il ne pourra être reconstitué. J'ai démontré à plusieurs reprises que cette destruction avait une importance toute particulière pour l'étiologie de la *grossesse tubaire*; c'est elle aussi qui devient une cause de stérilité dans bien des cas où l'infection initiale n'a pas causé d'autres lésions. C'est aussi cette destruction du revêtement épithélial, qui doit précéder l'oblitération de l'orifice utérin de la trompe nécessaire à l'occlusion de ce canal et à sa distension, telle qu'on la rencontre si fréquemment à une période plus avancée de la maladie.

Hydrosalpinx. — L'*hydrosalpinx* est connu depuis fort longtemps et le fait qu'il est le plus souvent *bilatéral* plaide en faveur de son origine inflammatoire. Les trompes distendues atteignent rarement un volume considérable, et, dans la majorité des cas où elles ont été décrites comme ayant atteint des proportions qui réclamaient le traitement des tumeurs ovariennes, on peut supposer qu'il s'agissait d'erreurs de diagnostic. L'aspect des kystes parovariens sur lesquels repose la trompe de Fallope hypertrophiée et augmentée de volume, induira facilement en erreur les observateurs inexpérimentés ou inattentifs. L'augmentation de volume de l'organe est dû dans ces cas à un apport sanguin plus considérable. Il existe néanmoins un cas, cité par le Dr *Peaslee* dans son ouvrage sur les *Tumeurs ovariennes*, pour lequel il ne peut y avoir de doute. La tumeur contenait 9 litres de liquide et elle aurait été enlevée si la malade avait survécu à une ponction, qui malheureusement fut pratiquée quelque temps auparavant.

En continuant leur marche ascendante, les modifications inflammatoires atteignent bientôt la muqueuse des franges et elles peuvent aboutir à deux terminaisons différentes ; soit en agglutinant ces extrémités frangées entre elles en forme de massue, soit, ce qui est de beaucoup plus fréquent, en déterminant leur adhérence à la surface de l'ovaire, résultats facilités par les rapports de l'infundibulum avec l'ovaire, car ceux-ci sont beaucoup plus intimes qu'on ne l'admet généralement.

La figure 55 ci-contre donne une représentation très exacte de ces organes, mais, afin de les mieux faire voir, les rapports réciproques ont été détruits, car les franges sont toujours en relation intime avec l'ovaire.

Ainsi que je l'ai déjà dit, les trompes sont toujours recourbées au-dessus et autour de l'ovaire de sorte que l'infundibulum arrive en contact avec la face inférieure et postérieure de la glande, dont le grand axe a souvent, mais pas toujours, une direction presque verticale. Ainsi que je l'ai déjà fait remarquer l'adhérence se fait probablement à chaque période menstruelle, indépendamment de l'ovulation, et je crois qu'il est plus que probable qu'il n'y a pas plus d'un seul ovule sur dix, expulsés par la glande, qui entre réellement dans les trompes.

Les autres tombent dans la cavité péritonéale et y meurent. La plus grande collection de liquide contenu dans une trompe

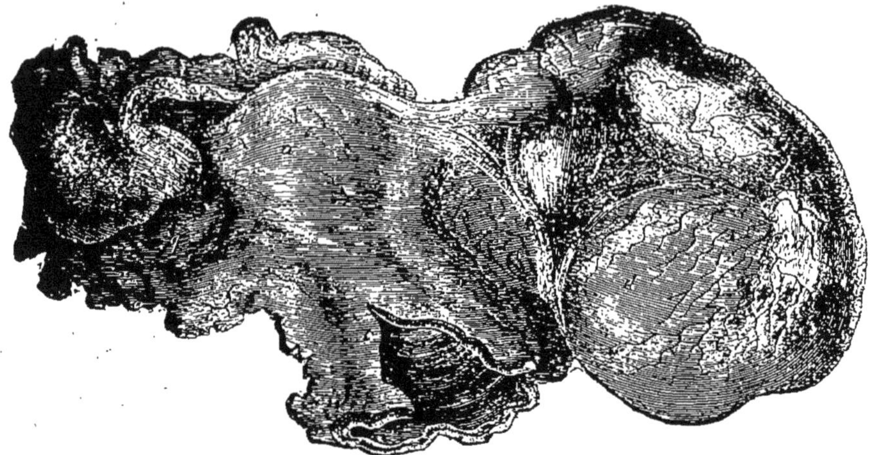

Fig. 55. — Hydrosalpinx bilatéral (Arthur FARRE, d'après HOOPER. *Encycloped. of anatomy and Physiology*): *a*. utérus ; *b*, vagin ; *c*. orifice cervical ; *d*. et *f*. trompes de Fallope ; *e*. ovaire.

de Fallope, que j'aie eu l'occasion d'observer, se présenta dans le cas suivant, remarquable encore en ce que l'affection était unilatérale.

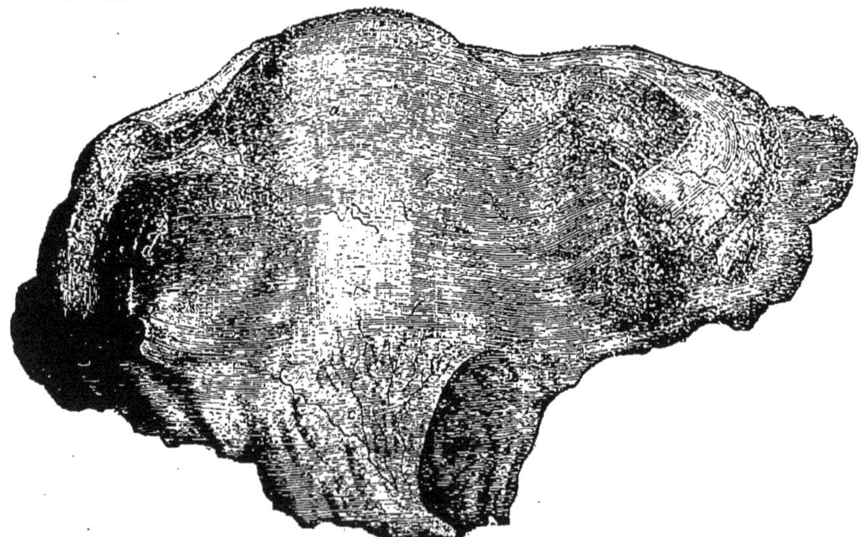

Fig. 56. — Trompes de Fallope oblitérées et adhérentes (Arthur FARRE, d'après HOOPER) : *e*. utérus ; *b*. trompes ; *d*. *d*, ovaires ; *ce*, brides d'adhérences.

E. F. T., âgée de 28 ans, fut confiée à mes soins par le Dr W. Williams, de Birmingham. Elle avait été mariée, mais elle avait été obligée de divorcer à cause de sa mauvaise conduite. Il est plus que probable qu'elle avait contracté la gonorrhée environ cinq ans avant que je la visse. Depuis ce moment elle souffrait de douleurs intenses pendant les règles et elle avait beaucoup maigri. Elle avait été soignée par un grand nombre de médecins sans obtenir d'amélioration.

Je découvris une petite tumeur kystique, siégeant en arrière et à droite de l'utérus, très mobile, mais très douloureuse au moindre mouvement. Je conseillai son ablation et je la pratiquai le 23 mai 1879. Je trouvai qu'elle était formée aux dépens de la trompe de Fallope droite et qu'elle contenait plus de 500 grammes de sérosité claire. Le pavillon était fixé

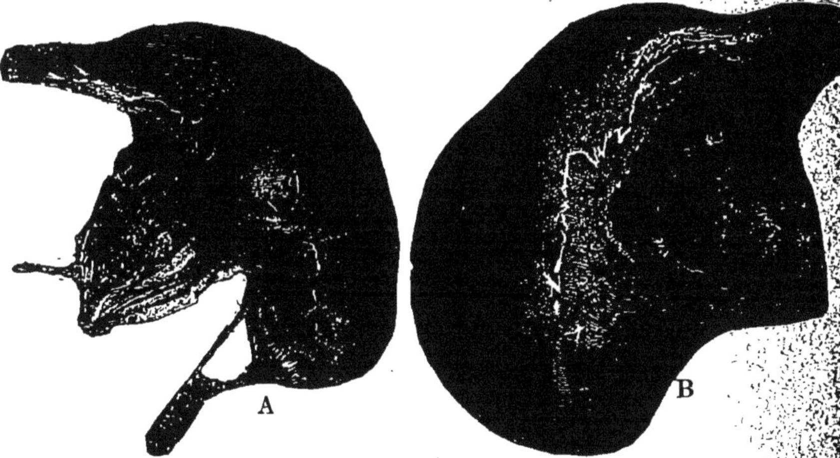

Fig. 57. — Trompes de Fallope et ovaires droit (A) et gauche (B) enlevés par section abdominale chez une femme âgée de 30 ans, qui avait eu une blennorrhagie bientôt après son mariage. Les deux masses bosselées sont les trompes de Fallope oblitérées et distendues par de la sérosité (hydrosalpinx). Les deux ovaires ratatinés se trouvent dans la convexité des trompes.
(D'après une photographie légèrement réduite ; la préparation se trouve actuellement au musée du Royal College of Surgeons).

sur l'ovaire droit et la partie utérine de la trompe était distendue comme une saucisse tortueuse, la plus grande partie du kyste étant formée aux dépens de la moitié externe de la trompe. J'enlevai aussi la trompe et l'ovaire gauches. La guérison fut très simple et la malade est actuellement en parfaite santé ; elle s'est remariée.

Le Dr *Saundby* fit l'examen du liquide provenant de cette tumeur et il me remit la note suivante : — « Poids spécifique 1014 ; réaction alcaline, coloration verdâtre pâle, transparent, avec un léger dépôt grisâtre ; environ les trois cinq mes de son volume sont constitués par une substance albumineuse, ayant tous les caractères de l'albumine du sérum. Après avoir éliminé l'albumine, le liquide filtré donne un précipité par le nitrate acide de mercure (urée ?) et par le nitrate d'argent (chlorure de sodium ?). L'examen microscopique montre simplement quelques cellules indifférentes. »

Conséquences des lésions des annexes. — Un autre fait important dans l'évolution de tous ces cas, c'est la *stérilité*. Ainsi on trouvera certainement dans l'histoire de la malade, que depuis le moment de l'accident initial il n'y a pas eu d'imprégnation.

Au moins il n'y aura pas eu de *fécondation*. Les femmes ne nous parlent que trop souvent de fausses couches, même lorsque la fécondation est reconnue impossible. Toutes les malades stériles désirent beaucoup avoir des enfants et leur désir engendre bientôt l'idée qu'elles ont été enceintes et qu'elles ont fait une fausse couche, lorsque en réalité il n'en a rien été. Elles vous diront que leurs règles ont fait défaut une ou deux fois et qu'elles ont fait une fausse couche, et je suis tellement habitué à entendre cette histoire que je n'y attache plus aucune importance dans les cas dont nous parlons, à moins que le fœtus ou l'ovule n'aient été vus et examinés par quelque personne compétente.

La stérilité est en effet, après les douleurs, un symptôme caractéristique de tous les cas d'inflammation chronique des annexes de l'utérus. J'ai avancé les preuves irréfutables de cette affirmation dans tous mes écrits concernant cette question, et il est vraiment curieux de constater la persistance avec laquelle mes adversaires reprennent toujours le même argument contre la pratique de la castration, à savoir qu'elle *rend* ces malades stériles. La maladie a déjà elle-même produit cet effet avant l'intervention chirurgicale.

Le Dr *Sinclair* dit à ce propos : « La conséquence la plus importante de ces accidents peut être résumée dans la *stérilité*.

Elle est de beaucoup le résultat le plus fréquent des modifications anatomiques dues à l'infection gonorrhéique. »

« *Toute femme qui a été atteinte de périmétrite gonorrhéique devient stérile.* La stérilité est la conséquence forcée des changements anatomiques survenant à la suite de l'affection, et elle existe à côté des différents groupes de symptômes que nous avons désignés par des noms différents, comme s'ils constituaient des affections distinctes. Pour ma part j'ai la conviction que *toute périmétrite doit être presque nécessairement suivie de stérilité* ; car les ovules ne pouvant pas même être expulsés par l'ovaire, leur fécondation par l'élément mâle devient évidemment impossible. Même dans les cas qui n'arrivent pas jusqu'à la périmétrite, nous pouvons admettre que les trompes de Fallope ont subi de telles modifications, que la stérilité en est devenue la conséquence assurée. En effet le résultat direct du processus inflammatoire est l'oblitération de chaque extrémité des trompes, et même lorsque le canal reste perméable, son revêtement épithélial est si altéré, sinon totalement détruit, que le passage de l'ovule devient impossible. Lorsque les lésions sont comparativement moins graves, il subsiste le danger de la rencontre de l'ovule et du spermatozoïde en un point anormal et la possibilité d'une des variétés de grossesse ectopique. »

« La stérilité, résultant de l'infection gonorrhéique, peut s'établir *dès le lendemain du mariage*, où il peut survenir une grossesse qui *se terminera par une fausse couche*, due à *l'affection gonorrhéique de la muqueuse utérine* ; ou bien la grossesse peut encore arriver à terme mais être suivie d'une *périmétrite puerpérale d'origine gonorrhéique.* Cet accident aura pour conséquence les modifications anatomiques d'où résultera la stérilité absolue. »

« Il n'est pas encore démontré si dans ces cas de fausses couches la cause siège dans l'affection gonorrhéique du revêtement fœtal ou du revêtement maternel de l'ovule, mais il existe de fortes présomptions en faveur de l'existence d'un avortement gonorrhéique et d'une stérilité *post abortum gonorrhoicum*. La stérilité absolue, s'établissant dès le lendemain du mariage, est des plus fréquentes. »

Je puis confirmer absolument d'après une longue expérience ces citations du Dr *Sinclair*. Qu'il me soit permis de présenter quelques cas à l'appui de cette opinion :

I.— E. C., 32 ans, s'est mariée à 17 ans ; un enfant à 18 ans, un second l'année suivante. Bien portante jusqu'en 1876, elle eut alors une inflammation pelvienne assez grave. Depuis, les règles sont accompagnées de douleurs angoissantes et comme expulsives ; les douleurs lombaires sont continues et les rapports sexuels insupportables. L'utérus est en rétroversion et il existe de chaque côté une tuméfaction volumineuse, immobile et extrêmement sensible au toucher. Tous les traitements suivis avaient été inutiles.

5 octobre 1880. — Incision exploratrice, les deux ovaires sont fixés par des adhérences dans la poche de Douglas, les deux trompes sont kystiques. Tous ces organes forment une seule masse et leur ablation fut difficile. Chacune des trompes contenait environ 60 grammes de liquide. Guérison facile, mais, au moment de la période menstruelle, il se produisit une petite hématocèle droite. La malade guérit rapidement de cette complication et, le 17 février, l'utérus était libre et en position normale.

Je la revis le 26 mars en parfaite santé, elle ne souffrait plus, avait pu reprendre ses rapports conjugaux sans éprouver aucune souffrance, et n'avait pas été réglée depuis l'opération.

II. — H. S., 37 ans ; mariée à 17 ans ; un seul enfant il y a 15 ans. Depuis cet accouchement ses règles ont toujours été trop fréquentes, trop abondantes, elle restait rarement plus de quinze jours sans perdre. L'utérus était en antéversion, volumineux et sensible ; les ovaires augmentés de volume étaient en arrière de l'utérus, les rapports sexuels étaient impossibles. Le Dr *C. H. Philips*, de Hanley, avait essayé de nombreux traitements sans en obtenir le moindre bénéfice et, de février en août 1880, j'essayai aussi divers traitements sans résultat.

Le 3 août, section abdominale ; les ovaires étaient volumineux, adhérents dans la poche de Douglas, recouverts de lymphe ; les trompes kystiques contenaient chacune 120 à 150 grammes de sérosité limpide. L'ablation fut longue et difficile, la guérison rapide et la malade n'éprouva pas d'autres troubles que ceux dus à la ménopause artificielle. Au mois de mai dernier elle était en parfaite santé.

A. S., 38 ans, mariée deux fois, cinq enfants, le plus jeune a 12 ans. Après son second mariage elle a eu une inflammation pelvienne, elle est restée stérile depuis lors et les règles sont très douloureuses. Les rapports sexuels sont impossibles depuis trois ans. Utérus en position normale, de chaque côté une tuméfaction, analogue à celles décrites dans les deux observations précédentes. Je n'hésitai pas à poser le diagnostic de trompes kystiques.

Je pratiquai la section abdominale le 21 mai et je trouvai le même état local que celui que j'ai décrit dans l'observation précédente. La guérison fut rapide et le soulagement immédiat et durable.

A la séance du 16 janvier 1880 de la *Société anatomique*, *Bernutz* présenta l'observation d'un cas de pyosalpinx rompu, provenant de son service à la Charité.

La malade, âgée de 29 ans, fut admise en pleine péritonite; elle mourut 4 jours plus tard et à l'autopsie on trouva une péritonite suppurée, d'origine pelvienne, provenant de la rupture d'un abcès de la trompe. Voici un extrait du procès-verbal d'autopsie :

« Les trompes étaient le siège des principales lésions. Leur moitié interne était saine, leur direction normale, la moitié externe présentait 3 ou 4 dilatations de volume variable, contenant du pus, communiquant entre elles. Les deux orifices tubaires étaient oblitérés. Les ovaires étaient déplacés en bas et formaient une seule masse avec les trompes. Du côté gauche il existait un *kyste tubo-ovarien*. La surface interne de la trompe était lisse, celle de l'ovaire rugueuse et rougeâtre; sur la face postérieure de l'ovaire on constatait une petite rupture, par laquelle le pus s'était échappé dans la cavité péritonéale. »

Bernutz remarque que cette suppuration des annexes était probablement d'ancienne date et que certainement la péritonite fatale était due à la rupture du kyste tubo-ovarien dans le péritoine. Il ne donne aucune explication du pyosalpinx. Ce cas est fort intéressant, car il présente les mêmes conditions que je viens de décrire dans les observations précédentes et, si la malade avait été examinée plus tôt, on aurait trouvé que les symptômes justifiaient une incision exploratrice, et on aurait pu ainsi non seulement sauver cette femme, mais la guérir définitivement. Même après le début de la péritonite j'aurais ouvert l'abdomen sans la moindre hésitation, j'aurais lavé la cavité péritonéale et enlevé la cause de l'accident. J'ai eu dans ma pratique de nombreux cas où cette manière de procéder, qui eût été taxée de *folie* il y a quelques années, m'a donné les résultats les plus satisfaisants.

Je veux encore citer l'observation suivante comme un bel exemple de pyosalpinx.

M. F., 26 ans, fut atteinte il y a trois ans de blennorrhagie, suivie d'une grave inflammation pelvienne; depuis lors ses règles sont toujours douloureuses. Elle me fut envoyée en mars par M. *John Green*, de Birmingham. Je constatai une tumeur fluctuante à gauche de l'utérus, et je diagnostiquai un pyosalpinx.

J'ouvris l'abdomen le 18 mars et mon diagnostic se trouva confirmé, Je ne pus enlever la trompe ; je la vidai, je la drainai et je suturai sa paroi au bord de la plaie abdominale. Je laissai le drain en place pendant quelques semaines et la malade fit une guérison très satisfaisante. Cependant les règles sont encore douloureuses, de sorte que la guérison n'est que partielle ; elle eût été complète par l'ablation totale des trompes et des ovaires. Cette femme ne peut devenir enceinte et elle restera invalide jusqu'à ce qu'elle atteigne la ménopause.

Tout ce que j'ai dit sur ces cas, sur leur origine gonorrhéique, a déjà reçu de très nombreuses confirmations dans notre pays, en Allemagne et en Amérique. Comme je l'ai déjà dit, le meilleur travail sur ce sujet est certainement celui du Dr *Japp Sinclair*, et je n'hésite pas à en citer encore un passage important, afin de montrer comment les faits que j'ai observés, sont actuellement vérifiés et confirmés dans leur ensemble.

En parlant de l'infection gonorrhéique, il dit : « Le processus inflammatoire s'étend aux trompes de Fallope, aux ovaires, au péritoine. Pourquoi cette extension se produit-elle dans quelques cas et non dans tous ; je ne puis trouver une autre explication à ce fait que la plus ou moins grande vitalité des organismes infectieux ou quelque idiosyncrasie chez la malade, en d'autres termes la force initiale du virus ou la nature du terrain, favorable ou non au développement des gonocoques. Pour faire une étude complète de ce point, il faudrait nécessairement éliminer, autant que possible, tous les cas dans lesquels l'infection gonorrhéique s'est produite sous une forme presque imperceptible, insidieuse. Il doit exister tous les différents degrés de susceptibilité et de résistance entre la vierge adulte et la femme souffrant de *colica scortorum*. Il ne peut être question que ces différences soient dues à l'état plus ou moins rétréci du canal utérin, qui ferait obstacle au libre écoulement des liquides provenant des trompes de Fallope, car nous voyons survenir quelques-uns des accidents les plus graves chez des femmes qui viennent d'accoucher, et dont le canal cervical est largement ouvert.

Quelle que soit d'ailleurs la cause de ces variations, nous voyons fréquemment que la gonorrhée aiguë se propage le long d'une ou des deux trompes de Fallope. Le processus inflammatoire détruit l'épithélium à cils vibratiles, et il donne lieu à la formation d'une collection liquide lorsque le canal tubaire ne reste pas perméable. Nous ne savons pas par observation directe ce qui se passe dans les trompes, mais nous savons que la réaction des tissus contre l'invasion du gonocoque se manifeste par la formation d'hydro et de pyosalpinx, et l'oblitération permanente de l'un ou des deux orifices de la trompe. Nous pouvons cependant affirmer qu'il existe des cas où ces changements sont si peu importants que la résorption peut se faire, et que les parties peuvent revenir à un état presque normal.

Nous observons quelque chose d'analogue pour les glandes de Bartholin ; l'infection survenant dans une cavité presque fermée donne lieu à une tuméfaction, à des douleurs, se terminant tantôt par résorption et par une affection chronique de la glande, tantôt, si le canal s'oblitère, par la formation d'un abcès ».

Il est difficile de dire si le processus inflammatoire de l'affection gonorrhéique s'arrête après avoir atteint les trompes. Il est probable qu'il s'étend toujours plus ou moins au péritoine. Nous savons que la salpingite détermine une augmentation du volume et de la longueur des trompes. Les adhérences se forment par péritonite résultant de l'extension du processus inflammatoire à travers les parois tubaires, exactement comme on voit survenir des phlegmons péri-uréthraux à la suite d'une uréthrite. Mais il est beaucoup plus probable que la péritonite provient de l'extension du processus inflammatoire au péritoine, de la même manière qu'il s'est avancé jusqu'aux trompes, ou bien de l'écoulement d'un liquide septique par l'orifice abdominal de la trompe. S'il existe une forme de péritonite spécialement gonorrhéique, elle doit, en règle générale, s'étendre rapidement à tout le péritoine pelvien.

Le douleur produite par cet envahissement du péritoine est parfois le premier symptôme qui attire l'attention sur la nature de l'infection. Le processus inflammatoire s'est étendu jusque-là sans symptômes douloureux, quand presque subitement survient un malaise pelvien, se transformant rapidement en douleurs aiguës. A l'examen local on trouve, déjà 24 heures après l'apparition du premier symptôme, que tout le plancher pelvien est dur et immobilisé. Il est bien compréhensible que la mort peut survenir rapidement dans les cas où la péritonite est due à l'entrée dans le péritoine du liquide purulent ou muqueux, contenu dans les trompes.

Le début, même lorsqu'il n'existe pas de symptômes de shock, est souvent très violent, comme nous le verrons encore par une observation dont je donnerai les détails plus tard. Au moment où cette malade s'est mise au lit, après s'être plainte pendant deux jours, la température prise dans l'aisselle était de 39°5 et dans le vagin de 40°8 et les symptômes généraux étaient en rapport avec cette élévation de température.

Lorsque l'affection envahit le péritoine, elle s'attaque en premier lieu au revêtement séreux de l'ovaire et elle s'étend toujours à une certaine distance en dedans de la capsule. Elle donne lieu à une augmentation de volume assez considérable de la glande, et après la période aiguë à un épaississement de lacapsule et à des adhérences plus ou moins étendues avec les organes voisins.

Il n'est pas difficile de comprendre comment les *abcès de l'ovaire* peuvent survenir dès le début de l'accident.

Nous savons que chez les femmes adultes les ovaires présentent souvent des kystes ou des cavités nombreuses, qui d'ailleurs ne donnent lieu à aucun symptôme et n'empêchent nullement la glande de remplir ses fonctions physiologiques. Ce sont ces modifications des ovaires qui sont si souvent mises en avant pour justifier leur ablation, lorsque l'on ne trouve pas d'autres lésions. Supposons qu'un de ces kystes à contenu séreux se trouve situé près de la surface de la glande à la période du début de l'infection gonorrhéique, ses parois ou une partie de celles-ci seront certainement comprises dans la zone inflammatoire, son contenu liquide augmentera et deviendra purulent et le kyste devra ou bien se rompre ou donner lieu à un abcès, comme c'est le cas pour les glandes de Bartholin. Ces lésions plus graves et plus étendues expliquent facilement soit l'intensité, soit la persistance de quelques-uns de ces accidents.

Tandis que dans les cas légers tout le processus inflammatoire peut évoluer dans l'espace de quelques semaines, et même moins d'après ce que le toucher peut nous enseigner, dans les cas plus graves les symptômes inquiétants, l'abolition du fonctionnement des organes intéressés peuvent persister pendant des mois, sinon pendant des années entières.

Pour confirmer encore l'exactitude de cette description, et indiquer les complications qui peuvent survenir dans le cours de cette terrible maladie, je ne puis faire mieux que de citer encore une observation de *Noeggerath* et une de *Sinclair*.

« Mme M., originaire de Boston, était, lorsque je la vis pour la première fois, mariée depuis cinq ans à un avocat de New-York, qui avait suivi environ une année avant son mariage un traitement d'une durée de deux mois pour une blennorrhagie. Sa femme, qui avant son mariage était un vrai type de parfaite santé et de beauté, commença bientôt après à souffrir de troubles divers ; elle resta stérile, souffrait de douleurs avant et au début de ses règles et ce qui ne lui était jamais arrivé auparavant, elle commenca à avoir un léger écoulement leucorrhéique avant les règles.

Une année plus tard elle consulta le Dr *Marion Sims*, qui lui fit son opération de la discision du col, afin de remédier à la stérilité. Cette intervention fut suivie d'une hémorrhagie si abondante qu'elle nécessita le tamponnement du vagin. Les jours suivants survinrent des douleurs pelviennes, qui, augmentant graduellement d'intensité, devinrent très inquiétantes. Les docteurs qui la soignaient constatèrent qu'il s'agissait d'une périmétrite aiguë. La malade dut garder le lit pendant deux ou trois mois et, depuis lors, elle n'eut plus un seul jour de santé parfaite.

Elle consulta l'un après l'autre les principaux gynécologistes de New-York et de Boston ; elle fut cautérisée par l'un d'eux pour une ulcération du col ; un autre lui appliqua un grand vésicatoire sur l'hypogastre pour sa métrite chronique, un troisième lui fit porter pendant deux mois un pessaire intra-utérin.

Un examen local minutieux révéla les faits suivants : l'utérus était en antéversion, mais peu mobile ; l'ovaire gauche était petit, dur et fixé au plancher pelvien par des adhérences, tandis que l'ovaire droit, siégeant plus profondément, semblait être tuméfié, arrondi et très mou. Les deux glandes étaient très sensibles au toucher. Le vagin était rougeâtre, baigné dans un écoulement muco-purulent et il existait un catarrhe des glandes de Bartholin.

Cette dame avait énormément souffert pendant ces quatre dernières années, non seulement au moment de ses règles, mais encore pendant les intervalles intermenstruels. Le sommeil était impossible. Je réservai le pronostic et, voyant que ni les narcotiques ni les résolutifs ne produisaient le moindre effet sur son état, je lui conseillai de faire une cure de bains dans une station allemande. Mon opinion fut confirmée par un gynécologiste de Paris, et sur ma recommandation spéciale la malade fit deux saisons à Kreuznach. Dès son retour elle se trouva mieux, mais sa santé était loin d'être rétablie.

Cette malade quitta bientôt New-York à cause de symptômes de tuberculose au début et l'auteur la perdit de vue ».

Cette observation nous montre une fois de plus, ce que j'ai déjà répété si souvent, le danger d'intervenir dans ces cas par des opérations comme la discision du canal cervical, ou par l'introduction de pessaires ou de tiges intra-utérines. Des protestations violentes se sont élevées lorsque j'ai eu l'occasion de citer ces cas et de donner les noms des praticiens qui avaient pratiqué ces opérations sur de telles malades. Telle est l'observation que j'ai publiée dans le *Medical Times and Gazette*, en réponse à un défi porté par Sir *Spencer Wells.* D'autre part, lorsque j'ai publié ces cas sans citer de noms, dans le but de ménager la susceptibilité de ceux qui avaient commis ces erreurs, je n'ai rencontré que l'incrédulité. Il est des critiques qu'il faut renoncer à contenter.

Je désire terminer ces citations par l'observation d'un cas, tiré du travail auquel je viens de faire allusion (1), car elle nous montre que, tant qu'on ignore la nature et la fréquence de ces cas, on peut faire courir un réel danger à ces malades. Ainsi qu'on le verra, ce cas est tiré de ma propre pratique. Au début j'ignorais la nature réelle de l'affection, lorsque je m'aperçus de mon erreur, je conseillai l'opération ; elle fut refusée. D'autres praticiens continuèrent à soigner la malade, mais ils ne firent que prolonger inutilement les souffrances.

Mlle E. L. vint réclamer mes soins en octobre 1873. Elle était âgée de 28 ans et elle souffrait depuis le début de sa menstruation à l'âge de 15 ans. Celle-ci avait été assez régulière, mais toujours abondante, extrêmement douloureuse et accompagnée presque chaque mois d'expulsion de débris de membranes. Au début elle était soulagée après l'expulsion de ces débris de muqueuse, mais au moment où je la vis elle n'obtenait pas même de soulagement après cette expulsion. L'utérus était dur, en antéflexion, un peu plus volumineux que normalement et il mesurait 9 centimètres à la sonde utérine.

Elle m'informa qu'elle avait été, il y a trois ans, soignée de temps en temps par M. *Spencer Wells*, qui avait employé différents traitements, des pessaires et d'autres, mais avec le seul résultat que son état s'était plutôt aggravé qu'amélioré. Elle avait un écoulement leucorrhéique, qui était parfois très abondant.

A ce moment j'envisageai ce cas comme une endométrite chronique, et je conseillai la dilatation du canal cervical et la destruction de la muqueuse utérine par l'acide chromique ; j'appliquai en effet ce traitement la semaine suivante. Elle se trouva grandement soulagée par cette intervention et elle fut pendant quelque temps plus vaillante qu'elle n'avait été depuis trois ans.

(1) *Medical Times and Gazette.* Septembre 1884.

Elle revint me voir en octobre 1874 : elle était aussi mal sinon plus mal qu'auparavant. Les règles étaient actuellement peu abondantes et elle n'expulsait plus que de petits fragments de membranes. Mais les douleurs accompagnant les règles étaient excessives, elles allaient jusqu'à déterminer des vomissements et elles l'empêchaient absolument de marcher. L'écoulement leucorrhéique était très abondant ; je pratiquai une cautérisation intra-utérine à l'acide phénique concentré et je prescrivis différents toniques internes, continués pendant une douzaine de mois ; son état local s'améliora graduellement de sorte qu'elle put supporter un des pessaires à antéflexion de M. *Spencer Wells.*

En 1875, la leucorrhée avait presque disparu, les douleurs étaient beaucoup moins violentes et elle pouvait sortir pendant environ 15 jours par mois, tandis que pendant l'autre quinzaine elle se fatiguait très rapidement et les douleurs réapparaissaient dès le moindre exercice.

Elle revint me voir en avril 1876, après avoir eu des règles très abondantes en février, mars et avril, accompagnées de moins de douleurs, mais avec une leucorrhée très abondante entre les périodes. Je recommençai le traitement à l'acide phénique, avec des intervalles de repos, pendant juin, juillet et septembre. En novembre 1877, elle revint chez moi en me disant qu'elle avait été assez bien jusqu'au mois de mai, mais que depuis le mois de juin les souffrances avaient redoublé. Les règles étaient devenues très abondantes, durant de 10 à 15 jours, excessivement douloureuses, suivies d'un écoulement abondant jaunâtre très pénible. Le traitement précédent fut repris avec quelques variantes et il fut continué jusqu'en décembre 1879, mais même à cette époque, quoique le traitement eut donné quelques résultats satisfaisants, la malade était absolument incapable de marcher pendant plus de quelques centaines de mètres ou de rester debout pendant plus de quelques minutes.

Je ne la revis plus jusqu'en septembre 1880 et je trouvai que, bien qu'elle eût été un peu mieux pendant le printemps, son état actuel était certainement pire que jamais.

Pendant les quatre derniers mois elle avait eu des pertes presque continuelles et ses dernières règles avaient duré plus de trois semaines. En me rappelant mes insuccès de ces sept dernières années, malgré tout ce que j'avais fait pour tâcher d'améliorer l'état de cette malade, et reconnaissant qu'une telle existence était un martyre pour elle et une charge pour sa famille, je lui proposai l'ablation des annexes de l'utérus.

Ma proposition fut longuement discutée avec quelques confrères, qui s'intéressaient à cette dame plutôt comme amis de la famille que comme consultants et avec plusieurs personnes de sa parenté, et en fin de compte elle fut repoussée. Lorsqu'on m'avertit de cette décision, je déclinai toute responsabilité ultérieure et je priai sa famille de la faire soigner par quelqu'un d'autre.

Je ne sais ce qu'elle fit depuis cette date jusqu'en juin 1883, et je ne m'en suis jamais informé, mais j'ai toute raison de croire que l'on fit beaucoup de tentatives pour la soulager. Mais je puis dire ceci, c'est que tout fut essayé en vain, car lorsqu'elle revint me voir, à l'âge de 38 ans, elle paraissait en avoir soixante, elle était absolument émaciée, avait un facies hagard, angoissé, les cheveux presque blancs; elle devait rester presque constamment couchée et elle souffrait sans interruption. Elle me pria de reprendre la responsabilité de son traitement et de faire d'elle ce que je croirais le plus utile.

Le 27 août je pratiquai l'ouverture de l'abdomen. Je trouvai les organes pelviens réunis ensemble, l'utérus était un peu plus volumineux que normalement, les deux trompes étaient oblitérées et absolument adhérentes, celle de droite était distendue par environ 15 grammes de pus, et dans la gauche il existait une quantité équivalente de sérosité. Les ovaires étaient petits, cirrhotiques et solidement adhérents. L'ablation de ses annexes fut très difficile, mais la malade fit une excellente guérison et rentra chez elle le 27 septembre.

Je la vis le 8 avril, elle avait très bonne mine et elle pouvait faire plus de trois kilomètres à pied. Elle n'avait pas eu le moindre indice de menstruation depuis l'opération, et elle sentait seulement quelques légères douleurs dans les moignons dus à l'opération.

Le 14 juillet 1884 je recevais une lettre d'elle, dans laquelle elle me dit : « Je suis en visite chez ma sœur mariée, et je suis ravie de me trouver suffisamment bien pour jouer avec son enfant et pour aller faire des visites chez des amis. J'ai souvent des pensées de reconnaissance à votre égard, surtout lorsque je compare mon état actuel avec celui de l'année dernière à cette époque. Chacun me dit que j'ai retrouvé ma jeunesse ». Elle est encore actuellement (1889) en parfaite santé.

Chaque fois que je pense à cette malade, je regrette toujours de ne l'avoir pas opérée dix ans auparavant. D'après ce que j'ai observé dans des cas analogues, j'ai l'intime conviction que l'état dans lequel je la vis la première fois, justifiait absolument l'intervention opératoire. Je ne puis naturellement assurer qu'il existât déjà à ce moment un hydro et un pyosalpinx, mais je suis certain qu'à ce moment la malade était déjà dans des conditions qui y conduisent, c'est-à-dire qu'il existait déjà une inflammation chronique des ovaires. Selon toute probabilité, tout ce qui avait été fait par M. *Spencer Wells*, par moi-même, et par d'autres chirurgiens n'eut comme seul résultat que l'aggravation permanente de ses troubles, malgré quelques légères améliorations passagères.

Ce cas est en effet un exemple typique de l'inutilité du traitement et des souffrances que l'on fait endurer pendant des années à ces malades, tandis que seule l'ablation des annexes malades peut donner un résultat satisfaisant.

Je dois ajouter que cette observation ne devrait en somme pas rentrer dans la présente discussion de l'infection gonorrhéique, car il ne peut exister aucun doute que l'origine de cet accident fût de nature exanthématique et que le pyosalpinx ne se développa que plus tard sous l'influence des différents traitements que cette pauvre dame eût à subir.

Dans le cas de *Noeggerath* nous trouvons encore un exemple de la même erreur commise par un des plus célèbres gynécologues de son temps, par un homme que sa loyauté, sa conscience et sa grande habileté diagnostique placent, autant que je puis en juger, bien au-dessus de tous les gynécologues que j'ai rencontrés. Il n'est pas douteux que dans ce cas la discision du col fût une intervention fautive et désastreuse ; mais elle a été due à ce que le Dr *Marion Sims* ne connaissait pas à ce moment les symptômes de l'infection gonorrhéique et des lésions des annexes de l'utérus. Je dois dire qu'il vint plus tard chez moi afin d'acquérir une connaissance exacte de ces cas.

Cette observation de *Noeggerath* fait voir en plus un des dangers, sur lequel on n'a pas encore suffisamment insisté, quoique je l'aie déjà mentionné dans un de mes premiers mémoires sur cette question et qu'il ait été reconnu par un pathologiste aussi distingué que le Dr *Samuel Wilks*. Je veux parler de la possibilité de l'infection de tout l'organisme dans le cours de ces affections chroniques des trompes de Fallope. Il ne peut être douteux, pour ceux qui connaissent la marche de ces cas, que la tuberculose au début, dont cette pauvre femme fut atteinte et qui probablement fut la cause de sa mort, ait été déterminée par les lésions chroniques des trompes dues à l'infection gonorrhéique.

Une autre observation intéressante (provenant du Dr *Japp Sinclair*) est la suivante :

« Cette dame, âgée de 30 ans, était mariée depuis deux mois, lorsqu'elle vint me voir pour la première fois. Dix jours après son mariage elle avait été atteinte d'une douleur aiguë dans la région hypogastrique et, quoiqu'elle pût se lever et s'habiller, elle ne pouvait marcher et elle dut rester couchée pendant quelques jours. Les deux époux rentrèrent chez eux à la suite de cette indisposition. La douleur pelvienne persistait, la malade se sentait moins bien et elle dut prendre le lit.

Elle me dit qu'elle avait été soignée pour une inflammation de l'intestin pendant quatre semaines et puis qu'elle avait été regardée comme guérie. Elle avait à peine essayé de reprendre ses devoirs domestiques qu'elle semble avoir eu une rechute, mais elle ne suivit pas d'autre traitement pendant un mois. C'est alors que je vis cette malade pour la première fois.

Elle avait très mauvaise mine et, comme je l'interrogeais, elle me dit qu'elle avait en effet beaucoup maigri depuis le début de sa maladie. Elle se plaignait encore de douleurs hypogastriques, inguinales et lombaires. Elle avait un écoulement abondant, me dit-elle, mais avant son mariage elle avait déjà eu « des pertes blanches », seulement l'écoulement était devenu actuellement beaucoup plus abondant et il avait un aspect tout différent. Depuis son mariage elle avait eu deux fois ses règles, elles avaient été les deux fois très abondantes et elles avaient duré plus longtemps que d'habitude.

A l'examen local je trouvai que l'utérus était immobilisé par un exsudat, qui était plus marqué du côté droit, mais qui s'étendait en arrière de l'utérus et occupait encore la moitié gauche du bassin, mais là l'inflammation semblait avoir été moins intense. Il n'était pas très sensible à la pression. Il existait un écoulement jaunâtre abondant, qui baignait les parties externes, mais qui ne paraissait pas avoir déterminé une inflammation bien intense de la vulve.

Je fis un examen microscopique de ce liquide et je trouvai qu'il renfermait les diplocoques caractéristiques, mais l'aspect microscopique général n'était pas celui d'une gonorrhée à la période aiguë.

J'eus un entretien avec le mari et il me raconta une histoire assez curieuse. Il avait eu sept ans auparavant une gonorrhée, qui semblait avoir été très intense. Il tomba premièrement entre les mains d'un charlatan, puis de différents médecins successivement et il semble avoir été guéri environ douze mois après l'apparition des premiers symptômes. Il avait été circoncis dans sa première enfance, et il était resté deux fistules sous le gland, dont l'une se dirigeait parallèlement à l'urèthre, le long du frein, et l'autre s'étendait tranversalement. La première fistule avait environ un pouce de profondeur, la seconde était plus courte. Depuis la blennorrhagie ces deux fistules étaient restés irritables, et on pouvait presque toujours exprimer d'eux une ou deux gouttes de liquide trouble. Ce malade se maria bientôt après la guérison de sa blennorrhagie. Sa première femme eut un enfant dans le cours de la première année après leur mariage et mourut de fièvre puerpérale. L'enfant survécut, mais depuis sa naissance il a toujours dû suivre un traitement médical ; comme le mari vit à l'étranger pour ses affaires et qu'ayant appris la mort de sa femme, il resta absent pendant plusieurs années, il ne peut donner de détails sur cette maladie.

Il ne vit plus aucune trace de blennorrhagie depuis sa guérison avant son mariage, mais il y a environ douze mois, souffrant de l'irritation causée par la fistule la plus profonde, il consulta un chirurgien, qui l'incisa et cautérisa le canal. On ne toucha pas à la plus petite des fistules.

Les deux époux étaient selon toute apparence parfaitement bien portants au moment de leur mariage, il y a deux mois, et la maladie de cette dame survint sans aucune cause apparente. Mais depuis le début de la maladie de sa femme, le mari a été atteint d'uréthrite. Elle avait débuté quatre semaines après son mariage, et au moment où j'eus mon entretien avec lui il existait encore, malgré un traitement assidu, une uréthrite subaiguë, qui avait la marche d'une blennorrhagie d'intensité moyenne. Comme il était déjà en traitement depuis plus de trois semaines, je ne fus pas très surpris de ne plus trouver de gonocoques dans l'écoulement et je ne pus pas trouver davantage de micro-organismes suspects, dans la petite quantité de liquide que je pus faire sortir par l'orifice de la petite fistule.

La question était de savoir d'où provenait l'infection chez cette malade ? On pouvait supposer qu'elle s'était exposée à l'infection gonorrhéique avant son mariage, mais, d'après ce que j'appris, je dois dire que je ne puis soupçonner cette malade, très respectable, d'avoir contracté sa maladie juste la veille de son mariage, et l'on peut certainement éliminer cette supposition. En plus la marche de l'infection ne fut pas celle d'une gonorrhée ordinaire aiguë. Chez cette femme la périmétrite survint en même temps que l'écoulement, et celui-ci n'infecta pas de suite le mari, à moins que celui-ci ne cache la vérité.

Nous pouvons en conclure que les choses ont dû se passer de la manière suivante : le virus gonorrhéique a persisté dans les fistules pendant des années, mais il ne s'est développé plus activement que lorsqu'il est arrivé sur un terrain plus favorable, le canal utérin ; il agit alors comme on le voit si souvent dans ces cas de *gonorrhée latente*, mais avec une rapidité exceptionnelle.

La femme, qui a suivi pendant plus de trois mois un traitement régulier, se considère comme guérie ; mais, quoique l'utérus soit actuellement devenu mobile, il existe encore un épaississement bien marqué du péritoine. Il y a un défaut d'élasticité tout particulier du plancher pelvien, il offre une certaine sensation de résistance. Il est probable que les deux trompes sont fortement altérées, les franges doivent être soudées ensemble et adhérentes à l'ovaire, et l'orifice externe, oblitéré. Il est possible que la résorption se continue, qu'il ne survienne pas d'autres complications et que la malade puisse ainsi échapper à des lésions plus graves. Mais la menstruation ne sera plus jamais normale, et les trompes oblitérées ne pourront jamais redevenir perméables.

Voilà donc encore une fois l'histoire si fréquente d'une infection gonorrhéique prise pour une inflammation de l'intestin. Il est probable que l'examen pelvien n'a pas été fait. Naturellement ces malades se remettent de leurs accidents aïgus, la température baisse, elle redevient plus ou moins normale et elles arrivent ainsi à ce que certains auteurs moderne appellent la *guérison de leur maladie*. Mais nous savons qu'elles ne guérissent que dans ce sens, qu'elles peuvent sortir de leur lit et commencer à marcher ; les lésions persistent comme l'indique fort bien l'observation du Dr *Sinclair*.

Je puis ajouter que ces pauvres femmes vivent alors comme si elles étaient sur une poudrière. Un coup de froid, un excès dans les rapports sexuels, quelque surmenage ou fatigue plus grande au moment des règles, en un mot l'un des mille accidents auxquels une femme est continuellement exposée la menace subitement des plus graves dangers. Les Drs *Kingston Fowler* et *Lewers* font mention de ces cas de péritonites mystérieuses, soi-disant *idiopathiques*, survenant quelquefois pendant les suites de couches et qui sont le plus souvent envisagées comme des *péritonites puerpérales*. Si le public médical pouvait se rendre un compte exact de la fréquence de ces cas, nous pourrions sauver un grand nombre de ces femmes par une simple section abdominale.

Pendant les dix dernières années de la lutte que j'ai eu à soutenir à propos de ces nouvelles opérations de la chirurgie abdominale on m'a reproché à différentes reprises d'entreprendre des opérations qui n'étaient ni nécessaires, ni justifiées. Non seulement ces reproches sont absolument faux, mais je vois constamment des cas où la mort des malades est due au fait que ces opérations n'ont pas été pratiquées ou ont été trop retardées. Le Dr *Sinclair* a démontré que ces cas donnent une mortalité d'environ 25 0/0. J'ai montré que d'autre part l'opération, destinée à guérir ces malades, donne une mortalité de moins de 3 0/0, affirmation qui se justifiera encore plus tard quand je discuterai cette question dans tous ses détails.

INFLAMMATION CHRONIQUE DES ANNEXES D'ORIGINE PUERPÉRALE

Nous avons à présent à nous occuper d'un autre groupe d'affections chroniques des annexes de l'utérus, survenant pendant les suites de couches, c'est-à-dire soit après un accouchement ordinaire, soit après une fausse couche ou un avortement. Mais ici encore nous nous retrouvons en présence des terribles conséquences de l'infection gonorrhéique, et il me semble indiqué de m'occuper de suite des cas dans lesquels les deux facteurs entrent en jeu.

Pour ma part j'acquiers chaque jour davantage l'intime conviction que l'infection gonorrhéique doit être rendue responsable d'une forte partie des accidents et des décès qui surviennent pendant les suites de couches, et qui tous sont attribués à la fièvre puerpérale. On ne peut encore dire quel est le mécanisme exact de ces accidents, mais je puis actuellement en indiquer au moins trois processus différents que j'ai tous observés moi-même et que j'ai pu si bien suivre dans leurs détails qu'il ne peut exister aucun doute sur leur authenticité, d'autant plus qu'elle a été depuis lors confirmée par d'autres auteurs.

En 1868 je vis, à la consultation externe de Clayton Hospital, une jeune fille qui avait une gonorrhée très intense. Les symptômes vaginaux cédèrent rapidement au traitement prescrit et après environ trois semaines je perdis de vue cette malade et je ne la retrouvai qu'à l'occasion de son autopsie, que j'eus à faire après qu'elle eût succombé à une fièvre puerpérale. Le péritoine était rempli de pus et je trouvai que tous les organes pelviens étaient réunis et adhérents autour d'une cavité, formant un vaste abcès, à contenu fétide, siégeant sur le côté gauche de l'utérus. J'enlevai cet abcès avec l'utérus et je le conservai dans l'alcool, où il resta pendant des années sans attirer davantage mon attention. L'observation de cette malade montrait parfaitement qu'elle était déjà enceinte au moment où elle contracta sa blennorrhagie ou qu'elle le devint par la même occasion. Elle fut accouchée comme malade pauvre chez elle et mourut le neuvième jour après son accouchement.

Au moment de l'autopsie j'attribuai à ces lésions et à la péritonite une origine simplement puerpérale, mais j'examinai plus tard les pièces avec plus de soin et je constatai alors qu'il s'agissait d'un *kyste tubo-ovarien*, dont la rupture fut la cause de la péritonite à laquelle succomba cette malade. Elle avait eu en somme un pyosalpinx unilatéral d'origine gonorrhéique, qui se rompit pendant l'accouchement et détermina la mort. Par conséquent ce n'était pas un cas de fièvre puerpérale.

Un travail du Dr *Chapman Grigg*, publié en 1887 (1) jette un jour tout nouveau sur ces cas.

Le Dr *Grigg* commence par faire ressortir le fait, que jusqu'à présent nous n'avons pas attaché suffisamment d'importance à l'état local des organes pelviens comme cause de péritonite après l'accouchement et cela provient surtout du petit nombre d'autopsies qui ont été faites dans ces cas. Lorsqu'une femme meurt pendant ses suites de couches, l'accident est si déplorable, notamment pour le médecin traitant, que l'on tâche d'en parler aussi peu que possible et que l'autopsie est réclamée bien rarement. La cause de la mort est attribuée à l'acci-

(1) *Transactions of the British Gynœcological Society*, 1887.

dent qui attirera le moins l'attention, et si l'on fait une expertise c'est toujours dans le but de découvrir quelque cause externe de contagion, comme un cas de scarlatine ou d'érysipèle.

Dans le cours d'une conversation avec le Dr *Grigg* j'appris les détails suivants, qui nous montrent combien il est important d'obtenir l'autopsie dans ces cas de mort et de faire un examen minutieux de l'état des organes pelviens.

Pendant l'espace de neuf mois il y eut au *Queen Charlotte's Lying-in-Hospital* 548 accouchements, dont 375 chez des primipares et 173 chez des multipares ; sur la totalité il y eut 5 morts. Heureusement elles furent toutes les cinq suivies d'autopsies, pratiquées par des pathologistes compétents — les Drs *Hebb* et *Allchin.*

Dans le premier cas il s'agissait d'une primipare, qui mourut du fait d'une tumeur ovarienne suppurée, qui faisait obstacle au passage de la tête fœtale. Le second cas était aussi une primipare, âgée de 21 ans. Elle alla très bien pendant la première semaine après son accouchement, puis elle fut prise le huitième jour de symptômes de péritonite et elle mourut le douzième jour. On trouva que la mort était due à un ancien pyosalpinx et à un abcès de l'ovaire.

Le troisième cas était aussi une primipare, âgée de 23 ans. Elle accoucha le 1er novembre et mourut le 11. La cause de la mort eût été certainement attribuée à la septicémie puerpérale si l'autopsie n'avait pas été faite ; mais cette dernière démontra que la péritonite mortelle était due à la rupture d'un kyste de l'ovaire.

Le quatrième cas était encore une primipare, âgée de 19 ans. Elle accoucha le 1er novembre et mourut le 13. L'accouchement avait été compliqué d'éclampsie et les constatations du Dr *Grigg* sont du plus grand intérêt.

« Ce cas fut très intéressant, nous dit-il, car il nous montre combien il est nécessaire, même vis-à-vis d'une simple éclampsie, de réclamer l'autopsie. En effet sans celle-ci, qui fit constater l'existence d'anciennes lésions des ligaments larges, la cause primaire de l'affection rénale fut restée inconnue. Cette inflammation, qui avait évidemment pris son origine soit des trompes de Fallope, soit des ligaments larges, détermina une infiltration et un épaississement du tissu cellulaire et un raccourcissement consécutif des ligaments et conduisit au résultat fatal. Le Dr *Allchin* est aussi de cette opinion ».

Ces différents témoignages doivent certainement nous conduire à modifier nos idées sur la soi-disant fièvre puerpérale. Ainsi pour quatre morts sur les cinq, qui constituèrent la mortalité de cet hôpital pendant une période de 9 mois, on put en démontrer l'origine dans des lésions locales existant déjà précédemment; en plus dans tous ces cas il s'agissait de primipares. Cela nous prouve que nous ignorons encore bien des choses en fait de fièvre puerpérale et qu'il est nécessaire que nous en fassions une étude plus sérieuse et plus méthodique.

Il est encore un autre fait, qui se rapporte directement à l'*infection gonorrhéique*, c'est qu'elle survient chez les femmes mariées presque invariablement au début de leur existence matrimoniale et qu'elle les rend stériles, soit complètement, soit seulement d'un seul côté. J'ai la conviction qu'un pyosalpinx unilatéral, survenant chez une nouvelle mariée est un des accidents les plus dangereux auxquels elle puisse être exposée; en effet si elle devient enceinte, et si la trompe se rompt pendant l'accouchement, la mort est presque certaine. Nous ne pouvons savoir le nombre exact de ces accidents, mais le fait que de beaucoup le plus grand nombre des morts dues à la fièvre puerpérale, surviennent chez des primipares, nous semble constituer un fait important à noter.

Nous arrivons ainsi graduellement à apprécier l'importance d'accidents, niés par certains auteurs, ou que d'autres ont déclaré n'avoir observé qu'une seule fois dans le cours de leur existence. Il est un fait actuellement démontré, c'est que ces cas sont fréquents, et que nous en voyons journellement. Je puis me souvenir d'un grand nombre de ces accidents, observés pendant ces 25 dernières années, qui se trouvent expliqués par les travaux de *Grigg*, *Noeggerath*, *Japp Sinclair* et d'*Angus Mc Donald* et par les faits que j'ai moi-même observés pendant les 8 ou 9 dernières années.

Le Dr *Grigg* m'appela dernièrement en consultation pour voir une jeune dame, qui s'était mariée (la première fois) à l'âge de 19 ans. Son mari se trouva être une brute, qui lui communiqua une blennorrhagie juste avant ou immédiatement après son seul accouchement. Elle fut sur le point de succomber à une « fièvre puerpérale, » et elle eut depuis lors des poussées récidivantes de péritonite. Elle traîna une existence misérable jusqu'à l'âge de 33 ans, puis devint veuve et après quelques années elle épousa un second mari, qui formait un contraste absolu avec le précédent. Le diagnostic d'ancienne suppuration des annexes était facile, et j'enlevai en présence du Dr *Matthews Duncan* un pyosalpinx et un ovaire en état de suppuration du côté droit (un *kyste tubo-ovarien* était en voie de formation), l'ovaire enflammé chroniquement et adhérent et la trompe du côté gauche. La malade est actuellement, six mois après l'opération, en bonne voie de guérison permanente et je suppose que ce cas doit avoir converti le Dr *Matthews Duncan.*

Il y a environ seize ans je fus appelé à voir la femme d'un commerçant qui était fort souvent absent de chez lui et qui bien malheureusement avait communiqué la gonorrhée à sa femme environ un mois avant son accouchement. Ce n'était d'ailleurs pas sa première blennorrhagie ; elle fut très légère et il me dit qu'il n'y avait pas attaché beaucoup d'importance et c'est ainsi qu'il la communiqua à son épouse. Elle n'en souffrit d'ailleurs pas beaucoup au début et elle ne soupçonna pas du tout la nature de sa maladie. Elle accoucha (de son sixième enfant) et tout alla fort bien pendant environ une semaine, quand survinrent des symptômes de « fièvre puerpérale ». Ils suivirent une marche subaiguë et conduisirent à la suppuration des deux genoux, des deux globes oculaires et à la mort de cette malade après environ six semaines de terribles souffrances. Il ne s'agissait pas de fièvre puerpérale mais bien d'une affection gonorrhéique.

J'ai observé un autre cas, très analogue, qui ne se termina pas par la mort, mais par la perte d'un œil et par une opération nécessitée par l'ablation d'un pyosalpinx double qui n'avait pas disparu après la prétendue guérison de la malade.

Je pourrais aussi donner les observations d'un certain nombre de malades, chez lesquelles le pyosalpinx fut le résultat d'une blennorrhagie acquise pendant la grossesse et ayant déterminé soit une fausse couche soit une pelvipéritonite après l'accouchement. Dans quelques-uns de ces cas l'action du poison semble être si violente qu'elle agit sur l'utérus, qu'elle détruit l'ovule, et détermine une péritonite le plus souvent fatale. D'autres fois elle se contente de tuer le produit et de devenir une cause de stérilité pour la mère en la rendant invalide pour le reste de son existence, à moins qu'elle ne se soumette à une opération chirurgicale.

Enfin dans d'autres cas, l'infection semble arrêtée jusqu'après l'accouchement, puis la maladie traverse l'utérus et peut avoir une issue fatale en déterminant les accidents que nous confondons avec ceux de la fièvre puerpérale.

Noeggerath donne un très bel exemple de ce premier genre d'accidents.

Cette observation est celle d'une dame, qui lui fut amenée à New-York au commencement de 1872 afin de recevoir ses soins. Le mari avait souffert comme étudiant d'une blennorrhagie, pour laquelle il avait suivi un traitement pendant plusieurs mois ; il prétendait qu'elle avait complètement disparu deux mois avant son mariage. En le questionnant minutieusement pour savoir si véritablement toute trace de sa blennorrhagie avait bien disparu, il avoua qu'après son mariage il avait plus d'une fois constaté l'adhérence de l'orifice uréthral et qu'il avait parfois éprouvé de légères douleurs au moment de la miction.

Dix mois après son mariage sa femme accoucha d'un enfant parfaitement sain, mais depuis lors (18 années) elle n'est plus jamais devenue enceinte. De suite après son accouchement cette dame commença à se plaindre de douleurs du côté gauche et d'une espèce de faiblesse pelvienne. Elle voyagea d'une station balnéaire d'Europe à l'autre, tâchant de rétablir sa santé, puis elle revint en Amérique. Elle n'eut pas moins de six poussées différentes d'inflammation pelvienne. L'examen local démontrait l'existence d'un exsudat pelvien, l'augmentation du volume des ovaires et à la réunion de tous les organes pelviens en une seule masse immobile.

Noeggerath ne put évidemment lui apporter grand soulagement et lui recommanda une station balnéaire du Canada.

C'est un exemple typique des six cas qu'il nous présente dans cette partie de son volume. Ils ont tous deux points communs : premièrement c'est qu'il s'agit d'affections incurables, détruisant la santé et le bonheur de femmes qui avaient été en parfaite santé avant leur mariage ; secondement c'est qu'il existe toujours des antécédents blennorrhagiques chez le mari et qu'il est toujours plus ou moins envisagé comme la cause des souffrances de sa femme.

Déjà en 1873 le Dr *Angus Mc Donald* démontra la fâcheuse influence de la gonorrhée sur les parturientes et il peut certainement être envisagé comme l'auteur de cette importante découverte, quoique l'idée première lui ait été suggérée par les travaux de *Noeggerath*. Je citerai les observations présentées par le D^r^ *Mc Donald*, car ces malades peuvent être plus facilement suivies par l'accoucheur qui les observe dès le début des accidents. Mes propres observations ne sont pas aussi complètes, parce que souvent je n'ai pas vu ces malades dès le début des accidents car elles ont presque toujours été accouchées et soignées pendant quelque temps par le médecin de la famille.

Le D^r^ *Mc Donald* s'exprime ainsi (1) : « Je pense que le Dr *Noeggerath* a démontré de façon péremptoire que l'infection gonorrhéique jouait un rôle beaucoup plus important dans

(1) *Edinburgh Medical journal*, 1873, p. 1090.

l'apparition de certaines formes de fièvre puerpérale et d'inflammation pelvienne aiguë et chronique, comme aussi de simple catarrhe des organes génitaux, que nous ne l'avions admis jusqu'à présent. Mais il reste encore à savoir si la fréquence, le degré, la persistance de ces affections et la stérilité consécutive sont aussi étendues que le Dr *Noeggerath* le prétend Pour ma part je crois que cet auteur s'est trompé quant à l'étendue de l'influence du virus blennorrhagique et les quelques observations que je peux présenter me semblent venir à l'appui de cette opinion. Ces cas sont les suivants :

Observation I. — Mme S., âgée de 24 ans, accoucha très facilement d'une fille le 15 avril 1869. Deux accouchements précédents avaient été tout à fait normaux. La mère et l'enfant se portèrent très bien jusqu'au quatrième ou cinquième jour; à ce moment la mère fut prise de violentes douleurs abdominales, accompagnées d'une grande sensibilité à la pression de toute la région et d'une fièvre assez forte. Les douleurs disparurent cependant après huit ou dix jours sous l'influence des opiacés à l'intérieur et de cataplasmes à l'extérieur. En même temps on constatait chez l'enfant une conjonctivite grave de caractère spécifique. A la suite d'une enquête j'appris que le mari avait eu pendant la grossesse de sa femme un écoulement d'origine blennorrhagique, mais qu'elle n'en avait pas souffert autrement que par la constatation d'une leucorrhée assez abondante avant son accouchement.

Autant qu'elle pouvait se souvenir elle n'avait eu ni douleurs à la miction, ni tuméfaction des parties externes. Les yeux de l'enfant furent traités par des lavages fréquents et par l'application de temps en temps d'une solution de nitrate d'argent, l'amélioration fut graduelle, mais lente. La guérison de la mère fut aussi très lente, car elle ne put sortir du lit avant la fin de la cinquième semaine.

Quelque temps après, pendant que ma malade assistait à l'église au baptême de son enfant, elle fut prise subitement d'une douleur angoissante dans la fosse iliaque gauche, en un point correspondant à la région de l'ovaire, accompagnée de fièvre et d'un pouls rapide. On reconnaissait à l'examen local tous les signes habituels d'une périmétrite provenant du pavillon de la trompe de Fallope gauche, s'étendant en avant et à droite de manière à intéresser bientôt toute la moitié antérieure du bassin et à immobiliser l'utérus en position normale.

Pendant cette poussée aiguë elle fut traitée par des cataplasmes et des opiacés, plus tard par le bromure et l'iodure de potassium et quelques autres médicaments.

La guérison fut très lente et elle dut garder le lit pendant plus de six mois. Pendant cette maladie elle fut examinée par le Dr *Moir* et par Sir *James Y. Simpson*. Elle m'assura que depuis lors elle avait toujours souffert plus ou moins à chaque menstruation de douleurs dans la fosse iliaque gauche, et qu'au moment des règles elle est toujours souffrante pendant environ trois semaines, quoiqu'elle ne perde pas beaucoup de sang à chaque période menstruelle. Ses règles sont très irrégulières. Depuis que je l'ai soignée en 1869 elle a eu encore deux enfants en parfaite santé, l'un en juillet 1870 et un autre le 17 décembre 1872. Le premier accouchement se passa très bien, mais immédiatement après le second elle eut une légère poussée inflammatoire. Elle est actuellement en assez bonne santé.

Observation II. — La malade qui fait le sujet de cette observation, primipare, fut prise des premières douleurs de l'accouchement, le 14 novembre 1872, à 4 heures du matin. Les premiers symptômes fébriles se déclarèrent le 17. Le pouls était à 110, la langue était mauvaise; les seins n'avaient point de lait; l'appétit était nul; pas de vomissements, légère sensibilité sur la région utérine, les lochies étaient peu abondantes. Le 19 les douleurs étaient moins fortes, la sensibilité à la pression de même; l'utérus était encore dur; la transpiration continuelle et abondante, le pouls à 120, mais plein, l'écoulement était clair et abondant; la langue très chargée.

Pendant toute cette maladie il ne survint pas de frisson et la température ne s'éleva pas au-dessus de 39°.

Des douleurs en apparence rhumatismales, accompagnées de rougeur et d'inflammation du tissu cellulaire entourant les articulations, firent leur apparition aux deux mains, aux deux épaules, aux deux genoux, mais plus spécialement dans le genou gauche.

La malade resta dans le même état pendant plusieurs jours, puis les symptômes s'atténuèrent lentement. Le pouls variait de 120 à 114, 96, 108, 96, 84 et 75 pour les jours qui se suivent. La température ne dépassa jamais 39°. Le 20 novembre le lait fit son apparition pendant quelques jours. Il n'exista jamais aucun symptôme de paramétrite ou de périmétrite. Le 22 il survint une diarrhée très abondante, qui céda le même soir au plomb et à l'opium. A part cette exception, les selles furent toujours régulières pendant tout le cours de la maladie. Les symptômes utérins disparurent plus rapidement que les symptômes articulaires. Le dixième ou le douzième jour il se produisit sur tout l'abdomen et plus tard sur tout le corps une éruption abondante, ressemblant à un pemphigus. Les yeux de l'enfant furent examinés par un oculiste. Il s'agissait d'une conjonctivite blennorrhagique très grave, qui se termina par la destruction presque complète de la cornée gauche et par la formation d'une grande ulcération perforante dans la cornée droite.

L'œil gauche sera très probablement perdu. Cependant la vision de l'œil droit est encore possible.

Une enquête minutieuse m'apprit que le mari, qui avait des habitudes de désordre, souffrait depuis plusieurs mois avant l'accouchement de sa femme d'un écoulement blennorrhagique. Il me fut impossible de préciser depuis combien de mois durait cette affection. Malgré une enquête des plus minutieuses, je ne pus savoir si la malade avait été infectée immédiatement avant son accouchement, ou si elle avait déjà souffert précédemment d'une blennorrhagie latente. Néanmoins je dois dire que c'est cette dernière alternative qui est la plus probable. Elle ne remarqua jamais aucun écoulement anormal et elle ne constata jamais la moindre affection spéciale avant son accouchement ; mais elle s'était bien aperçu que son mari souffrait d'un écoulement quelconque.

L'examen local après sa guérison ne révéla aucun désordre ; il n'existait aucun exsudat, aucun déplacement utérin, pas de fixation de cet organe, aucune bride. Ses règles, qui étaient douloureuses avant son mariage, sont actuellement libres de douleurs. Il existe cependant des petits condylomes sur la région périnéale, analogues à ceux que le Dr *Noeggerath* a décrits dans des cas pareils. J'ai oublié de dire que, pendant toute sa convalescence, il existait un écoulement abondant, jaunâtre, spécifique et que le vagin fut irrigué une ou deux fois par jour avec une solution diluée de liquide de Condy. Il n'a jamais existé d'uréthrite.

Observation III. — Mme B. accoucha, le 22 décembre 1872 au matin, d'un bel enfant mâle (son cinquième ou sixième accouchement), après un travail d'environ six heures. La mère et l'enfant se portaient très bien au début. Mais après cinq ou six jours les yeux de l'enfant se tuméfièrent et devinrent rouges et ses paupières augmentèrent de volume. J'appliquai de suite le traitement habituel de la conjonctivite aiguë spécifique.

Le septième jour après l'accouchement Mme B. fut saisie subitement d'une violente douleur dans le bas-ventre, plus particulièrement dans la région iliaque gauche, accompagnée d'une fièvre assez intense ; le pouls était à 110. Je prescrivis des cataplasmes et la poudre de Dower, à la dose de 30 centigrammes toutes les quatre heures. Cet état dura, avec un peu moins d'intensité, pendant 4 ou 5 jours, puis la malade alla beaucoup mieux, se guérit et elle est actuellement très bien portante. Les organes pelviens, autant que l'on peut s'en rendre compte soit par le toucher simple, soit par l'exploration combinée sont actuellement parfaitement normaux. Cependant pendant les deux mois qui suivirent l'accouchement la malade souffrit d'un écoulement blanc-jaunâtre, qui a actuellement complètement disparu. Les yeux de l'enfant allaient de plus en plus mal, particulièrement l'œil gauche, il fut confié à un oculiste, mais l'œil gauche fut complètement perdu par ulcération de la cornée et l'œil droit n'en vaut guère mieux.

Cette malade n'avait pas l'habitude de coucher dans la même chambre que son mari. J'ai la preuve évidente que ce dernier était affecté d'une blennorrhagie au mois de juillet. Pendant six ou huit semaines après cette maladie il n'eut aucun rapport avec sa femme. Mais pendant un court séjour à la campagne avec sa famille, pendant la première quinzaine de septembre, il occupa la même chambre que sa femme. Il pensa qu'il était complètement guéri ; en effet il ne restait plus aucune trace de l'affection. Néanmoins, c'est de ce rapprochement que date l'écoulement abondant de Mme B., qui fut envisagé comme une leucorrhée ordinaire, mais qui fut accompagné d'une légère tuméfaction des parties génitales et d'une légère douleur à la miction. Il n'y eut pas d'autres rapports sexuels avant la naissance de l'enfant en décembre, et pas d'autres symptômes chez Mme B., qui avait envisagé son écoulement de septembre comme une simple leucorrhée sans importance.

Observation IV. — Dernièrement je fus appelé à la hâte à la campagne pour voir en consultation une jeune dame, qui, à la suite d'un amour illicite, était accouchée avant terme d'un fœtus de 5 à 6 mois. Le travail fut facile. Cependant il survint une hémorrhagie assez importante avant l'arrivée du médecin traitant, qui demeurait à quelques lieues de distance.

La délivrance fut assez difficile, mais aussitôt après toute hémorrhagie cessa ; ceci se passait le samedi après-midi. Le dimanche matin elle était très bien ; moins bien dans la soirée. Il survint des symptômes fébriles, puis une douleur dans le bas-ventre et un pouls excessivement rapide, de violentes douleurs dans l'hypocondre droit et des vomissements continuels ; lundi l'état général était encore pire : le pouls petit, filant et rapide ; les vomissements continuaient. On prescrivit une pilule d'aloès et de myrrhe et des applications chaudes sur l'abdomen. La constipation persista, quoique ce léger purgatif fut renouvelé encore une fois. Grande distension de l'abdomen. Le mardi matin la malade était encore plus mal ; on administra un lavement huileux, mais il ne produisit aucun effet. Elle perdit connaissance dans le cours de l'après-midi, le pouls devint imperceptible et elle mourut à environ 5 heures et demie.

Sa mère nous dit que sept semaines auparavant sa fille avait eu une hémorrhagie assez grave ; et depuis lors, pendant plusieurs semaines, elle avait eu un écoulement jaunâtre assez abondant. Elle l'entendit se plaindre à différentes reprises d'envies fréquentes d'uriner. J'interrogeai mon confrère, qui se trouvait être en même temps le médecin traitant de la jeune dame et du père de l'enfant, et il me dit que ce dernier l'avait consulté et l'avait informé qu'il avait souffert, il y a environ deux ans, d'une blennorrhagie très grave, pour laquelle il avait été soigné par un chirurgien distingué de notre ville, qui après un certain temps l'avait renvoyé comme guéri. Mais depuis cette époque, il avait constaté sous l'influence de tout excès sexuel, la réapparition de l'écoulement primitif, accompagnée de douleurs uréthrales à la miction. Sous l'influence de toute excitation, même de nature psychique, l'écoulement devenait si abondant qu'il nécessitait parfois l'emploi d'une injection astringente. Il employait habituellement une solution de tannin.

Autopsie quarante-huit heures après la mort. Péritonite généralisée, mais beaucoup plus accentuée dans le petit bassin, dans lequel il existait une quantité considérable d'un liquide grumeleux. Toute la surface péritonéale de l'utérus est d'un rouge intense. Les deux ligaments larges sont rouges et congestionnés, mais il n'existe pas de pus entre leurs feuillets, et nous ne constatâmes, autant qu'une dissection et un examen rapides peuvent le faire voir, aucune augmentation de volume des vaisseaux lymphatiques soit de l'utérus, soit de ceux situés entre les feuillets des ligaments larges. Les deux trompes de Fallope sont tuméfiées, distendues dans leur moitié extérieure au volume d'une plume de corbeau ou davantage et remplies d'un liquide foncé. Les deux ovaires sont ramollis en une masse pulpeuse. La moitié inférieure de l'utérus est presque saine. La moitié supérieure est affectée *dans toute son épaisseur* d'une métrite intense, qui a transformé le tissu utérin en une masse rouge, molle, friable et demi pulpeuse. La vésicule biliaire est remplie d'un liquide noirâtre, qui a tout l'aspect du goudron. Le foie est infiltré dans toute son étendue d'un liquide foncé, son tissu est mou et se déchire facilement. Les reins sont congestionnés et ramollis.

Observation V. — Mme T. se maria en 1864 à l'âge de 29 ans. Elle accoucha normalement d'un garçon en septembre 1865 et elle fit une excellente guérison. Son mari souffrait d'un rétrécissement de l'urèthre, résultant d'une ancienne blennorrhagie, contractée avant son mariage. Elle n'est pas devenue enceinte une seconde fois, et depuis son accouchement elle a toujours eu un écoulement leucorrhéique plus ou moins abondant. Il y a environ deux ans elle commença à souffrir de ménorrhagies abondantes, et elle dut enfin s'aliter pour cette raison, et des douleurs pelviennes, accompagnées de fièvre pendant les mois de décembre 1871 et janvier 1872. Je fus appelé à lui donner mes soins pendant cette maladie et je trouvai qu'il existait une périmétrite subaiguë assez grave, et une notable augmentation de volume de l'utérus. Tout le fond du vagin était d'une consistance ligneuse, et l'utérus, augmenté de volume et sensible au toucher, était immobilisé au centre de cette masse d'induration pelvienne. La malade pouvait cependant aller et venir et elle était beaucoup plus inquiète de ses ménorrhagies que souffrante de ses douleurs pelviennes. Sous l'influence d'un traitement tonique et résolutif, son état s'améliora graduellement et plus tard les ménorrhagies disparurent (1).

(1) Ayant été appelé à revoir cette malade depuis que j'ai écrit cette observation,

Observation VI. — A la suite d'une mésaventure arrivée à son mari, Mme M. fut affectée il y a environ trois ans d'une attaque aiguë de blennorrhagie. Je lui prescrivis des injections vaginales de copahu et des capsules également de copahu à l'intérieur. Après quelques semaines sa guérison était complète. Depuis cette époque, elle n'a jamais eu aucun trouble de la menstruation. Mme M. avait précédemment eu un seul enfant, qui est actuellement un beau garçon bien portant, âgé de six ans. Elle est restée stérile depuis lors, mais entre l'époque de l'accident blennorrhagique et celle de son accouchement il s'est écoulé plusieurs années, qui indiquent qu'il existait déjà à ce moment une stérilité relative. Je ne pense pas que nous puissions admettre que dans ce cas l'existence d'une blennorrhagie ait eu une influence quelconque sur l'existence sexuelle de cette malade.

A propos de ces six observations du Dr *Mac Donald* il est à remarquer, que trois de ces malades étaient des primipares et parmi celles-ci se trouve la seule issue fatale, celle de cette jeune fille, victime d'une péritonite puerpérale, qui fut le résultat d'une infection blennorrhagique. A propos de cette observation du Dr *Mac Donald* je me rappelle le cas d'une primipare, qui fut très gravement malade pendant ses suites de couches, et d'après les symptômes indiqués par le Dr *Mac Donald*, il est pour moi évident qu'il s'agissait d'une blennorrhagie. L'enfant, le seul que sa mère ait eu, a actuellement 12 ans et il est aveugle de naissance par destruction de la cornée. La mère a une ankylose du genou gauche, résultat d'une suppuration articulaire, survenue pendant ses suites de couches. Je ne sais quel est l'état actuel de sa menstruation, mais d'après ce que je sais du mari, j'ai tout lieu de croire que ces accidents de l'enfant et de la mère ont été déterminés par les propres fautes de cette dernière. J'ai eu l'occasion d'observer d'autres cas analogues à ceux du Dr *Mac*

j'ai trouvé que la périmétrite avait en grande partie disparu ; la santé générale était bien meilleure qu'elle n'avait été depuis plusieurs années. On sent encore un empâtement et un point douloureux sur le côté droit de l'utérus, et il y a encore un certain degré de fixation du corps utérin au côté droit. On peut sentir aussi distinctement des brides en forme de cordes, en nombre de 2 ou 3, s'irradiant de chaque côté de l'utérus et indiquant les restes de l'ancienne périmétrite. L'utérus est encore très volumineux et sensible, la leucorrhée persiste, mais il n'existe plus ni ménorrhagie, ni dysménorrhée.

Donald, mais, comme je n'étais pas au courant de ces accidents, comme je le suis actuellement, je n'en ai pas conservé de notes cliniques détaillées et par conséquent je ne puis en parler ici.

De nouvelles recherches dans cette direction feront certainement reconnaître qu'une certaine proportion de primipares, qui meurent de péritonite puerpérale ou qui ont des accidents plus ou moins graves, ne sont en somme que les victimes des fredaines de leurs maris.

A propos de ces observations, le Dr *Mac Donald* ajoute ce qui suit : « Je crois par conséquent qu'à l'avenir nous devons être beaucoup plus sévères en accordant notre permission de mariage à des jeunes gens qui ont contracté récemment une blennorrhagie ou qui souffrent encore d'un écoulement spécifique. Les observations du Dr *Noeggerath* et les miennes démontrent que si un homme se marie tant qu'il lui reste la plus légère trace d'une blennorrhagie, il expose sa femme aux risques de beaucoup de souffrances pendant sa vie menstruelle et au danger de mort si elle devient enceinte ».

J'approuve absolument ces conclusions, et je trouve que jusqu'à présent ceux qui ont eu à soigner des jeunes gens affectés de blennorrhagie ont fait preuve d'une négligence ou d'une insouciance impardonnables. D'après le nombre considérable de cas de lésions des annexes de l'utérus que j'ai eus à soigner chez de jeunes mariées, qui sont devenues stériles après quelques mois de mariage, je suis très disposé à croire qu'il est injustifiable de se marier de la part d'un homme qui a souffert, ne serait-ce qu'une seule fois, de blennorrhagie.

Le tableau suivant comprend tous les cas où j'ai pratiqué depuis 1880 l'ablation des annexes de l'utérus pour des lésions provenant d'affections inflammatoires chroniques. J'ai indiqué, autant que j'ai pu le faire, dans la sixième colonne la nature de la lésion.

Nos	Résidence.	Médecin traitant.	Age.	Mariée ou célibataire	Maladie.	Date.	Guérison ou mort.
						1880	
1	Leamington......	Dr Tomkins..........	29	M	Cirrhose ovarique.........	3 janv.	G
2	West Bromwich..	Dr Sansome..........	22	M	Ovarite chronique.........	9 fév.	G
3	Northampton.....	Dr Graily Hewitt......	36	C	Ovarite chronique.........	26 fév.	G
4	Birmingham	M. Ross Jordan.......	37	M	Ovarite chronique.........	18 mars.	G
5	Birmingham......	L. T...............	37	M	Hydrosalpinx............	3 avril.	G
6	Birmingham	M. Crompton.........	33	M	Ovarite chronique.........	9 avril.	G
7	Birmingham	M. Clay	23	M	Ovarite chronique.........	23 avril.	G
8	Wolverhampton...	Dr Lycett...........	37	M	Abcès de l'ovaire	28 juin.	G
9	Hanley..........	Dr C. H. Phillips.....	37	M	Hydrosalpinx.............	3 août.	G
10	Leamington......	Dr Thursfield........	31	C	Ovarite chronique.........	7 août.	G
11	Wednesbury	Dr Sutton...........	28	M	Ovarite chronique.........	10 août.	G
12	Birmingham	L. T...............	28	M	Hydrosalpinx.............	29 sept.	G
13	Birmingham	Dr Hoare...........	32	M	Pyosalpinx double	5 oct.	G
14	Dudley..........	Dr Bradley..........	30	C	Ovarite chronique.........	6 oct.	G
						1881	
15	Liverpool........	Dr Macfie Campbell...	21	C	Ovarite chronique.........	21 janv.	G
16	Church Stretton..	Dr Mac Clintock	37	M	Pyosalpinx double.........	6 mars.	G
17	Darlaston........	Dr Cameron..........	40	M	Hydrosalpinx double	21 mai.	G
18	Cradley.........	Dr Standish.........	29	M	Pyosalpinx double	13 juin.	G
19	Redditch	Dr Bosworth.........	30	M	Hydrosalpinx double	14 juill.	G
20	Aston	Dr Smith............	33	M	Pyosalpinx double.........	2 août.	G
21	Stourbridge......	Dr Smith............	27	M	Hydrosalpinx double.......	19 août.	G
22	Old Hill.........	Dr F. Underhill.......	23	M	Hydrosalpinx droite et pyosalpinx gauche.	3 oct.	G
23	Birmingham......	M. Hallwright........	41	M	Hydrosalpinx double.......	19 oct.	G
24	Dudley..........	M. S. Berry	31	C	Pyosalpinx double.........	21 oct.	G
25	London	Dr J. Chambers	30	M	Hydrosalpinx double	24 oct.	G
26	Walsall	L. T...............	38	M	Hydrosalpinx double	9 nov.	G
27	Warwick.........	Dr Watson	33	M	Hydrosalpinx double.......	14 nov.	G
28	Warwick	M. Bullock..........	37	M	Hydrosalpinx double.......	30 nov.	G
29	Walsall	Dr Hubbard..........	32	M	Hydrosalpinx double.......	10 déc.	G
30	Birmingham	M. J. R. Harmar......	44	M	Hydrosalpinx double.......	16 déc.	G
31	Wolverhampton...	L. T...............	29	C	Ovarite chronique.........	19 déc.	G
						1882	
32	Somerbey........	Dr Jackson..........	35	M	Ovarite chronique.........	6 janv.	G
33	Birmingham	Dr Greene...........	28	M	Pyosalpinx droite	2 fév.	G
34	Birmingham	M. J. R. Harmar......	35	C	Pyosalpinx double	9 fév.	G
35	Birmingham......	Dr Vinrace..........	43	M	Ovarite chronique.........	18 fév.	G
36	London..........	L. T...............	27	M	Pyosalpinx double	22 fév.	G
37	Birmingham	Dr Holbeche.........	34	V	Hydrosalpinx double.......	27 fév.	G
38	Birmingham......	Dr Day.............	28	M	Hydrosalpinx droite et pyosalpinx gauche.	4 mars.	G
39	Walsall	M. Willmore.........	46	M	Hydrosalpinx double	7 mars.	G
40	Stonehouse.......	Dr Eshelby..........	37	V	Hydrosalpinx droite et pyosalpinx gauche.	10 mars.	G
41	Wednesbury	M. Garman	49	M	Pyosalpinx double.........	13 mars.	G
42	Wednesbury	Dr Partridge	36	C	Ovarite chronique.........	16 mars.	G
43	Birmingham......	Dr Hickinbotham	38	M	Hydrosalpinx double.......	2 avril.	G
44	Walsall.........	Dr Holliday..........	31	M	Pyosalpinx double.........	12 avril.	G
45	Birmingham	Dr C. J. Bracey......	38	M	Pyosalpinx double.........	21 avril.	G
46	Walsall	M. Gwinnet Sharp	28	C	Pyosalpinx double.........	27 avril.	G
						1882	
47	Lichfield........	M. J. Clay	28	?	Hydrosalpinx double.......	16 mai.	G
48	Atherstone.......	Dr Mears...........	30	M	Ovarite chronique.........	29 mai.	G
49	Manchester	Dr Roberts..........	32	M	Pyosalpinx double.........	28 juin.	G
50	Budleigh........	Dr Evans...........	28	V	Pyosalpinx double.........	28 juin.	G
51	Birmingham......	Dr Quirke	34	M	Hydrosalpinx double.......	13 juill.	G
52	Stockport........	Dr Dahms	26	C	Ovarite chronique.........	15 juill.	M
53	Stonehouse.......	Dr Eshelby..........	37	C	Ovarite chronique.........	27 juill.	G
54	Redditch........	Dr Mathews.........	25	M	Hydrosalpinx double.......	17 août.	G
55	Stoke-on-Trent...	M. Spanton	33	M	Ovarite chronique.........	18 août.	G
56	Redditch........	Dr Mathews.........	20	M	Hydrosalpinx double	5 sept.	G
57	Richmond	M. W. D. Spanton....	40	V	Ovarite chronique et hydrosalphinx gauche.	5 sept.	M
58	Coventry.........	Dr Fenton	39	M	Hydrosalpinx double......	8 sept.	G
59	Aston	L. T...............	33	M	Hydrosalpinx double.......	14 sept.	G

Nos	Résidence.	Médecin traitant.	Age.	Mariée ou célibataire.	Maladie.	Date.	Guérison ou mort.
						1882	
60	Sandown	Dr Green	24	C	Ovarite chronique	19 sept.	G
61	Barnstable	Dr Budd	36	M	Pyosalpinx double	10 oct.	G
62	Wanganui, N. Z.	Dr Conelly	31	M	Hydrosalpinx double	12 oct.	G
63	Walsall	Dr Oliver	36	M	Hydrosalpinx double	27 oct.	G
64	Wellington	Dr Taylor	27	C	Pyosalpinx double	8 nov.	G
65	Oxford	Dr Darbishire	36	M	Pyosalpinx double	11 nov.	G
66	Birmingham	Dr Taylor	32	C	Hydrosalpinx double	1er déc.	G
67	Llannymynech	Dr Manning	43	M	Pyosalpinx double	6 déc.	G
						1883	
68	Cheltenham	Dr Gooding	25	M	Hydrosalpinx double	3 janv.	G
69	London	Dr R. Smith	32	C	Pyosalpinx double	13 janv.	G
70	Southampton	Dr Seaton	36	V	Ovarite chronique	23 janv.	G
71	Hull	Dr Hardey	24	C	Ovarite chronique	23 janv.	G
72	Birmingham	Dr Chibborn	36	M	Maladie des trompes	31 janv.	G
73	Hinckley	Dr Branshaw Smith	31	C	Ovarite chronique	16 fév.	G
74	Ludlow	Dr Brookes	43	M	Hydrosalpinx double	16 fév.	G
75	Hednesford	L. T.	29	M	Hydrosalpinx double	25 fév.	G
76	Wolverhampton	Dr Lycett	32	M	Pyosalpinx double	27 fév.	G
77	Walsall	Dr Hickinbotham	32	M	Hydrosalpinx double	28 fév.	G
78	Stratford-on-Avon	M. J. J. Nason	34	C	Ovarite chronique	1er mars.	G
79	Birmingham	L. T.	21	M	Pyosalpinx	3 avril.	G
80	Walsall	Dr Golding	38	M	Hydrosalpinx double	12 avril.	G
81	Birmingham	Dr Brown	40	M	Pyosalpinx double	16 avril.	G
82	Bridgnorth	L. T.	35	C	Ovarite chronique	17 avril.	G
83	Wolverhampton	Dr Scott	25	M	Hydrosalpinx	19 avril.	G
84	Birmingham	L. T.	27	M	Pyosalpinx	27 avril.	G
85	Birmingham	Dr Hickinbotham	20	M	Ovarite chronique	1er mai.	G
86	Walsall	Dr Shore	27	M	Hydrosalpinx double	23 mai.	G
87	Gloucester	Dr Washbourn	26	M	Pyosalpinx double	25 mai.	G
88	Coventry	Dr Lynes	31	M	Pyosalpinx double	1er juin.	G
89	Birmingham	Dr Annie Clark	27	M	Ovarite chronique	22 juin.	G
90	Market Rasen	Dr Taplin	30	M	Hydrosalpinx double	27 juin.	G
91	Nottingham	Dr Jones	32	M	Hydrosalpinx double	10 juill.	G
92	Wednesbury	Dr Cameron	34	M	Pyosalpinx double	12 juill.	G
93	Birmingham	Mr J. R. Harmar	41	C	Hydrosalpinx double	12 juill.	G
94	Birmingham	Dr Bull	23	M	Pyosalpinx double	27 juill.	G
95	Leicester	Dr Hatchett	28	M	Pyosalpinx double	27 juill.	G
96	Frome	Dr Cornwall	27	C	Ovarite chronique	7 août.	G
97	Henley-in-Arden	Dr Arthur	20	C	Ovarite chronique	28 août.	G
98	Leicester	Dr W. Thomas	38	C	Pyosalpinx double	27 août.	G
99	Northampton	Dr Elder	31	M	Hydrosalpinx double	7 sept.	G
100	Cheltenham	Dr Cardew	26	M	Ovarite chronique	11 sept.	G
101	Birmingham	L. T.	29	M	Pyosalpinx double	15 sept.	G
102	Birmingham	M. Hunt	27	C	Ovarite chronique	17 sept.	G
103	Belfast	Dr Horne	32	M	Hydrosalpinx double	17 sept.	M
104	Stafford	M. Weston	26	M	Hydrosalpinx double	20 oct.	G
105	Birmingham	L. T.	34	M	Pyosalpinx double	24 oct.	G
106	Birmingham	L. T.	39	M	Ovarite chronique	16 nov.	G
107	Lichfield	Dr Welshman	29	M	Hydrosalpinx double	21 nov.	G
108	Cardiff	L. T.	24	M	Hydrosalpinx double	28 nov.	G
109	Hull	Dr Hardey	37	C	Ovarite chronique	29 nov.	G
						1884	
110	Coventry	L. T.	24	M	Ovarite chronique	3 janv.	G
111	Oldbury	Dr Cunningham	20	C	Ovarite chronique	7 janv.	G
112	Leicester	Dr Pope	28	M	Ovarite chronique	15 janv.	G
113	Hexam	Dr Farmer	30	M	Abcès des ovaires	18 janv.	G
114	Stafford	Dr Reid	23	C	Ovarite chronique	18 janv.	G
115	Birmingham	Dr Bull	29	M	Ovarite chronique	7 fév.	G
116	Oldbury	Dr Cunningham	29	M	Ovarite chronique	11 fév.	G
117	Aldershot	Dr Carter	37	M	Ovarite chronique	5 mars.	G
118	Newtown (Mon.)	L. T.	35	M	Ovarite chronique	11 mars.	G
119	Stonnal	Dr Evans	25	M	Pyosalpinx double	12 mars.	G

83. Ablation de la trompe gauche. Cette malade avait été opérée le 15 septembre 1880 pour un kyste de l'ovaire droit.

115. Ablation de la trompe gauche.

Nos	Résidence.	Médecin traitant.	Age.	Mariée ou célibataire.	Maladie.	Date.	Guérison ou mort.
						1884	
120	Birmingham	M. Palmer	36	M	Pyosalpinx double	13 mars.	G
121	Birmingham	Dr Ward	29	M	Pyosalpinx double	21 mars.	G
122	London	Dr Godson	31	C	Ovarite chronique	30 mars.	G
123	Manchester	Dr Phillips	30	C	Ovarite chronique	1er avril.	G
124	Birmingham	M. Freer	27	M	Pyosalpinx double	1er avril.	G
125	Birmingham	L. T	37	M	Hydrosalpinx double	2 avril.	G
126	Chester	Dr Roberts	28	M	Ovarite chronique	9 avril.	G
127	Birmingham	Dr Williams	43	M	Hydrosalpinx	18 avril.	G
128	Birmingham	Dr Taplin	24	M	Pyosalpinx double	24 avril.	G
129	Birmingham	M. Newton	30	C	Ovarite chronique	26 avril.	G
130	Birmingham	L. T	31	M	Hydrosalpinx double	1er mai.	G
131	Birmingham	L. T	28	M	Ovarite chronique	5 mai.	G
132	Shrewsbury	Dr Bratten	34	M	Hydrosalpinx double	27 mai.	G
133	Birmingham	L. T	29	C	Ovarite chronique	3 juin.	G
134	Derby	M. Holmes	35	M	Hydrosalpinx double	7 juin.	G
135	Birmingham	M. Leech	34	V	Hydrosalpinx double	7 juin.	G
136	Birmingham	Dr Cunningham	23	M	Hydrosalpinx double	7 juin.	G
137	Stone	Dr Gibson	27	M	Hydrosalpinx double	7 juin.	G
138	Birmingham	Dr Hadley	26	M	Hydrosalpinx double	9 juin.	G
139	Ansonia, U. S. A.	Dr Blodged	23	M	Hydrosalpinx double	14 juin.	G
140	Birmingham	Dr Taylor	40	M	Hydrosalpinx double	19 juin.	G
141	Birmingham	Dr Fairley	21	C	Ovarites chronique	24 juin.	G
142	Birmingham	Dr Taylor	28	M	Pyosalpinx double	25 juin.	G
143	Stourbridge	Dr Hammond Smith	42	C	Hématosalpinx double	21 juill.	M
144	Birmingham	M Weston	26	M	Pyosalpinx double	25 juill.	G
145	Birmingham	M. Clay	31	M	Hydrosalpinx double	29 juill.	G
146	Tipton	Dr Underhill	20	C	Ovarite chronique	1er août.	G
147	Albany, N. Y.	Dr Vander Veer	33	C	Ovarite chronique	10 sept.	G
148	New-York	Dr Palk	—	—	Pyosalpinx double	20 sept.	G
149	New-York	Dr Lusk	—	—	Ovarite chronique	20 sept.	G
150	Bareilly, India	Dr Swain	40	M	Hydrosalpinx double	3 oct.	G
151	Birmingham	Dr Thomas	23	M	Hématosalpinx double	6 oct.	G
152	Dorchester	Dr Smith	43	M	Abcès des ovaires	6 oct.	G
153	Wellington	Dr Anderson	36	M	Hématosalpinx	20 oct.	G
154	Birmingham	Dr Crosskey	21	C	Ovarite chronique	29 oct.	G
155	Birmingham	L. T	27	M	Hydrosalpinx double	4 nov.	G
156	Cradley	Dr De Denne	27	M	Hydrosalpinx double	24 nov.	G
157	Maidstone	Dr Wilkes	20	C	Ovarite chronique	29 nov.	G
158	Birmingham	Dr Taylor	20	C	Pyosalpinx double	8 déc.	G
159	Birmingham	Dr Nicholls	29	M	Hydrosalpinx double	17 déc.	G
						1885	
160	Birmingham	Dr Taylor	31	V	Pyosalpinx double	7 janv.	G
161	Birmingham	L. T	31	C	Ovarite chronique	7 janv.	G
162	Birmingham	Dr Wilson	37	M	Pyosalpinx double	16 janv.	G
163	Birmingham	Dr Gilroy	25	M	Hydrosalpinx double	23 janv.	G
164	Cheltenham	Dr Cardew	33	C	Hydrosalpinx	23 janv.	G
165	Birmingham	Dr Hadley	34	M	Pyosalpinx double	24 janv.	G
166	Birmingham	Dr Malins	20	C	Ovarite chronique	26 janv.	G
167	Birmingham	Dr Madden	29	M	Pyosalpinx double	2 fév.	G
168	Birmingham	Dr Taylor	28	C	Pyosalpinx double	12 fév.	G
169	Birmingham	Dr Taylor	27	M	Ovarite chronique	16 fév.	G
170	Birmingham	Dr Holmes	30	M	Pyosalpinx double	17 fév.	G
171	Birmingham	L. T	24	M	Pyosalpinx double	17 fév.	G
172	Birmingham	L. T	23	C	Ovarite chronique	24 fév.	G
173	Malvern	Dr Pike	37	M	Pyosalpinx double	25 fév.	G
174	Birmingham	Dr Hoskins	30	C	Pyosalpinx double	11 mars.	G
175	Birmingham	Dr Richards	26	M	Ovarite chronique	27 mars.	G
176	Birmingham	Dr Taylor	32	M	Pyosalpinx double	10 avril.	G
177	Birmingham	Dr Taylor	29	M	Pyosalpinx double	10 avril.	G

128. Ablation des annexes gauches.

165. Ablation de la trompe droite (la trompe gauche ayant été enlevée précédemment par un autre chirurgien.

167. Ablation des annexes droites. Les annexes gauches avaient été enlevées dans une précédente opération.

Nos	Résidence.	Médecin traitant.	Age.	Mariée ou célibataire.	Maladie.	Date.	Guérison ou mort.
						1885	
178	Birmingham......	Dr Pitt	29	M	Hydrosalpinx double	15 avril.	G
179	Kidderminster ...	Dr Measures	24	C	Pyosalpinx double.........	15 avril.	G
180	Birmingham......	Dr Nicholls..........	22	M	Pyosalpinx double.........	16 avril.	G
181	Ashby-de-la-Zo'ch	Dr Williams..........	23	M	Abcès de l'ovaire....	24 avril.	G
182	Grantham........	Dr Shipman	35	C	Ovarite chronique.........	25 avril.	G
183	New-York	Dr Polk..............	25	M	Ovarite chronique.........	29 avril.	G
184	Birmingham	L. T	25	C	Ovarite chronique.........	4 mai.	G
185	Wolverhampton...	Dr Millett	32	M	Ovarite chronique.........	12 mai.	G
186	Birmingham......	Dr Harvey...........	21	M	Pyosalpinx double...... ..	12 mai.	G
187	Shrewsbury......	Dr Storey	18	M	Pyosalpinx double	23 mai.	G
188	Birmingham......	M. Clay.............	26	M	Pyosalpinx double.........	26 mai.	G
189	Redditch	Dr Page	39	M	Hydrosalpinx double.......	4 juin.	G
190	Redditch	Dr Gibbs Blake.......	36	M	Pyosalpinx double	7 juin.	G
191	Redditch	M. Clay.............	21	C	Pyosalpinx double.........	12 juin.	G
192	Walton	Dr Billiald...........	32	M	Ovarite chronique.........	15 juin.	G
193	Newport (Salop)..	Dr Brookes..........	37	C	Ovarite chronique	16 juin.	M
194	Birmingham	Dr Madden	21	C	Pyosalpinx double.........	22 juin.	G
195	New-York	Dr Smith......... ...	37	M	Hydrosalpinx droite et pyo-salpinx gauche .	23 juin.	G
196	Cavan	Dr Barnardo.........	34	M	Hydrosalpinx double	26 juin.	G
197	Nottingham	Dr Bolton	26	M	Hydrosalpinx double	27 juin.	G
198	Birmingham......	Dr Drury............	32	M	Pyosalpinx double	7 juill.	G
199	Birmingham	M. Hallwright	29	M	Pyosalpinx double	10 juill.	G
200	Birmingham......	L. T	28	M	Pyosalpinx double	13 juill.	G
201	Birmingham......	Dr Mills.............	27	M	Pyosalpinx double	17 juill.	G
202	Birmingham......	L. T	27	M	Pyosalpinx double.........	17 juill.	G
203	Smethwick.......	Dr Jackson	44	M	Hydrosalpinx double	17 juill.	G
204	Birmingham......	Dr Phillips..........	34	M	Abcès des ovaires.........	20 juill.	G
205	London..........	Dr Dunbar	30	C	Ovarite chronique	20 juill.	G
206	Rugby...........	Dr Duke.............	46	M	Pyosalpinx double........	21 juill.	G
207	Birmingham......	Dr Taylor	18	C	Pyosalpinx double	5 août.	G
208	Birmingham......	L. T	37	M	Pyosalpinx...............	15 août.	G
209	New Zealand.....	Dr Closs	33	M	Hématosalpinx droite et pyo-salpinx gauche.	22 août.	G
210	Hanley	Dr Phillips..........	27	M	Pyosalpinx gauche et hydro-salpinx droite.	26 août.	G
211	Birmingham......	M. Clay.............	25	M	Hydrosalpinx double.......	29 août.	G
212	Birmingham......	Dr Hawkes	31	M	Pyosalpinx double.........	29 août.	G
213	Belfast	Dr Wood............	31	M	Hématosalpinx droite et hy-drosalpinx gauche.	3 sept.	G
214	New-York........	Dr Drigen...........	30	M	Hydrosalpinx double	9 sept.	G
215	Birmingham......	Dr Benison..........	35	M	Ovarite chronique.........	10 sept.	G
216	Birmingham......	L. T	39	M	Hydrosalpinx double.......	10 sept.	G
217	Rugby...........	Dr Simpson..........	36	M	Hydrosalpinx double.......	12 sept.	G
218	West Bromwich..	M. Evans	29	M	Hydrosalpinx double.......	26 sept.	G
219	Birmingham......	M. Hartley	35	M	Hématosalpinx double	28 sept.	G
220	Ireland..........	Dr Moorhead.........	30	C	Ovarite chronique.........	28 sept.	G
221	Kidderminster....	Dr Spofforth	34	M	Ovarite chronique.........	8 oct.	G
222	Bath............	Dr Cole.............	36	C	Ovarite chronique.........	8 oct.	G
223	Darlington.......	Dr Lawrence	40	M	Hydrosalpinx double.......	8 oct.	G
224	Stamford	Dr Newmann	40	M	Ovarite chronique	15 oct.	G
225	Warwick	Dr Lawson Healc.....	39	M	Hydrosalpinx double	17 oct.	G
226	Birmingham......	Dr Creswell..........	25	M	Pyosalpinx double.........	20 oct.	G
227	Birmingham......	L. T	44	M	Hydrosalpinx double	20 oct.	G
228	Wolverhampton..	Dr Millett	30	M	Hydrosalpinx double	31 oct.	G
229	Hanley..........	Dr Spanton..........	25	C	Hydrosalpinx double......	5 nov.	G
230	Birmingham	Dr Bull..............	20	C	Abcès de l'ovaire droit.....	4 déc.	G
231	Monmouth.......	Dr Woollett..........	33	M	Ovarite chronique.........	16 déc.	G
232	Edinburgh	Dr Halliday Croom ...	28	M	Ovarite chronique.........	20 déc.	G
233	Birmingham	M. Hallwright........	31	M	Hydrosalpinx double	21 déc.	G
						1886	
234	Nottingham......	Dr Howitt...........	41	M	Hydrosalpinx double	2 janv.	G
235	Birmingham......	Dr Hopkins..........	40	M	Pyosalpinx double	13 janv.	G

182. Ablation des annexes droites.

205. Ablation de l'ovaire droit.

Nos	Résidence.	Médecin traitant.	Age.	Mariée ou célibataire.	Maladie.	Date.	Guérison ou mort.
						1886	
236	Birmingham	Dr Taylor	25	M	Hydrosalpinx.............	19 janv.	G
237	Bristol	Dr Harrison	31	C	Ovarite chronique.........	20 janv.	G
238	Birmingham......	L. T	31	C	Ovarite chronique.........	23 janv.	G
239	Cleckheaton......	Dr Sykes..........	44	M	Pyosalpinx double	24 janv.	G
240	Tipton	Dr Price	44	M	Pyosalpinx double.........	25 janv.	G
241	London..........	Dr Pridham..........	25	C	Ovarite chronique.........	1er fév.	G
242	Birmingham......	Dr Moyles...........	41	M	Hydrosalpinx double	26 fév.	G
243	Birmingham......	L. T	28	M	Hydrosalpinx double	27 fév.	G
244	Stoke-upon-Trent.	L. T	36	M	Pyosalpinx double	3 mars.	G
245	Dorchester.......	Dr Kendal...........	26	C	Ovarite chronique.........	16 mars.	G
246	New-York	Dr Keyes...........	26	M	Hydrosalpinx double	18 mars.	G
247	Holbeach	Dr Harper...........	34	M	Ovarite chronique.........	2 avril.	G
248	Nice	Dr Balestre	42	M	Abcès des ovaires.........	4 avril.	G
249	Birmingham	M. Hawkins..........	25	M	Hydrosalpinx double	10 avril.	G
250	Birmingham......	Dr Taylor...........	27	M	Ovarite chronique	13 avril.	G
251	Birmingham......	Dr Notley...........	29	M	Pyosalpinx double	15 avril.	G
252	Blackpool........	Dr Scofield..........	30	M	Hydrosalpinx double.......	17 avril.	M
253	Birmingham......	L. T...............	29	M	Pyosalpinx double	20 avril.	G
254	Birmingham	Dr Notley...........	35	M	Hydrosalpinx double.......	20 avril.	G
255	London..........	L. T	31	M	Abcès de l'ovaire droit....	29 avril.	G
256	Calcutta	Dr Harvey.	37	M	Abcès des ovaires.........	30 avril.	G
257	Connecticut	Dr Parsons	24	M	Ovarite chronique.........	7 mai.	G
258	Birmingham	Dr Hallwright........	33	M	Pyosalpinx double aigu....	8 mai.	G
259	Birmingham......	Dr Hogg.............	39	M	Ovarite chronique.........	13 mai.	G
260	Middlewick	Dr Kerans...........	37	M	Hydrosalpinx double	24 mai.	G
261	Birmingham......	L. T	38	V	Pyosalpinx double.........	24 mai.	G
262	Hexam	Dr Stainethorpe	38	M	Hydrosalpinx double.......	1er juin.	G
263	Ashby-de-la-Zo'ch.	Dr Williams	36	M	Hydrosalpinx double.......	2 juin.	G
264	Willenhall	Dr Hartill............	40	M	Pyosalpinx double.........	7 juin.	G
265	Birmingham......	Dr Taylor...........	25	M	Hydrosalpinx gauche	19 juin.	G
266	Birmingham......	Dr Nelson...........	34	M	Pyosalpinx gauche	21 juin.	G
267	India............	Dr Newman.........	27	M	Hydrosalpinx double.......	22 juin.	G
268	Birmingham......	Dr Taylor...........	46	M	Hématosalpinx double......	26 juin.	G
269	Liverpool........	Dr Okell............	26	M	Ovarite chronique.........	9 juill.	G
270	Daventry	Dr Foster	23	C	Ovarite chronique.........	10 juill.	G
271	Malvern	Dr Graily Hewitt......	33	C	Ovarite chronique.........	17 juill.	G
272	Hull.............	Dr Lydiard..........	29	C	Ovarite chronique.........	24 juill.	G
273	Stone	Dr Gibson...........	36	M	Ovarite chronique.........	24 juill.	G
274	Birmingham	M. Bracey	32	C	Ovarite chronique.........	27 juill.	G
275	Derby...........	Dr Rice	20	C	Pyosalpinx double.........	3 août.	G
276	Birmingham......	Dr Bridges..........	35	C	Hydrosalpinx double.......	17 août.	G
277	Festiniog	Dr Roberts..........	35	M	Hydrosalpinx double.......	17 août.	G
278	Birmingham	L. T.	23	M	Pyosalpinx double.........	17 août.	G
279	Festiniog.........	Dr Roberts	32	M	Hydrosalpinx double	18 août.	G
280	Birmingham......	Dr Annie Clark.......	40	M	Pyosalpinx double.........	20 août.	G
281	Birmingham......	Dr Annie Clark.......	35	M	Hématosalpinx double	21 août.	G
282	Bilston	L. T...............	38	M	Pyosalpinx double	23 août.	G
283	Birmingham......	Dr Ward............	21	C	Ovarite chronique.........	27 août.	G
284	Birmingham	Dr Taylor...........	18	C	Pyosalpinx double	8 sept.	G
285	Birmingham......	L. T...............	27	M	Pyosalpinx double.........	10 sept.	G
286	Stourport	Dr Moore...........	33	M	Pyosalpinx double.........	10 sept.	G
287	Birmingham......	Dr Hopkins	43	M	Pyosalpinx double	11 sept.	G
288	Redditch	Dr Pearce...........	29	M	Ovarite chronique.........	13 sept.	G
289	Redditch.........	Dr Nunn............	27	M	Hydrosalpinx double.......	14 sept.	G
290	Birmingham......	Dr Skinner	35	M	Pyosalpinx double.........	30 sept.	G
291	Exeter...........	Dr Gooding..........	30	C	Ovarite chronique.........	11 oct.	G
292	Birmingham......	Dr Lawson	32	M	Hydrosalpinx.............	16 oct.	G
293	Birmingham......	Dr Annie Clark.......	32	C	Ovarite chronique.........	18 oct.	G
294	Birmingham......	M. Hues.............	29	C	Ovarite chronique	18 oct.	G

256. L'ovaire droit n'avait pas été enlevé dans une opération précédente et il se forma un abcès dans cette glande.

293. Ablation des annexes droites. Les annexes gauches avaient été enlevées pour un kyste volumineux le 3 octobre 1885.

Nos	Résidence.	Médecin traitant.	Age.	Mariée ou célibataire.	Maladie.	Date.	Guérison ou mort.
						1886	
295	Coventry	Dr Davidson	35	M	Hydrosalpinx double	22 oct.	G
296	Margate	Dr White	34	M	Hydrosalpinx double	28 oct.	G
297	York	M. Shann	32	M	Hydrosalpinx	3 nov.	G
298	Tipton	Dr Price	27	M	Pyosalpinx double	5 nov.	G
299	Birmingham	M. Barwise	27	M	Pyosalpinx double	5 nov.	G
300	Birmingham	Dr Edis	23	M	Hydrosalpinx double	6 nov.	G
301	Leicester	Dr Johnston	30	M	Pyosalpinx double	11 nov.	G
302	Shrewsbury	Dr Withers	24	C	Ovarite chronique	15 nov.	G
303	Birmingham	Dr North	29	M	Pyosalpinx double	19 nov.	G
304	Kidderminster	Dr Jotham	30	C	Hydrosalpinx double	19 nov.	G
305	Lichfield	Dr Morgan	26	M	Hématosalpinx	20 nov.	G
306	Stafford	M. Weston	29	C	Pyosalpinx double	20 nov.	G
307	Birmingham	M. Hues	20	C	Pyosalpinx double	25 nov.	G
308	Egham	Dr Drew	33	M	Pyosalpinx double	28 nov.	G
309	Birmingham	Dr Nicholls	33	M	Pyosalpinx double	3 déc.	G
310	Birmingham	Dr Madden	34	M	Ovarite chronique	6 déc.	G
311	Llandudno	Dr Davis	36	M	Pyosalpinx double	6 déc.	G
312	Bloxwich	Dr Hann	33	M	Pyosalpinx double	11 déc.	G
313	Alvechurch	Dr Parkes	32	M	Ovarite chronique	11 déc.	G
314	Birmingham	Dr Fairley	29	M	Pyosalpinx gauche	12 déc.	G
315	Birmingham	Dr Glysson	29	C	Ovarite chronique	15 déc.	G
						1887	
316	Birmingham	Dr Bosworth	25	C	Ovarite chronique	11 janv.	G
317	Walsall	Dr Olivier	23	M	Ovarite chronique	17 janv.	G
318	Birmingham	Dr Thomas	28	C	Ovarite chronique	21 janv.	G
319	Birmingham	L. T.	35	M	Hydrosalpinx double	22 janv.	G
320	Birmingham	Dr Waterson	38	M	Pyosalpinx double	22 janv.	G
321	Wolverhampton	Dr Hardey	39	C	Pyosalpinx double	24 janv.	G
322	Bilston	Dr Wells	42	M	Hydrosalpinx double	24 janv.	G
323	Birmingham	M. Bartleet	26	M	Ovarite chronique	3 fév.	G
324	Birmingham	Dr Bottle	21	M	Ovarite chronique	4 fév.	G
325	Birmingham	M. Clay	28	C	Ovarite chronique	5 fév.	G
326	Alfreton	Dr Pegler	28	M	Ovarite chronique	5 fév.	G
327	Birmingham	L. T.	32	M	Hydrosalpinx droite	18 fév.	G
328	Birmingham	M. Alldridge	21	M	Hydrosalpinx double	25 fév.	G
329	Preston	Dr Byrne	29	M	Hydrosalpinx double	2 mars.	G
330	Birmingham	L. T.	42	M	Ovarite chronique	4 mars.	G
331	Birmingham	L. T.	20	M	Hydrosalpinx double	14 mars.	G
332	Alfreton	Dr Pegler	21	M	Hydrosalpinx double	14 mars.	G
333	Coventry	Dr Johnston	25	M	Pyosalpinx	16 mars.	G
334	Birmingham	Dr Wilson	23	M	Hydrosalpinx double	24 mars.	G
335	West'n-sup'r-Mare	Dr Griffiths	34	M	Pyosalpinx droit et hydrosalpinx gauche.	14 avril.	G
336	Birmingham	L. T.	29	M	Pyosalpinx double	15 avril.	G
337	Stonehouse	Dr Watters	23	C	Pyosalpinx double	18 avril.	G
338	Birmingham	Dr Simon	39	M	Pyosalpinx double	20 avril.	G
339	Birmingham	Dr Nicholls	43	M	Pyosalpinx double	22 avril.	G
340	Stafford	L. T.	23	M	Hydrosalpinx droite et pyosalpinx gauche.	3 mai.	M
341	Manchester	Dr Rowe	32	M	Pyosalpinx double	8 mai.	M
342	Birmingham	Dr Summer	43	M	Pyosalpinx double	11 mai.	G
343	Atherstone	Dr Mears	29	V	Ovarite chronique	16 mai.	G
344	Birmingham	Dr Madden	22	C	Ovarite chronique	17 mai.	G
345	Halifax	Dr Ainley	28	C	Ovarite chronique	21 mai.	G
346	Shrewsbury	Dr Cox	38	M	Pyosalpinx double	2 juin.	G
347	Devon	Dr Goodwin	29	C	Ovarite chronique	4 juin.	G
348	Wimborne	Dr Parkinson	19	C	Hydrosalpinx double	9 juin.	G
349	Walsall	L. T.	30	M	Hydrosalpinx double	10 juin.	G

298. Ablation des annexes droites. Les annexes gauches avaient été enlevées pour un kyste volumineux le 3 octobre 1885.

306. Ablation de la trompe droite.

315. Ablation de la trompe gauche.

328. Ablation des annexes gauches. Un kyste parovarique avait été enlevé le 17 février 1881.

N°°	Résidence	Médecin traitant.	Age.	Mariée ou célibataire.	Maladie.	Date.	Guérison ou mort.
						1887	
350	London	Dr Grigg	33	M	Pyosalpinx double	17 juin.	G
351	Birmingham	Dr Middleton	27	M	Ovarite chronique	24 juin.	G
352	Birmingham	Dr Drummond	49	V	Pyosalpinx double	28 juin.	G
353	Nuneaton	M. Nason	28	M	Pyosalpinx double	2 juill.	G
354	Bridgnorth	Mr Rhodes	36	M	Pyosalpinx double	29 juill.	G
355	Salisbury	Dr Stratton	39	M	Pyosalpinx double	30 juill.	G
356	Atherstone	M. Mears	36	C	Ovarite chronique	26 août.	G
357	Birmingham	L. T.	40	M	Pyosalpinx droite et hydrosalpinx gauche.	1er sept.	G
358	Hanley	L. T.	33	M	Pyosalpinx double	1er sept.	G
359	Birmingham	Dr Bottle	36	M	Pyosalpinx double	7 sept.	G
360	Birmingham	M. Newton	37	M	Pyosalpinx droite et hydrosalpinx gauche.	7 sept.	G
361	Indianapolis	Dr Runnels	37	M	Ovarite chronique	7 sept.	G
362	Gloucester	Dr Bower	—	M	Pyosalpinx double	17 sept.	G
363	Lugano	Dr Solari	32	M	Pyosalpinx double	21 sept.	G
364	Dudley	Dr Bellingham	34	M	Pyosalpinx double	30 sept.	G
365	Birmingham	Dr Annie Clark	30	M	Pyosalpinx double	1 oct.	G
366	Stourbridge	M. Freer	43	C	Hématosalpinx double	3 oct.	G
367	Cork	Dr Pearson	29	M	Hydrosalpinx double	10 oct.	G
368	Rugeley	M. Freer	29	C	Ovarite chronique	24 oct.	G
369	Worcester	Dr Evans	25	M	Ovarite chronique	26 oct.	G
370	Bloxwich	M. Hubbard	28	M	Pyosalpinx double	2 nov.	M
371	Birmingham	L. T.	33	M	Pyosalpinx double	3 nov.	G
372	Dudley	Dr Bradley	25	M	Pyosalpinx double	8 nov.	G
373	Gloucester	Dr Batten	27	C	Pyosalpinx double	11 nov.	G
374	Birmingham	Dr Annie Clark	19	C	Pyosalpinx gauche et hydrosalpinx droite.	17 nov.	G
375	Birmingham	Dr Whitcombe	35	M	Pyosalpinx double	1er déc.	G
376	Stourbridge	Dr Pearson	26	M	Pyosalpinx double aigue	6 déc.	G
377	Birmingham	L. T.	36	M	Ovarite chronique	12 déc.	G
378	Wolverhampton	Dr Watts	29	M	Ovarite chronique	14 déc.	G
379	Birmingham	Dr Taplin	32	M	Ovarite chronique	19 déc.	M
						1888	
380	Newport	Dr Thomas	36	M	Ovarite chronique	3 janv.	G
381	Sidcup	Dr Poole	27	M	Ovarite chronique	6 janv.	G
382	Halifax	M. Porritt	28	M	Ovarite chronique	7 janv.	G
383	Oakham	Dr Norman	31	M	Ovarite chronique	7 janv.	G
384	Birmingham	Dr Welsh	26	M	Pyosalpinx droite et hydrosalpinx gauche.	7 janv.	G
385	Persia	Dr Cochran	32	C	Ovarite chronique	16 janv.	G
386	Leicester	Dr Olifant	27	M	Pyosalpinx double	16 janv.	G
387	Nottingham	Dr Rice	23	C	Ovarite chronique	17 janv.	G
388	Wellington	Dr Calwell	19	M	Ovarite chronique	23 janv.	G
389	Sedgeley	M. Baker	37	M	Pyosalpinx double	31 janv.	G
390	Market Bosworth	Dr Clifton	33	M	Ovarite chronique	1er fév.	G
391	Preston	L. T.	42	C	Ovarite chronique	8 fév.	G
392	Conway	Dr Hughes	28	M	Pyosalpinx double	6 mars.	G
393	Birmingham	L. T.	26	M	Pyosalpinx double	12 mars.	G
394	London	Dr Knott	27	M	Ovarite chronique	14 mars.	G
395	Gloucester	Dr Cole	29	M	Hydrosalpinx double	15 mars.	G
396	Brinmaer	Dr Brown	34	C	Ovarite chronique	17 mars.	G
397	Stourbridge	L. T.	40	M	Pyosalpinx double	17 mars.	G
398	Leamington	L. T.	37	M	Hydrosalpinx double	22 mars.	G
399	Kilsby	L. T.	37	M	Hydrosalpinx double	28 mars.	G
400	India	Dr Perry	29	C	Ovarite chronique	6 avril.	G
401	Worcester	L. T.	29	M	Ovarite chronique	6 avril.	G
402	Birmingham	Dr Whitcombe	30	M	Pyosalpinx double	12 avril.	G
403	Birmingham	L. T.	26	C	Ovarite chronique	25 avril.	G
404	Lutterworth	Dr Cartwright	25	M	Pyosalpinx double	26 avril.	G

355. Une tumeur ovarienne avait été enlevée pour hémorrhagies le 7 avril 1884.

359. Une tumeur dermoïde de l'ovaire gauche avait été enlevée précédemment le 25 septembre 1885, les trompes paraissaient saines dans les deux cas.

Nos	Résidence	Médecin traitant.	Age.	Mariée ou célibataire.	Maladie.	Date.	Guérison ou mort.
						1888	
405	Bristol	Dr Perry	28	M	Pyosalpinx double	8 mai.	G
406	Birmingham	Dr Bull	32	M	Pyosalpinx double	8 mai.	G
407	Lincoln	Dr Simpson	27	C	Pyosalpinx double	23 mai.	G
408	Gloucester	Dr Cole	24	M	Pyosalpinx double	30 mai.	G
409	Cardiff	Dr Davis	39	M	Pyosalpinx double	31 mai.	G
410	San-Francisco	Dr Cushing	48	M	Pyosalpinx double	2 juin.	G
411	Hanley	L. T	35	M	Ovarite chronique	5 juin.	G
412	Birmingham	M. Whitcombe	29	M	Pyosalpinx double	6 juin.	G
413	New-York	Dr Tuttle	32	M		21 juin.	G
414	West Bromwich	Dr Browne	38	M	Pyosalpinx droit	27 juin.	G
415	Birmingham	Dr Frost	22	C	Abcès de l'ovaire et adhérence avec les annexes à gauche.	27 juin.	G
416	London	Dr H. Smith	33	C	Ovarite chronique	2 juill.	G
417	Huddersfield	Dr Clarke	41	M	Ovarite chronique	4 juill.	G
418	Torquay	Dr Hope	47	M	Hydrosalpinx double	9 juill.	G
419	Birmingham	M. Hallwright	41	M	Hydrosalpinx double	10 juill.	G
420	New-York	Dr Sampson	27	M	Pyosalpinx double	17 juill.	G
421	Birmingham	Dr Grinling	35	M	Pyosalpinx double	27 juill.	G
422	Eccles	Dr Cox	33	C	Ovarite chronique	13 août.	G
423	Birmingham	M. Bracey	19	C	Pyosalpinx double	13 août.	G
424	Bromfield	L. T	33	C	Ovarite chronique	15 août.	G
425	Tamworth	Dr Fausset	31	C	Ovarite chronique	30 août.	G
426	Leicester	Dr Clifton	39	M	Ovarite chronique	6 sept.	G
427	Birmingham	Dr Jacobs	25	M	Ovarite chronique	6 sept.	G
428	Birmingham	L. T.	23	C	Hydrosalpinx double	10 sept.	G
429	Birmingham	L. T.	31	M	Pyosalpinx double	12 sept.	G
430	Birmingham	Dr Winfield	21	C	Hydrosalpinx droite et pyosalpinx gauche.	28 sept.	M
431	Sheffield	Dr Matthews Brown	32	M	Pyosalpinx double	3 oct.	G
432	Talgarth	Dr Williams	42	M	Ovarite chronique	5 oct.	G
433	Rugby	Dr Simpson	44	M	Ovarite chronique	15 oct.	G
434	Edinburgh	Dr Holmes Morrison	24	C	Ovarite chronique	17 oct.	G
435	Wolverhampton	Dr Blanche	31	M	Pyosalpinx double	22 oct.	G
436	Birmingham	M. Hallwright	39	M	Pyosalpinx gauche et ovarite chronique à droite.	3 nov.	G
437	Maidstone	L. T	29	C	Ovarite chronique	19 nov.	G
438	Birmingham	Dr Kirby	26	M	Pyosalpinx double	21 nov.	G
439	London	M. C. J. Smith	39	M	Pyosalpinx double	21 nov.	G
440	Alfreton	M. Warters	27	M	Ovarite chronique	27 nov.	G
441	Leicester	M. Bryan	41	M	Pyosalpinx double	30 nov.	G
442	Rugeley	L. T	24	C	Ovarite chronique	4 déc.	G
443	London	Dr Walker	31	M	Ovarite chronique	5 déc.	G
444	Dudley	M. Bradley	29	M	Pyosalpinx double	7 déc.	G
						1889	
445	Kingswinford	Dr Turner	38	M	Pyosalpinx double	4 janv.	G
446	Horsforth	M. De Renzi	27	M	Pyosalpinx double	8 janv.	G
447	Birmingham	Dr T. Ord	35	M	Ovarite chronique	2 janv.	G
448	Stourbridge	Dr Edis	25	M	Ovarite chronique	14 janv.	G
449	Hull	M. Hubbard	36	M	Pyosalpinx double	21 janv.	G
450	Birmingham	Dr Wilson	33	M	Pyosalpinx gauche et hématosalpinx droite.	22 janv.	G
451	Birmingham	M. Freer	23	M	Pyosalpinx double	29 janv.	G
452	Manningham	Dr Smyth	35	C	Ovarite chronique	4 fév.	G
453	Shrewsbury	Dr Withers	24	C	Ovarite chronique	5 fév.	G
454	Birmingham	Dr Fairley	45	M	Pyosalpinx double	8 fév.	G
455	Fareham	M. Hallwright	34	M	Hydrosalpinx	2 fév.	G
456	Macclesfield	Dr Clarke	34	M	Pyosalpinx	14 fév.	G
457	Birmingham	L. T	33	M	Ovarite chronique	21 fév.	G
458	Middlesbrough	M. Hinshelwood	40	M	Ovarite chronique	1er mars.	G

457. Ablation des annexes droites. Les annexes gauches avaient été précédemment enlevées le 3 janvier 1885.

458. Ablation des annexes gauches. Les annexes droites étaient congénitalement absentes.

Nos	Résidence.	Médecin traitant.	Age.	Mariée ou célibataire.	Maladie.	Date.	Guérison ou mort.
						1889	
459	Birmingham.....	M. Newton..........	23	M	Pyosalpinx double.........	1er mars.	G
460	Derby...........	M. Hough..........	32	M	Ovarite chronique.........	5 mars.	G
461	London.........	Dr Sunderland.......	26	M	Ovarite chronique.........	9 mars.	G
462	Treherberdt......	Dr Makuna....	26	M	Ovarite chronique.........	9 mars.	G
463	Hull.............	Dr Hardey...........	35	M	Ovarite chronique........	10 mars.	G
464	Manchester.......	Dr Perkins..........	31	M	Pyosalpinx gauche et ovarite chronique à droite.	20 mars.	G
465	Birmingham.....	M. Whitcombe.......	—	M	Pyosalpinx double........	21 mars.	G
466	Dudley..........	Dr Price............	30	M	Pyosalpinx double...... ..	21 mars.	G
467	Inverness........	Dr Chapman.........	27	M	Pyosalpinx double.........	2 avril.	G
468	Birmingham.....	Dr Ord.............	33	M	Ovarite chronique.........	9 avril.	G
469	Bristol..........	Dr Gibbs...........	33	M	Hydrosalpinx double......	9 avril.	M
470	Preston.........	M. Spear............	19	C	Ovarite exanthématique....	10 avril.	G
471	Birmingham.....	Dr Kenny...........	24	M	Pyosalpinx double........	18 avril.	G
472	Birmingham.....	Dr Smith........ ...	39	V	Pyosalpinx double........	30 avril.	G
473	Birmingham.....	L. T...............	27	M	Pyosalpinx double........	2 mai.	G
474	Hebden Bridge...	Dr Wilson...........	30	M	Pyosalpinx double........	6 mai.	G

Dans ces 474 cas j'ai eu douze morts, ce qui donne pour cette opération une mortalité de 2,5 0/0.

A propos de ce tableau, je dois dire en premier lieu que dans bien des cas il est assez difficile de préciser exactement le but de l'intervention, ainsi on trouverait que quelques-unes de mes opérations ci-dessus mentionnées pourraient rentrer dans la liste des cas qui comprendraient l'ablation des annexes pour des myomes utérins. Ainsi les cas dans lesquels on se trouve en présence d'un myome compliqué de pyosalpinx ou d'hydrosalpinx double, peuvent prêter à une certaine confusion et il sera parfois même impossible de les faire rentrer dans une seule subdivision. C'est ainsi que j'ai dû admettre un petit nombre de cas à la fois dans les deux listes, afin d'obtenir une vue d'ensemble claire et logique sur mes interventions. Pour ces opérations d'ablation des annexes, il est nécessaire de faire ainsi des subdivisions afin d'indiquer aussi clairement que possible le but que l'on se propose, quoique dans quelques cas il soit difficile de préciser quelle est la lésion qui réclame l'intervention chirurgicale, le myome ou l'hydrosalpinx.

Un auteur anonyme de la *Lancet* a prétendu que ces opérations ne doivent être classées que d'après les lésions anatomiques et que l'intention de l'opérateur et le but de l'intervention ne doivent pas entrer en ligne de compte pour la classification. Ceci me semble être une conclusion absolument illogique ; d'après ce principe il ne serait pas possible de faire une distinction entre l'opération qui a pour but de déterminer l'accouchement prématuré et les manœuvres qui aboutissent à l'avortement.

Il en est de même dans les cas d'amputation de cuisse au tiers inférieur à la suite d'une fracture compliquée de jambe ou pour une lésion chronique du genou, les deux opérations restent les mêmes quant aux rapports anatomiques, cependant on a l'habitude de les séparer dans une classification en *opérations primaires* et en *opérations secondaires*.

A plus forte raison est-ce le cas pour les opérations d'ablation des annexes de l'utérus, car ici une division est déjà rendue nécessaire par le fait que dans certains cas il est de toute importance d'enlever les annexes des deux côtés. Ainsi si nous opérons avec l'intention d'arrêter les hémorrhagies dues à un myome ou d'obtenir une diminution de son volume, il sera absolument inutile de n'enlever les annexes que d'un seul côté, à moins que celles du côté opposé ne soient congénitalement absentes.

D'autre part, en me guidant d'après le principe général qu'un organe qui peut être considéré comme sain ne doit pas être enlevé, j'évitai dans tous les cas de lésions inflammatoires chroniques des annexes, que j'eus à soigner, de faire l'ablation bilatérale lorsque l'un des côtés était resté sain. Il peut sembler à première vue qu'il n'existe aucune raison valable d'intervenir bilatéralement lorsque les annexes d'un seul côté sont malades et lorsqu'il s'agit de l'occlusion et de la distension de la trompe ou d'adhérences solides qui rendent impossible le fonctionnement de ces organes et donnent lieu à d'intolérables souffrances. Mais on reconnaît souvent que les conclusions posées à première vue peuvent être fausses, et je crains beaucoup que celles auxquelles je suis arrivé sur cette question, et d'après lesquelles je me suis dirigé pendant fort longtemps, ne supportent pas l'épreuve de nouvelles expériences. Je n'ai pu malheureusement que trop fréquemment me rendre compte combien ces opérations unilatérales sont insuffisantes et ne répondent pas au résultat désiré, car l'affection récidive du côté qui était sain et cette récidive réclame bientôt une seconde intervention chirurgicale.

Je dois dire que je n'ai obtenu la preuve de cette dernière assertion qu'au *commencement de l'année dernière*, car elle se base sur les observations de tous les cas *d'ablation unilatérale* des annexes pour affections chroniques, que j'ai opérés jusqu'au 9 décembre 1884, c'est-à-dire jusqu'au moment où j'ai terminé ma première série de 1000 laparotomies. Nous savons en effet que dans ces cas il faut attendre deux à quatre ans pour pouvoir juger de la valeur de notre intervention chirurgicale et des résultats éloignés que nous en avons obtenus. Au moment de ma première publication sur les preuves ainsi obtenues je fus si persuadé de l'exactitude de la conclusion, présentée tout à l'heure, que j'ai agi depuis lors en conséquence, et ainsi que je n'ai pas recueilli de nouveaux documents pour l'étude de cette question.

J'ai réuni à part ce petit groupe de 27 cas d'ablation unilatérale, sans les faire entrer dans mon tableau général pour les raisons que je donnerai dans les paragraphes suivants, et qui peuvent être brièvement résumées en disant que l'ablation unilatérale est une opération incomplète, qu'il y a beaucoup de chances pour qu'une seconde opération devienne nécessaire et que cette seconde intervention présente une mortalité tout à fait disproportionnée avec celle de la première opération.

Ces cas d'ablation unilatérale sont au nombre de 27, mais, comme une de ces opérations fut suivie de mort, mon enquête ne porta que sur 26 cas. Ce petit groupe comprend les lésions suivantes :

Abcès de l'ovaire	1	cas
Ovarite chronique, avec adhérences	2	»
Hématosalpinx	4	»
Hydrosalpinx	4	»
Pyosalpinx	15	»

Chose assez curieuse, ces 26 cas représentent à peu près le quart de la totalité des cas, opérés pour des lésions chroniques des annexes de l'utérus pendant la période qui comprend mon premier millier de laparotomies. Les rapports qui existent entre ce petit groupe de 26 cas et le chiffre total des cas opérés donnent lieu à des conclusions assez intéressantes. Nous voyons que le pyosalpinx est unilatéral par rapport à l'hydrosalpinx dans la proportion de 7 à 4 ; l'hydrosalpinx l'est par rapport à l'hématosalpinx comme 4 est à 1 ; et la fréquence de l'hydrosalpinx est à celle de l'ovarite chronique comme 8 est à 1.

Sans être exactement renseigné sur tous ces points par le simple examen des malades, je savais déjà que les lésions pelviennes, dont souffre le plus fréquemment la femme, c'est-à-dire l'adhérence générale des organes pelviens, l'adhérence des ovaires ou des trompes à d'autres organes, l'occlusion et la distension de la trompe par du pus ou de la sérosité, étaient presque toujours bilatérales. Je savais aussi parfaitement que l'hydrosalpinx était presque toujours symétrique ; mais j'ai été profondément étonné du fait curieux que nous pouvons rencontrer un pyosalpinx volumineux, complètement adhérent à l'ovaire correspondant ou à d'autres organes du même côté et d'autre part des annexes absolument saines du côté opposé.

Mais ce sont les fréquentes récidives, survenues dans ces cas, qui d'une part me conduisirent à une seconde intervention, d'autre part me firent rechercher les autres cas ; c'est aussi dans ce groupe que je constatai plusieurs morts sur venues parce que la malade avait négligé ou refusé de se soumettre à une seconde intervention chirurgicale.

Nous savons actuellement que le pyosalpinx est une affection beaucoup plus sérieuse et plus importante que nous ne pouvions le supposer il y a une dizaine d'années, c'est-à-dire à la période de début de mes interventions chirurgicales. Au contraire, quoique je ne veuille pas dire que l'hydrosalpinx ne puisse être parfois fatal, je crois qu'il n'expose pas les malades à un très grand danger et je ne pense pas que nous puissions supposer que l'ovarite chronique et ses adhérences doive avoir une terminaison fatale. Mais chose curieuse, pour tout ce groupe d'affections, les souffrances éprouvées par les malades ne sont pas en proportion du danger auquel elles les exposent; elles semblent même en raison inverse.

J'ai eu plusieurs fois à faire l'ablation de trompes de Fallope volumineuses, contenant 250 à 300 grammes de pus, où il avait à peine existé de douleurs et où les symptômes ne consistaient qu'en quelques troubles généraux.

Ainsi il y a deux ans j'enlevai chez la femme d'un confrère de notre ville un pyosalpinx unilatéral volumineux, qui était sur le point de se rompre, et qui sans aucun doute n'existait pas depuis plus de 12 à 15 jours. Il est certain que ce pyosalpinx se serait rompu et aurait tué la malade en moins de 8 jours, et cependant elle n'avait pas souffert de grandes douleurs pelviennes depuis le début de sa maladie jusqu'au moment de l'opération. J'eus beaucoup de peine à persuader le mari de la nécessité de cette intervention, mais, lorsqu'elle eût été pratiquée en sa propre présence, sa reconnaissance fut profonde pour la fermeté avec laquelle j'avais réclamé une opération qui était devenue urgente.

En analysant cette petite liste de cas pour savoir ce que peut nous apprendre ce groupe intéressant, nous voyons en premier lieu que, sur ces 26 malades, quatre seulement sont célibataires et j'ai appris que de ces quatre deux seules étaient vierges. Des 22 femmes qui étaient mariées, 9 seulement avaient eu des enfants avant leur opération et, comme toutes, à l'exception d'une seule, avaient été mariées pendant un certain nombre d'années, on voit que cette proportion de femmes stériles — environ 42 0/0 — a une véritable signification. De ces 22 femmes, toutes, autant que je pus le savoir, continuèrent à avoir des rapports conjugaux après leur première opération, mais seulement 3 devinrent enceintes; la proportion est donc d'un peu plus de 14 0/0. Pour ces 26 femmes, une seconde opération est déjà devenue nécessaire pour 4 d'entre elles (un cas d'hydrosalpinx, un d'hématosalpinx, un d'ovarite chronique et un de pyosalpinx). Quant aux malades atteintes de pyosalpinx, 5 d'entre elles sont déjà mortes, dans des circonstances qui rendent absolument certain que le côté opposé est devenu malade, que la poche s'est rompue et a donné lieu à une péritonite aiguë. Je sais exactement que ce fut le cas pour 4 de ces malades et la lettre suivante du Dr *Thelwell Pike* donne tout lieu de supposer que ce fut aussi le cas pour la 5e malade :

Malvern, 24 décembre 1886.

« Mon cher Tait. — Miss C. mourut il y a deux ans, et j'ai toujours regretté que les annexes des deux côtes n'eussent pas été enlevées au moment de l'opération. Elle s'en alla en Devonshire et, autant que j'ai pu me renseigner, elle fut prise des mêmes accidents que lorsque vous l'avez vue ; elle mourut dans l'espace de 48 à 60 heures de péritonite aiguë, à ce qu'on dit. Je ne mets pas en doute que les autres annexes devinrent malades, et, si elle avait été ici, je ne doute pas que vous l'eussiez sauvée. Dans des circonstances analogues je ne consentirai plus jamais à l'ablation unilatérale des annexes ».

Voici le tableau de 26 cas dans lesquels j'ai pratiqué l'ablation des annexes d'un seul côté.

Nos	Initiales de la malade	Résidence	Médecin traitant	Age	Marié ou célib.	Maladie	Opération	Date	Guérison	Remarques
						Abcès de l'ovaire				
1	C. P.	Smethwick.	Dr Payton	25	c	Côté droit.	Ablation.	14 août 1883.	g	Seconde opération nécessaire.
						Ovarite chronique avec adhérences				
2	C. A.	Nottingham.	Dr Howitt	30	c	Côté gauche.	Ablation.	8 avril 1884.	g	Seconde opération nécessaire.
3	— L.	Leamington	Dr Eardley Wilmo	28	m	Côté gauche.	Ablation.	27 mai 1884.	g	La seconde opération a été fai
						Hématosalpinx				
4	S. R.	Stafford.	Dr Cookson.	40	m	Côté gauche.	Ablation.	1er nov. 1883.	g	Seconde opération nécessaire.
*5	H. B.	Dudley Port	Dr Price.	30	m	Côté gauche.	Ablation.	17 déc. 18-3.	g	N'est jamais devenue enceinte
6	E. K.	West Bromwich	Dr Lawson	30	m	Côté gauche.	Ablation.	12 juillet 1884.	g	La seconde opération a été fai
*7	M. H.	Smethwick.	Dr Pitt	31	m	Côté gauche.	Ablation.	20 octobre 1884.	g	Exigera une 2e opération.
						Hydrosalpinx				
8	E. T.	Birmingham	M. Watkin Williams	28	m	Trompe droite	Ablation.	23 mai 1879.	g	N'est jamais devenue enceinte souffre encore.
9	E. W.	Birmingham	M. Lawson Tait	37	m	Trompe gauche	Ouverture et drainage.	13 avril 1880.	g	N'est jamais devenue enceinte
*10	H. P.	Birmingham	Sir James Sawyer	33	m	Trompe droite	Ablation.	27 septemb. 1882.	g	N'est jamais devenue enceinte.
11	E. B.	Birmingham	Dr Pugh.	36	m	Trompe gauche	Ablation.	5 mai 1884.	g	La seconde opération a été fa
						Pyosalpinx				
12	M. F.	Birmingham	M. Greene	26	m	Trompe gauche	Incision et drainage	28 mai 1881.	g	Morte par défaut d'une seco opération.
*13	E. T.	Walsall.	Dr Sharpe	—	m	Trompe droite	Ablation.	7 octobre 1881.	g	Morte par défaut d'une seco opération.
14	L. W.	Birmingham	M. Newton	18	c	Double	Incision et drainage	30 déc. 1881.	g	Morte à cause de l'opération complète.
15	E. B.	Birmingham	M. Briggs	27	m	Trompe gauche	Ablation.	17 août 1882.	g	N'est jamais devenue enceinte.
*16	A. A.	Longton	M. Ashwell.	36	m	Trompe gauche	Ablation.	15 octobre 1882.	g	Elle a eu deux enfants depuis et est encore enceinte.
17	H. C.	Melvern.	Dr Pike.	19	c	Trompe droite	Ablation.	7 nov. 1882.	g	Morte par défaut d'une 2e opérati
*18	J. K.	Birmingham	Dr Kenny	39	m	Trompe droite	Ablation.	22 nov. 1882.	g	N'est pas devenue enceinte; e gera probablement une 2e opérat
19	E. G.	Birmingham	Dr Welch	21	m	Trompe gauche	Ablation.	3 avril 1883.	g	A eu un enfant depuis lors.
20	M. L.	Birmingham	M. Hallwright	20	m	Trompe droite	Ablation.	26 juillet 1883.	g	Seconde opération. Mort
*21	E. S.	Birmingham	Dr Wilson	30	m	Trompe droite	Ablation.	28 août 1883.	g	A eu un enfant depuis lors.
22	E. M.	Birmingham	M. Mann	36	m	Trompe gauche	Ablation.	29 janvier 1884.	g	N'a pas eu ses règles depuis lo
23	J. S.	Nuneaton	M. Nason	24	m	Trompe gauche	Ablation.	8 avril 1884.	g	Son état exigera une 2e opératio
24	M. G.	Fillongley	Dr Beadnell.	25	m	Trompe gauche	Ablation.	17 avril 1884.	g	Morte par défaut d'une 2e opérati
25	M. B.	Birmingham	Dr Taylor	29	m	Trompe droite	Ablation.	7 juillet 1884.	g	N'a pu être suivie.
26	B. B.	Edinburgh.	Dr Hart.	26	m	Trompe gauche	Ablation.	4 octobre 1884.	g	Exigera une 2e opération.

Les astérisques indiquent les malades qui ont été enceintes avant l'opération.

J'ai examiné dernièrement sept des malades comprises dans cette liste et j'ai pu me convaincre que leur état local était tel, qu'il nécessitera certainement tôt ou tard une seconde opération. Nous voyons ainsi que dans 13 cas sur 28 l'ablation unilatérale a abouti à un échec complet ; et que seulement dans 3 cas sur 26 elle a réussi en ce sens que les fonctions des annexes conservées restèrent intactes, c'est-à-dire qu'il ne se produisit pas de récidive de ce côté. Nous trouvons en plus dans ce petit groupe de cas un exemple typique de la confusion due à l'introduction de nouveaux noms pour désigner cette intervention chirurgicale, comme ceux d'*opération de Battey*, de *castration*, d'*ovariotomie normale*, d'*oophorectomie* et je désire une fois de plus attirer l'attention sur la nécessité d'employer un autre terme tel que d'*ablation des annexes de l'utérus* ou quelque autre que ce soit, qui ne comporte ni attribution personnelle, ni conclusions préconçues sur l'opération qu'il doit désigner. Il est ridicule d'attribuer à ces opérations le nom de telle ou telle personne ; c'est une erreur profonde de parler d'une *oophorectomie* lorsqu'il s'agit de l'ablation d'une trompe de Fallope en état de suppuration, et il est encore plus absurde de désigner une telle opération sous le nom de *castration*.

Toutes les méthodes de classement, autres que celle que je préconise, se heurtent à la difficulté initiale suivante ; tous ces cas d'ablation des annexes se groupent eux-mêmes en deux classes — ceux pour lesquels il est absolument nécessaire d'*enlever les annexes des deux côtés*, et ceux pour lesquels il serait possible de ne faire *qu'une ablation unilatérale*.

Quant à ce second groupe, la question de savoir s'il est nécessaire ou même préférable de faire une ablation bilatérale n'est pas et ne peut être encore résolue. Autant que je sache la présente liste est la première et la seule contribution à l'étude de cette question, et il est bien probable que les opinions pourront varier quant aux conclusions que l'on peut en tirer ; pour ma part je suis tout à fait disposé à admettre que les matériaux sur lesquels reposent ces conclusions ne sont pas suffisants pour les rendre absolues. Mais l'opinion que j'en ai conçue pour ma part — et qui se trouve encore confirmée par des recherches plus récentes, mais non encore assez avancées pour être publiées, — est la suivante : lorsqu'une malade souffre suffisamment pour justifier une section abdominale pour des lésions chroniques des annexes de l'utérus, si l'on trouve que les organes d'un seul côté sont atteints, l'ablation doit être bilatérale si nous désirons que la malade en retire un bénéfice complet et durable. Mais, dans un cas pareil, le désir de la malade doit être avant tout pris en considération. Lorsqu'une malade se confie à mes soins pour une pareille opération et qu'elle m'impose la condition expressive que je ne dois sous aucune condition enlever les annexes du côté opposé au cas où je les trouverai saines, je dois me soumettre à sa décision. Mais il est de mon devoir de discuter la question avec elle et de lui conseiller de ne pas se soumettre aux risques d'une seconde opération, qui devient presque toujours nécessaire dans les cas d'ablation unilatérale. En effet la liste que je viens de présenter fait voir ces opérations incomplètes sous un jour bien peu satisfaisant.

OVARITE KYSTIQUE.

Nous rencontrons parfois comme un des résultats plus rares de l'ovarite chronique une hypertrophie prononcée de la glande ; elle se présente sous deux formes bien différentes, selon qu'elle intéresse les follicules de la glande ou son tissu fibreux. Ainsi que l'ont déjà fait remarquer les Drs *Ritchie* et *Fox*, il peut survenir une augmentation du nombre des follicules. L'hypertrophie des follicules peut se présenter sous la forme d'une augmentation du volume des follicules pris individuellement et constituer, ainsi que *Rokitansky* l'a le premier démontré, une variété de tumeur kystique. *Duncan* et moi-même avons déjà indiqué, que ces formations kystiques se présentent très souvent dans l'ovarite chronique.

Il semble en effet exister un rapport intime et que l'on n'avait pas soupçonné jusqu'à présent entre l'ovarite kystique et certains symptômes utérins assez graves, dont souffrent les malades. Ainsi dans bien des cas où j'ai dû faire l'ablation des ovaires chez des femmes souffrant d'hémorrhagies graves, dues à la présence d'un myome utérin, j'ai constaté que les ovaires étaient kystiques. Mais je dois dire que ces kystes ne ressemblaient aucunement aux tumeurs volumineuses pour lesquelles nous pratiquons l'ovariotomie, car les ovaires qui les contenaient n'étaient le plus souvent pas plus gros que des noix. Le tissu ovarien était remplacé par des kystes, et lorsque ces cavités étaient ouvertes et vidées il ne restait pas grand chose en dehors de leurs parois. D'autre part j'ai observé quelques-uns de ces ovaires kystiques, accompagnant des myomes utérins, qui avaient atteint un plus gros volume, de sorte qu'il était parfois difficile de dire si l'intervention avait eu pour but d'enlever ces ovaires kystiques ou d'obtenir l'arrêt de l'hémorrhagie due à ces tumeurs.

Ces *petits ovaires kystiques* donnent très souvent lieu à des hémorrhagies extrêmement abondantes, même lorsqu'il n'existe pas de myomes, et souvent on ne peut pas même soupçonner l'existence d'une inflammation chronique des ovaires. Leur volume n'est pas assez considérable pour nous autoriser à leur donner le nom de *tumeurs de l'ovaire* et il est probable qu'il ne s'agit pas d'autre chose que d'une simple hypertrophie des follicules. Les trois observations suivantes donneront une idée de cet état particulier.

I. — Je fus appelé en juin 1880 par le Dr *Collis*, de Bridgnorth, pour voir avec lui une dame occupant une haute position sociale, âgée de 29 ans et mariée depuis 6 ans. Avant son mariage ses règles avaient toujours été irrégulières et abondantes. Elle avait eu quatre enfants, dont le premier mort-né, et une fausse couche en 1878; tous les accouchements avaient été suivis d'hémorrhagies très graves. Le Dr *Collis* vit cette dame pour la première fois le 31 mai 1880; trois périodes menstruelles avaient fait défaut, mais depuis une quinzaine la malade avait des pertes abondantes. A l'examen local le Dr *Collis* constata une augmentation de volume de l'utérus. Il prescrivit le repos au lit, des astringents et bientôt après de l'ergot et du bromure. Enfin il fut obligé de tamponner le vagin et me télégraphia de venir voir la malade. Je la vis le 13 juin au soir. La malade était très anémiée, l'utérus aussi volumineux que pour une grossesse de trois mois, le col fermé; j'introduisis de suite mon dilatateur à tension élastique continue. Après quelques heures nous éthérisâmes la malade et je vidai la cavité utérine des nombreux caillots et des kystes villeux qu'elle contenait, ces derniers étant les vestiges d'un chorion dont les villosités avaient subi la dégénérescence kystique. J'évacuai avec soin tout le contenu de l'utérus et je râclai toute la surface interne au moyen de la curette.

Les pertes cessèrent et la malade guérit rapidement jusqu'au 10 juillet; puis les règles reparurent, très abondantes et d'une durée de 10 jours. De fortes doses d'ergot et de bromure ne firent aucun effet apparent. Nouvelle hémorrhagie très abondante le 29 juillet; elle fut soignée par les Drs *Pike* et *Weir*. Tous les traitements furent essayés sans résultat. Le 3 août on me fit chercher. La malade était dans un état d'anémie extrême. L'utérus était petit, normal, sa cavité était vide; je la cautérisai largement au nitrate d'argent solide. Cette intervention arrêta l'hémorrhagie pendant 24 heures, puis elle recommença de plus belle et on m'envoya chercher le 6 août. Lors de ma dernière visite j'avais averti le mari que, si la cautérisation ne faisait pas l'effet désiré, une intervention opératoire deviendrait absolument nécessaire.

En arrivant je rencontrai le mari sur la porte; il me dit qu'il s'en remettait à moi pour l'opération, mais qu'il croyait que seule l'ablation des annexes procurerait à sa femme une guérison temporaire ou permanente. C'était mon opinion et ce fut l'avis de mes collègues. La malade étant anémiée au-delà de toute description, je craignais seulement que nous ayions trop retardé l'intervention. Je fis une incision de 7 cent. 1/2; l'opération fut facile, les deux ovaires étaient kystiques, environ du volume d'une mandarine. Une heure après l'opération la malade était si bas, que je perdis presque tout espoir de guérison; le Dr *Pike* et moi restâmes presque continuellement près d'elle pendant 5 jours; elle eut des hauts et des bas, puis finit par se rétablir et depuis lors elle n'a plus perdu une goutte de sang. Dans une des dernières lettres de son mari se trouve cette phrase: « Il ne me reste qu'à vous exprimer toute notre gratitude pour votre habileté et pour vos soins ; car, humainement parlant, je vous regarderai toujours comme son sauveur. »

Je désire simplement présenter par ces mots le témoignage d'un gentleman d'une haute éducation, qui s'est parfaitement rendu compte de l'état de sa femme et de la nécessité de l'intervention chirurgicale, témoignage absolument en faveur d'une opération que ceux seuls qui l'ont pratiquée sans succès s'efforcent de rejeter et de blâmer. La seule chose que je désire faire ressortir dans ce cas, c'est que j'ai eu le courage de mes convictions et qu'en dernière ressource j'ai osé pratiquer une opération, que je n'aurais pas faite si je m'étais guidé d'après les opinions professées dans la métropole. Si j'avais rencontré un échec, l'état de la malade était tel, que ma manière de faire eût été fortement critiquée.

Je constatai, en examinant les ovaires de cette malade, qu'il ne restait que fort peu de véritable tissu ovarien, si encore il en restait. Il y avait à peine autre chose que les minces parois d'un certain nombre de follicules dilatés, dont il est bien difficile d'admettre qu'un ovule sain pût jamais en sortir et pénétrer dans la trompe. Il serait intéressant de savoir si l'ovulation imparfaite, qui détermina les accidents pour lesquels je fus appelé la première fois, put avoir été le résultat de cette hypertrophie folliculaire ; je crois qu'il est fort probable qu'il en fut ainsi. Je pense aussi que l'altération de ces ovaires doit être de nature spéciale, et non pas seulement la période de début d'un kyste, car je n'ai jamais entendu parler d'hémorrhagies aussi terribles, survenant chez des malades atteintes de kystes. D'autre part j'ai rencontré ces hémorrhagies foudroyantes dans les trois cas où j'ai trouvé ces petits ovaires kystiques, que j'ai enlevés les trois fois avec un plein succès.

Mon second cas fut encore plus remarquable que le premier, quoiqu'il ne soit pas nécessaire de le relater avec autant de détails.

II. — La malade âgée de 39 ans, mariée à quatorze ans, avait eu douze enfants et une fausse couche. A chaque accouchement, hémorrhagie abondante, dont deux ou trois fois elle avait failli mourir. N'ayant jamais eu ses règles pendant une douzaine d'années, car elle était toujours soit enceinte, soit nourrice, elle ne put me donner aucun renseignement sur sa menstruation, jusqu'au moment où elle était devenue veuve, à l'âge de 28 ans. Elle se remaria il y a 8 ans; pendant son veuvage ses règles avaient été beaucoup trop fréquentes et trop abondantes et elle avait toujours été en traitement pour cette raison. Depuis son dernier mariage elle avait eu 8 fausses couches en quarante mois ; la première de sept mois, les autres entre quatre et cinq mois. Enceinte de trois mois elle fut admise à l'hôpital en février. Malgré tous mes soins elle fit sa fausse couche à cinq mois et elle fut bien près de succomber à l'hémorrhagie consécutive.

En mai, juin et juillet ses règles furent très abondantes bien qu'elle suivit un traitement énergique, et lorsqu'elle rentra à l'hôpital elle était devenue si anémique et épuisée qu'elle ne désirait que mourir si on ne pouvait rien faire pour la soulager. Il ne me vint pas à l'idée d'enlever les annexes dans ce cas et cette proposition fut présentée par mon collègue, le Dr *Hickinbotham* pendant la consultation que nous eûmes ensemble. Je dois dire que tout d'abord cette idée ne me sourit pas beaucoup, et c'est seulement après une longue discussion avec mes collègues, et surtout à la suite des demandes instantanées et plusieurs fois répétées de la malade, que je me décidai à l'entreprendre. La malade basait sa demande sur ce qu'elle avait appris qu'une femme qui était dans la même chambre qu'elle avait été guérie par cette opération. Les ovaires étaient kystiques, exactement comme dans le premier cas. Les kystes étaient petits, à parois minces, ils occupaient la totalité de l'ovaire. Encore ici nous pouvons nous poser la question ; ces kystes ont-ils été la cause de l'ovulation incomplète répétée et des hémorrhagies ? La solution de cette question ne peut se baser que sur une beaucoup plus large expérience sur ces sortes d'accidents. D'ailleurs quelle que soit l'explication le résultat fut brillant ; la femme fit une rapide guérison, et douze mois après l'opération elle était en meilleur santé qu'elle n'avait jamais été avant l'opération.

Mon troisième cas me fut envoyé par le Dr *Meredith* de Wellington dans le Somersetshire ; et je veux en donner l'histoire d'après ses propres paroles :

III. — Jusqu'au moment de l'apparition des règles cette malade fut délicate ; elles furent au début régulières mais peu abondantes. En 1877 à la suite d'un effort les pertes devinrent très abondantes, accompagnées de douleurs pelviennes. L'utérus était normal comme volume et comme position. L'ergot, les acides, le bromure, le chlorate de potasse, la digitale et le cannabis indica n'eurent aucun effet durable sur les hémorrhagies; les injections vaginales froides ou chaudes pas davantage. Les pertes étaient continuelles, tantôt simplement rosées, tantôt accompagnées de caillots sanguins. Une cautérisation intra-utérine à l'acide phénique arrêta l'écoulement pendant cinq mois.

En 1878, l'écoulement recommença et ni les médicaments ni une nouvelle cautérisation ne produisirent le moindre effet durable. J'envoyai alors la malade à Birmingham pour y être soignée par M. *Lawson Tait.* Du 15 janvier au 15 février 1879 on lui fit 4 cautérisations au nitrate d'argent solide et la perte cessa. Elle rentra chez elle à Wellington en mars et l'écoulement reparut aussitôt. Je la traitai quelque temps par les bains de siège froids, par des révulsifs sur la région ovarienne et le curettage de l'utérus, suivi de cautérisation au nitrate d'argent solide. La perte continua.

Au mois d'août je la renvoyai à Birmingham, elle était maigre, faible, anémiée et à peine capable de se tenir debout ».

Je fis l'ablation des ovaires le 8 août; ils étaient flasques, volumineux, kystiques, avec quelques adhérences et recouverts çà et là d'ancienne lymphe. La malade rentra chez elle quelques jours après l'opération et elle reprit bientôt sa force et sa santé. Elle n'a jamais été réglée depuis lors et elle jouit actuellement d'une parfaite santé (mai 1882).

Dans quelques cas, qui appartiennent sans aucun doute à la même catégorie, nous trouvons que les ovaires sont augmentés de volume et que leur substance consiste en une masse de petits kystes de volume à peu près uniforme; leur aspect présente à l'œil nu à peu près celui d'une masse de sagou bouilli, le tissu plus dense de la glande ayant disparu. Je ne mets pas en doute que ce changement de structure peut s'expliquer par une sorte de perversion de la croissance normale des follicules, dont d'une part le développement devient plus actif et d'autre part s'arrête tant qu'ils sont encore à l'état de kyste, n'arrivant pas à maturité. Cette perversion dans le développement des follicules est probablement due à la suppression du mécanisme, par lequel s'opère leur rupture à l'état normal.

D'après ces cas et quelques autres plus récents, mais très analogues, je suis arrivé nécessairement à la conclusion qu'il devait exister entre ces petits ovaires kystiques et l'hémorrhagie une relation qui reste encore à étudier ; de plus que l'ablation des ovaires est non seulement justifiée, mais qu'elle constitue encore le traitement de choix ainsi que l'indiquent les brillants résultats que j'ai obtenus.

Dans d'autres cas qui sont accompagnés de symptômes très analogues à ceux que nous venons de décrire, les ovaires sont fortement augmentés de volume par *hypertrophie considérable des éléments folliculaires* et en même temps des *éléments fibreux de la glande*, de sorte qu'à l'examen microscopique on ne trouve aucune différence entre le tissu de ces ovaires hypertrophiés et celui de glandes normales. Il est à noter que dans ces cas les trompes ont toujours subi une hypertrophie correspondante, et ce fait nous indique que ces modifications doivent être le résultat d'une inflammation chronique, même si nous ne constatons la présence ni d'exsudat quelconque ni d'adhérences anciennes ou récentes.

J'ai fait dans des cas d'hémorrhagies très rebelles, accompagnées de douleurs intenses, l'ablation d'ovaires qui pesaient jusqu'à 60 ou 70 grammes et cependant l'examen le plus minutieux de ces organes ne révélait pas autre chose qu'un tissu absolument normal.

Entre cette dernière forme et la *simple hypertrophie folliculaire* plus fréquente, il existe encore une autre forme bien distincte d'*hyperplasie fibreuse*, qui est probablement le résultat de cette forme d'ovarite chronique qui intéresse l'élément fibreux et qui se manifeste par la destruction des follicules ou par l'arrêt de développement des cellules propres à l'ovaire et par une production exagérée des éléments fibreux ; c'est en somme la marche de la cirrhose pendant sa seconde période, précédant celle de la rétraction. J'ai eu l'occasion de suivre un de ces cas pendant plusieurs années, actuellement il semble arriver à la cirrhose. La malade et moi nous sommes d'avis que, si j'avais pu faire il y a 18 ans ce que je ferais aujourd'hui elle préférerait se soumettre à l'ablation de ses ovaires que supporter l'impotence prolongée dont elle souffre depuis si longtemps. Elle appartient à un rang très élevé de la société et elle a fait toutes les tentatives imaginables pour la guérir, cependant elle a été invalide pendant 18 ans et elle l'est encore quoiqu'elle jouisse d'une meilleure santé qu'il y a neuf ans. Il eût été préférable pour elle qu'on lui eût enlevé les ovaires il y a plusieurs années.

Cette jeune dame semble avoir souffert de très bonne heure d'hypérémie des annexes, car ses règles ont été jusqu'il y a 3 ou 4 ans très abondantes et irrégulières ; actuellement elles sont peu abondantes et moins fréquentes. Il existe un écoulement brunâtre, presque constant, qui augmente à la suite du moindre exercice. Le coït est douloureux ainsi que la défécation et elle a souvent des défaillances. L'utérus est augmenté de volume et sensible ; il est en rétroversion avec flexion du corps sur le col ; celui-ci est entr'ouvert, l'introduction de la sonde cause de la douleur. Les deux ovaires sont augmentés de volume et très sensibles au toucher, surtout le gauche ; ils sont libres d'adhérences. Je plaçai un pessaire et je fis des applications d'iode, en prescrivant des irrigations au sous-acétate de plomb.

En 1875, l'écoulement avait disparu et l'ovaire droit avait diminué de volume, l'utérus de même. Pendant les cinq années suivantes le traitement fut modifié par moi ou par d'autres, mais il ne se produisit aucun changement ; un séjour à Kreuznach et l'emploi prolongé des eaux produisit de bons résultats.

La nature semble d'ailleurs travailler à la guérison, car actuellement cette malade arrive à une ménopause prématurée (à l'âge de 45 ans) et sa santé s'améliore.

Il existe probablement une forme d'ovarite chronique, qui accompagne parfois la *tuberculose chronique* ; en effet, quoiqu'en règle générale il se produise dans cette maladie une atrophie de l'ovaire, se manifestant d'abord par la dysménorrhée, puis par l'aménorrhée, j'ai observé quelques cas où la menstruation était abondante, irrégulière, et caractérisée par les autres symptômes de l'inflammation chronique des annexes de l'utérus. J'ai vu quelquefois cet état après la *variole*, et très fréquemment après la *scarlatine*. Je l'ai rencontré encore dans un cas de *syphilis précoce acquise*. Il existe une forme spécifique de *métrite syphilitique*, ainsi que l'a déjà démontré il y a longtemps M. *Langston Parker* et il n'est pas douteux que dans ces cas les ovaires soient aussi atteints.

Arthur Farre a décrit chez les cardiaques une coloration rouge intense des ovaires, et j'ai observé plus d'une fois que des ménorrhagies très rebelles avaient apparemment leur origine dans une lésion valvulaire du cœur ou du moins qu'elles étaient étroitement associées à cette maladie; dans ces cas on ne constate aucune lésion soit de l'utérus, soit des ovaires.

NÉVRALGIES DE L'OVAIRE.

J'ai observé encore un petit groupe de cas que je ne puis envisager que comme des *névralgies ovariennes*. Le caractère principal est une douleur lancinante aiguë, rapportée à la région ovarienne, le plus souvent bilatérale, paroxysmale et sans aucun rapport avec les fonctions utérine ou ovarienne. Il n'existe aucun signe physique qui puisse expliquer ces douleurs et elles se produisent surtout chez les femmes approchant de la ménopause. Les malades que j'ai observées s'étaient toutes adonnées à la boisson dans le but, disaient-elles, de soulager leurs douleurs. Cette intempérance était-elle la cause ou le résultat de cette névralgie; s'agissait-il vraiment de névralgie dans quelques-uns de ces cas? C'est ce que je ne saurais dire; car le caractère spécial de la douleur et son siège ont été décrits par les malades avec une constance qui semblerait témoigner en faveur de sa réalité, quoique je n'aie jamais pu découvrir aucun signe physique de la maladie.

ABCÈS DE L'OVAIRE.

L'abcès de l'ovaire est une affection très rare, dont nous n'avons qu'exceptionnellement l'occasion de faire le diagnostic pendant la vie ; dans la majorité de ces cas la mort survient par rupture de l'abcès dans le péritoine avant qu'on ait pu poser d'autre diagnostic que celui d'*inflammation intestinale.* Quant aux cas d'abcès de l'ovaire qui guérissent après rupture, nous n'en trouvons naturellement pas d'autres traces que les signes d'une ancienne périmétrite, qui peuvent d'ailleurs reconnaître pour cause bien d'autres lésions.

Le plus grand nombre des cas d'abcès de l'ovaire publiés étaient très probablement des kystes de l'ovaire suppurés ; nous n'avons donc pas à nous en occuper ici.

On prétend que l'*abcès de l'ovaire* accompagne très fréquemment la suppuration pelvienne pendant l'état puerpéral, il est possible en effet qu'il puisse se produire dans ces conditions. Comme, depuis plusieurs années, j'évite d'assister aux autopsies de ces malades, je n'ai pas eu l'occasion de voir aucun cas de cette espèce. Les seuls cas d'abcès de l'ovaire que j'aie rencontrés en clinique et dont je puis affirmer le diagnostic, sont tous, à une seule exception près, compris dans le tableau qui précède. Je désire présenter en détail un cas, parce qu'il est d'un grand intérêt et parce qu'il fait bien voir les résultats obtenus grâce aux progrès de la chirurgie abdominale.

La malade me fut envoyée par le Dr *Lycett*, de Wolverhampton :

La malade, âgée de 38 ans, souffre de douleurs ovariennes presque continuelles, mais s'augmentant au moment des règles ; celles-ci reviennent tous les 15 jours peu abondantes et elles durent 8 à 10 jours. L'ovaire gauche est augmenté de volume et douloureux ; l'utérus est normal. Tous les traitements ont été inutiles. La malade est faible, nerveuse et anémique et à moins d'opération, elle n'atteindra probablement pas la ménopause. Au moment des règles la température s'élève souvent à 39° et plus.

Les rapports sexuels sont intolérables et l'ovaire gauche est fixé par des adhérences dans le cul-de-sac postérieur. Je fis l'ablation des annexes le 28 juin. L'ovaire gauche avait des adhérences en avant du rectum et son ablation fut difficile ; il contenait 10 grammes de pus et il était près de se rompre. L'ovaire droit était ratatiné, je l'enlevai également. La malade guérit rapidement et elle put continuer sans souffrance la vie conjugale.

Deux cas d'abcès de l'ovaire ont été relatés par M. *Cullingworth* (1).

Femme de 45 ans, admise à l'hôpital pour des vomissements et de violentes douleurs dans l'abdomen, ce dernier est distendu. On constate une tumeur abdominale, fluctuante, atteignant presque l'ombilic, mate et que l'on sent par le vagin à droite de l'utérus. La température vespérale est élevée. Le 27 janvier on retire un litre de pus par la ponction vaginale. 7 février : Incision exploratrice ; on ouvre un abcès volumineux, la malade succombe quelques heures après l'opération et l'autopsie démontre que la cause de l'accident était un abcès rompu de l'ovaire droit. L'ovaire gauche constituait aussi une petite poche, remplie de pus.

On aurait dû intervenir dans ce cas quelques semaines plus tôt et le résultat eût été probablement favorable.

Le second cas est encore plus intéressant.

En 1875 la malade constatait une tuméfaction abdominale et quelques douleurs pelviennes. En juin 1876 la douleur devint continuelle dans la région iliaque gauche et on pouvait y sentir une tumeur bien nette, dure et douloureuse. Une ponction exploratrice ne donna aucun résultat et la malade fut renvoyée de l'hôpital le 31 mars 1877. Elle rentra en mai suivant, l'abdomen était distendu et douloureux partout et on sentait encore l'ancienne tumeur pelvienne. Température vespérale très élevée. Elle mourut le 3 août. L'ovaire droit mesurait 14 centimètres dans sa plus grande circonférence et 10 dans sa plus petite, c'était une simple coque, remplie de pus. L'ovaire gauche était beaucoup plus gros ; il formait la tumeur que l'on sentait si bien pendant la vie, elle était remplie d'un pus très virulent.

Il est impossible de ne pas admettre la conclusion, que si dans un cas pareil la section abdominale eût été pratiquée dès

(1) *Lancet*, 3 novembre 1879.

l'apparition des symptômes graves, le chirurgien aurait certainement sauvé sa malade.

M. *C. Darolles* a publié quelques observations de valeur sur l'examen microscopique d'ovaires où l'ovarite avait abouti à la formation d'un abcès. Il a trouvé qu'il se faisait d'abord une suppuration des follicules séparés, que ces petits abcès se réunissaient ensemble et formaient ainsi la cavité purulente comprenant bientôt toute la glande.

M. *C. Salomon* a publié une série de cas de tuberculose de l'ovaire; mais comme cette affection est toujours accompagnée de tuberculose d'autres organes, qui est beaucoup plus importante, elle n'a guère qu'un intérêt de curiosité. Je n'ai jamais entendu parler d'un seul cas, où la tuberculose n'ait été localisée qu'à l'ovaire.

HERMAPHRODISME.

L'hermaphrodisme vrai se présente très rarement chez l'homme; néanmoins, comme le testicule et l'ovaire se développent aux dépens du même feuillet du blastoderme et qu'en réalité ils sont un seul et même organe, il n'y a rien de bien surprenant à ce que l'on rencontre parfois des inversions de type, c'est-à-dire des cas où l'on trouve d'un côté un testicule à développement incomplet et de l'autre un ovaire imparfait. *Simpson* nous dit que dans ces cas l'ovaire siège le plus souvent à gauche. Les cas, réunis par cet auteur, ne peuvent pas tous être acceptés, mais il y en a quelques-uns, entr'autres celui publié par le Dr *Banon* (1), qui sont indiscutables, dans ce dernier l'examen microscopique des organes a établi le fait que l'un d'eux était un ovaire et l'autre un testicule, mais ils étaient tous deux si incomplètement développés qu'ils ne contenaient aucune partie parfaite.

(1) *Dublin Medical Journal*, 1852.

L'existence d'un pénis imperforé, d'un urèthre s'ouvrant à la base et en arrière de cet organe, la présence d'un canal génital fermé par un hymen en croissant nous montrent que ce cas ne peut être rangé dans le groupe des hermaphrodites faux, dont j'ai déjà parlé dans un autre chapitre de ce livre. Ce canal génital aboutissait à un utérus petit, à rapports normaux, dont la corne gauche se continuait avec une trompe de Fallope bien conformée et avec l'ovaire en question. Du côté droit il n'existait ni trompe, ni ovaire, mais un testicule contenant des tubules caractéristiques et pourvu de son épididyme et de son vas deferens.

J'estime pour ma part que l'élément glandulaire doit être considéré comme l'indication capitale du sexe et tous les cas où il n'existe pas un testicule d'un côté et un ovaire de l'autre doivent être envisagés comme des cas de faux hermaphrodisme. C'est en 1873 que j'ai avancé cette opinion pour la première fois et elle a été depuis lors confirmée dans le beau travail du professeur *Morison Watson* (1).

Quant à la troisième variété de *Simpson* à laquelle il a donné le nom « d'*hermaphrodisme vrai double ou vertical* », je dois dire que je crois son existence fort peu probable. Dans le cas le plus complet, celui publié par *Vrolik*, l'examen microscopique ne démontra les caractères distinctifs ni d'un testicule, ni d'un ovaire, et comme la situation anatomique seule ne signifie rien, le seul témoignage satisfaisant doit être celui fourni par l'étude histologique des organes.

Les cas publiés par *Leopold*, de Dresde, et par *C. E. Underhill*, d'Édimbourg, sont des cas d'ovaires descendus dans le canal inguinal et n'ayant pas atteint leur complet développement.

(1) *Journal of Anatomy*, octobre 1879.

VIII

Grossesse ectopique et hématocèle pelvienne.

GROSSESSE ECTOPIQUE

Le terme de *grossesse ectopique*, employé pour la première fois par *Robert Barnes*, me paraît le meilleur qui puisse être appliqué à l'intéressante affection dont nous allons nous occuper. Il en donne en effet une idée exacte et complète sans préjuger de sa nature.

La cavité utérine est le siège normal de toute gestation, mais une grossesse peut très bien être ectopique sans être *extra-utérine*; c'est, par exemple, le cas pour les variétés qu'on a appelées *interstitielle* ou *tubo-utérine*. Pour ma part je crois que l'on pourrait appeler *grossesses tubaires* toutes les gestations ectopiques, mais cela pourrait sembler hardi à ceux qui croient encore à la possibilité d'une grossesse *ovarienne*. Le mot ectopique peut s'appliquer indistinctement à ces différentes variétés et c'est pour cette raison que je l'adopte.

Indications bibliographiques. — La littérature sur ce sujet est considérable et la confusion qui y règne très grande. Deux ouvrages, pour des raisons différentes, méritent le premier rang, et je leur ai fait à tous deux d'importants emprunts. Le premier, celui du Dr *William Campbell*, professeur d'accouchement à Edimbourg, a été publié en 1842. Selon toute probabilité, l'auteur a réuni dans cet ouvrage tous les matériaux connus à cette époque; leur ensemble constitue une source précieuse de renseignements à laquelle bien des écrivains ont puisé plus tard sans la citer.

Campbell ne semble pas avoir possédé un grand esprit critique; dans tous les cas, son œuvre est bien confuse et par l'abondance des faits et par le peu d'ordre avec lequel ils sont présentés. De plus, ses notions de pathologie semblent avoir été des plus vagues, et il a fait preuve d'une crédulité excessive pour tout ce qui lui a été raconté. Quoi qu'il en soit, son livre marque une étape dans la littérature de notre sujet, en ce qu'il constitue le premier effort réel pour placer au rang qu'elle mérite une affection qui auparavant ne semble avoir été envisagée que comme une curiosité et non comme un des plus terribles accidents auxquels la femme puisse être exposée. L'auteur fait aussi l'histoire bibliographique complète du sujet et son livre est encore intéressant en ce qu'il nous montre comment il arrive souvent que des découvertes ont été faites, puis tombent totalement dans l'oubli.

Le livre du Dr *John S. Parry,* de Philadelphie, publié en 1876, est tout différent. Il est remarquable et par les savantes recherches et par le grand sens critique de l'écrivain. Bien malheureusement ce jeune auteur, plein d'avenir, mourut l'année même de la publication et je ne puis regarder la fine et charmante figure, placée au frontispice de son livre, vis-à-vis de la lettre pathétique de son épouse désolée, sans être persuadé que nous avons perdu en *Parry* une des plus grandes lumières de notre temps en matière gynécologique. S'il avait vécu assez longtemps pour nous donner une seconde édition de son livre, les quelques lacunes existantes eussent été comblées et les quelques erreurs rectifiées. Il s'est surtout laissé tromper par les statistiques, point sur lequel je reviendrai tout à l'heure.

Étiologie de la grossesse ectopique. — J'ai déjà présenté ailleurs en détail mes idées sur le processus physiologique et sur le mécanisme de *l'imprégnation*, je reviendrai seulement ici sur les points les plus importants. L'utérus seul est le siège de toute conception normale ; dès que l'ovule a subi l'influence du spermatozoïde, il contracte des adhérences avec la muqueuse utérine. La principale fonction des cils vibratiles des trompes de Fallope est de prévenir l'entrée des spermatozoïdes, et de faciliter en même temps la marche de l'ovule vers son lieu normal d'incubation ; de plus les replis de la muqueuse utérine sont destinés à retenir l'ovule jusqu'à ce qu'il soit ou fécondé, ou expulsé. Ces idées étant admises, il nous est très facile de comprendre la véritable étiologie de la grossesse tubaire ; nous n'avons qu'à relire les travaux de Arthur *Johnstone* et de *Bland Sutton* pour nous rendre compte comment la salpingite desquamative arrive à transformer la surface muqueuse de la trompe en un état absolument analogue à celui de la surface utérine. Dans ces conditions, la pénétration des spermatozoïdes dans la trompe sera possible, l'arrêt de l'ovule dans ce même conduit sera inévitable et son adhérence immédiate aux parois tubaires sera aussi facile qu'à celles de l'utérus même. De sorte que la grossesse ectopique ou tubaire dépendra d'un processus ou d'un accident, qui, en transformant la surface muqueuse de la trompe de Fallope, aura rendu sa structure absolument analogue à celle de la muqueuse utérine.

Virchow a depuis fort longtemps déjà attiré l'attention sur le fait, qu'en examinant les pièces anatomiques dans les cas de grossesse ectopique, presque fatalement mortels lorsqu'il se produit une *rupture primaire*, l'on trouve presque toujours des traces d'ancienne pelvi-péritonite ; rien n'est en effet plus commun que de constater ces accidents inflammatoires dans l'histoire de ces malades, lorsqu'elles viennent réclamer nos soins.

Fait très important et presque constant, c'est que le plus grand nombre de ces femmes sont stériles depuis une période assez longue, et souffrent de dysménorrhée, ce qui indique que leur appareil génital est malade depuis un certain temps. Ainsi nous relevons souvent l'histoire, si fréquente pour les affections tubaires, de complications consécutives au premier accouchement, consistant en symptômes pelviens bien nets, suivis plus tard d'une longue période de stérilité, et aboutissant en dernier lieu à une grossesse ectopique, se terminant par la rupture de la poche.

Dans mes observations cliniques de ces cas j'attache une importance diagnostique toute spéciale à cette période de l'histoire de mes malades. *Parry* avait déjà insisté sur cette particularité ; « les femmes, dit-il, qui deviennent enceintes d'un enfant se développant en dehors de la cavité utérine, montrent avant ce fait une inaptitude toute particulière à la conception. L'intervalle entre le mariage et la première imprégnation est souvent très long. Si la femme a eu des enfants, une longue période de stérilité précède généralement la grossesse extra-utérine. Il cite à l'appui de son opinion une longue liste d'autorités. Tous ces faits me confirment dans l'idée que la gestation ectopique est due à la destruction de l'épithélium cilié de la trompe et nous retrouverons d'autres faits, qui tous plaident en faveur de cette interprétation.

Nous n'avons en effet rencontré d'autre argument contraire que la croyance, encore trop répandue, que l'imprégnation s'accomplit d'habitude dans les trompes, éventualité basée uniquement sur l'interprétation erronée d'expérimentations sur des mammifères inférieurs. En effet, chez ceux-ci, des spermatozoïdes ont été découverts très haut dans les cornes de leur utérus bifide, et celles-ci ont été prises pour les trompes, ce qui constitue une erreur grossière. Les trompes de Fallope n'existent réellement que dans la série supérieure des animaux, chez ceux qui partagent avec l'homme le privilège de la station debout. Si nous acceptons cette théorie, la physiologie de la reproduction s'en trouve très simplifiée et la pathologie de la gestation ectopique nous devient intelligible. De plus je ne vois pas bien quelles autres idées pourraient se trouver d'accord avec les récentes découvertes de

M. *Arthur Johnstone* et de M. *Bland Sutton*, ni comment elles pourraient être conciliées avec les constatations sur la grossesse ectopique, obtenues par la chirurgie moderne.

Variétés et division des grossesses ectopiques. — Nous avons à présent à nous occuper des différentes variétés de grossesse ectopique, et je dois dire de suite que je me propose de rejeter toutes les classifications adoptées jusqu'ici, comme contradictoires avec les faits que j'ai pu observer et

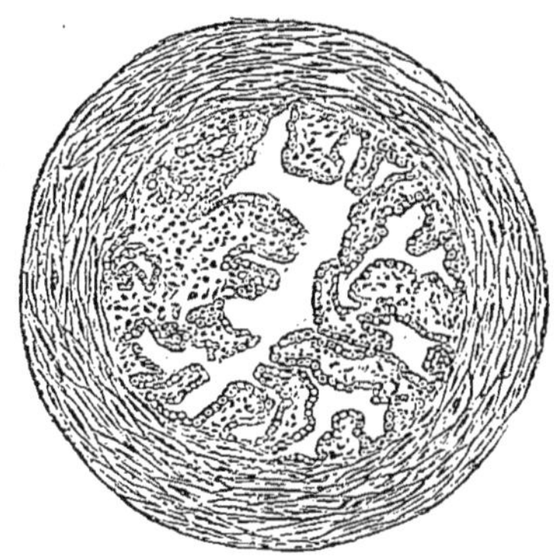

Fig. 58. — *Section transversale d'une trompe de Fallope normale*, d'après Sutton.

incompatibles aussi bien avec la pathogénie de la grossesse ectopique, telle que je l'ai exposée, qu'avec la physiologie de la gestation.

En envisageant l'utérus comme le seul siège de la grossesse normale, et en se rappelant le trajet que parcourt l'ovule et sur le parcours duquel il peut être fécondé par un processus anormal, on conclut que toute gestation ectopique doit au début être *tubaire*. Reste cependant la possibilité de l'imprégnation d'un ovule dans sa vésicule avant qu'il ait abandonné l'ovaire, hypothèse que je discuterai un peu plus loin.

Cliniquement, il faut distinguer deux espèces de grossesse tubaire, quoique pathologiquement elles soient identiquement semblables. Dans la première série de cas l'ovule fécondé devient adhérent à la paroi de cette partie de la trompe, qui est dépourvue de tissu utérin ; dans l'autre série l'ovule se développe dans la partie de la trompe voisine de l'utérus, où se trouve encore du tissu de cet organe. Cette dernière variété a été appelée *interstitielle*, et je lui conserverai cette dénomination.

Du développement d'un ovule fécondé dans quelque segment que ce soit de la trompe, résulte nécessairement la rupture de celle-ci. Dans la variété dite *interstitielle*, la rupture s'effectue toujours, que nous sachions, dans la cavité abdominale et je ne peux imaginer une autre solution, quoique l'on ait prétendu avoir diagnostiqué des grossesses tubaires terminées par l'expulsion du produit par les voies génitales. De telles assertions peuvent être en toute assurance écartées d'une discussion sérieuse, car je n'ai jamais vu un cas ni une préparation de grossesse interstitielle, dont il eût été possible de faire le diagnostic différentiel avec une grossesse normale avant le moment de la rupture. Je croirai volontiers que les cas signalés ont été des erreurs de diagnostic plutôt que d'admettre la possibilité d'une rupture de l'utérus et la transformation d'une grossesse interstitielle en grossesse intra-utérine.

Qu'il me soit permis de dire à ce propos qu'ici, comme dans tout le reste de ce livre, je ne cite comme avéré aucun fait qui n'ait été vérifié par l'examen direct, soit après la mort, soit pendant la vie. Tout médecin, qui prétend avoir diagnostiqué une grossesse tubaire ou quelque autre lésion, et qui en décrit la marche en se basant simplement sur les symptômes ou sur les données imparfaites d'un simple examen pelvien, me laisse fort incrédule, et je n'accepte son témoignage comme argument valable que dans des circonstances tout à fait exceptionnelles. Les procès-verbaux d'autopsie, les pièces des musées pathologiques et les faits observés au cours d'une opération constituent des documents d'une tout autre valeur, et sont les seuls que j'aie l'habitude d'utiliser.

Dans les cas de grossesse tubaire interstitielle la rupture

du sac se produit, ainsi que je l'ai déjà dit et autant que nous savons, *constamment dans la cavité péritonéale. L'époque* de la rupture semble varier entre la troisième et la vingtième semaine, fait que je déduis uniquement des procès-verbaux *post mortem* et des pièces de musées, car je n'ai aucune expérience opératoire concernant cet accident et je n'en possède qu'un seul cas personnel.

Le développement de la grossesse ectopique dans la partie libre de la trompe a infailliblement pour conséquence la rupture d'une portion de sa continuité avant la quatorzième semaine, je crois même pouvoir dire avant la douzième semaine car parmi le nombre considérable de pièces que j'ai examinées je n'ai jamais constaté que la rupture ait été retardée au delà de ce terme, et je l'ai vu par contre se produire déjà dans le quatrième septénaire de la grossesse. Je propose d'appeler *rupture primaire* cette terminaison de la grossesse; elle constitue l'accident le plus désastreux qui puisse arriver à une malade.

Cette déchirure de la trompe peut se faire dans deux directions opposées :

a) Dans la cavité péritonéale, terminaison fatale ;

b) Dans l'épaisseur du ligament large.

Cette dernière constitue la variété de grossesse ectopique, que je propose de dénommer *extra-péritonéale*, qui a été désignée par *Dezeimeris* comme variété *sous-péritonéo-pelvienne* et qui à elle seule comprend tous les cas arrivant à la période de viabilité, tous les lithopédions, tous les kystes fœtaux se terminant par la suppuration et s'ouvrant alors dans la vessie, dans le rectum, etc., et de plus tous les cas où il se produit une rupture *secondaire* et qui prennent le nom de *grossesse abdominale.*

Telle est la classification des gestations ectopiques que j'ai proposée le premier en 1873. *Parry* la recommandait en faisant valoir qu'elle avait au moins le mérite de la simplicité. Durant les quinze années qui se sont écoulées, je n'ai laissé perdre aucune occasion d'examiner des pièces de grossesses ectopiques et près d'une centaine de cas ont passé entre mes mains, directement ou indirectement, soit par des recherches *post mortem*, soit à la suite d'intervention chirurgicale et je n'ai pas trouvé un seul fait en contradiction avec les opinions que je viens d'énoncer et que nous allons discuter plus en détail. Au contraire ces idées sur le processus de

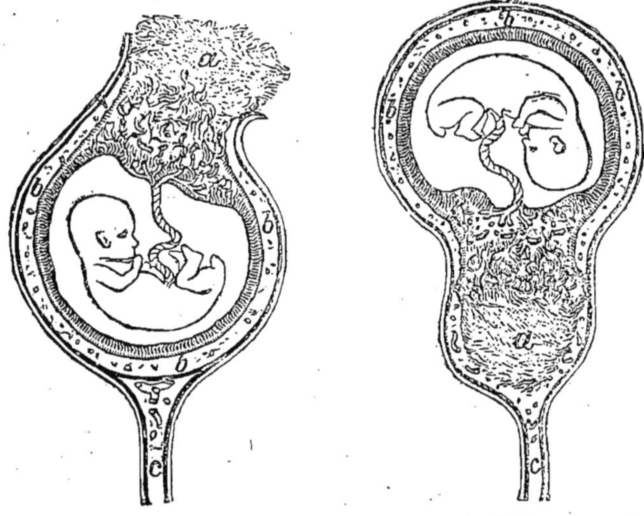

Fig. 59 et 60. — *Coupes schématiques de la trompe de Fallope, représentant les deux directions dans lesquelles la rupture peut s'effectuer* : 1. Dans la cavité péritonéale. — 2. Dans l'épaisseur du ligament large. — *a*. Caillot à l'endroit de la rupture. — *b*. Paroi de la trompe de Fallope. — *c*. Cavité du ligament large, dont les feuillets sont séparés par l'épanchement sanguin.

la gestation ectopique apportent l'harmonie là où tout était en désaccord, et la clarté où il ne régnait que la plus complète confusion.

Nous pouvons à présent essayer de construire un schéma, qui constituera un tableau généalogique de la grossesse ectopique.

Tableau des diverses formes de gestation ectopique et de leur terminaison.

I. *Ovarienne.* — Elle est possible, mais non encore démontrée avec certitude.

II. *Tubaire.* — Dans la partie libre de la trompe. Elle est renfermée dans cet organe jusqu'à sa 14e semaine ; à ou déjà avant cette époque se produit la *rupture primaire* et dès lors la gestation suit son cours comme :	1° Gestation abdominale ou intra-péritonéale, généralement fatale (à moins qu'elle ne soit enlevée par laparotomie) soit par hémorrhagie, soit secondairement par suppuration de la poche et péritonite. 2° Gestation du ligament large ou extra-péritonéale (sous-péritonéo-pelvienne).	3° Elle peut se développer complètement dans le ligament large, et être enlevée avec un produit viable. 4° Elle peut succomber et être alors résorbée comme hématocèle extra-péritonéale. 5° Après la mort du produit, il peut survenir la suppuration du sac, dont le contenu est alors expulsé soit par une fistule ombilicale, soit à travers la vessie, le vagin ou le tractus intestinal. 6° Le produit peut être transformé en lithopédion. 7° Elle peut devenir abdominale ou intra-péritonéale par rupture secondaire du sac.

III. Variété tubo-utérine ou interstitielle, inclue dans la partie de la trompe entourée encore de tissu utérin. Elle est, autant que nous savons jusqu'à présent, uniformément fatale par rupture primaire intra-péritonéale (comme 1°), avant le 5e mois de la grossesse.

Campbell et *Parry* ont rapporté quelques cas de grossesses contenues dans des sacs herniaires, mais, autant que je puis en juger d'après le peu de détails et la description insuffisante de ces cas, je crois qu'ils doivent être plutôt regardés comme des exemples de grossesses dans des utérus herniés que comme des faits de gestation ectopique.

Grossesse ovarienne. — La première division de notre

sujet d'après notre tableau est la *gestation ovarienne*, dont l'existence est fortement discutée. En parlant de cette variété je veux reproduire tout d'abord une citation de Parry, qui, quoique ne se rapportant pas à ce sujet, peut très bien lui être appliquée. « Les traités spéciaux d'accouchement, aussi bien que la littérature médicale périodique en produisent des descriptions absolument impossibles, qui ne servent qu'à égarer les recherches sur ce sujet ». Les théories régnantes sur le mécanisme de l'imprégnation ont naturellement toujours fortement influencé les idées des écrivains s'occupant des gestations ectopiques — je puis à cet égard citer mon propre exemple. — Ainsi nous voyons des savants du temps de *Haller* admettre que l'ovulation est excitée par le coït, et faire preuve de bien étranges notions sur les grossesses anormales. La croyance si répandue que les spermatozoïdes atteignent l'ovule dans ou sur l'ovaire et que l'imprégnation s'effectue à cet endroit, contribua, à la fin du siècle passé et au commencement du nôtre, à appuyer la théorie de l'origine ovarienne pour beaucoup de gestations ectopiques.

Haussman fit une série de recherches, qui furent regardées comme définitives et non seulement sa théorie a été universellement acceptée de son vivant, mais elle se retrouve encore dans nos traités actuels ; car les auteurs se copient les uns les autres avec autant de fidélité que d'impudence. Mais si l'on relit attentivement les observations de *Haussman* — naturellement aucun de ceux qui ont écrit sur la matière n'aura même pensé à remonter au travail original — on trouvera que les recherches sur les différents animaux donnent des résultats si variables entre eux, qu'il devient absolument impossible d'appliquer ses résultats à l'espèce humaine. Sir *Edward Home* publia ensuite son mémoire dans les *Transactions of the Royal Society* ; la croyance dans la grossesse ovarienne devint un véritable article de foi et elle resta telle jusqu'à ce que *Velpeau* eut poussé un cri d'incrédulité.

Campbell lui-même en 1842 nous dit qu'il ne croit pas les cas de grossesse ovarienne aussi rares que ses prédécesseurs l'ont pensé; il cite *Velpeau* comme ayant examiné quatre de ces cas, avec l'aide de deux assistants compétents en la matière et ayant constaté que l'ovaire ne pouvait être incriminé dans trois de ceux-ci.

« Dans le quatrième cas par contre ils rencontrèrent une grande difficulté pour reconnaître que le produit de la conception, *dont le volume ne dépassait pas celui d'une puce,* siégeait non pas dans la substance de la glande, mais dans un kyste, situé entre le péritoine et la tunique propre de l'ovaire. »

A un autre endroit de son livre (p. 29), *Campbell* décrit comme grossesse ovarienne les trompes distendues et oblitérées d'une prostituée, de l'une desquelles il put expulser par la pression un corps ovalaire blanc de la grosseur d'un pois, composé d'une matière blanche visqueuse (certainement un ancien pyosalpinx). Plus loin, il cite une pièce, provenant d'une enfant de 13 ans adonnée à la masturbation, pièce consistant en un kyste dermoïde de l'ovaire gauche, comme se rapportant également à cette espèce de grossesse. En somme, *Campbell* fait preuve d'une crédulité telle, que sur ce point il ne peut être regardé comme sérieux. Il a néanmoins découvert un certain nombre de descriptions, qui doivent être acceptées comme authentiques, malgré leur extrême antiquité (1682, 1697, 1735 et 1767). Malheureusement les pièces se rapportant à ces cas ne peuvent être retrouvées, celle qu'il décrit comme se trouvant au musée de Würzbourg semble avoir disparu et à l'époque actuelle il n'y a pas une seule préparation exposée, qui puisse supporter l'épreuve d'une investigation critique.

Il est évident qu'il est impossible d'admettre un cas comme grossesse ovarienne, à moins que l'examen *post mortem* n'ait été fait, et même lorsqu'une telle recherche aura pu être exécutée, elle n'aura de valeur et ne pourra être acceptée comme probante, que si elle a été relevée par un observateur compétent en la matière. L'utérus et les deux trompes devront être reconnus intacts, un ovaire sera présent, tandis que l'autre ne pourra être trouvé que sur la poche ovulaire; dans un cas pareil on devra avoir constaté *microscopiquement* dans la paroi du kyste la présence bien évidente *de tissu ovarien.*

Dans plusieurs cas, que j'ai disséqués, j'ai éprouvé une extrême difficulté à trouver l'ovaire correspondant, même lorsqu'il était parfaitement évident que le siège de la grossesse était dans une des trompes de Fallope. Même dans une de mes dissections je ne trouvai pas l'ovaire, quoiqu'il fût absolument certain que la grossesse était d'origine tubaire. Dans le mémoire de *Spiegelberg* il y a seulement un cas, dont les caractères distinctifs pourraient nous donner un certain degré de satisfaction et par conséquent je veux en citer les détails au complet.

Une laparatomie avait été faite dans des circonstances très difficiles, une péritonite existant déjà depuis quelque temps; la poche était devenue absolument adhérente au gros intestin et à la paroi droite du bassin. De chaque côté, les trompes étaient placées normalement, mais la gauche après un trajet de 7 centimètres, disparaissait dans les parois de son ligament large. La trompe droite suivait sur une largeur de 10 centimètres le bord supérieur du ligament large épaissi jusqu'à une poche qui était rattachée par le ligament de l'ovaire à l'ala vespertilionis de l'utérus; elle avait un diamètre de 10 centimètres et elle était affaissée. Après avoir atteint le sac, la trompe pouvait être suivie à sa surface sur un trajet de 22 centimètres et elle était perméable sur une largeur de 12 centimètres; pendant les 10 centimètres restants elle apparaissait sous la forme d'un ruban étroit et uni, couché sur la surface extérieure de la poche. Il existait dans son voisinage un petit kyste dermoïde, situé dans la paroi même du sac et sans limites bien nettes. Le sac lui-même était formé de deux couches ; la couche externe était dense et épaisse, la couche interne fine et délicate ; elles pouvaient très bien être séparées l'une de l'autre. La membrane interne était le chorion, car elle avait la structure du placenta dans sa plus grande étendue, étant épaissie au fond de la poche et mince à la partie supérieure.

Spiegelberg conclut de ce qui précède que la poche contenant l'œuf était formée aux dépens de l'ovaire droit. Il ne put découvrir cet organe, mais il constata des éléments ovariens dans la paroi externe du sac.

Il est à relever en premier lieu, que l'examen *post mortem* est déclaré n'avoir pas été fait absolument selon les règles habituelles ; d'ailleurs je pense que, d'après la description de la trompe donnée ci-dessus, on peut aussi bien admettre la possibilité d'une grossesse siégeant dans le ligament large à la suite d'une rupture de la trompe à sa partie inférieure, que celle d'un cas de grossesse ovarienne. Le fait de la présence d'une tumeur dépendante de l'ovaire est prouvé par l'existence d'un kyste dermoïde. Ceci seul expliquerait déjà la distribution assez étendue des éléments ovariens dans la paroi du sac et, comme *Spiegelberg* ne prétend pas avoir trouvé ces éléments histologiques sur toute la paroi de la poche, je crois que même pour l'interprétation de ce cas, nous avons le droit d'être quelque peu sceptiques. Néanmoins j'admets franchement que la qualité de l'observateur et le soin manifeste avec lequel il a procédé à toutes ces constatations puissent faire admettre que ses conclusions soient absolument correctes et justifiées.

Dans un mémoire publié sur ce sujet par M. *Puech* se trouve décrit un cas, dans lequel la trompe de Fallope gauche, comme la droite d'ailleurs, était fixée par adhérence derrière l'ovaire, mais son trajet était resté perméable. Son pavillon était oblitéré en grande partie, mais non complètement et il admettait le passage d'une sonde. L'ovaire gauche mesurait 46 millimètres de long, 26 millimètres de large et 18 millimètres d'épaisseur. Il contenait des follicules de Graaf à différents états de développement, le plus volumineux mesurant 8 millimètres de diamètre. A l'extrémité extérieure de l'ovaire se trouvait placé un corps rond du volume d'une grosse cerise, dont le diamètre le plus large était de 20 millimètres tandis que le plus étroit était de 12 millimètres. Sa capsule était transparente et parcourue par un réseau de vaisseaux bien visibles. On observait sur un point une coloration violette foncée du volume d'une lentille et autour d'elle la capsule était plus épaisse. Sur tout le reste de la surface on voyait par transparence une substance jaunâtre, renfermée dans le kyste.

En incisant cette poche à l'aide des ciseaux on trouva une proéminence à surface villeuse, attachée à l'endroit où la coloration était plus foncée, tandis que sur le reste de la surface une membrane de un demi-millimètre d'épaisseur pouvait être facilement détachée de la paroi du kyste. Cette proéminence villeuse était pourvue de larges vaisseaux et elle présentait une forme demi-ellipsoïde de 11 millimètres sur 10 millimètres. En incisant cette boule à l'aide de ciseaux à cataracte on trouva une cavité contenant un liquide clair, fluide, dans lequel flottait un embryon sous la forme d'un corps vermiforme, incurvé, long de 1 millimètre et renflé à une de ses extrémités. Il était enveloppé dans une membrane très délicate, par laquelle il était relié au soi-disant chorion.

Il est évident que dans ce cas toute conclusion dépendra absolument de la certitude que ce corps vermiforme, long de 1 millimètre, ait été véritablement un embryon. Il est possible que c'en fût un, mais certainement nous n'avons aucune preuve établie pour cette opinion ; et, quoique je ne possède aucun moyen pour combattre cette assertion, je reste très sceptique quant à son acceptation. Si c'était un embryon, il ne peut avoir eu qu'une existence de quelques heures et dans ce cas on ne pourrait guère s'attendre à trouver l'état des parties défectueux à un degré tel, que le pavillon de la trompe, la partie la plus importante pour tout l'acte de l'imprégnation, fut endommagé au point d'être, comme le décrit M. *Puech*, presque fermé et fixé par des adhérences en arrière de l'ovaire.

On pourrait s'attendre, au moins, à ce que cette adhérence existât au niveau du siège de la rupture, mais justement il est nettement indiqué qu'il n'en était pas ainsi.

J'ai vu tant de choses bizarres dans des kystes et dans des follicules ovariens, que je suis très peu disposé à admettre, comme démontré d'une manière concluante, que ce corps vermiforme ait été un véritable embryon.

Le professeur *Arthur Willigh* a publié en 1850 un mémoire très important, dans lequel il fait ressortir que l'examen microscopique est absolument nécessaire pour déterminer la réalité d'une gestation soi-disant ovarienne (1). A la suite de ses recherches, il conteste énergiquement l'évidence d'un certain nombre de préparations, qui ont été dans les différents musées étiquetées sous le nom de grossesse ovarienne, une entr'autres à laquelle est attachée la grande autorité du nom de *Kiwisch*.

Cette preuve histologique fait défaut, par exemple, dans le cas cité par le Dr *Walter* de Dorpat (2). Ici le seul témoignage est uniquement le fait que l'ovaire droit était transformé en une tumeur longue, dont l'axe longitudinal était dirigé dans la même direction que le corps d'un enfant adulte, et qu'aucune trace de l'ovaire correspondant ne peut être découverte ; mais on désirerait une preuve plus convaincante, que celle donnée ici, pour admettre que cette tumeur était de structure ovarienne.

Nous savons parfaitement qu'une tumeur kystique peut

(1) *Vierteljahrbuch für pracktische Heilkunde*.
(2) *Monatschrift für Geburtshülfe*, avril 1862.

augmenter indéfiniment le volume d'un ovaire, mais nous pouvons toujours déterminer, à l'aide du microscope, l'origine de la tumeur. La pièce de *Walter* est encore au musée de Dorpat, et je désirerais beaucoup que son examen microscopique fût fait avec le soin qu'elle comporte.

Un grand nombre de cas ont été publiés récemment sous le titre de grossesse ovarienne, et ils nous sont présentés de la façon la plus insouciante. Les plus absurdes de ceux-ci se trouvent dans le dernier volume des *American Gynæcological Transactions* où, entr'autres, une superbe tumeur dermoïde est décrite comme une grossesse ovarienne.

Une autorité en matière obstétricale, *Hildebrandt*, de Berlin, a même publié en 1864, comme un fait de grossesse ovarienne, un cas où une certaine quantité de débris fœtaux fut expulsée par le rectum et fut suivie de la guérison de la malade, tout ceci sans nous donner une preuve quelconque du siège qu'il attache à cette grossesse. Le fait seul de l'élimination du produit par la voie rectale peut déjà nous amener à conclure que le siège de la gestation était la cavité du ligament large et, à l'origine, la partie libre de la trompe.

La même critique peut encore s'appliquer à un autre cas, sur lequel le Dr *Parry* insiste tout particulièrement ; le procès-verbal d'autopsie est parfaitement satisfaisant, sauf qu'il ne fournit aucune preuve pour « que la substance, du volume d'une abeille, qui s'échappa dès que l'on fit une incision dans l'ovaire, agrandi jusqu'au volume d'un petit œuf de poule », fût bien réellement un fœtus de 6 à 7 semaines, comme le croit *Parry*. En somme c'est un travail interminable que de parcourir les nombreux cas relatés comme appartenant à cette espèce de grossesse et pas un seul de ceux-ci n'a été soumis à la critique sévère sans laquelle on ne saurait maintenir le diagnostic de grossesse ovarienne et la possibilité de cette grossesse.

Parry ajoute (page 38) : « Quels que soient les doutes qui aient existé précédemment, ils doivent être écartés depuis que *Granville* a publié son observation de cette variété de grossesse ectopique ». Or, si l'on remonte à la description et à la planche originale, on trouve que *Granville* a simplement représenté un petit kyste avec son contenu gélatineux, cas des plus fréquents. Il n'existe aucun fœtus, ni rien qui offre avec un fœtus la plus légère ressemblance ; cependant Sir *Charles Clarke* lui a assuré qu'il existait autrefois un embryon suspendu à un rudiment de cordon ombilical, d'ailleurs encore visible. Par conséquent le cas de *Granville* n'a pas plus de valeur qu'aucun des autres déjà mentionnés.

Parry termine son chapitre sur ce sujet, en disant que les autorités compétentes sont en faveur de la possibilité de la grossesse ovarienne. J'admets sa possibilité, car on peut très bien imaginer un cas, où une trompe de Fallope, dépourvue de son épithélium cilié à la suite d'un processus inflammatoire, devient adhérente à l'ovaire et permet ainsi la rencontre des spermatozoïdes avec un follicule s'étant développé, puis rompu à l'endroit même de l'adhérence. De cette façon l'ovule pourra être fécondé avant sa sortie du follicule, il deviendra adhérent à sa paroi et il s'y développera par la suite. Mais il faut un tel concours de circonstances pour qu'un pareil cas puisse se présenter, que les chances en sont bien faibles et sa possibilité peut être regardée comme presque aussi improbable que la naissance d'un lion bleu ou d'un cygne à deux cous, comme une monstruosité héraldique et une simple curiosité pathologique. En somme elle n'aurait aucune espèce d'intérêt clinique ou d'importance pratique autres que ceux que nous avons reconnus aux grossesses produites dans la partie libre de la trompe. Nous pouvons donc regarder comme futile toute discussion plus étendue sur la grossesse ovarienne. Si elle doit se produire ce sera une grande rareté et une simple curiosité ; si non, il n'en sera que mieux.

Grossesse ovaro-tubaire. — Je n'ai pas l'intention de discuter tout au long toutes les variétés de la gestation ectopique qui ont été proposées par les auteurs, mes prédécesseurs, car en agissant ainsi, j'introduirais seulement dans la discussion des éléments de confusion, que je tiens avant tout à éviter. Je dirai simplement que cette seconde variété de grossesse tubaire provient de l'adhérence de l'ovule fécondé à la paroi de cette partie de la trompe, qui est située en avant du pavillon. Il n'y a néanmoins aucun doute que le pavillon puisse devenir lui-même le siège de la gestation et je suis tout disposé à accepter une sous-variété, que nous appellerions ovaro-tubaire, comme étant fort possible. Elle se présentera dans les cas nombreux où le pavillon, étant devenu adhérent à la surface de l'ovaire, entre en rapport direct, après la rupture d'un follicule placé à cet endroit, avec la substance ovarienne même.

J'ai vu un grand nombre de kystes tubo-ovariens s'étant développés de cette façon. Je n'ai jamais observé quelque chose d'analogue à cette variété de grossesse, par conséquent, tout en en admettant parfaitement la possibilité, je ne puis en parler *de visu*.

On doit par contre comprendre que cette variété, si elle est acceptée, sera bien différente de la variété dite *ovarienne*, car la condition essentielle à la production de cette dernière est que l'ovule se développe dans l'ovaire même, la *trompe restant libre et non adhérente à celui-ci*.

Grossesse abdominale. — Je ne puis admettre la supposition, qu'un ovule fécondé puisse croître et se développer dans la cavité péritonéale, car le pouvoir d'absorption du péritoine est si extraordinaire, qu'un ovule, même fécondé, n'y trouve aucune chance de développement. Tout ce qui a été décrit sous le nom de grossesses abdominales sont évidemment des cas exceptionnels, dans lesquels la rupture primaire à la fin du troisième mois n'a pas été fatale, et dans lesquels le placenta expulsé a contracté par lui-même des adhérences viscérales à l'endroit où il est arrivé. Il peut se faire encore que ce soient des cas, dans lesquels la *rupture secondaire* de la poche fœtale, formée aux dépens du ligament large, a converti en grossesse intra-péritonéale une gestation ectopique, qui s'était primitivement développée en dehors de cette cavité. La première de ces éventualités est certainement de beaucoup la plus fréquente et ceci m'a été prouvé jusqu'à l'évidence par les opérations que j'ai pratiquées; car j'ai vu la trompe rompue quelques jours après la catastrophe, contenant encore la plus grande partie du placenta, tandis que les villosités de la por-

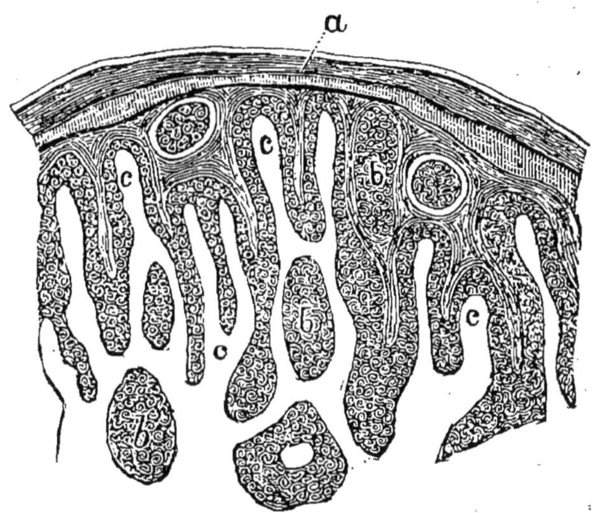

Fig. 61. — *c) Villosités placentaires, attachées à la paroi musculaire de la trompe de Fallope et ayant amené son amincissement ; b) Sinus de sang maternel.* (Dessin exécuté par E. TEICHELMANN, d'après une coupe faite par BERRY HART.

tion expulsée avaient déjà commencé à pousser des prolongements sur l'intestin, la vessie, le fond de l'utérus et sur les plis de l'épiploon. Je détachai ces villosités de leur lieu d'insertion et plusieurs entraînèrent avec elles des légers fragments de leur lit, en laissant derrière elles des cavités saignantes.

Barry Hart a donné la meilleure preuve de cette éventualité, en réussissant à injecter un placenta qui avait été expulsé de la trompe rupturée et qui avait contracté ces étranges et exceptionnelles adhérences. Je donne ici la reproduction d'une de ses préparations qui font voir si nettement le processus.

En me basant sur la situation et sur les rapports de l'extrémité libre de la trompe, je suppose qu'une grossesse tubo-ovarienne ou développée dans le pavillon même, devra nécessairement et toujours se terminer par une rupture dans la cavité péritonéale. Je crois que cette dernière s'effectuera à la même époque que pour la gestation ectopique tubaire ordinaire, c'est-à-dire dans le cours de la treizième ou de la quatorzième semaine. Néanmoins je ne vois cliniquement aucun avantage à multiplier encore davantage le nombre des sous-divisions des grossesses tubaires.

Grossesse tubaire. — Quelles que soient d'ailleurs les différentes opinions sur ce sujet, un fait est actuellement certain : c'est que de beaucoup le plus grand nombre des cas de gestation ectopique sont d'origine tubaire. Pour ma part, je crois qu'ils le sont tous et c'est en cette assertion que consiste la nouveauté de mes idées sur ce sujet.

Je n'ai même aucune difficulté à croire qu'une grossesse primitivement tubaire peut être, après la rupture, complètement expulsée par la trompe, celle-ci se rétracter et se cicatriser, tandis que la grossesse se développera et suivra son cours dans la cavité péritonéale (*Dezeimeris*). Un cas de ce genre est l'observation remarquable de *Maticki* (1), où l'utérus et les annexes étaient intacts et où le lieu d'insertion du placenta était presque uniquement épiploïque.

Ayant vu moi-même toutes les différentes étapes que doit parcourir un cas semblable, je suis certain de sa possibilité et la grande rareté d'observations identiques (celle que je rapporte ici est je crois unique) indique seulement combien

(1) *Monatschrift für Geburtshülfe*. Mai 1860.

la réunion des différentes conditions exigées est exceptionnelle.

Je ne trouve ici rien de plus extraordinaire que le fait, actuellement bien établi, qu'une tumeur ovarienne peut à la suite d'une torsion et de l'étranglement de son pédicule devenir libre dans la cavité péritonéale et se développer parfaitement aux dépens de l'épiploon ou comme je l'ai vu, aux dépens du côlon ascendant; j'ai eu l'occasion d'observer cette étrange transplantation à toutes les phases et à tous les moments de son développement.

Une observation bien intéressante, rapportée par *Lecluyse* (1) nous démontre encore que cette hypothèse est très admissible; une grossesse intra-utérine normale devint abdominale par la sortie de l'ovule fécondé à travers un pertuis resté dans l'utérus à la suite d'une réunion incomplète de l'incision, nécessitée par une opération césarienne. Le placenta devint adhérent uniquement à l'intestin grêle, et l'observation ne fait pas mention d'une rupture subite. Pour ma part, d'après les faits exposés, je croirais plutôt que le trajet fistuleux a été lentement et graduellement dilaté pendant les premières semaines de la grossesse, avant que le placenta soit devenu une masse bien nette; puis, après que l'œuf eût passé graduellement à travers l'ouverture, le placenta envoya des ramifications épiphytiques sur le premier organe qui se trouva en contact avec lui.

Fréquence relative de la grossesse tubaire. — En discutant les statistiques de gestation ectopique, *Parry* nous dit, avec beaucoup de raison, qu'à l'aide de nos moyens actuels d'investigation pour arriver à assurer le siège exact de l'œuf, « nous ne pouvons, à de rares exceptions près, affirmer que l'ovule s'est développé dans telle ou telle portion du conduit génital, à moins que nous ayons l'occasion de faire un examen *post mortem* ». Je suis absolument d'accord avec lui sur

(1) *Bulletin de l'Académie de Belgique*, 1860.

ce point, et me bornerai à ajouter que nous pouvons aussi établir exactement la position de la grossesse ectopique au cours d'une laparotomie. Jusqu'à présent j'ai eu à faire, directement ou indirectement, l'autopsie de 26 femmes, mortes d'hémorrhagie dans le péritoine (hématocèle intra-péritonéale), à la suite de la rupture de gestation ectopique. J'ai eu à opérer 40 fois pour la même raison, et j'ai assisté à 10 opérations semblables, faites par d'autres chirurgiens, ce qui fait porter mon expérience personnelle sur 76 cas. Dans tous ces cas le siège de la grossesse était, sans aucun doute possible, la trompe de Fallope, et dans un seul, elle siégeait dans la partie de la trompe pourvue encore de tissu utérin. La grossesse ectopique *interstitielle* doit donc être très rare, et la variété siégeant dans la partie libre de la trompe est de beaucoup la forme la plus fréquente et la plus importante ; quant aux autres formes, j'ai encore à les rencontrer. — Tous les cas que j'ai observés, dans lesquels la grossesse a pu suivre son cours au-delà de la période de rupture primaire, siégeaient dans l'épaisseur du ligament large, où ils avaient été expulsés au moment de cette rupture.

Ces faits observés *de visu* sont tellement incompatibles avec les statistiques laborieuses (et je crois inutiles) de *Parry*, que d'autres recherches doivent encore être faites avant de pouvoir formuler des conclusions fermes sur ce sujet. Je ne vois pas comment ces statistiques de *Parry* pourraient être de quelque valeur, car elles sont le plus souvent collectionnées d'après des procès-verbaux incomplets, dressés par des hommes qui n'étaient pas habitués et rompus aux recherches pathologiques. *Parry* nous dit « qu'il est très rare que l'on ait l'occasion d'examiner une poche fœtale avec sa rupture, dans les premières phases de son développement ». Je doute fort qu'un cas pareil se soit jamais présenté. A coup sûr, les exemples, qu'il cite, ne supportent pas la critique. En effet, le meilleur de sa série, le cas de *Stanley*, n'est justement pas accepté par *Parry*, qui fait ressortir le fait *qu'aucun embryon n'a été trouvé.*

Mon opinion est qu'il n'existe aucune description authentique de grossesse tubaire avant le moment de sa rupture. Quant à la fréquence des ruptures la littérature médicale courante abonde en exemples. Il existe bien peu d'hommes expérimentés, qui n'aient dans l'esprit un ou deux exemples de cette terrible catastrophe, survenus dans le cours de leur pratique. *Parry* dit « que l'opinion presque générale des praticiens est que cet accident est constamment fatal et que, s'il ne l'est pas, nous ne possédons aucuns moyens pour combattre ses dangers ».

Difficultés du diagnostic avant la rupture primaire. — On a beaucoup discuté pendant ces dernières années, la possibilité de diagnostiquer la grossesse tubaire avant le moment de la rupture et de bien étranges assertions ont été émises, touchant des cas de grossesse tubaire diagnostiqués et traités avec plein succès. Je suis excessivement sceptique à cet égard et un seul fait justifiera, je pense, mon attitude. C'est le suivant : dans tous les cas que j'ai opérés, et dans plusieurs où j'ai assisté à l'examen *post-mortem* et connu l'histoire de la malade, les femmes ne se sont jamais plaintes jusqu'au moment où les symptômes alarmants de la rupture sont subitement survenus. Je n'ai jamais vu qu'un seul cas avant la rupture ; j'ai diagnostiqué assez facilement une occlusion et distension de la trompe, mais la possibilité d'une grossesse chez cette malade ne vint à l'esprit d'aucun de ceux qui l'examinèrent, pour des raisons qui seront bien comprises en lisant l'observation complète (1). Je n'en reproduis ici qu'un extrait.

La femme vint me voir il y a quelques semaines, comme consultante de policlinique, pour des douleurs pelviennes assez obscures, datant de plusieurs mois, symptômes habituels

(1) *The British gynæcological Journal.* Part. XIII, page 38.

d'une affection tubaire. Elle fut examinée et j'arrivai à la conclusion que c'était un cas de salpingite gonorrhéique ; les symptômes en étaient si précis que je me servis de cette occasion pour démontrer à mon élève, le Dr *Ricketts*, la nature des symptômes de cette affection. Ceci se passait un lundi. Le jeudi la malade nous revenait avec les symptômes les plus aigus ; elle était courbée en deux et pouvait à peine marcher. Après avoir constaté que tous les organes pelviens étaient fixés dans une masse uniforme, elle fut admise de suite. Le lendemain j'ouvris l'abdomen et je trouvai une grossesse tubaire rompue, dont la présence n'avait pas même été suspectée.

Personne, à mon avis, n'aurait fait le diagnostic avant l'accident, car la femme n'avait pas cessé d'avoir régulièrement ses règles.

Le fait est que les idées émises par *Antoine Petit* en 1710, remplissent encore les cerveaux professionnels ; elles passent d'un traité au suivant avec une exacte régularité. *Parry* dit à propos de ces affirmations : « Si elles se trouvaient être vérifiées, le diagnostic de la grossesse ectopique serait une tâche bien facile ; mais, bien malheureusement pour la réputation du chirurgien accoucheur, presque aucune d'entre elles ne contient un atome de vérité ; et de plus il est certain, quoique étrange, que les idées de *Petit* nous influencent et arrêtent tout progrès de nos connaissances sur ce sujet depuis plus d'un demi-siècle ». Il aurait pu dire depuis un siècle et trois quarts.

Le point curieux est que la plus grande partie de ces malades ne soupçonnent pas du tout qu'elles sont enceintes et par conséquent le principal facteur d'un diagnostic exact manquait. Lors même que la grossesse est connue, il n'existe généralement rien d'anormal dans l'état de la malade jusqu'au moment du danger.

Parry décrit cette circonstance en excellents termes : « La femme, dit-il, suppose bien elle-même être enceinte, mais durant les premières 4, 5 ou 8 semaines rien de particulier ne vient l'avertir de sa condition anormale. Les signes ordinaires de cette première période de grossesse apparaissent successivement, ou même la malade peut se trouver en meilleur état de santé que pendant la période correspondante de ses précédentes grossesses, lorsque subitement et sans aucun avertissement l'infortunée victime est frappée des symptômes bien caractéristiques de ce terrible accident ». Mais il est un fait authentique sur lequel j'ai attiré l'attention, c'est qu'une très large proportion de ces victimes, la grande majorité d'après ma propre expérience, sont des femmes qui, ou bien n'ont jamais été mères, ou n'ont pas été enceintes depuis plusieurs années ; ceci nous montre avant tout combien l'interrogatoire d'une malade peut nous induire en erreur. La dernière chose que ces femmes puissent admettre, c'est certainement qu'elles soient enceintes.

État de la menstruation pendant la grossesse extra-utérine. — *Petit* dit avec raison pour un grand nombre de cas, mais non toujours, que « les règles, contrairement à ce qui est observé pendant la grossesse normale, continuent à apparaître, quoique en moins grande abondance durant la gestation ectopique ».

La menstruation est quelquefois interrompue absolument, comme pendant la grossesse anormale, plus fréquemment elle devient irrégulière et profuse, de sorte qu'ici encore nous pouvons être induits en erreur.

En somme l'interrogatoire des malades est plus souvent une source d'erreur qu'un aide pour le diagnostic. A moins qu'il n'arrive quelque incident exceptionnel, ou que la malade ne soit prise d'inquiétude sur l'état de ses organes pelviens et surtout qu'elle soit moins récalcitrante à l'examen gynécologique que ne le sont ordinairement les femmes anglaises, le diagnostic avant la période de rupture est impossible, car les malades ne viennent pas réclamer nos soins. Il en est peut-être autrement dans d'autres pays.

Je ne puis que confirmer les paroles de *Parry* sur cette question scabreuse du diagnostic précoce de la grossesse tubaire et par conséquent je continue à le citer. « Une grossesse extra-utérine débute fréquemment assez tranquillement et pendant les premières quatre à six semaines tout peut bien aller ; après cette période surviennent des symptômes, qui par leur violence sont aussi dissemblables de ceux d'une grossesse utérine, que la surface d'une mer agitée diffère d'un calme plat. Les premiers suivent une marche régulière, les troubles occasionnés par la nouvelle condition de l'organisme apparaissent dans un certain ordre déterminé, tandis que dans le second cas il n'existe aucun plan et la marche déroute toute prévision ».

D'après mon expérience la rupture se produit entre la quatrième et la douzième semaine de la grossesse.

Je possède et j'ai souvent montré la préparation d'une grossesse tubaire rompue, provenant d'une femme âgée de 31 ans, dont la mort survint sept heures et demie après le début des premiers symptômes. La malade a été soignée par le Dr *Guthrie Rankin*, de Warwick, et par le Dr *Thursfield*, de Leamington ; voici d'ailleurs l'histoire de ce cas :

« Le 2 novembre 1887 à 1 h. 1/2 après-midi Mme..... était saisie de douleurs violentes dans l'abdomen, suivies de vomissements et de faiblesse. Le Dr *Guthrie Rankin* fut appelé et prescrivit une préparation opiacée, mais il survint du collapsus et la mort à 9 heures du soir. La malade avait été vue au moment de la mort par le Dr *Thursfield*, appelé en consultation. Elle était mère de trois enfants, nourrissait le plus jeune, âgé de 7 mois, de bonne constitution et elle ne mentionnait aucune maladie antérieure. A l'autopsie, on trouva l'abdomen rempli de caillots sanguins, dont la quantité totale fut estimée à 2000 où 2400 grammes. La trompe gauche présentait une tumeur ovoïde, déchirée et remplie de caillots, et qui à l'examen attentif se trouva être une grossesse tubaire. »

Une curiosité de cette préparation est que l'ovule rompu,

situé dans la trompe, tel qu'il est placé dans le bocal, ressemble exactement à un ovaire et quiconque le voit s'écrie de suite : « cas de grossesse ovarienne rompue ». Mais un examen plus attentif démontre de suite l'erreur et ce que l'on prend de prime abord pour un ovaire n'est réellement que l'ovule, situé encore dans la trompe de Fallope. La déchirure qui causa la mort n'est pas plus large qu'un pois. Je tiens à mentionner ces faits, afin surtout de montrer avec quels soins minutieux les constatations et les rapports sur des cas semblables doivent être pratiqués.

Rupture primaire. — Je n'ai vu, soit dans [ma pratique, soit dans les musées, aucun cas de grossesse tubaire rupturée (rupture primaire bien entendu) ayant dépassé la douzième semaine.

Naturellement que je ne parle pas des cas, dans lesquels la grossesse a passé dans le ligament large après rupture de la trompe, mais seulement de ceux qui après la déchirure, le plus souvent fatale, exigent une opération pour arrêter l'hémorrhagie.

Mécanisme et symptômes de la rupture primaire. — La cause principale de la rupture primaire de la trompe est l'amincissement de sa paroi au point d'insertion du placenta. Qu'elles soient distendues par le développement d'une grossesse, ou par toute autre cause, les parois de la trompe ne s'hypertrophient jamais ; il est certain qu'elles ne se comportent pas comme les parois musculaires de l'utérus, renfermant un ovule fécondé. Les villosités placentaires envahissent les parois, semblent même les pénétrer dans toute leur épaisseur et les vaisseaux sanguins, particulièrement les veines augmentent considérablement de volume. Au moment où la malade fait un léger effort, où par exemple elle se baisse pour quelque travail de ménage, survient une violente crise de douleurs pelviennes ; la malade se sent défaillir, devient froide, sans pouls, très anémiée et elle meurt presque fatalement si on ne lui porte secours. Telle est l'histoire d'un grand nombre de ces cas ; et parmi ceux pour lesquels j'ai assisté aux constatations *post-mortem*, le plus souvent les femmes avaient été trouvées mortes ou mourantes et plusieurs fois s'étaient élevées des soupçons de crime ou d'empoisonnement.

D'autres fois les symptômes peuvent s'amender et la malade se rétablit pour quelques jours, mais il survient bientôt une récidive de l'hémorrhagie péritonéale, qui fait réapparaître les symptômes graves. Cet accident peut se reproduire plusieurs fois, à intervalles plus ou moins éloignés, avant d'aboutir à la terminaison fatale.

Je vais citer un exemple frappant de cette dernière variété. C'est après l'avoir observé que je me suis décidé à agir dans ces circonstances par une rapide intervention chirurgicale ; ce cas fit époque, car il a révolutionné notre pratique vis-à-vis de ces terribles accidents.

Pendant l'été de 1881 je fus appelé par M. *Hallwright* pour voir, en consultation avec lui, une malade arrivée de Londres dans un état très grave ; le diagnostic posé par M. *Hallwright* était celui d'hémorrhagie intra-péritonéale, due à une grossesse tubaire rompue. La malade était très pâle, dans le collapsus ; l'utérus était immobilisé dans le bassin par une masse molle et il était clair qu'il existait un épanchement abondant dans le péritoine, quoique aucune tumeur ne pût être perçue au-dessous du détroit supérieur ; j'étais d'accord avec M. *Hallwright* sur la nature de la lésion. Il me fit la proposition hardie d'ouvrir l'abdomen et d'enlever la trompe rompue. J'hésitai, et je suis honteux d'avoir à dire que je ne reçus pas ces avances favorablement. Je revis la malade en consultation avec M. *Hallwright* et le Dr *James Johnson*, et, de nouveau, je refusai d'intervenir comme le demandait M. *Hallwright*. Une nouvelle hémorrhagie enleva la malade.

L'autopsie confirma notre diagnostic. J'inspectai avec beaucoup de soins la pièce, et il me parut que si j'avais lié le ligament large et enlevé la trompe siège de la rupture j'aurais complètement arrêté l'hémorrhagie ; aujourd'hui je crois fermement que, si je l'eusse fait, la vie de la malade eût été sauvée.

Les particularités de ce cas sont exactement représentées

par les figures suivantes, empruntées à une observation de *Duguet* (1).

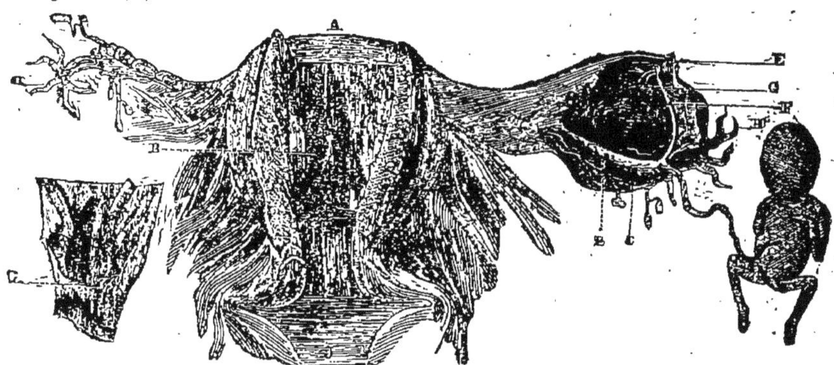

FIG. 62. — A. Utérus ouvert sur la paroi antérieure. B. Portion de la caduque encore adhérente à la corne utérine droite ; C. Caduque presque entière, expulsée avant la mort. D. Trompe et ovaires droits, normaux. E. E. Les bords de l'ouverture artificielle dans la trompe gauche. F. Cordon ombilical. G. Placenta ; H. Pavillon de la trompe gauche. I. Plexus vasculaires, se ramifiant sur l'enveloppe tubaire du kyste, qui donne lieu à l'hémorrhagie au moment de la rupture. J. Vagin.

Comme contraste frappant je vais citer un autre cas dans lequel, grâce à l'habileté et à la fermeté du Dr *Dolan*, de Halifax, j'ai été à même de sauver la vie de la malade :

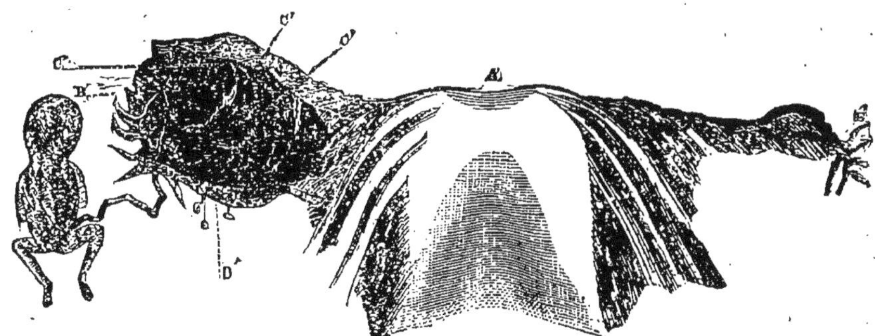

FIG. 63. — A. Paroi postérieure de l'utérus ; B. Extrémité frangée de la trompe gauche. C. C. C. Déchirures dans l'enveloppe tubaire du kyste, correspondant au point d'insertion du placenta, par lesquelles le fœtus s'échappa et d'où provient l'hémorrhagie. D. Ovaire attaché à la surface inférieure de la poche et augmenté le volume. E. Trompe droite.

Dans la soirée du 16 février je recevais un télégramme du Dr *Dolan*, de Halifax, m'invitant à me rendre de suite dans cette dernière ville afin d'opérer un cas, qu'il croyait être une grossesse tubaire rompue. Voici d'ailleurs les renseignements donnés par M. *Dolan* :

(1) DUGUET, *Annales de Gynécologie*, 1874.

P. W. âgée de 29 ans, mariée, quatre enfants vivants, dont le plus jeune est âgé de deux ans, a eu une fausse couche il y a neuf mois, depuis lors réglée régulièrement, sauf la dernière époque, qui a fait défaut.

Depuis quelques semaines elle se sent mal à l'aise, elle se sent un poids du côté gauche de l'abdomen et il lui semble que la matrice descend à la vulve ; néanmoins elle reste en bonne santé. Le 11 février, à 9 h. 30 du matin, j'étais appelé pour la voir et je la trouvai en collapsus. Elle revint à elle et se plaignit alors de douleurs dans l'abdomen ; symptômes de coliques, de vomissements, distension de l'abdomen, grande quantité de flatus. Le même état continua pendant quelques heures, puis s'atténua par l'administration d'éther et de champagne. Elle eut encore quelques attaques dans la journée et je la vis en tout 7 fois. A 10 heures du soir elle réclama quelque chose pour dormir et je lui prescrivis une potion de chloral, de bromure de potassium et d'eau camphrée. Elle dormit toute la nuit. Une garde avait été appelée près d'elle, dès la première attaque. Le matin du 12 février elle était, en apparence, parfaitement bien ; elle ne souffrait pas et disait qu'elle se sentait aussi bien que s'il ne lui était rien survenu de particulier. Néanmoins l'abdomen restait distendu et la femme était très incommodée par les vents.

Elle me raconta alors, que le mardi soir elle s'était couchée en parfait état de santé. Le matin en se levant, à 7 heures, elle ressentit une douleur subite au niveau de l'ombilic. Elle essaya de travailler, mais elle dût y renoncer. J'avertis le mari que je craignais une hémorrhagie interne, causée par une rupture de la trompe, mais comme l'état actuel était satisfaisant, je voulais attendre et voir si la suite me donnerait raison. Elle garda le lit et fut surveillée par la garde, et je lui défendis de faire de grands mouvements ou de s'asseoir sur son lit. Ce traitement fut continué jusqu'au jeudi suivant. Il ne survint pas de nouvelles douleurs, ni de collapsus et la malade ne comprenait pas pourquoi elle devait garder le lit. A minuit, je fus appelé en toute hâte chez elle. Elle s'était levée pour un instant et les mêmes symptômes étaient survenus, faiblesse, sentiment de défaillance, sueurs froides et sensation de plénitude dans l'abdomen. Son aspect aussi avait changé, sa face était pâle, le ventre était distendu, mais il n'existait aucune tumeur nettement localisée et distincte. Elle se remit par le repos.

Néanmoins j'avertis de suite le mari que j'étais actuellement certain de la cause de son accident et que je jugeais une opération nécessaire. Il me donna la permission d'appeler M. *Lawson Tait*, auquel je télégraphiai aussi vite que possible.

A mon arrivée j'acceptai complètement le diagnostic posé par le Dr *Dolan*, j'ouvris le ventre sans délai et j'enlevai une énorme quantité de caillots, de sérum sanguin et de débris. La grossesse tubaire était du côté gauche. Je liai le ligament large, j'enlevai la poche, puis je lavai le péritoine entièrement et y laissai à demeure un tube à drainage. Le Dr *Dolan* passa toute la nuit près de la malade, en la restaurant de temps en temps avec du champagne léger. Elle se remit graduellement ; il y eut très peu d'écoulement par le drain, très peu de douleur, le pouls devenait meilleur de jour en jour, de sorte que, le 25 février, elle pouvait être regardée comme convalescente. Elle est actuellement en parfaite santé.

Quel contraste entre ces deux cas ! Mais. afin de rendre la leçon plus démonstrative, qu'il me soit permis de citer encore ici les pages suivantes du livre de *Parry* (p. 211-213).

« En considérant les résultats de cette malheureuse terminaison de la grossesse extra-utérine, nous avons vu que fort peu de malades y survivent, et que l'espoir d'une issue heureuse doit surtout être abandonné en considérant l'impuissance du traitement actuel. Malgré l'assertion contradictoire de *Rogers*, il n'est pas douteux que quelques femmes aient survécu à ce terrible accident, mais le nombre en est très restreint, si restreint, que lorsque nous sommes appelés pour un cas semblable il est de notre devoir d'envisager la malade comme vouée inévitablement à la mort, à moins que par quelque intervention active nous puissions l'écarter de la tombe, déjà ouverte devant elle ».

« Un vaisseau qui saigne et, par lequel la vie est en danger immédiat, peut être lié. Un membre gangréné, qui empoisonne l'organisme tout entier, peut être amputé. Un sein cancéreux, qui heure par heure détruit la santé, la vitalité de la malade, peut être extirpé et procurer une guérison temporaire ou définitive. Un anévrysme, qui menace constamment l'existence du malade, peut être le plus souvent guéri par la ligature à proximité ou à distance ».

« L'action tumultueuse d'un cœur malade peut être calmée jusqu'à ce que la nature vienne à son aide et rétablisse l'équilibre dans l'organisme, après quoi la malade peut encore jouir d'une existence longue et utile ».

« La phtisie même compte actuellement de nombreuses

guérisons. Mais ici nous nous trouvons en face d'un accident qui peut frapper toute femme dans la période la plus utile de son existence, que de grandes autorités déclarent incurable et contre lequel même à une époque où la science et l'art médical ont atteint de grands perfectionnements, aucun traitement, soit médical, soit chirurgical n'a été tenté avec succès ».

« Depuis le milieu du XIe siècle où *Albucasis* a décrit le premier cas connu de grossesse extra-utérine, bien des médecins ont observé combien la terminaison fatale était rapide, à mesure que le torrent de sang se répandait dans la cavité abdominale, et jamais on n'a tenté de leur porter secours. »

« Ce fait est certainement unique dans toute l'histoire des accidents qui peuvent frapper l'existence humaine, si bien qu'il semble incroyable. Lorsqu'une malade sera sauvée dans ces conditions par une intervention prompte et active, on pourra annoncer triomphalement que ce sera le premier et le seul exemple de cette espèce qui aura jamais été relaté. Dans le domaine entier de la chirurgie (car nous ne pouvons supposer une intervention d'une autre espèce dans ces conditions), il n'existe pas de but plus élevé à atteindre. En effet, s'il est un accident quelconque, dont la terminaison soit certainement fatale, c'est bien celui-ci. Combien de fois ne voyons-nous pas guérir des malades, auxquels les chirurgiens ont prédit la mort s'ils ne se soumettaient pas à quelque grave et terrible opération. Le malade refuse obstinément l'opération, préférant périr que subir une mutilation aussi grave. Avec un instinct particulier, il prévoit un résultat favorable, malgré le sombre pronostic des chirurgiens et il semble défier toutes les lois qui régissent les événements humains. Mais vis-à-vis de la rupture d'une poche fœtale extra-utérine, dans les premiers stades de développement de la grossesse, toute une vie d'homme, tout un siècle ne suffisent pas pour faire deux fois une erreur sur le pronostic de cet accident. La seule intervention qui puisse être proposée pour sauver une femme dans ces circonstances malheureuses est évidemment la *laparotomie.* Ouvrir l'abdomen, lier les vaisseaux qui saignent et enlever la poche toute entière, telle doit être l'indication opératoire ».

« La proposition de recourir à l'incision abdominale pour sauver une femme dans ces conditions a été faite pour la première fois, croyons-nous, par notre compatriote le Dr *Harbert* ; mais c'est à *Rogers* que revient l'honneur d'avoir formulé les arguments en faveur de cette intervention. Depuis, le même mode de traitement a été préconisé par *Meadows*, *Hewitt* et *Greenhalgh* dans une discussion devant la Société obstétricale de Londres. *Kœberlé*, *Béhier*, *Schrœder* et *Atlee* recommandent aussi ce procédé, mais personne n'a encore fait de laparotomie dans le but de remédier à cet accident. *Le grand obstacle à l'adoption de ce traitement est l'incertitude du diagnostic* ».

Avantages de l'incision exploratrice. — J'attire l'attention sur l'importance de cette dernière phrase, répétée par presque tous les auteurs qui se sont occupés de chirurgie abdominale jusqu'en 1878 ; reproduite depuis cette époque comme un axiome par des écrivains de plus en plus nombreux, cette sentence se met en travers de nos succès.

J'ai crié depuis à tous les vents que lorsque je trouve une malade en danger de mort par le fait de conditions intra-abdominales, qui manifestement ne sont pas de nature maligne, mais dont le diagnostic exact est impossible, *j'ouvre le ventre et par là même j'assure le diagnostic et rends possible un traitement rationnel.*

Telle est la règle que j'ai établie en 1878. J'ajoute que dans un autre but je procède encore de même *lorsque les conditions sont telles, qu'elles rendent la vie de ma malade misérable par le fait de souffrances continuelles, qui n'ont pas pu et ne peuvent pas être écartées par tous les autres moyens em-*

ployés antérieurement. De l'application de ces principes est résulté un progrès énorme en chirurgie abdominale, obtenu seulement après une lutte ardente contre l'autorité des anciens, qui assuraient que l'abdomen ne pouvait être soumis aux règles chirurgicales ordinaires.

Le principe de l'incision exploratrice n'est pas nouveau, mais dans la pratique on l'oublie parfois. Je vis un jour un chirurgien, qui est actuellement baronnet et pensionné, enlever un sein qui contenait une tumeur. Après avoir extirpé toute la glande, il l'incisa et il s'en écoula un flot de pus, « *de pus louable* ». Il avait fait son exploration une fois le traitement terminé. S'il l'avait pratiquée avant l'opération, son diagnostic eût été complété, sa bévue évitée, et son traitement radical et exagéré n'eût pas été nécessaire. J'ai vu aussi amputer une cuisse pour un séquestre communiquant avec l'articulation du genou ; l'exploration préalable eût certainement montré qu'il pouvait être enlevé sans amputation et le membre eût été sauvé.

Nous pourrions citer bien d'autres exemples, qui démontreraient qu'un diagnostic exact ne peut, dans certains cas, pas davantage être obtenu pour le sein que pour l'abdomen, que l'exploration est un agent précieux, du moment qu'il existe un doute dans le diagnostic et enfin que bien des bévues grossières eussent été évitées si cette pratique était étendue à la chirurgie générale. Une certitude absolue dans le diagnostic des affections abdominales est bien loin d'être possible ; l'ignorant seul le suppose et le fou seul reste à l'attendre.

Intervention au moment de la rupture primaire. — Après la terrible leçon qui me fut donnée par le cas de M. *Hallwright*, je ne rencontrai pas d'autre cas de grossesse tubaire rompue ou soupçonné comme tel, jusqu'au jour où je fus appelé à Wolverhampton par M. *Spackman* le 17 janvier 1883. Il ne pouvait exister aucun doute sur la nature de ce cas et M. *Spackman* avait posé son diagnostic avant de me faire appeler. La malade se mourait d'hémorrhagie, et je procédai de suite à l'incision abdominale. Le fœtus, âgé environ d'une douzaine de semaines, était couché parmi les caillots et les anses intestinales, avec lesquelles le placenta, en partie expulsé, avait contracté des adhérences récentes. Je les détachai avec soin, mais je provoquai ainsi une hémorrhagie profuse. Je perdis beaucoup de temps à essayer d'arrêter cette hémorrhagie, de sorte que, lorsque l'opération fut terminée, ma malade était à peu près morte. Tout ce que je puis dire c'est qu'elle respirait encore lorsque nous la couchâmes dans son lit.

Ce cas me donna beaucoup à réfléchir, car ce fut un amer désappointement; j'avais espéré obtenir un grand triomphe et j'avais tout simplement un échec. J'arrivai bientôt à la conclusion que j'avais commis une erreur de technique, que la vraie méthode d'opérer dans ces cas était de détacher rapidement les adhérences *sans s'inquiéter du sang*, d'arriver de suite et rapidement sur la véritable source de l'hémorrhagie, *le ligament large*, de le lier à sa base, puis d'enlever ensuite à loisir les débris de l'œuf et les caillots.

Actuellement j'ai procédé ainsi dans 39 cas et je n'ai eu qu'un seul insuccès ; je crois donc pouvoir dire sans crainte, que j'ai réalisé ainsi un véritable triomphe chirurgical. Mon exemple a été largement suivi, et le succès a été presque général.

Ainsi que je l'ai déjà dit, le diagnostic de la grossesse tubaire avant la rupture de la poche n'est pas *facile*, parce que les malades ne viennent pas réclamer nos soins à ce moment. Lorsque des symptômes existent, comme dans l'unique cas où j'eus la chance de faire ce diagnostic, ce sont simplement ceux de l'occlusion et de la distension de la trompe, affection très facile à diagnostiquer et à traiter.

Si jamais j'arrivais à faire un jour le diagnostic de grossesse tubaire avant la période de rupture primaire, je l'enlèverais immédiatement par la laparotomie. Ce procédé me paraît beaucoup plus sûr et plus radical que les méthodes fantaisistes qui consistent dans la *ponction* du kyste, avec injections de liquides toxiques, ou dans l'*application de courants électriques quelconques.*

Ainsi que l'on peut s'en assurer par les comptes rendus de ceux qui ont appliqué ces méthodes, elles sont infidèles et ne donnent pas de succès radical ; elles conviennent seulement à ceux qui, manquant du courage et de l'habileté nécessaires pour obtenir de bons résultats en chirurgie abdominale, n'ont jamais eu à en publier que de défavorables.

Diagnostic et symptômes de la grossesse ectopique au moment de la rupture. — Au moment de la rupture, le diagnostic de la grossesse tubaire peut être fait *avec certitude* sept fois sur huit, et il peut encore être soupçonné dans le huitième cas. Les symptômes en sont trop sérieux pour être méconnus ; en pratique ils sont identiques à ceux de l'hématocèle pelvienne. Si la rupture s'effectue du côté du ligament large, ce sont les symptômes de l'hématocèle extra-péritonéale. Mais lorsque la rupture se produit du côté de la cavité abdominale, nous voyons apparaître les symptômes très caractéristiques et très graves de l'hématocèle intra-péritonéale.

Je ne crois pas pouvoir traiter en meilleure place la question si confuse de l'hématocèle pelvienne, car je n'ai jamais rencontré une hématocèle intra-péritonéale qui n'ait eu comme point de départ la rupture d'une grossesse tubaire.

Hématocèle pelvienne.

L'hématocèle extra-péritonéale (hémorrhagies dans le ligament large) reconnaît sans aucun doute souvent pour cause une grossesse tubaire, rompue entre les plis péritonéaux du ligament large. La différence entre ces deux variétés est d'importance capitale, car tandis que les ruptures dans le péritoine semblent être presque constamment fatales, les hématocèles extra-péritonéales, quelle que soit leur provenance, doivent être abandonnées à leur sort, à moins qu'elles ne donnent des signes de suppuration.

Cette question prit un intérêt tout particulier à l'occasion d'un jugement, rendu à Liverpool il y a environ deux ans, qui souleva toute une polémique et qui fit nettement ressortir l'extrême confusion qui existait à ce sujet dans l'esprit des médecins.

La première contribution importante, concernant la littérature de l'hématocèle pelvienne ou abdominale, est l'ouvrage de *Bernutz et Goupil*, traduit par le Dr *Alfred Meadows* et publié en anglais par la *New Sydenham Society* en 1866.

Définition. — Il est bien regrettable que les auteurs de nos traités de gynécologie aient négligé la lecture de cet ouvrage admirable ; beaucoup d'entre eux semblent ne jamais l'avoir lu ; les autres, qui l'ont étudié et le citent, ne semblent pas avoir compris les idées des auteurs français. Pour n'en citer qu'un seul, qui ne constitue certes pas une exception, on trouve dans un de nos traités de gynécologie les plus récents, celui du Dr *Emmet*, de New-York, une confusion remarquable dans tout le chapitre qui se rapporte à ce sujet.

Ce chapitre débute par la définition de l'hématocèle : « C'est, nous dit-il, une accumulation accidentelle de sang dans le bassin, située soit dans la cavité péritonéale, soit en dehors du péritoine, soit dans le tissu conjonctif du bassin ». Cette définition est déjà un fâcheux début, car la seconde et la troisième variétés doivent naturellement être classées ensemble ; de plus, la classification, sous le nom commun d'hématocèle, de deux affections qui doivent être absolument séparées, comprenant l'une l'hémorrhagie dans la cavité péritonéale et l'autre l'hémorrhagie en dehors de cette cavité, est une erreur, origine véritable de toutes les confusions qui se sont produites. Le Dr *Emmet* cite *Nélaton* comme l'auteur ayant donné la première description exacte de la pathogénie de cette lésion ; mais en réalité la définition de *Nélaton*, prise au sens propre des mots, contribue plutôt à produire la confusion.

Nélaton attribue l'origine de l'hématocèle à la rupture d'un follicule de Graaf ; le sang, provenant ainsi de la surface de l'ovaire, s'accumule au fond du cul-de-sac de Douglas, la région la plus déclive du bassin, et c'est la raison pour laquelle il inventa le terme « d'hématocèle rétro-utérine ».

A la page 228 (correspondant à la page 207 de la traduction française par M. *Olivier*) *Emmet* donne une figure, avec l'indication d'hématocèle rétro-utérine, dans laquelle la section du caillot est assez clairement placée derrière l'utérus ; mais un simple coup d'œil nous montre qu'une telle collection ne peut absolument pas provenir de l'ovaire, de sorte que ou bien *Emmet* s'est trompé dans ses notions de pathologie, ou bien il a mal compris *Nélaton*.

A la page 231 il donne une autre figure, qui est réellement le diagramme présenté par *Nélaton*, mais dans lequel la collection sanguine est péri-utérine et alors ce second exemple répond au titre et à la définition qui nous ont été donnés par *Simpson*. Entre la publication du premier travail de *Bernutz* sur ce sujet, en 1848, et celle de la traduction de son grand ouvrage, en 1866, les contributions à la littérature de cette question se produisent en très grand nombre et chacune avec une théorie particulière. On peut faire à tous ces travaux la même objection ; ils sont tous trop exclusifs, pas un seul ne me semble avoir réussi à embrasser l'ensemble du sujet.

Le mot *hématocèle* est un terme convenable, bien qu'il ne soit pas très exact. Aussi longtemps qu'il reste limité à l'idée d'un épanchement de sang, il peut être conservé comme la base de nos considérations. Seulement dès que l'on introduisit dans la littérature les expériences d'hématocèle *vraie* et d'hématocèle *fausse*, la confusion devint extrême.

Bernutz prétendait que la véritable hématocèle consistait

en un épanchement sanguin dans la cavité péritonéale, tandis que *Simpson* concluait qu'elle ne pouvait jamais être une hémorrhagie intra-péritonéale.

Pour ma part je suis porté à conseiller, pour des raisons que j'indiquerai immédiatement, de maintenir le terme « hématocèle pelvienne » pour indiquer tous les épanchements sanguins qui ont *leur origine* dans le bassin. Car je crois que cette catégorie renfermera la grande majorité des cas d'hémorrhagies dans la cavité péritonéale ; en effet, si nous mettons à part les traumatismes, il existe peu d'hémorrhagies intra-péritonéales qui n'aient pas une origine pelvienne ; ce fait est démontré de suite par l'extrême rareté de cet accident chez l'homme. En admettant cette simplification, nous pouvons alors prendre en considération tout l'ensemble de la littérature du sujet et être certains d'arriver à des conclusions beaucoup plus logiques.

Bernutz et tous les autres auteurs sont d'accord pour reconnaître le fait que tout épanchement sanguin doit plutôt être considéré comme un *symptôme* que comme une affection par elle-même ; ceci est assez vrai si nous n'envisageons que l'étiologie de l'accident ; mais si nous regardons l'accident lui-même comme une entité, nous ne pouvons accepter cette restriction, car, quelle que soit l'origine de l'hémorrhagie, dès son début elle devient par elle-même une affection et quelquefois une des plus graves qui existent.

Si on accepte la division des hématocèles en deux grandes classes, ainsi que je le propose, on voit que le danger est beaucoup plus grand pour la première catégorie que pour la seconde ; nous rencontrons ainsi la première notion des différences qui existent entre les deux classes. Cette première distinction est due aux milieux et aux rapports anatomiques différents, dans lesquels se produit l'hémorrhagie.

Dans le bassin — où plutôt nous pouvons envisager toute la cavité et dire dans l'abdomen — un épanchement sanguin doit se produire soit en dedans du péritoine, soit en dehors de celui-ci. Voyons d'abord quel sera le premier résultat, la conséquence initiale d'une hémorrhagie se produisant dans l'une ou dans l'autre de ces deux alternatives. Supposons d'abord la rupture, d'origine traumatique ou autre, d'un vaisseau sanguin dans le voisinage du rein. L'épanchement sanguin dans cette région est nécessairement *extra-péritonéal* ; le sang s'infiltrera à travers le tissu cellulaire et par le fait même de cette infiltration, en admettant naturellement qu'aucun des gros vaisseaux du hile du rein n'ait été lésé, l'épanchement sanguin se limitera nécessairement, car les interstices du tissu cellulaire formeront dans ce cas le meilleur de tous les hémostatiques connus. Il me semble donc difficile d'imaginer un cas, dans lequel un épanchement sanguin, situé ainsi dans le voisinage du rein (qu'il nous soit permis de l'appeler *hématocèle rénale*), puisse être assez étendu pour causer la mort, en supposant toujours qu'aucun vaisseau principal n'ait été lésé.

D'autre part, si nous envisageons la rupture d'un gros vaisseau du hile du rein dans la cavité péritonéale, rupture occasionnée par traumatisme ou tout autre cause, il ne se trouvera dans ce cas aucun hémostatique naturel pour arrêter les progrès de l'hémorrhagie, le sang pourra s'écouler indéfiniment et, à moins que par quelque rapide intervention on ne réussisse à l'arrêter, le malade succombera presque fatalement.

Prenons encore un autre exemple, et supposons qu'une petite veinule de la surface péritonéale postérieure de l'utérus se soit rompue et saigne dans la cavité pelvienne. Le sang aura naturellement une certaine tendance à se coaguler, mais pas par le même procédé que lorsqu'il est extravasé dans les mailles du tissu conjonctif. Tous ceux qui possèdent une certaine expérience en chirurgie abdominale, savent que lorsque le sang a coulé en certaine quantité dans la cavité péritonéale, probablement par le fait de sa dilution avec la lymphe qui s'y trouve constamment, ou parce qu'il est excité à un suintement continuel par quelque condition anormale, il n'a que partiellement tendance à se coaguler. Une des preuves les plus manifestes de cette assertion est l'action favorable du tube à drainage sur l'arrêt de l'hémorrhagie. Si la cavité est constamment vidée par aspiration du sang et du sérum, provenant des adhérences pelviennes détachées, le suintement sanguin s'arrêtera bientôt ; mais si le drainage n'est pas continué régulièrement, l'hémorrhagie deviendra probablement mortelle.

Supposons en second lieu le cas de la rupture d'une petite veine, située dans les tissus ou entre les feuillets du ligament large, nous nous trouverons exactement dans les conditions que j'ai tout à l'heure supposées réalisées pour le rein ; en fait, la démonstration sera ici encore plus concluante, car dans cette région le tissu cellulaire est encore plus rare que dans le voisinage du rein. De plus, il existe entre les deux feuillets du ligament large un espace qui n'est pas susceptible d'une distension rapide dans des proportions indéfinies. Le ligament large distendu constitue une cavité limitée, et, par ce fait, nous aurons deux processus différents, qui tous deux contribueront à arrêter l'hémorrhagie dans sa marche continue, le premier constitué par la résistance que le tissu conjonctif oppose aux progrès de l'épanchement sanguin et le second par la pression du ligament, tendu comme une membrane et résistant à une distension plus forte ; cette pression s'exerce sur le point qui donne du sang et constitue ainsi un hémostatique puissant.

Ces considérations anatomiques, à l'exclusion de tout autre fait, suffiraient seules à nous faire accepter la division des hématocèles pelviennes en deux grandes classes. Cette classification a souvent été décrite, mais jamais précisée par les auteurs, qui se sont occupés de ce sujet. Dans la première ou *variété extra-péritonéale* comme nous l'avons vu, l'hémorrhagie est limitée par deux agents puissants, qui font défaut dans la seconde; dans la *variété intra-péritonéale*, l'hémorrhagie au contraire est favorisée par la dilution du sang à mesure qu'il s'échappe des vaisseaux lésés. La confusion extrême, qui résulte surtout du défaut d'une division précise des cas en intra ou extra-péritonéaux, peut être constatée dans les auteurs qui ont traité cette question quand ils parlent soit de la fréquence de l'hématocèle, soit de son diagnostic différentiel, soit surtout de son traitement.

Diagnostic et traitement. — « Si nous limitons, dit *Emmet*, l'acceptation du terme hématocèle à l'accumulation du sang dans la cavité péritonéale, l'accident est relativement rare. Mais si nous tenons à comprendre toutes les accumulations de sang dans le bassin, la production de l'hématocèle est certainement beaucoup plus commune que ne l'admet la généralité des médecins ». Si nous acceptons la première partie de cette sentence comme se rapportant à l'hématocèle intra-péritonéale l'appréciation est relativement exacte, et si nous voulons bien rapporter la seconde partie à l'hématocèle extra-péritonéale le jugement est absolument correct.

Mais quelques pages plus loin, nous trouvons, dans le livre d'*Emmet*, qu'il cherche à faire le diagnostic différentiel entre l'hématocèle (dont il n'a donné aucune définition précise) et la grossesse tubaire, et dès lors la confusion devient positivement amusante; car, ainsi que nous le verrons par la suite, la cause de beaucoup la plus fréquente de l'hématocèle est justement la grossesse tubaire, avec laquelle *Emmet* cherche à trouver le diagnostic différentiel.

Voici ce qu'il a dit à propos du traitement: « Beaucoup d'auteurs ont préconisé l'intervention chirurgicale et prétendu qu'il était absolument nécessaire d'intervenir dès le début. Il n'est pas douteux que dans certains cas le chirurgien manquerait au sentiment du devoir, s'il reculait devant une ponction de l'accumulation sanguine; mais, dans la grande majorité des cas, une intervention de ce genre serait criminelle, car elle mettrait sans nécessité en péril la vie de la malade ». Ici, le jugement d'*Emmet* est absolument *correct* s'il se rapporte à l'hématocèle extra-péritonéale, absolument *erroné* s'il s'applique aussi à l'hémorrhagie dans la cavité péritonéale.

Si j'ai pris le livre d'*Emmet* comme exemple de la confusion qui existe dans les ouvrages anglais, ce n'est pas qu'il soit inférieur aux autres, mais simplement parce qu'il s'est trouvé le premier sous ma main quand j'ai écrit ce chapitre.

Si nous acceptons les faits physiques et anatomiques, dont j'ai parlé tout à l'heure, comme une base, nous verrons qu'il n'est pas difficile de concilier un grand nombre de faits en apparence contradictoires, et bien des divergences entre les opinions des divers auteurs ; en fait, l'histoire de l'hématocèle sortira de la confusion qui y règne. Nous vérifierons alors que les deux variétés de l'hématocèle sont distinctes quant à leur fréquence relative, quant à leurs cas, quant à leur histoire et tout particulièrement quant à la gravité de leur pronostic ; qu'elles diffèrent encore par leurs symptômes et par les signes physiques, ou autres, par lesquels elles peuvent être diagnostiquées et finalement par le genre d'intervention chirurgicale qu'elles réclament.

Bernutz a avancé l'opinion, dont j'ai déjà fait mention, « que la tumeur sanguine, reliquat d'une ancienne hémorrhagie, ne doit pas être considérée comme une affection spéciale, indépendamment de la cause qui l'a produite ». Cela est vrai, je le répète, pour l'hématocèle intra-péritonéale, mais pas le moins du monde pour la variété extra-péritonéale. Lorsqu'une hémorrhagie se produit dans le ligament large, l'hémostase se fait dans la grande majorité des cas par les moyens naturels seuls, probablement avant que l'accident puisse être diagnostiqué ; de sorte que nous n'avons plus affaire qu'à un caillot qui, dans la majorité des cas, peut et le plus souvent se trouve être abandonné à lui-même.

Mais il existe des cas, ainsi que je le démontrerai par la suite, où cette hémorrhagie dans le ligament large peut devenir un accident très sérieux, car si la poche constituée par les feuillets distendus vient à se rompre dans la cavité péritonéale, la pression qui avait amené l'hémostase cesse, l'écoulement sanguin continue, les deux variétés d'hématocèle coexistent et la malade succombe à l'hémorrhagie. Cette éventualité est non seulement possible, mais elle s'est réalisée dans un cas que je citerai tout à l'heure ; elle a été le résultat de la *rupture secondaire* d'un sac de grossesse ectopique, situé dans le ligament large ; la *rupture primaire* avait eu lieu à l'époque habituelle et elle s'était faite entre les feuillets du ligament. La rupture secondaire se produisit dans la cavité abdominale et elle fut fatale.

Je n'ai observé aucun cas de cette nature, mais *Bernutz* en a exactement décrit plusieurs. Il en est un entre autres, cité par *Goupil*, qui est un exemple parfait de ce que je crois absolument possible, quoique je ne l'aie pas vu, et pour cette raison je tiens à reproduire ici l'observation dans ses traits principaux.

S..., âgée de 32 ans, suppose être enceinte d'après un retard dans sa menstruation, et elle considère une métrorrhagie actuelle comme un signe de fausse couche, quoiqu'elle n'ait remarqué aucunes traces d'œuf ou de membranes.

A son admission dans le service l'abdomen était distendu, très sensible à la pression, et sonore à la percussion. Le col était ouvert, l'utérus était quelque peu repoussé à gauche et en avant par une énorme tumeur, placée derrière lui. Le cul-de-sac postérieur était donc occupé par cette tumeur, qui remplissait entièrement le bassin et dont la fluctuation était parfaitement nette. Le diagnostic posé (et je le regarde comme un des plus brillants qui aient jamais été rapportés), fut celui de *tumeur sanguine intra et extra-péritonéale*, accompagnée probablement de grossesse extra-utérine. La malade alla de mal en pis et mourut le troisième jour après l'admission.

Si cette malade a succombé c'est qu'en 1855 M. *Nonat*, dans le service duquel elle était placée, n'était pas encore infecté de *l'esprit agité et inquiet de la chirurgie émancipée* qui depuis 1878 a si grandement contribué à sauver les malades dans des cas analogues.

En tous cas le procès-verbal d'autopsie de cette observation donne une parfaite explication des faits. On trouva dans la cavité péritonéale trois à quatre verres de sang noir liquide et de caillots ; c'était l'hématocèle intra-péritonéale, cause de la mort de la malade. Lorsque ceci fut enlevé, on découvrit une tumeur ovoïde, recouverte par le péritoine du ligament large. Elle paraissait être constituée par une masse sanguine. C'était l'hématocèle extra-péritonéale. Au fond du cul-de-sac recto-utérin gauche, le péritoine formant le feuillet postérieur du ligament large présentait une perforation, qui faisait communiquer le cul-de-sac recto-vaginal et le tissu cellulaire séparant les deux feuillets du ligament large du côté gauche. A l'ouverture de la tumeur ovoïde on trouva un petit fœtus.

L'importance de cette observation ne doit pas être méconnue, car elle démontre, comme je le ferai voir par la suite, comment se produisent ces cas d'hématocèle du ligament large. Elle nous montre de plus comment cette dernière variété peut devenir fatale en se rompant dans la cavité péritonéale, elle m'a enfin démontré comment trente-huit cas sur quarante pareils peuvent être sauvés de la mort. Elle prouve de plus, quoi que ceci ne soit peut-être pas tout à fait à sa place à propos de la discussion actuelle, que mes opinions sur l'origine tubaire de toutes les grossesses extra-utérines sont exactes.

Le seul autre cas de cette espèce, dont j'ai eu connaissance, est celui de *Duverney*, en 1712, mais la description en est très imparfaite. Ces deux faits sont les deux seuls exemples que j'aie trouvés, de la coïncidence des variétés d'hématocèles intra et extra-péritonéales chez la même malade et les deux fois la combinaison était due à la rupture d'une grossesse ectopique, située dans le ligament large, ayant occasionné une hémorrhagie dans le péritoine. Les deux cas furent mortels à cause de ce dernier accident.

J'ai vu des douzaines de cas d'hématocèle du ligament large et je n'en ai jamais rencontré un seul, qui se soit terminé par la mort. Par contre j'ai vu environ quatre-vingt cas d'hématocèle intra-péritonéale, tous se terminèrent par la mort, sauf ceux (à part deux exceptions) pour lesquels la laparotomie fut pratiquée dans le but de combattre ce terrible danger. Nous pouvons ainsi constater une différence sensible entre la terminaison des deux variétés de cas observés dans ma pratique.

Une fois la différence entre les deux variétés bien comprise, on pourra s'expliquer les divergences de vue entre les différents auteurs et toute confusion cessera d'elle-même.

Hématocèle extra-péritonéale. — Je m'occuperai en premier lieu de l'hématocèle extra-péritonéale, et citerai d'abord deux cas, qui indiqueront ses caractères propres et ses relations et qui de plus serviront d'exemples pour les cas qui peuvent réclamer une intervention chirurgicale.

C. T., âgée de 26 ans, avait été confiée à mes soins en décembre 1883 par le Dr *Faussett*, de Tamworth, pour une grosse tumeur ovarienne. J'opérai le 3 janvier 1884 et j'enlevai un kyste de l'ovaire gauche, pesant 14 livres. Il n'y avait aucune adhérence, le pédicule était long et mince et l'opération aussi facile qu'il est possible de l'imaginer. Une métrorrhagie survint vingt-quatre heures après l'opération, comme c'est souvent le cas, mais elle fut très abondante. Après avoir duré environ 12 heures, elle cessa subitement et dès lors la malade commença à ressentir de violentes douleurs. Ayant déjà vu très fréquemment cet accident se produire dans des circonstances toutes semblables, je reconnus de suite ce qui était survenu. J'examinai et je trouvai, comme je m'y attendais, une forte hématocèle du ligament large gauche. La tumeur augmenta lentement de volume et bientôt on la sentit nettement au-dessus du bassin; la malade souffrait beaucoup. Je constatai aussi que le rectum était complètement obstrué, ainsi que je l'avais déjà vu souvent auparavant, par un rétrécissement, causé par l'épanchement sanguin qui avait disséqué le péritoine tout autour du rectum. C'est un signe de l'hématocèle du ligament large, que je n'ai trouvé indiqué chez aucun auteur, quoi qu'il soit d'une grande importance. Il ne peut se produire dans les cas d'épanchement intra-péritonéal. Je ponctionnai l'hématocèle par le vagin, et j'évacuai une grande quantité de sang noir, mais quatorze ou quinze heures après la poche était de nouveau remplie et la malade était exsangue. Je rouvris alors l'abdomen, j'incisai la cavité distendue du ligament large, je la vidai du sang liquide et des caillots, je l'épongeai avec de l'eau et du vinaigre, puis je fixai les bords de la poche au bord pariétal de l'incision et je plaçai un tube à drainage. La malade se rétablit rapidement.

Je désire simplement faire ressortir le fait, que cette seconde opération nous démontre absolument, que l'hémorrhagie s'était produite dans la cavité du ligament large et non pas dans la cavité abdominale, car tout le péritoine, recouvrant la tumeur sanguine, était libre d'adhérences et les rapports anatomiques de la région purent être relevés avec le plus grand soin, aussi facilement que si, au lieu d'une opération sur le vivant, nous eussions fait une constatation d'autopsie.

Dans le second cas il s'agissait d'une grossesse tubaire, qui, après s'être rompue dans le ligament large, avait fourni un épanchement sanguin si considérable qu'il causait l'obstruction complète du rectum par constriction annulaire.

Le diagnostic d'hématocèle du ligament large était assez facile, mais je n'en pus découvrir le mécanisme, car la malade n'avait jamais cessé de voir ses règles régulièrement. Elle avait été mariée pendant 4 ans et n'était jamais devenue enceinte. Pendant qu'elle était occupée à quelque jeu de société, elle ressentit subitement une violente douleur dans le bassin et les symptômes s'aggravèrent si rapidement que, quatre heures après le début, elle était dans le collapsus. Je fus appelé près d'elle et je constatai la présence d'une grande tumeur ovoïde, bien limitée, tout à fait dure, au-dessus du niveau du bassin ; son sommet était absolument immobile, car l'épanchement suivait tous les pourtours du péritoine pelvien et entourait complètement le rectum. Elle était de consistance si ferme, que je renonçai à la ponctionner, mais je me décidai à ouvrir l'abdomen, ce dont je n'eus qu'à m'applaudir. Le lendemain matin, je mis à exécution mon projet et j'enlevai de la cavité du ligament large environ deux livres de caillots sanguins et un fœtus avec son placenta âgé d'environ neuf semaines. J'épongeai la cavité avec du vinaigre et de l'eau, je réunis l'incision du ligament large aux bords pariétaux de l'incision abdominale, comme pour l'opération des abcès pelviens. La guérison fut obtenue promptement.

Ce dernier cas est la preuve que les grossesses tubaires, se rompant dans le ligament large (3e section de mon tableau schématique), peuvent parfois exiger une opération chirurgicale au moment de leur rupture primaire.

En parlant de la série des cas de *Nonat*, *Bernutz* rappelle que ces cinq cas comprennent une autopsie qui eut l'avantage de prouver la légitimité du diagnostic différentiel entre ce qu'il appelle l'hématocèle vraie, *intra-péritonéale*, et l'hématocèle fausse ou *extra-péritonéale*. Ces cinq observations, recueillies par *Nonat*, sont très importantes pour la question qui nous occupe, car, pour quatre de ces malades, des hématocèles extra-péritonéales furent diagnostiquées par cet éminent gynécologue et toutes elles guérirent, tandis que la malade pour laquelle il posa le diagnostic d'hématocèle intra-péritonéale succomba et ainsi *Bernutz* profita d'un procès-verbal d'autopsie aussi complet qu'instructif. Rien ne prouve d'une manière plus satisfaisante la justesse de ce que je tiens à faire admettre, c'est-à-dire que ce sont les rapports anatomiques des deux variétés d'hémorrhagie qui constituent toutes leurs différences ; actuellement, en faisant un examen très minutieux et soigneux, nous arrivons à faire le diagnostic différentiel, nous réussissons alors à sauver les malades et par ce fait nous apportons la confirmation de tout ce que *Bernutz* a dit il y a déjà plusieurs années.

Causes de l'hématocèle extra-péritonéale. — Je ne connais que deux causes de l'hématocèle extra-péritonéale, l'une est très commune, l'autre relativement rare. La première est l'arrêt subit d'une ménorrhagie, qui peut être soit la menstruation normale, soit la pseudo-menstruation qui survient si fréquemment après des opérations abdominales. Le premier des deux cas dont je viens de parler est un exemple typique de cet accident qui se présente si souvent après les opérations sur le ligament large et qui pour le chirurgien inexpérimenté est souvent une cause d'inquiétude et d'ennui. L'accident est toujours indiqué par la douleur subite et souvent, par une sensation alarmante de défaillance, le pouls s'accélère toujours et souvent la température monte. A l'examen, on trouvera l'utérus fixé d'un côté, quelquefois des deux et tout ceci survient avec une telle rapidité que l'on peut écarter de suite l'idée d'un épanchement inflammatoire.

Symptômes et caractères physiques de l'hématocèle post-opératoire. — Dans la majorité des cas l'accumulation sanguine n'est pas assez considérable pour être sentie au niveau du bassin; néanmoins quand l'hémorrhagie est très abondante on peut sentir à ce niveau une tumeur ronde et nettement limitée, donnant une sensation de fluctuation bien distincte. Cette limitation bien nette à la partie supérieure de la tumeur, la voussure de toute cette surface, l'épanchement sanguin autour du rectum et la forme concave toute particulière de la surface inférieure de la tumeur, tels sont les signes caractéristiques de l'hématocèle extra-péritonéale.

Toute la masse est, en fait, analogue à un cône de gelée de forme irrégulière, ronde au-dessus et concave à sa base ; et cette forme est uniformément réglée par les rapports du péritoine et du plancher du bassin. On peut sentir les angles de la masse s'effacer de haut en bas sur les parois du bassin, comme les retombées d'une voute se terminent en mourant sur les chapiteaux et les colonnes qui la supportent. L'hématocèle contenue dans la cavité du cul-de-sac rétro-utérin fait saillie dans le vagin comme une poche dilatée.

Je ne puis estimer exactement le nombre des hématocèles post-opératoires que j'ai observées, mais certainement il n'est pas inférieur à cinquante, et il est plus probablement d'environ soixante-dix à quatre-vingts ; je ne me suis décidé à intervenir que pour le seul cas dont j'ai déjà raconté l'histoire. Chaque fois que j'ai diagnostiqué cette complication, la malade a guéri, et dans les autopsies qui ont été faites pour des malades opérées par moi, il n'est fait aucune mention de cette particularité, d'où je puis conclure que c'est un accident dont le pronostic est le plus souvent bénin. Le seul inconvénient qu'il présente est de retarder la convalescence de dix ou quinze jours, cela n'a pas une importance majeure.

En dehors de ces accidents post-opératoires, l'hématocèle *extra-péritonéale* est encore *très commune* et elle se produit par *l'arrêt soudain de la menstruation ou d'une métrorrhagie.* Les symptômes sont alors exactement ceux que j'ai décrits plus haut : douleur subite, sensation de défaillance dans les cas graves, augmentation du pouls et même élévation de la température.

Au toucher, on trouve l'utérus immobilisé, généralement repoussé en avant avec une tumeur pâteuse sur un des côtés et surtout en arrière ; de plus si l'épanchement est volumineux on sentira la tumeur au niveau du bassin, distinctement limitée par le ligament large distendu ; cette dernière condition constitue la différence essentielle pour le diagnostic entre les deux variétés d'hématocèle.

Quand l'hémorrhagie s'est produite dans le péritoine, et qu'elle a été abondante, je n'ai jamais éprouvé la sensation d'une tumeur définie, située au-dessus du rebord pelvien ; et pourtant j'ai actuellement une grande expérience de cas semblables, dans lesquels le diagnostic a été confirmé par l'opération ou par l'autopsie.

Les cas d'hémorrhagies dans le ligament large par *arrêt subit* ou du moins *associées à un arrêt subit de la menstruation* sont, ainsi que je l'ai déjà dit, très fréquents et je suis certain qu'un grand nombre de ceux-ci se produisent sans que les malades pensent à réclamer l'assistance du médecin et qu'elles ne s'en portent pas plus mal sans cela. Ainsi que je l'ai déjà dit, cet accident ne cause probablement jamais la mort par lui-même ; et il ne devient fatal secondairement que lorsque la collection entre plus tard en suppuration et produit ainsi un *abcès pelvien,* complication longue et pénible.

L'hématocèle extra-péritonéale peut provenir encore d'une autre cause, beaucoup plus rare, probablement le plus souvent fatale, et certainement beaucoup plus sérieuse, je veux dire la *rupture d'une grossesse tubaire*, arrivée environ à la douzième semaine de son existence, rupture se produisant dans la cavité du ligament large. Il est à présent admis, que le tableau de la pathologie de la grossesse extra-utérine, tel que je viens de le présenter en détail, explique la marche de ce curieux accident et nous allons nous en servir pour nous faciliter la compréhension de l'hématocèle pelvienne.

Pour résumer en quelques mots ce que j'ai dit tout au long ailleurs, je répéterai que dans les conditions normales l'imprégnation ne peut et ne doit se faire que dans l'utérus. Aussi longtemps que l'épithélium cilié des trompes fonctionne normalement, les spermatozoïdes ne peuvent y pénétrer et les ovules ne peuvent adhérer aux parois tubaires. Mais au moment où l'ovule atteint la muqueuse utérine saine, infiltrée de spermatozoïdes, la fécondation peut se produire. La destruction de l'épithélium cilié des trompes par une salpingite desquamative ou par tout autre cause, transforme la muqueuse tubaire en un revêtement analogue à celui de l'utérus; cette modification rend alors possible l'entrée des spermatozoaires, l'imprégnation et l'adhérence de l'ovule et nous obtenons par ce fait la possibilité d'une grossesse tubaire. La trompe est alors distendue par l'ovule fécondé, qui grossit chaque jour et, comme elle n'est pas susceptible d'une distension indéfinie, il arrive un moment où elle doit nécessairement se rompre. Le point de la rupture semble être déterminé par le siège du placenta, car ce dernier en envoyant ses sinuosités dans les parois tubaires contribue beaucoup à les affaiblir.

En jetant un coup d'œil sur la coupe d'une trompe de Fallope, on verra de suite (fig. 59) qu'il existe deux parties dans cette section, qui, en devenant le siège de la rupture, donneront toutes deux des résultats bien différents. L'une des deux est beaucoup moins étendue que l'autre ; elle est située entre les feuillets du ligament large et constitue une sorte de toit à la cavité virtuelle comprise entre ces deux membranes. Si la rupture a lieu dans cette portion de la trompe, il est évident que l'hémorrhagie devra se faire dans la cavité du ligament large et qu'elle amènera la production d'une hématocèle extra-péritonéale. Ainsi que je l'ai déjà prouvé par le cas de *Bernutz*, cet accident peut devenir mortel par une rupture secondaire de la poche, constituée par le ligament et par hémorrhagie consécutive dans la cavité péritonéale.

Néanmoins, je suis certain que la *grande majorité des cas* aboutissent à une guérison naturelle comme *hématocèles extra-péritonéales*. L'œuf meurt et le tout est résorbé plus ou moins rapidement (4e section de mon tableau schématique). Je suis absolument certain d'avoir observé plusieurs fois cette terminaison. Dans la *minorité des cas*, l'ovule n'est pas détruit, il continue son développement dans le ligament large et il donne alors lieu à la variété de grossesse ectopique connue sous le nom de *sous-péritonéo-pelvienne* de *Dezeimeris* (2e section de mon tableau). J'ai rencontré dans ma pratique sept cas de cette espèce, que j'ai tous opérés ; j'ai sauvé cinq fois les mères et trois fois les enfants. Tous les cas de cette espèce, dont j'ai connaissance, opérés à terme ou plus tard, peuvent facilement être expliqués par cette interprétation et ils deviennent alors très simples et compréhensibles, tandis qu'autrement ils seraient absolument inexplicables, tant au point de vue de la physiologie que de la pathologie. Le fœtus peut succomber à toute phase de son développement et même à terme, ou bien passer à l'état de lithopédion (variété 6 de mon tableau) ou bien encore arriver à la suppuration et être évacué dans différentes directions (variété 5 de mon tableau).

Nous arrivons donc à la conclusion que, sauf dans trois circonstances possibles, l'hématocèle extra-péritonéale est un accident relativement bénin. Ces trois éventualités graves produisent :

a) Lorsque survient une rupture secondaire de la poche et que l'hémorrhagie continue dans la cavité péritonéale;

b) Lorsque la grossesse extra-utérine continue à se développer;

c) Lorsque l'hématocèle entre en suppuration ; éventualité dont je veux parler tout de suite.

Hématocèle suppurée. — Je ne pense pas que la suppuration de l'hématocèle extra-péritonéale soit très fréquente; néanmoins j'en ai rencontré un assez grand nombre de cas. Étant donné la conduite que l'on tient ordinairement quand une hématocèle se produit, et la rareté des indications d'intervenir dans les cas légers, il devient évidemment difficile, sinon impossible, de faire le diagnostic différentiel entre une hématocèle suppurée et une autre affection quelconque du ligament large. Ainsi malgré les nombreuses assertions des auteurs, qui après une ponction par le vagin, procédé qui constitue d'ailleurs un traitement opératoire suffisant dans la majorité des cas, croient leur diagnostic assuré, nous pourrions avec raison leur présenter la critique que *Bernutz* adressait à *Nonat* : à savoir qu'une autopsie au moins serait nécessaire pour appuyer leurs assertions.

J'ai déjà fait observer qu'à cet égard la laparotomie donne des renseignements tout aussi satisfaisants que l'examen *post mortem*. Dans le soixante-troisième volume des *Transactions de la Société royale de médecine et de chirurgie*, j'ai publié une série de six cas pour lesquels, en raison de phénomènes graves, j'avais adopté la laparotomie comme moyen de traitement. Il s'agissait d'abcès pelviens, qui sans cela se seraient fait jour par les voies habituelles et auraient causé ces suppurations interminables si désastreuses pour l'avenir de la malade. Ces six cas étaient tous, à ce qu'il me parut alors, des suppurations produites *consécutivement à des hé-*

matocèles pelviennes et je fus confirmé dans cette manière de voir par le fait, qu'en lavant la cavité de ces abcès, j'enlevai une grande quantité d'anciens caillots, lamelleux et brisés. Sans aucun doute possible tous ces cas étaient des hématocèles extra-péritonéales.

Parmi ces derniers j'en choisirai seulement un comme exemple caractéristique ; il éclaire la pathogénie de ces accidents et indique le traitement à suivre ; l'histoire de cette malade est d'autant plus suggestive, que l'accident avait eu son origine dans une grossesse du ligament large.

La malade m'avait été envoyée par le Dr *Flynn*, de Birchills, actuellement à Kingstown, Dublin. Agée de 45 ans, elle n'avait jamais été enceinte, à part une fausse couche douteuse bientôt après son mariage, qui remontait à environ 19 ans. Huit mois avant que je visse cette dame, elle avait cessé d'avoir ses règles depuis trois mois, et il était survenu des symptômes ressemblant à ceux d'une hématocèle.

Depuis cette époque elle avait maigri et perdu l'appétit, elle était éprouvée par une soif continuelle et des sueurs nocturnes, on constatait aussi une augmentation de la température vespérale.

L'utérus était fixé dans une masse occupant le ligament large gauche et en partie aussi celui de droite ; à gauche, l'exsudat entourait le rectum et formait une véritable stricture de ce canal, comme cela se voit très souvent pour les hématocèles du ligament large gauche. En aucun point du bassin on ne sentait de fluctuation, mais les symptômes indiquaient nettement la présence du pus.

Je proposai d'ouvrir le ventre et me mis immédiatement d'accord sur ce point avec mon collègue. J'ouvris un large abcès, situé juste derrière le fond de la vessie ; il siégeait principalement entre celle-ci et l'utérus, mais s'étendait jusque derrière le rectum. Sa base et sa paroi postérieure consistaient en anciens caillots sanguins lamelleux, de sorte que son origine était bien une hémorrhagie produite dans le ligament large. Je plaçai un tube à drainage en verre, qui le onzième jour après l'opération fut remplacé par un tube de Chassaignac. La malade se leva le vingt-cinquième jour et le drain fut définitivement enlevé le vingt-sixième jour. Elle rentra chez elle parfaitement bien le trentième jour, et est restée depuis lors en parfaite santé ; il y a à présent huit ans.

Environ une trentaine de ces cas ont été opérés par moi et ont tous guéri. Je dis environ trente, car je ne puis affirmer que tous ces abcès pelviens aient été à l'origine des hématocèles, ni estimer combien de ces cas étaient à l'origine des grossesses tubaires, s'étant rompues dans le ligament large; je pense cependant que plus de la moitié de ces cas ont eu ce point de départ. D'où je conclus que l'hématocèle extra-péritonéale, provenant d'une grossesse tubaire, quoique rarement fatale, peut avoir des conséquences sérieuses dans une grande proportion des cas.

Hématocèle intra-péritonéale. — J'ai déjà suffisamment indiqué combien l'hématocèle intra-péritonéale, provenant de la même cause, se comporte différemment. Le premier cas que je rencontrai de ce terrible accident se produisit dans des conditions particulièrement pénibles pour moi. Une jeune dame mariée, des plus charmantes et des plus brillantes, fille d'un écrivain connu partout où se parle la langue anglaise, épouse d'un de nos plus illustres chirurgiens, mourut après une très courte maladie. A l'autopsie on reconnut une grossesse tubaire rompue, qui avait été l'origine d'une hématocèle intra-péritonéale d'un volume énorme.

J'ai déjà parlé d'un autre cas qui eut une influence considérable sur ma propre pratique, et qui, je puis le dire, est également important dans l'histoire de la chirurgie, car c'est depuis cette époque que nous avons pu remplir les indications que *John Parry* avait si hardiment et si nettement présentées dans les citations que j'ai données tout à l'heure.

Fréquence de l'hématocèle intra-péritonéale. — Pendant les vingt années qui se sont écoulées, entre le cas que je viens de citer et la première de mes interventions dans les accidents de cette nature, j'ai vu au moins vingt-trois cas de cette espèce, de sorte que je puis confirmer entièrement ce que *Goupil* nous dit de sa fréquence. « L'hématocèle intra-pelvienne, dit-il (et par ce terme il entend l'hématocèle vraie ou intra-péritonéale), est si fréquente que j'ai pu en réunir quarante-deux cas, qui tous sont irréfutables comme diagnostic ».

Il divise les causes de ces accidents en plusieurs catégories:

1. — Hémorrhagie causée par la rupture de dilatations veineuses utéro-ovariennes.

2. — Hémorrhagie par la rupture de l'ovaire.

3. — Hémorrhagie due à la rupture de la trompe de Fallope.

4. — Hémorrhagie par la rupture de la poche fœtale elle-même (et suivant lui le plus grand nombre des cas rentre dans cette catégorie).

5. — Hémorrhagie dans la poche fœtale.

Il est probable que *Goupil* réunirait actuellement ses trois derniers groupes en un seul, c'est du moins ce qu'il devrait faire. Il dit ailleurs que les grossesses tubaires rompues sont *très fréquentes*. D'après *Nonat*, *Baudelocque* en aurait vu cinq exemples dans l'espace de trois mois, et je puis affirmer que quiconque fera des recherches dans notre littérature périodique en trouvera de nombreuses observations. Comme argument contre la prétendue rareté de cet accident, indiquée dans les traités, je citerai encore le fait que, entre janvier 1883 et juillet 1888 j'ai opéré trente-neuf cas, et j'ai réussi à sauver trente-sept fois les malades ; nous voilà loin de l'ancienne pratique qui consistait à laisser mourir les malades sans intervention, et en effet je n'ai jamais vu guérir un cas de rupture suspecte, ou dans lequel on pût supposer une hémorrhagie intra-péritonéale, lorsque l'accident était abandonné à lui-même.

Causes de l'hématocèle intra-péritonéale. — Quant aux causes d'hémorrhagie intra-péritonéale, mon expérience personnelle ne me permet d'en reconnaître que deux ; la première, de beaucoup la plus commune, est la rupture d'une grossesse tubaire.

La seconde peut consister en la rupture de quelque adhérence ou d'une ligature mal faite au cours d'une laparotomie. C'est ainsi qu'il m'arriva une fois de perdre au bout de quatre jours une malade chez laquelle j'avais lié le pédicule d'une tumeur ovarienne ; l'autopsie me fit reconnaître une vaste hématocèle intra-péritonéale, due à la résorption du catgut et à la rupture de la ligature.

En faisant des recherches sur la littérature de cette question j'ai trouvé une hémorrhagie, due à la rupture d'un anévrysme du tronc cœliaque ; un grand nombre de cas reconnaissaient une origine traumatique, principalement la déchirure du foie.

Bernutz et *Goupil* ont réuni quelques exemples d'hémorrhagies, dues à la rupture de veines utéro-ovariennes dilatées sans coexistence de grossesse et deux cas de rupture de l'ovaire pendant la grossesse. Mais il est aujourd'hui bien évident que la cause de beaucoup la plus fréquente de ce terrible accident est la rupture de la trompe de Fallope, dilatée par un ovule fécondé. Dans beaucoup des cas, il existe un fait du plus haut intérêt, c'est que la première hémorrhagie n'est généralement pas mortelle, et les observations de ce genre montrent, avec une évidence incontestable, qu'il doit se produire une ou plusieurs récidives de l'hémorrhagie avant qu'elle aboutisse à une issue fatale. Plusieurs fois les hémorrhagies successives semblent avoir été séparées par des intervalles assez longs. Ainsi dans un cas, relaté comme étant survenu à la Maison d'accouchement en 1816, et dans lequel il est évident que la rupture tubaire se produisit à l'époque habituelle, c'est-à-dire dans le troisième mois, l'hémorrhagie fatale ne survint pas avant le sixième mois de la grossesse extra-utérine. Il ne peut exister aucun doute sur la nature de ce cas, car le fœtus a été retrouvé à l'autopsie.

Il me semble que dans quelques observations citées par *Bernutz* et *Goupil* — et je préfère leurs observations à celles des autres auteurs pour le soin avec lequel elles sont relevées et l'absence absolue de tout parti pris dans l'interprétation — il me semble, dis-je, que dans quelques-uns de leurs cas les faits sont survenus dans l'ordre suivant, rupture de la trompe, hémorrhagies répétées, puis résorptiou du fœtus à l'état gélatineux et finalement mort par une nouvelle perte de sang ; au moment de l'autopsie l'absence du fœtus, notée par les auteurs, leur a fait méconnaître la cause réelle de la mort.

Cette possibilité de disparition du produit peut être d'après ma propre expérience regardée comme certaine. J'ai trouvé le fœtus seulement onze fois dans mes 40 cas, quoique j'aie toujours pu constater la présence du placenta. Ainsi l'observation 32 de *Bernutz et Goupil* (Tome II, p. 168) se rapporte à une hématocèle intra-péritonéale mortelle, due à la rupture de la trompe de Fallope, distendue par une tumeur du volume d'un œuf de pigeon. Il est absolument certain pour moi que l'examen microscopique de la tumeur l'eût fait reconnaître pour un placenta. Cette explication pourrait, je pense, s'appliquer à plusieurs des observations recueillies avec tant de conscience par ces auteurs français distingués, et, par les détails qui nous sont donnés, ils nous semblent identiques à celui qui fut l'objet du lamentable jugement de Liverpool. Il existe dans l'ouvrage de *Bernutz* au moins une demi-douzaine de cas, qui sont identiques avec ce dernier, sauf sur ce point qu'ils furent tous mortels, tandis que pour celui de Liverpool la malade à été sauvée par le courage et l'habileté du chirurgien. Le péritoine était occupé par une telle quantité de caillots et de sérum sanguins, que la tumeur put être reconnue par la palpation avant de procéder à l'opération. La source de l'hémorrhagie était une des trompes de Fallope, car elle contenait une grande quantité de sang et de caillots lorsqu'elle fut enlevée. Voici encore un cas, presque identique, publié dans la *Lancet* de 1848.

Une malade, âgée de 23 ans, souffrait de rhumatisme, lorsqu'elle fut prise subitement de nausées, de vomissements et d'une douleur aiguë dans le côté droit de l'abdomen ; sa face devint très pâle et anxieuse, le pouls imperceptible, les extrémités froides et la respiration très oppressée; le collapsus était complet et elle mourut en 24 heures, évidemment d'hémorrhagie interne.

A *l'autopsie*, on trouva une grande quantité de sang dans le péritoine, mais on ne constata la rupture d'aucun viscère; dans le bassin on découvrit que la trompe gauche contenait un caillot du volume d'une amande. A l'ouverture de l'utérus on trouva sa cavité remplie de liquide muco-sanguinolent et une caduque. A environ 25 millimètres de l'utérus, la trompe au niveau de sa dilatation par le caillot présentait une déchirure, mais la poche était si comprimée et déformée par le caillot, qu'il était impossible de dire si elle contenait, oui ou non, un ovule. L'ovaire gauche avait le volume d'une pomme, il était rempli de *sang et rompu.*

Un autre cas, dû à *Tilt*, est cité par *Bernutz.*

Une multipare, âgée de 37 ans, était prise de douleurs lombaires, puis la région hypogastrique gauche devint sensible, des vomissements et du tympanisme se produisirent et la malade succomba en dix jours.

A *l'autopsie* on trouva une péritonite généralisée, un grand caillot sanguin remplissait la fosse iliaque gauche et la cavité pelvienne; l'utérus était en position normale et les annexes du côté droit étaient sains; la moitié gauche de l'utérus et les annexes du même côté étaient plus distendus qu'à droite; la trompe avait au milieu le volume d'une noix; une sonde introduite par l'extrémité frangée de la trompe arrivait dans une cavité au centre du caillot, qui dilatait cette portion médiane du canal.

Un autre cas, de *Bernutz,* a la même signification.

« A l'autopsie on trouva tous les organes abdominaux sains, mais exsangues. Dans le bassin une grande quantité de sang liquide et coagulé. Après un examen soigneux des principaux troncs artériels et veineux sans découvrir quelque chose d'anormal, on examina l'utérus et ses annexes, et la source de l'hémorrhagie devint apparente dans une petite rupture de la trompe droite, située à environ 12 millimètres de son extrémité externe; le sang suintait par cette ouverture et il était évident qu'elle était le siège de l'hémorrhagie. La trompe elle-même était passablement augmentée de volume ».

Le Dr *Goodell* cite aussi un cas fatal, où la mort fut causée par une perte de plus de 8 livres de sang, écoulé par la trompe de Fallope, quoiqu'il n'y eût aucune apparence de grossesse tubaire.

Une autre observation de *Bernutz* (1) est extrêmement ins-

(1) Le volume anglais cite cette observation comme la 2e du volume de *Bernutz,* p. 208. En collationnant avec le volume cité, nous trouvons que cette observation porte le n° XI, page 446 et qu'elle est tirée de Scanzoni, *Hémorrhagies dans le canal des trompes,* p. 312. M. Lawson Tait nous a fait savoir depuis que les pages se rapportaient à la traduction anglaise de l'ouvrage de Bernutz et de Goupil.

tructive, car il s'agit d'un cas fatal par hémorrhagie de la trompe, chez une jeune femme de 22 ans, hémorrhagie causée en apparence par la rougeole. « A l'examen *post mortem* on trouva que l'hémorrhagie s'était produite par la trompe de Fallope gauche, qui était distendue au volume de l'index et contenait environ deux onces de sang, en partie liquide, en partie coagulé, et à travers l'orifice abdominal il s'était échappé environ 16 onces de sang dans la cavité pelvienne. Ces cas d'hématocèle vraie se produisant pendant la rougeole, la scarlatine, la variole, prouvent que cet accident peut survenir dans le cours de chaque maladie fébrile grave ».

En dernier lieu, je désire encore citer un cas publié par le *London and Edinburgh monthly Journal* de 1841, car il établit d'une façon absolue qu'une hémorrhagie mortelle peut provenir de la trompe de Fallope et s'effectuer dans le péritoine dans des circonstances où l'éventualité de la rupture de la trompe par le développement d'un ovule peut être mise en dehors de la question. L'observation est accompagnée d'un dessin de la trompe.

« Une grande quantité de sang était répandue dans l'abdomen et dans le bassin, la plus grande partie était coagulée. A première vue, il était impossible de dire d'où provenait tout ce sang, mais en examinant les organes pelviens on trouva des *coagula* solides, s'échappant des orifices des trompes de Fallope. Celles-ci étaient elles-mêmes remplies de sang et distendues à peu près depuis leur origine utérine jusqu'à leur extrémité péritonéale. L'état des parties est très bien indiqué par le dessin qui accompagne cette observation, elle représente l'une des trompes et le caillot qui y est encore attaché ; ce dernier a une apparence lobulée, produite par la constriction qu'il a supportée pendant son passage à travers la trompe. Même apparence pour l'autre trompe. La plus grande partie du sang trouvé dans le bassin s'échappa sans aucun doute des trompes, à l'état liquide, mais le caillot dont nous parlons s'était évidemment formé à l'intérieur du canal tubaire ».

Pronostic. — Quant au pronostic de ces cas, *Goupil* nous dit : « Il n'est que trop vrai, et je le crains, nous sommes autorisés à dire que *tous ces cas d'hémorrhagie péritonéale*, provenant de grossesse extra-utérine, se terminent par la mort ; en fait tous les cas que j'ai rassemblés ont été mortels. Généralement elle s'est produite en quelques heures ou en quelques jours, et quoique la mort ait été retardée une fois de 6 mois (dans le cas déjà mentionné), le fait est tout à fait exceptionnel ». Ceci répondait tout à fait à ma propre expérience, jusqu'à ce que je fusse poussé par le cas de M. *Hallwright* à ouvrir l'abdomen et à sauver la vie de mes malades.

Traitement. — D'après ce qui précède nous arrivons aux conclusions suviantes :

Dans la grande majorité des cas d'hématocèle extra-péritonéale, même lorsqu'elle est due à une grossesse ectopique, l'affection peut être abandonnée à elle-même, car elle est rarement fatale ; on doit seulement intervenir dans les cas qui arrivent à la suppuration ou lorsqu'il se produit une hémorrhagie grave.

L'hématocèle intra-péritonéale au contraire étant, avec une certitude presque absolue, toujours mortelle, dès qu'elle sera suspectée on devra ouvrir l'abdomen et arrêter l'hémorrhagie. Dans l'immense majorité des cas, la source de l'hémorrhagie se trouvera dans le ligament large, et c'est à celui-ci que l'on devra s'adresser avec toute chance de succès.

Si l'on contestait cette dernière proposition je rappellerais simplement un principe de chirurgie générale, qui doit, il me semble, être constamment appliqué : « Pour combattre une hémorrhagie chirurgicale, il faut inciser et lier le vaisseau qui donne ». Si une grosse branche de l'artère fémorale était lésée, ceux de mes collègues qui s'occupent de chirurgie n'hésiteraient pas à intervenir et ils lieraient le vaisseau. Pourquoi le ligament de Poupart devrait-il être la ligne de démarcation *que ne doivent pas franchir les grands principes de la chirurgie moderne* ? Pourquoi est-il permis à mon ami M. *Ryant* de faire sur l'artère iliaque *externe* ce qu'il m'est interdit de faire sur la branche iliaque *interne* ? A la page 202 de l'ouvrage de

Bernutz et Goupil, nous trouvons une justification de notre principe exprimée ainsi. « Dans un cas pareil l'indication est positive, nous *devons arrêter l'hémorrhagie.* »

Une excellente contribution à l'étude de notre sujet a paru tout récemment, elle est due à la plume du professeur *Charles A. R. Read* de Cincinnati. Il confirme si complètement ma manière de voir, que je me permets de lui emprunter les lignes suivantes.

« Il est admis par M. *Lawson Tait* (1), dans les *Ingelby Lectures* de 1886, que c'est *Bernutz* (2) qui, en 1848, reconnut la relation existant entre la grossesse tubaire et l'hématocèle et qui indiqua le traitement à établir, c'est-à-dire la laparotomie et la ligature. Je suis tout disposé à accepter cette revendication en faveur de *Bernutz* pour tout ce qui concerne la manière d'intervenir ; mais je dois insister sur ce fait que *les conditions essentielles* des hémorrhagies intra-péritonéales par rupture d'une grossesse tubaire ont été reconnues et décrites dès 1814 par un des compatriotes de M. *Tait*, le Dr *John Burns*, de Glasgow (3). Il est vrai que *Burns* n'emploie pas le terme *hématocèle*, qui n'a été inventé qu'un quart de siècle plus tard par *Nélaton*, et qui constitue un tel non-sens, qu'il eût été préférable qu'il ne fût pas inventé du tout ».

« Mais *Burns* nous dit *que la poche peut se rompre et la malade mourir d'hémorrhagie.* Il décrit nettement les changements successifs en disant *qu'il peut survenir par irritation des symptômes inflammatoires et de la fièvre hectique.* Il nous indique sa connaissance exacte de ces cas en nous annonçant que la terminaison la plus fréquente à la suite de cette inflammation est la *formation d'un abcès.* Enfin je ne vois pas de meilleure description de ce qui est actuellement connu sous le nom d'hématocèle que celle de *Burns*, qui en

(1) *The Lancet*, 1886.

(2) Bernutz et Goupil, *Maladies des femmes.*

(3) John Burns, *Principles of Midwifery*. Philadelphie, 1887.

parlant du contenu suppuré d'une grossesse tubaire rompue nous dit qu'il *peut être enfermé dans une espèce de poche de tissu conjonctif. Blundell* (1), qui écrivait en 1830, reconnaît le même accident et il nous dit qu'il ne doute aucunement « que beaucoup de femmes meurent de cette façon, mais les autopsies faisant défaut, la cause exacte de leur mort n'est jamais reconnue ». Il parle même de la possibilité de pratiquer une incision abdominale pour reconnaître l'hémorrhagie. Soumis sans doute à l'influence du conservatisme antique de Guy's-Hospital — conservatisme qui existe encore à l'heure actuelle dans cette institution — il abandonna son idée, ce qui permit à *Bernutz* de proposer à nouveau la même méthode opératoire trente ans plus tard, et enfin à M. *Lawson Tait* de la mettre à exécution après un intervalle d'environ soixante années ».

« Depuis M. *Blundell* jusqu'à M. *Tait* de nombreux auteurs se sont occupés de ces deux accidents, mais bien peu ont reconnu que l'hématocèle intra-péritonéale était due à la grossesse tubaire. Dès que *Nélaton*, puis *Bernutz et Goupil* commencèrent à écrire sur l'hématocèle, il semble que les spécialistes s'écartent de plus en plus de l'étiologie et de la pathologie, si bien décrites par *John Burns*, et les auteurs modernes arrivent à attribuer cet accident à toutes les causes, sauf à celle que je crois être la plus fréquente ».

« Il est heureux, néanmoins, que l'autre face de cette importante question n'ait pas été entièrement négligée. Depuis le moment où *Blundell* en 1830 et *Bernutz* en 1848, soupçonnant la nature de ces accidents, conseillèrent d'intervenir par la laparotomie afin de contrôler et d'arrêter l'hémorrhagie, il ne se trouva personne pour la mettre à exécution jusqu'à ce que M. *Lawson Tait* (2), en 1883, entreprit cette opération. Ce fut le début d'une ère nouvelle pour la compréhension exacte

(1) *Principles and Practice of Obstetrics*, p. 442, Washington, 1834.
(2) *Lancet*, 26 octobre 1886 et *Diseases of Ovaries* p. 348.

et pour la thérapeutique de ces accidents. Avant cette époque la mortalité était à peu près de cent pour cent ; depuis lors, je n'ai pas entendu parler de la mort d'un seul cas, opéré d'après la méthode de M. *Tait*, sauf un seul exemple et celui-ci entre les mains de M. *Tait* lui-même. Les notions pathologiques sur lesquelles le traitement est basé, et qui ont surtout été révélées par l'intervention elle-même, ont été néanmoins plus généralement acceptées que le traitement lui-même. »

« *Schrœder* (1), *Veit* (2) et *Kiwisch* (3) sont avec *Fritsch* (4) les principaux auteurs allemands qui pensent « que la source la plus fréquente de l'hémorrhagie est la rupture de la poche d'une grossesse extra-utérine ». Parmi les gynécologues, *Tait*, *Imlach*, *Berry Hart*, *Thomas* et *Emmet* sont parmi les adeptes les plus convaincus de cette doctrine ; parmi les accoucheurs on peut citer *Lusk*, *Parvin*, *Barnes*, *Galabin* et *Playfair*. Il semble qu'en effet parmi ceux qui ont le plus étudié cette question, il existe à peu près unanimité pour admettre que la grossesse tubaire est la cause la plus commune de l'hématocèle péritonéale, mais, ainsi que je l'ai dit, l'accord cesse dès qu'il s'agit du traitement. Nous ne comprenons pas bien pourquoi il existe une divergence d'opinion pareille sur cette intervention, du moment que l'accord est fait sur le point essentiel et fondamental ; à moins que les idées des auteurs sur les modifications pathologiques que doit subir le sang extravasé soient très différentes. Pour ma part, je crois que ces modifications ont été décrites très fidèlement, sinon en détail, par *John Burns* dans les passages déjà mentionnés. »

« En se basant sur ces notions pathologiques, le devoir du chirurgien est, me semble-t-il, bien indiqué. Il doit être sim-

(1) Schrœder, *Handbuch der Krankheiten der Weibl. Geschlechtsorgane*. 7e édition. Leipzig, 1886.

(2) *Zeitschrift für Geburtshülfe und Gynœkologie*. 1884.

(3) D'après Lusk *Midwifery*, p. 289.

(4) Fritsch, *Diseases of Women*. New-York, 1883, p. 289.

plement l'application de cette loi générale de chirurgie, qui déjà formulée par *Tait* est la suivante : « *Pour combattre l'hémorrhagie il faut rechercher et lier le vaisseau qui donne ; si une grosse branche de la fémorale saignait, mes collègues iraient à sa recherche et la lieraient. Pourquoi le ligament de Poupart doit-il former la ligne de démarcation, au-delà de laquelle ce grand principe ne doit pas être appliqué* ». *Bernutz et Goupil* disent aussi : « *Vis-à-vis de ces accidents l'indication est positive, nous devons arrêter l'hémorrhagie* ». Je m'imagine que quiconque se fera une idée exacte de la situation, dans des cas semblables, ne pourra nier l'opportunité de cette proposition ; mais il me semble qu'il existe encore d'autres indications, en dehors de l'hémorrhagie, à une intervention chirurgicale ; la trompe lésée, le fœtus et le placenta réclament aussi l'attention du chirurgien. On peut dire des deux derniers que, même lorsqu'ils s'enkystent ou lorsqu'ils sont partiellement résorbés et que leur résidu reste sans danger, ils ne peuvent être considérés que comme des corps étrangers et sont, comme tels, une menace permanente pour la santé ou la vie de la malade. La trompe est naturellement détruite comme oviducte, et, si elle reste en place, ce ne sera que pour passer tôt ou tard à l'état d'hémato ou pyosalpinx, qui pourra comme tel exiger une extirpation ultérieure ».

Le professeur *Read* résume son travail par les conclusions suivantes :

1) L'hématocèle intra-péritonéale est une accumulation de sang dans la cavité péritonéale.

2) La grossesse tubaire, qui est la forme la plus fréquente de la gestation extra-utérine, peut donner lieu au moment de la rupture à une effusion sanguine dans le péritoine.

3) Par suite de l'état fluide du sang extravasé, et du peu de

résistance des tissus voisins, l'hémorrhagie a tendance à se continuer indéfiniment.

4) La mort du fœtus est une cause fréquente de suppuration.

5) En devenant un corps étranger, le produit de la conception, même enkysté, reste une source constante de danger.

6) La trompe lésée et laissée en place ne peut pas servir à autre chose qu'à constituer une formation pathologique.

7) La laparotomie est donc indiquée dans le but: *a*) de reconnaître l'hémorrhagie; — *b*) d'enlever les débris dangereux; — *c*) d'enlever des annexes, devenues inutiles; — *d*) de s'opposer à la septicémie.

Opérations pour grossesse tubaire. — Je désire terminer cette partie importante de mon travail en soumettant au lecteur la liste totale, et absolument authentique, des cas pour lesquels j'ai pratiqué cette opération jusqu'ici.

Le nombre total est de quarante-deux (1). Sur ce total je n'ai eu que deux morts. La première a été due à mon manque d'expérience sur le vrai principe de l'opération et pour la seconde la malade était déjà expirante au moment de l'intervention, l'opération ayant été retardée trop longtemps. Les résultats de cette liste montrent, que le pronostic de ce terrible accident devient absolument différent, lorsque l'on intervient à temps et selon les principes chirurgicaux, ou lorsque ces malades sont abandonnées à elles-mêmes. *Parry* nous dit en effet: « On doit reconnaître, après un examen approfondi du sujet, qu'une terminaison heureuse après la rupture de la poche est excessivement rare. Sur 149 cas, dans lesquels l'ovule s'était développé dans la portion de la trompe qui ne traverse plus les tissus de l'utérus, 145 furent mortels ».

(1) En comptant un cas extra-péritonéal, le nombre est de 43.

Liste complète des cas de grossesse tubaire, opérés au moment de la rupture primaire dans la cavité péritonéale.

Nos	Résidence.	Médecin traitant.	Age.	Date.	G.	M.
1	Wolverhampton.	Dr Spackman....	41	17 janv. 1883	...	M.
2	Solihull........	Dr Page.........	40	3 mars 1883	G.	...
3	Birmingham.....	Dr Taylor........	37	10 avril 1884	G.	...
4	Birmingham.....	Dr Wilson.......	27	21 mai 1884	G.	...
5	Birmingham.....	Dr Leech...	34	6 juin 1884	G.	...
6	Walsall.........	Dr G. Sharpe....	28	23 juil. 1884	G.	...
7	Smethwick......	Dr Pitt..........	31	29 oct. 1884	G.	...
8	Birmingham.....	M. Farncombe...	30	28 nov. 1884	G.	...
9	Birmingham.....	Dr Ward........	35	9 déc. 1884	G.	...
10	Wolverhampton.	Dr Scott.........	41	9 fév. 1885	G.	...
11	Birmingham.....	Dr A. E. Clarke..	30	2 avril 1885	G.	...
12	Birmingham.....	L. Tait.........	37	5 mai 1885	G.	...
13	Birmingham.....	Dr Whitcombe...	25	11 mai 1885	G.	...
14	Birmingham.....	Dr Whitby......	34	2 juil. 1885	G.	...
15	Birmingham.....	L. Tait..........	42	11 juil. 1885	G.	...
16	Wolverhampton.	Dr Watts........	31	2 sept. 1885	G.	...
17	Manchester......	Dr Walter.......	26	6 sept. 1885	G.	...
18	Birmingham.....	L. Tait...	28	19 sept. 1885	G.	...
19	Birmingham.....	L. Tait..........	42	23 oct. 1885	G.	...
20	Coventry........	Dr Davidson.....	37	31 oct. 1885	G.	...
21	Tipton..........	Dr Price.........	24	2 fév. 1886	G.	...
22	Oldbury.........	Dr Cunningham..	35	3 juil. 1886	G.	...
23	Birmingham.....	Dr Wilson.......	32	16 juil. 1886	G.	...
24	Tipton..........	Dr Price.........	34	27 sept. 1886	...	M.
25	Birmingham.....	Dr A. E. Clarke..	44	26 janv. 1887	G.	...
26	Birmingham.....	Dr Hoare........	31	18 fév. 1887	G.	...
27	Halifax..........	Dr Dolan........	29	17 fév. 1887	G.	...
28	Coleford.........	Dr Prosser.......	29	27 avril 1887	G.	...
29	Walsall.........	Dr Gordon.......	30	6 mai 1887	G.	...
30	Birmingham.....	Dr Lafarelle.....	44	19 sept. 1887	G.	...
31	Birmingham.....	Dr Wilson.......	29	20 sept. 1887	G.	...
32	Wrexham.......	Dr Williams.....	37	30 sept. 1887	G.	...
33	Nottingham......	Dr Hunter.......	37	16 nov. 1887	G.	...
34	Birmingham.....	L. Tait..........	37	16 déc. 1887	G.	...
35	Birmingham.....	Dr Harmar......	41	7 janv. 1888	G.	...
36	Birmingham.....	Dr Vokes........	30	16 fév. 1888	G.	...
37	Kidderminster...	Dr Jotham......	38	11 mai 1888	G.	...
38	Derby...........	Dr Carter Wigg..	27	12 juin 1888	G.	...
39	Ilfracombe.......	Dr Slade King...	27	9 juil. 1888	G.	...
40	Birmingham.....	Dr Drury........	26	28 août 1888	G.	...
41	Birmingham.....	Dr Bracey.......	27	29 août 1888	G.	...
42	Birmingham.....	Dr Hallwright...	35	25 sept. 1888	G.	...

Toutes ces malades étaient des femmes mariées.

Deux de ces cas réclament quelques détails pour des raisons spéciales : le premier (n° 13) se rapporte à une malade, qui mourut victime d'un second accident de même espèce ; d'ailleurs son histoire complète est la suivante :

Le 10 mai 1885, madame E. R., âgée de 25 ans, me fut envoyée par M. W. P. *Whitcombe*, Victoria Road, Aston ; elle présentait des symptômes abdominaux d'une certaine gravité. Cette dame avait commencé à souffrir quelque temps avant Noël. Elle supposait être enceinte, sa menstruation ayant fait défaut pendant 3 mois ; mais au mois d'avril elle eut une période et puis une seconde au commencement de mai. Pendant les derniers temps elle avait souffert de violentes douleurs dans le bas-ventre et le jour précédent elle avait eu une syncope et des vomissements, la douleur pelvienne étant réapparue. Lorsque je la vis, je la trouvai en très mauvais état et excessivement anémiée. Il existait une large tumeur, mal définie, sur le côté droit de l'utérus, intimement rattachée à cet organe, et les organes pelviens étaient immobilisés par cette masse. Il n'était pas difficile de diagnostiquer ici un cas de grossesse tubaire rompue.

J'ouvris l'abdomen le 11 mai et je trouvai le bassin rempli de caillots et de sérum sanguins. J'enlevai la trompe de Fallope droite, qui était occupée par une grossesse datant d'environ trois mois, et qui présentait une large déchirure de ses parois, au travers de laquelle étaient partiellement engagés le fœtus et le placenta. Quelques points de l'intestin, qui présentaient un suintement sanguin, furent touchés au perchlorure de fer ; je plaçai un drain et la malade eut une guérison simple et rapide.

Ce cas a été publié à propos d'un court article sur la grossesse tubaire rompue dans le *British medical Journal* du 19 décembre 1885.

Environ 18 mois après cette opération cette dame accoucha d'un enfant à terme, elle fut assistée par une sage-femme et il ne survint rien de particulier ni pendant la grossesse, ni au moment de l'accouchement.

Quinze mois après cette époque elle devint de nouveau enceinte et son mari raconte que pendant le cours de cette grossesse (qu'elle supposait être arrivée au quatrième mois) elle n'avait éprouvé aucun symptôme inquiétant ; elle s'était seulement plainte à différentes reprises et à longs intervalles de légères douleurs dans le ventre, mais pas assez importantes pour l'engager à réclamer l'assistance d'un médecin. Le seul point particulier et suspect était qu'elle prétendit à plusieurs reprises sentir l'enfant plus distinctement que pendant la même période de ses précédentes grossesses.

M. *Whitcombe* fut mandé pour la voir dans la matinée du 9 mars, mais, comme il était absent, la malade fut visitée par son assistant un peu avant une heure de l'après-midi. La malade était couchée toute habillée sur son lit, ses genoux pliés et elle se plaignait d'une douleur très vive dans l'hypogastre. Extrêmement pâle et presque sans pouls, elle avait eu aussi quelques vomissements. On raconta à M. *Hall*, qu'environ une heure auparavant, tandis qu'elle nettoyait son foyer et qu'elle était penchée sur celui-ci, elle avait été prise subitement d'une douleur aiguë et s'était sentie défaillir.

On lui administra de suite des stimulants, mais tous les efforts pour la restaurer furent inutiles et elle mourut un peu après cinq heures dans la même après-midi — évidemment d'hémorrhagie interne.

M. *Whitcombe* put faire l'autopsie et il fut assez aimable pour me donner les renseignements suivants. — Il trouva l'abdomen rempli de

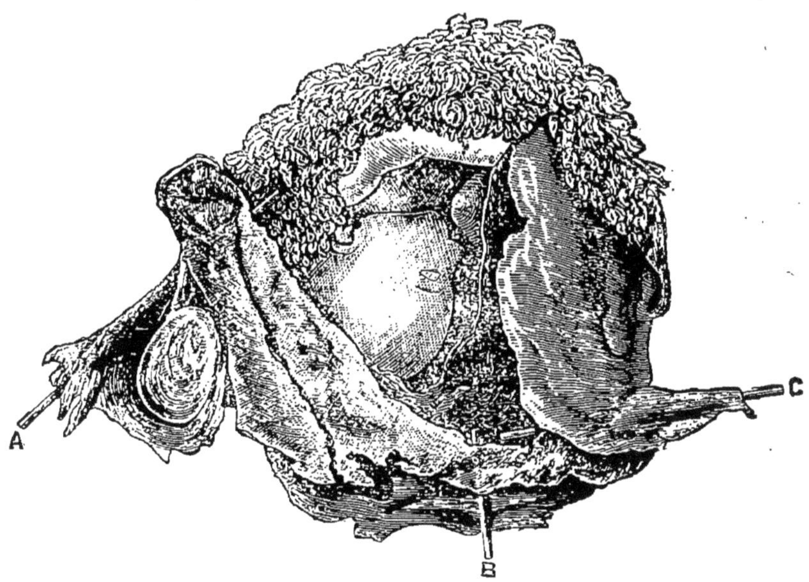

Fig. 64. — Préparation de grossesse interstitielle (Cas XIII). actuellement au *Queen's College Museum*.

sang coagulé et fluide ; un grand caillot était adhérent à une portion du placenta, qui faisait saillie sur la paroi utérine ; lorsque ce caillot fut détaché, on trouva qu'une portion de tissu villeux placentaire y était resté attaché. Tous les organes étaient très anémiés et il ne pouvait exister aucun doute, que l'hémorrhagie avait été la cause de la mort. M. *Whitcombe* eut la bonté de m'apporter les pièces et je puis grâce à l'aide de mon assistant, M. *Teichelmann*, en présenter ici la reproduction et la description.

Il ne peut y avoir aucun doute, que la pièce représente une *grossesse tubaire interstitielle* du côté gauche. La cavité, dans laquelle le fœtus se trouve logé, est séparée de la cavité utérine par une forte cloison de tissu utérin, se continuant de chaque côté avec les parois propres de l'utérus. La paroi interne de cette cloison, ainsi que tout le reste de la cavité utérine, est revêtue de la muqueuse hypertrophiée (decidua) B. Le tronçon restant de la trompe droite est situé en un point qui semble être, au premier abord, l'angle inférieur de l'utérus, mais qui en est réellement l'angle supérieur déplacé. Ce déplacement n'est qu'apparent et il provient de l'énorme développement de la corne gauche de l'utérus, renfermant le produit. Une sonde fine peut très bien être passée de la cavité utérine dans ce reste de la trompe droite.

La trompe de Fallope gauche, A, au contraire, communique avec la cavité, qui contient le fœtus et le placenta et la rupture s'est faite dans la partie supéro-postérieure de la corne utérine gauche.

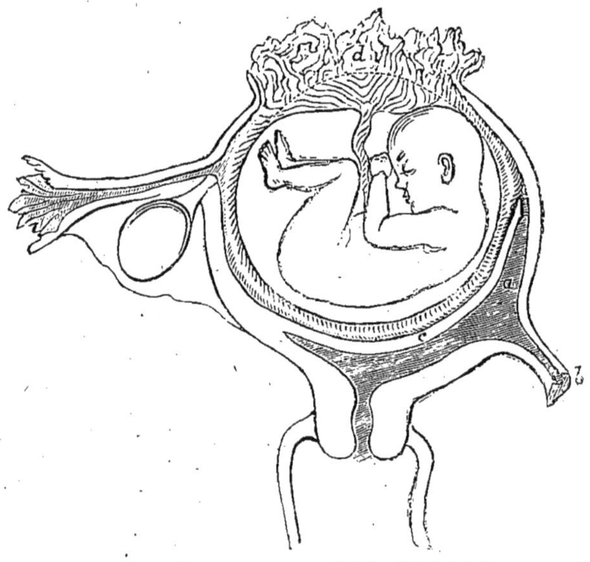

Fig. 65. — Figure schématique, représentant une grossesse interstitielle tubaire au moment de sa rupture.

Nous avons dans ce cas l'exemple étrange, presque incroyable, d'une malade atteinte deux fois de grossesse tubaire, et en plus le fait, encore plus étrange, que dans l'intervalle entre ces deux accidents est survenue une grossesse normale, menée à bien. Elle fut sauvée dans la première de ces catastrophes par une prompte intervention chirurgicale, et elle aurait pu être sauvée encore une seconde fois cependant la rapidité, avec laquelle les événements se précipitèrent, peut faire aussi supposer que nous n'aurions pas même eu le temps de préparer l'intervention qui était nécessaire.

Époque de la rupture primaire. — Ainsi que nous pouvons en juger par la préparation, l'appréciation de la malade sur l'époque de sa grossesse était exacte ; et par ce fait nous avons une constatation précise, que *la variété interstitielle* peut, comme nous devions d'ailleurs nous y attendre, arriver à un développement plus avancé, avant qu'il se produise une rupture primaire, que les autres variétés qui occupent la partie libre de la trompe. En effet, pour ces dernières formes, nous ne connaissons aucun exemple avéré où la grossesse soit arrivée au delà de la *douzième* ou *treizième semaine* de son développement avant d'aboutir à la rupture. Je viens d'employer intentionnellement ici une nouvelle expression en parlant de *rupture primaire* ; je suis en effet convaincu, que si nous ne faisons pas ainsi la distinction, que j'ai déjà indiquée antérieurement, nous conserverons les éléments de confusion qui existent à propos de ces intéressants accidents.

Il est donc parfaitement établi que, dans tous les cas de grossesse tubaire, lorsque l'œuf arrive à un certain développement, la trompe doit nécessairement se rompre, et que cette rupture ne peut s'effectuer que dans deux directions opposées — soit dans la cavité péritonéale, soit dans la cavité du ligament large. Pour la partie libre de la trompe cette rupture surviendra, ainsi que je l'ai dit, dans la douzième ou la treizième semaine. Le cas que je viens de citer nous montre, que pour la variété interstitielle la rupture peut être retardée de quelques semaines. La rupture dans le péritoine semble être uniformément fatale tant pour la mère que pour l'enfant; mais lorsque la rupture se produit dans la cavité du ligament, le développement du fœtus peut suivre son cours normal, et ce sont les cas dans lesquels l'enfant peut atteindre la période viable de son existence.

Le Dr *Taft* a rapporté, dans un numéro récent du *New-York Medical Record*, un cas dans lequel la rupture ne se serait pas produite. Mais d'après la description donnée, il paraît évident que la rupture primaire s'est faite dans le ligament large.

Quant à la *rupture secondaire*, elle peut s'effectuer, dans ces cas, à toute période de développement de la grossesse et c'est alors que les termes que je recommande deviendront très avantageux, presque indispensables. Cette rupture secondaire est très clairement démontrée par le cas célèbre de *Nonat*, cité par *Bernutz*, qui, par les circonstances dans lesquelles se produisit cette rupture secondaire, offre le plus grand intérêt. Cette seconde rupture de la poche explique aussi le cas bien connu de *Jessop*, dont nous aurons encore à parler plus tard.

Grossesse tubaire interstitielle. — Revenons encore un moment au cas de grossesse interstitielle, qui est en discussion, car il présente quelques particularités très intéressantes, quelques-unes nouvelles, d'autres qui serviront de confirmation à ce que j'ai déjà dit, et de réfutation à certaines idées confuses, qui existent encore dans l'esprit de bien des auteurs qui ont écrit sur notre sujet.

La malade, dont il s'agit, était une femme intelligente pour sa condition sociale, et qui ayant traversé la terrible expérience de sa première opération, était renseignée exactement sur la nature d'un tel accident. Malgré cette terrible expérience et sa connaissance exacte des conditions dans lesquelles la rupture s'était produite, sachant qu'elle était enceinte, elle éprouva si peu de symptômes jusqu'au moment de la rupture, qu'elle n'eût pas même l'idée de réclamer l'assistance médicale. Cela avait été d'ailleurs aussi le cas lors de sa grossesse tubaire. Aucun symptôme n'avait paru devoir exiger un examen médical.

Un fait bien étrange est que, dans la grande expérience que j'ai à présent de la grossesse tubaire, je n'ai jamais rencontré qu'une seule occasion d'examiner une de ces malades avant le moment de la rupture ; encore dans ce seul cas n'existait-il aucun symptôme, aucune indication étiologique qui ne pût tout aussi bien se rapporter à une simple occlusion de la trompe ; en un mot le diagnostic exact ne devint possible que lorsque la rupture se produisit et que l'abdomen fut ouvert.

Si l'on tient compte de ces constatations dues à ma propre expérience, on m'excusera, je pense, de rester quelque peu sceptique, quant à l'exactitude des diagnostics de ceux qui parlent avec une superbe assurance de faire le diagnostic certain des cas de grossesse tubaire avant la période de rupture et qui affirment les avoir guéris par la ponction, simple, électrolytique, ou accompagnée d'injections médicamenteuses.

De semblables assertions font très bon effet dans les « discussions des sociétés savantes » et dans les « articles de journaux », mais elles ne résistent pas à l'épreuve d'un contrôle sévère au lit de la malade.

A propos de cette question, j'ai été très mal compris et je suis heureux d'avoir l'occasion d'exposer ici clairement mes opinions ; car je désire faire ressortir le fait, qu'après la période de rupture le diagnostic non seulement peut être fait, mais encore *a été fait* dans la majorité des cas.

Un autre point ressort du cas très intéressant dont nous parlons, c'est le fait, clairement démontré par la pièce, que, quels qu'aient été les symptômes précédant la rupture, l'examen physique très attentif n'aurait pas permis d'autre diagnostic que celui de grossesse normale, arrivée au quatrième mois et demi de son évolution.

Fréquence et diagnostic. — Ce cas constitue ma seule expérience de grossesse ectopique interstitielle, mais la pièce ressemble si exactement à celles que j'ai vues dans les musées, que je le considère comme un véritable type de la variété. Je suis par conséquent très disposé à admettre qu'une grossesse tubaire interstitielle ne peut pas être diagnostiquée par l'examen physique et je ne puis me représenter quels sont les symptômes qui pourraient nous aider à la diagnostiquer avant le moment de la rupture. Les spécimens de cette variété, qui existent dans les musées, ne doivent pas dépasser le chiffre de cinq ou six. Il en existe un au *Collège des chirurgiens d'Édimbourg*, un au musée de *Guy's Hospital*, un autre au musée de l'hôpital de *University College* et un autre au musée du *Collège des chirurgiens*, décrit par *Alban Doran*. Les deux spécimens, mentionnés par ce dernier auteur dans le *London Hospital* n'appartiennent manifestement pas à cette variété, mais sont des grossesses du ligament large. *John Parry* parle de 31 cas de grossesse interstitielle dans le tableau qu'il cite de 500 cas de toute espèce, mais il ne peut y avoir aucun doute que dans la plus grande partie de ces 31 cas il y a eu erreur, et c'est un des exemples du manque de jugement critique de *Parry* dans l'établissement de ses statistiques. Il est certain que cette variété interstitielle est beaucoup plus rare qu'il ne l'admet.

Traitement. — En supposant que le diagnostic ait pu être posé pour le cas qui nous a occupé, on peut se demander quelle eut été la conduite à tenir. Si l'on avait pu se rendre un compte exact des rapports des parties, il eût été indiqué de dilater le col utérin, de diviser largement la cloison et de vider la poche contenant la grossesse. En essayant et même en réussissant à détruire le produit, on n'eût pas rendu grand service à la malade. Le placenta aurait continué à se développer, à supposer qu'il ne se fût pas produit une suppuration, qui tôt ou tard aurait pu se rompre dans la cavité péritonéale. Au moment de la rupture, si l'intervention chirurgicale avait pu être pratiquée à temps, on aurait pu sauver la malade par une hystérectomie totale, et d'après l'examen des pièces, recueillies à l'autopsie, il est absolument certain que celle-ci eût pu être faite facilement.

Le dernier cas de mon tableau est si intéressant qu'il mérite aussi d'être présenté en détail, car il prouve un fait qui, comme nous pouvions le supposer, peut arriver à se produire, mais dont la réalité n'a jamais été clairement démontrée ; à savoir qu'une grossesse tubaire, se rompant dans le péritoine, peut ne pas aboutir immédiatement à une terminaison fatale par hémorrhagie. Nous pourrions alors penser que la résorption de l'ovule et de l'épanchement terminera heureusement ce grave accident; il n'en fut pas ainsi pour notre cas. La suppuration s'établit, la malade eut plusieurs poussées de péritonite, qui l'exposa à différentes reprises aux plus grands dangers et si je n'avais pu la débarrasser des restes décomposés de la grossesse, situés dans une grande cavité suppurée, il est absolument certain, qu'après une ou deux nouvelles poussées aiguës, la terminaison fatale se fût produite.

La malade en question était âgée de 27 ans, elle avait été mariée pendant 6 ans, mais n'était jamais devenue enceinte, autant au moins qu'elle pouvait le savoir. — On remarquera que cette circonstance est souvent notée pour ces sortes de cas.

Réglée très régulièrement jusqu'à Noël, elle avait cessé de l'être depuis cette époque jusqu'en mars, mais elle avait gardé le lit pendant tout ce temps pour une soi-disant inflammation de la matrice, traitée par un praticien bien connu de Liverpool. Au commencement de mars, elle commençait à se lever, lorsque le second jour de sa sortie du lit, elle fut saisie subitement d'une violente douleur suraiguë et elle fut obligée de rester de nouveau alitée pendant trois semaines avec tous les symptômes d'une poussée de péritonite aiguë.

Au commencement d'avril la malade rentrait chez elle à Ilfracombe et fut alors examinée par le Dr *Slade King*, qui reconnut l'existence d'une tumeur sur le côté gauche de l'utérus. Pendant le mois d'avril elle eut encore une attaque, qu'elle décrit comme une récidive de la péritonite qu'elle avait éprouvée le mois précédent, et depuis lors il se produisit encore deux ou trois fois des poussées analogues, plus ou moins graves. Sa menstruation s'était produite deux fois pendant ce temps, très profuse chaque fois, durant environ 15 jours, et accompagnée de violentes douleurs. Lorsque je la vis le 4 juillet, elle était très émaciée, souffrait continuellement, était incapable de se lever. Son mauvais état était dû évidemment à la présence de pus dans le petit bassin.

L'examen physique fit découvrir une tumeur, grosse comme une tête de fœtus, située sur le côté gauche du bassin, immobile et très douloureuse au toucher. L'histoire de la malade ne pouvait pas nous renseigner exactement sur le diagnostic ; l'arrêt de la menstruation de janvier jusqu'à mars aurait aussi bien pu se produire soit dans le cas d'une hématocèle du ligament large, soit dans d'autres circonstances, qui à leur suite pouvaient donner lieu à la tumeur que je constatais. A coup sûr les personnes, qui nous donnèrent les renseignements sur l'histoire de la malade, n'avaient jamais eu le soupçon d'une grossesse et mon propre diagnostic ne s'arrêta pas non plus à cette hypothèse et fut celui de *suppuration de la trompe de Fallope gauche.*

Ce diagnostic se trouva être parfaitement exact en fait, mais pour être complet il aurait dû reconnaître la suppuration constatée comme conséquence d'une grossesse tubaire rompue. L'état de la malade réclamait une intervention immédiate, par conséquent j'ouvris l'abdomen, et voici ce que je trouvai : l'épiploon avait contracté des adhérences avec le contenu du petit bassin et j'eus assez de difficulté pour détacher son bord de la base de la vessie. Après avoir exécuté cette première partie de l'opération, je trouvai au-dessous différentes anses intestinales, adhérentes entre elles ; en les enlevant j'ouvris une cavité, d'où s'échappa un jet de pus extrêmement fétide.

Cette cavité avait la dimension d'une grosse orange, et la première chose que je constatai dans son intérieur fut une masse de substance friable, que mes doigts reconnurent de suite pour un fragment de placenta. Je l'enlevai et l'examen à l'œil nu confirma la nature que le simple toucher m'avait fait soupçonner. Je constatai alors que la cavité d'où j'avais retiré ce fragment était constituée par la trompe de Fallope dilatée et distendue, formant les parois antérieure, postérieure et inférieure de la tumeur, tandis que la paroi supérieure était représentée par les anses intestinales et l'épiploon, que j'avais partiellement détachés. Tout autour de la cavité, je pus sentir un certain nombre de points indurés, que je reconnus facilement pour des os fœtaux, encastrés dans les parois de la poche. J'en enlevai quelques-uns et je trouvai qu'ils représentaient des fragments de côtes et d'os plats. Alors je détachai avec soin toute la partie de la poche formée par la trompe de Fallope, je liai le pédicule et j'enlevai la pièce. La présence des franges tubaires démontre suffisamment l'exactitude de ma supposition quant à la formation de cette poche.

Nous avons donc ici un cas du plus grand intérêt, car il prouve — ce qu'il n'avait pas été possible d'établir complètement jusqu'à présent — que la rupture d'une grossesse tubaire dans le péritoine peut ne pas être immédiatement fatale par hémorrhagies répétées.

Il en existe encore un cas, recueilli par *Campbell* et provenant de la pratique de *Samuel Hey*, de Leeds, et pour lequel je crois que l'on peut aussi accepter cette même interprétation ; mais il est si délicat d'affirmer le diagnostic de grossesse tubaire rompue, que, à moins de posséder la preuve fournie soit par la laparotomie, soit par l'autopsie, il est très naturel de conserver encore du doute sur l'authenticité d'une pareille observation.

Notre cas est par contre une preuve absolue que la rupture peut se produire dans le péritoine, non seulement sans terminaison fatale immédiate, mais encore sans hémorrhagie très considérable. Il est d'ailleurs probable que ces cas sont *excessivement rares*.

Nous ne faisons aucune difficulté de croire que, dans les cas comme le nôtre, lorsque l'hémorrhagie n'a pas été mortelle, tout le contenu de la trompe puisse être résorbé par le péritoine ; l'état du fœtus tel que nous l'avons trouvé le démontre suffisamment ; si la suppuration n'était survenue, nous ne doutons pas que dans l'espace de quelques mois le tout eut été si complètement résorbé, que nous n'aurions pas retrouvé trace de son existence. Néanmoins, le fait que la suppuration peut survenir au cours de cette guérison naturelle et expose alors la malade aux plus graves dangers, voire même par de nouvelles récidives de péritonite à une mort presque certaine, ce fait, dis-je, nous démontre suffisamment qu'il ne sera jamais prudent d'abandonner ces cas à une terminaison naturelle et que leur traitement par l'électrolyse est un véritable non-sens.

Il est de plus impossible de s'imaginer que la trompe de Fallope puisse récupérer ses fonctions normales, après avoir traversé un pareil accident, et on peut très vraisemblablement admettre, que pendant des mois sinon des années elle restera exposée à tout moment à l'éventualité de la suppuration, telle qu'elle s'est produite dans notre cas.

Notre malade guérit rapidement; par conséquent, persuadé du peu de danger que présente l'opération, je n'hésite pas à recommander l'extirpation de la trompe avec les débris de la grossesse qu'elle contient, dans tous les cas et aussitôt que possible.

Continuation de la grossesse. — Nous avons à présent à étudier les cas moins fréquents, dans lesquels l'œuf survit à la rupture ; cela ne pourra se produire que si cette rupture s'est produite dans la cavité du ligament large.

Lorsque la rupture s'effectue dans cette direction, il est probable qu'elle s'accompagne toujours d'hémorrhagie dans le tissu cellulaire et qu'il en résulte une hématocèle plus ou moins considérable. J'en ai déjà fourni la preuve par l'observation citée à la page 629 et, comme je l'ai déjà dit, je mets en fait qu'une bonne partie des hématocèles suppurées que j'ai opérées, avaient été à l'origine des grossesses tubaires. D'autre part je suis tout aussi certain qu'une grande partie des hématocèles extra-péritonéales que nous rencontrons et pour lesquelles nous n'avons pas à intervenir, ont la même origine. Il est donc à présent facile de comprendre pourquoi *Parry* nous dit « que la gestation extra-utérine peut être occasionnellement confondue avec l'hématocèle pelvienne. Qu'il peut être parfois impossible de les distinguer l'une de l'autre ». Cela doit être naturellement le cas, du moment que l'hématocèle est le résultat de la transformation de la grossesse ectopique.

La confusion dans laquelle *Parry* se perd est curieuse à étudier, car elle le conduit à une série de citations et à une suite de conclusions mal établies, qui contribuent largement à démontrer l'inanité du tableau de la gestation ectopique qu'il s'efforce de défendre. Ainsi il nous dit : « il a été néanmoins établi que la péritonite, par laquelle seuls les épanchements dans le péritoine peuvent s'enkyster, survient rarement après la rupture d'une grossesse ectopique » et en ceci il a parfaitement raison. La péritonite se présente rarement dans ces cas ; croire que ces collections sanguines s'enkystent à la suite d'un processus inflammatoire est un véritable non sens. L'enkystement se produit uniquement par la distension du ligament large, soulevé par l'épanchement sanguin, qui se forme dans sa cavité ; il existe donc dès le début de l'accident.

Parry rapporte, d'après *Matthews Duncan*, un cas où ce dernier auteur raconte les faits d'une manière si précise, qu'il ne peut y avoir aucun doute sur les événements ; néanmoins *Parry* ne l'a pas du tout compris. *Duncan* dit que sa malade eut tous les symptômes d'une hémorrhagie intra-péritonéale environ un mois avant sa mort, et il décrit très exactement une hémorrhagie extra-péritonéale dans le ligament large.

L'enkystement se fit et tout faisait prévoir une heureuse guérison, lorsque la tumeur (hématocèle du ligament) se rompit dans la cavité péritonéale *(rupture secondaire)* et provoqua une péritonite mortelle.

Il serait difficile de trouver une observation clinique, donnée d'une manière plus précise que celle-ci, mais dont les conclusions aient été aussi maladroitement interprétées. Chose plus étrange encore, ce cas de *Duncan* est commenté par *Parry* d'une façon exacte dans une autre partie de son ouvrage, bien que là encore la véritable conclusion lui ait échappé. Dans un autre passage, *Parry* juge très sévèrement les arguments donnés en faveur de la théorie d'enkystement par péritonite, et en ceci encore je suis absolument d'accord avec lui. « En étudiant la grossesse extra-utérine, dit-il, il est peu de choses, qui soient plus surprenantes que la rareté de la péritonite après la rupture de la poche fœtale, constatée dans les cas suivis d'autopsie. Les conclusions pratiques qui peuvent être déduites de recherches minutieuses sur le sujet sont que la péritonite est une conséquence très rare de la rupture de la poche, et lors même que l'on constatera de la douleur, spontanée ou provoquée par la palpation, de la tuméfaction ou d'autres symptômes de cette affection, ils n'indiqueront pas nécessairement l'existence de l'inflammation péritonéale. La péritonite est si rarement consécutive à la rupture de la poche fœtale d'une grossesse extra-utérine, que son éventualité ne doit pas même être prise en considération, quand on arrive à discuter le pronostic et le traitement de cet accident. »

Les incidents qui accompagnent la rupture primaire, tels que je les ai présentés, suffisent à éclaircir tous les points obscurs de la situation. *Dezeimeris* découvrit le premier qu'il existait, dans ces cas, quelque chose comme une grossesse sous le péritoine pelvien ; il ne reconnut ni la fréquence de cet accident, ni le mécanisme de sa production en ce point. Néanmoins on ne put nier longtemps les faits cités par cet auteur, car ils se trouvèrent confirmés presque de suite après leur publication. Mais en 1842 *Campbell* discuta ces faits et mit en avant la théorie de l'enkystement, comme une explication probable. « Dans la seconde variété de *Dezeimeris*, ou variété sous-péritonéo-pelvienne, dit *Campbell*, il est difficile de se rendre compte comment l'œuf peut s'insinuer sous le péritoine, qui recouvre tous les organes renfermés dans le bassin. La poche fœtale est dès l'origine si intimement unie aux parties adjacentes, qu'il peut sembler à un examen superficiel qu'elle est complètement enveloppée par les feuillets du ligament large ; mais il paraît absolument incompréhensible qu'elle puisse se trouver au-dessous de cette membrane. »

Actuellement cette explication nous est connue, et les faits cités par *Dezeimeris* ont été confirmés par tous les observateurs impartiaux.

Comme nous n'aurons plus à nous occuper que des cas où

la rupture de la poche fœtale s'est faite dans la cavité du ligament large, il est bien entendu que, lorsque je parlerai désormais d'épanchement sanguin, j'entendrai uniquement celui qui se produit entre les feuillets du ligament — en un mot l'*hématocèle extra-péritonéale.* J'excepte les cas de *rupture secondaire*, expression par laquelle j'entends, ainsi que je l'ai déjà dit, la déchirure du ligament lui-même, distendu outre mesure par l'hémorrhagie provenant de la rupture primaire, comme dans le cas de *Nonat* (page 619), et celui que je viens de citer, qui a été si mal interprété par *Matthews Duncan.* L'hémorrhagie déterminée par cette rupture secondaire se fera nécessairement dans la cavité péritonéale et elle donnera lieu à une *hématocèle intra-péritonéale.*

GROSSESSE DU LIGAMENT LARGE OU SOUS-PÉRITONÉO-PELVIENNE.

Au moment de la rupture de la poche fœtale dans le ligament, l'hémorrhagie peut être considérable et il n'est pas difficile de comprendre comment le produit de la conception peut mourir à ce moment, puis être résorbé, ainsi que le sang extravasé lui-même. Toutes les traces de l'accident peuvent ainsi disparaître et la malade coutinuer à jouir d'une bonne santé. Je ne doute pas un instant que cette origine ne puisse s'appliquer à la plupart de ces hématocèles inexpliquées que nous rencontrons si souvent dans la pratique. J'ai déjà relaté un cas de cette espèce, qui fut contrôlé par l'incision abdominale ; et il est évident pour moi, que bien des cas de gestation ectopique peuvent arriver de cette manière à une heureuse terminaison. Néanmoins les fœtus ne meurent pas toujours au moment de la rupture, beaucoup d'entre eux continuent à se développer dans leur nouvelle situation, et peuvent même arriver de cette manière au terme de leur développement. D'autre part la mort du produit peut survenir à une époque quelconque de la grossesse, et il survient alors une série régulière de phénomènes. En premier lieu, le liquide amniotique est résorbé, puis c'est le tour des parties molles et des os, autant que, pour ces derniers, la chose est possible. En dernier lieu, on ne trouve plus, dans le ligament large, qu'une petite poche contenant quelques os et débris de tissus fœtaux.

D'après les très nombreuses observations disséminées dans la littérature de cette question, il est certain que beaucoup de ces poches fœtales arrivent à la suppuration et constituent alors des affections graves. Nous savons d'autre part que quelques produits se momifient et sont retrouvés plus tard, sur la table d'autopsie, à l'état de lithopédions.

Parry avait déjà reconnu tout cela et il l'exprime fort bien en disant « que si la femme ne meurt pas de la rupture de la poche pendant les 4 ou 4 1/2 premiers mois de la grossesse, il est peu probable que l'on ait l'occasion de revoir la malade avant le terme de la grossesse ». Mais *Parry* ne s'est pas rendu compte des incidents de la rupture dans le ligament large, il n'a pas compris la situation; aussi l'exactitude de ses appréciations cliniques en souffre et ses déductions pathologiques sont remplies d'erreurs. C'est ainsi qu'il continue ses théories sur l'*enkystement*, tandis qu'il a fourni lui-même auparavant les meilleurs arguments contre cette éventualité, et déclaré que les processus inflammatoires pouvant amener la formation d'un kyste sont *extrêmement rares*. Il dit encore: « Quoique la présence d'un fœtus enkysté ne soit pas du tout incompatible avec la vie, et même avec un certain bien-être et une certaine activité sociales, néanmoins la femme est dans ce cas en danger continuel, le kyste pouvant subir une poussée inflammatoire et arriver à la suppuration, accident des plus graves, et qui peut même occasionner la mort ».

Suppuration de la poche fœtale. — Fistules. — Dès que la poche, contenant les débris fœtaux, arrive à cette période, le pus cherche à se frayer une voie à l'extérieur, et ceci dans une des quatre directions suivantes : à travers le rectum, qui est la voie de beaucoup la plus fréquente, à travers le cul-de-sac vaginal postérieur, qui vient en seconde ligne par ordre de fréquence ; à travers la vessie, et enfin très rarement à travers la paroi abdominale, dans le voisinage de l'ombilic.

« Pendant l'évacuation de ces débris fœtaux en état de décomposition, nous dit *Parry*, la mère est exposée à tous les dangers, qui résultent de la résorption de matières purulentes ou putrides ». Et, dans le but de confirmer son dire, il publie un tableau qui, quoique n'ayant pas une valeur absolue, donne une excellente idée de la mortalité terrible due à cet accident. Il a réuni 330 cas, dont 105 se terminèrent par la mort ; nous pouvons être certains qu'ici, comme dans toutes les statistiques analogues, le pour cent de mortalité reste toujours au-dessous du chiffre réel, car nous sommes toujours moins bien renseignés sur les cas malheureux que sur ceux qui ont une terminaison satisfaisante. Les guérisons sont toujours accompagnées de grands dangers et de longues souffrances, car elles durent parfois des années et pour cette raison ces accidents réclament l'intervention chirurgicale, en faveur de laquelle j'apporterai encore plus tard d'autres arguments.

En premier lieu, qu'il me soit permis de faire ressortir le fait que les quatre directions, dans lesquelles ces débris peuvent être évacués à l'extérieur, sont déjà une preuve que le siège de la grossesse est la *cavité du ligament large*. Lorsque celle-ci est située dans l'épaisseur du ligament gauche, et que l'épanchement sanguin a disséqué le péritoine autour du rectum en formant la stricture annulaire dont j'ai déjà parlé, l'abcès se fraiera très probablement une voie dans l'intestin. J'ai vu un certain nombre de ces cas et j'ai retiré des débris fœtaux à travers une perforation du rectum, s'ouvrant directement dans la cavité du ligament large ; avec un doigt dans l'ouverture rectale et une sonde dans l'utérus, je me suis rendu un compte exact de la situation.

La vessie et le cul-de- sac vaginal postérieur seront, naturellement, après le rectum, les points les plus propices pour l'évacuation, et, dans cette dernière éventualité, j'ai eu plusieurs fois la preuve, par l'exploration directe, que c'était bien la cavité du ligament qui contenait ces débris fœtaux.

Je citerai le cas d'une dame, qui vint de l'Amérique du Sud pour me consulter. Depuis des années elle évacuait par la vessie des calculs phosphatiques, dont les noyaux étaient représentés par des vertèbres fœtales, j'ouvris l'abcès par la région sus-pubienne, sans intéresser le péritoine, et j'enlevai une quantité de pus, de cheveux, de dépôts phosphatiques, d'os fœtaux et j'obtins une rapide guérison. Dans ce cas, je pus passer mon doigt dans la vessie par une perforation située sur la paroi latérale droite, et, comme l'utérus était tout à fait fixé en position normale, l'abcès était dû, sans aucun doute possible, à la destruction d'un œuf expulsé dans le ligament large droit.

L'expulsion des produits de décomposition fœtale par la région ombilicale ne me fut expliquée que par les merveilleuses coupes, obtenues par congélation par M. *Barry Hart*, avec un cadavre sur lequel il trouva une grossesse ligamentaire arrivée à un stade avancé. L'énigme et avec elle bien d'autres me devint alors compréhensible ; mais je reviendrai sur ces questions lorsque je parlerai des modifications de rapport du péritoine, consécutives au développement d'une grossesse ligamentaire. Pour le moment je désire parler avec quelques détails des abcès s'ouvrant dans le rectum, le vagin et la vessie.

Abcès s'ouvrant dans le rectum, la vessie et le vagin. — Pour tous ces cas, l'interrogatoire est d'un faible secours, il se borne ordinairement au récit obscur de quelque trouble pelvien, aboutissant à un abcès, qui s'ouvre dans le rectum et évacue continuellement du pus ou d'autres matières analogues ; la véritable nature de l'accident n'est révélée que lorsque quelque fragment pointu d'os fœtal vient à s'implanter dans le rectum ou sur l'anus et y est découvert. La plupart de ces malades souffrent beaucoup avant l'ouverture de l'abcès, puis leur position s'améliore ; elles restent néanmoins à l'état de véritables invalides. La mortalité doit être sans aucun doute ce qu'en dit *Parry*, quoique pour ma part je n'aie pas vu un seul cas fatal. Toutes les malades que j'eus à soigner furent rapidement guéries par l'incision et l'évacuation complète de la cavité de l'abcès.

Pour les cas où la suppuration s'est ouvert un passage à travers le cul-de-sac postérieur vaginal, les douleurs sont moins vives et la guérison plus facile.

Tout dernièrement une femme vient à ma policlinique avec un fragment de fémur fœtal, encore engagé dans une fistule, située juste derrière et un peu à gauche du col de l'utérus. J'agrandis l'ouverture, je retirai la valeur de 2 à 3 cuillerées à thé de débris. La malade fut guérie dans l'espace d'un mois.

Suivant *Parry*, dans quelques circonstances exceptionnelles, le contenu de ces cavités fœtales peut se frayer une voie à l'extérieur par une fistule périnéale et il cite à l'appui de son dire une observation du Dr *Yardley*, de Philadelphie. Il ne s'agit ici que d'une simple modification du cas précédent ; l'abcès, en disséquant la cloison entre le vagin et le rectum, peut aussi bien arriver au périnée que s'ouvrir sur une partie plus haute de son trajet.

Les cas où l'évacuation se fait par la vessie sont plus intéressants. Suivant *Parry* cette complication est beaucoup plus grave que toutes les autres, elle est souvent fatale ; je crois la chose très probable, car l'abcès se complique alors d'une cystite grave, conduisant à la pyélite et à la néphrite suppurée, complications que je n'ai pas eu l'occasion d'observer, mais qui, *a priori*, sont très admissibles. La longue durée de l'affection et la formation de concrétions phosphatiques suffiraient d'ailleurs à augmenter la mortalité des cas de cette nature.

Il est assez curieux que je n'aie pas encore rencontré un de ces cas à son début, quoique je les aie toujours recherchés et que depuis des années j'aie traité toutes les suppurations pelviennes par l'incision abdominale. Cette méthode fournit en effet des résultats plus rapides, plus complets et plus durables qu'aucun autre procédé ; sans doute j'aurai bien quelque jour l'occasion d'ouvrir un kyste fœtal suppuré, avant qu'il se soit fait jour à l'extérieur. Ainsi que je l'ai déjà dit, j'en ai ouvert un qui avait perforé la vessie et occasionné à la malade de longues années de souffrances ; la guérison fut rapide.

Dans ce cas particulier je n'ouvris pas le péritoine, tandis que pour le traitement que j'ai adopté, fait connaître et défendu ailleurs, il est nécessaire de procéder par laparotomie. Si ces cas étaient traités tout à fait au début par l'incision abdominale, leur mortalité diminuerait et épargnerait aux malades bien des années de souffrances. Leur traitement serait ainsi le même que celui des abcès pelviens, et, si le péritoine doit être ouvert, je le refermerais selon un procédé habituel, en suturant les parois de la cavité ligamentaire au péritoine pariétal après avoir vidé la poche des débris en état de décomposition et après l'avoir lavée soigneusement. J'ai fait actuellement une cinquantaine d'opérations de cette nature, et non seulement je n'ai pas eu de mortalité, mais les guérisons ont été si rapides, si complètes, si durables, que je compte ces cas parmi ceux qui m'ont donné peut-être le plus de satisfaction personnelle.

Je n'ai rien dit du diagnostic différentiel de ces abcès du ligament large, provenant de grossesses ectopiques, car je le crois à peine possible avant d'avoir constaté et reconnu des os ou d'autres débris fœtaux dans le pus évacué, et à ce moment le diagnostic au contraire devient des plus simples. L'absence de diagnostic différentiel, ou de renseignements sur l'origine de l'abcès ne retarde d'ailleurs pas mon intervention d'une heure, car je pars de ce principe que, dès que la présence du pus dans le bassin est constatée, la première indication est *de l'évacuer*.

Nous avons déjà vu que la mort du fœtus peut survenir à une époque quelconque de son développement; lorsque la cavité fœtale arrive à la suppuration, le mode de traitement restera toujours le même; plus le fœtus sera volumineux, plus les désordres seront évidemment étendus, plus aussi sera urgente la nécessité d'une intervention opératoire; et de même plus le produit sera volumineux et plus deviendra probable la rupture de la poche dans la région ombilicale, accident, qui sera discuté tout à l'heure.

Nous arrivons à présent à la dernière étape et en même temps à la dernière division de mon sujet : les cas peu nombreux où l'œuf survit et atteint son complet développement

Rupture secondaire de la grossesse ligamentaire. — Pendant cette période de la gestation, il peut se produire une rupture secondaire de la poche du ligament large; elle peut être fatale, comme dans les cas rapportés par *Nonat*, *Bernutz* et *Matthews Duncan*. Un pareil accident peut donner lieu à des symptômes très alarmants, analogues à ceux observés au moment de la rupture primaire dans le péritoine et tout aussi graves, au moins d'après ce que nous savons sur les quelques cas rapportés. Un exemple absolument unique dans l'histoire de la grossesse ectopique est le cas rapporté par M. *T. S. Jessop*, où l'enfant fut trouvé dans la cavité péritonéale; il y était absolument libre, sans aucune poche quelconque et il en fut retiré par ce chirurgien. L'auteur d'après les traités, cite le cas comme une *variété abdominale*. S'il eût dit *variété intra-péritonéale* l'expression eût été en même temps plus heureuse et plus exacte. Il est heureux que dans ce cas l'autopsie n'ait pas été nécessaire, mais néanmoins il est parfaitement clair, d'après l'histoire de la malade, qu'il se produisit une *rupture* dans le cours de la dixième semaine de la grossesse, et pour ma part, je suis certain qu'elle était d'origine tubaire. Si à ce moment la poche s'était rompue dans le péritoine, le produit eût été certainement résorbé, car, d'après ce que je sais sur la faculté de résorption du péritoine, je suis certain qu'un fœtus gélatineux de la dixième semaine ne peut y résister. Par conséquent voici donc, suivant moi, dans quel ordre les phénomènes se sont succédés.

Après la rupture primaire, la grossesse ligamentaire suivit son développement normal jusqu'au septième ou huitième mois ; à ce moment il se produisit une rupture secondaire de la poche fœtale, l'enfant passa dans la cavité péritonéale et il put continuer à vivre au milieu des anses intestinales, car à ce moment les tissus fœtaux étaient arrivés à un degré de développement et de solidité tel, qu'il leur permettait de résister au pouvoir d'absorption du péritoine. La poche rompue se sera contractée et aura disparu en partie et le placenta fut trouvé, où on le rencontre dans la majorité des cas de grossesse ligamentaire, étalé sur le contenu pelvien.

Voici d'ailleurs la relation de ce cas si intéressant :

« Mme C., âgée de 26 ans, avait toujours joui d'une bonne santé jusqu'au moment de son accident. En mars 1869, elle donna naisssance à son premier et seul enfant, après un accouchement normal ; après qu'elle eut sevré son enfant, ses règles revinrent régulièrement jusqu'à la fin de 1874. Au commencement de janvier 1875, sa menstruation cessa et elle soupçonna une nouvelle grossesse ; dans le milieu du mois de mars elle fut prise subitement, pendant qu'elle lavait, d'une violente douleur dans le côté droit du bassin, laquelle fut accompagnée d'une syncope. Elle fut de suite couchée sur son lit et on envoya chercher son médecin ordinaire. Elle se plaignait de douleurs violentes dans l'abdomen, avec tympanisme, vomissements, rétention d'urine et pouls rapide et elle fut obligée de garder le lit pendant deux mois, se plaignant constamment de douleurs abdominales, de grandes faiblesses et d'inappétence complète.

Vers le milieu du mois de mai, elle commença à sentir les mouvements de l'enfant et en même temps elle constata une tumeur dure à la partie inférieure du ventre, du côté droit. Le 13 août, M. *Samuel Hay* et M. *Clayton*, réunis pour une consultation, constataient l'existence d'un fœtus vivant en dehors de l'utérus et la malade fut transférée le même jour à l'infirmerie de Leeds, dans le service de M. *Jessop*. L'abdomen était distendu dans toute son étendue. Au niveau et au-dessous de l'ombilic on constatait une proéminence arrondie, qui s'effaçait graduellement du côté de l'appendice xyphoïde et en bas aboutissait à une dépression profonde, qui à sa partie inférieure était de nouveau limitée par une autre proéminence, située immédiatement au-dessus du pubis. A un examen plus minutieux on constata bientôt que la saillie ombilicale présentait tous les caractères d'un siège d'enfant ; car les deux fesses et le sillon purent être distinctement reconnus à travers les parois abdominales, d'ailleurs assez minces ; se continuant depuis le siège du côté du sternum, on pouvait sentir sur une ligne droite les petites proéminences des vertèbres spinales.

Au-dessus du pubis on reconnut les deux pieds, en remontant au delà des côtes il n'était pas difficile de préciser les contours des deux omoplates. Les bruits du cœur pouvaient être perçus très distinctement du côté droit, au-dessus de l'ombilic. Les seins de la malade étaient augmentés de volume et les aréoles bien marquées.

Au toucher vaginal on trouva l'utérus un peu augmenté de volume, sa cavité mesurait à la sonde deux pouces et demi. L'utérus restait immobile, lorsque le contenu abdominal était mobilisé d'un côté à l'autre. Les mouvements de l'enfant furent visibles à différentes reprises et indiquaient une grande vigueur. Malgré de minutieuses recherches, il ne nous fut pas possible de nous assurer de la présence d'un souffle placentaire. Le diagnostic de grossesse extra-utérine était certain, l'état de la femme devenait extrêmement critique. Dans ces circonstances il fut décidé d'extraire l'enfant par laparotomie. Avec l'assentiment de mes collègues, je me décidai à procéder à l'opération le 11 du mois d'août à midi et demi.

La malade, ayant été anesthésiée par l'éther et la vessie ayant été vidée, je fis une incision de 6 pouces de long sur la ligne blanche ; de telle sorte que l'ombilic se trouva former le centre de l'incision. La paroi abdominale était très mince, mais plus vasculaire que d'habitude ; et le revêtement péritonéal, quoique normal sur sa surface libre, sembla épaissi et velouté sur sa section. Immédiatement après l'incision, le siège et le dos de l'enfant, recouverts d'une couche épaisse d'enduit caséeux, apparurent directement à notre vue. A la partie supérieure de l'incision, on voyait l'épiploon, recouvrant comme une mantille les épaules de l'enfant, et à la partie inférieure on put voir le cordon, d'apparence normale, qui croisait l'incision et contournant la cuisse gauche du fœtus se rendait à son insertion ombilicale.

L'enfant était à genoux, présentant son siège à la région ombilicale maternelle ; sa tête, fléchie sur sa poitrine, reposait près de l'épiploon et du colon transverse, les plantes de ses pieds regardant le pubis et ses genoux reposaient sur le bord postérieur du bassin. Son extraction fut effectuée rapidement.

Le cordon fut lié et séparé de la manière habituelle et l'enfant fut confié à la garde de deux messieurs, désignés d'avance pour prendre soin de lui. Nous vîmes à présent que la grossesse était bien une *variété abdominale* car nous ne pûmes constater aucunes traces de poche ou de membranes quelconques. L'enfant était placé au milieu des intestins, complètement libre dans la cavité abdominale. Les intestins, recouverts par endroit d'un peu de lymphe, non organisée, et sans adhérences aucunes, purent être soulevés par l'éponge et on trouva environ une once de sérum, parfaitement clair, dans la cavité péritonéale. En suivant le cordon, on constata que le placenta, plus large que d'habitude, était étalé sur le contenu du bassin, comme un couvercle sur un pot, en s'étendant en arrière à quelque distance au-dessus de son niveau, où il était attaché au gros intestin et à la paroi abdominale postérieure. Près de son centre, il existait une proéminence, qui semblait correspondre au fond de l'utérus, augmenté de volume. Nous prîmes un soin tout particulier pour ne pas causer le moindre déplacement dans ses rapports et ses adhérences, car nous étions bien décidés à le laisser en place. Le 29 octobre l'incision est indiquée comme complètement guérie et trois semaines plus tard, la malade rentrait chez elle. Depuis ce moment jusqu'aujourd'hui elle est restée en parfaite santé.

La menstruation reparut environ un mois après sa sortie de l'infirmerie, et elle fut depuis lors toujours régulière. L'enfant était aussi sain, aussi volumineux, aussi vigoureux qu'un enfant de belle moyenne, né dans des circonstances ordinaires; et il continua à se bien porter jusqu'en juillet 1876, où, après une maladie d'une semaine, il mourut du croup et de broncho-pneumonie à l'âge de 11 mois.

J'ai tenu à citer cette observation avec tous ses détails, car elle est la seule de son espèce qui, après examen critique, peut être admise comme *grossesse abdominale* ou plutôt *intra-péritonéale*. Certainement ceux rassemblés par *Parry* ne sont pas dans le même cas, et pour ma part je n'en ai rencontré aucun autre.

Un autre cas, quelque peu analogue à celui-ci, a été publié dans les *Krankheiten der Tuben* par *L. Bandl* et reproduit dans le livre de *Tarnier* et *Budin*, c'est le suivant :

« Dans le cas cité par cet auteur, chez une multipare examinée plusieurs fois, il diagnostiqua une grossesse extra-utérine. L'enfant était vivant et arrivé à terme. La malade refusa la laparotomie : il survint des phénomènes de faux travail, l'expulsion de la caduque puis quelques symptômes de péritonite, auxquels la malade succomba. L'incision abdominale fut pratiquée de suite ; l'enfant qui pesait 3,800 grammes fut extrait vivant, mais il fit seulement 3 ou 4 respirations et mourut. Le jour suivant, à l'autopsie de la mère, on trouva dans la cavité abdominale environ 2,500 grammes de liquide épais, mais nulle part on ne put découvrir de membranes fœtales. Il existait néanmoins une poche, qui enfermait le fœtus de toutes parts, mais les parois de cette cavité étaient formées de fausses membranes d'environ 4 à 5 millimètres d'épaisseur et qui cachaient les parois abdominales antérieure, postérieure et latérales, et recouvraient les intestins grêles, le côlon ascendant, le côlon descendant, etc. On trouvait, sur la surface interne de cette poche, un certain nombre de brides, les unes épaisses, les autres minces qui s'étendaient d'une paroi à l'autre. Une masse volumineuse, qui renfermait le placenta, était située dans la fosse iliaque interne et se continuait dans le petit bassin du côté droit. Quelques vaisseaux très dilatés, atteignant le volume d'une plume de corbeau, étaient situés près de ce placenta. Le cordon ombilical, partant du fœtus, formait une anse autour de l'utérus et pénétrait par un orifice circulaire, d'environ un centimètre et demi de diamètre, dans une cavité, dont les parois étaient lisses et polies ; la surface fœtale du placenta limitait cette cavité, dans laquelle le doigt pouvait pénétrer facilement. En dehors de l'orifice, autour du cordon on trouva des débris de membranes ovulaires ridées, de coloration brune jaunâtre et datant des premiers mois de la grossesse. L'existence des restes d'un kyste du ligament large démontre clairement ici le fait de la *rupture secondaire* ».

Minceur anormale des parois utérines. — Dans le cas de *Jessop* rien n'a été plus facile que le diagnostic, et pourtant il y a là une source d'erreurs, que j'ai rencontrée plusieurs fois et dont aucune autorité que je sache, sauf *Parry*, n'a fait encore mention. Voici ce qu'il dit page 103 de son livre :

« Je rencontrai il y a quelques années un exemple de grande minceur des parois abdominales qui fut excessivement curieux. J'avais été mandé par le Dr *E. W. Watson* pour examiner une jeune dame et me prononcer sur la nature d'une tumeur abdominale, qui avait atteint le volume d'un utérus gravide de 7 mois 1/2 à 8 mois. En palpant l'abdomen distendu je sentis un fœtus, qui me parut être directement sous mon doigt, contre lequel il rebondit immédiatement. Il était si superficiel, qu'il était tout à fait impossible de croire qu'il y eût autre chose que la peau de l'abdomen, interposée entre la main et l'enfant vivant ».

Il est clair, que dans des conditions pareilles nous devons avoir non seulement un amincissement des parois abdominales, mais encore un défaut de développement du tissu utérin ; et les quelques cas que j'ai rencontrés, où l'arrêt de développement était si prononcé, que la paroi utérine n'était pas plus épaisse qu'un simple pli d'intestin, constituent certainement une des curiosités de mon expérience pratique. Dans un cas de la clientèle de M. *Langley Browne*, de West Bromwich, nous trouvâmes un utérus extrêmement mince et placé en rétroversion. Dans d'autres cas encore les parois étaient aussi très minces et en plus il existait généralement des latéroflexions ou rétroflexions ; mais dans ces cas un peu de patience mettait toujours fin aux doutes du diagnostic.

Si je rencontrais un cas où il existât des symptômes urgents, je n'hésiterais pas à employer la sonde ou mes dilatateurs, s'il y avait nécessité; car ce qui pourrait m'arriver de pire, au cas où il y aurait eu erreur, serait de provoquer un travail prématuré. Cette condition d'extrême minceur des parois utérines, dans le cas de grossesse, d'ailleurs absolument normale, est un point de l'obstétrique qui n'a pas encore attiré l'attention qu'il mérite. Il se rencontre néanmoins assez fréquemment pour être une source de difficultés et même de danger ; je me propose donc de dire quelques mots sur ce que j'ai pu remarquer à propos de cet incident, j'espère ainsi attirer l'attention de quelque spécialiste accoucheur, qui sera à même de s'en occuper plus longuement et plus attentivement.

J'ai présents à la mémoire huit cas, pour lesquels j'ai été consulté pour une soi-disant grossesse extra-utérine et dans lesquels il n'existait qu'une extrême minceur des parois utérines. Je n'ai pas pris d'observations pour trois de ces cas, mais pour les autres j'ai des notes et des renseignements plus exacts. Les détails sont à peu près les mêmes pour tous ces cas. Les symptômes ordinaires de grossesse existaient dans tous, sauf pour un seul où il subsistait quelque doute sur son existence.

Le plus souvent, la question se posait ainsi : l'enfant est-il dans la cavité utérine ou en dehors de celle-ci ? et parfois elle était si difficile à résoudre que j'avais quelque peine à persuader aux collègues, qui m'amenaient leurs malades, que la position de l'enfant était normale. Sauf dans un cas, — celui que je vis avec le Dr *S. Whitwell*, à Schreswsbury, — il y avait une absence manifeste de liquide amniotique, de sorte que tous les mouvements de l'enfant pouvaient être vus et sentis de la manière la plus évidente. Au toucher le doigt arrivait sur la partie du fœtus qui se présentait comme si elle avait été située immédiatement sous la muqueuse ; et c'est seulement après un examen attentif et minutieux, que le col utérin effacé put être découvert, étalé sur le corps de l'enfant.

Tous ces cas, sauf une exception, n'avaient pas atteint le septième mois. Dans le cours des huitième et neuvième mois, les parois utérines s'épaississent, la quantité de liquide amniotique augmente, et ces grossesses se terminent par des accouchements absolument normaux.

J'ai vu récemment un cas, qui fait pourtant exception à cette règle générale, car la grossesse était arrivée au huitième mois. Le toucher vaginal démontrait nettement que la grossesse était utérine, tandis que, d'après l'apparence seule de l'abdomen, on aurait conclu inévitablement à la présence de l'enfant au milieu des intestins.

Je tire ces renseignements du cas de M. *Langley Browne*, et d'un autre suivi par le Dr *Hill Norris*, qui assista la femme au moment de son accouchement. Dans le cas du Dr *Whitwell*, il existait une grande poche, à parois très minces, à travers laquelle on sentait très distinctement l'enfant qui était aussi mobile que s'il se fut trouvé tout à fait libre dans la cavité abdominale. Mon confrère m'écrivit plus tard « que la femme se portait fort bien; quelque temps avant la fin de la grossesse le fœtus devint beaucoup plus fixe, probablement par suite de l'augmentation d'épaisseur des parois utérines et aussi du développement de l'enfant; l'accouchement fut normal et sans aucune hémorrhagie consécutive ».

Diagnostic différentiel de la grossesse ectopique. — Les affections, avec lesquelles la grossesse extra-utérine peut être confondue avant la mort de l'enfant, sont :

a) Le déplacement de l'utérus gravide normal pendant les premiers mois d'une grossesse compliquée de fibro-myome ou de tumeur kystique de l'utérus ;

b) Plus rarement, la grossesse située dans une moitié d'un utérus bicorne.

Dans un cas, que je vis avec le Dr *Ross*, de Wakefield, je posai le diagnostic, soit de grossesse extra-utérine, soit d'utérus bifide avec grossesse dans une de ses cornes ; il se trouva que cette dernière hypothèse fut réalisée. Nous trouvons fréquemment des déplacements latéraux considérables de l'utérus gravide, principalement chez les femmes non mariées et envoyées chez le spécialiste pour des causes toutes différentes. Mais ce sont surtout les cas où l'on est consulté après la mort de l'enfant, ou à une époque déjà éloignée du terme de la gestation, que l'on rencontre les plus sérieuses difficultés pour établir le diagnostic de grossesse ectopique. Il faut d'abord écouter avec soin l'histoire de la grossesse supposée, racontée par la malade, et des événements qui survinrent au moment de l'accouchement attendu ou après cette époque. Un fait bien particulier, et qui vient à l'appui des idées que j'ai soutenues sur la pathologie de la grossesse tubaire, c'est que le plus souvent la grossesse ectopique se rencontre chez des femmes qui, ou bien n'ont pas eu d'enfants auparavant, ou bien sont stériles depuis plusieurs années.

Ce point est donc important à noter. Les autres indications qui ont de l'importance pour établir le diagnostic, sont l'arrêt subit des règles, l'augmentation graduelle du volume de la poche fœtale, l'apparition des symptômes d'un commencement de travail vers la fin du neuvième mois, suivi d'une *diminution consécutive dans le volume de la tumeur*. De toutes ces indications, la dernière seule a l'importance d'un signe caractéristique ; mais on doit toujours se rappeler que l'histoire de la malade, même complète, ne pourra jamais assurer un diagnostic que s'il se trouve confirmé par des signes physiques bien nets. J'ai établi ce fait comme règle générale depuis une observation remarquable, que je publiai en détail dans les *Mémoires de la Société obstétricale de Londres*, de 1874. Pour ce cas j'avais d'abord diagnostiqué une tumeur ovarienne double, mais je fus complètement induit en erreur par une histoire que la malade me raconta à la suite de l'examen. Trois ans auparavant elle s'était crue enceinte, car sa menstruation avait cessé pendant huit mois, son abdomen avait augmenté de volume, ses seins s'étaient gonflés. Elle affirmait avoir perçu souvent les mouvements de l'enfant et en somme elle avait relevé tous les symptômes éprouvés pendant ses sept grossesses précédentes. Un jour, dans la rue, elle fut saisie de douleurs, tout à fait pareilles à celles de l'accouchement ; elles durèrent quatre heures. Elle n'en fut aucunement surprise, croyant à un commencement de travail. Elle eut la sensation d'une tête d'enfant qui s'engageait dans le bassin ; après quelque temps elle éprouva une sensation différente, comme si la pression se continuait en arrière et passait dans le ventre ; puis les douleurs cessèrent et le volume de la tumeur resta tel quel. Elle n'eut aucune perte à l'occasion de ce faux travail. Depuis cette époque jusqu'au moment où je vis la malade, elle était absolument certaine qu'il ne s'était produit aucune diminution dans le volume de sa tumeur, l'augmentation avait été insignifiante s'il y en avait une.

Les signes physiques étaient ceux de tumeurs multiloculaires des deux ovaires, je n'ai pas à les décrire ici. Mon diagnostic primitif fut confirmé au moment de l'opération, qui eut un plein succès. Je tirai de ce cas la leçon suivante : c'est qu'il ne faut accorder que peu de confiance aux histoires des malades, lorsqu'elles ne se trouvent pas en harmonie avec les signes physiques. Je dois ajouter que je n'ai jamais rencontré de femme absolument indemne d'une teinte d'hystérie ; celle-ci, étant illettrée, ne pouvait avoir recherché les symptômes qu'elle décrivait dans les livres. Les points les plus remarquables de son histoire étaient l'arrêt de la menstruation pendant huit mois et l'histoire complète des symptômes de son travail et je pus obtenir sur tous ces points la confirmation de son dire.

Il est singulier que dans la plupart des cas de grossesse ectopique qui arrivent au delà de la période normale, il se produise des douleurs reproduisant la physionomie du travail de l'accouchement ; ce fait vient à l'appui de l'opinion qui veut que la cause du mécanisme initial des douleurs ne soit pas à chercher dans l'utérus, ainsi qu'on l'admet généralement. Il a été signalé pour la première fois en 1652 (1) par *Vassal*, et a été depuis constaté par tous les auteurs qui ont parlé de cas semblables ; dans l'un d'entre eux, relaté dans les *Mémoires de la Société médicale de Londres* en 1789, le travail dura huit jours, et la laparotomie fut alors pratiquée. L'enfant était mort, et, le placenta ayant été enlevé en même temps, la malade mourut en quatre heures. *Campbell* donne une grande quantité de renseignements intéressants sur ce point et sur d'autres, et il est à remarquer qu'il cite une longue liste d'observations (2), où il est noté spécialement que,

(1) *Philadelphia Transactions*, vol. V.

(2) *Campbell* critique vivement l'appréciation suivante *d'un vieux praticien* que

jusqu'au moment du faux travail, aucun trouble ne s'était présenté qui ait pu faire supposer à la malade que sa grossesse n'était pas normale. Dans le cas dont je viens de parler, ce qui contribua le plus à m'induire en erreur, ce fut la suppression des règles. L'analyse des observations relatées par *Campbell* est, pour ce qui concerne spécialement cette question, digne d'être citée en entier; elle démontre combien peu on peut se fier aux racontars des malades.

« Dans bien des cas de grossesse ectopique les règles étaient supprimées ; néanmoins elles persistaient fréquemment pendant les premiers mois ; dans quelques cas elles apparurent irrégulièrement ; elles furent tantôt profuses, tantôt assez peu abondantes. Dans quelques cas, à des périodes indéterminées de la grossesse, nous rencontrons des hémorrhagies, des épanchements sanguins, la formation de caillots, l'expulsion de corps étrangers ressemblant à des moles ou à des débris de placenta. Ces phénomènes ont pu faire supposer que la femme avait avorté, que l'œuf était placé à l'origine non pas en dehors, mais bien à l'intérieur de l'utérus, puis qu'il avait échappé à travers une fente de la matrice dans la cavité péritonéale et que le corps expulsé devait être regardé comme le placenta. Les cas qui furent signalés par de violentes douleurs utérines, provoquées par quelque effort ou quelque traumatisme, sont ceux qui s'accompagnaient le plus souvent de ces derniers phénomènes. »

Les points faibles dans l'histoire de ma malade étaient justement ceux auxquels je n'attachai pas une attention suffisante et ce sont les seuls auxquels nous devons accorder une certaine importance, à savoir qu'elle n'éprouva *aucun frisson*

je crois être *Hamilton*. « Les collègues, dit-il, qui ont eu l'occasion de porter quelque attention sur ce sujet m'excuseront, si je ne puis pas partager l'avis d'un vieux praticien, qui s'imaginait qu'il y avait quelque chose de très caractéristique dans les plaintes de la malade, et qu'il suffisait au médecin de les entendre pour pouvoir se prononcer de suite et être à même de diagnostiquer le cas comme une variété de grossesse extra-utérine. »

pendant le faux travail et qu'après celui-ci le volume de la tumeur *n'avait pas diminué*. Après avoir lu, je pense, tout ce qui a été écrit sur ce sujet, j'ai pu me convaincre que ces deux phénomènes sont constants dans la grossesse extra-utérine qui a dépassé le moment de l'accouchement. Le premier est dû à l'excitation et à la congestion générales des organes intéressés, spécialement à l'augmentation de l'utérus, et le second est déterminé par la résorption du liquide amniotique après la mort de l'enfant.

L'arrêt complet de la menstruation pendant la période correspondante à une grossesse normale est loin d'être une condition constante. Et même si c'était le cas, il n'aurait d'ailleurs, comme les autres signes qui l'accompagnent, gonflement des seins, pigmentation des aréoles, développement des tubercules de Montgomery, malaises et vomissements, etc., pas d'autre signification que de faire *supposer* une grossesse.

Quelquefois il se produit des métrorrhagies, dues à l'augmentation de volume et à l'état de vacuité de l'utérus ; ce symptôme pourrait faire porter le diagnostic de myome utérin. *Parry* a examiné longuement ce point dans les nombreuses observations qu'il nous présente et il nous dit que « l'utérus, à l'exception de quelques rares exemples, subit des modifications importantes, aussi bien dans sa structure que dans son volume. On a trouvé que son développement pouvait varier depuis le double d'un utérus normal jusqu'à un utérus gravide de quatre mois ».

Après la mort de l'enfant les signes d'auscultation sont naturellement absents en général ; néanmoins dans un de mes cas où l'enfant était certainement mort, le souffle placentaire put être entendu à ma première visite, mais il avait complètement disparu à la seconde, dix heures après, signe qui contribua à confirmer mon diagnostic.

Un caractère *invariable* de la grossesse extra-utérine avant, comme après la mort de l'enfant, est que l'utérus est lié intimement à la tumeur, généralement en avant de celle-ci ; il est peu mobile et toujours augmenté de volume avant la mort de l'enfant ; il en est de même après, si le placenta est attaché, comme c'est généralement le cas, à la paroi postérieure du fond de cet organe. Un point très important est que le col est toujours tout à fait ouvert, dans mes cas il permettait presque l'introduction du doigt. Dans des circonstances pareilles, et si les bruits du cœur fœtal peuvent être perçus, le diagnostic est des plus clairs. Sinon, les caractères de la tumeur doivent être examinés avec le plus grand soin. Si l'examen de la malade est fait peu après la mort de l'enfant, la tumeur sera tendue ; on y percevra un ballottement plus ou moins obscur et il est fort possible que l'on puisse reconnaître quelque partie fœtale par l'examen rectal, vaginal ou abdominal. C'est à ce moment que l'on rencontre les plus grandes difficultés pour le diagnostic et *Parry* les a si bien rassemblées, que je ne puis faire mieux que de répéter ce qu'il a dit sur ce sujet :

« Si la malade n'arrive en observation qu'après la mort de l'enfant, le diagnostic d'une grossesse extra-utérine peut être très difficile. Plusieurs années peuvent s'être écoulées avant que la femme réclame nos soins. Il est certain que lorsque la poche s'est ouverte dans la vessie, dans les intestins, le vagin, ou bien qu'une fistule s'est produite à travers les parois abdominales, on n'aura que peu ou point de peine à arriver à un diagnostic exact.

« La difficulté n'apparaîtra que lorsque la poche n'est pas encore rompue, ou que, s'étant ouverte dans la vessie ou dans le rectum en dehors des régions que l'on peut atteindre, elle n'aura rien évacué de son contenu solide et caractéristique. Dans ces circonstances une conclusion exacte peut être obtenue en étudiant avec le plus grand soin l'histoire clinique. On ne doit négliger aucun point ».

« En règle générale, on trouvera que toutes ces femmes avaient la conviction absolue d'être enceintes, dès que la tumeur abdominale a fait son apparition. Quoiqu'il put s'être écoulé plusieurs années depuis cette époque, elles n'auront pas abandonné l'idée qu'elles portent encore leur enfant dans quelque partie de l'abdomen. Ainsi ces malades racontent presque toujours qu'un faux travail est survenu à peu près au terme de leur grossesse, qu'il a été accompagné d'hémorrhagie utérine et suivi de sécrétion de lait ; après quoi elles auront constaté que leur abdomen diminuait de volume et que cette diminution continuait régulièrement jusqu'au moment où la tumeur a atteint les dimensions actuelles. Toute cette association de phénomènes est des plus caractéristique, et lorsqu'ils sont tous présents, la grossesse ectopique doit toujours être suspectée. La diminution du volume de l'abdomen après le travail est un symptôme de haute importance. »

Après la résorption du liquide amniotique le caractère de la tumeur change beaucoup. L'utérus peut devenir plus petit et plus mobile, des parties fœtales peuvent être reconnues, spécialement par le rectum ; ce qui établit de suite la nature de la tumeur. Ces proéminences, ces bosselures, ces saillies, formées par les mains ou par les pieds et que l'on perçoit souvent au-dessus du bassin, peuvent être, il est vrai, tout à fait simulées par les petits kystes, du volume d'une noix, de petites tumeurs ovariennes, et surtout par les bosselures résistantes des kystes dermoïdes. Cette ressemblance était frappante dans le cas que je viens de décrire, et elle était encore bien plus marquée chez une autre malade, à qui j'enlevai les deux ovaires, dont l'un dermoïde, mais où l'analogie des sensations ne m'induisit heureusement pas en errenr.

Dangers et insuffisance de la ponction. — Lorsque la poche est enfouie dans le bassin, la difficulté peut être grande, et rien ne peut éclairer le diagnostic que l'incision exploratrice. Je la recommande fortement dans ces cas, car la ponction ne doit pas être employée. Pour une articulation, pour la plèvre, où les affections, entre lesquelles le diagnostic doit être établi, sont en nombre limité, cette manière de procéder est certainement d'un grand avantage. Mais pour l'abdomen et pour le bassin la question est bien différente. La ponction indiquera si une tumeur contient du sérum, du sang ou du pus, mais elle ne sera que de peu d'utilité pour localiser le siège de l'affection, et ne servira à rien pour établir le traitement proprement dit. De plus, le danger de la ponction est sérieux, tout aussi sérieux que celui d'une incision abdominale. L'emploi de l'aspirateur dans ma pratique spéciale a diminué, il a presque disparu, et dans tous les cas de tumeur abdominale où il semble que l'on puisse faire quelque bien à la malade, j'ouvre le ventre et je me renseigne ainsi sur l'état local. Je n'ai jamais eu à regretter cette ligne de conduite et très souvent j'ai pu me féliciter de ses résultats.

L'opinion de *Parry* sur ce point est si déclarée et si importante, que je désire encore la citer en entier pour fortifier ma position :

« En cas de doute, l'enfant ayant succombé, le trocart a été employé pour retirer un peu de liquide amniotique, qui viendra confirmer le diagnostic. A moins que l'on ne soit décidé à opérer immédiatement pour extraire le fœtus, l'emploi du trocart est *injustifiable*. Peu, très peu de femmes ont survécu longtemps à cette manière de procéder. M. *Jonathan Hutchinson*, dans une leçon clinique sur ce sujet, dit que cette pratique est accompagnée de grands dangers, et je ne serais sincère ni avec vous, ni avec moi-même, si je n'admettais pas ce danger ; d'ailleurs, avec de la patience et beaucoup d'attention, je ne pense pas que la ponction soit nécessaire dans un cas de tumeur fœtale simulant un kyste de l'ovaire ». M. *Hutchinson* était arrivé à cette conclusion après avoir eu le malheur de voir survenir une péritonite fatale après l'emploi du trocart et cela dans sa propre pratique. Une malade du Dr *Cardeza* fut ponctionnée le 19 novembre après consultation avec le Dr *W. L. Atlee*, de Philadelphie, et 5 jours plus tard ce dernier chirurgien pratiquait la laparotomie. Dès l'incision de la poche il s'échappa des gaz suspects. *Jordan* employa aussi la ponction pour assurer son diagnostic, la femme n'ayant pas à ce moment de symptômes inquiétants. Le chloroforme fut administré, la ponction fut faite, et 2 heures après il survint un collapsus complet.

Parlant de l'emploi du trocart dans ces circonstances, le Dr *Jordan* dit « l'incertitude de mon diagnostic, la variété des opinions contraires sur la nature des cas, variété provenant malheureusement de l'emploi de l'aspirateur, furent la cause de la mort de la malade ».

Le *cancer de l'ovaire et du voisinage de l'utérus*, surtout en arrière, se développant lentement peut être difficile à diagnostiquer, par les seuls signes physiques, d'une grossesse extra-utérine de longue durée, mais la marche du cas nous sera alors d'une grande utilité. L'accroissement est constant et, s'il survenait une augmentation rapide du volume de la tumeur, l'examen régulier de la température lève bien vite la difficulté, car la seule condition qui puisse produire une augmentation rapide de la poche fœtale est la suppuration, et celle-ci manifesterait sa présence par la feuille de température de manière à ne pouvoir s'y tromper. Les commémoratifs peuvent aider le diagnostic, mais ils peuvent aussi induire en erreur, comme dans le cas que j'ai déjà raconté en détail.

J'ai eu l'occasion de voir un chirurgien accoucheur éminent attaquer une tumeur abdominale que, d'après l'historique surtout, il envisageait comme une grossesse extra-utérine, arrivée au-delà du terme. Il me pria d'examiner le cas et de lui donner mon opinion; mais comme les signes physiques ne différaient en rien de ceux d'une tumeur utérine volumineuse et certainement pas myomateuse, je conseillai plutôt l'incision exploratrice attachant beaucoup plus d'importance aux renseignements qu'elle donnerait qu'à ceux fournis par la malade ; ceux-ci n'auraient pu qu'égarer le diagnostic ; la tumeur était un cancer de l'épiploon, adhérent et intéressant les organes pelviens.

Après la résorption du liquide amniotique et la solidification du contenu de la poche, les rapports du sac fœtal avec l'utérus et les autres viscères pelviens sont devenus si intimes par les adhérences placentaires, que les signes physiques ne sont jamais bien clairs, et on est le plus souvent réduit à laisser le diagnostic hésiter entre une tumeur fibro-kystique de l'utérus et la grossesse. L'incision exploratrice éclaircira tous les doutes, et en même temps elle indiquera à l'opérateur la voie pour la meilleure méthode de traitement (1).

Traitement de la grossesse ligamentaire. — Une fois le diagnostic d'un cas de grossesse extra-utérine posé, la première question qui se pose est la suivante « Que faire ? » Si l'enfant est encore en vie et s'il est près du terme, je crois qu'il est de notre devoir d'opérer. Si l'enfant est mort, l'indication opératoire me semble tout aussi évidente, quoiqu'elle ait été combattue par une autorité aussi éminente que M. *Jonathan Hutchinson.* Naturellement nous ne posons aucune règle absolue et chaque cas doit être examiné à part. Mais on

(1) Les fabricants « d'articles de journaux » et autres gens sans expérience parlent si légèrement du diagnostic des affections pelviennes et abdominales, ils affirment si délibérément la sûreté de leur diagnostic, que je prie ceux qui ont dépassé cette première étape de leur existence professionnelle de lire les extraits suivants se rapportant au diagnostic de la grossesse ectopique. « Quoique, après l'observation soigneuse de nombreux cas de cette affection, l'on puisse acquérir un certain degré d'habileté pour reconnaître la présence d'une poche fœtale quand elle a évolué déjà depuis un certain temps et que même, dans quelques cas, on puisse arriver à décider à quelle variété de grossesse ectopique on a affaire, tout praticien, qui a étudié attentivement ce sujet, devra reconnaître que le diagnostic est une tâche d'une difficulté peu commune » (PARRY).

« Telle est l'obscurité du diagnostic, après l'exploration du col utérin, que les *Baudelocque*, les *Osiander*, les *Dubois*, etc. n'ont jamais osé, au milieu des incertitudes qu'il laisse, entreprendre au terme de neuf mois l'extraction de l'enfant. *Archives générales*, vol. 27, page 211 (LESOUEF).

rencontre de si nombreux exemples des risques et des dangers que ces cas occasionnent lorsqu'il survient de la suppuration de la poche, circonstance qui d'ailleurs se produit presque toujours à un moment ou à un autre, que nous sommes dans beaucoup de ces cas, à mon avis, autorisés à opérer. De plus, les principes chirurgicaux d'après lesquels l'opération doit être conduite sont si bien établis, leurs résultats sont si satisfaisants, que ceux qui s'opposent à l'opération me semblent soutenir une mauvaise cause en continuant à défendre d'autres procédés chirurgicaux, dont les résultats sont notoirement mauvais.

Ces dernières années de bruyantes discussions se sont élevées sur les différentes formes de traitement à employer pour éviter toute opération chirurgicale.

Au nombre des arguments mis en avant dans ce but, il faut en citer un qui, j'ose le dire, est des plus immoraux. La règle serait, si l'enfant est encore en vie, de commencer le traitement en le sacrifiant, dans la croyance que la mort de l'enfant sera la sauvegarde de la mère. Je ne suis pas théologien, et ce n'est pas ici le lieu d'entamer une discussion sur la morale, mais je dois dire que cette théorie me semble une nature de croyance bien mystique ; elle placerait bientôt les praticiens sérieux au rang des avorteurs et des craniotomistes de profession, race avec laquelle je ne veux avoir rien de commun ; d'autant plus que ceux qui prônent une telle pratique appartiennent le plus souvent à la classe hybride des médecins accoucheurs et ont été généralement malheureux dans leurs tentatives chirurgicales.

Si la mort de l'enfant était une garantie pour la sécurité de la mère, on pourrait encore discuter ces procédés, mais la nature dans la grande majorité des cas se charge elle-même de sacrifier le produit, ainsi que nous l'avons vu, et cependant la vie de la mère n'est pas en sûreté dans une grande partie des cas, ainsi que *Parry* nous l'a démontré. La ponction du sac à l'aide d'aiguilles galvaniques ou avec injection médicamenteuse est par conséquent un procédé immoral et dangereux, qui doit être réprouvé des chirurgiens.

Selon *Parry*, tous les procédés qui nécessitent une lésion de la poche, sans extraire l'enfant, ne sont pas sans danger pour la malade ; le tout est de savoir si les risques d'une telle méthode thérapeutique, quoique graves, le sont moins que ceux que court la malade abandonnée à elle-même. Cette appréciation est exacte ; il est certain qu'à l'époque où *Parry* écrivait (1874) c'était une opinion très avancée, mais aujourd'hui nous pouvons parler avec plus d'assurance. *Parry* disait d'ailleurs lui-même que l'avenir déciderait la question. Je me permets d'estimer que ma propre expérience la tranche en faveur de l'intervention chirurgicale au moment de la rupture primaire. Je ne pense pas qu'il s'élève aucune protestation contre un procédé qui consiste à ouvrir l'abdomen et à ligaturer le point qui saigne. Aucune acupuncture, simple ou médicamenteuse, aucun charlatanisme électrolytique ne sauvera une femme qui a un vaisseau ouvert et saignant dans la cavité péritonéale. Si l'enfant survit à cette rupture il a un droit légal et moral à la vie et il ne doit pas être tué de propos délibéré, comme l'ont fait le Dr *Braxton Hicks* et le Dr *Aveling*.

En parlant du cas relaté par le premier, *Parry* écrit : « L'observation du Dr *Hicks* est plus importante, car elle donne lieu à différentes réflexions. La malade mourut, enceinte de 4 mois, d'hémorrhagie interne, résultant d'une tentative pour détruire le fœtus en ponctionnant la poche avec un trocart. Environ une quinzaine de jours avant sa mort elle avait eu quelques symptômes de rupture, mais ceux-ci n'étaient pas très nets. A l'autopsie, la poche, qui à l'origine contenait l'œuf, fut trouvée rompue ; en dehors de celle-ci et ayant contracté de nouvelles adhérences, se voyait l'œuf entier et ses attaches avec le placenta, sur le côté opposé à l'ouverture dans la poche, et sur la face postérieure de l'utérus ».

Dans le cas du Dr *Aveling*, la mère et l'enfant avaient tous deux survécu à la rupture primaire, et l'œuf continuait à se développer dans le ligament large. La grossesse ectopique avait été diagnostiquée par le Dr *Aveling*, et avait même été montrée par lui à *Spencer Wells*; il n'y avait donc aucune raison pour intervenir. Si le cas avait été suivi avec soin jusqu'à la période viable, on aurait pu facilement à ce moment extraire un enfant vivant. Au lieu de cela l'enfant fut tué par le courant galvanique, ce qui me semble absolument blâmable, et beaucoup plus immoral que *la castration.*

Un des cas les plus récents, où l'électricité a été employée pour le traitement d'une grossesse ectopique, est celui qui a été relaté par le Dr *Buckmaster*, de Brooklyn (1) ; il est si caractéristique qu'il peut servir de type, et c'est à juste raison que nous pourrons le critiquer. Le Dr *Buckmaster* se pose trois questions en rapport avec son cas :

1° *le diagnostic de grossesse extra-utérine est-il légitime*? Il ne peut exister aucun doute sur la réponse, car la description qu'il nous donne de l'accident, survenu chez sa malade lors de la neuvième semaine de sa grossesse, est tout particulièrement caractéristique d'une rupture de la trompe. « Elle éprouva subitement, dit-il, une violente douleur dans le creux de l'estomac, elle entendit des bruits de cloches et tomba en syncope sur le plancher sans pouvoir appeler à son secours. Elle fut trouvée dans cette condition par son mari, qui la transporta sur son lit. Sa face était très pâle et elle avait des syncopes à chaque tentative pour s'asseoir ou se lever. Elle était très altérée et reprochait à son médecin de ne pas lui permettre de boire autant d'eau qu'elle le désirait ».

2° *L'enfant était-il encore vivant lorsque l'électricité fut appliquée pour la première fois*? Il nous donne une réponse affirmative bien catégorique, quoique réellement la chose ne soit pas démontrée. D'après mon expérience personnelle et

(1) *Medical News*, du 21 juillet 1888.

d'après les détails donnés, il est très probable que la malade avait une hématocèle du ligament large, due à la rupture d'une grossesse tubaire, hématocèle d'une telle importance que l'œuf avait été détruit au moment de l'accident. Si elle avait été laissée à elle-même, la résorption de l'épanchement sanguin se serait faite sans l'influence violente du courant galvanique, ainsi qu'il arrive généralement sans aucune intervention. L'auteur dit de plus que la tumeur non seulement avait diminué de volume, mais encore avait changé de caractère, en perdant son élasticité à la suite de la résorption de son contenu liquide.

3° En supposant que l'enfant ait survécu à l'accident, arrive la troisième question : « *Le courant constant est-il le meilleur moyen pour détruire le fœtus* » et à celle-ci je commence par répondre. Quel droit le Dr *Buckmaster* avait t-il de détruire cet enfant? Car d'après la description donnée, qui est très claire, il ne peut exister aucun doute que la grossesse se trouvait située dans le ligament large. « Une masse mal définie, élastique au toucher, était perçue très distinctement sur le côté droit. Le toucher vaginal montrait que l'utérus était repoussé en avant vers le pubis, qu'il était augmenté de volume et ramolli. Le cul-de-sac de Douglas était occupé par une tumeur élastique, dans laquelle on percevait de la fluctuation et qui donnait la sensation d'un petit kyste ovarien, elle semblait faire partie de la tumeur perçue dans la fosse iliaque droite, cette dernière indépendante de l'utérus ».

Après avoir discuté avec soin les différentes méthodes de destruction du fœtus, aucune de celles-ci ne lui paraissant satisfaisante, le Dr *Buckmaster* se détermine à continuer d'employer le courant galvanique, mais il ne justifie aucunement sa détermination de détruire l'enfant. Tous les symptômes graves avaient disparus, la malade ne souffrait de rien que d'un léger malaise et du fait malheureux que le Dr *Buck-*

master avait diagnostiqué une grossesse ectopique. Si le cas avait été abandonné à lui-même, et en admettant qu'il existât réellement un enfant vivant après l'accident, il eût pu certainement arriver à la période viable, car ici il existait sûrement une grossesse extra-péritonéale.

En terminant le Dr *Buckmaster* nous dit que trois mois après le traitement électrique, il existait encore une masse dure, avec un ou deux points plus mous, et qui pouvait être très bien sentie par le toucher vaginal ; en somme les conditions physiques de la tumeur étaient les mêmes qu'au moment où il la vit pour la première fois, sauf la diminution de volume. La masse était encore là, représentant une source constante de danger, car selon toute probabilité elle arrivera un jour ou l'autre à la suppuration. Il est certain que trois mois sont une période beaucoup trop courte pour tirer des conclusions quant à la sécurité du traitement, même en supposant qu'il ait obtenu le résultat qu'il désirait en tuant le fœtus. Pour ma part, je crois qu'il ne réussit pas dans cette dernière tentative, car la méthode qu'il employa ne pouvait être appliquée avec sécurité sur l'enfant, et la force du courant n'était pas suffisante pour être fatale à quoi que ce fût.

Dans l'article du Dr *Buckmaster*, il existe encore deux autres points, que je désire relever et critiquer. En premier lieu, il fait dire au Dr *T. G. Thomas* que le traitement électrolytique a les deux grands avantages suivants : si une erreur de diagnostic a été commise, il ne fait aucun mal, tandis que, si le diagnostic est juste, l'expérience prouve qu'il peut être suffisant.

Je répondrai à ces affirmations de la façon suivante : d'après l'expérience que nous avons de cette méthode, il n'est pas du tout démontré que le courant électrique soit sans danger, le diagnostic étant ou n'étant pas exact, de même il n'est nullement prouvé qu'il soit efficace et produise l'effet que l'on désire en obtenir.

De plus, le Dr *Buckmaster* nous dit, et alors de son propre chef, qu'il se trouvera sans aucun doute des cas, ainsi que la littérature du sujet le démontre, dans lesquels, après avoir ouvert l'abdomen, il sera impossible de terminer l'opération. Je puis affirmer, d'après ma propre expérience, que cela est absolument inexact; dans certains cas il a peut-être été impossible à *certains opérateurs* de compléter l'opération, mais la règle est que toutes ces opérations doivent être menées à bonne fin : un homme qui par manque d'énergie et d'habileté s'arrête au milieu de leur exécution, ne doit pas les entreprendre. Elles peuvent toutes et toujours être faites complètement.

Développement du placenta après la mort de l'enfant. — Le second point de l'assertion du Dr *Buckmaster* que je désire réfuter est le suivant. « On a prétendu récemment, dit-il, que le placenta continuait à se développer pendant quelque temps après la mort de l'enfant, mais, comme nous n'avons aucune preuve évidente de cette affirmation, elle n'est pour le moment pas à prendre en considération ».

Comme je suis responsable d'avoir le premier mentionné le fait que j'avais vu le placenta continuer son développement après que le fœtus était évidemment mort depuis quelque temps, qu'il me soit permis de rappeler au Dr *Buckmaster* et à d'autres les témoignages sur lesquels cette opinion peut s'appuyer.

Dans l'observation n° 6, la rupture était survenue vraisemblablement dans la neuvième ou la dixième semaine de la grossesse; le placenta était enfoui au milieu d'une quantité de caillots, il formait une masse ronde du volume d'une balle de cricket, située en grande partie dans la trompe; lorsque la tumeur fut enlevée, le placenta était encore en partie adhérent à sa surface interne; la masse pelvienne était intacte. En l'incisant on trouva que la cavité de l'œuf renfermait environ la valeur d'une cuiller à dessert de liquide amniotique, mais il n'y avait pas trace de fœtus.

Comme nous avons un exemple très fréquent de cette espèce d'accident — le développement d'un gros placenta, sans aucun fœtus, ou seulement avec traces de celui-ci, — dans les soi-disant moles utérines, nous n'avons aucune raison de ne pas supposer la chose possible dans les cas de grossesse tubaire. Il est un fait certain, c'est que tel était l'état des choses dans ce cas.

Dans l'observation 19, le fœtus retrouvé n'avait qu'une longueur de 75 millimètres, il avait évidemment succombé depuis fort longtemps, car il était en partie résorbé ; par contre le placenta avait continué son développement et il était devenu aussi volumineux que s'il avait appartenu à une grossesse utérine du quatrième mois. Il avait contracté des adhérences avec l'intestin et l'épiploon, donnant lieu à des hémorrhagies répétées, pour lesquelles l'opération avait finalement dû être pratiquée. Nous avons rencontré des phénomènes semblables dans les cas 24, 30, 32 et 37.

A la séance de la *Société obstétricale* dans laquelle le Dr *Champneys* lut l'observation de son cas, M. *Thornton* apporta des preuves en faveur de la même conclusion et dans la première édition du *Manuel de gynécologie* de *Hart* et *Barbour,* publié en 1882, on trouvera encore le témoignage suivant sur cette importante question :

« A. B., âgée de 24 ans, avait eu une suppression de règles pendant deux mois et elle se croyait elle-même enceinte ; depuis trois mois environ elle voit survenir des hémorrhagies irrégulières, se répétant trois fois par mois et de quantité considérable. A l'examen on trouva une tumeur dans le petit bassin, le vagin était repoussé contre le pubis, le col utérin au-dessus du niveau du détroit supérieur et la vessie avait aussi éprouvé un certain déplacement dans l'abdomen. La tumeur était aussi volumineuse qu'un utérus gravide de 4 mois 1/2. A la suite de la ponction de la poche avec un trocart aspirateur la malade mourut avec tous les symptômes d'une hémorrhagie interne, et à l'examen *post mortem*, après congélation du bassin et sur les coupes on trouva l'utérus long de

17 millimètres, le fond s'élevant à environ 15 millimètres au-dessus de la symphyse et le col était tellement étiré, que les orifices interne et externe étaient en partie oblitérés. La poche fœtale se trouvait placée dans le cul-de-sac de Douglas, et elle était principalement occupée par le placenta. La cavité de l'œuf contenait peu de liquide et le fœtus avait environ le volume de celui d'une grossesse de trois mois ».

Le placenta en continuant à se développer après la mort du fœtus avait produit une hémorrhagie mortelle.

En parcourant les observations des cas qui sont arrivés au delà du terme normal de la grossesse, je trouve de nombreux exemples, qui ne peuvent être interprétés que par le développement du placenta après la mort de l'enfant. Il n'est fait mention de ce fait dans aucun cas, mais il ressort clairement des descriptions.

Dans une observation relatée par M. *Samuel Hey*, de Leeds, la grossesse avait atteint le 9e mois, lorsqu'il survint un faux travail et l'enfant succomba. Trois mois après cette époque la mère mourut à la suite de complications dues à sa grossesse ectopique. On reconnut que l'enfant était complètement développé et il ne montrait aucunes traces de décomposition. Comme l'enfant avait atteint un volume inusité et pesait environ 2 livres 1/2, on supposa que la poche fœtale était formée aux dépens de la trompe de Fallope droite, mais d'après la description on voit parfaitement bien que c'était aux dépens du ligament large droit, en même temps que de la trompe. Le placenta doit s'être dans ce cas développé considérablement depuis la mort de l'enfant.

Traitement électrique. — Quelques-uns des faits qui ont été relatés à propos de l'application de l'électricité au traitement de la grossesse ectopique sont tout simplement horribles, comme on peut en juger par l'article du Dr *Matthews Duncan* dans les *Rapports de l'Hopital Bartholomew* pour 1883.

L'électricité fut d'abord essayée sous la forme d'un courant induit, aussi intense que peut le fournir une batterie combinée de Coxeter. L'électrode en charbon, reliée au pôle positif, fut appliquée sur la tumeur, située du côté gauche, et une électrode de gomme élastique, terminée par une extrémité nickelée, fut appliquée dans le vagin sur la paroi gauche et réunie au pôle négatif. Le courant était alternativement lancé à travers la tumeur et arrêté pendant des périodes variant de 2 secondes à environ une minute et demie. Après cela un courant continu de 40 éléments Leclanché fut appliqué pendant 6 minutes ; il produisait une légère vésication de la peau et une eschare dans le vagin. Le même soir on pouvait encore entendre les bruits du cœur du fœtus. Le jour suivant 12 centigrammes de morphine furent injectés dans la cavité fœtale.

Une heure après la malade se sentit assoupie et ses pupilles étaient légèrement contractées. On supposa qu'il était indiqué d'enlever le liquide amniotique, ce qui fut fait par la ponction aspiratrice à travers la paroi abdominale, on en retira 8 onces. Le cœur fœtal continuant à battre, le Dr *Duncan*, 5 jours plus tard, injecta 15 milligrammes de morphine *dans le corps du fœtus*, à la profondeur de 2 pouces sur l'endroit où les bruits du cœur étaient perçus le plus distinctement. L'opération fut répétée 2 fois à 2 jours d'intervalle, mais sans obtenir le résultat que l'on en attendait.

Il fut alors décidé d'essayer de détruire l'enfant par la galvano-poncture. Deux aiguilles à électrolyse furent plongées dans la tumeur à un pouce et demi de profondeur, et reliées au pôle négatif d'une batterie composée d'éléments Leclanché modifiés ; une électrode de charbon ovale étant appliquée extérieurement sur la tumeur et formant le pôle positif. Un courant de 40 éléments fut employé pendant 6 minutes, avec quelques interruptions. Après l'opération les bruits du cœur étaient encore perçus, mais ils étaient devenus plus lents.

Quatre jours après, le Dr *Duncan*, ayant encore entendu les pulsations fœtales, retira à l'aide de l'aspirateur le liquide amniotique, et il injecta dans le fœtus 13 milligrammes de parties égales d'eau et de solution hypodermique de morphine, à l'endroit où l'on entendait les bruits du cœur. Après cette opération les battements du cœur ne furent plus entendus.

La malade mourut 2 jours plus tard. A l'autopsie, 26 heures après la mort, on trouva le contenu de la poche très fétide et les parties molles de l'enfant étaient en grande partie si complètement macérées, que les os étaient à découvert. Presque tous les organes internes étaient diffluents, le cœur était à peine reconnaissable.

Une telle observation discrédite positivement l'art que nous pratiquons ; une longue série d'expériences inefficaces fut essayée sur cette pauvre mère et sur son enfant, provoquant l'une après l'autre des souffrances pénibles et finalement la mort de deux êtres, qui très probablement auraient pu être sauvés si l'on eût suivi les règles ordinaires de la pratique chirurgicale.

Traitement chirurgical. — Lorsqu'une rupture primaire a évolué favorablement, le fœtus peut succomber avant d'être viable et devenir ainsi une source de danger, il faut alors l'enlever; à plus forte raison s'il atteint le terme, doit-on pratiquer l'incision abdominale.

La malade peut aussi ne se présenter que lorsque l'enfant est arrivé au delà de la période de gestation et déjà mort; il doit aussi dans ce cas être enlevé, car il peut encore être l'origine d'accidents toujours menaçants. La formation d'un lithopédion est beaucoup trop rare, et par contre la suppuration de la poche fœtale beaucoup trop fréquente et beaucoup trop dangereuse pour qu'il soit permis de faire courir un risque pareil à nos malades.

Parry a très bien résumé la question dans le passage suivant: « Après la mort du fœtus, dit-il, la rétention du produit dans une poche extra-utérine n'est pas incompatible avec une existence encore longue et utile, mais une femme n'est jamais à l'abri de dangers sérieux, tant qu'elle porte un enfant ainsi enkysté. Un exercice violent, un coup, un effort, une chute, peuvent à chaque instant devenir la cause de l'inflammation de la poche. Il se produit alors une douleur violente, de la fièvre et des symptômes inflammatoires qui aggravent singulièrement le pronostic. Lorsqu'il se produit des accidents chroniques, comme une fièvre continuelle, ou des troubles locaux qui amènent à leur suite des symptômes typhiques, ils mettent en danger la malade en entravant la nutrition du kyste fœtal, et ils peuvent aboutir à une inflammation mortelle ».

Le cas le plus ancien de laparotomie pratiquée pour une grossesse ectopique, dont on ait retrouvé la relation, est celui de *Primerose*, qui opéra en octobre 1594. L'histoire de sa malade est devenue classique. Elle fut deux fois atteinte de grossesse extra-utérine, la première fois en 1591, et de nouveau quelque temps avant 1594. La poche du premier enfant s'ouvrit spontanément à travers la paroi abdominale. La fistule fut élargie et l'enfant fut extrait par le chirurgien *Jacob Noierus*. Cette opération ayant eu plein succès, *Primerose* enleva le second enfant par laparotomie deux mois après le terme. Il est ainsi facile de s'imaginer comment il fut conduit à pratiquer cette seconde et très hasardeuse opération. *Félix Platerus* relate un autre cas heureux, opéré seulement trois ans après le terme. Depuis lors, nous n'avons trouvé aucune indication de cette opération pendant plus d'un siècle. En 1714, *Calvo* en décrit un cas en France, et, en 1764, *Bard* un autre cas en Amérique (*Parry*).

John Bard était chirurgien à New-York, et on ne connaît personne qui ait opéré cet accident avant lui dans ce pays. Sa malade était la femme d'un maçon, et l'opération ne fut publiée que quelques années après avoir été pratiquée, car *Bard* en fait mention dans une lettre, adressée au Dr *Fothergill*, et datée du 25 décembre 1759.

Le 14 janvier 1791, cette opération fut pratiquée en Amérique pour la seconde fois, sur la femme d'un planteur de Virginie, Mme Cocke. Cette opération, faite par un médecin de campagne, le Dr *William Baynham*, eut un plein succès. Le 6 février 1799, le même praticien opéra une esclave nègre encore avec le même résultat heureux. Ce fut la quatrième laparotomie faite en Amérique pour l'extraction d'un fœtus extra-utérin, car la troisième fut pratiquée par *Knight* et communiquée au célèbre Dr *Lettsom*, par le Dr *Mease*, de Philadelphie et publiée en 1795.

Les deux cas du Dr *Baynham* méritent d'être étudiés avec soin, car ils prouvent bien l'intrépidité et le bon sens dont fait souvent preuve le chirurgien de campagne, qui, séparé de ses confrères par de grandes distances, doit souvent agir avec la plus grande décision, en restant privé des conseils sur lesquels il désirerait s'appuyer. Il se passa près d'un quart de siècle avant que l'opération fut répétée en Amérique. Le 6 octobre 1823, elle fut de nouveau pratiquée par le Dr *Wishart*, aussi un praticien de campagne. La sixième fut faite le 6 février 1846 par le Dr *A. H. Stevens*, de New-York, qui avait tous les avantages de la pratique dans un grand centre.

Sprengel, dans son *Histoire de la médecine* (vol. VII, p. 290), cite les auteurs suivants comme ayant opéré des grossesses ectopiques. *Comax*, professeur à Vienne, est indiqué comme le premier qui ait pratiqué avec succès la laparotomie; *Hector* et *Gassarus*, tous deux d'Augsbourg ; *Soligen*, qui est donné comme ayant pratiqué cette opération plusieurs fois ; *C. Denys*, médecin français, qui relate différents cas de grossesse extra-utérine, suivis d'abcès, d'où les fœtus furent extraits ; *Runge*, chirurgien de Brême, qui opéra une femme, dont l'abdomen contenait un fœtus depuis 11 ans. *Spaering*, médecin suédois, ouvrit un abcès avec sa lancette et put en extraire de la paroi abdominale inférieure un fœtus, retenu depuis 13 ans ; *Breyer*, de Leipzig et *Weinhardt*, opérèrent par laparotomie avec plein succès, tandis que le professeur *Colomb*, de Lyon, et le professeur *Josephus*, de Rostock, eurent des résultats malheureux (*Campbell*).

Parry a publié un certain nombre de tableaux ayant trait à la mortalité de la grossesse extra-utérine, atteignant ou dépassant le terme et traitée d'un côté par la laparotomie, de l'autre abandonnée à elle-même. Mais il est bien évident qu'aucune statistique d'opérations abdominales n'a la moindre valeur, du moment qu'elle est antérieure à l'année 1878, c'est-à-dire à l'époque où la pratique de la chirurgie abdominale fut révolutionnée par l'abandon définitif du clamp dans les ovariotomies ; d'ailleurs il est tout à fait évident, que la réunion de cas hétérogènes, dont plus de deux appartiennent rarement au même opérateur, ne peut avoir que peu ou point de valeur. En parcourant les observations qui sont relatées avec quelques détails, on voit que la grande majorité des cas a été opérée lorsque la santé des malades était déjà gravement compromise par des complications accidentelles ou par la suppuration de la poche ; ce qui retire beaucoup de valeur à cette statistique. Les conclusions qui s'en détachent sont les suivantes :

« Dans trente cas, pour lesquels la laparotomie fut pratiquée, ou la fistule dilatée, 28 malades guérirent. Sur douze cas de laparotomie, faites lorsque la suppuration était déjà bien établie, dix furent couronnés de succès. Neuf femmes, opérées pendant que le fœtus vivait encore, ou immédiatement après sa mort, succombèrent toutes aux suites de l'opération. »

Si ces conclusions devaient être acceptées d'une manière définitive, il n'y aurait plus lieu de discuter s'il faut sauver l'enfant. Pour ma part, je n'en parlerais pas davantage et me résoudrais à produire la mort du fœtus par un moyen quelconque, ou j'attendrais sa mort et ne l'enlèverais que quelque temps après. *Parry* semble avoir été grandement porté à supposer que les fâcheux résultats constatés à la suite de l'extraction d'enfants *vivants* étaient dus à l'état puerpéral, ce qui le mena à conseiller d'attendre que l'enfant eut succombé depuis quelque temps. D'après ce principe il divisa les opérations en *primaire* et *secondaire*, et ce fut une grande erreur.

Il est vrai que pendant l'état puerpéral les interventions paraissent tout particulièrement graves ; mais je suis bien persuadé aujourd'hui que cela tient surtout à ce que les opérations ont été faites sans précaution par des chirurgiens peu habiles. Si un chirurgien doué d'une certaine habileté pratique l'opération suivant les règles, je crois que les femmes n'ont pas à craindre davantage les opérations dans l'état puerpéral qu'à tout autre moment. En comparant les résultats que j'ai obtenus dans l'opération csarienne et dans les méthodes modernes d'amputation de l'utérus gravide je suis arrivé à une conviction absolue dans ce sens. Jamais je n'ai réussi à sauver une femme après une opération césarienne. Tout d'abord j'avais attribué ce résultat à l'influence puerpérale, conclusion que je reconnais pour absurde aujourd'hui, car, dès que je commençai à amputer l'utérus, toutes mes malades guérirent et guérirent même aussi facilement qu'après une simple ovariotomie. J'avais l'habitude de faire l'opération césarienne principalement pour sauver l'enfant et actuellement j'enlève l'utérus gravide et je sauve la mère et l'enfant ; aussi je ne puis plus approuver aujourd'hui quiconque fait encore une crâniotomie.

Une révolution de cette importance, dans la pratique des opérations pendant l'état puerpéral, nous amène à n'envisager les tableaux de *Parry* et leurs conclusions qu'avec beaucoup de scepticisme. D'autres objections pourraient encore être soulevées. Les conditions de tous ces cas sont si dissemblables, qu'ils ne peuvent être raisonnablement comparés entre eux et réunis dans les mêmes tableaux. Ainsi la grande majorité des opérations *primaires* a été faite *in extremis*, tandis que les opérations *secondaires* ont été pratiquées pour des cas déjà chroniques, et par des chirurgiens tout spécialement expérimentés.

En général tous ces cas d'opérations primaires sont seulement des curiosités chirurgicales, des exemples de cruauté sans valeur. *Parry* semble avoir envisagé la chose de cette manière, car il s'exprime ainsi à propos de 62 cas qu'il désigne sous le titre de *primaires* pratiqués pour extraire des fœtus extra-utérins, et qui donnèrent 30 survies et 32 morts, donc une mortalité de 51, 61 pour cent ; « Il est douteux, dit-il, que ce chiffre puisse être accepté comme indiquant la mortalité exacte après la laparotomie. Ce résultat doit être comparé avec celui du troisième tableau, qui nous indique approximativement la mortalité de la grossesse ectopique, abandonnée à elle-même, ou, pour parler plus correctement, laissée sans intervention opératoire, jusqu'à ce que la nature ait choisi la voie par laquelle doit s'effectuer l'élimination du contenu à l'aide d'une fistule, se faisant jour à travers les parois abdominales, dans la vessie, le vagin ou le tractus intestinal. Cinquante-deux pour cent de ces femmes succombèrent, ce qui nous donne un avantage de 1 0/0 seulement en faveur de la laparotomie. Cette comparaison constitue certainement un bien faible encouragement à intervenir activement contre ce malheureux accident. »

Une autre conclusion des plus importantes qui se détache de la statistique de *Parry* lui a complètement échappé, quoiqu'elle ressorte clairement de l'ensemble de sa publication, c'est que les cas dont il parle ne se rapportent qu'au petit nombre des femmes qui ont échappé à la suppuration, cause de la mort du plus grand nombre, tandis que, dans le tableau des laparotomies, faites dans le but d'extraire les enfants vivants, ou morts depuis peu, il n'y a pas à tenir compte de cette proportion.

Je puis maintenant discuter les termes de *primaires* et *secondaires*, appliqués à ces opérations par le Dr *Parry* et que pour ma part je regarde comme une grave erreur. Il appelle opérations primaires, celles pour lesquelles l'état de l'enfant doit déterminer l'époque de l'intervention, ou pour lesquelles l'opération est pratiquée à une époque très rapprochée du terme, ou immédiatement après la mort de l'enfant. Puis il a appelé opérations secondaires toutes celles qui sont pratiquées quelque temps après la mort du fœtus et lorsque la mère n'était plus sous l'influence de « l'état puerpéral ». Il me semble, pour ma part, que ces termes sont ici très mal employés, et il est certain que leur emploi donnera lieu à des confusions.

En chirurgie générale nous employons les expressions d'opération *primaire* et d'opération *secondaire*, surtout à propos d'amputations des extrémités ; et elles sont si bien entrées dans le langage médical, qu'elles sont devenues indispensables à la clarté des descriptions ; elles ont donc ici leur avantage. Employées par contre dans le sens que le Dr *Parry* leur a donné, elles n'ont pas raison d'être et elles ne peuvent que créer une confusion. Si nous devions appliquer le terme de *primaire* aux opérations pour grossesses extra-utérines, je préférerais de beaucoup voir qualifier ainsi l'intervention opératoire ayant pour but l'arrêt de l'hémorrhagie à l'époque de la *rupture primaire* ; les raisons que j'en donnerai sont les suivantes : la laparotomie, exécutée à ce moment, sera *primaire* au point de vue de la date et aussi *primaire* dans le sens de sa grande importance, car elle se présente à la fois comme une opération plus urgente et plus fréquente.

L'incision abdominale, pratiquée dans le but de sauver l'enfant viable, sera une opération *secondaire* comme date, et de plus faible importance au point de vue de sa moindre fréquence. Si nous attribuons à l'expression de *primaire* le même sens que dans le cas d'amputations, pour indiquer une opération faite au moment de l'accident, lorsque le malade est épuisé par le schok, la douleur et l'hémorrhagie, il est certain que la femme, telle qu'elle se trouve au moment de l'accident d'une rupture *primaire* de grossesse extra-utérine, est dans des conditions très analogues à l'état du malade qui va être soumis à une amputation *primaire*. Beaucoup de mes malades étaient dans un état tout à fait pareil à ceux qui auraient subi l'écrasement total d'un membre et, autre analogie, elles auraient sûrement succombé si elles avaient été abandonnées à elles-mêmes.

Au contraire, les femmes auxquelles j'ai extrait par laparotomie des enfants viables, ou des enfants morts ayant déjà dépassé le terme de la grossesse, se rapprochaient davantage des amputés pour affections chroniques, et ces interventions constituaient absolument des opérations *secondaires* dans le sens chirurgical de ce mot.

Un autre argument contre l'introduction de ces expressions, dans le sens que leur a attribué *Parry*, est qu'elles sont principalement basées sur la nécessité de sauver l'enfant et quoique cela doive être, ainsi que l'a fortement indiqué le Dr *Meadows*, un élément important dans la discussion d'une pareille opération, ce ne peut en être l'élément principal ; en fin de compte, par les termes qu'il a proposés et l'emploi qu'il en conseille, le Dr *Parry* ferme complètement la porte à tout procédé qui aurait pour but de sauver la vie de l'enfant. « En effet, dit-il, malgré la possibilité de réaliser cet heureux résultat, et même de pouvoir sauver la mère et l'enfant, comme on a pu le faire plusieurs fois, l'opération primaire ne peut être condamnée trop énergiquement ».

Je ne puis admettre cette conclusion pour le moment, car les éléments sur lesquels il l'appuie sont si disparates, qu'il est tout à fait impossible de les soumettre à une appréciation exacte et satisfaisante. Si nous admettons même ses explications, son argumentation n'est après tout basée que sur une différence de neuf pour cent seulement contre une opération qui a sauvé l'enfant aussi bien que la mère ; et, ainsi que je l'ai déjà dit, ce taux de la mortalité a été grandement influencé par des délais regrettables et en grande partie par des procédés peu scientifiques. Ainsi un de ces cas a été opéré (sans succès naturellement) après un faux travail ayant duré plus d'une semaine ; une autre femme (opérée également sans succès) après que des tentatives avaient été répétées *vaillamment* pendant toute une journée pour l'accoucher au moyen du forceps.

Je tiens par conséquent à défendre le principe qui consiste à sauver un enfant qui a survécu à la catastrophe de la rupture primaire de la trompe et qui s'est développé dans le ligament large. Si son existence a été reconnue pendant sa vie, la mère doit être suivie et surveillée avec le plus grand soin jusqu'au moment où un faux travail survient, absolument comme nous suivons un cas d'hystérectomie puerpérale et que nous choisissons le début du travail comme le moment le plus favorable à l'opération pour sauver la mère et l'enfant.

On ne se laissera donc détourner de ce premier principe, qui règle le moment choisi pour l'opération et les détails de celle-ci, que par deux autres considérations, qui sont les suivantes : ne pas opérer avant que l'enfant ait atteint la période de viabilité, pourvu que le délai nécessaire ne soit pas préjudiciable à la mère et, en second lieu, ne pas différer l'opération dès que l'enfant est mort.

Opération par le vagin. — Je veux maintenant dire ce que je pense de toutes les opérations qui consistent à extraire l'enfant par incision vaginale.

Le Dr *Hermann* a réuni une série de 23 cas d'opérations par voie vaginale avec 14 guérisons de la mère et seulement un seul enfant sauvé. J'en ai retrouvé depuis quelques autres cas, mais ces recherches n'ont pas d'importance. Lorsque l'on examine en effet les cas en détail, il devient bientôt évident qu'ils ne sont pas comparables et qu'il est tout à fait impossible de prendre de telles bases pour en tirer une conclusion générale, et, encore plus, des indications particulières.

L'incision vaginale est une méthode fort peu satisfaisante en ce qui regarde l'enfant, ceci est de toute évidence, car la difficulté d'extraire le fœtus est énorme, et on ne connaît que deux cas dans lesquels l'enfant ait été retiré vivant. La mortalité est dans ces cas de plus de 60 pour cent, mais ce n'est pas encore là le principal argument contre ce mode d'intervention ; en effet, on constate à l'autopsie un tel délabrement des organes, on arrive si souvent à reconnaître alors qu'il s'est produit au cours de l'opération une hémorrhagie mortelle, que ces faits plaident encore davantage contre cette voie opératoire. Il m'a suffi d'un cas pour fixer mon jugement à cet égard et il ne m'arrivera plus jamais, dans quelque circonstance que ce soit, d'attaquer une grossesse sous-péritonéale par le vagin. Je tiens à donner en détail l'observation telle qu'elle fut publiée dans le *Medical Times and Gazette* de 1873.

Le 16 juillet 1872, je fus appelé par le Dr *Call Weddell*, de Bloomsbury, pour voir en consultation avec lui Mme T., âgée de 32 ans, qui souffrait depuis quelque temps de symptômes anormaux, inquiétants. Elle avait eu un enfant neuf ans auparavant et depuis quelques mois elle se croyait de nouveau enceinte. Quelques jours avant que je la voie, elle avait eu des symptômes fébriles et son état s'était aggravé. Une tumeur en forme de croissant occupait le bassin et la fosse iliaque ; le palper ne donnait aucune indication spéciale sur sa nature ; à l'auscultation on percevait, sur un espace d'environ un demi pouce de diamètre et situé à environ un pouce au-dessous de l'ombilic, un bruit distinct, qui devenait plus intense à mesure que la pression du stéthoscope augmentait. L'examen par le vagin révélait une tumeur derrière l'utérus, occupant tout l'espace libre, immobile et donnant une sensation molle particulière au toucher. L'utérus mesurait 4 pouces pour sa cavité, et il présentait tous les caractères particuliers à un accident de fausse couche récente, qui serait survenue dans le cours du 3e ou du 4e mois. Il était mobile sur la tumeur dans une étendue limitée, le fond de l'organe était en antéversion et on le percevait facilement au-dessus du pubis. A l'examen par le rectum je sentis quelque chose, que je crus reconnaître pour le genou d'un enfant et en plus un bord du placenta.

Le 17 juillet l'état de la malade s'était manifestement aggravé, et on ne pouvait différer plus longtemps l'intervention. Elle fut chloroformée ; j'introduisis dans la tumeur rétro-utérine l'aiguille d'un aspirateur et je pus recueillir quelques onces de liquide, qui sans qu'il y eut de doute possible fut reconnu pour du liquide amniotique. Le diagnostic étant ainsi confirmé, j'introduisis un bistouri en me servant de l'aiguille comme conducteur et j'arrivai ainsi de suite sur le genou d'un fœtus. J'élargis l'incision et je pus extraire un enfant d'environ 8 mois, qui était évidemment mort depuis quelque temps. Aussitôt après l'extraction du fœtus, j'introduisis ma main dans l'ouverture et je cherchai le placenta, que je trouvai situé en avant ; je constatai aussi que la poche avait été rompue à sa partie supérieure et que quelques anses intestinales s'y étaient introduites. Je n'éprouvai aucune difficulté à détacher le placenta et il ne me sembla pas qu'une hémorrhagie pût en résulter. Il pesait près de 3 livres et il était très dur et charnu. La malade se remit fort bien de l'anesthésie, mais elle succomba en quelques heures.

Je dois à l'obligeance de MM. les docteurs *Sawyer* et *Weddell* les notes suivantes sur les résultats fournis par l'autopsie.

Il existait une grande quantité de caillots sanguins au milieu des anses intestinales. L'utérus était augmenté de volume et déplacé, car il était tellement dévié à gauche que son bord droit correspondait à la ligne médiane et projeté tellement en avant que son fond s'appuyait sur la symphyse pubienne. La poche était assez volumineuse pour contenir les deux poings fermés et elle était limitée par l'utérus et le vagin en avant et par le rectum et le sacrum en arrière, sa plus grande moitié s'étendant à droite de la ligne médiane. La poche était largement rompue, et les intestins grêles pénétraient librement dans sa cavité.

Il se dégage de cette observation et de son issue fatale trois conclusions :

1° Nous ne devons pas différer l'intervention, dès que l'enfant est arrivé à terme ou dès qu'il a succombé ;

2° La laparotomie doit toujours être préférée à l'incision vaginale, car elle constitue un procédé plus scientifique et moins dangereux ;

3° Le placenta ne doit pas être enlevé ; il faut le laisser en place jusqu'à ce qu'il s'élimine de lui-même.

Cette leçon m'a profité et depuis j'ai opéré un cas avec plein succès. Dans le cas auquel je fais allusion la tentation d'enlever l'enfant par la voie vaginale était grande, car le doigt qui touchait le sentait aussi bien que s'il n'en avait été séparé que par la muqueuse vaginale ; en fait, il n'y avait pas grand'chose d'autre qui l'en séparât. Il semblait qu'il suffirait d'une petite entaille dans la muqueuse et il est évident, d'après les observations publiées, que plusieurs opérateurs ont succombé à la tentation dans des conditions semblables.

Mais l'opération pratiquée ainsi constitue une faute grave, pour les raisons suivantes. En premier lieu, comme le point d'insertion du placenta est toujours situé dans la cavité pelvienne, l'enfant ne peut être extrait sans léser des tissus, parmi lesquels de larges sinus veineux se sont développés anormalement ; l'extraction est alors très difficile et elle n'a lieu le plus souvent qu'aux dépens de la vie du fœtus ; de plus, après la rupture presque forcée des vaisseaux, il est impossible d'aller à leur recherche, de constater d'où provient l'hémorrhagie et d'y porter remède.

Un cas qui rend bien compte des difficultés que l'on rencontre pour extraire l'enfant dans ces circonstances, est rapporté dans l'une des deux seules observations connues dont j'ai déjà parlé et où l'enfant fut extrait vivant.

Une femme, en travail depuis quatre jours, était épuisée par ses efforts stériles. On ne pouvait trouver aucun orifice utérin, quoique la tête fœtale fût sentie facilement dans le vagin. On pratiqua une incision de 5 à 6 pouces de long, faite dans la paroi vaginale postérieure. Le liquide amniotique s'écoula et la main fut introduite dans la poche pour extraire le fœtus ; l'extraction ne put néanmoins être effectuée quoique la paroi abdominale fût comprimée par un assistant ; l'accouchement dut être terminé par le forceps et, quoique l'enfant fût au moment de l'extraction en état de mort apparente, il put être rappelé à la vie. L'opération ne fut accompagnée que par une légère hémorrhagie et peu de douleurs ; deux semaines après la femme commença à sortir et on ne percevait plus aucune trace de l'incision dans le vagin (1).

L'ouverture de la cavité péritonéale par le vagin est une méthode qui ne donne aucune garantie au point de vue de l'antisepsie, elle n'offre aucun avantage sur la section sus-pubienne, et présente par contre bien des inconvénients.

Le Dr *Hermann* a très bien résumé la question en une série de conclusions que je tiens à reproduire ici, tout en faisant remarquer que, dans les quatre premières, il donne des indications qui peuvent contribuer à la confusion habituelle au sujet de la période de rupture et de ce qui se produit à ce moment. Dans les paragraphes 5, 6 et 7, il énumère des arguments absolument contraires, suivant moi, à l'opération vaginale, car après la mort du fœtus (et la plupart des cas se présenteront après cet accident), il est complètement impossible de déterminer le point où est inséré le placenta, et c'est à grand peine qu'on arrive à le préciser avec quelque certitude lorsque l'enfant est encore vivant. Il m'est arrivé deux fois de ne pouvoir découvrir le point de son insertion,

(1) *Medical and Surgical Review*, vol. II, p. 142.

même en ayant les mains dans la poche fœtale. Je suis donc d'avis que les accoucheurs les plus habiles ne peuvent arriver à préciser la présentation d'un fœtus ectopique avant que la poche soit ouverte ; du moins j'ai vu une fois un homme d'une grande expérience se tromper absolument dans ce cas.

Les conclusions du Dr *Hermann* sont les suivantes :

1) L'ouverture précoce d'une poche fœtale de grossesse extra-utérine par la voie vaginale, avant que la rupture se soit produite, à l'aide du thermocautère ou par un autre instrument, est un procédé dangereux et peu scientifique. La laparotomie doit toujours lui être préférée.

2) Au moment de la rupture, lorsque l'intervention a pour but d'arrêter l'hémorrhagie, la laparotomie est encore préférable à l'incision vaginale.

3) Lorsque la rupture a eu lieu, et que l'épanchement sanguin est suivi d'élévation de température, les indications pour l'incision de la poche par le vagin sont les mêmes que dans les cas d'hématocèle, due à toute autre cause.

4) Après le terme de la grossesse, avant que la suppuration soit survenue, il peut se présenter des conditions spéciales qui pourront faire préférer l'incision vaginale à la laparotomie. Ces conditions sont les deux suivantes :

5) Lorsque le fœtus se présente par la tête, le siège ou un pied, de manière que l'on puisse l'extraire sans devoir changer sa position ; et

6) Lorsqu'il est tout à fait évident, d'après la minceur de la partie, séparant la partie, qui se présente, du conduit vaginal, que le placenta n'est pas inséré sur cette face de la poche, et qu'il n'est pas certain que le placenta n'est pas attaché à la paroi abdominale antérieure.

7) Enfin, si l'enfant ne peut être extrait par le vagin sans pratiquer la version, la laparotomie doit être préférée.

Dans leur ensemble ces conclusions peuvent être regardées comme absolument opposées à l'opération par la voie vaginales.

Parry a réuni un certain nombre de cas, dont il tire la conclusion que, dans soixante-quinze pour cent des cas qui arrivent à terme (c'est-à-dire, d'après mes idées, des cas qui survivent à la rupture primaire et se développent en dehors du péritoine), les malades meurent *au moment du terme* ou *bientôt après* (si elles ne succombent pas à l'intervention chirurgicale), tandis que celles qui succombent à des périodes plus tardives sont en nombre beaucoup plus faible.

Je n'ai pas contrôlé les faits sur lesquels il base ses conclusions, car je ne pense pas qu'ils aient grande importance. Je suis porté à croire que beaucoup de ces femmes ne viendront pas réclamer notre assistance jusqu'à ce que, ayant dépassé le moment de leur accouchement et ne sentant plus remuer leur enfant, elles supposent bien qu'il se passe quelque chose d'anormal. A ce moment il ne peut plus être question d'autre chose que de débarrasser la femme d'un fardeau dangereux. Si l'enfant est vivant, un effort doit, d'après moi, être fait pour le sauver. D'ailleurs, que le produit soit mort ou vivant, l'intervention opératoire devra être la même, et la première partie de l'opération ne diffère de la technique ordinaire d'une simple laparotomie que par une particularité — c'est que l'incision ne doit pas être faite sur la ligne médiane, car il faut éviter d'ouvrir le péritoine. En somme l'opération ne sera pas une laparotomie dans le sens strict de la définition que j'ai adoptée.

Ce fait a été la cause d'une grande confusion de la part de critiques malveillants, dont les attaques ne méritent pas autre chose qu'une mention, sans longues explications.

Pour comprendre les motifs qui nous engagent à éviter l'incision abdominale ordinaire dans les cas de grossesse ectopique, nous devons nous reporter aux explications déjà données sur le processus de la rupture, et les idées que j'ai avancées, que toutes les grossesses ectopiques arrivant à terme se sont développées dans le ligament large, et par conséquent en dehors du péritoine. En effet, à mesure qu'elle augmente de volume, la poche fœtale écarte les feuillets du ligament, et finalement elle soulève lentement le péritoine en dehors de la cavité de *Douglas*, le long du rectum, sur les côtés et au détroit supérieur du bassin, sur la face postérieure de l'utérus et sur les faces postérieure et latérales des parois abdominales inférieures, jusqu'au niveau correspondant aux cornes de l'utérus de chaque côté.

De ces changements de rapports il résulte que le niveau des culs-de-sac péritonéaux postérieurs et latéraux remonte beaucoup plus haut, tandis que le cul-de-sac vésico-utérin n'est pas modifié et reste comme une longue poche vide, se continuant depuis la face antérieure de la poche fœtale jusque sur la base de la vessie. Cette curieuse modification dans les rapports péritonéaux est très analogue à celle que nous rencontrons constamment dans les cas de kystes du ligament large; seulement, dans ce cas, l'arrangement est moins systématique, mais l'explication est dans les deux cas bien simple.

Le péritoine se laisse très facilement séparer des organes qu'il enveloppe, pourvu qu'il soit soumis à une action lente et continue. Par conséquent le développement de l'œuf soulèvera facilement le péritoine, tant que l'effort agit en ligne directe; mais dès que la puissance agit indirectement, et ceci arrive au moment où le sommet de l'utérus est atteint, le soulèvement du péritoine cesse et il se produit la forme tubulaire habituelle. Comme la croissance de l'œuf n'est pas tout à fait symétrique, cette tumeur est tantôt d'un côté, tantôt de l'autre, d'autres fois sur la ligne médiane et c'est pour cette raison que quelques-unes de mes opérations pour gestation ectopique, arrivée à terme, ont été de véritables sections abdominales, tandis que d'autres ne peuvent être appelées de ce nom. C'est pour cette raison aussi, que dans ces cas l'incision doit être faite non pas sur la ligne médiane, mais bien sur un des côtés.

Ce curieux soulèvement du péritoine peut naturellement être interrompu par une *rupture secondaire* de la poche dans la cavité péritonéale et plusieurs modifications bien constatées, telles que l'adhérence du placenta aux anses intestinales, sont dues uniquement à cette cause.

Nous pouvons aussi rencontrer ce que j'ai déjà indiqué comme une possibilité, le fait que la rupture primaire dans le péritoine d'une grossesse tubaire, arrivée à la douzième semaine ne soit fatale ni à la mère, ni à l'enfant, mais que l'œuf continue son développement dans la cavité péritonéale. Je regarde cette éventualité comme très peu probable et comme non encore démontrée.

Le soulèvement de la séreuse péritonéale explique aussi l'adhérence intime que la poche fœtale contracte toujours avec la paroi postérieure de l'utérus.

Recherches de MM. Hart et Carter. — Ce qui, de ma part, n'était à l'origine qu'une simple explication théorique des rapports anormaux du péritoine a été démontré comme fait induscutable par les heureuses recherches du Dr *Barry Hart*, d'Edimbourg, sur les cadavres de deux femmes porteuses de grossesse ectopique. Les corps furent congelés et des coupes furent exécutées ; elles ont été décrites avec si grand soin par le Dr *Hart* et M. *Carter*, que je ne puis faire mieux que de reproduire leurs observations originales. Je dois témoigner en même temps ma gratitude à ces messieurs ainsi qu'aux propriétaires de l'*Edinburgh Medical Journal* pour la permission de reproduire les excellentes gravures, qui aideront considérablement mes lecteurs dans la compréhension des organes et des parties décrites.

Dans la première pièce, la grossesse était arrivée entre le 4e et le 5e mois. Le Dr *Hart* vit la malade pour la première fois à l'Infirmerie royale ; il constata à ce moment une tumeur du volume d'une noix de coco, située dans le ligament large droit, s'étendant de la crête iliaque droite jusque dans l'espace recto-vaginal, qui bombait d'une façon manifeste. L'utérus était dévié à gauche et atteignait le volume d'une grossesse de deux mois. D'après l'histoire de la malade, aménorrhée depuis 5 mois, sensations douloureuses ou de défaillance depuis cette époque, il n'était pas difficile d'arriver à la conclusion qu'on avait affaire à une grossesse extra-utérine, s'étant développée entre les feuillets du ligament large. Deux jours plus tard, la malade tombait dans le collapsus évidemment par rupture de la poche suivie d'hémorrhagie interne. 8 heures plus tard, lorsqu'elle se fût un peu remise, on fit une incision abdomi-

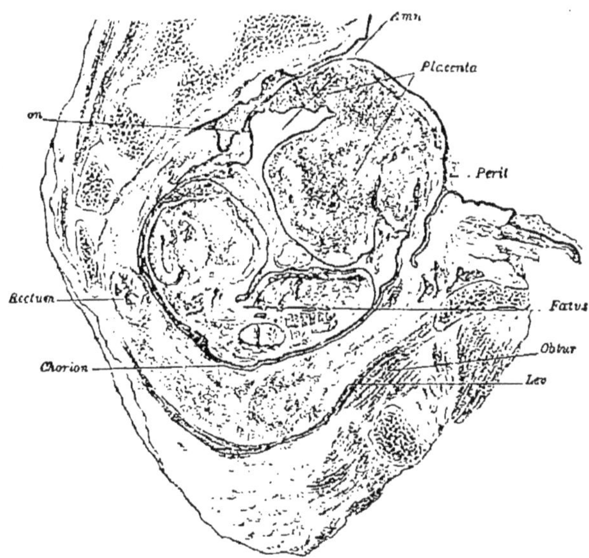

Fig. 66. — Grossesse dans le ligament large droit, coupe sagittale, coté droit, *Amn*, cavité amniotique — *Obtur*, obturateur interne — *Lev*, releveur de l'anus — *on*, amnios, (d'après Hart et Barbour).

nale pour voir ce que l'on pourrait tenter. Le sang s'écoula dès que le péritoine fut incisé et, en introduisant les doigts, on découvrit une profonde déchirure à travers le feuillet postérieur du ligament large ; l'enlèvement de la poche était d'autant plus impossible qu'elle s'était développée profondément entre le rectum et le vagin. On referma par conséquent l'abdomen ; la malade succomba environ 10 heures après.

A l'autopsie, qui fut faite par le Dr *Bruce*, tout le bassin osseux fut enlevé avec son contenu, et congelé de façon à conserver les rapports des organes, ce qui eût été impossible si on les eût enlevés du bassin comme on le fait habituellement.

Le bassin, une fois congelé, fut scié selon les plans médian, sagittal latéral droit et latéral gauche, de manière à faire voir sur les coupes l'utérus et la poche fœtale.

Les points les plus importants à noter sont les suivants :

Sur la ligne médiane le fœtus et le placenta sont contenus dans un espace, limité en haut par le feuillet du ligament large et en bas par les tissus périrectaux. Le placenta est inséré à la surface interne de la trompe et du ligament large, le fœtus étant couché au-dessous. La dimension verticale est de 4,10 centimètres, la transversale de 8,7. Une coupe semblable, faite à gauche de la ligne médiane, représente l'utérus augmenté de volume et un hématome situé entre le péritoine et le rectum. La rupture s'est produite à travers le feuillet postérieur du ligament et elle est située assez profondément.

L'utérus mesure 10 centimètres dans son diamètre vertical, il a une caduque bien marquée et la partie la plus déclive du cul-de-sac vésico-utérin est seulement éloignée de 5 centimètres du fond. La trompe et

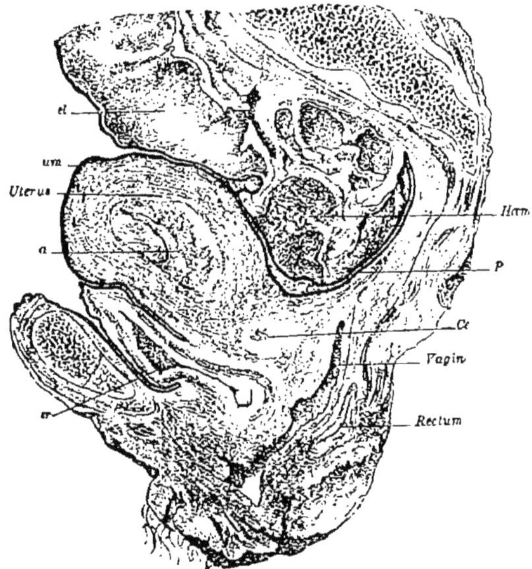

Fig. 67. — Coupe sagittale du même bassin avec l'utérus et la caduque. On voit que ce que l'on appelle hématocèle rétro-utérine peut fort bien être un hématome. *Hæm*, hématome — *P*, cul-de-sac de Douglas — *Ce*, canal cervical — *er*, vessie — *a*, caduque — *um*, péritoine — *cl*, intestin (d'après Hart et Barbour).

l'ovaire gauches sont intacts. Par conséquent cette pièce démontre que la grossesse, d'origine tubaire, s'est développée plus tard entre les feuillets du ligament large et dans les tissus connectifs entre le péritoine et le rectum. Elle était ainsi entièrement située en dehors du péritoine, jusqu'au moment de sa rupture dans la cavité abdominale.

La description donnée ici par les auteurs établit le processus de rupture primaire dans la cavité du ligament large, théorie à l'appui de laquelle j'ai déjà donné de si nombreux arguments, pour expliquer la variété sous-péritonéo-pelvienne de *Dezeimeris*. La mort survint dans le cas qui nous occupe par *rupture secondaire* dans la cavité péritonéale, accident que j'ai déjà décrit comme étant survenu dans le cas de *Nonat*. Si l'opérateur avait été assez hardi pour terminer son opération, qu'il eût ouvert la poche et qu'il l'eût nettoyée à l'aide d'un styptique de la façon que j'ai déjà décrite, il eût obtenu, je pense, un résultat final plus satisfaisant. La terminaison malheureuse de ce cas est, en quelque sorte, compensée par la lumière qu'il a apportée dans l'étude de la pathologie des grossesses ectopiques.

La seconde pièce provient d'une femme âgée de 33 ans, petite et très émaciée, qui était supposée avoir une grossesse arrivée au delà du terme normal; les renseignements furent fort incomplets, car elle était très misérable. L'extérieur offrait l'apparence d'une simple grossesse de multipare, sans état variqueux du système veineux.

A la salle de dissection, les extrémités furent séparées, le tronc et la tête, après avoir été soumis à la congélation au moyen de glace et de sel, furent sciés en séries de coupes médianes et latérales au nombre de six, chacune d'environ 1 pouce 1/2 d'épaisseur. Pour plus de commodité ces coupes seront désignées comme 1 D, 2 D, 3 D, et 1 G, 2 G, 3 G, en les numérotant de droite à gauche en suivant.

Pour la section sagittale du milieu la scie passa presque exactement par le plan médian du corps. Il n'y a rien de particulier à mentionner sur le cerveau, la tête et la nuque, les coupes présentant pour ces parties les apparences habituelles.

En décrivant la poche fœtale et son contenu nous essayerons d'éviter des détails trop minutieux. Le premier point important à déterminer est d'établir les rapports de la poche avec le revêtement péritonéal. Pour simplifier la question nous dirons de suite qu'il est un fait parfaitement démontré par les coupes, c'est que la grossesse est située entièrement en dehors du péritoine et que le fœtus et le placenta sont enfouis dans les tissus connectifs extra-péritonéaux. La poche fœtale et son contenu, qui occupe une grande partie de la cavité abdominale, s'élève jusqu'au niveau supérieur de la seconde vertèbre lombaire et elle s'étend davantage dans la moitié droite des coupes en repoussant les intestins en haut et à gauche. En avant la tumeur est séparée en haut de la paroi abdominale par le grand épiploon, tandis qu'en bas sa paroi antérieure est formée par l'utérus ; en arrière elle est séparée de la paroi abdominale postérieure par un double feuillet de péritoine.

L'utérus est très augmenté de volume, son fond arrivant au niveau du bord supérieur de la première vertèbre sacrée. Il était repoussé à gauche, car on n'en trouve plus trace sur la coupe droite la plus externe. Le péritoine a été entièrement repoussé de la face postérieure et de la partie supérieure de la face antérieure de l'utérus, et de son fond partent des brides qui le rattachent à la surface supérieure du sac fœtal. Sur le côté gauche de l'utérus un mince pli de péritoine renferme la trompe et l'ovaire gauches.

La trompe gauche se dirige obliquement et en bas en partant de la

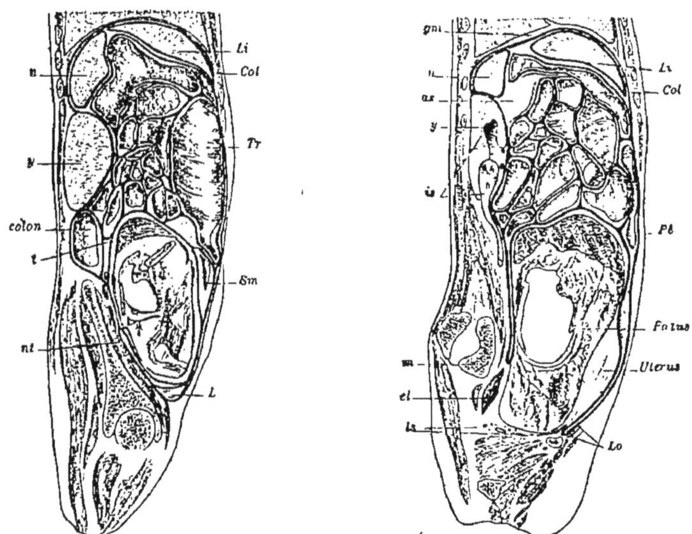

Fig. 68 et 69. — Coupe sagittales latérales du même cadavre que la figure 70.

Fig. 68. *Li*, foie — *Col*, colon — *Tr*, colon transverse — *Sm*, intestin grêle — *L*, ovaire gauche — *nt*, ligament rond — *t*, poche sanguine — *y*, rein — *n*, rate.

Fig. 69. *Li*, foie — *Col*, colon — *Pl*, placenta — *Lo*, repli péritonéal — *ls*, vaisseaux — *cl*, intestin — *m*, Sacrum — *y*, rein — *is*, bassinet et uretère distendus — *as*, pancréas — *n*, rate — *gm*, diaphragme (d'après Hart et Barbour).

corne gauche, son extrémité frangée est attachée à la tumeur. L'ovaire gauche fut trouvé au-dessous de la trompe de Fallope et au-dessous de la surface de la capsule ; on le voit sur la section latérale gauche dans l'angle entre la paroi abdominale et la fosse iliaque gauche. Le calibre de vaisseaux ovariens était considérablement augmenté.

La trompe de Fallope et l'ovaire droits ne purent pas être retrouvés, car ils faisaient partie ou ils avaient été entraînés par la poche.

Comme les surfaces péritonéales étaient plus ou moins adhérentes, le tracé des rapports généraux de cette séreuse a exigé le plus grand soin. Sur la ligne médiane on le voit qui, de la surface interne de la paroi abdominale antérieure, se réfléchit sur la face de l'utérus au niveau du pubis ; la vessie est située au-dessous de la ligne de réflexion et elle est ainsi complètement dépourvue de son revêtement séreux. La face antérieure de l'utérus volumineux est recouverte sur une petite étendue, puis

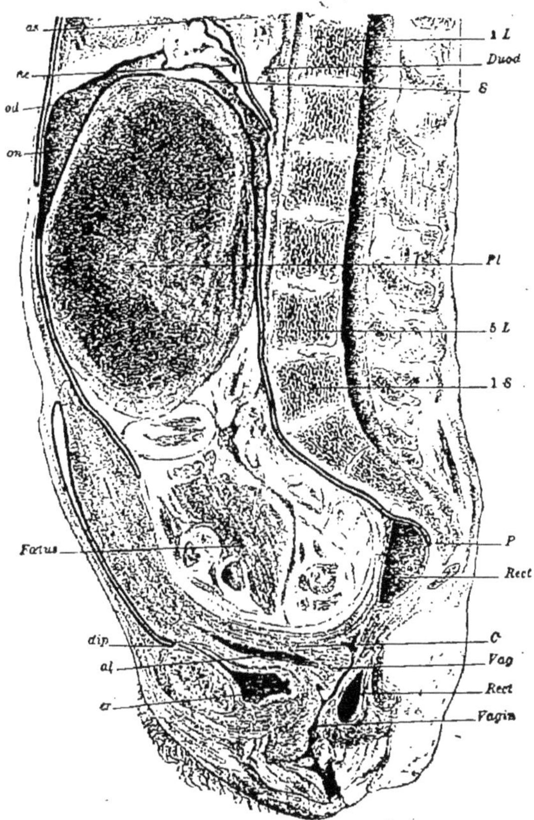

Fig. 70. — Grossesse extra-utérine avancée, sous-péritonéo-abdominale. 1 *L*, 1re vertèbre lombaire — 1 S, première sacrée — *P*, cul-de-sac de Douglas — *Rect*, rectum — *C*, col utérin — *Vag*, vagin — *er*, vessie — *al*, canal cervical — *on*, gaz de décomposition — *od*, épanchement sanguin — *ne*, intestin grêle — *as*, tête du pancréas (d'après Hart et Barbour).

le péritoine passe sur la poche fœtale, tandis qu'une certaine portion de l'utérus reste libre, et dépourvue de séreuse. On voit alors que la tumeur fœtale est recouverte sur ses faces antérieure et supérieure ; puis en arrière la séreuse se réfléchit sur le rectum au niveau de la quatrième vertèbre sacrée. Du côté gauche le péritoine part de la fosse iliaque gauche, recouvre une petite portion de la moitié supérieure du corps de l'utérus, passe de celui-ci sur la capsule en formant un pli, dans lequel sont logés la trompe et l'ovaire gauches.

Les rapports du péritoine avec les autres organes ne donnent pas lieu à des remarques spéciales. Du côté droit, le péritoine est soulevé. Le fœtus s'est ainsi développé au-dessous du péritoine, en soulevant et effaçant les plis du ligament large à mesure qu'il les distendait, puis il détachait le péritoine du côté droit de la paroi abdominale antérieure jusqu'à une hauteur de 7 pouces 5/8 au-dessus du détroit supérieur.

En arrière, la partie la plus déclive de la cavité de Douglas arrivait au niveau de la quatrième ou cinquième vertèbre sacrée. La tumeur fœtale occupait donc les régions hypogastrique, ombilicale, lombaire et inguinale droites.

La poche pouvait être étudiée sur les coupes dans tous ses rapports. L'examen microscopique de ses parois a été fait sur différents points: ainsi à sa partie la plus élevée et aussi à la paroi abdominale antérieure au-dessous du lieu de réflection du péritoine. Dans la première préparation, on trouva le péritoine et des fibres musculaires lisses, démontrant ainsi l'origine tubaire; dans la seconde, on rencontra du tissu conjonctif. La capsule était ainsi formée principalement par du tissu conjonctif, recouverte en dehors par les membranes spéciales déplacées — soit par la paroi abdominale musculaire, soit par le péritoine.

On pratiqua encore la dissection profonde du côté droit du corps et on trouva le cœcum et le péritoine déplacés et soulevés en haut.

Utérus. — Le canal cervical contenait un bouchon de mucus, et, dans la cavité aplatie du corps, on rencontra une petite quantité de tissu désorganisé. Le fœtus est situé au-dessous du placenta et entre l'utérus en avant et la paroi abdominale en arrière. On voit qu'il est enfermé avec son placenta dans une membrane distincte.

Le *placenta* consiste en une masse de tissu aplatie et de forme ovale, située dans la cavité abdominale, en dehors du péritoine et reposant sur le fœtus.

Son axe longitudinal est dirigé de haut en bas, et sur la coupe médiane on voit que son bord supérieur correspond au sommet de la seconde vertèbre lombaire et son bord inférieur arrive légèrement au-dessous du bord supérieur de la première vertèbre sacrée. Il est attaché à la face interne de la paroi abdominale antérieure. A son lieu d'insertion sur cette paroi les veines ont subi une augmentation notable de leur volume. Son axe longitudinal mesure 13 cent.5 et son diamètre antéro-postérieur est de 7 cent.5. Il existe autour de lui une mince enveloppe de tissu conjonctif et il est rattaché sur quelques points, spécialement en avant et en haut, à la capsule par des brides de tissu très vascularisé. Dans les coupes provenant du côté droit, on trouve une cavité entre la capsule et le placenta, cavité renfermant une certaine quantité de caillots sanguins et des gaz de décomposition, dont la position correspond à une ecchymose cutanée bien définie, située sur la paroi abdominale antérieure, comme si la malade avait reçu un coup ou fait une chute sur cet endroit. Le fœtus pesait 2 livres et 4 onces sans le cordon ombilical. Il était bien développé, *mais on remarquait un commencement de décomposition, spécialement à la partie inférieure de l'abdomen.*

L'examen de ces deux coupes nous démontre par conséquent un mode spécial de développement d'une gestation extra-utérine. Elles nous démontrent clairement qu'une grossesse tubaire peut se développer entre les feuillets du ligament large, et peut continuer à se développer en dehors de la cavité péritonéale, en détachant la séreuse de l'utérus, de la vessie, de tout le plancher pelvien, jusqu'à ce que la poche fœtale se trouve absolument coiffée d'une enveloppe péritonéale, provenant de ces différents organes. Tout ceci s'accomplit sans qu'il se produise aucune rupture intra-péritonéale.

Dans le cas de grossesse avancée, le lieu d'insertion du placenta se trouve en avant, sur le tissu conjonctif extra-péritonéal, les veines sont alors plus volumineuses à cet endroit et elles fonctionnent comme les veines utérines. Dans notre cas spécial, la grossesse débuta probablement dans la trompe de Fallope droite, puis elle se développa entre les feuillets du ligament large, elle grandit en restant en dehors du péritoine et en soulevant cette séreuse sur tout le côté droit à partir de la ligne médiane, en avant et en arrière, dénudant aussi toute la paroi postérieure et la partie supérieure de la paroi antérieure de l'utérus. Le tissu extra-péritonéal et ses vaisseaux sanguins est donc non seulement capable de former des anastomoses dans les cas d'anévrysme abdominal, ainsi que *Turner* et *Chiene* l'ont démontré, mais il peut encore remplir les fonctions de surface maternelle du placenta.

Nous rencontrons ici ce que nous pouvons appeler une *migration lente du placenta.* Situé à l'origine dans la trompe de Fallope, il a été par la croissance de l'œuf lentement repoussé de la cavité pelvienne dans la cavité abdominale (processus qui est accompagné d'extravasation sanguine), jusqu'à ce que son bord supérieur devienne distant de plus de 30 cent. de son siège primitif. Il est évident qu'une partie de ce déplacement est due à sa croissance propre. Mais l'utérus aussi a pour la même raison subi un allongement de sa portion cervicale de plus de 3 pouces.

Nos coupes apportent en plus une importante contribution à la classification des grossesses extra-utérines. On a beaucoup écrit sur ce sujet, mais bien peu de choses ont été réellement démontrées. La variété *tubaire* est hors de doute ; la *tubo-ovarienne* a aussi été démontrée ; mais la *forme ovarienne* est une variété très discutée. La variété sous-péritonéo-pelvienne ou intra-ligamentaire de *Dezeimeris*, *Tait* et *Werth* est démontrée dans notre second spécimen, qui montre aussi l'ovaire aminci sur le feuillet postérieur du ligament large. La présence du tissu ovarien dans la paroi du kyste d'une grossesse extra-utérine a été présentée comme une preuve évidente de son origine ovarienne : elle démontre plus probablement la variété sous-péritonéo-pelvienne.

L'intérêt principal porte sur la nature anatomique de la grossesse abdominale. Notre second cas montre qu'elle peut être extra-péritonéale, fait qui jusqu'ici n'avait jamais été démontré, quoiqu'il fût énergiquement affirmé par *Tait*. Nous ne nions pas du tout que nous puissions rencontrer des variétés partiellement extra et intra-péritonéales, ou une variété entièrement intra-péritonéale, mais pour le moment nous en attendons encore les preuves.

Si l'on nous objecte qu'une forme purement intra-péritonéale doit exister parce que l'on a trouvé le placenta attaché à l'utérus ou aux intestins, nous répondrons que, sur notre cadavre, le placenta s'insérait sur la partie de la paroi utérine, d'où le péritoine avait été détaché ; il aurait même pu être attaché à d'autres viscères abdominaux et avoir repoussé devant lui un feuillet du péritoine et pour cette raison être encore extra-péritonéal. Par conséquent nous pensons que les variétés suivantes ont été démontrées : — *tubaire*, *tubo-ovarienne*, *sous-péritonéo-pelvienne* et *sous-péritonéo-abdominale*.

Une variété abdominale, en partie intra-péritonéale et en partie extra-péritonéale, est probable, une variété intra-péritonéale pure reste encore à démontrer, et il en est de même de la variété ovarienne.

Jusqu'ici nous avons toujours regardé la cavité péritonéale comme le siège de prédilection de la grossesse extra-utérine, mais à présent nous devons, en présence de cas comme celui-ci, être plus réservés et examiner chaque préparation avec le plus grand soin.

J'ai indiqué en lettres italiques deux phrases de cette observation. La première se rapporte au fait que la trompe de Fallope et l'ovaire droits ne peuvent pas être retrouvés, ayant été entraînés par la poche fœtale. Ainsi que le conclut le Dr *Barry Hart*, ceci indique clairement, comme je l'ai affirmé il y a quelques années, qu'une grossesse comme celle-ci est bien d'origine tubaire. Le fait du soulèvement de la trompe, qui arrive ainsi à constituer la partie supérieure du kyste, est dû à ce que la rupture à travers laquelle l'œuf s'échappa dans le ligament large se produisit dans cette partie de la trompe, qui correspond à la jonction des deux feuillets péritonéaux. Le second point, digne de considération, est que même dans ce dernier cas la décomposition du fœtus avait déjà commencé, et que par conséquent si la femme, au lieu d'arriver directement à la salle de dissection, eût été reçue dans une salle d'hôpital, une intervention chirurgicale immédiate aurait été absolument indiquée.

Le docteur *James Braithwaite*, de Leeds, a publié deux cas opérés par lui avec plein succès et pour lesquels il donne des détails si intéressants (1), et dont tous confirment si directement les opinions que j'ai avancées dans les pages précédentes, que je ne puis résister à l'envie de les citer tout au long.

Dans le premier cas il avait existé des symptômes de rupture primaire pendant le troisième mois de la grossesse, mais la femme ne fût opérée qu'une quinzaine de jours environ après un travail laborieux, qui survint au terme final de la grossesse. L'opération eut lieu le 5 mai 1883.

Cas n° I. — L'incision fut faite sur la ligne médiane. On ne rencontra pas de péritoine et la poche adhérait intimement aux parois abdominales. L'enfant fut extrait par les pieds, mais il se trouva être si volumineux, qu'il fût nécessaire de prolonger l'incision primitive en haut sur environ un pouce de longueur. Malheureusement cette dernière incision ouvrit la cavité abdominale et l'on vit apparaître une anse intestinale à l'angle supérieur de la plaie. La poche fut de suite réunie avec le plus grand soin au bord inférieur de l'incision à l'aide d'une suture en surjet au catgut.

Le point d'insertion du placenta était situé profondément et il ne pouvait être reconnu d'une manière positive. Les parois de la poche fœtale étaient très épaisses, déjà noircies par la décomposition et tapissées d'une membrane lisse (l'amnios) qui déjà se détachait. Après lavage de la cavité avec une solution phéniquée chaude, l'incision fut fermée au fil d'argent, mais en laissant sortir le cordon par l'angle inférieur de la plaie. Un gros tube à drainage en verre fut aussi placé dans la cavité.

Pendant les 3 semaines qui suivirent l'opération, tout le placenta fut éliminé par cette ouverture de la plaie. La paroi du kyste vint aussi et je pus reconnaître le catgut que j'avais employé pour suturer l'angle supérieur de la plaie abdominale. Une grande partie de cette masse noire et putride fut retirée par des tractions journalières, néanmoins on devait y procéder avec la plus grande prudence, car l'hémorrhagie survenait très facilement. Dès que la totalité du placenta et de la poche fut éliminée, la plaie se referma rapidement et la malade eut une guérison excellente,

(1) *British Medical Journal*, 3 janvier 1885.

quoique lentement obtenue; elle est actuellement aussi bien portante qu'avant sa maladie.

Il est probable que dans ce cas le prolongement de l'incision avait ouvert le « cul-de-sac *en doigt de gant* du péritoine » plutôt qu'il n'avait séparé la paroi du kyste.

Cas no II. — Madame W. de Holbeck est une malade du Dr *Dodson*, avec lequel je la vis en septembre de l'année dernière. Agée de 35 ans, elle est mariée depuis dix ans, mais elle n'a jamais été enceinte jusqu'à ce moment. Sa menstruation a toujours été régulière et normale; les dernières règles datent du 15 octobre 1883.

Le 3 décembre, n'étant plus réglée depuis 7 semaines, elle se trouva mal à l'aise et ressentit en même temps, pour employer sa propre expression, « une douleur très violente » dans le ventre. Les symptômes furent ceux que l'on rencontre au moment d'une rupture de la grossesse tubaire au début, douleurs et défaillance. Elle se remit de cet accident, mais l'abdomen continua à augmenter progressivement de volume, comme dans une grossesse normale.

A la fin du mois d'août survint une perte sanguinolente et par conséquent cette époque peut être regardée comme le moment où serait survenu le travail, si la grossesse eût été utérine. Néanmoins dès la fin de la première semaine d'août les mouvements du fœtus ne furent plus perçus.

En examinant l'abdomen, les contours de l'enfant ne pouvaient pas être reconnus comme dans le cas précédent, car un corps épais s'interposait, que l'on reconnut plus tard être *le placenta*. Ceci augmenta considérablement la difficulté du diagnostic. Dans la région inguinale droite il existait une partie proéminente qui ressemblait beaucoup à un pied. On ne percevait ni bruits, ni souffles fœtaux ou placentaires. L'utérus mesurait seulement 8 à 9 centimètres et le col était bien ouvert, de sorte que le doigt arrivait sur l'orifice interne mais ne le franchissait pas. Le pouls était faible et l'état de la malade tel, qu'étant absolument certains que nous avions à faire à un cas de grossesse extra-utérine, nous décidâmes d'extraire l'enfant de suite. C'est ce qui fut fait le 11 septembre 1884, à l'hôpital des femmes et des enfants.

L'incision fut pratiquée sur la ligne médiane et, comme nous nous y attendions, nous arrivâmes directement sur le placenta, dont le bord fut trouvé néanmoins à environ deux pouces sur la droite de l'incision. Le décollement du placenta dans cette direction, exécuté avec beaucoup de soin, ne produisit pas d'hémorrhagie. On fit alors une incision perpendiculaire sur la première et le bord du placenta ayant été repoussé en arrière on put saisir le pied de l'enfant et il fut extrait sans beaucoup de difficultés et sans que le placenta eût été déchiré ou détaché de son insertion sur les parois abdominales.

Nous ne pûmes reconnaître, au moment de l'opération, si l'enfant était enfermé dans une poche distincte, mais plus tard nous eûmes la preuve que c'était bien le cas. Il n'existait pas de veines dans les parois abdominales à l'endroit de l'insertion placentaire, excepté à l'angle inférieur de l'incision médiane. Je pris grand soin d'éviter de léser ce point : ces vaisseaux n'étaient d'ailleurs que de petit volume.

La plaie fut suturée au fil d'argent, le cordon laissé au dehors, un tube à drainage est aussi laissé dans la cavité et tous les deux furent fixés à l'extrémité droite de l'incision latérale.

Deux semaines après une tentative, faite pour détacher le placenta avec le doigt et par traction, donna lieu à une hémorrhagie et on ne la renouvela pas jusqu'à ce que l'écoulement par la fistule devint franchement purulent, c'est-à-dire après environ six semaines. La portion du placenta qui restait dans l'abdomen, car quelques petites parties seules avaient été extraites auparavant, fut séparée à ce moment avec le doigt et enlevées sans beaucoup de difficultés. Il pesait 13 onces. La malade est encore à l'hôpital, mais elle est à peu près guérie. En introduisant le doigt pour extraire le placenta, je sentis les parois de la poche qui semblaient être fermes et épaisses.

La première chose, digne de remarques dans l'histoire de ces deux cas, c'est l'apparition d'une douleur violente dans les premiers temps de la grossesse, accompagnée d'un certain degré de collapsus. Ce seul fait indique la rupture de la trompe de Fallope, dans laquelle siégeait à ce moment le fœtus ; dans le premier cas il échappa dans l'intérieur du ligament large, dans le second dans la cavité péritonéale. Je présume que l'explication de ces cas, donnée par M. *Lawson Tait*, est exacte, c'est-à-dire que tous ces cas sont d'origine tubaire, que la rupture de la trompe survient toujours et qu'elle peut se produire dans les différentes portions de ce canal. Si la rupture se produit à la partie inférieure de la trompe, le fœtus passe dans les plis du ligament large, il s'en trouve enveloppé et le placenta conserve son insertion sur la paroi interne de la poche tubaire ; si la trompe se rompt à sa surface supérieure le fœtus s'échappe dans la cavité péritonéale et, lorsque la mère survit à cet accident, il peut alors suivre là son développement comme il l'eût fait dans la cavité utérine.

Il me semble parfaitement clair, que dans mon second cas le placenta fut détaché de son insertion primitive et qu'il en contracta une nouvelle à la surface interne des parois abdominales. Cette insertion du placenta est rare, et je pense qu'il peut être le plus souvent diagnostiqué sans beaucoup de difficultés par l'épaisseur des tissus, interposés entre le fœtus et la main qui pratique le palper.

Le Dr *R. B. Maury*, de Memphis, a publié dernièrement les détails de l'autopsie d'un cas qui confirment pleinement les conclusions de MM. *Hart* et *Carter*. Ces faits, aujourd'hui bien connus, appelleront sans aucun doute des informations plus nombreuses ; la confusion, qui régnait jusqu'à présent sur ce sujet, prendra fin.

Les organes pelviens furent enlevés avec soin et on put reconnaître alors sans aucun doute que la poche fœtale était entièrement extra-péritonéale, que la grossesse avait en son origine dans la trompe de Fallope droite et qu'elle s'était développée entre les feuillets du ligament large, en bas jusque sur le plancher pelvien, latéralement entre les parois du bassin et en haut dans l'abdomen.

L'œuf par son développement avait soulevé le péritoine de la vessie et de la paroi intérieure de l'utérus, tandis que les rapports du péritoine avec la paroi utérine postérieure et dans la cavité de Douglas n'avaient éprouvé aucun changement.

La poche s'étendait du côté droit aux parois pelvienne et abdominale, tandis que du côté gauche elle ne dépassait pas la corne gauche de l'utérus. Au moment de l'opération on reconnut qu'elle était recouverte par le péritoine et cela fut pleinement confirmé après la mort.

Par conséquent la grossesse était entièrement extra-péritonéale et elle appartenait à la variété intra-ligamentaire de *Werth*, ou sous-péritonéo-pelvienne de *Dezeimeris*. Aucune trace de tissu ovarien ne put être découverte dans les parois de la poche, tandis que du côté gauche l'ovaire fut trouvé tout ratatiné et très modifié de structure en apparence.

Cette autopsie confirme l'opinion, avancée par M. *Lawson Tait*, que dans la grossesse extra-utérine, quel que soit l'endroit où le fœtus est retrouvé, l'origine de son développement se trouve dans la trompe de Fallope et qu'il peut devenir intra ou extra-péritonéal selon l'endroit de la rupture (1).

Technique de l'opération de la grossesse extra-utérine arrivée à terme. — Nous avons maintenant à examiner les détails de l'opération ayant pour but l'extraction d'un fœtus développé dans le ligament large et ayant atteint ou ayant dépassé le terme final de la gestation ; les variations sur ce dernier point n'apporteront aucune différence dans les détails essentiels du procédé opératoire.

Ainsi que je l'ai déjà dit, l'ouverture de l'abdomen et de la

(1) *Memphis Medical Montly*, mars 1888.

poche doit être faite latéralement et l'anamnèse, ainsi que les signes physiques, nous aideront toujours à décider de quel côté de la ligne médiane l'incision devra être pratiquée. Comme le but que l'on se propose est d'éviter l'ouverture du prolongement utérin du péritoine, on commencera l'incision à deux ou trois pouces de distance de la ligne médiane et elle se dirigera du côté où la grossesse s'est developpée, si ce point peut être déterminé. Dès que la poche est ouverte, le fœtus sera extrait avec le plus grand soin, en évitant autant que possible les déchirures ; s'il est vivant il doit être confié aux assistants spécialement chargés d'en prendre soin. Le cordon ombilical doit être sectionné près de son origine placentaire et l'arrière faix doit être vidé, autant que possible, du sang qu'il contient. L'intérieur de la poche sera alors nettoyé avec soin de toutes les impuretés, des membranes détachées ou flottantes, puis rempli et lavé à l'eau propre ; les sutures de la plaie abdominale devront être placées de telle sorte que dès qu'elles seront sérrées la poche se trouvera fermée hermétiquement.

Au moyen de mon siphon-trocart la poche sera alors lavée de nouveau à l'eau chaude, puis on serrera les sutures, pendant que le trocart (du plus petit calibre) sera encore dans la poche. L'action du siphon est alors renversée et la poche sera vidée autant que possible de l'eau qu'elle contient, puis on retire l'instrument ; on prendra bien soin que l'air ne puisse pénétrer pendant cette dernière manœuvre et on fermera alors la plaie hermétiquement.

Je recommande cette manière de procéder parce qu'elle m'a fourni dans les cas de kystes congénitaux des résultats magnifiques et tout à fait différents de ceux que l'on obtient par le drainage (1). Il me semble que les conditions sont très analogues dans les deux cas, et que le succès dans l'un peut pleinement légitimer l'emploi du procédé dans l'autre. Le

(1) *Transactions of the Gynæcological Society*, 1887.

point le plus difficile est naturellement l'extraction du placenta ; je l'ai tenté de toutes les manières et je suis disposé à croire que le mieux est encore de le laisser en place. J'ai déjà raconté en détail un cas désastreux, où je l'enlevai par la voie vaginale. Je l'ai extrait deux autres fois, en arrêtant facilement l'hémorrhagie, qui s'était produite, par l'application de perchlorure de fer. Les deux enfants étaient et sont encore en vie et les deux mères survécurent ; mais dans les deux cas il me fut possible de lier un gros pédicule — les restes de la trompe et du ligament large — qui sans aucun doute contenait la plus grande partie des vaisseaux arrivant au placenta. Je dois recommander certainement cette manière de procéder dans tous les cas où elle est praticable et, si j'en juge d'après ma propre expérience, il semble certain qu'elle sera possible dans un grand nombre de cas. Mais il y en a d'autres, et j'en ai publiés, pour lesquels cette manière de procéder n'est pas possible, car le placenta se trouvait étalé sur des organes divers, auxquels il était intimement adhérent et dont il n'aurait pu être détaché sans la plus grande difficulté et une forte hémorrhagie. Je confesse que dans de pareilles circonstances j'hésiterais avant de procéder à son décollement, mais, si je l'avais entrepris, je l'achèverais rapidement et je tamponnerais la surface saignante avec une éponge imbibée préalablement de vinaigre fort ou de perchlorure de fer. Une pareille méthode serait pleine de risques et de dangers, et j'avoue que je ne l'adopterais pas volontiers, d'autant plus que je ne crois pas qu'elle soit nécessaire.

L'autre procédé que j'ai employé dans ces cas — et mes trois malades survécurent à l'opération — consiste à fermer la poche (et à suturer naturellement le péritoine, qui avait été ouvert, comme dans le premier cas du Dr *Braithwaite*), sauf l'angle inférieur de la plaie abdominale, à travers lequel sortent le cordon et le tube à drainage. Ces trois femmes survécurent, mais elles subirent une phase de suppuration très pénible, se prolongeant pendant des mois et à laquelle elles furent bien près de succomber. Une d'entre elles porte, — comme résultat de cette longue suppuration et de sa propre négligence — une hernie ventrale, qui contient une bonne partie de sa masse intestinale.

Par conséquent je ne suis pas enchanté de cette méthode de traitement du placenta, car elle comporte nécessairement la nécrose de l'organe, que je ne crois pas du tout nécessaire.

Il ne faut pas oublier que, lorsque le placenta a contracté des adhérences en dehors de l'utérus, les conditions sont tout à fait différentes que lorsque son lieu d'insertion se trouve sur la muqueuse utérine. Il est dans les deux cas évidemment constitué par du tissu fœtal, mais il l'est beaucoup moins exclusivement dans les cas de grossesse ectopique. Lorsqu'il est logé dans l'utérus il reste séparé des tissus maternels par une couche de cellules facilement détruites et constamment remplacées, qui n'existent pas lorsque ces villosités envahissent les intestins, les muscles ou d'autres organes maternels. En plus, dès le début du travail, chaque contraction de l'utérus tendra à détruire les adhérences entre les tissus fœtaux et maternels, de sorte que, en général, quand les dernières contractions utérines ont affectué l'expulsion de l'enfant, les adhérences placentaires sont complètement rompues par le simple effet du travail de l'accouchement. Il ne peut se produire rien de semblable pour le placenta de la grossesse ectopique.

Les observations de tous les cas, dans lesquels la grossesse extra-utérine est arrivée sans perturbation au delà du terme de la gestation, nous démontrent que tous les tissus fœtaux, à l'exception des os, peuvent être résorbés et que même les parties osseuses peuvent jusqu'à un certain point subir cette puissante influence. Ordinairement, le placenta est un des premiers tissus qui disparaissent, malgré les quelques exemples auxquels j'ai déjà fait allusion et où le placenta semble *au début* augmenter de volume. Dans la majorité des cas on n'a pas à tenir compte de cette tendance, et, même si on observe par la suite que, dans un cas particulier, le placenta continue son développement après l'extraction du fœtus, nous aurons eu au moins l'avantage d'avoir gagné du temps dans le traitement de ce cas.

J'ai acquis la ferme conviction, pendant toute mon expérience en chirurgie abdominale, que nous pouvons souvent obtenir par les opérations secondaires des succès, dans des cas qui auraient donné des résultats désastreux si nous étions intervenus de suite. Je suis par conséquent très disposé, pour le moment du moins, et jusqu'à ce que je sois corrigé par l'expérience de l'avenir, à *conseiller*, lorsque nous avons affaire à une grossesse ectopique arrivée à une époque avancée, d'extraire simplement le fœtus, de vider le placenta de son sang et de refermer la plaie hermétiquement. La seule exception à cette règle générale serait le cas où, après avoir lié le ligament large, on obtiendrait une surface relativement très petite, de laquelle le placenta puisse être détaché de ses points d'insertion sans danger d'hémorrhagie.

Campbell a jusqu'à un certain point exprimé la même opinion en ce qui concerne ce dernier point, dans le passage suivant. « Comme en général, et sauf quelques rares exemples, le placenta est détruit par le processus de suppuration et qu'il est éliminé de la cavité abdominale avec les autres tissus fœtaux en voie de décomposition, ou encore dans certains cas qu'il ne peut être retrouvé, il résulte de ces faits importants que la rétention placentaire peut se produire sans dommage pour la malade. Par contre il n'est pas douteux, que l'irritation produite par sa recherche parmi les viscères abdominaux et l'hémorrhagie résultant de son décollement peuvent être suivies des conséquences les plus désastreuses.

« A une époque on supposait que le placenta ne pouvait être retenu impunément dans la cavité abdominale ; mais on peut se demander si la rétention placentaire peut être plus dangereuse pour la malade que celle d'un fœtus à terme, qui, comme nous le savons actuellement, peut rester dans l'abdomen pendant une longue série d'années sans provoquer aucun effet dangereux? » (p. 152).

Un cas du plus grand intérêt relativement à ce point a été relaté par le Dr *Champneys* (1). Le procédé que je recommande a été ici employé plus strictement que dans aucun autre de ma connaissance. Le placenta fut vidé de son sang, mais malheureusement le cordon ne fut pas sectionné court; il fut compris dans l'angle inférieur de la plaie et traité par la soi-disant méthode antiseptique, afin de prévenir la décomposition. L'opération fut pratiquée le 19 octobre et à la date du 19 novembre il est dit dans l'observation « que l'incision était complètement guérie, mais que le bas-ventre était manifestement distendu, et que l'on y constatait une tumeur qui fut supposée être le placenta, diminué considérablement de volume ». Il est néanmoins parfaitement clair, par les événements subséquents, qu'il se produisit chez cette malade une décomposition du placenta et une péritonite consécutive; elle alla de mal en pis avec un pouls de 114 et une température de 104° ou même de 106° (F) jusqu'à sa mort, qui survint le 7 janvier.

A l'autopsie on trouva que le placenta était renfermé dans la poche fœtale comme une balle ronde, qu'il était aussi volumineux qu'une tête de fœtus et de couleur brun foncé. En passant les doigts autour, on trouva qu'il n'était rattaché à la poche que par quelques brides et une ou deux adhérences, qu'en somme il était détaché. Il est clair que dans ce cas l'erreur a été de ne pas rouvrir la poche et de ne pas enlever le placenta dès l'apparition des symptômes sérieux — c'est-à-dire environ 5 semaines après la première opération. Il est vraiment étonnant que la malade ait vécu encore près

(1) *Obstetrical Transactions*, 1887.

de 6 semaines dans ces conditions d'intoxication chronique, et sans qu'il ait été fait un seul effort pour la sauver.

« La leçon que nous devons tirer de ce cas, et j'insiste fortement sur ce point, c'est que nous devons faire un effort préliminaire pour *obtenir la résorption du placenta* en l'abandonnant après la suture de la poche. Si elle ne se produit pas, nous pouvons toujours, par une opération secondaire, faite quelque temps après la première et, quand les événements nous l'indiqueront, *extraire le placenta*. Cette manière de procéder sera toujours beaucoup moins hasardée, au moins en ce qui concerne l'hémorrhagie, car l'occlusion des vaisseaux sanguins due à l'inflammation, aura le temps de se produire naturellement. Il me semble que celle-ci seule est la méthode raisonnable de procéder dans cette importante question, la seule qui attende encore sa solution définitive. Cette manière de voir m'est imposée par ma propre expérience non seulement en ce qui concerne la gestation ectopique mais encore dans un grand nombre d'autres opérations de chirurgie abdominale. Ce n'est certes pas une question qui puisse se résoudre par l'alignement en tableaux d'un certain nombre de cas aussi dissemblables les uns des autres qu'on peut l'imaginer, ce procédé ne peut conduire à autre chose qu'à la confusion, quand on prétend en faire la base certaine d'une étude de cette nature.

Grossesses ectopiques multiples. — *Campbell* donne une liste très intéressante de grossesses extra-utérines multiples et de cas dans lesquels les fœtus furent retenus pendant de nombreuses années. Je tiens à la reproduire plutôt à titre de curiosité :

« Deux malades avaient simultanément les produits de trois gestations extra-utérines dans leur abdomen ; dans les deux cas tous ces organes fœtaux en état de décomposition furent évacués à travers les parois abdominales et les malades guérirent. Neuf femmes devinrent enceintes une fois pendant la rétention de leur fœtus extra-utérin ; deux autres malades le devinrent deux fois; une autre trois fois; une second quatre fois; une troisième six fois et même une dernière sept fois. Il cite de plus deux cas de grossesses intra et extra-utérines simultanées.

Dans 75 cas le produit fut retenu dans l'abdomen pour un temps plus ou moins long. Ainsi :

Pendant	3	mois chez	2	malades.	Pendant	9	ans chez	1	malade.
—	4	—	1	—	—	10	—	3	—
—	5	—	1	—	—	11	—	2	—
—	9	—	2	—	—	13	—	1	—
—	15	—	3	—	—	14	—	2	—
—	16	—	2	—	—	16	—	1	—
—	2	ans chez	8	—	—	21 et 22	—	1	—
—	3	—	7	—	—	26	—	2	—
—	4	—	4	—	—	28 31 32 33		1	—
—	5	—	1	—	—	35	—	2	—
—	6	—	2	—	—	48 50 52 55 56	ans	1	—
—	7	—	3	—					

Chez 26 malades les débris fœtaux, en état de décomposition, furent évacués à travers le rectum et sur ce nombre six succombèrent ; dans 29 cas ils furent expulsés à travers les parois abdominales et trois de ces femmes moururent ; enfin dans 8 exemples le fœtus fut éliminé par le vagin et trois de ces malades succombèrent ».

Lithopédion. — Le véritable *lithopédion*, c'est-à-dire les cas où le contenu de la poche fœtale, après avoir subi une résorption plus ou moins complète de ses parties liquides et molles, se charge de sels calcaires et reste sous cette forme solide, est excessivement rare. Durant toute ma vie je n'ai vu qu'un seul cas, où l'on pouvait supposer que cette incrustation s'était produite. Le Dr *Fales*, de Boston, a consacré beaucoup de temps et de travail à parcourir la littérature de ce sujet, et il n'a trouvé que 11 cas, où l'autopsie est venue confirmer cet état de véritable lithopédion ; il en ajoute un 12e survenu dans sa propre clientèle. Comme son travail a paru dans un journal, *The Annals of Gynecology*, qu'il n'est pas facile de se procurer et que le sujet compte certainement parmi les plus intéressants, je me permets de reproduire ici les détails de ses observations.

Obs. I. — Dr Brandt, *Edinburgh Medical Journal*, 1882.

Mme A. est née en		1778.		
s'est mariée	»	1795	à l'âge de	17 ans
a eu son premier enfant	»	1796	à l'âge de	18 »
» » second »	»	1801	»	23 »
est devenue enceinte	»	1804	»	26 »
a eu son troisième »	»	1808	»	30 »
a eu son quatrième	»	1815	»	37 »
Elle mourut	»	1858	»	80 »

On ne possède pas l'histoire de cette troisième grossesse. L'autops fut pratiquée en septembre 1858. La tumeur pesait 1 kilo 800 gr. et el avait une longueur de 20, 32 c. m., un diamètre de 13.33 et 40.64 c. n de circonférence. C'était une poche dure contenant un fœtus, la tête e haut et regardant à gauche et en bas. Le dos et la colonne vertébra étaient tournés du côté droit de la cavité ; la tête était manifesteme comprimée ; on voyait le cordon enroulé autour du cou, tout le cor était tordu dans son axe longitudinal.

Obs. II. — Dr Conant. *New-York Medical Journal.* 10 mai 186 Autant que l'on sait, la grossesse, qui fut la première, a été normale ; travail se produisit au moment habituel, dura quelques jours, puis cess Plus tard la malade fut affectée d'une transpiration abondante et tr fétide, qui était presque insupportable à son entourage. Après quelq temps celle-ci cessa, la guérison se fit lentement, mais il lui resta u tumeur dure sur le côté, qui ne lui causa pas d'autre gêne qu'un sen ment de pesanteur. Plus tard elle eut encore trois enfants. Elle mour en juin 1863, 35 ans après son accident.

L'autopsie fit découvrir un fœtus calcifié, en apparence extra-utéri non enveloppé dans des membranes ; on trouva dans l'abdomen u autre masse dure, qui est indiquée comme l'utérus, mais qui d'après l' pinion du Dr *Conant* contenait les restes du placenta.

Obs. III. — Relatée par le Dr *Parkhurst* dans le *Medical Times a Gazette*. Vol. I, 72, p. 655.

La malade devint enceinte en 1802 ; rien d'anormal pendant la gr sesse ; la menstruation cessa complètement ; les mouvements fœta firent leur apparition au moment habituel. Il se produit un travail prém turé à 8 mois 1/2, à la suite d'une peur. Les douleurs cessèrent gradu lement et elle fut assez bien pendant 2 ou 3 semaines. Puis sa santé dev mauvaise et elle resta invalide pendant une année et demie. Après ce période elle revint à une bonne santé relative, quoique sujette à inte valles irréguliers à des crises de violentes douleurs abdominales. E mourut en 1852 à l'âge de 77 ans. L'autopsie révéla une tumeur, dont surface externe était blanche et lisse, composée de fibro-cartilage. E pesait 3 k. 600 grammes. Elle n'avait aucuns rapports avec les tromp de Fallope et l'épiploon. La surface externe du fœtus était incrustée de substance terreuse.

Obs. IV. — Relatée par le Dr *Hans Chiari*. — *Wiener Med. Presse*. Vol. 17, n° 38, p. 1092.

Dans ce cas des symptômes de grossesse furent observés en 1827; mais ils ne furent pas suivis par un accouchement; la malade mourut à l'âge de 82 ans, de pneumonie. A l'autopsie on trouva la tumeur adhérente aux parois utérines. Elle avait le volume d'une tête d'homme, et on trouvait çà et là sur la surface des points de calcification. L'utérus, la trompe droite et l'ovaire étaient normaux; l'ovaire gauche était absent. Le fœtus était enfermé dans une capsule et en très bon état de conservation; sa face, ses organes internes, et même les stries des muscles étaient reconnaissables. On trouva le placenta, mais son siège n'est pas indiqué.

Obs. V. — Relatée par le Dr *Galli*. — *Lo Sperimentale*, XXXIX, 2, p. 135.

Dans ce cas, la femme après avoir déjà eu deux enfants, devint enceinte pour la troisième fois à l'âge de 30 ans. Les mouvements fœtaux cessèrent après le huitième mois, mais il ne survint pas d'accouchement. A la suite, elle souffrit pendant longtemps de douleurs abdominales violentes. Elle devint de nouveau enceinte et accoucha d'un enfant mâle bien portant. Le produit de sa 3e grossesse fut porté pendant 37 ans. A l'âge de 67 ans elle fit une chute et dérangea probablement le lithopédion, car il survint une péritonite violente à laquelle elle succomba. L'autopsie révéla un lithopédion bien formé, mais sur lequel on ne donne pas d'autres détails.

Obs. VI. — Relatée par le Dr *Plexa*. — *Monatschrift für Geburtsh*, XXIX, 4, p. 242.

Il exista des symptômes manifestes qui autorisèrent le diagnostic de grossesse extra-utérine. Des crises de violentes douleurs abdominales, accompagnées de fièvre. Elles diminuèrent graduellement et il y avait tout lieu d'espérer, qu'il se formerait un lithopédion. Après 15 mois néanmoins survint une péritonite, occasionnée par la compression d'anses intestinales entre la tumeur et les parois abdominales, et la malade succomba à l'âge de 40 ans. A l'autopsie on trouva que le fœtus avait pénétré dans la cavité abdominale après la rupture de la trompe de Fallope gauche. L'ovaire et la trompe droits étaient normaux. La coloration du fœtus était brun foncé et la calcification avait déjà commencé.

Obs. VII. — Rapportée par le professeur J. *Van Grau* et le Dr *Schrant*, dans *Geness. en Heilkunde te Amsterdam*, p. 17-96.

La malade se maria à l'âge de 20 ans. Elle eut 7 enfants et trois fausses couches. Douze années avant sa mort elle constata une augmentation graduelle de son ventre. La tumeur était distinctement mobile et paraissait être adhérente à l'ombilic. Le diagnostic de lithopédion fut posé ; et après sa mort, à l'âge de 42 ans, à l'hôpital d'Amsterdam, il se trouva confirmé. La tumeur était libre, sauf à sa partie antérieure où elle était attachée aux parois abdominales. Le fœtus était enveloppé dans une membrane calcifiée ; sa tête correspondait à la région ombilicale, son dos situé dans l'hypocondre gauche, les bras et les jambes, repliés et situés à droite. L'utérus était dans le bassin et normal. La trompe et l'ovaire gauches étaient aussi normaux. A la place de l'ovaire droit il semblait exister un kyste, rempli de substance brunâtre et attaché à la trompe. Dès que l'on eût enlevé la capsule, on aperçut le fœtus avec sa tête, ses bras et ses jambes repliés ; les organes internes, le muscles et les autres tissus étaient facilement reconnaissables.

Obs. VIII. — Relatée par le Dr *Wagner*. — *Arch. der Heilkunde*, VI, no 2,p. 174.

La malade était une veuve, âgée de 68 ans. A l'âge de 24 ans elle avait déjà donné naissance à 5 enfants. Dans sa 37e année elle devint de nouveau enceinte, mais elle n'accoucha jamais de cet enfant. Il ne survint aucun travail. Pendant fort longtemps le volume de l'abdomen resta le même et on lui conseilla l'opération césarienne. Finalement la tumeur commença à diminuer ; ses règles reparurent et une bonne santé, elle se plaignait seulement d'un sentiment de pesanteur dans le ventre. A l'autopsie on trouva que la tumeur remplissait le petit bassin, et avait des adhérences à la vessie, au rectum et à l'utérus. Elle pesait trois quarts de livre, et elle avait le volume d'une tête d'homme. Elle était recouverte d'une membrane jaunâtre.

La trompe et l'ovaire gauches semblaient être attachés à la tumeur et l'utérus était repoussé à droite. Le fœtus était du sexe féminin ; la tête était déviée à droite et inclinée sur le thorax. Le crâne était manifestement comprimé, les os recouverts ; il existait de la calcification, mais pas uniformément. Les différents organes et muscles n'étaient pas reconnaissables, étant changés en une masse graisseuse, qui contenait des cristaux d'hématoïdine.

Obs. IX. — Relatée par le Dr *Bossi*. — *Sitzmeister des Vereins des Aertze in Steirmark*, XI, p. 37.

Dans ce cas un lithopédion fut diagnostiqué en 1868. Pendant les années 1869 et 1870 l'avortement fut pratiqué plusieurs fois. Cette opération fut répétée en 1872, avec un résultat fatal car il survint une péritonite. L'autopsie révéla une tumeur piriforme du volume d'une tête d'homme, recouverte de sa capsule, qui était très épaisse et dure (calcifiée). Certaines parties fœtales étaient dans des conditions normales, d'autres étaient changées en matière sébacée, quelques-uns des os étaient entièrement à nu. La tumeur communiquait avec le rectum par une petite ouverture. L'utérus et les trompes étaient normaux. L'ovaire droit était atrophié, et le gauche était adhérent à la tumeur.

Obs. X. — *Wilhelm Keiser*. — *Inaugural Abhandlung*. Tubingen. Ce lithopédion fut trouvé chez une femme de 90 ans en 1720. En 1674, elle eut tous les symptômes d'une grossesse, les mouvements fœtaux étaient très distincts. A l'expiration des 9 mois survint le travail et la rupture des membranes. Les douleurs continuèrent pendant 2 semaines, puis disparurent graduellement; le fœtus avait probablement passé dans la cavité abdominale, après rupture de l'utérus. La femme mit au monde encore deux enfants. L'autopsie fit découvrir une grosse tumeur, de 13,5 cent. de diamètre, recouverte d'une capsule si dure, que le couteau ne pouvait l'entamer. Le tissu provenait d'une exsudation contenant des sels calcaires. Le revêtement cutané du fœtus bien conservé était recouvert d'un épiderme plus ou moins calcifié. Les muscles ne pouvaient être reconnus, ayant été transformés en une substance molle. Le cerveau était devenu une masse brune noirâtre, pulvérulente et pouvait facilement être écrasée. Les membranes étaient d'une consistance de parchemin; une coloration jaune citron était répandue sur tous les tissus. Les détails sur la position de la tumeur ne sont pas dignes de foi.

Obs. XI. — Relatée par *Smellie* dans sa *Collection of cases and Observations in Midwifery*. Vol. II, p. 55.

La malade était enceinte en 1731, avec les symptômes habituels. Au sixième mois à la suite d'une frayeur les mouvements fœtaux cessèrent. Pendant le traitement elle évacua une masse qui fut regardée comme une partie du placenta, et une petite quantité de liquide. Il n'y eut pas de diminution dans le volume de l'abdomen. En juillet 1733, donc deux ans et deux mois après sa première grossesse, il se produisit un travail et en apparence la rupture des membranes. C'est à cette époque que l'on trouva l'enfant dans l'abdomen. En janvier 1734, elle devint enceinte et accoucha le 28 octobre. Elle accoucha encore le 22 octobre 1735, puis le 9 octobre 1738, et encore le 17 juin 1741. Elle fut admise à Guy's Hospital le 14 octobre 1747 et y mourut le 7 novembre 1747. L'autopsie montra que le contenu abdominal était presque en état normal. Mais dans la cavité pelvienne droite il existait un fœtus, attaché à l'iléon et aux membranes voisines par le péritoine; la trompe et le pavillon étaient perdus en apparence dans cette masse. Les téguments fœtaux étaient en partie calcifiés.

Obs. XII. — Les renseignements que j'ai pu me procurer sur ce cas proviennent d'une sœur jumelle, dont les assertions sont sans aucun doute correctes. Madame G. se maria le 24 septembre 1844. Elle n'a jamais fait aucune fausse couche. Elle accoucha d'un enfant en parfaite santé le 29 janvier 1848. Au commencement de janvier elle devint de nouveau enceinte, quoique sa menstruation continuât et qu'elle existât plus ou moins régulièrement pendant toute sa grossesse. Ce ne fut qu'environ au milieu du mois de mai, que le médecin qui la voyait fit un diagnostic positif de grossesse en se basant sur des mouvements fœtaux, qui devinrent manifestes à ce moment. Au commencement de mai, pendant qu'elle était en visite chez des amis, elle eut un évanouissement, des vomissements et se plaignit d'une violente douleur épigastrique. Le lendemain elle rentra chez elle en voiture, à une distance de 4 milles; elle eut alors trois poussées fébriles, caractérisées par une douleur abdominale, une forte tympanite des nausées et des vomissements: Pendant une de ces poussées un abcès se forma juste au-dessus du pubis, il s'ouvrit spontanément, mais n'évacua que peu de chose.

En comptant à partir du milieu de mai, époque à laquelle les mouvements commencèrent à être perçus, le 1er octobre devait être la date probable de l'accouchement. A ce moment elle fit mander un médecin, non pas pour un commencement de travail, car elle n'en eût jamais, mais pour des mouvements excessifs et douloureux de la part de l'enfant Ils étaient d'ailleurs toujours très accentués et lui causaient beaucoup de désagrément. Ainsi qu'elle le disait, elle sentait davantage son enfant en deux heures de temps que pendant toute la durée de sa précédente grossesse. Le 13 octobre le médecin fut de nouveau mandé pour les mêmes raisons. A cette époque elle sentit quelque chose se déranger dans son ventre les mouvements devinrent de plus en plus faibles, puis cessèrent complètement. Pendant les 10 années qui suivirent elle resta à l'état d'invalide mais on ne peut rien obtenir de très explicite sur sa condition pendant ce temps. Elle était en général très mal portante, et avait à intervalles irréguliers des crises douloureuses abdominales, quelquefois accompagnées d'ictère. Pendant cette période la tumeur diminua très notablement de volume, puis finalement resta stationnaire et ne lui causa pas d'autres troubles qu'une sensation de pesanteur lorsqu'elle était debout ou qu'elle marchait trop longtemps. Sa santé resta bonne jusqu'en 1883, où elle fut atteinte d'une tumeur maligne du larynx, qui détermina sa mort le 24 décembre 1886.

L'*autopsie* fut faite le 26 décembre 1886, les docteurs *Bill* et *Metcalf* y assistaient. Le corps était très amaigri. La tumeur était située à la vue sur la ligne médiane, et son point le plus proéminent à l'ombilic, mais à la palpation on trouva qu'elle se prolongeait en bas et à gauche. En faisant l'incision on la trouva adhérente aux parois abdominales, et il semblait qu'elle avait fait des tentatives pour se frayer un passage à travers celles-ci, soit par pression ou ulcération, car à l'endroit de son adhérence les tissus étaient fortement amincis. La position de la tumeur peut être décrite en employant l'expression obstétricale de « sacrée gauche antérieure » quoiqu'elle soit entièrement en dehors de la cavité pelvienne et que la base du crâne arrive au niveau de l'ombilic. Elle était presque libre dans la cavité abdominale, ses seuls points d'attache étant celui dont nous venons de parler, à la paroi abdominale et en plus quelques petites adhérences aux intestins. Ceux-ci étaient situés autour de la tumeur, non en avant d'elle, ils étaient adhérents ensemble et formaient ainsi avec la paroi abdominale en avant une espèce de cavité, dans laquelle reposait la tumeur fœtale.

Le cordon ombilical se dirigeait en bas, entourait l'utérus et se perdait graduellement dans le péritoine. On ne trouva aucunes traces du placenta, ou même de quelque chose qui pût être pris pour lui. Les parties fœtales étaient disposées normalement, les cuisses et les bras fléchis sur l'abdomen, la poitrine de même. La jambe gauche était en légère rotation externe et étendue ; les avant-bras au lieu d'être croisés étaient parallèles à l'axe du corps, et les mains de chaque côté de la tête.

La tumeur pesait 2 livres 3/4, elle mesurait 25 cent. de long et 37 cent. de circonférence. L'incision cruciale montra qu'elle comprenait un fœtus et ses enveloppes, la calcification était surtout bien manifeste pour ces dernières. L'utérus, les trompes de Fallope et les ovaires furent aussi enlevés, mais ils ne fournirent aucuns renseignements importants.

L'autopsie pouvait faire croire à une grossesse extra-utérine de variété abdominale; mais certains points de l'histoire de la malade feraient supposer une origine tubaire, primitivement.

Le tableau suivant résume les différentes dates de l'observation :

Mme A. se maria en	1844
Premier enfant	4 ans plus tard.
Seconde grossesse	8 » »
Rupture probable de la poche et péritonite .	au 3e mois.
Mort du fœtus.	au 9e mois.
Période de mauvaise santé.	10 ans.
Période de santé.	27 »
Morte de cancer du larynx à l'âge de	67 »

D'après ces observations, nous pouvons tirer la conclusion ue MM. *C mpbell* et *Parry* ont parfaitement raison en isant qu'un « lithopédion tranquille » est une circonstance es plus rares. et qu'une femme, qui porte dans son abdomen ne poche fœtale de grossesse ectopique, n'a rien de mieux à aire qu'à la faire enlever le plus tôt possible.

TABLE DES MATIÈRES

TABLE ANALYTIQUE[1]

(1) Les numéros entre parenthèses indiquent la page à laquelle se trouve la figure non le numéro de la figure.

Imp. G. Saint-Aubin et Thevenot, St-Dizier (Hte-Marne), 30, Passage Verdeau, Paris.

Imp. G. Saint-Aubin et Thevenot, Saint-Dizier (Hte-Marne). 30, passage Verdeau, Paris.

www.ingramcontent.com/pod-product-compliance
Ingram Content Group UK Ltd.
Pitfield, Milton Keynes, MK11 3LW, UK
UKHW020301200726
13857UKWH00001B/45